实用周围血管疾病
中西医结合诊断治疗学

主　编　杨博华　北京中医药大学东直门医院

副主编（按姓氏笔画排序）

　　庄百溪　中国中医科学院西苑医院

　　鞠　上　北京中医药大学东直门医院

编　委（按姓氏笔画排序）

于春利　中国中医科学院西苑医院

马鲁波　中国中医科学院西苑医院

王　刚　北京中医药大学东直门医院

王乐平　北京慈爱嘉养老服务有限公司

石　波　中国中医科学院西苑医院

代雪娜　河南中医药大学第一附属医院

刘存发　天津市天津医院

刘利国　天津市天津医院

运宏飞　天津市天津医院

李友山　北京中医药大学东直门医院

李书林　河北沧州市中医院

李俊海　天津市天津医院

杨　淼　中国中医科学院西苑医院

杨文利　北京中医药大学东直门医院

张　童　中国中医科学院西苑医院

张秀军　天津市天津医院

陈　蕾　北京中医药大学东直门医院

陈金燕　北京中医药大学东直门医院

罗小云　首都医科大学附属世纪坛医院

周　涛　山东大学第二医院

周　涛　河南中医药大学第一附属医院

赵　刚　黑龙江中医药大学附属第一医院

姜玉峰　中国人民解放军第306医院

夏成勇　江苏省中医院

殷述刚　天津市天津医院

黄　沙　中国人民解放军总医院附属第一医院（原304医院）

黄　梅　天津市天津医院

黄天一　北京中医药大学东直门医院

黄俊杰　天津市天津医院

曹　欣　北京中医药大学东直门医院

曹建鹏　天津市天津医院

曹烨民　上海中医药大学附属上海中西医结合医院

章丽景　中国中医科学院西苑医院

韩　冰　河北保定市第二医院

人民卫生出版社

图书在版编目（CIP）数据

实用周围血管疾病中西医结合诊断治疗学 / 杨博华主编 .
—北京：人民卫生出版社，2018
ISBN 978-7-117-26149-4

Ⅰ.①实… Ⅱ.①杨… Ⅲ.①血管疾病–中西医结合–诊疗
Ⅳ.①R543

中国版本图书馆 CIP 数据核字（2018）第 040338 号

人卫智网	www.ipmph.com	医学教育、学术、考试、健康， 购书智慧智能综合服务平台
人卫官网	www.pmph.com	人卫官方资讯发布平台

实用周围血管疾病中西医结合诊断治疗学

主　　编：杨博华
出版发行：人民卫生出版社（中继线 010-59780011）
地　　址：北京市朝阳区潘家园南里 19 号
邮　　编：100021
E - mail：pmph @ pmph.com
购书热线：010-59787592　010-59787584　010-65264830
印　　刷：北京盛通印刷股份有限公司
经　　销：新华书店
开　　本：787 × 1092　1/16　　印张：34
字　　数：827 千字
版　　次：2018 年 4 月第 1 版　2018 年 4 月第 1 版第 1 次印刷
标准书号：ISBN 978-7-117-26149-4/R · 26150
定　　价：150.00 元

打击盗版举报电话：010-59787491　E-mail：WQ @ pmph.com
（凡属印装质量问题请与本社市场营销中心联系退换）

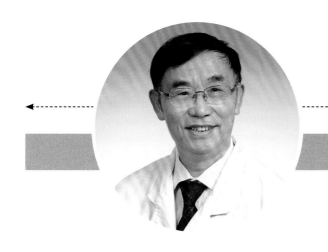

主 编 简 介

　　杨博华，1977年毕业于哈尔滨医科大学医疗系，并获医学学士学位，1987年黑龙江中医药大学中西医结合临床硕士研究生毕业，同年获哈尔滨医科大学医学硕士学位。现就职于北京中医药大学东直门医院，曾任血管外科主任、北京中医药大学中医外科教研室主任；现任东直门医院周围血管科学术主任、北京市周围血管病中医特色诊疗中心主任。主任医师、国家二级教授、博士生导师。

　　一直从事血管外科、中医外科的临床、教学与科研工作，尤其在中西医结合治疗周围血管疾病、中医药治疗慢性难愈性溃疡、自体骨髓干细胞移植、血管疾病的微创治疗等领域有深厚的造诣。曾主持国家"十一五""十二五"国家自然科学基金、省部级等科研课题20余项，发表学术论文百余篇，获中国中西医结合学会科技进步一等奖1项，三等奖1项，中华中医药学会二等奖1项。

　　社会兼职：中国中西医结合学会周围血管病专业委员会主任委员、北京中西医结合学会周围血管病专业委员会名誉主任委员、国际血管联盟中国分部副主席、中西医结合专业主任委员、中国医疗保健国际交流促进会糖尿病足分会副主任委员、中医药高等教育学会临床教育中医外科分会秘书长等。国家自然基金评审专家、国家食品药品监督管理局新药评审专家、国家科学技术奖励评审专家、教育部学位中心命题专家等。《中华医学杂志(英文版)》《中医杂志》《中国疑难病杂志》《北京中医药杂志》《中国中西医结合外科杂志》编委。

序 一

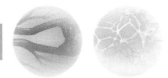

  中国中西医结合周围血管疾病的工作，几十年来经过几代学者们的努力，在学科建设和学术成果方面都取得了很大的发展。今天我国正迎来一个以技术创新为核心科学发展的新时代。中国中西医结合的工作有着美好的发展机遇，有着艰难的工作还要去努力拼搏。中西医结合治疗周围血管疾病是中国特色的正确的道路。只有结合的道路才是中国的道路。西方的诊治理念我们要掌握，西方缺失的中医学的理论，我们要继承和发展。任重道远，我们必须要有一批立志重视中西医结合的学者，以毕生的努力践行中西医结合工作，建设和发展中西医结合周围血管疾病的队伍，研究充实中西医结合的理论，使中西医结合诊治周围血管疾病的事业发扬光大，一代一代传承下去。

  杨博华教授主编的《实用周围血管疾病中西医结合诊断治疗学》是近年来难得见到的一本中西医结合的好书。全书 28 章，前半部分用当今医学发展的观点，阐述了周围血管疾病的基本知识，从中医和西医两个角度讲述周围血管疾病的发病机制，中医的诊病理念和西医现代先进的检查方法，内容反映了国内外的学术进展。全书的后半部分是本书的精华部分。作者以自己中西医结合的临床经验结合国内外大量创新性的治疗方法，介绍了周围血管常见疾病的各种疾病诊断要点、治疗原则、治疗体会和注意事项。最可贵的是作者在每一章节中详细地讲述了中医的辨证分型和西医的临床分型；中医和西医的各种诊治方法。从实用的观点出发，无保留地介绍了作者许多临床诊疗中的体会和经验。本书可以作为从事中西医结合的学者、学生的教科书，也是西医学者学习中医知识的参考书。值得向我国血管内外科的医师推荐。

  中西医结合事业的发展，要有政府政策的支持，要有真心实意愿意发展该事业的学科带头人的努力，要中西医结合队伍扎扎实实的发展，更要不断地临床实践和提高中西医结合治疗的理论。希望今后能有更多的像本书一样有理论、有实践、有参考价值的好书问世。

北京医学会血管外科分会顾问
首都医科大学附属北京安贞医院教授

吴庆华

2017 年 4 月于北京

序 二

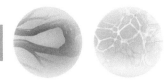

　　血管外科近 30 年来吸收、引进了介入技术和器材、影像等先进技术和理念，紧跟世界医学的潮流。未来的血管外科将如何发展，我国屠呦呦孜孜不倦几十年的努力，取得了世界公认的伟大成果，这是给世界医学界最好的回答。我们智慧的祖辈留下来的中医药宝库需要后辈们来传承、挖掘，用先进的医学设备、科学的研究方法将中医药学与西医学结合，发扬光大。让国人站立于世界医学之巅的梦想变为现实。

　　杨博华教授主编撰写的这本全新的《实用周围血管疾病中西医结合诊断治疗学》的出版是一项为此使命进行的极具有价值的工作。杨博华医生在几十年从医生涯中洞悉了中医药学的重要内涵和治病救人的真正价值，积累了丰富的中医药理论和实践经验，还具有西医扎实的理论基础和实践能力，正适合担当主编这部中西医结合的专著。

　　本书不仅有全面的血管疾病发病机制、临床检查、疾病分型、最新西医无创及有创检查手段阐述、免疫机制概述和治疗、常见外科手术方法及激光、介入治疗、干细胞移植，从先天性疾病到后天创伤等描述，内容全面，文笔流畅，更主要的是突出探讨了中医治疗周围血管疾病所获得的经验，中医对病因、病理机制的理论和中医药治疗理论及发展前景。为方便广大医生普及和深入学习还具体列出中药及方剂的检索。

　　我深信阅读本书为从事西医工作的我们在面临病人治疗利弊难以决策时，打开另一扇大门，使人茅塞顿开，获益匪浅。中西医结合也可为达到精准医疗做出贡献，造福广大患者。这本书的问世将会推动我国乃至世界血管外科更大发展。

北京协和医院教授

2017 年 4 月

前　言

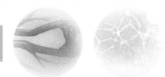

　　中西医结合周围血管疾病学诞生于20世纪50年代,成长于80年代,是发展较快和成效显著的一个学科。在我国医药卫生事业高速发展的今天,又面临着"结合医学世界需要"和"未来医学将会诞生于中国"的机遇和挑战。在此情况下,中西医结合周围血管疾病学如何加速发展、适应当前的形势和国家的要求,是需要中医、西医和中西医结合周围血管疾病学工作者认真思考的一个问题。周围血管疾病越来越受到人们重视的原因之一是我国快速的老龄化问题。如何加强周围血管疾病的防治,提高专业医务人员的服务水平是摆在我们面前的重要任务。为此,我们结合当前的实际需要编撰了《实用周围血管疾病中西医结合诊断治疗学》一书。本书力求反映当前中医、西医和中西医结合领域在周围血管疾病中的发展和最新动态,并提供给读者,同时力求做到有发展、有论述、有体会,使读者真正看到中西医结合在周围血管疾病中的作用。

　　本书共28章,第1~15章介绍了周围血管疾病的中西医病因、病理,常见症状、体征,各种周围血管疾病的检查和治疗方法,较为详尽地反映了当前的学术动态。第16~28章分别介绍了周围血管常见疾病的诊断要点、治疗原则、治疗体会和注意事项。本书从临床实践出发,力求反映临床医生急需解决的问题,真正做到实用、有用、好用。本书针对疾病中的诊疗,介绍了作者在临床诊疗工作中的体会和经验。有些可能反映了作者的个人观点,不可避免地存在着一定的纰漏,不当之处望读者给予谅解!

　　本书第一章中关于周围血管疾病专业的发展历程和中西医结合在周围血管疾病中的应用、传播等内容,借鉴了王嘉桔教授撰写的《中西医结合周围血管疾病研究40年》中的诸多理念。体现了老一辈中西医结合工作者的治学精神和对我们的期望与鞭策。

　　本书的编写得到了我国多位著名专家的支持与帮助,特别是王嘉桔教授、吴庆华教授从始至终给予了关怀和鼓励,使书稿最终完成,在此谨表衷心的感谢!本书特别邀请了国内著名血管外科专家吴庆华教授、管珩教授作序,为本书的出版发行给予了强力的支持!同时对为本书的顺利完成做出贡献的各位专家学者,对本书的制图给予帮助的赵树森教授一并感谢!

杨博华

2017年5月于北京

目 录

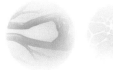

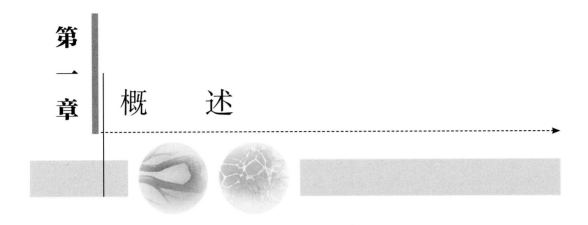

第一章 概 述

在我国的医学模式中,存在着中医、西医之说。尽管二者在理论学说、思维模式上有很大差异,但都是以人为研究对象和以防治疾病为研究目的的,所以彼此之间就产生了联系,在我国就存在着可以结合的内在条件和客观可能。也就有了我国独特的医疗体系——中西医结合。

第一节 周围血管疾病的发展概况

中西医结合周围血管疾病学是在 20 世纪 50 年代中西医结合兴起的热潮中,以中药治疗血栓闭塞性脉管炎(TAO)为开端的,60 多年来,它的诞生和发展经历了三个阶段:

一、第一阶段(1955—1979 年)

这是以中医中药为主治疗 TAO 为开端的阶段。

在 20 世纪 50 年代中后期,TAO 是一种常见疾病,除极少数人接受腰交感神经切除术治疗外,缺乏其他有效的治疗方法,高位截肢率高达 30%~80%。可是著名中医释宝山根据中医有关"脱疽"的理论,在汉代华佗"四妙汤"的基础上,应用四妙勇安汤治疗 TAO 效果良好的 30 年事迹在河北地区广为流传。与此同时,不断有应用中药治疗 TAO(脱疽)效果良好的报道,都给人以启迪,给医患以希望。特别是 1960 年华北地区 TAO 学术经验交流会议的召开,很快掀起了人们学习中医,加深对 TAO 的认识,以西医辨病、中医辨证和以中药为主中西医结合治疗 TAO 的热潮。

1965 年全国 TAO 研讨会在南京召开,尤其是 1971 年原卫生部在济南召开了大型 TAO 经验交流会,对 TAO 中医证型的分类、辨证论治的原则和不同方法的治疗效果,对坏疽处理的要求和"蚕食疗法的经验"等,都进行充分的交流,并编写出具有指导意义的《TAO 防治手册》,对全面认识 TAO 和规范其诊治原则均有很大的参考价值,对中西医结合周围血管疾病学的发展起到了很大的推动作用。

1979 年,王嘉桔教授在《我国 20 年来 TAO 研究概况》中,对过去中西医结合治疗 TAO 的临床研究作了回顾性总结。应用中药验方和组方治疗近万例 TAO,效果优良率为50%~70%,高位截肢率保持在 3%~4%。如此好的治疗效果,在过去是难以想象的。并初步总结出 TAO 辨病辨证原则,加深了对中医血瘀和活血化瘀的认识,肯定了中药为主的治疗效果,并初步探讨了中药的治疗机制。总之,以中药为主中西医结合治疗 TAO 的成功,为中西医结合周围血管疾病学的发展提供了宝贵的经验。

二、第二阶段(1980—1990 年)

这是全面向周围血管病推广应用以中药为主的治疗阶段。

TAO 是肢体血栓性疾病之一,属于中医"脱疽"和"血瘀"疾病的范畴。根据中医"同病异治"和"异病同治"的理论,预示着将中医活血化瘀方法治疗 TAO 的经验,扩大到治疗肢体动脉硬化性闭塞症(ASO)、糖尿病坏疽(DG)和深静脉血栓形成(DVT)等血栓性疾病也会获得同样效果。其实早在千百年前已经开始应用中医活血化瘀方法治疗各种缺血性疾病和其他血瘀证病人了。

自 1971 年全国 TAO 会议后,中西医结合治疗有了从 TAO 单一疾病向其他周围血管疾病发展的必然趋势。1974 年报道了中药治疗 DVT 的经验,1979 年出版了我国第一本《周围血管疾病证治》专著,从而宣告了中西医结合治疗 TAO 单病时代的结束和治疗周围血管疾病学研究的全面开始。并为 1983 年建立的中国中西医结合学会周围血管疾病专业委员会作了充分的舆论、动员、思想和组织准备。

在全国专业委员会成立以后,在对 TAO 病因学探讨、免疫学研究和继续提高其治疗水平的同时,对 ASO、DG 和 DVT 等常见血管病的治疗与研究都得到了快速的发展。

三、第三阶段(1991 年—)

这是开始进入完善中西医结合治疗周围血管疾病的新阶段。

中西医结合治疗学是应该包括中西药结合和与外科(局部处理和血管重建术等)有机结合的综合治疗方法。从总体讲,中西药物在周围血管疾病的治疗中占据重要地位,但成功的血管重建手术的治疗价值非药物治疗所能比。二者各有优势,有机结合,才是周围血管疾病治疗学的完整内容。有感于此,所以从 20 世纪 80 年代中后期开始,一些中医院、校的专科就积极增添先进的血管影像设备,有计划地培训血管外科手术人才,逐步开展了血管腔内外各种血管重建手术。近些年来,药物和血管重建手术的优势互补和有机结合的观念和框架,在一些从事中西医结合的单位开始形成。这是周围血管疾病治疗学的一个可喜的进展。

上述三个发展阶段是中西医结合周围血管疾病学研究发展的必然趋势。它所取得的诸多成绩,王嘉桔教授曾在《中西医结合周围血管疾病研究 40 年》(Ⅰ)和(Ⅱ)的专论中进行了总结。然而需要提出的是在近 22 年来它之所以能够迅速发展,周围血管疾病专业委员的成立及其卓有成效的工作起到了关键的作用。25 年来它组织了全国学术会议和专病研讨会各 12 次,编辑大量学术资料,组织和支持出版了 10 多部周围血管疾病专著。在它的鼓励下和影响下,专业队伍迅速壮大,国家和省级重点专科相继建立,专科硕士和博士点逐渐增多,先后制定了血栓闭塞性脉管炎、动脉硬化性闭塞症、大动脉炎、深静脉血栓形成和糖尿病肢体动脉闭塞症等血管疾病的诊断和疗效标准等。总之,这一切对我国中西医结合周围血管疾病学的发展,以及临床、科研和教学规范化,都做出了很大的历史性贡献。

第二节 中西医结合与周围血管疾病

西方医学从 16~17 世纪传入我国以后,对我国医学就开始产生影响。到了 19 世纪中后叶,以实验为基础的西方医学理论和诊疗技术,以及医院和学校不断融入我国医疗和教育体系。在此情况下,许多中医师不是简单地拒绝西方医学,而是通过学习、对比,认识到中医学的不足,逐渐提出"发皇古义,融会新知"和"中西医汇通"等学术观点。到了 20 世纪,在我国出现了中、西医并存的现象和许多中医师主动学习和接受西医学的局面。

毛泽东主席早在 1928 年就提倡中西医两法治疗疾病,并推动了中西药研究会的成立。特别是在新中国成立后,他将古为今用,洋为中用,中西医并重和中西医结合的学术思想,作为国家医药学发展的政策基础和指导方针。

50 年来,我国中西结合医学取得了很大成绩,已引起了国际学者的兴趣和认同。近些年来,不少国家和地区都建立了中西医结合学会,国际学术交流频繁,连续两届北京世界中西医结合大会的成功召开,标志着中西医结合国际化的时代已经开始。诚如 1997 年美国加州大学东西医药学中心主任在《结合医学世界需要》的报道中所说:"它不但标志着中西结合医学已经开始进入了世界,而且也预示着在世界得到了迅速发展。"

2002 年 10 月 31 日法国《费加罗报》刊载一篇法国全国科学研究中心奥弗雷率团来华前的访问报道,其中有关他对我国中医和中西医结合的看法是:"主张整体看待人体的中国医务工作者,比我们能更好地理解人体健康与否的原因。而我们是从分子学角度来研究治疗疾病的。"他坚信未来医学将会诞生于中国的中西医结合。并说来华的目的就是来与中国同行研究中西医结合方面问题的。

中西医结合工作真正开始不过 50 年,与历史数千年的中医和数百年的西医相比,也只能是刚刚起步,距最终形成新的医学体系,可能还需要 100 年,或者更长的时间。在理论上,如何把中医的哲学理论和宏观思维,与西医的科学唯物论和微观实体相结合;在临床医学中,如何将中医辨证论治与西医诊断和治疗方法有机结合等,都在探索之中。正如吴咸中院士 2004 年所说:"只能在实践中探索,在探索中积累,在积累中提高。"仅就中西医结合周围血管疾病学而言,在目前主要是在临床治疗学上的初步结合,许多基础理论上问题也处于探索之中。所以在此节内将一些有关结合问题作一些简要的陈述。

一、中医、西医与中西结合医学的相互影响

中西结合医学是在中、西医理论基础上发展起来的,而同时与中医血管病科和西医血管外科之间又存在着互相促进的作用。这种关系,在中医、西医和中西医结合并存的历史阶段,将会继续存在下去。

(一) 对中医周围血管病学的影响

中医学对血管病的论述极为简单、浅显。在治疗上也是得益于"血瘀"和"活血化瘀"的丰富理论和经验。在过去,中医没有形成血管病学科,在西医辨病、中医辨证和以活血化瘀方法治疗的过程中,中医医生才对西医血管病学有了深入的认识和理解。在中医教学和临床上,不仅逐渐采用了西医的病名、有关理论和诊断方法,而且在中医周围血管疾病学的学术活动及书报和期刊中都作为主要内容,因而对中医血管病理论研究、诊治方法和专科的形

成都起到了促进作用。

在中西医结合周围血管疾病治疗学开展的初期,主要是从中医师开始的。在当时,顾亚夫教授、李廷来教授、姜树荆教授和彭厚荣教授等名老中医,都是中西医结合的倡导者和参与者。多年来国内诸多中医和西医的大家不断地加入到了中西医结合的队伍中来。如我国著名学者王嘉桔教授、奚九一教授、尚德俊教授、吴庆华教授、张柏根教授、崔公让教授一批老专家一直是全国性中西医结合周围血管病学术活动的倡导者和积极参加者,而且都在应用中西医结合诊断和治疗疾病方法。他们都为中医血管病学和中西医结合周围血管疾病学的发展做出了突出贡献。为我们今后更好的发展和继承中西医结合理论、应用中西医结合的方法及中西医结合的现代化研究,奠定了坚实的基础。

（二）对血管外科发展的影响

我国血管外科是外科的一个新兴分科,起步较晚。中西结合医学是从西医辨病和中医辨证论治开始的。辨病,就要求医生对西医血管病学的有关理论进行系统和深入的学习、认识、理解和应用,不仅为中西结合医学提供了重要的理论基础,而且对我国血管外科的形成和发展也起到了推动作用。诚如全国血管外科学组组长汪忠镐1995年在《第三届全国血管外科学术论文汇编》序言中所说:"20世纪50年代对TAO的积极探索和诊治是我国血管外科的开端。""1983、1987、1989年分别在西安、南京、石家庄召开的3次全国中西医结合周围血管疾病会议",也作为"我国血管外科进入蓬勃发展时期"的一个标志。

在开展中西医结合周围血管疾病学的开始,冯友贤和李家忠等血管外科专家都给予积极的支持。特别是近10年来,许多血管外科学者深刻感到血管腔内外重建术在动静脉慢性血栓性疾病治疗中的局限性和中西药物在治疗中的重要地位,就主动对中西医结合感兴趣,并加入其研究行列,而且在中国中西医结合学会周围血管疾病专业委员会中担任领导和学术委员职务,对专业发展发挥了积极的作用。特别是以西医有关血管病的理论、诊疗技术和实验研究的科学方法,对中医有关血瘀、血瘀证（疾病）和活血化瘀等理论,给予现代科学宏观和微观的解释,从而为加速中西医结合周围血管疾病学的发展起到了很大的推动作用。

二、中西结合医学的发展和思考

中西结合医学是我国医药学发展的必然趋势。历史已经证明,它将继续不以人们意志为转移而发展下去。吴咸中在一篇《院士论坛》的论文中说:"20世纪80年代之后,不管人们是否自觉,都已不同程度地卷入中西医结合的洪流中来。"但应该承认,将两个不同的医学体系结合起来并非易事,所以它的发展道路很长,会有阻力、争论、偏差和反复,过去和今后都会如此,是必然现象,不足为奇。

从17世纪开始,自发到自觉的"中西医汇通"思想和学派就是在极为封建落后的环境下屡遭"非议"和"声讨"中,以及在北洋军阀政府"漏列中医"和"废止中医"的命运中诞生和发展的。在新中国成立后,中医、西医和中西医结合三者并存和促进中西医结合医学发展,作为我国医药学发展的政策和方针,也是在批判中西医药宗派主义情况下的产物。即使在中西结合医学逐渐被理解、肯定和取得了可喜进展的情况下,仍然受到某些思潮的干扰。诸如说中西医结合是"长官意志""医学乌托邦";有学者担心博大精深的中医核心理论会被"中医西医化",从而拒绝或惧怕中西医结合。就是在中西医结合取得很大进展,"结合医学世界需要"和未来医学将会诞生于中国中西医结合的今天,仍然有些代表人士只承认"人类医学需要中西医并存",但提出了中西医"不可能相互通约结合为一"的观点,也就说中西医不可能结合。该学者忽视了唯象科学的中医本身也需要"与时俱进"现代化的发展要求,忽视了中西医都是"以人为本"的研究目的,忽视了中医药院校具有相当规模的西医教学设置和课程,忽视了中医医院和专科采用本属于西医和中西医结合诊治疾病的技术和方法等。总之,反对中西医结合的观点,过去、现在和将来都会出现。这是认识问题,事实会说明一切。

对中西医结合的必要性有了认识以后,如何结合这是一个大难题,特别是在核心理论上的结合。而中西医结合最重要的一点就是中医现代化,正像侯灿所说:"要实现中西医结合的统一,关键之一是中医药现代化,即给中医药学的理论概念、疗效及其机制赋予现代科学内涵。"应该承认中医药学现代化研究比较滞后,严重影响中西结合医学的发展。

中西医结合周围血管疾病学研究是从西医辨病中药治疗开始的。也可以说有了中西医四个"结合点",才为其顺利发展奠定了基础。但是,对中医宏观基础理论的科学依据;"百病皆瘀"的深在含意;四诊八纲与现在诊断技术的结合;气血之间的关系;中药多位点、多环节和整体调节作用机制的研究;中西药物优势互补和增效减副作用的探讨等,无疑都是应该解决的问题。这些问题的逐渐解决,才会促进中西结合医学的发展。这主要是中医和中西医结合理论研究学者的任务,当然临床医生的研究也不能忽视。

三、加速对中药的应用及其机制的研究

（一）增强科研意识,提高临床研究水平

临床医学主要是实践医学,许多新的理论观点、新药问世和新技术开展,最终都需要在病人身上来应用和验证,这就是临床研究。在过去,千百年来中医的疾病疗效多属典型的"个案"报道和临床经验的认可。自从开展中西医结合中药为主治疗血管闭塞性疾病以来,的确有一些好的临床研究报道,但应该承认有不少临床报道是主题不清、观念混乱、观察粗糙、数字不清和结论含糊,不能严格遵守全国制定的诊治标准,过高评定治疗效果,甚而有夸大到难以置信的程度。

在 1997 年世界中西医结合大会上,美国和 WHO 学者强调临床设计、科学评估和统计学应用在临床研究中的重要地位,并应该遵守对照、随机、双盲、样本四大原则。建议在中西医结合临床研究中,采取随机对照设计是其关键。这都是临床研究必须遵守的基本要求。这还不够,对病变程度要有西医的分期(型)和中医的分型。治疗方法和效果,临床症状和客观的检测有无异同。例如下肢深静脉血栓形成有急性期、迁延期和后遗症期之分。在一篇论文内,病变时间数日到许多年,文中没有病期不同的治疗方案和效果评价的标准,这就很难说这篇报道有多大的临床价值。再如急性深静脉血栓形成又有中心、周围和混合型,中医又有湿热下注型、血瘀湿重型和脾肾阳虚型,治疗方法异同,结果也应分别评价。缺乏"前呼后应"的论述,至少是不完整的。

总之,涉及临床研究的内容较多,已有规范性要求,在此难以作更多的论述。只是想强调的是:在中西结合医学走向世界的今天,应该提高临床科研意识和素质,应用接近国际评估的标准,更好地来阐述具有中国特色的中西医结合的研究成果,才能对世界医学发展有所贡献。

（二）对中药药理作用和应用的深入研究

我国是中药的祖国,可在国际药品市场上仅占 4% 的份额。治疗心脑血管病的中药百

余种,只有复方丹参滴丸初步被美国 FDA 认可。更为严重的是"洋中药"大量涌入我国,例如德国从中药银杏叶提取的有效成分(金纳多)制剂,临床效果良好,已风靡欧、亚、美三大洲。20 世纪 80 年代开始,我国学者根据中药理论将活血化瘀中药分组进行一些研究,这是可喜的尝试,但不足的是研究结果仅作为实验记录,而未能形成药物应用于临床。中药要现代化,其核心是中药学现代化——即融入世界主流医药学。要求条件很高,目前能达标者还很少。

中国传统医学很注重方剂的应用,对系列方剂的研究是很必要的。但对中药单体的成功研究,也应该说是高效中药研究的方向。诚如国家"九五"计划中指出:"应用现代科学技术,在继承的基础上大力推动我国中药现代化,坚持创新逐步建立国际认可的中医药标准。"中药方剂和单体标准化的实现,将会把我国血管疾病中西医结合治疗学提到更高的水平。

1. 中药复方研究 中药复方有"君、臣、佐、使"的组方要求和辨证论治的整体原则,以及具有"多靶"性和调控机体基因功能的作用。但迄今对许多传世千百年名方作用的阐述,在很大程度上仍停留在所谓经典著作的简要解释之中,多缺乏作用机制的科学依据。在治疗周围血管闭塞性疾病的古典复方中,对顾步汤、四逆汤,特别是对血府逐瘀汤的作用机制,进行了细胞学、分子生物学和基因学为指标等实验和临床研究,获得了可喜的结果。改革剂型(丸),服用方便,效果良好,并符合中医血瘀证和辨证论治的理论要求。对中药复方研究,势在必行。可否再大胆一些,对名方进行"拆方"来研究作用的真伪,然后精减择优重新组方,明确机制,改革剂型,研究出高效的新的复方。也可根据中医药理论,采用"一加一"或"一减一"方法,将量化和质控化中药,精选研制出高效中药新的剂型。日本学者对具有增加血液循环的七味中药进行了研究。给动物分别投入赤芍、当归、元参 1mg,可增加血液流量 20%~30%,分别投入石斛、丹参、黄芪、红花 1mg,可增加 50%~80%;投入黄芪和石斛可增加 90%,丹参和红花可增加 100%;投入上述四味药则增加 150%。这种"一加一"的研究方法,对我们进行高效中药研究是有参考价值的。

对复方进行"拆方"或"一加一"组方研究,这是临床医生对中医和中西医结合基础和药学专家的殷切期待。当然这是一项复杂的中药学研究工程,但以药促医势在必行。只有深入理解和研究血瘀证和辨证论治理论并赋予新的内涵;科学鉴定中药质和量;以基因表达谱和蛋白质谱来研究中药的复杂成分,多靶点药理作用及调控某些关键性功能基因等前沿性研究,就会加速我国中药学融入世界医药学的进程,和促进中西结合医学的发展。

2. 中西医药物结合应用的研究 40 多年来,中西医结合治疗经历了先中药后并用西药过程。中西药各有特点和不足。中药多属纯天然"绿色"药物。在不断剂型改革、提纯单体、质控量化,使用方便和具有所谓"广谱"的药理作用,无毒抑或低毒,对人体多无损害,符合长期治疗的要求。而西药多属化学和生物制剂,各有其主要的作用机制,适用于有急性和慢性缺血的病人。但它既可以纠正血液的高凝状态,又有可能破坏正常的凝血功能而产生出血反应,还有大量扩血管药物的所谓"窃血"问题,生物制剂的过敏和抗体产生问题,以及其他副作用问题等,都会不同程度地影响这些药物的长期应用。所以中西药物优势互补,择优而用,有增加治疗效果的可能。

静脉注射中药和西药各有许多种,治疗下肢动脉硬化性疾病 LAOD(Limps Arteriosclerosis Disease)都有相似的治疗效果。但在近些年来,存在着各种中药和西药无序联合应用现象。如果以增效为目的,就应该根据临床科研程序进行。如上所述,随机分组和联合用药组进行临床研究,规范用药方法,统一观察,一致疗效和随访标准,数据可比,要经统计学处理,最后提出单一或联合用药意见和理论依据。王春喜等将 ASO 90 例,分为中药组(复方丹参注射液 250ml),西药组(前列腺素 E_1 200μg)和中西药结合组,静脉点滴 1 次 / 日,除临床观察外,还以内皮素 -1(ET-1)、一氧化氮(NO)和血脂为指标,结果显示实验组比两个对照组的效果更好。

在临床研究中,如能按西医不同分期、中医不同证型及以中西医结合理论进行分析,就会有更大的价值。

3. 中药防治术后再狭窄的研究进展 以血管腔内球囊扩张术为主的各种经皮腔内血管成形术和以血管转流术为主的各种动静脉重建术,都是动静脉疾病很重要的治疗手术。然而术后有 30%~50% 再狭窄,而且其中 20%~30% 发生于 1 年以内的术后再狭窄病变,严重影响手术的治疗效果。近些年来,国内外学者从不同角度对再狭窄的机制进行了广泛研究,比较一致的看法是内膜和动脉血管平滑肌细胞(VSMC)的增殖,特别是占 89% 的细胞外基质(ECM)的过度增殖,是术后再狭窄最主要的组织病理变化。目前已有一些化学、物理和基因等防治的方法,但远没有达到效果比较好和使用方便的程度。

中药治疗具有多靶“广谱”效应。它不仅有良好的活血化瘀改善血液循环的作用,而且对实验性 AS 性狭窄也有良好的防治效果。据报道,有不少中药单体如穿心莲、薤白、川芎嗪等提取物,均有显著抑制实验性周围动脉 AS 性狭窄的作用。1995 年史大卓等综述 34 篇活血化瘀方药防治动脉硬化(AS)的研究情况,总结中药抗 AS 机制有:调脂、抑制 VSMC 增殖、抑制血小板功能和调节 PGI_2/TXA_2 平衡、保护血管内皮细胞(VEC)和抑制脂质过氧化反应,及抑制和消退 AS 斑块等多方面作用。张群豪等对血府逐瘀汤浓缩水丸——“血管通”进行了分子水平的抗 AS 的实验研究。研究发现高脂组家兔冠脉有大量脂质沉积,管腔不同程度狭窄,严重者几全受阻。AS 总的发病率为 90.7%,Ⅲ、Ⅳ 级占 51.6%。而血管通治疗组脂质沉积少而轻,发病率为 72.9%,Ⅲ、Ⅳ 级占 29.3%。陈可冀等研究发现此药有显著减少经皮冠状动脉腔内成形术(PTCA)后血管再狭窄的作用。其机制是可以抑制动脉内膜增厚和VSMC 增生,抑制高脂家兔血管壁原癌基因 C-mgc mRNA 和血小板衍生因子(PDGF)mRNA 的表达等多方面作用。于倍等将此药来防治 43 例冠状动脉内支架植入术后再狭窄,获得了良好的治疗效果。苏建文等观察到中药四逆汤也可减轻 PTCA 对心肌的损害和明显提高病人术后的生活质量。基于不少中药有保护 VEC、抑制 VSMC 增生、拮抗血小板和抗动脉粥样硬化等“广谱”效应,所以从中药中研究出比较好的防治血管再狭窄制剂是有很大可能的。

4. 中药对血管生成的研究进展 血管生成(angiogenesis)是指已存在于血管床中的以发芽方式生长和形成的新生血管系统。它在许多疾病的发生、发展和转归的过程中起到重要的作用。所以它成为近些年来生命科学领域热门的研究课题。

在正常情况下,血管生成处于静止状态。20 世纪 70 年代前后,Folkman 等发现肿瘤释放活跃的血管生成因子,从体外培养得到证实。失控生成的血管为肿瘤的生长提供了丰富的血液和营养,继而从肿瘤提纯出具有促进内皮细胞有丝分裂和促进血管生成作用的血管内皮生长因子(VEGF)。所以应用药物(包括中药)和某些基因来抑制血管生成已成为肿瘤重要的治疗方法。与此相反,应用药物或和转基因方法促进血管生成,来改善缺血组织的血液循环,就成为缺血性疾病很重要的治疗手段。

在此仅就促进血管生成而言,应用生物医学基因工程和细胞生物学技术构建的血管生成基因的成功,被认为是血管治疗革命时代的到来。从 1994 年 Isner 和 Walsh 首次应用 VEGF 治疗下肢缺血性疾病获得成功以后,在国内外掀起了血管生成基因研究的热潮。迄今以 VEGF、碱性成纤维细胞生长因子(bFGF)和人表皮生长因子(hEGF)为代表的血管生成因子已有 20 种左右,而且在国外已有数百个基因治疗方案被批准,和 400 多项临床基因治疗实验在进行,但到目前为止,还缺乏大组临床病例治疗的报道。可能是由于安全性、基因转录率不高、基因传送和载体等诸多问题未获满意解决,严重影响实验研究和临床应用的进展。目前,尽管它有可喜的发展前景,但人们对血管病基因治疗似乎仍处于谨慎和期待之中。

在我国,应用活血化瘀中药来改善组织的血液循环已有上千年的历史。它的理论基础,特别是近些年来的实验研究进展和大量病例良好效果的治疗,已在本章前节中作了详细论述。从活血化瘀、益气活血、补肾调经、止血生肌等理论和疗效中,可以获得中药会有促进血管生成作用的有益启示,现在已初步证实了中药确有促进血管生成的良好作用。张树成等动物实验证明,补肾生血中药(山茱萸、熟地、枸杞子、龟板胶、当归等)具有特异性血管生成作用,使血管生成数目明显增加($P<0.01$),促进血管生成作用增加 55%~124%。王雷等又对符合老年生理性肾虚证的老龄雌性金黄地鼠进行实验研究,发现子宫组织 bFGF 和 VEGF 蛋白表达增强和子宫内膜血管数目增多。朱瑾波等应用内皮细胞株研究发现黄芪治疗慢性皮肤溃疡效果良好,可能与促进血管生成有关。王维佳等通过动物实验性骨折研究,发现补肾活血中药可以缩短骨折愈合时间,与内皮细胞和毛细血管再生有密切关系。

西方医学在通过促进血管生成治疗缺血性疾病还没有明显突破的报道。可以想象,许多中药复方或单体中药之所以有良好的改善血液循环的作用,与其明显的血管生成的生物效应会有很大的关系。结合上述血管生成的初步研究,似乎可以相信,随着中药学现代化的发展,中医基础理论研究的突破,中药在血管生成方面的独特优势,将会在世界医学中逐渐地展现出来。

四、中西医辨证与辨病的结合问题

(一)中医辨证论治的价值

辨证论治是中医诊断和治疗疾病必须严格遵守的原则和基础,这是中医理论的一个特色,更是它精华所在。应该深入研究和需要赋予它科学的内涵,与时俱进,才有创新和发展。

中医是以望、闻、问、切四诊,阴、阳、表、里、寒、热、虚、实八纲,以及病因脏腑和气血等理论,来作为辨证论治的依据。简而言之,论治的原则,如寒则热之,热则寒之,虚则补之,实则泻之,瘀则化之等。以血瘀性疾病 TAO 为例,活血化瘀是论治的主要方法,但不同的证型又有不同的治疗要求。阴寒证,需用附子,肉桂和干姜等热药来温经散寒治疗,而热毒型需给双花、地丁、公英、连翘等清热凉血中药治疗。有研究证明,热证病人尿中儿茶酚胺值增高,如果对热证动物再给上述阴寒证的热药,尿中儿茶酚胺和脑组织中去甲肾上腺素含量均明显增加,如病人用之,就会产生有害反应。中医辨证有深奥的宏观的理论基础,也比较难以掌握,简单列举是想说明辨证论治的重要价值。但如何规范辨证,仍然是一大难题。

(二)中西医"辨证论治"的结合

中医辨证论治是从病人整体的"证候"来认识疾病的,以此为论治的基础。但从传统的辨证论治理念和方法来看,缺乏微观定性定量病变的依据,而且常带有医生主观的臆断性质。所以有时常难得到统一的辨证意见。作者曾参加过 TAO 和糖尿病肢体动脉闭塞症统一证型的研讨会,均因意见难以统一而作罢。在一些专著和论文里,同一疾病在证型概念上多不尽相同。以动脉硬化闭塞症为例,就有三、四、五证分型的区别,有的证型内容相似,则有寒凝型、阴寒型和寒湿阻络型三个名称。有老中医忠实评价切脉辨证时说:"心中了了,指下难明。"如此陈述不是想否定中医辨证论治的价值,而是想说明中医的辨证方法过于宏观,理论难以掌握,认识又有差异,微观研究急需加强。仅就中西医结合周围血管病学而言,可否将中医辨证的理论和方法与西医的临床表现,及血液、理化、血流动力学和影像学的结果结合起来做到西医辨病中医辨证的结合和论治理念及方法上的结合,可能会获得更为良好的治疗效果。同时也不妨将西医检查的不同结果作为中医不同证型的微观依据来研究。这样的做法有理论意义和实用价值。例如对非典型性肺炎(SARS),就是西医认定是肺部感染,中医根据温病的理论辨证为温热证,西医抗感染和中医清热解毒为主中西医结合治疗,获得了被 WHO 认可的良好效果。在现阶段,这样的结合是可行的和有益的。

　　(三) 临床效果是判定辨证论治准确与否的标志

　　对中医辨证论治是否准确应该由临床效果来确定:正确的诊断才有可能获得预想的效果。如果一病有过多的证型,会有繁杂之嫌。一病有多方,一方有多药(甚而多到数十味中药),又频于药味加减,很难说都符合辨证论治的原则。在《金匮要略》一书中首次提出辨证论治理论,并提出许多名医一方治一病而闻名。华佗的四妙汤只有双花、当归、元参、甘草四味中药,就因治疗"脱疽"效果良好而流传于世。从青蒿中提纯青蒿素治疟疾,中药提纯亚砷酸治疗早幼粒白血病,许多单味中药提纯后治疗血栓性疾病有良好效果。明代末期吴又可提出:"一病有一病之毒,一毒由一药解之","一药制一病,不烦君臣佐使之劳"。许多一方治病、"单方治大病"和一药治一病,只要效果良好,就应该认为是最好辨证论治的范例。当然,一病证型的多少,应该由病变程度和动态变化来决定,该多则多,该少则少。根据证候,探索规律,力求简要,规范标准,提高共识,易于遵循,似乎可以作为辨证论治的一个思路。至于最近有学者将中医的胸痹心痛(大致与西医心绞痛和心肌梗死相当)分 53 个证型,又分 7 个基本型,还有二、三和四证相兼型,这样精细的辨证理念和方法能否用于其他疾病辨证,值得考虑。中医辨证论治研究是一大难题,如果不在忠于承继和敢于创新的基础上进行研究,恐怕难以有突破性进展。

第三节　周围血管疾病的分类

　　周围血管疾病是指躯干和四肢的血管性疾病,临床范围较广。目前尚无完美的周围血管疾病分类。我们根据临床实践和有关文献资料,提出周围血管疾病的分类。

一、分　类　原　则

　　(一) 按病因与病理学改变进行分类

　　将原发性血管疾病分为六类:退行性血管疾病、炎症性血管疾病、功能性血管疾病、先天性血管疾病、损伤性血管疾患和肿瘤性血管疾患。

　　(二) 分类的依据

　　西医学根据血管的解剖学、病理学特征和临床症状、体征,把周围血管疾病分为动脉疾病、静脉疾病、毛细血管疾病和淋巴管疾病,以及血液病性疾病。中医学则立足于病因病机的分析,着重于辨证论治,对疾病的命名多以证而论,并注意外观形态的改变。周围血管疾病是脏腑功能失调,气血瘀滞,脉络痹阻所致。由于脏腑功能失调而异,证型不同,而取得相应的病名。但一个证往往包括许多疾病。

(三)我们对周围血管疾病的分类依据

1. 解剖学定位,确定病变的主要部位和主要血管的名称。

2. 结合病因病理学,明确疾病是功能性或器质性,进而再确定它的病理改变的实质。

3. 以临床特征,结合解剖、病因病理确定疾病。为了反映中西医结合的特点,在现阶段将古今病症名称相互参合印证。将常见的周围血管疾病分为动脉疾病、静脉疾病、毛细血管疾病、淋巴管疾病,以及血液病性血栓性疾病五大类。

这种分类方法,便于认识各种周围血管疾病和明确诊断,从而选用正确的治疗方法。

二、动脉疾病

(一)动脉功能性疾病

1. 雷诺病(Raynaud 病)。

2. 雷诺征(Raynaud 征)。

3. 手足发绀症。

4. 网状青斑症。

5. 红斑性肢痛症。

(二)动脉器质性疾病

1. 动脉炎症性疾病　①血栓闭塞性脉管炎(Buerger 病),②多发性大动脉炎,③风湿性血管炎,④系统性红斑狼疮血管炎,⑤白塞病血管炎,⑥硬皮病血管炎,⑦皮肌炎,⑧结节性血管炎,⑨结节性多动脉炎,⑩干燥综合征。

2. 动脉闭塞性疾病　①动脉硬化闭塞症,②糖尿病性动脉硬化闭塞症,③动脉中层钙化,④锁骨下窃血综合征,⑤肾性动脉闭塞症,⑥腹主动脉阻塞症,⑦乌脚病。

3. 动脉血栓栓塞性疾病　①急性肢体动脉栓塞,②急性肢体动脉血栓形成,③急性肠系膜血管栓塞。

4. 损伤性动脉疾病　①动脉破裂,②外伤性动脉血栓形成,③冻伤综合征,④战壕足,⑤浸足疮,⑥冻疮。

5. 外压性动脉疾病　①胸廓出口综合征,②腘动脉挤压综合征,③腘动脉外膜囊肿,④股动脉内收肌压迫症。

6. 非闭塞性疾病　①动静脉瘘,②动脉瘤,③蔓状血管瘤,④海绵状血管瘤,⑤血管肉瘤。

三、静脉疾病

(一)静脉功能性疾病

1. 静脉痉挛。

2. 静脉麻痹。

(二)静脉器质性疾病

1. 浅静脉炎症性疾病　①血栓性浅静脉炎,②胸腹壁血栓性浅静脉炎,③游走性血栓性浅静脉炎,④化脓性血栓性浅静脉炎。

2. 深静脉血栓性疾病 ①小腿深静脉血栓形成,②腘、髂、股静脉血栓形成,③腋、锁骨下静脉血栓形成,④无名静脉梗阻,⑤上腔、下腔静脉梗阻,⑥布一加综合征。

3. 非阻塞性静脉疾病 ①原发性下肢深静脉瓣膜功能不全,②原发性下肢静脉曲张,③原发性交通支静脉瓣膜功能不全,④静脉扩张症,⑤静脉畸形肢体肥大综合征,⑥静脉硬化,⑦静脉破裂。

四、毛细血管疾病

(一)阻塞性毛细血管疾病

1. 毛细血管收缩症。

2. 炎症性疾病 ①真皮浅层血管炎,②风湿性紫斑,③匍行性血管炎,④Herocn-snont紫斑。

(二)非阻塞性毛细血管疾病

1. 毛细血管扩张症 ①特发性毛细血管扩张症,②先天性毛细血管扩张性红斑症,③原发性泛发性毛细血管扩张症,④继发性泛发性毛细血管扩张症,⑤皮肤黏膜毛细血管扩张症。

2. 毛细血管瘤 ①血管球瘤,②早发性毛细血管瘤,③葡萄酒色斑痣,④星状血管瘤,⑤硬化性血管瘤,⑥老年性血管瘤,⑦肉芽肿性血管瘤。

五、淋巴管疾病

(一)阻塞性淋巴管疾病

1. 淋巴性水肿。

2. 急性淋巴管炎。

3. 丹毒。

4. 象皮肿。

(二)非阻塞性淋巴管疾病

1. 淋巴管瘘。

2. 淋巴管扩张症。

3. 淋巴管瘤。

4. 淋巴管癌。

5. 单纯性淋巴管瘤。

6. 海绵状淋巴管瘤。

7. 淋巴囊肿。

六、血液病性血栓性疾病

(一)骨髓增生性疾病

1. 真性红细胞增多症并肢体动脉血栓形成。

2. 原发性血小板增多症并动脉血栓形成。

3. 嗜酸性红细胞增多症并动脉血栓形成。

4. 慢性粒细胞型白血病并血栓形成。

（二）微血栓形成疾病

1. 播散性血管内凝血。

2. 血栓性血小板减少性紫癜。

3. 自家免疫性溶血性贫血性动脉血栓形成。

4. 阵发性血红蛋白尿性动脉血栓形成。

（三）镰状细胞病。

（四）高黏滞综合征

1. 高纤维蛋白原血症。

2. 原发性巨球蛋白血症。

3. 多发性骨髓瘤。

第四节　中医对周围血管疾病的认识

中西医周围血管疾病学之所以能够有比较容易的结合和有一个良好的开端，就是较其他系统疾病从理论到临床有许多共同的"结合点"，也就是说有了结合的理论基础。所以中西医结合周围血管疾病学才得以顺利的诞生和发展。在此将以中医为主的中西医结合四个结合点予以简要的论述。

一、中医学对血管和血液循环的论述

中医对血液循环早就有简单和形象的描述，如将血管称为"血脉（包括脉络、经脉）"。在我国最早的中医专著《黄帝内经·灵枢·经水》篇中就提到血脉是"若夫八尺之士，皮肉在此，外可度量切脉而得之，其死可解剖而视之。"这说明中医对血管的认识，也有一定解剖学的根据。关于血液，《灵枢·决气》篇提到"中焦受气取汁，变化而赤，是谓血。"将血液循环称为"血行"，认为血"循环而行，如水之流，川流不息，灌溉于全身，无所不及"。关于血液的生理功能，中医认为心主血脉为血液循环的基本动力；肺贯心脉而行气血，使血液得布全身。在《类经》一书中也作了概念性描述："故凡为七窍之灵，为四肢之用，为筋骨之柔和，为肌肉之丰盛，以至滋脏腑，安神魂，任颜色，充营卫，津液得以行，二阴得以调养……无非血之用也。"又曰："人之所有者，血与气耳"，"人之气生成者，精气也，死而精气灭，能为精气者血脉也。"

中医还将分布极为广泛、遍布周身无处不有的细小脉络称为"孙络"。近 20 年来，中医学者对血瘀证进行了大量的微循环研究，并认为微循环很可能相当于"孙络"，或者"实际上和微循环十分类似"。关于中医的"脉络""经络"可能不全指血管而言。

中医对"血脉"和"血行"的论述尽管非常简单，但与西医的血管和血液循环的概念还是多有吻合之处。到目前为止，对中医强调的与血脉密切相关的气、津液等理论还缺乏深入研究。

二、中医学对"血瘀"和"血瘀证"的论述

"血瘀"在中医学中是一个广泛的病理生理学概念，并有"百病皆瘀"和"无病不瘀"的论述。在 2000 多年前，武威汉代医简上就有治瘀的记载。在历代中医文献中论述血瘀证的

内容非常丰富,但概念宏观、模糊、简单,没有深入的阐述。唯有血瘀在导致血管闭塞性疾病时,才有比较形象和易被人们接受的疾病名称。例如"血流急速,壅遏凝聚以致血瘀","血行延缓、瘀积凝结以致血瘀",以及"血脉凝泣""气滞血瘀"和"血壅不行""血凝而不流""血泣则不通"和"内结为血瘀"等"血瘀证"。简而言之,限定于血液循环系统的血瘀证就是血流瘀滞、血液凝结和阻塞血管的总称。与西医所说的血液黏滞、高凝状态,最后导致血管阻塞的病理过程相一致。

近些年来,应用现代医学研究技术对血瘀证进行许多微观的研究。发现血瘀性疾病不仅有血流滞缓和循环障碍,而且有血小板和白细胞黏聚功能增强;红细胞变形性功能减弱;以及前列环素(PGI_2)和一氧化氮(NO)生成减少,内皮素 -1(ET-1)和血栓素 A_2(TXA_2)生成增多,以及脂质过氧化反应增强和免疫功能失调等变化。

近些年来,国内外学者和学术组织对中医的血瘀证(疾病)进行了一些研究和探讨。先后有几个内容相似的血瘀证临床诊断标准。这些标准体现了中医的"百病皆瘀"和"无病不瘀"的宏观理论观点。但在 12 项临床诊断标准中只有两项是血栓性疾病的诊断依据。除此而外,有些学科还有各自血瘀证的诊断标准。值得注意的是,在诊断标准内还有明确的"血瘀证实验室诊断依据。"概括为:

1. 微循环障碍。
2. 血液流变学异常。
3. 血液高凝和低纤溶状态。
4. 血小板凝聚率和释放功能增强。
5. 血流动力学障碍和肢体血管阻塞。
6. ET/NO、PGI_2/TXA$_2$ 等血管活性物质比值失衡。
7. RBC 功能低下、易血栓状态,有血瘀病理表现、心脏功能指数降低等。

上述实验室诊断依据主要来自于心、脑疾病,肢体缺血性疾病和糖尿病等血瘀性疾病(证)。在此只能从各种有关动静脉疾病及血液病理变化来考虑,将中医的"血壅而不行""血凝而不行""血泣而不通"和"内结为血瘀"的变化视为"血瘀"(血液病理生理学变化)和"血瘀证"(疾病)。至于对"离经之血""污秽之血""久病入络"以及炎性肿物、月经紊乱、肢体麻木、瘫痪和精神狂躁等血瘀和血瘀证的认识和理解,已不属本章所能讨论的范围。

三、中医学对主要周围血管疾病的讨论

(一)肢体动脉缺血性疾病

中医认识肢体缺血性疾病有 2000 多年的历史。《灵枢·痈疽》篇对此病作了初步描述,并且名"脱痈"。比西医 Cowper 报道的肢体坏疽早 1700 多年。到了南北朝时期,龚庆宣在我国第一部外科专著《刘涓子鬼遗方》中将此病作了进一步论述:"发生于足趾者名曰脱疽,其状赤黑,死不疗,不赤黑可疗,疗不衰,急斩之而得活,不去者死。"从此以后,历代学者统称此病为脱疽。汉代《华佗神医秘传》书中将脱疽的临床过程描述为"此症发生于手指和足趾之端,先痒后痛,甲现黑色,久则破溃,节节脱落"。1611 年明代陈实功在《外科正宗》专著中将湿性坏疽的临床表现形象生动地描写为:"疮之初生形如粟米,头便一点黄泡,其皮犹如煮熟红枣,黑气浸漫,相传五趾,传遍上至脚面,其疼如汤泼火燃,其形则骨枯筋烂,其秽异香难解,其命仙方难活。"上述临床表现是肢体严重缺血的晚期症状。对于早期病变,中医称为

"脉痹",就是血管闭塞的意思。《圣济总录》书中曰:"血性得温则宜流,得寒则凝涩,凝涩不行,则皮毛萎悴,肌肉痿痹。"也有学者将络脉闭塞和气血凝滞病变统称为"脉痹"。

脱疽和脉痹与西医的肢体缺血性疾病一样是一个综合征。早在 1531 年汪机在《外科理例》和 1611 年陈实功在《外科正宗》中就分别对 16 例和 6 例不同原因的脱疽进行了报道。其中都提到了符合 ASO 的"平昔厚味膏粱,熏蒸脏腑"性脱疽,肥胖消渴多饮性糖尿病性脱疽,赤足履冰冻伤性坏疽和紧缠大脚压迫性脱疽等。这恐怕是世界医学史上对肢体缺血性疾病的最早分类,及最先明确报道的 ASO 和糖尿病性肢体缺血性疾病。

中医所述的"手足厥冷",历代文献中常有其病因和症状的记述。例如巢元方《诸病源候论·虚劳四肢厥冷候》所说:"经脉所行,皆起于手足,虚劳则气血衰损,故四肢厥冷也。"尽管缺乏皮色变化(雷诺征象)描述,但从情志不舒,营卫失调,寒凝痹阻和脉络不畅等病机描述来看,手足厥冷,很可能是肢端动脉痉挛性疾病。如雷诺病、雷诺征和血管冷损害病等。

(二)静脉疾病

1. 下肢静脉曲张　中医学称此病为"筋瘤"。如《灵枢·刺节真邪》篇中说:"……有所疾前筋,筋屈不得伸,邪气居其间而不得反,发为筋瘤。"明代陈实功在《外科正宗》书中说:"筋瘤者,坚而色紫,垒垒青筋,盘曲甚者,结若蚯蚓。"对其发病机制也认为是:先天禀赋不足,筋脉薄弱,久行久立,损伤筋脉,以至经脉不和,气血运行不畅,血壅于下,瘀血阻滞,脉络扩张充盈,久则交错盘曲而成病。

2. 血栓性静脉炎　中医学称此病为"恶脉""赤脉"和"黄鳅痈"等。在公元前 221 年到公元 581 年,汉晋时期撰写的《肘后备急方》记载:"恶脉病,身中忽有赤络脉起,如蚯蚓。"又说:"皮肉卒肿起,狭长赤痛曰腼。"在隋代,巢元方的《诸病源候论》书中就有《恶脉候》一章,描述说:"由春冬受恶风,入脉其中,其瘀血结所生。""久不瘥,络脉结而成瘘。"宋代赵佶明确指出此病是"……卒肿痛作结核,或似痛似疖",但不是脓疖。

在清代,吴谦在《医宗金鉴》中说:"此证生于小腿肚里侧,疼痛硬肿,长有数寸,形如黄鳅,其色微红,有肝脾二经湿热凝结而成",并名曰"黄鳅痈"。关于治疗,多提出应以活血化瘀和外用中药治疗。

3. 深静脉血栓形成　中医学称此病为"脉痹""瘀血""瘀血流注"等范畴。唐代孙思邈在《备急千金要方》中说:"气血瘀滞则痛,脉道阻塞则肿,久瘀而生热。"对于产后发病者也有诸多论述。在明代王肯堂的《证治准绳》中曰:"腰间肿腿尤甚,此瘀血于经络……""流注四肢或注股内,痛如锥刺或两股肿痛。"张介宾的《景岳全书》记载曰:"产后血瘀流注……气凝血聚为患也。"《血证论》是清代唐容川撰写的瘀病专著,它不仅描述了此病的病机和症状,而且还提到了"有瘀血肿痛者,宜清瘀血"和"瘀血消散,则痛肿自除"的活血化瘀、利湿散结,以及并用清热利湿的治疗方法。

4. 静脉瘀血综合征　中医学称各种静脉疾病引发的静脉瘀血综合征为"臁疮""裙边疮"(女性病人)、"老烂腿"和"裤口疮"等病名。《外科正宗》中说:"臁疮者,生于两臁,初起发肿,久而溃烂或浸淫搔痒,破而水淋漓……"认为病情恶化是由于远行劳累,涉水淋雨,寒湿血凝,久而不散,郁而化热,复因搔抓、虫咬,腐烂成疮,日久难敛。认为应用清热、活血、利湿中药,外用熏洗、生肌玉红膏敷贴,多获良效。

(三)淋巴管疾病

1. 急性淋巴管炎　中医学将肢体红丝一条迅速向上走窜称为"红丝疔"。《诸病源候论》

专有"膈病候"："膈病者,由劳疫肢体热盛,自取风冷,而为凉热所折……。其状赤脉起,曰编绳,急痛壮热。其发于脚者,喜从鼠蹊起至踝,发于臂者,喜从腋下起至手也。"《疮疡经验全书》中说:"夹红丝者……发于肌肤之上,红丝贯穿,如一红线,或痛或痒……如箭之速。"认为火毒凝滞是其病因,而走注经络,气血瘀滞为其病机。

2. 淋巴水肿　中医学称此病为"大脚风""沙大骽""脚气"和"九重病"等病。认为"凡水乡农人,多患脚肿……肿不消,与寻常脚气发过肿消者迥异"。《串雅》一书中说:"病初起腨间结核而痛,憎寒壮热,渐而下行,至足即肿胀木硬,终身不使,诚可悯也。"这些描述显然是感染性下肢淋巴水肿和晚期象皮肿的发病过程。在治疗方面,提出了温阳行水、活血化瘀、清热解毒、利湿消肿、软坚化痰等原则。中药熏洗宜早应用。

（四）其他疾病

在中国传统医学中,屡有血管肿瘤的记载,且常称为"血痣""血瘤"和"血丝瘤"。颇似毛细血管瘤和海绵状混合血管瘤的表现。对于婴幼儿血管瘤多称为"胎瘤"和"血痣"。《外科正宗》中记载:"血痣由于肝经怒火郁结,其形初起色红如痣,渐大如豆,揩之血流。"

四、中医学对活血化瘀疗法的论述

中医认为"百病皆瘀",且多与"血"有关。如前所述,就连出血、感染、外伤、月经不调和精神病等许多疾病,都认为是"血瘀"所致。因而,"血瘀"和"血瘀证"就成了中医疾病学的理论核心之一,"活血化瘀"疗法就成了"百病"的治疗基础。中医所说的"血行失度"（血流动力异常）、"污秽之血"（血液成分变化）和"血瘀而不流"（血管阻塞）等古老理论,可以认为是西医阻塞性血管和淋巴管疾病病理生理变化的概括。限定于这些概念上的"血瘀"和"血瘀证"（病）的理解,就容易理解"活血化瘀"疗法对周围血管病及其相关疾病（如高血压、高血脂、高血糖、心脑肺肾等脏器血管疾病）治疗的特有价值。

中医活血化瘀疗法是脱疽等血瘀性疾病的治疗原则。在近2000年前张仲景首先创立的活血化瘀通脉方剂黄芪桂枝五物汤和当归四逆汤用来治疗血瘀性疾病。在此以后又涌现许多名方如四妙勇安汤、血府逐瘀汤、顾步汤、阳和汤和补阳还五汤等,不仅是因为临床效果良好而流传于世,而且又是近期许多学者拟定新方的基础。例如通塞脉片和脉络宁注射液都是在顾步汤复方的基础上筛选提纯而成的,20年来广为应用,效果比较良好。四妙勇安汤是在四味中药的基础上又增加了一些中药,就成为治疗肢体慢性缺血疾病的常用方剂。特别是对中药进行一些剂型改革,对一些新的复方和单味药进行了临床和实验药理学研究,发现多能逆转上述血瘀证血液方面的病理生理学变化,且有不同程度的抗凝血、增强纤溶活性、扩张血管、调整免疫功能、抗动脉硬化和改善肢体血液循环的作用。这些作用,都是西药所要达到的治疗要求,从而成为具有我国特色的五大抗栓疗法之一,即抗凝、纤溶、去纤、抗血小板和活血化瘀法。上述几种疗法各有其药理特点,优势互补,筛选用药,有机结合,可提高治疗效果,形成研究出最佳的综合治疗方案。

总之,中医学主要是在漫长的封建社会里形成的以经验为主的医学体系,因而对其理论也不应该有更多的苛求。在中西医结合的初期,仅仅根据中医对"脱疽"的简单描述和一些治疗经验,在治疗血栓闭塞性脉管炎（TAO）获得成功的基础上,在扩大治疗同类疾病也获良好效果的同时,通过应用现代医学理论和技术,对中医血瘀证和活血化瘀疗法进行大量的临床和实验研究,才使其上述四个结合点更加充实和丰富。这些研究结果与西医有关血管病的理论和治疗要求如此一致,才加速了中西医结合周围血管疾病学研究的发展。

参考文献

1. 尚德俊,王嘉桔,王书桂.实用周围血管疾病学.海口:南海出版公司,1995.
2. 尚德俊,王嘉桔,张柏银.周围血管疾病学.北京:人民卫生出版社,2004.
3. 王嘉桔.中西医结合治疗周围血管疾病的思路与现状.中国中西医结合杂志,2004,9(24):773.
4. 罗建方.周围血管疾病治疗的现状及展望.岭南心血管病杂志,2011,1(17):1.
5. 汪忠镐,李震.我国血管外科的现状和发展.中国普外基础与临床杂志,2006,13(6):625-628.
6. 王玉琦,史振宇.我国血管外科的现状与展望.中国普外基础与临床杂志,2008,15(6):387-389.

第二章 病因与发病机制

周围血管疾病的发病原因是多方面的、复杂的、综合性的。有先天性血管疾病,如血管瘤、血管畸形等;后天血管疾病主要与个体年龄、营养状况、糖尿病、高血压、吸烟、特定的体位(如制动、长期卧床或站立)相关;原发性血液高凝状态、肿瘤、创伤、产后、药物、血型、手术、感染或炎症等可引起血液成分改变;医源性操作引起血管损伤;导管导丝的断裂等也导致血管疾病的发生。

第一节　血栓形成学说

周围血管疾病的发生、发展与血栓形成是密不可分的。血栓既可能是血管闭塞的病因,也可以是血管疾病中的继发性损害。

血栓形成学说源于 1841 年,澳大利亚病理学家 Rokitansky 首先提出。他指出动脉壁内层的沉积物是源于纤维素和其他的血液成分而不是化脓的结果。由纤维素和其他血液中的蛋白质变性聚集,这些沉积物被一种包含有胆固醇结晶和脂质颗粒的物质所修饰,形成固体质块的过程称之为血栓形成,此过程中形成的固体质块称之为血栓。1845 年德国病理学家 Vicrhow 提出了血栓形成的条件:血管壁的损伤、血流状态的改变和血液凝固性增加,该理论一直沿用至今。

一、血管壁损伤

血管壁的内皮具有抗血栓形成的功能,如各种原因(动脉粥样硬化、免疫性血管炎、吸烟等)使其受损,内皮下胶原纤维的暴露,致使血小板与凝血因子活化,从而促进血栓形成。同型半胱氨酸血症是一种遗传性疾患,由于循环中同型半胱氨酸含量过高,引起内皮损害,并且同型半胱氨酸本身亦可激活因子Ⅻ,因此,这种疾病常并发血栓。

血管具有对抗和促进血栓形成的双重功能。血管内皮主要有抗血栓形成作用,而内皮下成分(如胶原、微纤维、层素)则可促使血栓形成。

(一) 血管内皮细胞的抗血栓形成作用

血管内皮的抗血栓形成作用主要与血管内皮细胞的下列功能活动有关。

1. 血管内皮细胞合成和释放舒血管物质——内皮细胞衍生舒张因子(endothelial-derived relaxing factor,EDRF)和前列环素(prostacyclin,PGI$_2$)EDRF 实质上是一种内皮衍生的一氧化氮（EDNO），在细胞内 L- 精氨酸经 NO 合成酶催化而生成。EDNO 和 PGI$_2$ 不仅具有舒血管作用，还可抑制血小板聚集，因而有较强的抗血栓形成作用。血流切应力增加和凝血酶生成可刺激 PGI$_2$ 合成，乙酰胆碱引起 EDNO 释放增加，高血压、糖尿病及动脉粥样硬化状态 EDNO 释放减少。

2. 血管内皮细胞膜上有 ADP 酶能水解 ADPADP 是引起血小板聚集的诱导因子，血小板活化时可分泌内源性 ADP 促使血小板进一步聚集，ADP 酶水解 ADP 转化为 AMP，后者具有抑制血小板聚集的作用。

3. 细胞膜表面结合有大量硫酸乙酰肝素，并分泌抗凝血酶Ⅲ（antithrombinⅢ，AT-Ⅲ）AT-Ⅲ可使 Xa 和凝血酶等丝氨酸蛋白酶灭活，当有肝素或肝素物质（硫酸乙酰肝素）存在时，AT-Ⅲ对丝氨酸蛋白酶的灭活速度大约增加 2000 倍。由于血管内皮细胞表面存在有肝素和肝素样物质，内皮细胞又能不断分泌 AT-Ⅲ，因此，血管内皮表面如果存在激活的凝血因子很快就可被灭活。

4. 血管内皮细胞表面含有凝血酶调节蛋白（thrombomodulin，TM），凝血酶与 TM 形成复合物后对蛋白质 C 的活化效率大大提高，同时凝血酶的促凝活性也随之丧失。活化的蛋白质（APC）在蛋白质 S 存在条件下可灭活因子 Va、Ⅷa。

5. 内皮细胞合成和分泌组织型纤溶酶原激活剂（tPA）血管内皮细胞是 tPA 的主要来源，运动、尼古丁刺激、注射 1- 脱氨基 8-D- 精氨酸加压素（desamino-8-dargininevasopressing，DDAVP）可使血浆 tPA 浓度迅速增加。血流切应力和凝血酶也可刺激 tPA 合成。tPA 促使纤溶酶原转变成纤溶酶，tPA 结合到纤维蛋白上时，tPA 的作用大大加强。完整的血管内皮细胞表面存在 tPA 和纤溶酶原受体，当有纤维蛋白沉积于血管内皮细胞表面时可被迅速激活的纤溶系统降解。

6. 血管内皮细胞是组织因子途径抑制物（tissue factor pathway inhibitor，TFPI）合成的主要场所血管内皮细胞腔膜面结合有大量的 TFPI。TFPI 是一种 Xa 依赖性Ⅶa/ 组织因子（tissue factor，TF）复合物抑制物，属 Kunitz 类丝氨酸蛋白酶抑制物家族成员，Xa 通过其活性部位与 TFPI 结合形成 TFPI/Xa 复合物，该反应过程不需要 Ca^{2+} 参与；TFPI/Xa 与Ⅶa/TF 通过 Xa 以 Ca^{2+} 依赖性形成复合物，抑制Ⅶa/TF 的催化活性而抑制组织因子凝血途径。

7. 血管内皮细胞还可摄取与破坏促血小板聚集的活性物质，如 5- 羟色胺（5-HT）。

（二）血管壁的促血栓形成作用

血管壁的促血栓形成作用可以从两个方面来考虑：一方面血管内皮细胞可释放某些物质促血栓形成，另一方面血管内皮下成分（如胶原、微纤维、层素等）具有较强的促凝和促血小板聚集作用。

1. 内皮细胞可合成内皮素 -1（endothelin-1，ET-1） ①ET-1 是多肽，低浓度 ET-1 引起血管舒张，高浓度则引起血管收缩。凝血酶、转化生长因子 β$_1$（TGFβ$_1$）、白细胞介素 -1（IL-1）和肾上腺素可刺激 ET-1 合成和分泌。②细胞内 cGMP 和 cAMP 增高可抑制 ET 的合成。EDRF 和利钠素可通过 cGMP 生成增多而抑制 ET 合成。ET 引起的血管收缩可限制受损血管出血，此外，血管收缩可致血流减慢，有利于血栓的形成。

2. 血管内皮细胞可合成和分泌黏附分子 包括 von willebrand factor，（vWF）、Ⅳ型、Ⅴ型和Ⅲ型胶原以及凝血酶致敏蛋白（thrombospondin，TSP）、纤维联接蛋白（fibrinectin，FN）和体外联接蛋白（vit-ronectin，VN）。vWF 是血小板与血管基底膜黏附的主要黏附蛋白，可与血小板膜糖蛋白 GPIb/IX 或整合素（integrin）aⅡbβ₃ 结合。凝血酶可刺激 vWF 释放。此外，血小板还可使胶原、TSP 和 VN 等糖附蛋白作为"桥联"物质而黏附于血管内膜上而促使血栓形成。

3. 血管内皮下成分的促血栓形成作用 ①当血管内皮受损伤时，不但局部内皮抗血栓形成活性减弱或丧失，而且暴露的内皮下成分有很强的促血栓形成作用。②血小板与内皮下成分（特别是胶原）相互作用可促使血小板黏附和聚集，损伤的内皮细胞可表达组织因子（TF）活性，TF-胶原-血小板相互作用又引起血液凝固。因此，血管内皮受损或血管壁发生病变是诱发血栓的常见原因。③动脉粥样硬化斑块内膜面的内皮细胞功能显著减退、甚至消失，故在此基础上容易发生血栓。糖尿病、高血压、高脂血症往往伴有动脉粥样硬化，故常出现血栓形成而发生血栓。④血栓性血小板减少性紫癜是一种免疫性血管炎，通常存在弥散性血管内皮损伤。因此，该病后期常可发生 DIC。各种不同原因造成的血管炎常常伴发血栓，这也是内皮细胞受损伤的结果。⑤同型半胱氨酸血症由于血中同型半胱氨酸含量过高而引起内皮损伤，同型半胱氨酸本身可激活因子Ⅻ，所以此病易发血栓。

4. 血管内皮细胞的促凝作用 ①表达 TF 活性：正常情况下，内皮细胞不表达 TF 活性，但是，当受到炎症细胞和（或）炎症介质（如单核细胞、淋巴细胞、凝血酶、激肽、抗原。抗体复合物、白细胞介素）刺激时可启动 TF 活性的表达。②内皮细胞表面可表达 XI/XIa 活性，促进 XIa-Ⅷ-X 复合物的形成。内皮细胞表面组织因子的产生及 XIa-Ⅷ-X 复合物的生成，既可促使 Xa 的生成，又可加速凝血酶原复合物在血管内皮细胞或血小板表面形成。③因子 Xa 可结合到内皮细胞上：结合了 Xa 的内皮细胞可增强因子Ⅶ在内皮细胞表面的激活。内皮细胞既可合成也能结合因子 V，从而加速内皮细胞表面凝血酶原的激活。

5. 内皮细胞具有纤溶特性 血管内皮细胞能合成和分泌纤溶酶原激活物抑制剂-1（PAI-1），PAI-1 与纤溶酶原激活剂（PA）形成不可逆的复合物，它可与 tPA 或 UK 的活性中心结合，然后通过 PAI-1 空间构型合拢而阻断 tPA 或 uPA 的作用。

体内纤溶的发生过程主要取决于 tPA 与 PAI-1 二者相互作用的平衡。在体内，纤溶的调节过程还不清楚，凝血酶既可刺激内皮细胞 tPA 的合成，也可刺激 PAI-1 的产生。

二、血 流 变 化

血流变化主要有血流淤滞与涡流，两者均可导致血栓形成。

（一）血流淤滞

1. 血流淤滞后，被激活的凝血因子不能被循环血流稀释，单核—巨噬细胞系统对这些因子清除作用无法实现，天然抗凝物质被消耗后得不到补充，局部凝血活化而使淤滞的血液发生凝固。

2. 影响血液流速的因素很多，血液流速与血管总横截面积成反比，不同血管总横截面积不一样，流速也不同，因而血栓发生率亦不一致。静脉血流比动脉慢，所以静脉血管比动脉易发生血栓，据统计静脉内血栓比动脉血栓多四倍，下肢静脉又比上肢静脉多三倍。肥胖、妊娠、制动（因手术、心力衰竭与下肢骨盆损伤等）等都是导致静脉血流缓慢、淤滞的诱因，故在这些情况下甚易造成血栓形成。

（二）涡流与湍流

1. 动脉端如血流速度过快，当其流过不平的血管壁与血管分叉的部位时，则可产生涡流与湍流。湍流可直接损伤血管内皮与红细胞等，后者释放的 ADP 可介导血小板活化，导致局部形成白色血栓。

2. 动脉瘤、静脉曲张、二尖瓣狭窄的左心房等均可出现这种现象,且往往在白色血栓的基础上进一步产生混合血栓。

（三）血液黏度

1. 由于血液是一种非牛顿液体,故当血流缓慢时会使血黏度增高,而黏度增高后则血流更加缓慢,两者互为因果,呈恶性循环导致血栓形成。

2. 血液黏度增高尚与血液成分相关,如真性红细胞增多症、血小板增多症、白细胞增高的白血病与导致单株球蛋白增高的浆细胞病等均可形成高凝血症,从而具有血栓形成的倾向。

3. 血液黏度的增大可使血流减慢,影响血液黏度的因素很多,红细胞数量增多、形态异常、叠连程度增大、血细胞和血小板数量增多或聚集性增强、血液蛋白浓度及血脂水平升高均可引起血液黏度升高。一般男性血浆黏度比女性低,吸烟、糖尿病、高血压、肥胖者血液黏度都比正常人高,是导致动脉血栓的危险因素。此外,血液流变学特性的改变也影响血黏度。

三、血液成分的改变

除血液中各类有形成分增高外,血液成分的改变主要涉及的是凝血因子改变与血小板的数量增多与功能亢进。正常机体内凝血与抗凝,纤溶与抗纤溶常处于平衡状态。如果凝血因子增多与活性增强,而抗凝蛋白浓度减低或缺乏,必会导致血栓形成。此类疾病包括先天性遗传性疾患(如凝血因子 V 与 VIII 增高)与后天获得性疾患(如雌激素治疗后的凝血因子 I、II、VII、IX、X 增多)两类。纤溶的主要作用在于纤溶酶原的存在与激活,如纤溶酶原缺乏或异常则导致血栓形成倾向。严重创伤与手术发生血栓的因素与机制很多,其中因纤溶抑制物(a_2- 抗纤溶酶、a_2- 巨球蛋白)增多,致使纤溶活性降低亦为其主要因素之一。

（一）血小板

血小板的变化包括数量和功能两方面的改变。血小板数量增多或功能增强均有利于血栓的形成。

1. 血小板数量增多　当血小板数量增多,特别是超过 $800 \times 10^9/L$ 时便有明显的血栓形成倾向。

2. 血小板功能亢进　血小板功能亢进是引起血栓形成的常见原因。临床资料表明,中、青年脑卒中或暂时性脑缺血反应、冠状动脉痉挛以及心肌梗死病人均存在血小板功能亢进。具体表现在以下几个方面。①血小板对诱导剂敏感性增高:常见的引起血小板活化的诱导剂有 ADP、胶原、肾上腺素等。由于血小板对诱导剂的敏感性增高,易引起血小板聚集与释放,大的血小板聚集体可堵塞微血管。②血小板释放反应增强:血小板释放的血栓烷 A_2(TXA$_2$)和 5-HT 等缩血管物质可引起血管收缩、PF3 和 PF4 能加速血液凝固、β 血小板球蛋白(β-TG)可抑制 PGI$_2$ 的产生,这些因素共同起作用可加速血栓的形成。③血小板抗纤溶活性增强:血小板可合成和释放 PAI-1,PAI-1 能抑制纤溶酶原激活剂的活性,当 PAI-1 合成和释放增多则导致局部纤溶活性降低,有利于血栓的形成。④此外,血小板释放的 TGF-β 还可增强血管内皮细胞 PAI-1 的合成。在血小板功能异常中,前列腺素似乎起着重要的作用。⑤β- 脂蛋白可促使血小板功能亢进,且对组织纤溶酶原激活剂与 PGI$_2$ 生成具有抑制作用,因此高脂血症常伴有血栓形成。⑥糖尿病患者血小板黏附与聚集功能亢进,因为高血糖参与多元醇的积聚,可造成血管内皮受损,PGI$_2$ 合成减少。加上高血糖可使血液黏度增高,因此糖尿病常并发广泛性微血栓。

（二）凝血因子

单纯性个别凝血因子增多并不至于引起血栓形成,凝血因子少量激活也只在一定条件下(如血流缓慢)才引起血栓形成。若凝血因子过多,同时被大量激活则可引起血栓形成。

1. 纤维蛋白原　纤维蛋白原增多是动脉血栓形成的危险因素。纤维蛋白原增多,不仅使纤维蛋白生成的底物增多,而且使血液黏度明显增高,从而使血速度减慢。有研究报道,纤维蛋白浓度高出正常值 0.6g/L 的病人,84% 可发生心肌梗死或猝死。纤维蛋白原随年龄的增长有升高的趋势,孕妇及口服雌激素类避孕药可使血浆纤维蛋白原含量增高。

2. 凝血因子　雌激素类避孕药可引起血浆因子 XII 和维生素 K 依赖因子(II、VII、IX、X)增多,这也是引起血栓倾向的重要原因。一般大手术后,血浆纤维蛋白原和因子 VIII、X 含量呈升高趋势,所以大手术后易于发生血栓。据报道,先天性凝血因子 V 和 VIII 增高患者也往往伴有自发性血栓形成倾向。长期应用华法林突然停药可反跳性造成维生素 K 依赖因子大量增多。有研究表明,血浆因子 VII 增高是急性心肌梗死的危险因素,因子 VII 是在正常情况下唯一的能以活性形式存在的凝血因子。

3. 单核细胞　循环血中单核细胞受到各种激活物如脂多糖(LPS)、肿瘤坏死因子 α(TNFα)、与 IL-8 等的刺激或位于动脉粥样硬化斑块裂隙中的单核细胞可表达组织因子活性。血浆中高浓度的 VIIa 与组织因子形成复合物可通过组织因子凝血途径引起纤维蛋白快速形成。因子 VII 水平也有随年龄增长而升高的趋势。

（三）抗凝物质异常

1. 血浆抗凝血酶 III(AI-III)和肝素是最重要的生理性抗凝物质。

2. 抗凝血酶 III 对因子 Xa、凝血酶、激肽释放酶及因子 IXa 均有灭活作用。肝素能与抗凝血酶 III 或肝素辅因子 II 结合。增强抗凝血酶 III 和肝素辅因子 II 的活性。

3. 正常循环血液不易形成凝块,抗凝物质保持一定的活性是重要原因之一。血浆抗凝物质减少,凝血活性增高是血栓形成的重要原因之一。

4. 抗凝血酶 III 减少可以引起血栓形成。家族性抗凝血酶 III 缺乏症是一种常染色体显性遗传性疾病,患者一般在 10~20 岁时开始发生血栓形成甚至出现肺梗死。

5. 随着年龄的增长,除血管硬化外,血浆纤维蛋白原与因子 VII、VIII、IX、X、III 均逐渐增高,同时抗凝血酶 III 与肝素逐渐减少。因此,老年人血栓倾向较大。

6. 口服雌激素类避孕药除引起凝血因子增多与血小板功能亢进外,抗凝血酶 III 减少是血栓发生的重要原因之一。当然异常抗凝血酶 III 的抗凝活性减弱也可引起血栓形成倾向。

7. 激活的血浆蛋白质 C 对因子 Va 与 VIIIa 具有灭活作用,且可促进纤溶活性。因此,蛋白质 C 也是重要的抗凝物质,蛋白质 C 及其辅因子蛋白质 S 的遗传性与获得性减少或活性缺乏都可能成为血栓发生的原因。

（四）纤溶活性过低

1. 纤溶活性与血栓形成及血栓存在时间有密切关系,纤溶酶原缺乏或异常可致血栓形成倾向。

2. 在正常生理情况下剧烈运动常引起血浆纤维蛋白原与因子 VIII 明显增多,但并不发生血栓,这是由于纤溶酶原激活剂释放也相应增加,纤溶活性增高。若出现广泛性血管内皮受损,则纤溶酶原激活剂合成和释放减少,往往有利于血栓形成,严重创伤或大手术后发生的血栓,甚至肺梗死,均与机体纤溶抑制物(α_2-巨球蛋白)增多有关。

3. 异常纤维蛋白原对凝血酶反应性差,形成纤维蛋白较慢,但一旦形成纤维蛋白则对纤溶酶很不敏感,因此,异常纤维蛋白原血症也可并发血栓形成。

（五）白细胞

白细胞(WBC)计数增高是血管疾病危险因素之一。调查显示,白细胞计数在预测心肌梗死上是一项类似血压和血清胆固醇一样有价值的指标,是独立危险因子。现已明确,白细胞的促凝活性主要在于单核细胞组织因子的表达。

一般正常情况下单核细胞不表达 TF 活性,当受到各种刺激因子(如 LPS、TNF-α、IL-8 等)作用时则立即表达 TF 活性激活外源性凝血途径。

另外,白细胞表面存在黏附受体,中性粒细胞和单核细胞表面有 CD11/CD18 糖蛋白复合物。淋巴细胞表面有淋巴细胞识别受体。这些受体促进白细胞的黏附作用。

在动脉粥样硬化部位,白细胞黏附于损伤的血管内皮细胞上,其中单核细胞占主导地位。血管内皮受损伤引起的血小板活化,凝血和补体系统被激活,释放激肽、5-HT、组胺、前列腺素、C_{3a}、C_{5a} 等,均可促进白细胞黏附和聚集于血管壁上。白细胞激活后伸出伪足或突起易于滞留在微血管内而形成微血栓。

以上从血管壁、血流及血液本身变化的方面讨论了血栓形成的原因,实际上,在许多疾病中这三方面是以不同程度组合在一起而发挥作用的。以上三种因素综合作用致使致动脉或静脉形成血栓,其作用方式可见下图(图 2-1)。

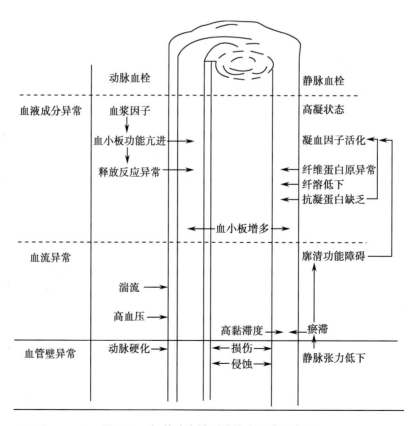

图 2-1　动、静脉血栓形成的主要病理生理

第二节　炎性因子致病学说

一、概　　述

1856 年 Virchow 指出,动脉粥样硬化是动脉内膜的一种炎症反应。在内皮损伤的基础上,1986 年,美国华盛顿大学医学院 ROSS 教授首次明确提出动脉粥样硬化是一种炎症性疾病,是对损伤的一种过度防御反应。其提出的动脉粥样硬化"炎症假说"逐渐成为当前主要学说。该学说强调了炎症在动脉粥样硬化中的关键作用,大量研究资料表明,炎症不仅在动脉粥样硬化发生、发展和演变过程中起着重要作用,而且也与其各个阶段不同的临床过程有关。在冠心病、下肢动脉硬化闭塞症、颈动脉狭窄的患者中,炎症导致血管局部产生中性粒细胞和单核细胞,动脉粥样硬化帽出现活化的巨噬细胞,进而导致硬化的斑块破裂脱落,从而导致血管的堵塞。

动脉粥样硬化病是一种具有慢性炎症反应特征的病理过程,不同于普通炎症,它是以动脉内膜局部修饰的低密度脂蛋白沉积和内皮细胞激活为前提而发生的血管炎症。动脉粥样硬化的发展过程在正常情况下是一种动脉壁内皮和平滑肌损伤的保护反应。其中包括纤维脂纹和纤维损伤的形成,并始终伴随炎症反应,而当反应过度时就成为疾病状态并导致动脉粥样硬化损伤。从此,炎症在动脉粥样硬化中的作用才逐渐引起了关注。经过多年的研究,炎症理论已得到普遍接受,现在有人认为动脉粥样硬化病从发、生发展到转归的全过程就是一个慢性炎症过程。

炎性因子学说相关机制

在血循环中的各种刺激作用下,内皮细胞表达更多的黏附分子如 P- 选择素、细胞间黏附分子 -1(ICAM-1)、血管细胞黏附分子 -1(VCAM-1)等;单核—巨噬细胞在血管黏附分子的作用下与内皮细胞黏附,并进入血管内膜下,借助其表面上的清道夫受体、CD36 受体和 Fc 受体的介导,源源不断摄取进入内膜并发生修饰的蛋白,如 OX-LDL 和 OX-LPα。OX-LDL 是损伤内皮细胞的主要物质,它能增加对单核细胞、T 淋巴细胞的黏附性;可使单核细胞转化成巨噬细胞,形成巨噬细胞源性泡沫细胞——早期脂纹、脂斑的主要成分。单核细胞还可产生多种细胞因子(IL、TF、PDGF)及单核细胞趋化蛋白(MCP-1)参与血管病变的形成。

血管炎症过程中,血管内皮细胞能够表达多种促炎性分子,如 IL-1、IL-5、IL-6、IL-8,单核趋化蛋白 -1(MCP-1),生长相关原癌基因 -α(GRO-α)蛋白,集落刺激因子(CSF),粒细胞 - 巨噬细胞集落刺激因子(GM-CSF)、G-CSF、M-CSF 和血小板衍生生长因子(PDGF)、bFGF 和 TGFβ 或 TNF-α。

1. C 反应蛋白(CRP)　①C- 反应蛋白是肝脏对循环炎症分子反应产生的一种急性期反应物,即白介素 -6。近年来,CRP 作为一种轻度炎症的非特异性标志物被证实与心绞痛及心肌梗死等心血管事件有关。②目前,CRP 是否可以作为冠状动脉疾病和外周血管疾病的独立危险因子的相关性研究正在进行。CRP 已经应用于介入治疗,证据表明在血管形成术后 CRP 水平升高与早期并发症和完全狭窄之间存在联系。③虽然 CRP 是外周动脉疾病的危险标志,但目前未见它与深静脉血栓形成相关。

2. 肿瘤坏死因子 -α(TNF-α)　①TNF-α 主要由活化的单核—巨噬细胞产生,在全身及局部炎症反应中起重要作用。近年发现,TNF-α 引起的血管内皮细胞损伤在许多血管、血栓性疾病的发病中具有重要意义。②血管平滑肌细胞和血管内皮细胞也能产生 TNF-α,其主要作用是破坏内皮细胞,刺激血管平滑肌细胞增生,促进血管新生内膜的形成,促进凝血,抑制纤溶,促进单核细胞对内皮细胞的黏附作用,促进血栓形成。③TNF-α 异常增高可损伤血管内皮细胞及基底膜,造成血管面粗糙。血管内皮细胞损伤,NO 减少及内膜下结构的暴露,可促进血小板的黏附、聚集和活化,进而促进血液中单核细胞与血管内皮细胞的黏附作用,并浸润血管壁成为巨噬细胞,不断分泌趋化因子,变成泡沫细胞,构成了早期脂纹、脂斑。

3. 白介素 -6(IL-6) ①IL-6 是由单核—巨噬细胞、血管内皮细胞、成纤维细胞、活化 T 的细胞等产生的一种多功能细胞因子,主要由血管平滑肌细胞产生,可诱导活化的 B 细胞增殖和分化,激活 T 细胞,在诱导和维持炎症反应中起重要作用。②IL-6 可刺激肝脏 CRP 基因的转录,从而调节 CRP 的产生。实验发现,循环中 CRP 水平与 IL-6 水平的变化具有较高相关性。③研究表明,IL-6 的升高与 AS 的不良预后有关,提示炎症反应促进了动脉粥样硬化性斑块的不稳定。

4. 白介素 -10(IL-10) ①IL-10 属于细胞因子中的干扰素家族,最初认为是由 TH 2 淋巴细胞分泌的,它能抑制 TH 1 细胞合成干扰素 γ、白介素 -2,故曾被命名为细胞因子合成抑制因子。②T 淋巴细胞(CD4+ 和 CD8+)、B 淋巴细胞、单核细胞、巨噬细胞、肥大细胞、嗜酸性粒细胞、表皮细胞和某些肿瘤细胞,均能合成 IL-10。目前发现 IL-10 主要具有抗炎作用、调节细胞生长、免疫调节作用等。

二、炎性因子与相关疾病

(一)炎性因子与动脉粥样硬化

1. 致病过程 ①在动脉粥样硬化早期,多种刺激因素诱发动脉壁脂质聚集部位的炎症反应,引起细胞黏附,生成脂质斑块,引起平滑肌增殖、迁移。②高胆固醇血症、高血压、糖尿病、吸烟等冠心病危险因子损伤血管内皮后,低密度脂蛋白(LDL)进入并积聚于内皮下被氧化为氧化 LDL。氧化 LDL 分子与细胞的受体结合后可激活基因表达,生成许多促进炎症的细胞因子。③单核细胞在巨噬细胞集落刺激因子作用下分化成巨噬细胞,单核 / 巨噬细胞及 T 淋巴细胞是主要炎症细胞,巨噬细胞不同信号作用下可以有不同的表型。干扰素(INF)可激活巨噬细胞,使其分泌白细胞介素 -6(IL-6)、肿瘤坏死因子(TNF)、IL-1 等,介导急性炎症反应。④在内皮损伤、脂质代谢异常、血流动力学损伤、遗传、感染、物理化学等损伤刺激下,多种炎症因子、免疫机制及相关细胞因子网络交叉样作用于血管壁,形成慢性炎症。炎症反应贯穿于动脉粥样硬化的启动、形成和发展。

2. 炎性因子与动脉硬化斑块 ①炎症在斑块不稳定和破裂过程中也扮演重要角色。当氧化 LDL、机械损伤、免疫损伤、高半胱氨酸和病毒刺激因素持续存在时,这些炎症反应会刺激平滑肌细胞进入内膜,进入内膜的平滑肌细胞从收缩型转为分泌型,分泌胶原和其他活性分子,致使损伤部位增厚,血管重塑。②当刺激持续存在时,进入损伤部位的单核细胞、T 细胞和平滑肌细胞进一步增多,分泌的成分更加复杂,斑块体积增大,向管腔突出影响血流。大的不稳定的斑块可出血、坏死、脱落,引发急性心血管事件。

(二)炎性因子与动脉瘤

研究表明腹主动脉瘤的病理过程也主要起源于动脉壁上的炎症。人类腹主动脉瘤的组织样本及动物研究的活组织检查清晰显示巨噬细胞在动脉壁上浸润和积聚参与到腹主动脉瘤发展的整个进程。巨噬细胞是一种吞噬细胞,源自单核细胞,它的主要功能是吞噬及消化病原体,当其在血管壁浸润时会释放出各类细胞因子如肿瘤坏死因子 α(TNF-α)、白细胞介素 β(IL-β)及 γ 干扰素(γ-IFN)等。在腹主动脉瘤形成早期即出现巨噬细胞浸润,且巨噬细胞的浸润与弹性蛋白和胶原蛋白损伤程度及基质金属蛋白酶(MMPs)种类、活性呈正相关。

(三)炎性因子与糖尿病

1. 2型糖尿病与动脉粥样硬化均为慢性炎症性疾病,高敏C反应蛋白(hs-CRP)被公认为最具有价值的急性时相反应蛋白,其水平与炎症和组织损伤程度成正比。

2. CRP如何参与糖尿病特别是大血管并发症的发生、发展过程,目前仍无明确的机制,有研究认为,CRP通过激活补体来启动动脉粥样硬化过程,CRP与脂蛋白结合后激活补体系统,进而产生大量终末攻击性复合物,引起血管内膜受损,最终诱发血栓形成、脂质沉积。

研究证明:局部和远端全身动脉的同时受累与急性心血管时间有关,广泛性受累常见于动脉炎症。研究证明外周血管病与冠状动脉疾病存在联系,有人认为:一个特定人多斑块总量可诱发全身炎症反应,从而导致一个局部血管的不稳定事件发生,到斑块破裂和血栓形成可能是一个连锁反应。

(四)炎性因子与动脉腔内治疗后再狭窄

1. 动脉硬化闭塞与血管腔内治疗 下肢动脉硬化闭塞症(LASO)发病率逐年增高,根据美国1999—2000年人群调查显示其在≥40岁人群的发病率为4%,≥70岁则上升至15%。主要危害为下肢重度缺血(CLI),如合并心脑血管等其他系统疾病无干预,1年病死率可达20%,5年病死率高达50%。

下肢动脉重建包括下肢动脉旁路或经皮动脉腔内成形术,后者是治疗LASO的重要措施,可以提高保肢率,降低病死率,近期效果满意,但中远期再狭窄(RS)严重影响了患者的疗效。

2. 再狭窄的研究现状 目前为了预防下肢动脉腔内治疗术后再狭窄,已采取了大量的措施如抗凝、抗血小板及控制血压、血糖、血脂等,但下肢动脉支架术后3年再狭窄率仍高达30%~50%。相关研究则将再狭窄分为血栓形成阶段、细胞因子作用阶段、炎症反应阶段,最终因新生内膜的大量增生引起血管壁的重构而出现再狭窄。

其中炎症反应参与动脉粥样硬化的发病过程较明确,是冠状动脉及颈动脉等病变血管腔内支架术后再狭窄发生发展的重要病理生理机制,已有较多相关报道,认为炎症反应在动脉支架植入术后再狭窄的过程中发挥了重要的作用,甚至是导致术后再狭窄的重要致病因素。

多项研究表明CRP、IL-6、黏附分子、MMP-9、TNF-α 等炎症因子与冠脉支架术后再狭窄密切相关,研究显示CRP与冠脉支架植入术后RS存在明显相关性,并可作为经皮冠脉介入治疗(PCI)后再狭窄的预测指标,IL-6、CRP水平变化同样是冠脉支架植入术后早期炎症反应的敏感指标,并参与了支架内再狭窄的病理过程。

动物实验研究表明炎症因子MMP-9参与颈动脉支架成形术后再狭窄的形成,同样对脑动脉狭窄支架内成形术后再狭窄的研究显示血清hs-CRP、IL-6的水平较高组,再狭窄率较高;还有研究发现术前白细胞总数水平增高增加锁骨下动脉支架术后再狭窄或闭塞的发生率。研究结果均表明炎症因子可能参与了动脉支架术后再狭窄的病理过程,炎症反应是动脉支架术后再狭窄的重要因素,LASO 具有同冠状动脉、颈动脉及锁骨下动脉共同的发病基础,但术后再狭窄率高于上述动脉。

（五）炎性因子与静脉血栓栓塞症(VTE)

1. 概述　继经典的深静脉血栓形成(DVT)发病的三大因素,即血流缓慢、血液高凝和静脉损伤后,2003 年 11 月美国密西根大学医学院的研究者提出了病因的炎症学说。

近来有关研究认为炎症反应在肺血栓栓塞症(PTE)的发病过程中同样发挥了重要作用,通过流行病学分析发现,感染和炎症与深静脉血栓形成及 PTE 具有相关性,越来越多的证据显示炎症在静脉血栓形成中扮演重要角色,VTE 如同动脉粥样硬化性疾病一样,也是一种炎性反应过程。

2. 致病过程　各种致炎因子进入人体后会使白细胞、血小板等先天性免疫细胞增生,这些细胞发挥免疫作用的同时,会导致静脉血栓形成。

血细胞:早期的静脉血栓成分主要为中性粒细胞及单核细胞。中性粒细胞可以直接结合 FXⅫ,亦可通过释放中性粒细胞外诱捕器(NTTs)的方式激活 FXⅫ而启动内源性凝血途径。而单核细胞会通过诱生性表达组织因子(TF)的方式启动外源性凝血途径,生理状态下与血液直接接触的细胞不表达 TF,在感染刺激下单核细胞上调表达 TF。

血小板:血小板在血栓形成中起重要作用,但血小板是否在炎症状态下上调 TF 却一直存在争议。单核细胞是感染状态下上调 TF 表达最主要的细胞,生理状态下 cRel/p65 与其抑制性蛋白结合而失去活性。

炎性因子:在炎性因子作用下,通过一系列的信号转导使 cRel/p65 与其抑制性蛋白分离,转位入核与 κB 位点结合并与结合有 c-Fos/Jun 的活化蛋白 1 位点通过序列弯曲接触而介导 T 基因的转录,使凝血功能加强,促进血栓的形成。

炎性因子本身或中性粒细胞等也通过干扰抗凝及纤溶系统来促进血栓的形成。生理状态下机体有完善的抗凝机制,主要包括抗凝血酶、蛋白 C 系统及 T 途径抑制物。抗凝血酶是一种丝氨酸蛋白酶抑制剂,主要通过抑制凝血酶的活性而发挥抗凝作用。在炎性因子作用下,凝血酶持续产生使抗凝血酶消耗增加;内皮细胞功能紊乱使抗凝血酶产生减少,从而损害抗凝血途径。

蛋白 C 系统:主要功能是灭活活化的凝血因子Ⅴ和Ⅷ。凝血酶与凝血酶调节蛋白结合后使蛋白 C 系统活化,内皮细胞蛋白 C 受体可通过结合血栓调节蛋白 - 凝血酶复合物进一步激活蛋白 C。炎性因子使内皮细胞血栓调节蛋白和细胞蛋白 C 受体下调,抑制蛋白 C 的活性。组织因子途径抑制物主要由血管内皮细胞产生,是外源性凝血途径的特异性抑制物。NTTs 具有抑制该物质的作用,从而损害该物质对凝血功能的调节。

同时炎性因子亦干扰纤溶酶而减弱纤溶系统。炎症打破凝血、抗凝、纤溶三大系统平衡,从而导致静脉血栓形成。

3. 相关研究　近年来 DVT 与炎症因子及凝血因子的关系成为研究热点之一。研究表明,DVT 患者血浆 CRP 水平升高 2~6 倍,通过比较 DVT 患者和健康对照者的血浆 CRP 水平,发现 DVT 组血清 CRP 水平明显高于对照组($P<0.01$)。提示 DVT 形成过程伴有机体炎症反应机制的激活。

CRP 作为一种细胞膜糖蛋白,可刺激诱导单核细胞表达组织因子(TF),而 TF 是启动机体凝血瀑布反应产生血栓的关键性因子,同时 CRP 还激活补体系统,使血管内膜损伤,从而促进血栓形成;随着抗凝、祛聚、溶栓的治疗,血栓得以控制,炎症消退,CRP 也明显降低。还有报道 CRP 水平高低与下肢深静脉血栓形成后综合征(PTS)的发生也存在明显关联,CRP 水平越高则血栓后遗症并发慢性深静脉功能不全的概率也较大。

有资料表明在 DVT 急性期血清白介素 -6(IL-6)、白介素 -8(IL-8)可明显升高。IL-6 是由单核、巨噬细胞以及血管内皮细胞和成纤维细胞分泌,能够刺激肝脏产生纤溶酶原激活物抑制物,与纤溶酶原激活物结合并使其失去活性,导致机体纤溶功能低下;IL-6 还可以诱导肝脏产生急性期蛋白如 CRP 和 FIB,促进血栓形成。DVT 患者血清 IL-6 在血栓得到控制后其水平明显下降,表明 IL-6 不仅作为 DVT 发生的结果存在,对 DVT 病程的发展也起着重要的作用。有研究提示在 DVT 急性期持续监测 IL-6 血浆水平可能成为预测 PTS 发生的标志物。IL-8 可以诱导单核细胞生成 TF,也是白细胞聚集的诱导物,并可激活黏附于内皮细胞的单核细胞诱导凝血的开始。IL-8 的升高可能是诱发静脉血栓的危险因素之一;DVT 患者在发病初期血清 IL-8 明显升高,起到了促炎作用,随着治疗后血栓得以控制,其血清水平明显下降,因此 IL-8 可能不是血栓产物,而是参与炎症反应的因子之一。

在静脉疾病中炎症反应参与静脉瓣膜和静脉壁的结构重建。白细胞和血管内皮细胞的级联反应可能导致瓣膜功能不全和静脉曲张,最终造成慢性静脉疾病的相关症状。由此可见,炎症反应与静脉曲张密切相关,炎症细胞在静脉曲张的发生、发展过程中扮演了非常重要的角色。

第三节 免 疫 学 说

一、概 述

1999 年美国免疫学家 Janeway 提出天然免疫的模式识别理论,强调天然免疫对获得性免疫的指导和调控作用,指出抗原递呈细胞是紧密连接天然免疫与获得性免疫的桥梁。天然免疫系统区别"自己"与"非己"及无害"非己"和病原体相关"非己",并将抗原递呈和共刺激信号两个环节赋予获得性免疫识别"自己""非己"的能力。正常情况下,免疫系统通过细胞免疫和体液免疫机制对外来微生物、异体组织移植物、体内发生变化的组织细胞进行识别、清除,以维持机体内外环境的相对稳定。在病理情况下,免疫反应可以表现为亢进或不足而产生免疫疾病。周围血管疾病中有许多疾病与免疫因素有关。

二、自身免疫性疾病的相关因素

（一）感染或外伤

感染或外伤导致隐蔽抗原释放入血,药物、病毒及大面积烧伤、冻伤等物理因素,激活免疫细胞,以及共同抗原组织产生的交叉免疫反应,均可造成组织免疫损伤。

（二）免疫遗传缺陷及基因突变

近年的研究发现,自身免疫性与人类组织相容性抗原(MHC)有关。免疫调节失调是重要因素之一。免疫调节细胞 T 细胞亚群比例失衡,可使自身反应细胞抑制而导致功能亢进。年龄、性别及内分泌状态也与自身免疫性疾病的发生有关。

三、免疫性周围血管疾病的发病机制

免疫性周围血管疾病是指原发于血管壁及其周围的炎症引起的一组疾病的总称。其共同的病理生理基础是各种原因所致的大小不等的动脉、静脉、微血管的管壁及其周围发生变性、坏死等炎症性改变，导致血管内皮破坏、血栓形成、管腔闭塞等血流动力学改变以及受累器官的功能障碍。

由于免疫性血管疾病的发病机制复杂，涉及炎症细胞、细胞因子、黏附分子、内皮细胞、抗体、补体多种成分。本文根据 Chapel-Hill 分类法，分述各型血管炎的发病机制特点。

（一）累及大、中血管的血管炎

1. 大动脉炎（TA） TA 是主动脉及其分支的肉芽肿性炎症，病因尚不明确。研究发现，抗内皮细胞抗体（AECA）在 TA 患者血清中的阳性率高达 71.0%，AECA 阳性 TA 患者的血沉高于阴性者。TA 患者血清中 AECA、ACA、αβ2GPI、AAVA，上述 4 种因子均较正常人高。AECA 在血清中的表达与 TA 的活动性有相关性，疾病初期，TA 患者血清中 AECA 水平高，随着疾病缓解，血清中 AECA 水平逐渐下降。

2. 巨细胞动脉炎（GCA） GCA 又称为颞动脉炎，是一种原因不明的坏死性血管炎病，主要累及主动脉及其分支的肉芽肿性动脉炎，好发于颈动脉的路外分支。研究发现，内皮细胞可作为 GCA 的介质，在被炎症因子活化后可使 ICAM-1、VCAM-1 等因子的表达上调，ICAM-1 与 CD18 相互作用后促发多形核细胞的细胞毒作用，从而导致血管炎形成。在 GCA 患者中，疾病初期血清 AECA 表达增加，而疾病恢复期 AECA 表达降低。GCA 患者血清中 AECA 阳性率为 50%，推测 AECA 能活化内皮细胞使之表达黏附分子如 VCAM-1、ICAM-1 和分泌细胞因子如 IL-1、TNF 及 IFN-1，这些免疫分子反过来又激活和吸引淋巴样细胞，淋巴样细胞黏附于内皮细胞后再活化，产生细胞毒性，此过程为 GCA 血管早期损伤必要的一步。用丙种球蛋白治疗后，患者血清中 IL-1 水平下降，内皮细胞表达 VCAM-1 和 ICAM-1 也减少，从而亦支持该观点。

（二）累及中血管的血管炎

包括结节性多动脉炎（PAN）和川崎病（KD），该类病变主要累及中等大小动脉。

1. 结节性多动脉炎 PAN 和乙肝或丙肝相关，抗体介导的免疫复合物沉积被认为是其主要的致病机制。在丙肝病人中，血浆血小板激活因子乙酰水解酶（plasma platelet-activating factor-acetyl-hydrolase，PPAF-AH）活性降低，血小板活化因子（PAF）水平升高。PAF 作为强炎症介质，使血小板聚集并附着于血管壁，间接引起血管损伤。细胞因子诱导的细胞间粘连分子（包括白细胞功能相关抗原 -1、细胞间粘连分子 -1、内皮细胞 - 白细胞粘连分子 -1）的表达，可促进中性粒细胞与血管内皮细胞的接触。在 PAN 中，IFN-A 和 IL-2 水平明显升高；TNF-α 和 IL-1B 也有所升高。

2. 川崎病 KD 的确切原因也不清楚，多认为是一种由微生物感染引起的小儿急性发热性疾病。近年来研究表明其发病与超抗原（SAg）有关。某些细菌或病毒产物可以作为超抗原以非限制性方式一端直接同单核—巨噬细胞结合成复合物，另一端同具有 TCR-VB 的 T 细胞相连接，大量活化 T 淋巴细胞。激活的 T 细胞增殖并分泌 IL-6、INF-C 等细胞因子促进细胞毒性 T 细胞（CTL）分化成效应细胞，破坏细胞膜，诱导细胞凋亡；单核—巨噬细胞活化后释放 IL-1、TNF-α 和自由基等细胞因子，直接损伤血管内皮；研究表明 KD 急性期 TNF-α

水平明显升高。除此之外,超抗原还可以间接激活多克隆 B 细胞,导致血清 IgM、IgA、IgG、IgE 升高,其中 IgA 在 KD 发病过程中起非常重要作用。在 KD 急性期血管内皮分泌大量白三烯 B_4(LTB$_4$)。在 LTB$_4$ 作用下,内皮细胞产生组胺、TXA$_2$、PGH$_2$ 等炎症介质,致使血管内皮功能失调。血管屏障功能被破坏。

(三)累及小血管的血管炎

1. 抗中性粒细胞胞浆抗体(ANCA)相关小血管炎 Wegener 肉芽肿(WG)、显微镜下多血管炎(microscopic polyangiitis,MPA)和 Churg-Strauss 综合征(CSS)是最常见的 ANCA 相关性系统性小血管炎(AASV)。因之发病主要与 ANCA 密切相关,所以三者在发病机制上存在相同或相似之处。

ANCA 是一种针对中性粒细胞胞浆颗粒和单核细胞溶酶体成分的自身抗体,蛋白酶 3(PR3)和髓过氧化物酶(MPO)是其主要的靶抗原。在 WG 中,主要是 PR3-ANCA 阳性;而 MPO 和 CSS 则多见 MPO-ANCA。血管炎的发生是由 ANCA 和感染触发的炎症反应共同导致的。ANCA 和中性粒细胞或单核细胞表面的 PR3 或 MPO 抗原结合后,活化中性粒细胞释放活性氧类物质、水解酶和其他炎症因子,破坏并溶解内皮细胞,并和炎症细胞相互作用,放大炎症级联反应,导致组织损伤。此外,ANCA 还可以活化补体替代激活途径,介导内皮损伤。抗内皮细胞抗体(AECA)是 ANCA 家族中不均一的抗体,是一组针对内皮细胞相关抗原的自身抗体的总称。AECA 和内皮的相互作用,诱发单核诱导蛋白-1 和粒细胞趋化蛋白-1 水平升高,吸引白细胞和单核细胞聚集到炎症部位;另外,在 AASV 中,凋亡调节机制稳态失衡,中性粒细胞的凋亡下调,产生呼吸爆发;而内皮细胞的凋亡被上调,过早地发生程序性死亡。

2. 白细胞碎裂性血管炎(LcV) LcV 是皮肤最常见的血管炎,通常是由免疫复合物沉积于血管壁引起的,主要累及小血管。该类血管炎包括一组临床疾病。其中过敏性紫癜,主要以 IgA 免疫沉积在血管壁为主要特征;冷球蛋白血症性血管炎,则是由冷球蛋白沉积引起的小血管炎,HCV 感染是其常见原因。很早以来,研究者认为免疫复合物血管壁的异常沉积在大部分血管炎的发病机制中起重要作用。研究证实,当抗原持续存在时,循环中中等大小的免疫复合物沉积在血管基底膜,特别是皮肤和肾脏的血管。免疫复合物沉积到血管壁,激活补体级联反应,产生过敏毒素 C3a、C5a,引起肥大细胞和嗜碱性粒细胞脱颗粒,释放生物活性介质;形成膜攻击复合体,溶解细胞;趋化吸引中性粒细胞,在吞噬免疫复合物同时,释放溶酶体酶到细胞外及形成氧自由基,破坏血管壁的完整性,使红细胞渗入组织产生可触知的紫癜。补体激活的同时,细胞黏附分子表达上调,诱导及加重了炎症反应。因此,免疫复合物—补体—中性粒细胞之间连锁反应是免疫复合物血管炎发病机制的中心环节。

3. 过敏性紫癜(HSP) HSP 是一种血小板不减少性紫癜,主要累及皮肤小血管、关节、胃肠道、肾脏等。以毛细血管炎为主,亦可波及小动脉和小静脉的全身免疫性小血管炎症。其确切病因及发病机制至今虽未完全清楚,但目前已明确是一种由 IgA 循环免疫复合物介导的系统性血管炎,属于变应性系统性小血管炎综合征,即患者体内 IgA 免疫复合物形成并沉积于局部血管,从而激活补体,引起中性粒细胞及一系列细胞因子的活化,导致血管内皮的受损。研究显示,HSP 患者疾病初期血清 IL-33 及 IgA-AECA 均显著升高,且 IL-33 升高幅度与血清 IgA-AECA 浓度相关,在疾病恢复阶段 IL-33 可恢复至正常。国内报道,53.1% HSP 患儿血清中存在 AECA,且 AECA 阳性率随疾病所累及脏器不同而不同,紫癜性肾炎

(HSPN)患者 AECA 阳性率高于非肾炎性 HSP，提示 AECA 在一定程度上可以反映肾脏是否受累。AECA 水平也与 HSPN 预后显著相关。据此认为，AECA 不仅参与 HSP 血管损伤的病理过程，而且与 HSP 病情活动密切相关，所以可尝试将 AECA 表达水平的高低作为判断 HSP 病情活动及治疗疗效的临床观察指标。

四、小　结

随着对动脉硬化免疫机制的深入了解，目前对动脉硬化的认识已由代谢性疾病向免疫性疾病转变，动脉硬化不仅是血管局部炎性病变，还是多种免疫细胞异常导致的全身免疫紊乱。天然和获得性免疫反应参与了动脉粥样硬化发生、发展的各个阶段。动脉粥样斑块中存在多样免疫细胞如 T-淋巴细胞、树突状细胞、自然杀伤细胞、肥大细胞以及少量的 B 细胞，这些细胞分泌肿瘤坏死因子 -α 和干扰素 -γ，促进斑块局部免疫反应的发生、发展。

五、中医对免疫性周围血管疾病的认识

免疫性周围血管疾病在中医学中无相应病名，据其临床表现可归于脉痹、皮痹、脱疽等范畴。

（一）机体正气在本类疾病发病中的作用

诸医家对血管炎的认识大致集中于虚、瘀、湿、痰、热、风等方面，其中正气不足是一切病因的根源。早在两千多年前，我国最早的医学经典著作《黄帝内经》曰："正气存在，邪不可干"，"邪之所凑，其气必虚"，明确提出了致病因素与人体正气之间的关系。中医学认为，疾病是正气与邪气矛盾斗争的过程，正气强盛，直接关系着疾病发生、发展与转归。正气强盛，则一切致病因子不得入侵，因此《黄帝内经》有"真气从之，精神内守，病安从来"的说法。正气的盛衰还决定着病邪的出入，当正气受损，抗邪无力，则在表病邪内传入里而病重，甚至正衰邪胜，阴阳离决而亡，反之，正气渐旺，祛邪外出，则在内之病邪可由里出表而渐缓，进而正胜邪退，则病势向愈。

（二）脏腑功能与本类疾病的关系

中医学认为在脏器功能中，肺、脾胃、肾最为重要。肾为先天之本，脾为后天之本，故有"有胃气则生，无胃气则死"的论点。"真气者，所受于天（先天之气）与谷气并而充身者也"，先天之气藏于肾，即真气的来源动力为肾所司；谷气来源于水谷精微，是后天之气，为脾所司；谷气靠元气推动，但又充养元气，因此，谷气为真气的充养来源。"肺主一身之气""天气通于肺""肺主皮毛""诸气者，皆属于肺"，说明肺从空气中吸取清气，与谷气结合为宗气，是机体免疫力的来源，而又充身宣发卫气，使开合正常，外邪不易入侵。如肺气虚的患者，呼吸道防御功能失常，易患呼吸道感染，即气虚受邪则生痰热，中医有"肺为储痰之器"的描述。中医学强调肾为先天这本，脾为后天之本，故病则其标在肺，其本在脾肾。则中医有"培元固本"或"扶正培本"之说，即强调肾之元气、脾之谷气的重要性。

（三）卫气营血与免疫成分的关系

中医学称直接抵御外邪入侵的正气为卫气氛围而为脏腑、经络等组织器官提供营养并运行周身的为营血。如《灵枢·本脏》云："卫气者，所以温分肉，充皮肤，肥腠理，司开合者也。"又说："卫气和则分肉解利，皮肤调柔，腠理致密矣。"《灵枢·营卫生会》云："其清者为营，浊者为卫，营在脉中，卫在脉外，营周不休，五十而复大会。"可见卫气除包括非特异性免

疫的皮肤黏膜抵御致病因子入侵的屏障外,还包含了淋巴、血液中的免疫成分。当外邪入侵时,卫气与邪气相争,不仅在皮肤肌表,各种免疫成分也随血液及淋巴循行于身体各组织器官,起到免疫作用。故《素问·痹论》曰:"卫者,水谷之悍气也,其气慓疾滑利,不能入于脉也,故循皮肤之中、分肉之间,熏于肓膜,散于胸腹,逆其气则病,从其气则愈。"营血与免疫的联系不像卫气那样密切,但正像近些年有关红细胞免疫系统的研究,机体正气(营血)的盛衰与红细胞免疫黏附抑制因子、红细胞免疫复合物花环率等均有相关,正如《医宗必读》云:"气血充盈,则邪外御,病安从来。气血虚损则诸邪辐辏,百病丛集。"

（四）阴阳平衡与免疫自稳机制的关系

《黄帝内经》记载:"阴阳者,天地之道也,万物之纲纪,变化之父母,生杀之本始,神明之府也。""阴平阳秘,精神乃治""阴阳离决,精气乃绝",意即人的生、老、病、死,各种生理、病理及其调节都属于阴阳对立而又统一的调控转变,阴阳平衡则体健,反之则导致疾病发生,甚至死亡。在疾病过程中,阴阳不平衡而造成的临证有"阴胜则阳病,阳胜则阴病。阳胜则热,阴胜则寒","阳虚则寒,阴虚则热""重阴必阳,重阳性阴"。在治疗原则上强调"谨查阴阳所在而调之,以平为期","寒者热之,热者寒之","盛者泻之,虚者补之","阴阳自和者必愈"。上述理论,用现代术语说就是要保持身体内环境的稳定,从免疫学角度说就是自身免疫自稳机制,若阴阳失调就是免疫自稳机制的紊乱,即免疫失调,整个免疫过程中存在着无数的阴阳相互对立、相互制约又互相统一的关系,如特异性与非特异性免疫、细胞免疫与体液免疫、免疫增强与免疫抑制等,都是相互对立、相互转化、相互消长的关系,无一不与中医阴阳五行常说的精神实质相符合。再如,对临床常见的免疫紊乱的血管炎类疾病,采用中医辨证施治的调节阴阳、引火归原、寒温并用、水火共济等立法,常可收到良好疗效,说明这些立法指导下的用药,在免疫失调中起到调整作用。

（五）后世医家对本病发病的认识

奚九一教授认为该病以"邪"为主因,由"邪→瘀→损"三者构成病证,即因邪(内因与外因致病因子、血管炎变)→致瘀(血管狭窄、纤维组织增生与血液改变、血栓形成、新与旧)→损伤(缺血与瘀血的组织反应),构成血管炎变的基本病理过程。邪盛则激发新瘀,导致病势急性进展;邪去则渐为旧瘀,病势亦随之好转,呈缓解状态。由于邪与正相争有盛衰,致使血瘀有新与旧的消长。因此,本病绝大多数是"邪是标,瘀是变,损是果,虚是机体的本质"。邪被认为是导致血管炎的致病因子。所谓"无邪不有毒,热从毒化,变从毒起,瘀从毒起"。陈柏楠认为本病应分期辨证,急性期为热毒之邪郁于血分,致脉络损伤,主要表现为红斑、紫癜、丘疹、瘀斑、水疱、破溃糜烂、渗液、烧灼痛、荨麻疹等血管炎症状群呈急性进行性加重,甚至发生出血性水疱或坏死性皮炎,多见低热、无力、肌肉关节疼痛,或病变血管疼痛,或皮损、结节红肿热痛,或溃疡坏死;迁延期为热毒渐退,邪伏血分,瘀血阻络,红斑、紫癜、丘疹、瘀斑、结节等未见新发,水疱、血疱逐渐吸收,渗液减少,皮损硬结黯红压痛,溃破创面组织色黯不鲜或结痂,溃疡、坏死局限稳定,周围组织硬肿,发热、关节痛等全身症状明显减轻或消失,舌质黯红,有瘀点、瘀斑;稳定期为邪退正亏,气虚血滞,脉络瘀结,血管炎变症候群大部分消退,病变处遗留结节、瘀斑或皮肤色素沉着,或仅遗留症状而无明显体征,可见倦怠乏力、自汗或盗汗、形体消瘦等全身症状。米杰认为本病系由肝肾阴亏,或病后体虚,致热毒之邪侵入体内,或由饮食劳倦、七情过极、服药不当等,扰动机体阴阳而内生虚火;火热毒邪郁于脏腑经络,气血失调,煎熬津液,酿生瘀热发为本病。肾虚为发病之本,热毒为致病之标,瘀血阻络贯穿于病程的始终。在病程的演变中又可变生出水湿、湿热、浊毒等病理,并可阴损及阳,致气阴两虚、脾肾阳虚之证候。陈爱萍等认为其病因病机为内有脾肾亏虚,正气不足,外受温毒之邪,以致温毒内侵,流窜于经络脏腑之间,扰乱脏腑阴阳气血,致阴阳失调,气血不畅,气滞血瘀,经络阻滞为病。温热毒邪,损伤血络,凝滞于肌肤则为红斑;阻滞于经络则为关节肿痛;内攻脏腑,五脏俱摇,则出现相应脏腑的表现。周仲瑛教授认为该病病位在肝肺,肝郁则气滞不畅,津液不归正化,痰瘀互结,无形之痰瘀郁于肺部,肺部气机运行不畅,肺气郁痹,病机为风邪上受,痰瘀互结,病理因素为风、痰、瘀三者杂合为患,病机复杂,多种病理因素错杂致病。崔公让教授认为该病常由气滞而致血瘀,日久化火,瘀热互结而发本病,《素问·生气通天论篇》曰:"营气不从,逆于肉里。乃生痈肿",在临床上血瘀和气滞往往同时存在。周涛等则从湿瘀立论,主张风寒湿邪痹阻脉络,伤于阴,入里化热致使气血失调,强调湿瘀为本病的特点。以上诸家虽然观点各异,却从不同角度深化了对血管炎的认识。综合各家学说,可以认为,虚、湿(痰)、热、瘀合而致病是血管炎的主要发病机制,因原发病不同可能会有一定差异。其中正虚是发病的根本原因,瘀既是致病因素,又可为上述诸邪的病理产物,但无论如何,瘀都是血管炎发病中的重要因素,在病情进展过程中扮演相当重要的角色。

第四节　血管功能障碍学说

血管功能障碍性疾病是指各种病因所引起的动静脉舒缩功能紊乱性病变。在血管痉挛疾病中,以雷诺(Raynaud)病和雷诺征比较多见。在动脉扩张性疾病中,主要是红斑性肢痛症。

一、雷诺病与雷诺综合征

雷诺综合征是肢体动脉,特别是小动脉在寒冷刺激或情绪激动等因素影响下所出现的阵发性痉挛。多发于手指,表现为肢端皮肤间歇性苍白、发绀和潮红的改变。

(一)概述

Raynaud 于 1862 年首次描述了一群怀疑由指动脉痉挛所引起的手指缺血,他报道325 个患者,均有不同程度的肢端皮肤颜色的间歇性改变,部分患者合并指端局限性坏疽。Raynaud 推测,这群患者的发病机制是由于交感神经过度兴奋所引起的(因为大部分患者腕部动脉可扪及,部分患者死后尸检表明尺、桡动脉是通畅的)。现在已经知道,本病可发生于指动脉无器质性病变的患者,也可在指动脉有闭塞性病变时出现,单纯的动脉痉挛不足以产生肢端坏疽,有肢端坏疽的患者均合并有动脉闭塞性病变。

1901 年,Hutchinson 指出 Raynaud 所描述的手指皮肤颜色间歇性改变和肢端坏疽,并不是一种独立的疾病,它与许多疾病相关(硬皮病、动脉粥样硬化等),是多种疾病所共有的临床表现。

Allen 和 Brown 于 1932 年将雷诺综合征分为两大类,一类是无原发疾病的雷诺综合征,病情常较轻,称之为雷诺病。另一类是合并一种或多种其他疾病,病情常较严重,称之为雷诺现象。将雷诺综合征划分为雷诺病和雷诺现象并没有增加对这一综合征的进一步认识。1957 年,Gifford 和 Hines 第一次描述一组典型雷诺综合征患者,发病很长一段时间后才出现相关的表现。其后许多研究都表明,随着随访时间的延长,大部分雷诺综合征患者都发现存在结缔组织疾病、动脉闭塞性病变等潜在性的原发性疾病,少部分没有原发性疾病的患者,免疫学检查也常发现存在低效价的抗核抗体、冷凝球蛋白等免疫异常,因此现在普遍认为,没有必要将雷诺综合征划分为雷诺病和雷诺现象。

（二）发病过程

本征的确切病因至今不详,但研究表明:其与免疫功能异常密切相关,多数患者能检测到血清免疫指标异常,患者血清中可能有抗核抗体复合物存在,其通过化学传递或直接作用于交感神经终板,导致血管痉挛性改变。

情绪激动、精神紧张和寒冷刺激是主要的诱发因素。研究还表明,从事与振动有关的职业约有 50% 的人可发生雷诺综合现象,当振动频率为 125Hz 左右时,可导致手和指动脉痉挛。长期使用振动工具的人其手指动脉内膜可有纤维化形成。由于患者多数是女性,常有月经期加重,因此也有人认为本征可能与性腺功能有关。

（三）发病特点

雷诺综合征发作时典型的三联征为手指苍白、青紫和潮红。手指苍白主要是由于小动脉强烈痉挛导致毛细血管灌流缓慢,因而皮肤血管内血流减少或缺乏所致。几分钟后由于缺氧和代谢产物积聚使毛细血管,可能还包括小静脉稍微扩张,有少量血流入毛细血管,迅速脱氧后引起青紫。休息或遇热后肢端血管痉挛解除,大量血液进入扩张的毛细血管,即出现反应性充血,皮色转为潮红。当血流量恢复后,毛细血管灌流正常,发作即停止,皮色恢复正常。

研究雷诺综合征发作时血管收缩的发病机制已经有一个世纪。雷诺认为雷诺综合征是神经功能异常所引起,但这种理论被 Lewis 所否定,Lewis 在临床上反复用局麻药封闭雷诺综合征患者的自主神经和体神经,但并不能有效地阻止雷诺综合征的发作,他认为雷诺综合征发作是由于局部血管功能缺陷,在寒冷等刺激下血管壁高反应所引发。

当动脉的收缩力大于经动脉管腔的扩张力,动脉内的血流即终止。Lewis 的研究表明,雷诺综合征发作时,指动脉的血流完全中断,导致指动脉血流中断的压力约 0.667kPa（5mmHg）左右,临床观察表明,引起雷诺综合征发作有两种病理生理机制即动脉闭塞和动脉痉挛。

闭塞性雷诺综合征患者由于近端动脉闭塞,指动脉腔内扩张力下降,寒冷和情绪刺激所产生的正常血管收缩反应,可使指动脉血流终止,雷诺综合征发作。许多紊乱均可导致小动脉闭塞,其中最常见的原因是动脉粥样硬化和自身免疫结缔组织疾病所伴发的动脉炎,正常人动脉收缩期桡—指动脉压力变化在 1.33~2.00kPa（10~15mmHg）,指动脉绝对压力低于 4.0kPa（30mmHg）或两指动脉压力差大于 2.0kPa（15mmHg）,提示存在显著的桡动脉或指动脉闭塞。容积描记法研究表明:动脉闭塞性病变与动脉寒冷敏感性之间存在着定量的关系,桡动脉和指动脉闭塞导致指动脉腔内压力显著下降的患者,容易发生雷诺综合征。

动脉痉挛引发的雷诺综合征病理生理机制仍未完全明了,痉挛性雷诺综合征患者没有显著的桡动脉和指动脉闭塞,在室温下指动脉压力正常。动脉造影研究表明,在正常情况下,雷诺综合征患者指动脉无明显的病变,但在寒冷刺激下,指动脉的血流可完全中断。Krahenbahl 等研究痉挛性雷诺综合征患者在寒冷刺激下指动脉的血流动力学发现,当温度降至 28℃之前,患者指动脉压力降低很少,当温度降至 28℃时,痉挛突然发生,指动脉血流中断。

（四）相关研究

临床和实验研究表明,痉挛性雷诺综合征患者肾上腺素能神经活力增强,正常人手指寒冷刺激时动静脉分流明显减少,而毛细血管的血流量没有明显的改变,痉挛性雷诺综合征患者室温和寒冷刺激下,动静脉分流和毛细血管的流量均明显降低,用交感神阻滞剂后,痉挛性雷诺综合征患者在室温和寒冷刺激下,动静脉分流和毛细血管流量均显著增加。这些研究表明,肾上腺素能神经活力增强可能是痉挛性雷诺综合征病理生理的主要因素。

血管平滑肌细胞 α- 肾上腺能受体的改变可能与反复的寒冷刺激有关,这也可能与痉挛性雷诺综合征患者的病理生理机制有关。Keenan 和 Porter 的研究表明,痉挛性雷诺综合征患者循环血小板中,α2- 肾上腺能受体水平明显高于闭塞性雷诺综合征患者和正常人,用痉挛性雷诺综合征患者的血清培育正常人的血小板,正常人血小板上的 α2- 肾上腺能受体水平明显下降,而对照组则没有这种改变。这些研究表明,受体的调控是通过增加细胞受体的合成来进行的,尽管血小板膜上的受体和血管平滑肌上的受体水平在人类仍然需要进一步定量研究,但实验和临床研究都支持二者的直接联系,认为受体水平的改变是导致血管痉挛异常的众多因素中最根本的因素。

许多别的因素也被认为参与痉挛性雷诺综合征病理生理过程,如血液黏滞性的改变、异常的血清蛋白、血清中 5- 羟色胺水平的增高和血管切应力的改变等。最近还有研究认为,血管作用相关肽,诸如钙相关肽、内皮素等也参与痉挛性雷诺综合征的发病,但在大部分患者不是主要因素。

二、手足发绀症

手足发绀症是一种原因未明的手足紫蓝色的血管功能性疾病。1896 年 Crocq 和 1900 年 Cassiter 先后报道,称为手足窒息症。此病在血管功能性疾病中并不罕见。

发病特点有以下几个方面。

1. 此病可发生于任何年龄,但以青春期女性多见,至 25 岁左右症状多可明显缓解,因此考虑与内分泌失调有关。

2. 患者肢体末梢皮温明显降低,尤于寒冷季节显著,情绪激动可使症状加重,所以认为血管神经运动中枢功能紊乱可能是其主要发病原因。

3. 皮肤小动脉在寒冷条件下处于痉挛状态,而毛细血管及其小静脉则呈继发性扩张,于是血流缓慢和血氧浓度降低,使皮肤呈现紫蓝色。微循环显微镜检查,可见甲皱血管襻呈多而弯曲并失去正常张力状态。

三、网 状 青 斑

皮肤表面出现网状青斑(livedo reticularis)主要是局部细小静脉内血液滞留的一种表现,常见于正常儿童和成年女性,是正常人的一种生理现象,但又是全身性疾病中的一种皮肤体征。

发病特点:网状青斑多发于外露的肢体部位,如手、前臂、踝部和小腿,但也可累及整个下肢。少数病人也可发生于颜面和躯干。发作时可有肢体冷感、发胀和感觉异常。在寒冷季节发作频繁,温热季节较少见。肢体下垂时,体征明显,肢体上举和用手抚摸时,斑纹可减轻或消失。长期频繁发作者或继发于某些疾病者(如热损伤),斑纹消失不全或持久存在,这是由于血红蛋白不断渗出所致。特别是继发于结节性动脉周围炎、结节性红斑和结缔组织病的网状青斑,可持久存在,高出皮肤呈索条状,且多与结节性血管炎并存。网状青斑一般分为原发性和继发性两种。

（一）原发性网状青斑

1. 间歇性网状青斑 大理石纹样皮肤多见于婴幼儿,受寒时皮肤出现紫红色纹理较细的网状斑纹。除肢体畏寒和发凉外,无其他不适。遇温热时症状可消退。

2. 持续性网状青斑 也叫特发性网状青斑,紫红色斑纹明显,范围较广,在温热环境中不易完全消失。

这两种类型无任何原发性疾病。注意保暖,避免寒冷刺激,无需特殊治疗。若用热疗(如红外线或石蜡),可使静脉更加扩张,血红蛋白渗出增多,斑纹变得明显和持久。

（二）继发性网状青斑（网状青斑综合征）

以下疾病均可呈现网状青斑。

1. 动脉供血障碍性疾病 如动脉硬化症、多发性小动脉血栓,结节性动脉周围炎、颞动脉炎、甲状旁腺功能亢进、高钙血症,系统性红斑狼疮和类风湿性动脉炎。

2. 血液黏滞性增高性疾病 ①如红细胞增多症和血小板增多症,寒冷诱发的蛋白血症如冷凝集素血症、冷纤维蛋白血症、冷球蛋白血症等和巨球蛋白血症。②纤维蛋白溶解降低或纤维蛋白沉积性增加。

3. 静脉回流障碍性疾病 ①如免疫及蛋白复合物沉积性病变(药疹、结缔组织病)、浅静脉炎、皮肤血管炎和持久性隆起性红斑等。②有内毒素损害(全身或限局性过敏反应),结核、菌血症(脑膜炎球菌,链球菌等)和病毒感染,急性出血坏死性胰腺炎等。

4. 物理性损伤 如辐射热损伤、烧伤、冻伤等。

5. 小血管疾病 如先天性血管畸形与发育缺陷、毛细血管扩张综合征、屈侧网状色素异常症、血管萎缩性皮肤异色症和异色皮肌炎等。

各种继发性网状青斑各有原发病的全身和局部表现,因而与原发性网状青斑和雷诺病不难鉴别。

四、红斑性肢痛症

（一）概述

红斑性肢痛症是一种原因不明的血管功能障碍性疾病,以肢端红、肿、痛、热为临床特征。1878 年 Mitchell 首先报道。1938 年 Smith 和 Allen 发现,此病患者局部皮肤有一个 32~36℃的临界温度,如果皮温超此限度,即可出现症状。从此,用这种临界温度试验,作为诊断此病的一个重要方法。鉴于有的病人仅有红、痛表现,所以 1946 年 Lewis 又称此病为红痛症。

某些疾病可以继发此病,多侵犯两足并以灼痛为主要症状,据此 1946 年 Cruickshank 等又建议命名为脚痛综合征或灼热足综合征。

红斑性肢痛症根据临床特点又可分为原发性、继发性和特发性三类。

（二）原发性红斑性肢痛症

此病的发病原因和机制尚未明了,有学者认为与血管神经中枢功能紊乱有关。交感神经切除术对有些病人有效,所以提出此病发生与交感神经功能紊乱相关。Mufson 认为,此病有皮肤毛细血管的血压升高,皮肤对温热处于过敏状态,Lewis 认为是由于某些致热物质增多所引起。最近有的学者认为可能与某些原因使血中血清素浓度增高有关。少数病人有家族因素。

（三）继发性红斑肢痛症

红斑肢痛症可继发于真性红细胞增多症、恶性贫血、痛风、轻型蜂窝织炎、类风湿关节炎、系统性红斑狼疮、糖尿病、血栓闭塞性脉管炎、一氧化碳中毒和心力衰竭等。1946 年 Cruickshank 本病发现与精神紧张和营养不良有关。此外，女性内分泌紊乱也可能是发病因素。

（四）特发性红斑肢痛症

我国报道本病的例数最多。一般发生于长江以南诸省，尤以广东和广西为多。发病常与气候有关，气温转暖时发病较多。好发于青少年，本病发生可能与血管神经调节功能失调有关。

第五节　中医病因病机

一、外感六淫

外感六淫即风、寒、暑、湿、燥、火的太过或反常的状态。在周围血管病中，外感六淫是致病的重要原因，其可单独致病，也可数邪夹杂一起致病。

（一）风邪

1. 风邪一年四季均有，风为百病之长，风性善行数变，风性开泄，风能化燥，风邪致病，风邪治病症状也变化多端，表现不一，因人而异。

2. 如糖尿病足患者风邪阻络，络脉失养，消渴病人多病程较长，初病以燥热为主，病久则易耗气伤阴，气阴两虚，卫外不固，易致风邪乘虚而入。则见四肢末梢麻木不仁，手套、袜套感，肢端感觉不敏感。或有瘙痒，或蚁行感，或有游走性刺痛等不同。足部多皮肤干燥、脱屑、皮肤皲裂，或有瘙痒不适。

3. 合邪致病　常与他邪合邪入侵，如湿邪、热邪等，如颜面丹毒为风热化火，下肢丹毒为湿热化火，皮肤免疫性血管炎等也为风湿热阻滞脉络所致。

（二）寒邪

1. 寒为阴邪，易伤阳气，寒性收引、凝滞，寒主痛。寒邪袭络则经脉收缩牵引，气机收敛，气血凝滞而瘀阻不通，致经脉、腠理、筋脉挛急，不通则痛。寒为阴邪、易伤阳气、性清冷，故其为患则肢体发凉、怕冷，则见四肢疼痛、间歇性跛行，皮肤苍白，肢端爪甲挛急不适。

2. 寒、湿常合邪致病，两者均为阴邪、易阻气机，气为血帅，气行则血行，气滞则血瘀，气机既阻，血瘀乃成。

3. 临床常见血栓闭塞性血管炎、雷诺病、肢体动脉硬化闭塞症、糖尿病足早期等均与寒邪致病有关。正如《医学心悟》所言："脉伏不出者，寒气闭塞也。"

（三）暑

暑为阳邪，可耗气伤阴，暑必夹湿。盛夏之时，暑湿合邪，阻滞肌肤、脉络，常可致下肢丹毒，或是导致足部皮肤感染，诱发糖尿病足坏疽、下肢静脉性溃疡。

（四）湿邪

1. 湿邪有内外之分，外湿由外而入，内湿由内而生。湿性趋下，而周围血管病最多见足部病变,因此发病多与湿邪密切相关。

2. 如糖尿病足患者因消渴日久,脾肾俱虚,水湿运化失常,湿邪内停,加之足部外伤,外感湿热之邪直入肌肤、脉络,内、外湿邪并举,湿性趋下,浸淫下肢,且湿郁化热,阻滞肌肤、脉络、筋骨,可致肤腠湿糜溃破、筋骨溃坏,病势发展迅速;湿邪重浊、黏滞,其致病多致分泌物、脓液渗出多而黏浊、秽臭,病程迁延,创面难愈,易于复发。

3. 合邪致病 如合风邪则见斑丘疹,瘙痒难忍,见于皮肤血管炎。合并热邪则见溃破重浊,甚至腐肉成疽,临床多见因糖尿病足、肢体动脉硬化闭塞症、血栓闭塞性血管炎等疾病导致的皮肤破溃和肢体坏疽。下肢深静脉血栓形成,下肢静脉性溃疡也多为湿热合邪所致。

(五) 燥邪

1. 燥邪可因秋燥所致,也可因久病气血亏损、阴津不足所成。其性可伤津耗液,致病以肌肤干燥、瘙痒鳞屑、皮肤皲裂为主。

2. 多为糖尿病足坏疽、肢体动脉硬化闭塞症的诱发因素。下肢淤积性皮炎也多因长期下肢瘀血,气血失和而化燥,致肌肤失养,皮肤粗糙肥厚、鳞屑、苔藓样变。

(六) 热(火)邪

1. 热邪也有内外之分,疾病日久,正气耗伤,卫外不固,热邪毒邪由外而入或脾气虚弱,运化无力,湿邪内生,湿郁化热。或气阴不足,阳气亢盛,化生火热。或七情不畅,气郁而化热,热与湿合,趋于下焦,而生诸症。

2. "火性炎上",可见高热,头痛,口苦、烦渴。"火易耗气伤津",则有口渴喜饮,小便短赤,大便干结等。"火易致肿疡",热胜肉腐,肉腐为脓,而生坏疽、肿疡诸症。

3. 临床常见糖尿病足坏疽、肢体动脉硬化闭塞症、血栓闭塞性血管炎等导致的肢体溃疡、坏疽,肢体深静脉血栓形成,静脉性溃疡等多与湿热火毒有关。严重者可损筋伤骨,甚至危及生命。

二、情志所伤

中医将情志归纳为七情,即喜、怒、忧、思、悲、恐、惊。情志是人体脏腑功能的外在表现,脏腑功能正常则情志怡然。

情志活动太过,则可以引起机体阴阳失衡,气血失和,脏腑功能失调致经络失畅,阻塞不通而发为脉管诸病。如雷诺病、多发性大动脉炎等免疫性血管病。

各种血管疾病因疼痛剧烈、病程缠绵难愈,也可致患者情志异常,出现抑郁症等。

因此在脉管病的治疗中,既要考虑其为致病之因,也要注重因此而导致的情志异常、失眠不寐等结果,治疗上应适当给予心理疏导,并给予疏肝解郁,调理心脾,补肾归元,调畅情志等中医药的治疗。

三、其他伤害

(一) 饮食所伤

1. 正常饮食是人们赖以生存的重要保障,但是饮食不当,如暴饮暴食、过食肥甘厚味、辛辣炙煿之品,或饮食不节,饮酒过度等都可导致血管疾病的重要原因。正如《素问·生气通天论》所说"高粱之变,足生大丁,受如持虚"。

2. 临床中常见的糖尿病足、肢体动脉硬化闭塞症都与饮食太过有着密切关系。同时,过食生冷、不洁、动风之品,也可诱发疾病。如血栓闭塞性脉管炎、雷诺病、免疫性血管炎等。

3. 饮食偏嗜、不足,也可导致机体营养不良,正气亏虚,导致疾病的发生,或者影响各种血管病创面的正常愈合。

（二）劳倦

1. 劳倦即过度或长期的劳累疲倦,房事不节等。其可损伤身体,成为致病因素。一般而言劳倦致病多伤及脾气与肾精,致人体正气不足,郁热内生,是导致疾病的内部因素。

2.《素问·调经论》:"有所劳倦,形气衰少,谷气不盛,上焦不行,下脘不通,胃气热,热气熏胸中,故内热。"《素问·宣明五气》篇:"久视伤血,久卧伤气,久坐伤肉,久立伤骨,久行伤筋,是谓五劳所伤。"

3. 久卧伤气　产后或因慢性疾病长期卧床,或长途乘车,久蹲久坐,以致久坐久卧伤气。"气为血帅",气伤则血行不畅,气不畅则血行缓慢,以致瘀血阻于脉中而发股肿(下肢深静脉血栓形成)。清代吴谦著《医宗金鉴》曰:"产后与闪挫瘀血作肿者,瘀血久滞于经络,忽发则木硬不热微红。"

4. 下肢静脉曲张多发于久立、久行之人,长期站立、行走可增加下肢静脉压力,加之部分患者先天不足,静脉壁薄弱,静脉瓣膜功能不全,出现静脉曲张。同时,过度行走站立,气血瘀滞于下,不能回返,致郁久化热,导致静脉血管的炎症等病变。正如《备急千金要方·牖病》所言:"皆因久劳,热气盛,为湿凉所折,气结筋中,成此病也。"

5. 房劳太过,房事不节,可耗伤肾精,日久则肾阴、肾阳俱损。肾阳不足,温煦气化不利,易致气血运行不畅。肾阴不足,阴虚内热,灼津为痰,痰火互结,阻滞脉络,也妨碍气血的运行,是导致血管疾病的重要原因,如血栓闭塞性脉管炎、糖尿病足的发病都与此密切相关。

6. 过度安逸,久坐、久卧,也可影响脏腑功能及气血的正常运行,致使脏腑功能呆滞,脾胃功能减弱,气血瘀滞,精微难化,瘀久成痰,阻滞脉络,变生疾病。如糖尿病足、动脉硬化闭塞症等病症,因此而生。

（三）外来伤害

1. 外来伤害包括金刃伤、跌打损伤、持重努伤、压持过度、穿鞋不适、烧烫伤、冻伤、鸡眼、胼胝等。均可导致腠理破损,卫外不固,外感之邪,乘虚而入,因此引起脱疽、臁疮等疾病的发生。

2. 跌扑损伤、手术等外来伤害不仅可使人体直接受到伤害,致使局部气血凝滞。同时,瘀血流注入肢体,阻于脉络,脉络滞塞不通故发生肿胀,最常见于下肢深静脉血栓形成。如清代唐容川在《血证论》曰:"瘀血流注,亦发肿胀,乃血变成水之证。"

（四）特殊毒邪

1. 伴随时代的发展进步,人类所接触的物质明显增多,机体对这些物质的反应性也显著增强,因此导致的各种免疫性疾病逐渐增多,如各种免疫性疾病导致的血管炎性坏疽随之多发。而这些致病因素不详,或是这些物质的性质不清,但致病严重,治疗困难,这些因素均以毒来论述。

2. 常见静脉注射化疗等药物导致的血栓性静脉炎等即是药物毒、化学毒等致病。

3. 吸烟是导致血管疾病的重要因素,烟毒为火热所化,其性最浊,若长期吸食,可使气机受阻,经络不畅,四肢血管瘀滞不通,而导致血栓闭塞性血管炎、肢体动脉硬化闭塞症、糖尿病足坏疽的发病。

（五）医源性伤害

1. 临床常见的静脉穿刺，静脉血管留置针的使用，是导致血栓性浅静脉炎，甚至深静脉血栓的因素。随着介入技术广泛用于脉管病的治疗，许多因此而至的并发症随之产生。

2. 如介入治疗手术中，由于血管壁的破损及部分斑块等组织的脱落，形成新的栓子，阻塞远端血管，导致肢体出现疼痛、破溃、坏死、坏疽，即所谓垃圾脚等。

（六）瘀血

1. 瘀血是诸邪导致的一个病理产物，也是一种独立的病因。外邪入侵，如湿邪、寒热、风邪、热邪，阻滞经络，血行受阻，产生瘀血。或气虚行血无力，或气机阻滞，行血不畅，产生瘀血。或因痰湿之邪，妨碍血瘀，形成瘀血。

2. 瘀血的形成，影响血运，形成新的瘀血。瘀血阻塞经脉，不通则痛，见肢端的疼痛不移、夜间加重；瘀血阻于肢体末端，可见脱疽。

3. 血瘀经络，经脉失养，则见肢端皮肤甲错，爪甲失养，生长缓慢，增厚变粗。肢端血运不佳，血行缓慢，则见皮肤发绀、黯红，伴有瘀斑、瘀点，舌黯红、边有瘀斑，舌下脉络曲张紫黯。

（七）痰邪

1. 痰邪和瘀血一样，是诸邪导致水液代谢障碍的一个病理产物，也是一种独立的病因。外感之邪或饮食、七情内伤导致肺脾肾等脏腑的气化功能失调，水液代谢障碍，导致水湿内停，湿聚成痰，痰湿不分。

2. 痰随气机而行，到达皮里膜外、筋骨皮肉，治病广泛，变化多端，有"百病多由痰作祟"之说。

3. 痰湿为有形之邪，阻于经脉，可致肢体麻木不仁。痰阻气机，气滞血瘀，痰瘀互结，阻于经脉，经脉筋骨失养，则见脱疽、肢端爪甲不荣，皮肤菲薄，毛发稀少。痰湿困阻清阳，可见眩晕、四肢困乏等。临床常见的肢体动脉硬化闭塞症、糖尿病足坏疽、下肢静脉功能不全等都与痰饮密切相关。

四、病　　机

病机是探讨疾病发生、发展和转归的规律，以及脏腑功能活动的变化机制，揭示了疾病的本质，从而为临床辨证论治提供理论依据。对于周围血管疾病而言，其病理机制从发生、发展到好转或恶化的整个过程即是邪正相争的过程。患者的正气亏损与否、脏腑功能是否正常，毒邪如何内侵，都会影响气血的运行和经络的通畅，也决定了疾病的发生、发展以及转归。

（一）正气亏虚，邪毒易滞

1. 阳气亏虚、气血失司　周围血管病等慢性病，多有外感寒湿、生冷，以及性生活过度等，可使元神受损，肾阳亏虚，或有先天不足，肾精亏耗，肾阳亏损。阳气亏虚，卫外不固，毒邪易于阻滞，肢体病变因动脉、静脉、淋巴等组织部位不同，以及感染等外因的差异，临床表现多样，可有湿热、风热、热毒、痰湿与风寒等不同的病证。但肾虚—阳气不足是基础，多呈"里虚寒"之证。故临床辨证采取祛邪与扶阳法结合，"温清并用"，疗效更为显著。

同时后天不足，脾气亏虚，或通过祛邪治疗，邪去则正虚，也可致脾肾气虚。气虚不能升提，致气血不能畅行，瘀滞于下导致肿胀，见于下肢静脉功能不全、静脉曲张、下肢慢性淋巴肿等。经益气升提法,能较快促进静脉回流,以及侧支循环建立,通过马步功锻炼,并使用弹力绷带、医用弹力袜等弹力支持,既可明显消除肿胀,抗复发,又可健康长寿。

2. 气阴两虚、脉络闭阻　糖尿病足病初,多因燥热,燥热内盛,多耗伤气阴;且消渴之人,多年老体弱,气阴自不足;或湿热/湿毒内盛,耗气伤阴,而致气阴两虚。气阴不足,卫外不固,易致外邪入侵;气阴不足,肢端经脉失养,而成脱疽;气阴亏虚,肢端失养,创面失养,无力生肌长皮,创面愈合缓慢或经久不愈;若有湿热之邪未尽,则见肢端红肿,渗出;阴虚明显,阳热亢盛,经脉失濡,阴虚生风,则见身痒或有蚁行感,肢体麻木,有烧灼样疼痛、电击或刀刺样疼痛、麻木、感觉过敏等。

3. 气血亏虚、瘀血阻络　素禀气血不足,气血亏虚;或湿热内盛,病程久长,腐肉成脓,耗伤气血;或脾肾阳虚,气血生化乏源。气血亏虚,溃面失养,无力生肌长皮,创面愈合缓慢或经久不愈;气血不足,正气内伤,无力托邪外出,则见创面脓液清稀,或创面干燥,无明显的渗出;机体失养,则见患者多少气乏力、面色㿠白、精神不振、胃纳减退、心悸气短、畏寒自汗;气虚明显,无力行血,则见肢端创面疼痛绵绵,昼轻夜重,脉细涩。

(二)毒邪阻滞、经络痹阻

1. 外感六淫、邪毒等病因乘虚而入,客于机体,阻滞脉络,导致各种血管疾病的发生。常见疾病有血栓闭塞性脉管炎、动脉粥样硬化性闭塞症、糖尿病足筋疽、多发性大动脉炎、血栓性静脉炎、雷诺综合征等。

2. 糖尿病足、血栓闭塞性血管炎、肢体动脉硬化闭塞症、下肢深静脉血栓形成等诸多脉管疾病,临床急性发病多与湿热瘀毒关系密切,可见患足趾跖或肢体肿胀明显,焮红灼热;或肢体溃破、坏疽。或湿性溃烂,创口可呈穿通性,内有腐败变性肿胀肌腱,分泌物秽臭。伴发热、口苦、便秘等;舌质偏红,舌苔多黄腻,脉滑数。

3. 病情发展急骤,常可迅速蔓延全足及小腿。因此以清热解毒祛湿为主,控制好脉管病急性期的发展,处理好创面,是保住肢体,甚至生命最重要的手段。

(三)脏腑失调、阴阳失和

正气不足是导致周围血管疾病主要内在原因。正气虚包括气血亏虚和脏腑功能不足两个方面,而由于情志、房劳等诸多因素都可使脏腑功能失调,引起五脏功能的虚损,进而导致气血失和,阴阳失衡,经络痹阻,气滞血瘀。正所谓:"正气存内,邪不可干","邪之所凑,其气必虚"。因此,脏腑功能的正常与否,与周围血管病的发生、发展、疾病转归变化的关系密切。

1. 心　心主神志,为五脏六腑之大主,而心又主血脉,亦即心气推动血液在脉道中运行的作用。

心气虚、心阳不足则导致血流或缓或涩,滞而成瘀,出现肢体苍白、发绀、肢厥发凉、怕冷,间歇性跛行,肢体胀痛、静息痛,甚至出现溃破、坏疽。

临床常见血栓闭塞性脉管炎、动脉硬化闭塞症、多发性大动脉炎等,正如《素问·痹论》所言:"心痹者,脉不通。"另外,情志所伤,多归汇于心。脉管病病程缠绵,难以根治,多为终生疾病,可致患者精神情志障碍,心神难安,抑郁之症亦较多发。

2. 肝　肝主疏泄,肝藏血,在体合筋、其华在爪。郁怒伤肝,肝郁气滞,则血行壅滞而致瘀。

肝血暗耗则不能养筋荣爪,故肢体麻木、屈伸不利,甚则筋损而断,爪甲增厚或薄脆变形。

常见于各种血栓闭塞性脉管炎、动脉硬化闭塞症、糖尿病足等血管病。肝失疏泄还可知识血管的舒张、收缩功能异常，每随情志的变化而失调，致使肢体色变、发凉、疼痛，甚至坏疽出现，如雷诺病等。

3. 脾　脾主运化，在体合肌肉、主四肢。

情志太过，思虑伤脾，或劳累所伤均可使脾胃受损、功能虚弱。正如《素问·太阴阳明论》说："四肢皆禀气于胃而不得至经，必因于脾乃得禀也。今脾病不能为胃行其津液，四肢不得禀水谷气，气日以衰，脉道不利，筋骨肌肉皆无气以生，故不用焉。"

脾失健运，升清不利，则"清阳实四肢"失权，故四肢肌肉酸软、倦怠无力，甚至水运失司，出现肢体肿胀，甚至肢体破溃、渗出等。临床见于血栓闭塞性脉管炎、动脉硬化闭塞症、糖尿病足、多发性大动脉炎等动脉病，也可见于静脉曲张、深静脉血栓形成等静脉回流障碍导致的肢体肿胀等。

4. 肺　肺主气，司呼吸，肺主皮毛，通调水道，为水之上源。

肺气虚，气虚则血运无力，易致血瘀于下，发为股肿、筋瘤。宣发肃降失司，水液代谢失调，可致肢体肿胀，如慢性淋巴肿。

肺气虚痰湿内生，或气虚日久致肺阴不足，或劳损伤阴，或卫外不固，易为外邪所乘，致使肌肤出现斑块、结节、丘疹、风团，或有紫癜等，多见于皮肤血管炎、浅静脉炎等。

5. 肾　肾为先天之本，主藏精。患者素禀先天不足，肝肾、精血亏虚，易导致下肢静脉曲张（筋瘤）、筋脉乖逆乱生，如 K-T 综合征、动静脉瘘等先天诸疾。

房劳太过伤肾致亏，而肾中之阴阳乃人体阴阳之根本，亦即肾之阴阳失衡，阳气亏虚，四末失于温煦而易致寒凝血瘀，病程日久，湿郁化热，热盛肉腐，肉腐成疽，如血栓闭塞性血管炎、动脉硬化闭塞症、糖尿病足坏疽等。

肾主骨，故病之后期甚则骨损而脱。或久病及肾，肾气亏虚，或年老体衰，肝肾亏虚，则见齿枯发脱、耳目不聪；筋骨失养，则见腰膝酸软，骨萎无力，行走不便，爪甲失荣，足趾或足体畸形等。骨失所养，则见骨质干枯，变细，溃破经久不愈。

肾虚有偏阳虚、阴虚的不同，但多表现为阴阳互损，或肝肾不足，或脾肾亏虚，致使脱疽等脉管病后期常病势缠绵，日久难愈。

（四）经络阻隔、气滞血瘀

正气内虚，脏腑功能失调，再感受风、寒、湿、热邪气及特殊之烟毒，或有外来伤害等。外邪袭络则经脉收缩牵引，气血凝滞，瘀阻不通发为血管诸疾。

气为血帅，气行则血行，气滞则血瘀，气机既阻，血瘀乃成。因此血管疾病正气亏虚，脏腑失调，邪气侵入，留滞脉络而导致血管闭塞、血流障碍，气滞血瘀，进一步则造成组织损伤。

其中，"虚是本、邪是标、瘀是变、损是果"。虚是机体的基本素质。邪盛阻络则生新瘀，病势呈急性进展状态。邪祛但留旧瘀，病势较缓。又伴随邪正相争的盛衰变化，血瘀的新旧转换，血栓形成与机化，侧支循环的建立与否等，可使得邪—瘀—损三者主次比例出现变化，必然引起临床缺血或郁血证，或急或缓的动态改变。

参考文献

1. 李家增，贺石林，王鸿利．血栓病学．北京：科学出版社，1998.

2. 李家增,贺石林.血栓形成与临床医学.长沙:湖南科学技术出版社,1991.

3. 刘泽霖,贺石林,李家增.血栓性疾病的诊断与治疗.北京:人民卫生出版社,2000.

4. 张培华.临床血管外科学.北京:科学出版社,2003.

5. Ross R. Atherosclerosis is an inflammatory disease. N Eng l J Med,1999,340(2):115.

6. LIBBY P. Inflammation in atherosclerosis. Nature,2002,420(6917):868-874.

7. Ridker PM,Hennekens CH,Buring JE,et al. C-reactive protein and other markers of inflammation in the prediction of cardiovascular disease in women.N Engl J Med 2000,342:836-843.

8. Ridker PM,Rifai N,Rose L,et al.Comparison of C-reactive protein and low-densitylipoprotein cholesterol levels in the prediction of first cardiovascular events. N Engl J Med,2002,347:1557-1565.

9. Ridker PM,Stampfer MJ,Rifai N. Novel risk factors for systemic atherosclerosis. A comparison of C-reactive protein,fibrinogen,homocysteine,lipoprotein(a),and standard cholesterol screening as predictors of peripheral arterial disease. JAMA,2001,285:2481-2485.

10. Ridker PM,Cushman M,Stampfer MJ,et al. Inflammation,aspirin,and the risk of cardiovascular disease in apparently healthy men.N Engl J Med,1997,336(14):973-979.

11. Buffon A,Liuzzo G,Biasucci LM,et al. Preprocedural serum levels of C-reactive protein predict early complications and late restenosis after coronary angioplasty. J Am Coll Cardiol,1999,34(5):1512-1521.

12. 熊燕,李元建.一氧化氮与动脉粥样硬化.中国药理学通报,1999,12(5):389.

13. LibbyP,Ridker PM. Maseri A. Inlfammation and atherosclerosis. Circulation,2002,105:1135.

14. Esmon CT. Crosstalk between inflammation and thrombosis. Ma-turitas,2004,47(4):305.

15. 刘金波.脂联素对TNF-α介导的血管炎症反应的影响.第四军医大学学报,2006,27(18):255.

16. A Buffon,LM Biasucci,G Liuzzo,et al. Widespread coronary inflammation in patients in unstable angina. N Engl J Med,2002,347:5-12.

17. 黄启福.病理学.北京:科学出版社,2007.

18. 李云松,王伟,郭跃辉,等.炎症因子与下肢动脉腔内成形术后再狭窄的研究进展.中国普通外科杂志,2013,22(12):1636-1639.

19. 王营,何燕,汤诺.痰瘀同治法抗动脉粥样硬化作用研究进展.中西医结合心脑血管病杂志,2015,13(7):899-902.

20. 张安邦,高杰,李令根,等.相关炎症因子与动脉粥样硬化的关系.中国中西医结合外科杂志,2014,20(5):563-566.

21. Dietel B,Cicha I,Voskens CJ,et al.Garlics CD Decreased numbers of regulatory T cells are associated with human atherosclerotic lesionvulnerability and inversely correlate with infiltrated mature dendritic cells. Atherosclerosis,2013,230(1):92-99.

22. Tadzic R,Mihalj M,Vcev A,Ennen J,et al.The effects of arterial blood pressure reduction on endocardium and soluble endothelial cell adhesion molecules(CAMs)and CAMs ligands expression in hyper tensive patients on Ca-channel blocker therapy. Kidney BloodPress Res,2013,37(2-3):103-115.

23. 徐艳杰,程晓曙.C反应蛋白与动脉粥样硬化.生命科学,2012,5(24):,451-454.

24. 李国华,李佳旻.炎症因子与动脉粥样硬化.心血管病学进展,2010,31(2):156-158.

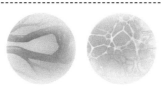

第三章 动脉硬化与周围血管疾病

在周围血管疾病中,动脉的狭窄、闭塞或动脉瘤性病变,几乎大部分都是由动脉硬化所引起。动脉硬化是一个全身性疾患,好发于某些大、中型动脉,如腹主动脉下段、髂动脉、股动脉和腘动脉等处。病变动脉增厚、变硬、伴有粥样斑块和钙化,并可继发血栓形成,最终造成动脉管腔狭窄或闭塞,使闭塞部位以远组织出现供血不足的表现。发生在肢体动脉血管的狭窄或闭塞通常称之为动脉硬化闭塞症。

动脉硬化闭塞症是外周血管的常见病、多发病。自从1891年,Von Mantenfel首次发现动脉硬化性闭塞导致患肢坏死以后,动脉硬化闭塞性疾病引起了医学界更多的关注。现代血管外科学从20世纪50年代早期诞生以来,大量临床和技术上的进步带来了下肢慢性缺血性疾病诊疗上的革命。随着社会的发展,人民生活水平的不断提高,饮食结构改变,人口老龄化的进展,以及血管外科诊疗水平的不断发展,动脉硬化闭塞症的发生率在我国有上升趋势。

第一节 动脉硬化的形成机制

动脉硬化(arteriosclerosis)是动脉壁的增厚、变硬、弹性丢失。病情发展可导致管腔狭窄,引起器官组织缺血。这里的动脉硬化主要是指单核细胞黏附、聚集,动脉内膜脂质沉积,同时伴有平滑肌细胞和纤维基质成分的增生,逐步形成的动脉硬化性斑块,斑块部位的动脉壁增厚、变硬,斑块内部组织出现坏死后可与沉积的脂质结合,形成粥样物质,故称动脉粥样硬化(atherosclerosis)。该术语起源于希腊文的 athere,意谓粥、硬化、变硬的意思。动脉硬化是全身性病变,包括心血管、脑血管以及周围血管动脉闭塞导致的疾病。动脉硬化主要发生在含较多弹力纤维的大、中动脉,如主动脉、冠状动脉、脑动脉、内脏动脉、四肢动脉。动脉硬化病变一般好发生在动脉分叉处和弯曲的动脉。

一、病 理 改 变

动脉硬化的病理改变主要是内皮细胞损伤和功能改变,单核细胞与内皮细胞黏附并进入内膜,摄取脂质后转化为巨噬细胞,后者通过细胞膜上的清道夫受体摄取大量脂质形成泡沫细胞。平滑肌细胞受到脂质的影响,以及斑块局部形成的细胞因子和生长因子的影响开始增殖,并向内膜方向迁移,同时也能摄取脂质而形成泡沫细胞。平滑肌细胞的增殖使动脉壁变厚并可发生纤维化,形成纤维斑块,导致管腔狭窄,随着斑块内脂质大量沉积,斑块内可出现坏死,血肿或出血,可出现斑块破裂,血栓形成。动脉硬化斑块由内皮细胞、血管平滑肌细胞、胶原、巨噬细胞、淋巴细胞等组成。成熟的动脉硬化斑块含有大量脂质、泡沫细胞,增生的平滑肌,以及胶原,弹力蛋白等基质成分(图3-1)。图中显示包括纤维帽、脂核、内膜等结构,还有平滑肌细胞、内皮细胞、泡沫细胞等。

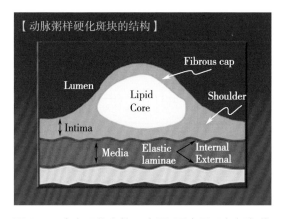

图3-1 动脉硬化斑块示意图:图中显示包括纤维帽、脂核、内膜等结构,还有平滑肌细胞、内皮细胞、泡沫细胞等

二、斑 块 类 型

(一) 病理分类

按照病理形态发展的不同阶段,美国心脏病协会于1990年将斑块分为如下类型:

1. Ⅰ型(粥样硬化前期) 单核细胞黏附在内皮细胞表面并向血管内膜迁移,成巨噬细胞和泡沫细胞。

2. Ⅱ型(脂质条纹期) 主要是细胞内脂质沉积,富含脂质的巨噬细胞(泡沫细胞)和一小部分富含脂质的平滑肌细胞浸润局部血管内膜。

3. Ⅲ型(斑块前期) 细胞外和泡沫细胞内脂质以及平滑肌细胞的数量增加,在Ⅱ型病变的基础上,形成小块的细胞外脂质池。

4. Ⅳ型(粥样斑块期) 在Ⅱ型病变的基础上形成细胞外脂核,细胞外脂质汇合到斑块中心,平滑肌细胞在脂核外面形成包膜。

5. Ⅴ型(纤维斑块期) 此期又分为三个亚期。①Ⅴa期:胆固醇物质充满脂核,纤维帽将脂核与管腔分开;脂核的边缘是富含巨噬细胞和充满脂质的泡沫细胞;②Ⅴb期:有Ⅴa期的特点,但伴有钙化;③Ⅴc期:斑块纤维化,无脂核,含少量巨噬细胞。

6. Ⅵ型(复合病变期) 斑块内血肿或出血,斑块破裂,血栓形成。

Virmani等在2000年又提出一种类型"薄纤维帽斑块",是指更容易破裂的斑块。

(二) 临床分类

在临床上从斑块对心脑血管事件的影响作用上,斑块可分为:稳定性斑块(stable plaque)或不易损性斑块(unvulnerable plaque)、不稳定性斑块(unstable plaque)或易损性斑块(vulnerable plaque)。

1. 不稳定性斑块(易损性斑块) 指脂核所占斑块容积超过40%,伴大量巨噬细胞,内无胶原纤维,斑块帽薄且平滑肌细胞数少,斑块易腐蚀和破裂,形成血栓突向管腔。

2. 稳定性斑块(不易损性斑块) 稳定性斑块指斑块帽完整,平滑肌细胞丰富,脂核所占的比例小,伴钙化,乃至几乎全部纤维化(纤维斑块)。斑块不易破裂,在一定时期内保持相对稳定。

三、危 险 因 素

动脉硬化的病因和发病机制还不是很清楚,多认为是一个由慢性的炎症性进展导致的血管疾病,动脉粥样硬化被认为是多因素致病。

1. 高血压和糖尿病是重要的危险因素,这两种疾病有强烈的遗传成分。一些遗传性血脂障碍综合征是指脂蛋白代谢的主要紊乱,包括家族性乳糜微粒血症、家族性血 β 脂蛋白异常、家族性复合高脂血症、家族性高甘油三酯血症、家族性肝酯酶缺乏、家族性高胆固醇血症等。

2. 除了高半胱氨酸,载脂蛋白(a)和 PAI-1 也与可能的遗传性疾病有关,这些疾病在动脉粥样硬化的发生和进展中具有作用。随着越来越多的可疑基因位点添加到可能的致病原因中,定位引起动脉硬化发生的基因而且更早的识别易感个体,可以为全身动脉硬化的难题提供基因的解决方法。

3. 目前动脉硬化的危险因素可以分为传统危险因素、新发现的危险因素和潜在的危险因素三种。详情见表 3-1。

表 3-1 动脉硬化危险因素

传统危险因素	新发现的危险因素	潜在的危险因素
血脂异常	脂蛋白(a)和三酰甘油	饮食
高 LDL-C 血症	高同型半胱氨酸血症	年龄和性别
低 HDL-C 血症	凝血和纤溶功能异常	体力活动
高血压	感染和炎症反应	心理社会因素
吸烟	氧化应激	遗传影响
糖尿病		
肥胖		
代谢综合征		

四、发 病 机 制

动脉硬化的发病机制尚不明确,粥样斑块形成有关的主要发病因素及其作用机制大多集中在血浆脂蛋白,内皮功能的改变,单核细胞/巨噬细胞和血管平滑肌细胞的作用,以及多种炎症、免疫细及其各种炎症等细胞因子相互作用,形成动脉粥样硬化的复杂过程。

(一) 脂蛋白的作用

低密度脂蛋白(low density lipoprotein,LDL),尤其是氧化修饰的 LDL(ox-LDL)是导致动脉硬化发生的重要物质,氧化修饰低密度蛋白,可经巨噬细胞上的清道夫受体被摄取,使巨噬细胞转变为泡沫细胞;同时对内皮细胞和巨噬细胞具有毒性;促使单核细胞对内皮细胞的黏附,并向巨噬细胞转化;直接引起血小板的聚集,促进血栓的形成。脂蛋白(a)[Lp(a)]是一种与 LDL 相似的脂蛋白,可抑制内皮细胞表面纤溶酶的产生,促使血栓形成,促进动脉粥样硬化的作用。Lp(a)作为 LDL 受体的一个较弱的配基,它可通过清道夫受体机制被巨噬细胞摄取,引起胆固醇在巨噬细胞内积聚和泡沫细胞形成,而诱发动脉硬化;Lp(a)的赖氨酸残基被丙二醛修饰后,极容易被巨噬细胞摄取和降解,这与 ox-LDL 致动脉硬化发生的作用相一致。

(二)血管内皮细胞

内皮损伤可促进脂质进入血管壁,内皮功能发生变化,分泌内皮源性舒张因子如内源性松弛因子(EDFR),一氧化氮(NO)来调节血管张力。

高脂血症时,内皮细胞脱落,血管内皮氧自由基产生增多,使 NO 氧化降解增加,促使平滑肌增殖。

内皮细胞可产生单核细胞趋化蛋白-1,促进单核细胞黏附。内皮功能变化可促进平滑肌细胞和巨噬细胞的脂蛋白代谢,促进泡沫细胞的形成。

(三)平滑肌细胞

动脉硬化过程中,由收缩型转变为合成型,并增殖,迁移至内膜。分泌大量的胶原纤维、弹力纤维、蛋白多糖构成斑块的基质成分。血小板源性生长因子促使平滑肌细胞向内膜迁移以及表型的改变,促进分裂增殖和转变为肌源性泡沫细胞。而且血管壁内的肾素—血管紧张素系统分泌增加,血管紧张素-Ⅱ促进平滑肌细胞增殖和肥大,也可通过刺激平滑肌细胞 PDFG-A 链的表达,反过来再刺激平滑肌细胞的增殖。

(四)单核巨噬细胞

单核巨噬细胞通过吞噬 LDL 和氧修饰的 LDL,促使脂质沉积,产生氧自由基,引起细胞膜成分的分解和周围组织损伤;产生化学趋化物质吸引更多的单核细胞黏附内皮;促进平滑肌细胞的移行和增殖。氧化 LDL 的关键作用:巨噬细胞对氧化 LDL 有极强的亲和力和摄取能力,导致巨噬细胞内大量胆固醇等脂质蓄积,细胞内亚细胞器逐渐退化甚至消失,形成泡沫细胞。

血管内皮细胞和单核细胞的相互作用:单核细胞黏附,导致内皮细胞抗血栓自身调节作用减弱或消失;释放多种生物活性因子:如肿瘤坏死因子、白介素-1、成纤维细胞生长因子、干扰素-γ,巨噬细胞和淋巴细胞相互作用,促使平滑肌细胞和成纤维细胞增殖,细胞间质增厚。

(五)血栓

动脉硬化早期,局部有血小板,纤维蛋白及降解产物聚集。血小板释放 PDGF,促进平滑肌增殖和泡沫细胞的形成。凝血酶使血管内皮通透性增高,诱导巨噬细胞产生 IL-1,纤维蛋白原可导致细胞损伤,促进平滑肌增殖和内膜增厚。

五、相 关 学 说

因为动脉硬化的发病机制至今尚未明确,有很多学者先后对动脉硬化的发病机制提出多种学说,如血栓形成学说、脂质浸润学说、氧化应激学说、同型半胱氨酸学说、炎症学说、损伤反应学说、致突变学说、平滑肌细胞克隆学说、修饰损伤学说等。

(一)血栓形成学说

Rokitansky 1841 年提出动脉硬化斑块是由动脉内附壁血栓嵌入血管壁后演变形成。

(二)炎症学说

Virchow 1856 年提出,动脉粥样硬化是炎症过程的直接结果。

(三)脂质浸润学说

Virchow 1863 年提出动脉硬化病变主要是因为血浆脂质水平升高所引起。动脉硬化斑块中大量脂质沉积,浸润的脂质主要是低密度脂蛋白。

（四）单克隆学说

Benditt 1973 年提出动脉硬化斑块是由突变的平滑肌细胞分裂增殖演变而成,诱发平滑肌细胞突变的因素可以来自病毒或者其他致突变化学物质。

（五）损伤反应学说

Ross 1976 年提出各种危险因素造成的动脉内膜损伤是动脉硬化病变发生的始动环节。

（六）氧化学说

Steinberg 于 1973 年提出。实际上是上述脂质浸润学说的完善,认为 ox-LDL 是动脉硬化病变发生的中心环节。

（七）同型半胱氨酸学说

McCully 于 1973 年提出血浆同型半胱氨酸水平增高是引发 AS 病变的主要原因,而同型半胱氨酸对内皮细胞的功能影响则是引发 AS 病变的关键。

（八）精氨酸学说

Cooke 于 2001 年强调一氧化氮在 AS 病变形成中的重要作用,认为左旋精氨酸的缺乏导致继发性二甲基精氨酸水平升高,通过抑制 NO 合成,增加血管阻力、增高血压、减少血流,促进动脉硬化的发生。

（九）剪切应力学说

斑块的部位早已证实发生在动脉分支开口处及弯曲动脉等低剪切力处,血流动力学的改变可激活多个信号通路,从而启动或促进动脉硬化的发展。Pober 和 Cortan 提出剪切应力异常是促使动脉硬化的重要原因。

（十）感染学说

慢性病灶可发现有肺炎衣原体、疱疹病毒和巨细胞病毒等病原体,慢性感染可能通过多种机制对动脉粥样硬化有影响,包括直接血管损伤和诱导全身炎症反应。

目前认为,动脉硬化从发生发展到转归的全过程就是一个慢性的炎症过程,众多炎症细胞和炎症介质参与其中。炎症、氧化应激被认为是动脉硬化的核心发病机制,参与了动脉硬化从发生到发展以及恶化的所有过程。但炎症参与动脉硬化过程的作用机制至今尚未完全阐明,目前研究主要集中于各种炎症细胞、炎症介质的作用及相互关系方面。动脉硬化的形成是受遗传和环境因素共同影响的病理过程。近年来研究发现表观遗传修饰,尤其是 DNA 低甲基化与动脉硬化的发生关系密切,有大量证据证实动脉硬化中存在 DNA 损伤。DNA 损伤与动脉硬化密切相关,但两者的因果关系尚不明确。动脉硬化的病因和发病机制仍需更多的深入研究,为动脉硬化的诊治提供更有效的治疗。

第二节　动脉硬化与血管闭塞

动脉硬化闭塞症（arteriosclerosis obliterans,ASO）是由于动脉粥样硬化所引起动脉狭窄、闭塞引起的慢性动脉闭塞而导致的缺血性疾病。由 Von Mantenfel 于 1891 年首次描述为"血管硬化性坏死"。本病多见于中老年,发病率呈逐渐上升趋势。与动脉硬化一样,动脉硬化闭塞症的发病原因和机制尚不完全清楚。吸烟、肥胖、糖尿病、高血压病等是动脉硬化的危险因素。男性、提早患粥样硬化的家族史、体力活动较少和年龄增大,缺氧、维生素 C 缺乏、精神紧张、情绪激动等也是动脉硬化的易患因素。周围动脉硬化性疾病从包括肾动脉、肠系膜动脉等内脏动脉、颅外颈动脉、肢体动脉等问题。动脉硬化闭塞症常见于下肢,以腹主动脉远侧及髂动脉、股总动脉、股浅动脉受累最为多见。周围动脉疾病(peripheral artery disease,PAD)通常指下肢动脉硬化闭塞症。周围动脉疾病是动脉粥样硬化的几个临床表现之一,能显著减少行走能力和生活质量。主要影响60岁以上的人群,疾病对人体健康和社会具有显著的影响。

间歇性跛行是下肢动脉疾病最早及最常见的症状。严重患者会出现静息痛,尤其是夜间痛。间歇性跛行具有症状性特征并且是PDA患者最常表现的临床特征。跛行这个单词起源于拉丁文字claudicare,意思是"跛行"。在临床中,跛行被定义为一种持续疼痛或疲劳的感觉,或受累下肢的酸痛,典型症状发生于活动用力之后,在活动停止时结束,休息数分钟减轻。虽然间歇性跛行的临床诊断正在不断提高,但这个症状性表现实际上仍有漏诊,从而对与全身性动脉粥样硬化有关的缺血性心血管和脑血管并发症的有效二级预防产生妨碍。加强对跛行以及它的自然发展、危险因素和合并症的认识,能更有效地治疗这些患者。

一、发病率和患病率

1. 间歇性跛行的患病率在流行病学中被用来作为在特定的患者人群中确定周围动脉供血不足发生的一个标志。然而,这些估计依赖于所研究的特定人群的人口统计学特征,比如年龄、性别和地理学。除此之外,结果依赖于确定间歇性跛行的发生率所用的方法。间歇性跛行在流行病学上常作为评估人群中下肢外周动脉疾病发生率的一个指标。

2. 美国65岁以上间歇跛行患者占3%,苏格兰爱丁堡55~74岁人群中间歇性跛行患者为4.6%,瑞典50~89岁人群中间歇性跛行患者占4.1%。间歇性跛行的发生率实质上是随着年龄增长而增加,从年龄在45~54岁的0.6%到55~64岁的2.5%,65~74岁则达到8.8%。

3. 间歇性跛行的平均发病率来自Dormandy等的五项基于人口的大型研究,范围从每年30~34岁年龄的2‰到年龄大于65岁的7‰。荷兰的Rotterdam大样本人群分析研究也显示间歇性跛行的发生率从55~60岁中的1%上升到80~85岁中的4.6%。但问卷调查的研究会过高地评估有症状性PAD的发生率,因为类似于跛行的非血管疾病的患者可能错误地被确认为有PAD。大队列的无症状患者可以使用客观的方法来进行临床识别,比如踝肱指数(ankle branchial index,ABI)的测量。Criqui等使用无创检查证实,与采用跛行症状为诊断的辨别依据相比较,PAD的患病率要高2~3倍。以踝肱指数<0.95为PAD,45~74岁的患者占6.9%,其中仅22%有间歇性跛行症状。

4. 这项统计证实了大部分患者是无症状的。虽然无症状的外周动脉疾病的诊断对于下肢动脉疾病临床意义较小,但它对于即将发生的心血管事件,如心肌缺血是一个重要的信号。

二、危险因素

多种因素证实与外周动脉闭塞相关,最显著的是年龄和性别,其次肥胖、吸烟、糖尿病、高血压、高血脂等也是危险因素。多种危险因素同时存在可大大提高患PAD的危险性。

(一)吸烟

吸烟对于周围血管疾病是一个更为重要的危险因素。Framingham的研究显示吸烟发生 PAD 的危险性是不吸烟者的 2 倍。危险性随吸烟量增加而增高,戒烟能显著降低间歇性跛行的危险性。吸烟是与 PAD 有关的最常见的危险因素之一。Framingham 研究报道了在吸烟者中 PAD 的危险是不吸烟的人的 2 倍,平均出现跛行的时间至少比不吸烟者早 10 年。在长期吸烟者中观察到远期结果差,缺血坏死的截肢率显著升高而且削弱了周围和冠脉大隐静脉移植的活性。另一方面,戒烟可以迅速降低间歇性跛行的危险。

（二）高血压

高血压可能既是 PAD 的病因又受它的影响。在新诊断为高血压的患者中积极控制血压有时候会在症状上发现未被认识到的有血流动力学意义的病变。未控制的高血压能促进血管并发症的发生,使冠脉和脑血管事件的发生率更高。Framingham 研究报道高血压男性中 PAD 的危险升高至 2.5 倍,女性升高至 3.9 倍。

（三）糖尿病

糖尿病的促进作用已经很明确。糖尿病患者 PAD 的危险增加至 3~4 倍。在 Framingham 队列中,相对于冠状动脉疾病或脑卒中,葡萄糖耐量更是跛行的一个危险因素。研究证明饮食能控制住的糖尿病不是重要的危险因素,但是需要口服或胰岛素治疗的糖尿病是 PAD 发生的一个强烈预测因子。有报道糖尿病跛行患者发生缺血溃疡和静息痛的危险分别是非糖尿病患者的 2.9 倍和 1.7 倍。

（四）血脂增高

临床调查显示甘油三酯和胆固醇升高均为危险因素,证实高密度脂蛋白和总胆固醇(HDL)的比值是 PAD 发生的一个准确标志。也有报道胆固醇 / 高密度脂蛋白的比率与 PAD 密切相关。脂蛋白 a 是 PAD 的独立危险因素。

（五）高同型半胱氨酸血症

高同型半胱氨酸血症约占早发性 PAD 患者的 30%,比在冠状动脉疾病中观察到的关系(比值比分别为 6.8,1.6)更密切。纤维蛋白原浓度的增加和血细胞比容的升高与有跛行的 PAD 危险的增加有关。

三、发 病 机 制

（一）供血不足

有症状性跛行主要是由四肢血供不足引起。灌注不足是因为使动脉血流受限制的病变而导致,最典型的是动脉硬化。

（二）狭窄、闭塞程度

1. 如果狭窄导致腔内直径减少超过 50%,将会产生压差,因为产生涡流使动能丢失。这个压差以非线性方式增加,因此高血流速率下中度狭窄具有重要意义。在静息时无压差的病变可能在运动时会产生压差,这是心输出量增加和血管阻力降低的结果。

2. 随着狭窄程度的增加,血流进行性减少,随着血供的减少不足以满足运动肌肉的代谢增加的需要。结果,无氧代谢使乳酸和其他代谢产物的浓度增加如酰基肉毒碱,腺嘌呤核苷二磷酸和氢离子。这些代谢物的蓄积激活局部感受器引发跛行的症状。在运动时肌肉内压力的增加可能超过狭窄病变远端的动脉压,进一步减少血流量并且加重不适感。

（三）组织损伤

在器官组织水平,PAD 患者发现有远端轴突变性,主要影响Ⅱ型或糖酵解性快缩肌纤维,缺血组织的再灌注引起的氧化应激增加,随之肌纤维萎缩导致肌肉强度下降并且进一步损害运动能力。

(四)侧支循环

血流侧支通道的形成可能是血供不足的一种代偿机制。这些侧支通道可能是由先前存在,与远端血管吻合的微小动脉分支的扩大产生。血管生成理论上可能也会促进一些侧支的形成。然而出生后的血管生成对于静息或中度运动能足以满足代谢的需要,但它可能不能满足更强烈的运动的需要。侧支形成的程度在患者之间有很大的差异。对于任何一个严重程度明确的狭窄性病变,一些人可能会有跛行,然而另外一些人可能完全无症状。累及多处血管,而且侧支形成不足可能会造成严重的缺血表现,包括静息痛和威胁肢体丧失。在跛行患者的骨骼肌中能观察到线粒体体积和酶的活性增加,反映了对血供减少的一种代谢适应。这个反应通过运动和由损伤血管运输到缺血组织对氧的最大吸收和利用得到进一步增强。运动锻炼能改善外周缺血症状可能是通过刺激侧支新生血管形成,但也有可能是通过线粒体反应的加强来增加缺血肌肉的氧代谢效率而减轻症状。

(五)微循环

随着疾病发展,微循环最后受到威胁,导致严重肢体缺血(critic limb ischemia)。虽然在组织缺氧时最初有代偿性血管扩张,但这一反应最后被一系列病理变化削弱。迟缓的血流降低了剪切力,借此促进白细胞附着及血小板聚集。补体和凝血因子激活,导致中性粒细胞活化和氧自由基的释放。这进一步促进细胞损伤和增加其通透性,导致组织间隙水肿并进一步限制营养的转运。因此,在持续缺血的晚期、严重周围动脉疾病中,血黏度的逐渐增加,聚集性和血管淤积性增强以及最终微血管闭塞导致了肢体缺血并且常导致肢体丧失。

四、临 床 表 现

对于下肢动脉硬化闭塞症的临床表现和严重程度在临床上常使用的评估方法是Fontaine 和 Rutherford 分级。

(一) Fontaine 分期

1. 无症状或轻微症状期　发病早期,多数患者无症状或仅有轻微症状,如患肢怕冷,行走易疲劳等。体格检查可扪及下肢动脉搏动,运动试验可发现下肢动脉搏动减弱甚至消失。

2. 间歇性跛行期　是动脉硬化性闭塞症的特征性表现。当下肢行走运动时,病变动脉无法满足肌肉组织更多的血液灌注要求,肌肉的酸性代谢产物使下肢产生酸痛的感觉,患者被迫停下休息一段时间后再继续行走。髂总动脉阻塞以臀肌跛行为主,股腘动脉阻塞则以小腿跛行为主。体检可发现下肢动脉搏动减弱或消失,随着病变的发展,跛行距离越来越短。腹主动脉下段,髂总动脉阻塞的男性患者可伴有阳痿。

3. 静息痛期　当病变动脉不能满足下肢静息状态下血供时,患者即产生静息痛。夜间及平卧时容易发生。患者夜间疼痛时,肢体下垂常能缓解疼痛,可能与站立时动脉压增高有关。严重患者常整夜抱膝而坐,部分患者因长期屈膝,导致膝关节僵硬,无法伸直关节。此期患肢常有营养性改变,静息痛是患肢趋于坏疽的前兆,应尽快治疗。

4. 溃疡和坏死期　当患肢皮肤血液灌注连最基本的新陈代谢都无法满足时,轻微的损伤组织无法修复,坏死的区域不断增大,最终导致肢体坏疽、坏死。由于此期组织抗感染能力差,感染常加速组织坏死。

（二）Rutherford 分级

1. 0 级　无临床症状,踏车试验或反应性充血试验正常,无动脉阻塞的血液动力表现。

2. Ⅰ级　轻度间歇性跛行,完成踏车试验,运动后踝动脉压 >50mmHg,但低于休息时踝动脉压 20mmHg。

3. Ⅱ级　中度间歇性跛行,介于 1 和 3 之间。

4. Ⅲ级　重度间歇性跛行,不能完成踏车试验。运动后踝动脉压 <50mmHg。

5. Ⅳ级　缺血性静息痛,休息时踝动脉压 <60mmHg,足背和胫后动脉几乎不能触及,足趾动脉压 <40mmHg。

6. Ⅴ级　小块组织缺损、非愈合性溃疡,局灶性坏疽伴足底弥漫性缺血改变,休息时踝动脉压 <40mmHg,足背和胫后动脉几乎不能触及,足趾动脉压 <20mmHg。

7. Ⅵ级　大块组织缺损,超过跖骨平面,足部功能无法保留,其余标准同 Rutherford 5 级(标准踏车试验在 15° 斜面上,速度为每小时 3.2km,时间 5 分钟)。

下肢动脉硬化闭塞症也可合并急性动脉血栓形成,导致急性缺血。急性缺血分级见下表 3-2。

表 3-2　急性缺血分级

分级	预后	查体		多普勒信号	
		感觉丧失	肌无力	动脉	静脉
Ⅰ 无坏死	尚未立即受到威胁	无	无	有	有
Ⅱ 濒临坏死					
a 临界	迅速治疗可挽救	轻度(趾)或无	无	无	有
b 马上	需立即血管重建	超过趾,有静息痛	轻—中度	无	有
Ⅲ 不可逆坏死	大块组织丢失或永久性不可逆神经损伤	深度,无感觉	深度麻痹(僵直)	无	无

五、合 并 症

1. 间歇性跛行与冠脉及脑血管动脉硬化的发生相关。在 Ceveland 临床研究中,接受周围血管手术的患者术前冠脉血管造影显示只有 10% 的间歇性跛行患者冠脉血管正常,然而 28% 有严重的三支血管病变需要手术或认为不能动手术。

2. 流行病学调查人群有跛行症状者可极大地提高严重心、脑血管事件的危险。TASC(Trans atlantic intersociety consensus)资料显示大约 60% 的 PAD 患者有明显的冠脉和(或)脑血管疾病,且大约 40% 有脑血管疾病的 CAD 患者也有 PAD。在 CAPRIE 资料中,近 20 000 例心脑血管和周围动脉粥样硬化患者中有近 1/3 以跛行为最初症状,41.1%PAD 患者同时患有冠状动脉和脑血管疾病,8.8% 患者同时患有 3 种疾病。跛行患者发生致死性或非致死性心梗的相对危险度是无跛行的 2~3 倍,可导致总体死亡率提高 2~3 倍。对于间歇性跛行患者应注重心梗和脑卒中等潜在致死性病变,而不仅仅局限于肢体病变。

3. 下肢 PAD 的自然发展,无论是全身并发症和死亡,以及下肢病变的进展,在多个试验中得到广泛的研究。即使患者没有明显跛行,PAD 患者的死亡风险也要超过没有 PAD 疾病的患者。有症状和危重肢体缺血,则死亡的危险随着增加。大约 55% 患者死于冠状动脉疾病和它的并发症。脑血管疾病占死亡的 10%。仅在不到 10% 的患者中观察到死亡是 PAD 的直接结果。在这些患者中，主动脉瘤破裂是死亡的最常见原因。

六、自　然　发　展

1. 间歇性跛行患者约 1/4 可自发改善，1/3~1/2 保持不变，只有大概 1/4 加重。美国匹兹堡大学医学中心长达 15 年的研究显示，10 年累积截肢率 <10%，静息痛和缺血性溃疡发生率分别为 23% 和 30%。较低的踝肱比和糖尿病是发生静息痛和缺血性溃疡的危险因素。

2. 该研究结果也显示仅 1/4 患者会进行性恶化，且大多数在开始出现症状的第一年进展，以后每年恶化率为 2%~3%。如果出现静息痛和组织溃疡坏死，则截肢率明显增加。而且吸烟和糖尿病可患者截肢率更高。重要的是，病死率与静息痛和组织坏死有密切联系，严重的肢体缺血患者的 1 年病死率约为 20%。

第三节　动脉硬化与假性动脉瘤

假性动脉瘤（pseudoaneurysm）是动脉壁破裂后出血，血肿周围纤维包裹成为与动脉腔相通的搏动性肿块。随着血流的冲击，反复破裂出血或感染，瘤腔进行性增大，可导致大出血，甚至危及生命。导致假性动脉瘤形成的病因有动脉粥样硬化、外伤、感染、医源性、先天性等多种。创伤包括锐性创伤和钝性创伤，以锐性损伤更为常见；感染以细菌性心内膜炎多见。一些免疫性血管炎如白塞病也可出现假性动脉瘤。随着腔内治疗的广泛开展以及吸毒人群的增加，医源性以及感染所致的假性动脉瘤报道日渐增多。

一、发病机制与病理

1. 动脉硬化并发的动脉瘤大多为真性动脉，多见于老年。动脉硬化出现穿透性溃疡、动脉瘤破裂、夹层破裂等可导致动脉破裂后引起假性动脉瘤形成。

2. 随着腔内技术的发展，动脉硬化疾病腔内治疗后出现的医源性假性动脉瘤已成为与动脉硬化相关最常见的假性动脉瘤。

3. 动脉破裂出血形成局部血肿，继而被周围的软组织包绕，逐步形成的瘤腔，腔内为血栓及血液，囊壁完全由纤维结缔组织构成。囊壁无正常动脉壁的内膜、中层及外膜三层结构，这一特征是与真性动脉瘤的根本区别。

二、临　床　表　现

（一）疼痛与肿块
大多数假性动脉瘤有疼痛，局部可出现扩张性或搏动性肿块。
（二）血管杂音
在肿块部位可闻及收缩期吹风样血管杂音，当合并动静脉瘘时，为连续性杂音，压迫和阻断近段血流时杂音减弱或立即消失。
（三）压迫症状
瘤体增大还可出现局部组织器官压迫或缺血症状等。后腹膜假性动脉瘤可表现为突发性腰背部疼痛；椎动脉起始部的假性动脉瘤可由于其压迫周围组织引起吞咽困难、气管移位、喘鸣等。

（四）炎性反应

感染性假性动脉瘤通常还伴有全身、局部的炎症反应,包括:发热、乏力及红、肿、热、痛。假性动脉破裂可出现失血性休克、甚至生命危险。

三、辅 助 检 查

（一）假性动脉瘤在 CTA、MRA、多普勒超声及动脉、数字减影血管造影术等影像学上具有特征性改变。

（二）共同特征

动脉腔外瘤体内部可见血流显影或血流信号。

1. 彩色多普勒超声　可显示动脉破口以及囊性腔,可探及瘤腔内呈淌流或涡流的彩色血流信号和动脉频谱,在瘤腔与动脉瘤的瘤颈或破口可探及特征性的往复血流。

2. CTA 可显示动脉旁囊性肿物,造影剂外溢进入瘤腔,中心区域部分呈高密度影,周围低密度的血肿信号,瘤壁不强化。MRA 可显示动脉旁囊性结构,T1 与 T2 加权上呈高信号为主的混杂信号,其间可见流空征象。注入对比剂后,瘤腔见增强信号。

3. DSA 可直接显示假性动脉瘤的部位、大小、形态、瘤腔情况和周围血管改变,对选择治疗方案和治疗方法有指导意义。

四、诊　　断

1. 根据病史、体检发现搏动性包块、闻及血管杂音,结合彩超、动脉造影及 CTA、MRA 等影像学检查,假性动脉瘤诊断不困难。

2. 局部出现红、肿,热、痛应警惕感染性假性动脉瘤的可能性。

3. 瘤体巨大有局部压迫出现组织器官功能障碍,动脉受压或血栓形成、动脉栓塞可出现远端组织器官缺血。

五、治　　疗

（一）压迫治疗

肢体外周假性动脉瘤可考虑局部压迫治疗,尤其是超声引导下压迫,或超声引导下局部瘤腔凝血酶注射闭合瘤腔。压迫治疗易实施,但压迫的力度较难掌控,需要临床医生熟练掌握。

（二）超声引导下压迫

超声引导下压迫可有效地监测压迫效果以及减少远端肢体缺血的风险。该方法应用多普勒超声检查假性动脉瘤的大小及瘤颈部的位置(图 3-2),然后将超声探头直接放置在假性动脉瘤的颈部,进行局部加压,直到瘤颈部血流停止 10 分钟,然后再次

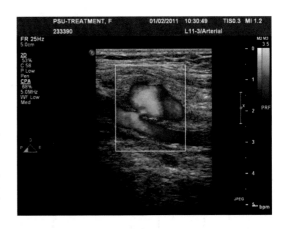

图 3-2　右前臂桡动脉穿刺后导致的假性动脉瘤

应用多普勒超声检查假性动脉瘤瘤体及瘤颈部。如果不成功,可重复操作。但该方法患者痛苦较大,操作时间较长,并可能出现假性动脉瘤扩大、瘤体破裂、皮肤坏死、远端栓塞等并发症。

(三) 超声引导下注射

超声引导下瘤腔凝血酶注射可迅速闭合瘤腔,减少压迫带来的风险,已成为目前首选的替代手术的治疗方法(图 3-3)。

超声引导下瘤内凝血酶注射法在超声监测引导下穿刺,当超声提示针尖清晰显示在假性动脉瘤瘤腔内并且回血良好时,将生理盐水注入瘤腔,见有闪烁,即提示穿刺成功,随后将凝血酶溶液缓慢注入瘤腔,利用彩色多普勒观察假性动脉瘤腔内血栓形成情况。若瘤腔内与瘘管处血栓形成良好,彩色血流信号消失,代之为团状高回声即可拔针。

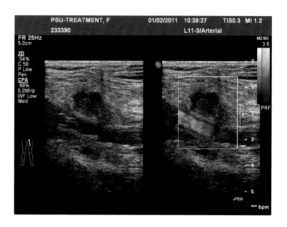

图 3-3　超声引导下凝血酶注射后瘤腔内血流信号消失,瘤腔闭合

术中、术后密切观察患者有无发热、患肢远端疼痛和麻木及患肢足背动脉血流。假性动脉瘤瘤腔内凝血酶注射法具有操作简便、微创、快速有效、风险较小等优点,成功率大于 90%。

瘤腔内凝血酶注射法最严重的并发症是动脉栓塞。为预防动脉栓塞,针尖尽量远离瘤颈部而位于瘤腔远端边缘尽量避开假性动脉瘤颈部、分支血管。注射凝血酶前确认针尖在瘤体内,应该缓慢注射,防止其进入周围动脉或静脉引起血栓。凝血酶注射治疗假性动脉瘤也存在其他风险如过敏、感染等,注意过敏体质并严格无菌操作,减少并发症。超声引导下瘤腔凝血酶注射对于短瘤颈、破口大、感染性、凝血酶过敏者不适用。

六、腔 内 治 疗

经导管动脉栓塞、动脉内覆膜支架植入或球囊阻断结合瘤腔内凝血酶术,是近年发展起来的治疗方法,因其微创且疗效肯定,已部分取代了传统的外科手术。

对于非主要供血动脉的假性动脉瘤,可直接进行动脉远近端的栓塞。血管内球囊阻断和凝血酶注射可阻断瘤腔内血流,促进瘤腔内血栓形成,减少远端动脉栓塞的风险。覆膜支架腔内隔绝术是利用覆膜支架将载瘤动脉和瘤腔完全隔绝,瘤腔内血栓形成而自行闭塞(图 3-4)。覆膜支架腔内隔绝术是一种微创、安全且高效的外周血管完整性修复方法。

七、手 术 治 疗

外科手术进行止血和(或)血管重建是"标准的"手术治疗方法。开放手术主要是假性动脉瘤瘤体清除和血管修补或重建。血管重建术式选取何种方式治疗应根据瘤体的部位、大小、类型、是否存在感染、动脉壁破口大小等情况而定。

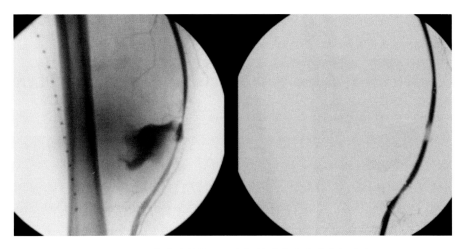

图 3-4　股浅动脉外伤后巨大假性动脉瘤腹膜支架治疗

（一）假性动脉瘤切除、近远端动脉结扎术

适用于非主干动脉、远端血供较好，动脉瘤局部血管破损大无法修补，血管断裂残缺，局部炎症重，坏死组织多，侧支循环较好的患者。

（二）假性动脉瘤切除、动脉修补术

适用于局部血管较完整、炎症轻的病人，是较常采用的方法。

（三）假性动脉瘤切除及自体大隐静脉或人工血管补片修补术

该方法适用于动脉管壁缺损大，修补后可能出现血管狭窄者，如考虑术后感染的高风险，可最好采用自体大隐静脉。

（四）假性动脉瘤切除及自体大隐静脉或人工血管血管旁路搭桥术

治疗巨大假性动脉瘤和远端血供差的动脉瘤的首选方法，对于局部炎症重，术后可能出现切口及移植血管感染的病人可以行采用该手术方法旷置瘤体，可以降低术后的感染率。

（五）感染性假性动脉瘤的处理

毒品注射和医源性损伤导致的感染性假性动脉瘤或假性动脉瘤感染的发病明显增加，发生部位以股动脉最多见。二者相互影响，反复发作，可出现瘤体破裂出血、压迫症状、栓塞等严重的并发症。

感染性假性动脉瘤的处理是临床较棘手的难题。由于大多数患者局部有化脓性感染甚至出血，血管条件差及血管损伤范围较大，对于多数患者，手术是最直接有效的方法。瘤腔彻底清创及自体大隐静脉或人工血管血管解剖外旁路移植术是首选方法，反复毒品注射患者，常有较严重的浅静脉炎，导致血管重建常只能选择人工血管，术中或术后量避免污染人造血管移植物，提高人造血管远期通畅率。

参考文献

1. Ross R. Atherosclerosis-an inflammatory disease. N Eng JMed, 1999, 340（2）：115-126.

2. White VJ. Chapter 103. Takayasu's arteritis Section 15.Lower extremity disease. pp. 15763-1592. In：Cronenwett

JL，Johnston KW，editors. Rutherford's vascular surgery. 7th ed. Philadelphia，PA，USA：Saunders Elsevier，2010.

3. 张培华，蒋米尔. 临床血管外科学. 第 2 版. 北京：科学出版社，2007.

4. 刘泽霖，贺石林，李家增. 血栓性疾病的诊断与治疗. 北京：人民卫生出版社，2000.

5. 王娥娥，孙凡龙，魏文亭，等. 含水蛭的中成药干预颈动脉粥样硬化斑块的 Meta 分析. 现代中西医结合杂志，2015，24(13)：2519-2523.

6. 王之利，杨文明. 颈动脉粥样硬化中医药治疗进展. 中医药临床杂志，2015，27(3)：435-438.

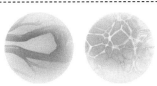

第四章　糖尿病与周围血管疾病

糖尿病是一种全身代谢性疾病,在其发生发展的过程中会出现一系列的并发症,其中血管并发症在临床中最为多见。近年来,发生在肢体的周围血管疾病伴发或并发糖尿病的病人越来越多,所以了解糖尿病与血管疾病的相互关系对临床医师来说显得尤为重要。

第一节　糖尿病并发症

一、概　　述

糖尿病并发症是糖尿病及糖尿病状态而发生的涉及全身的急性或慢性病变,它们都是糖尿病在发生发展过程中,整体病变的组成部分,病变可涉及一个脏器、也可涉及多个脏器、多个系统。

这些并发症与糖尿病的病程长短及控制好坏有关。一般糖尿病病程短,或控制良好者,可不出现并发症,即或病程程度较轻,保持在单纯糖尿病阶段。相反,如果糖尿病病程较长,特别是长期得不到良好控制者,易于合并有多种并发症。

糖尿病的并发症几乎涉及了人体的各个脏器,有人称之为"百病之源"。糖尿病的并发症多由长期的高血糖、高血脂、血液高凝高黏、内分泌失调、高胰岛素血症、动脉硬化以及微血管病变引起。

二、糖尿病并发症

糖尿病可引发多种并发症,包括心、脑、肝、肺、肾、眼、肢体、皮肤、神经等急性或慢性并发症 80 多种。常见的并发症有:糖尿病酮症酸中毒、非酮症性高渗性昏迷、糖尿病乳酸性酸中毒、糖尿病性心脏病、糖尿病性脑血管病变、糖尿病性肢端坏疽、糖尿病性神经病变、糖尿病性肾病、糖尿病性视网膜病变以及糖尿病引起的多种感染。根据并发症在整个糖尿病病变过程中发生的早晚,又将其并发症分为急性并发症和慢性并发症两大类。

（一）急性并发症

糖尿病的急性并发症作为糖尿病急性代谢紊乱认识更为恰当。

由于短时间内胰岛素缺乏、严重感染、降糖药使用不当,血糖过高或过低出现急性代谢紊乱。

包括糖尿病酮症酸中毒、非酮症性高渗性昏迷、糖尿病乳酸性酸中毒、低血糖昏迷。

（二）糖尿病慢性并发症

慢性并发症是患者血糖长期控制不佳的一种日积月累的结果，是造成糖尿病患者日后致残、生活质量下降的主要原因。临床上常见的，并给患者身心造成巨大痛苦的慢性并发症，有以下几种。

1. 糖尿病眼病　糖尿病病程超过 10 年，大部分病人会合并不同程度的视网膜病变。常见的病变有虹膜炎、青光眼、白内障等。

2. 糖尿病肾病　病变可累及肾血管、肾小球、肾小管和间质。常见的肾脏损害是糖尿病性肾小球硬化症，小动脉性肾硬化、肾盂肾炎、肾乳头坏死、尿蛋白等。其中糖尿病性肾小球硬化症是糖尿病特有的肾脏并发症，是糖尿病常见而难治的微血管并发症，为糖尿病的主要死因之一。

3. 糖尿病神经病变　糖尿病神经病变是糖尿病在神经系统发生的多种病变的总称。它涵盖自主中枢神经系统、运动神经系统、周围神经系统等。

其中糖尿病性周围神经病变是糖尿病最常见的合并症。周围神经病变又分为多发神经病变和末梢神经病变。病变可单侧，可双侧，可对称，可不对称。突出表现为双下肢麻木、胀痛、伴有针刺样、烧灼样异常感，很难忍受。有的患者可出现自发性疼痛闪电样痛或刀割样痛。在高血糖状态下，神经细胞、神经纤维易产生病变。

临床表现为四肢自发性疼痛、麻木感、感觉减退。个别患者出现局部肌无力、肌萎缩。自主神经功能紊乱还表现有腹泻、便秘、尿潴留、阳痿等。

4. 糖尿病心、脑、肢体血管病变　糖尿病的大血管病变可以发生在身体的各个部位，其中心血管、脑血管和肢体血管是其主要发生的部位。

糖尿病人常常伴有高血脂、高血压、血管粥样硬化，极易患心脑血管疾病。糖尿病性心脏病通常是指糖尿病人并发或伴发的冠状动脉粥样硬化性心脏病，糖尿病性心肌病，以微血管病变、自主神经功能紊乱所致的心律及心功能失常。

5. 糖尿病足／糖尿病下肢血管病变　糖尿病病人因末梢神经病变，下肢供血不足及细菌感染引起足部疼痛、溃疡、肢端坏疽等病变，统称为糖尿病足。

糖尿病下肢坏疽，是由于糖尿病长期得不到很好控制，发生动脉硬化，出现了下肢大血管和微血管的病理改变。它的发生机制是当糖尿病患者的下肢发生动脉硬化后，血管内皮细胞损伤，血液中的红细胞、血小板聚集功能增强，使血液呈高凝状态，促使血栓形成，引起管腔狭窄以致血管阻塞，造成下肢或中部缺血、缺氧以致坏疽发生。

三、糖尿病慢性并发症临床分类

（一）大血管并发症

1. 冠心病　发生无痛性心肌梗、变异性心绞痛、猝死，糖尿病发病率比非糖尿病人高 4~5 倍，糖尿病性心脏病引发的病死率占非糖尿病病人病死率的 70%~80%，45 岁以下年轻人病死率是非糖尿病人的 10~20 倍。

糖尿病人发生冠心病的机会是非糖尿病病人的 2~3 倍，常见的有心脏扩大、心力衰竭、心律失常、心绞痛、心肌梗死等。

2. 高血压 糖尿病病人高血压的发生率高于非糖尿病病人。糖尿病合并高血压发生率为 30%~50%,肥胖的 2 型糖尿病患者约有 80% 合并高血压,加重糖尿病肾损害,引发肾性高血压。

3. 脑血管病 急性脑血管发生率是非糖尿病病人的 3 倍。包括多发闭塞性血管病变(脑血栓形成)、脑梗死、继发性癫痫、脑软化、脑性痴呆。

4. 大血管动脉硬化症 发生大血管动脉粥样硬化引发下肢发凉,皮肤温度降低,动脉血管搏动减弱或消失,出现皮肤营养不良,合并肢体坏疽等严重并发疾病。

(二)微血管病变

1. 糖尿病性视网膜病变 糖尿病性视网膜病变是影响糖尿病病人生活质量最主要的疾病之一。糖尿病眼底病变发生率是非糖尿病人的 25 倍。视网膜病变分为 6 期,1~3 期为单纯性视网膜病变期,如积极治疗,可以好转。4~6 期为增殖期。此期难以控制,不可逆转,是导致视力减退及失明的主要原因。1 型糖尿病病人得病 5 年,发生率为 5%。病程 10 年增加到 50%~60%,病程 15 年,则 80% 的糖尿病病人有不同程度的视网膜病变。2 型糖尿病病人视网膜病变的发生率大致与 1 型糖尿病病人相同。

2. 糖尿病肾病 糖尿病肾病是威胁糖尿病病人的严重并发症。糖尿病肾病导致肾衰竭,发生尿毒症,也是糖尿病病人死亡的主要原因。

糖尿病肾病分 5 期。1~2 期:一般化验检查不出来。3 期:又称早期肾病,积极治疗,可以恢复。4 期:又称临床肾病期。5 期:又称终末肾病期,可发生尿毒症。1 型糖尿病病人,病程 15 年,有 30%~40% 的患者并发糖尿病肾病。2 型糖尿病人合并并发症发病率 >25%,做肾透析的病人中,糖尿病病人占 60%~80%。

(三)糖尿病性神经病变

糖尿病性神经病变是最常见的并发症,90% 以上糖尿病患者合并有糖尿病性神经病变。主要症状有:

1. 感觉障碍 肢体疼痛、肢体麻木、有蚁走感、灼烧感等。

2. 运动障碍 肌肉萎缩、腱反射减弱或消失等。

3. 自主神经功能障碍 皮肤干燥、少汗、指甲或趾甲营养障碍。

4. 颅神经病变 神经性耳聋、眼球活动障碍等。

5. 自主神经病变 食欲减退、腹泻或便秘、性功能障碍、尿失禁等。

6. 心血管自主神经症状 心跳过速、心肌梗死、下肢过冷等。

7. 精神障碍 焦虑、烦躁、情绪易波动、失眠、记忆功能减退等。

(四)糖尿病足

糖尿病病人因末梢神经病变,下肢血管病变及细菌感染引起足部疼痛、溃疡、肢端坏疽等病变称为糖尿病足。糖尿病足是多种因素引起的严重糖尿病并发症。糖尿病病人足部病变的发生率是非糖尿病人的 17 倍,截肢率是非糖尿病病人的 20~40 倍。

第二节 糖尿病与血管病变

糖尿病周围血管病变是糖尿病常见的并发症之一,可以累及全身各个器官和组织的血管。糖尿病周围血管病变可分为大血管病变和微血管病变。

一、大血管病变

糖尿病大血管病变的主要病理改变是动脉粥样硬化,动脉壁中层钙化,内膜纤维增生,导致管腔狭窄,造成肢体血液循环障碍。

（一）发病机制

1. 脂代谢异常　一般认为,高胆固醇血症、低高密度脂蛋白血症是导致大血管动脉粥样硬化最主要的因素。甘油三酯也是动脉粥样硬化斑块中的主要成分。糖尿病患者脂代谢异常,出现总胆固醇轻度升高、甘油三酯和低密度脂蛋白升高以及高密度脂蛋白下降。

高胰岛素血症可促进甘油三酯的合成,低胰岛素血症促进中性脂肪分解,二者都可以使甘油三酯浓度升高。

低密度脂蛋白的主要作用是将胆固醇从肝内转到肝外,且低密度脂蛋白分子小,易于透过血管内皮细胞间隙进入内膜下,被氧化形成氧化低密度脂蛋白,在多种因素作用下形成动脉壁脂肪条。

高密度脂蛋白可以把血中游离胆固醇转化为胆固醇酯,阻滞游离胆固醇在动脉壁和其他组织聚集,防止动脉硬化的发生和发展。而在糖尿病患者中,高密度脂蛋白减少,甘油三酯和低密度脂蛋白升高,促进了动脉粥样硬化的发生。

2. 血管内皮损伤　动脉壁内皮层是一种自然保护屏障,可防止血液中的大分子物质透过内皮层进入动脉壁内层,对动脉内皮层起到保护作用。内皮损伤,内皮的裂隙增大,则有利于脂蛋白浸润至内皮下层。同时,血小板在损伤部位容易黏附,促进动脉粥样硬化发生和发展。

糖尿病患者存在一氧化氮功能受损、内皮素浓度升高及前列环素降低等内皮损伤因素,因此容易发生动脉粥样硬化。

3. 血小板聚集黏附力增强　糖尿病患者糖蛋白因子增多,而发生高凝状态,促进血小板聚集黏附于损伤的内皮下层。同时还存在血栓素增加、前列环素减少等改变,均可促进血小板聚集或血栓形成。另外,糖尿病患者纤维蛋白溶解活力下降,加速了血栓形成,促进大血管病变。

4. 激素调节异常　胰岛素过多可刺激动脉壁中层平滑肌细胞增殖,加速胆固醇、胆固醇酯和脂肪合成而沉积在动脉管壁,并抑制脂肪及胆固醇酯分解,形成高脂血症和高脂蛋白血症,促进动脉硬化。

在糖尿病控制不佳时,生长激素较普通人升高,生长因子、表皮生长因子、纤维母细胞生长因子、神经生长因子等有类胰岛素生长因子作用,尤其是纤维母细胞生长因子可促进血管内皮细胞有丝分裂,也加速动脉粥样硬化的进程。

5. 高血糖　高血糖能激活内皮细胞蛋白激酶C(PKC),特别是PKCa刺激黏附分子内皮的表达,有利于白细胞黏附及摄入内皮。

糖化血红蛋白的形成,使血红蛋白的载氧能力下降;高血糖还会影响血管的通透性等,多种原因促进动脉粥样硬化的发生。

6. 高血压　高血压通过影响血管内皮与平滑肌细胞内膜通透性而使动脉壁发生改变,表现为内膜表面不平滑,动脉壁通透性增加,循环中红细胞、血小板进入内膜并黏附于该处,平滑肌细胞由中层游移至内膜沉积并增生,内膜变厚,结缔组织增多,管壁增厚变硬,管腔狭窄甚至闭塞。

高血压时血流的涡流增加,可加重血管内膜损伤,使脂质、血小板等易于沉积于血管壁,从而血管壁清除胆固醇、低密度脂蛋白的能力降低,导致动脉粥样硬化的形成。糖尿病患者常合并高血压,因而易发生大血管病变。

7. 其他因素 吸烟、高脂高热量饮食、体力活动减少、肥胖、长期紧张焦虑、遗传等其他因素均可促进或加速动脉粥样硬化的发生与发展。

(二)糖尿病大血管病变与非糖尿病大血管病变的比较

1. 病理改变 大血管病变的主要病理改变是动脉粥样硬化,糖尿病患者和非糖尿病患者的动脉粥样硬化斑块组成基本相同,在病理改变上很难区别。

2. 临床特点 在临床发病特点上有所不同。糖尿病患者较早出现肢端发凉、肌肉萎缩、缺血性疼痛、麻木、足背动脉搏动减弱或消失等表现,病程进展较快,病变程度较重,男女发病情况相似,无明显的性别差异。

3. 累及肢体 糖尿病患者病变常累及双侧下肢,而非糖尿病患者,其病变往往是单侧的。

4. 血管病变 糖尿病患者的病变部位主要是膝以下血管,胫动脉和腓动脉及其分支,而非糖尿病患者常累及近端血管,如股动脉、髂动脉等。在糖尿病多节段血管闭塞的病人中,可见到其近端及远端血管呈弥漫性墙壁样改变,而非糖尿病患者其闭塞血管仅累及血管的某一节段,邻近的血管往往是正常的。

二、微血管病变

微血管指管腔直径 $<100\mu m$ 的血管。由于大多数微血管没有平滑肌细胞,因此,在微血管管壁病变中多数无平滑肌增殖和动脉粥样硬化斑块形成。糖尿病微血管病变的主要特征是微血管壁内皮细胞损伤,基底膜增厚,导致微血管腔狭窄或闭塞。

形态改变及功能异常,造成微循环障碍,组织缺血缺氧,营养物质不易吸收,代谢产物不能清除,局部容易感染而发生局部坏疽。

(一)内皮细胞损伤

糖尿病患者由于持续高血糖或感染所产生的某些物质,使微血管内皮细胞损伤或功能性收缩,破坏了内皮细胞屏障和防栓作用。导致血栓形成,微血管腔阻塞和微循环障碍,使局部组织缺血。

(二)基底膜增厚

1. 糖尿病患者普遍存在毛细血管基底膜增厚。

主要原因有:①高血糖促进山梨醇代谢,细胞内堆积的山梨醇使内皮层损坏,引起通透性增加。使抑制胶原酶的血浆蛋白从细胞间隙漏出,从而使基底膜的代谢分解减慢。②糖化血红蛋白的增加导致缺氧,产生代偿性血管扩张,使血浆蛋白渗出增多,促使基底膜增厚。③葡萄糖和生长激素浓度升高,促进糖蛋白的合成,引起基底膜增厚。④红细胞变形能力下降,毛细血管中的阻力增加产生机械性刺激,使基底膜增厚。

2. 基底膜增厚可使微血管腔部分或全部阻塞,引起组织缺血缺氧。糖尿病患者下肢血管较上肢血管基底膜增厚更明显,所以下肢微血管病变更多、更严重。

(三)管腔狭窄或闭塞

内皮细胞损伤或功能性收缩,基底膜增厚,纤维素性血栓形成等是糖尿病患者微血管管腔狭窄或闭塞的主要原因。

另外,炎症或感染可使微动脉功能性痉挛收缩,使管腔缩小。

微静脉痉挛收缩常引起毛细血管内压增高,口径增宽,血流淤滞,管壁通透性增加,使内皮细胞损伤和微血管功能障碍,加重管腔狭窄或闭塞。

三、糖尿病周围血管病变与糖尿病足

糖尿病患者存在周围血管病变,血管腔变窄,或因为血管堵塞,导致下肢供血不足,或血流中断,患者表现为肢端发凉、怕冷、营养不良、肌肉萎缩、出现间歇性跛行、静息痛等,严重者出现缺血性溃疡,单独存在或与神经病变同时为病。

第三节 糖尿病与动脉硬化

糖尿病与动脉硬化均为现代生活环境中的多发病、常见病。糖尿病病人患动脉硬化会使病情发展得更快,并发症也相应地增加。为了解糖尿病与动脉硬化的相互关系,更好地解决周围血管病中常见的糖尿病血管病变,本章将糖尿病对动脉硬化的影响和其相互作用做一介绍。动脉硬化(AS)与年龄、肥胖、高血压、高脂血症和吸烟等因素有关。在糖尿病患者中其血管(AS)的发病还与以下因素有关。

一、高胰岛素血症

2 型糖尿病患者的外周组织靶细胞对胰岛素的敏感性降低,发生胰岛素抵抗,对胰岛 β 细胞反馈刺激增强,胰岛素分泌增加,形成高胰岛素血症。高胰岛素血症对 AS 的形成有重要作用。

1. 高胰岛素血症使肝脏内脂肪合成酶活性加强,游离脂肪酸(FFA)易转变成 VLDL、IDL-C、LDL-C。肝脏中羟甲基戊二酰辅酶 A 还原酶(HMG-CoA 还原酶)活性加强,TC 合成增多,血清 VLDL、LDL-C、TC 浓度升高。

2. 高胰岛素血症诱导动脉平滑肌细胞(SMC)生长和增殖,并向血管内膜移行,刺激 SMC 和单核—巨噬细胞的 LDL-C 受体活性,使 LDL-C 在血管壁聚积增多。

3. 促进肾小管对钠的重吸收,增强交感神经兴奋性,升高细胞内钙浓度,升高血压。

4. 抑制纤维蛋白溶解,增加血液凝固性。

2 型糖尿病合并高胰岛素血症的患者,其血浆胰岛素原及其裂解产物增高。胰岛素对组织的效应不足,胰岛素抵抗加强。而且,胰岛素原及其裂解产物可直接刺激血小板纤溶酶原活化抑制因子的分泌,使内源性纤溶系统受损,纤维溶解减少,诱发血栓形成。

二、脂质代谢异常

糖尿病患者脂代谢异常,血清 TC、TG、LDL-C 浓度增高,HDL-C 浓度降低,TG、LDL-C 代谢清除率降低。血脂紊乱可引起下述反应。

（一）血 VLDL、LDL-C 水平增高

易被血管壁中单核—巨噬细胞吞噬,形成泡沫细胞。糖尿病较非糖尿病患者增加 3~4 倍。

（二）血 HDL-C 浓度降低

不能有效地抑制 HDL-C 与血管壁弹性成分结合和内皮细胞（EC）、SMC 摄取 LDL-C，以保护 EC 的功能和刺激 EC 合成前列环素（PGF1a）。EC 中的前列环素含量下降，血栓素（TXA_2）相对增多，PGF1a/TXA_2 比例失衡，可直接刺激血小板聚集性增强，促进 AS 形成。

（三）血清脂蛋白(a)

血清脂蛋白(a)的组成与 LDL-C 相似。有人报道用免疫荧光技术可观察到血清脂蛋白(a)特异性定位于动脉粥样硬化的斑块中。

韩萍等新发大血管病者血清脂蛋白(a)非常显著升高。也有人报道 2 型糖尿病患者血清脂蛋白(a)浓度增高与 PAI-1 的增高成正比。因此，认为血清脂蛋白(a)为 2 型糖尿病并发大血管病的独立危险因素。

三、高血糖与蛋白非酶促糖基化

（一）高血糖

单一的高血糖症并不一定是形成 AS 的主要因素。高血糖的程度与 AS 的发生与发展并不相一致。但高血糖能升高血液黏滞度和凝固性，促进血小板膜磷脂释放花生四烯酸，促进其形成 TXA_2 增多。TXA_2 为刺激血小板聚集、收缩血管的物质，血管易痉挛及损伤，促进 AS 形成。

（二）糖基化终末产物（AGEs）

长期持续的高血糖促进蛋白非酶促糖基化修饰作用。有人报道糖尿病并发血管病者血清果糖胺、糖化血红蛋白（HbA1c）显著高于无血管病者。蛋白糖基化修饰形成高级糖基化终末产物（AGEs）。AGEs 能促进 AS 形成。机制为：

1. 正常人血清 LDL-C 与 ApoB 受体特异性结合为 LDL-ApoB，促进 LDL-C 中的 TC 代谢。如 LDL-ApoB 糖基化，ApoB 肽链中的赖氨酸 E 氨基被糖基化，在糖尿病者中可达 2%~5.3%（正常人为 1.3%）。AGEs 与 LDL-ApoB 形成共价交联。ApoB 的受体结合区丧失其正电荷，降低其与 LDL-C 受体结合力。LDL-C 糖基化越重，对 LDL 的清除就越困难。血管 EC 表面有较多的糖基化蛋白受体（RAGE）。糖基化 LDL-ApoB 易被 EC 所摄取，促进血管壁脂质积聚与纤维化，阻止 LDL-C 弥散出内膜和被吞噬细胞吞噬清除。

2. 动脉壁中的主要成分为胶原蛋白，其量达 40%~50%。胶原蛋白和弹性蛋白维持血管壁的抗张力和弹性。胶原蛋白分子间和分子内的赖氨酸、羟赖氨酸残基及其氧化衍生物间的共价交联，维护胶原结构稳定。如赖氨酸和羟赖氨酸的残基被糖基化，胶原结构的稳定性破坏，LDL-C 与糖基化的胶原蛋白共价交联，胶原降解减少，基质增加，血管壁弹性减低，阻力增加，管腔闭塞，AS 形成。

3. 血 AGEs 与血管 EC 的 AGEs 受体结构，诱导其生成内皮素 -I（ET-I），其作用为：①抑制血管 EC 衍生的松弛因子（EDRF）和抗增殖因子。②EC 膜的糖基化，渗透性增加。以上均影响血管的舒缩功能，导致血栓形成，血管收缩。

4. AGEs 与血管壁的单核—巨噬细胞、EC 特异性的 AGE 受体结合，引起细胞因子的生成，如 IGF-1、肿瘤坏死因子（TNF）、白细胞介素 -1（IL-1）均能刺激血管壁 SMC、EC、纤维母细胞的分裂、增殖，使血管壁增厚，管腔狭窄、闭塞。AGE 对外周单核—巨噬细胞具有选择性化学趋化作用，使其游走并在血管壁沉积，血管壁通透性增加。AGE 激活单核—巨噬细胞释放血小板衍生的生长因子(PDGF)的分泌以及 IGF-I,促进 AS 形成。

四、氧自由基对脂质的过氧化修饰作用

1. 正常机体代谢生成的氧自由基,可引起脂质过氧化,形成过氧化脂质(LPO)。糖尿病时山梨醇通路活性加强,NADPH 消耗过多。NADPH 产生抗氧化能力降低,脂质过氧化增强。因此,自由基系统所致脂质过氧化作用也是糖尿病 AS 的原因之一。

2. 糖尿病时血中 LDL-C 升高,LDL-C 核心脂肪酸含有 35%~70% 多价不饱和脂肪酸,极易过氧化。LDL-ApoB 的肽链中赖氨酸残基与 LPO 有特殊的亲和力,易造成 LDL-C 的过氧化损伤。过氧化的 LDL-C(OX-LDL-C)易被血管 SMC 和单核—巨噬细胞吞噬,形成泡沫细胞,LDL-C 在血管壁积聚增加,促进 AS 形成。

五、血液流变学与血小板功能

1. 糖尿病并发血管病时,全血高切黏度、全血低切黏度、血浆黏度、红细胞比容、血沉、血沉方程 K 值、纤维蛋白原水平均增高。血浆因子Ⅷ相关抗原升高,纤维黏连蛋白(Fibronectin,Fn,一种细胞外基质的黏附因子)均增高。血液流变学改变,使血流变慢、组织缺血、缺氧,酸性代谢产物增加,可引起血管壁损伤,便于血小板的黏附和聚集,形成微小血栓。

2. 糖尿病时血小板膜磷脂中所含花生四烯酸高于正常,TXA_2 合成酶活性增强,TXA_2 生成增加,血小板聚集增强,释放 PDGF 增加,刺激血管 SMC 分裂、增殖。血小板膜糖基化修饰,对血小板聚集原的反应性升高,血小板聚集性和黏附性进一步升高,促进 AS 的形成。

参考文献

1. C.Ronald Kahn,Gordon C.Weir,George L.King.Joslin 糖尿病学 . 北京:人民卫生出版社,2007.

2. 许樟荣 . 糖尿病足病的病因及流行病学 . 中国实用内科杂志,2007,27(7):486-153.

3. 杨坚,许樟荣,王志强,等 . 糖尿病与非糖尿病患者外周动脉病变血管造影对比研究 . 中华糖尿病杂志,2004,12(5):324-327.

4. 王椿,余婷婷,王艳,等 . 糖尿病患者下肢动脉病变筛查及危险因素分析 . 中国糖尿病杂志,2007,15(11):643-646.

5. 欧阳墉 . 我国血管狭窄和(或)闭塞性病变介入治疗的发展历程 . 中华放射学杂志,2005,39(9):902-905.

6. 杨博华 . 中西医对糖尿病肢体血管病变的认识和治疗 . 北京中医药大学学报(临床版),2013,20(3):10-12.

7. 李友山,杨博华 . 解毒通脉汤干预闭塞性动脉硬化症及对 ABI、CRP、$TCPO_2$ 的影响 . 世界科学技术 - 中医药现代化,2014,16(4):743-748.

8. 李友山,杨博华 . "蚓黄散"干预糖尿病足溃疡愈合过程中 AGEs 与促愈合因子相关性研究 . 世界科学技术 - 中医药现代化,2015,17(2):350-354.

第五章 周围血管疾病的常见症状和体征

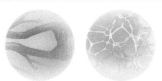

近年来,随着科学技术发展,血管外科许多先进的检测仪器相继问世。但是,提供任何检查的基本信息均来源于患者的临床表现。因此,外科医师必须熟悉周围血管病的症状和体征,能够在做出初步判断的基础上,有目的地选择有关的检测方法,以进一步明确诊断。

第一节 一般情况

详细询问病史对周围血管疾病的诊断和鉴别诊断极为重要。在询问病史时,应启发引导病人诉说,对可疑点应仔细追问,要做到既真实又全面,除一般临床资料收集外,据临床经验,应着重注意了解以下几方面。

一、性别

(一)性别差异明显的疾病

周围血管疾病与性别的关系极为密切,有男性多发的血栓闭塞性脉管炎,本病绝大多数患者为男性,女性很罕见。这种在发病学上几乎完全侵犯男性的特殊性,在临床上应该特别重视。也有以女性多发的肢端动脉痉挛病(雷诺病)、大动脉炎、网状青斑和肢端发绀症等疾病。

(二)性别差异不显著的疾病

动脉硬化闭塞症男女发病的比例相当,有报道称男性略多于女性。下肢静脉曲张的男女发病率相似,也有资料显示下肢静脉曲张的发病率女性略多于男性。

二、年龄

(一)年龄差异明显

血栓闭塞性脉管炎的发病年龄大多数为20~40岁青壮年,动脉硬化闭塞的发病年龄多在40岁以上。雷诺病多见于40岁前的妇女,大动脉炎多见于20~30岁的女性。

(二)随年龄增长发病率增加的疾病

下肢静脉曲张的发病率随年龄的增高其发病率也明显增加,至50~60岁时发病率最高。

而动脉硬化闭塞症的病人其发病率随年龄增长而上升更加明显,糖尿病血管病变也有类似表现。

三、病　史

仔细了解患者病史对疾病的诊断十分重要。如闭塞性动脉粥样硬化常有高血压病史、冠心病史,或偏瘫病史。急性动脉栓塞性坏疽常有严重心脏病史,如风湿性心脏病二尖瓣狭窄、心房纤颤等。

糖尿病血管病变要询问糖尿病史及其相关合并症。有手术、外伤和妇女分娩后长期卧床情况的病人,一旦发生下肢疼痛和肿胀,应考虑有下肢深静脉血栓形成的可能。有腰扭伤史,而发生腰痛和下肢麻木疼痛者,应考虑腰椎间盘脱出。

四、发 病 情 况

包括发病诱因、起病的缓急、症状出现的先后以及与寒冷的关系等。

血栓闭塞性脉管炎病人绝大多数有长期严重吸烟嗜好,同时大多数在寒冷季节发病。如突然发生整个下肢剧烈疼痛,应考虑急性动脉栓塞或坐骨神经痛。在手术后、分娩后及长期卧床后出现的下肢肿胀,应考虑下肢深静脉血栓形成。如四肢均有麻凉感觉,全身大关节呈游走性疼痛,与气候变化(阴雨)有密切关系,血管搏动良好者应考虑风湿症或骨关节病变。

第二节　疼　痛

肢体疼痛是周围血管疾病常见症状,也是促使病人看病的主要原因。由周围血管疾病所造成的疼痛,主要有供血不足,如急性动脉栓塞、慢性动脉闭塞等;回流障碍,如急性静脉阻塞、慢性静脉功能不全和淋巴水肿等;循环异常,如动静脉瘘等原因所造成。

一、间歇性疼痛

临床上常见的间歇性疼痛有以下四种情况。

（一）运动性疼痛

是指伴随运动所出现的不适症状,包括供血不足部位所出现的怠倦、钝痛、紧张或压迫感、痉挛性疼痛或锐痛,或者在患部出现明显的麻木感,上肢及下肢均可发生,而下肢的异常表现容易被人重视。

（二）间歇性跛行

1. 间歇性跛行分类　下肢间歇性跛行可分为足、小腿、臀—股间歇性跛行。

小腿的间歇性跛行症状最典型,病人在以一定速度行走一定距离后,即在腓肠肌部位出现酸胀感及痉挛性疼痛,迫使病人停步,休息1~5分钟后症状缓解或消失。从开始行走到出现疼痛的时间称为跛行时间,从开始行走到出现疼痛的距离称为跛行距离。跛行时间和跛行距离与动脉血流减少的程度呈正相关,临床上可将其作为一种观察疗效的客观指标。

臀—股间歇性跛行一般表现为行走一段距离后,臀或股部感到极度疲乏、酸胀和软弱,多不表现为严重的痉挛性疼痛。足间歇性跛行常和小腿间歇性跛行同时存在,表现为足部酸痛、抽搐或痉挛,伴有麻木感觉等。根据这三类间歇性跛行的表现,临床上可大致判断血管闭塞的位置,并以跛行距离、时间的长短初步了解循环受阻的程度。

2. 间歇性跛行是慢性动脉功能不全的一种典型表现,也是周围动脉器质性病变早期出现的一个症状。其产生机制,一般认为是由于肌肉运动时释放出一种化学物质(P因子),由于动脉血流量不足,不能冲走而致该物质积聚,激惹局部神经感受器,引起疼痛。亦有人认为是由于动脉阻塞后远端血液减少,血压降低,在肢体运动时,肌肉收缩的力量超过了肌肉内已降低的动脉压,使局部血流显著减少或停止而产生疼痛。

3. 出现间歇性跛行的动脉闭塞性疾病,常见的如血栓闭塞性脉管炎、动脉硬化性闭塞症和大动脉炎性狭窄等,较少见的有动脉创伤、受压,动脉栓塞和动静脉瘘等。由于各病的发病机制不同,在症状的部位和程度上亦各有差异。

4. 血栓闭塞性脉管炎开始多为单侧下肢,以后渐次累及其他肢体,间歇性跛行疼痛主要在足踝部和小腿。疾病初期,疼痛即发生在双下肢或发生在大腿部位的一般不考虑血栓闭塞性脉管炎。动脉硬化性闭塞症开始疼痛较轻,症状位置较高,可四肢均有酸胀、麻木、疼痛等。足间歇性跛行多在病变进展至后期才出现,常伴有缺血性静息痛。大动脉炎发生于腹主动脉、髂动脉引起狭窄或闭塞时,常表现为双下肢乏力、酸胀、发凉怕冷、行走和劳累后加重等。急性动脉栓塞大多数开始即出现骤袭性锐痛,少数病人开始为麻木,疼痛性质为间歇性跛行、疼痛,但很快即演变为静息痛。

5. 疾病鉴别　在分析间歇性跛行症状时应注意,有许多情况都可以发生类似动脉闭塞性病变所引起的间歇性跛行。①如髋或膝关节炎症时可表现为下肢酸胀、软弱、疼痛,而且也发作于活动后,休息一段时间后亦缓解。②神经源性间歇性跛行(又称马尾间歇性跛行)系由于腰椎异常、腰椎髓核压迫马尾有关神经根,或因椎管内有异常肥大的骨赘或先天性狭窄,就可能在活动时出现跛行。与主动脉、髂动脉功能不全所引起的真性间歇性跛行相比,不同点在于麻木、针刺感、疼痛或运动不协调等。多表现于下肢前外侧,很少位于大组肌肉群。长期站立、卧床或站立时伸直背部亦能诱发同样疼痛,休息20~30分钟后症状才消失,且下肢血循环不受影响。③静脉性间歇性跛行为下肢静脉功能不全症状表现,也在运动后出现疼痛、酸胀,但以胀感为主,站立时更明显,且伴有肢体肿胀、浅静脉曲张、足靴区郁积性皮炎等症。

二、体位性疼痛

是指肢体位置变化时,可以激发或缓解的疼痛。

1. 动脉闭塞性病变可以因为抬高患肢而产生或加重疼痛,这是由于肢体抬高时,动脉血液供应相对减少,加重局部缺血程度;若肢体处于下垂位置,则可因增加动脉血液供应而暂时缓解疼痛。

2. 静脉阻塞性疾病抬举肢体可促进静脉回流,减轻局部充血和静脉瘀血,因而可缓解疼痛;下垂位则因静脉回流减慢加重局部充血,激发或加重静脉性疼痛。

三、温差性疼痛

是指因温度改变而激发的肢体疼痛,复温后又能缓解。

1. 雷诺病及综合征者,手或足暴露于寒冷环境或浸于冷水中能引起动脉痉挛性疼痛,复温或泡于温水中,则又因血管舒张而缓解疼痛。

2. 红斑性肢痛症,常在受热时产生患肢潮红及烧灼样疼痛,局部冷敷后可使症状缓解。

3. 动脉闭塞性病变早期者,往往喜暖但恶热,这是因为微热能舒张血管,增加血液供应而减轻疼痛,过热会促进组织代谢超过血管舒张所增加的血液循环,从而加重局部缺血,使疼痛加重。

四、特发性疼痛

特发性疼痛多位于小腿和足部,好发于夜晚,程度剧烈,持续时间数分钟至 20 分钟,按摩局部肌肉或起床行走后可缓解。起病原因多为静脉病变,如静脉曲张、深静脉血栓形成后综合征。非血管疾病,有甲状旁腺功能减退伴血钙过低、妊娠时血磷过高、呕吐腹泻及过度出汗所致血氯过低等,均可引起特发性疼痛。

五、持续性疼痛(静息痛)

是指肢体在静止状态下产生的疼痛,疼痛持续存在,尤以夜间为甚。持续性疼痛的发生常提示病变及缺血的程度均已加重,已接近失去代偿的程度。

(一) 动脉性静息痛

1. 缺血性神经炎　动脉急性或慢性闭塞都可以因为供血障碍引起缺血性神经炎而使肢体持续性疼痛。缺血性神经炎的临床特点为典型的神经刺激征象:疼痛表现为持续性钝痛伴有间歇性剧烈刺痛,可向肢体远端放射,并有麻木、厥冷或烧灼、蚁行、针刺等感觉异常。症状多夜晚加重,病人常抱膝而坐借以缓解疼痛。

产生疼痛的病理基础,是由于周围神经缺氧致神经发生退行性变、神经纤维化,甚至神经纤维与细胞体分离变性。该病变与缺血程度成正比。

急性动脉栓塞,疼痛骤起而剧烈,受累肢体伴有动脉功能严重不全表现,如厥冷、患肢明显变温、皮肤苍白、出现小岛状紫斑。慢性动脉闭塞性病变,缺血至一定程度,即可发生缺血性神经炎,其疼痛出现缓慢,由轻逐渐加重,可伴肢冷、动脉搏动减弱或消失等动脉功能不全症状。

2. 营养障碍性静息痛　当肢体因缺血引起营养障碍性溃疡或坏疽时常伴有局部持续性剧烈的疼痛,坏疽前期也可产生这样的疼痛。其特点为疼痛剧烈、持续,有时也有短暂的间歇期,数分钟后再发,影响睡眠,肢体下垂时可略减轻疼痛。

(二) 静脉性静息痛

1. 疼痛程度较动脉性为轻,不致影响病人的睡眠和休息。静脉的瘀血、炎症和溃疡均可引起静脉性静息痛。静脉阻塞时,远端血液回流障碍,肢体可发生重垂感、酸胀、紧张和胀痛,有的甚至产生灼痛。其特点是伴有静脉回流障碍的其他表现,如肢体肿胀、浅静脉曲张等,而且这些症状可因平卧休息或抬高患肢而缓解。

2. 静脉血栓形成时,白血栓引起的炎症反应可以影响感觉神经,产生持续性静息痛。除了在血栓形成的体表部位有压痛外,尚有静脉血栓形成的其他表现。如深静脉血栓形成时,表现为患肢疼痛,栓塞部位明显压痛,伴肿胀、发热、浅静脉扩张等。血栓性浅静脉炎,表现为沿受侵静脉走向,可扪及压痛的条索,出现红斑、体表温度升高。

3. 静脉性溃疡也可产生持续性静息痛,原因可能是炎症激惹周围神经感觉纤维。特点为:有重垂感、烧灼感,持续性痛或酸痛,程度不剧,抬高患肢及清洁创面后能缓解疼痛。据此可与动脉性溃疡相区别。

六、肢体疼痛的性质和程度

（一）轻—中度疼痛

间歇性跛行疼痛属一般性疼痛，以胀痛、麻痛或痉挛性疼痛为主，伴有下肢疲累感和紧胀感。

（二）重度疼痛

静止痛很剧烈，属严重疼痛的范畴。趾（指）和足部固定性持续性剧烈疼痛常是发生溃烂的先兆。肢体溃烂后，由于炎症和坏死组织的刺激，疼痛更加剧烈而难以忍受，患者常抱足而坐，不能安睡。

（三）缺血性神经炎疼痛

肢体出现触电样、针刺样放射性疼痛，或伴有发痒、蚁走感、麻木等感觉异常，但早已存在肢体严重缺血引起的营养障碍改变。

（四）疾病特点

1. 闭塞性动脉粥样硬化的肢体疼痛程度一般较轻，可以忍受，发生肢体溃烂后静息痛也多不显著。

2. 大动脉炎发生腹主动脉、髂动脉的狭窄或阻塞时，仅可出现轻微的间歇性跛行疼痛，而通常不痛，主要是下肢酸软无力、麻胀、发凉、怕冷，劳动后症状加重，并伴有上肢无脉、低热和游走性关节痛等。

3. 间歇性发作、两手指轻微麻痛或针刺痛则是雷诺病的特点。

4. 末梢神经炎可在手指、足趾末端出现持续性又有阵发性针刺样疼痛，同时伴有感觉、痛觉迟钝或消失，但无肢体缺血表现。

第三节　皮肤颜色与温度

皮肤温度与颜色的变化反映了皮肤的血流情况，尤其是微循环的改变与其密切相关。

一、皮　肤　颜　色

（一）概述

1. 分类　正常皮肤颜色是淡红色的，当发生疾病与病理改变时皮肤的颜色会发生变化。在临床中常见的皮肤颜色改变有苍白、潮红、发绀三种。

2. 机制　皮肤颜色不仅表示皮肤循环状态，还反映肢体的末梢循环情况。影响皮色的因素，主要是皮肤血管的血流速度和血液氧含量。血液的流速，主要取决于动脉和小动脉的循环情况；血液氧含量决定于还原血红蛋白与氧合血红蛋白的比值。

（二）皮肤颜色类型

1. 皮肤苍白　苍白是因肢体动脉痉挛或近端血管狭窄、闭塞，使肢体远端动脉供血不足，皮肤血流量减少而使皮肤呈苍白色的一种病理改变。

临床常见的疾病有因动脉痉挛因素造成皮肤苍白的雷诺病或雷诺症。因动脉狭窄、闭塞引起肢体远端缺血的肢体慢性动脉闭塞性疾病。

2. 皮肤潮红　皮肤潮红是由于局部组织充血,小血管及毛细血管扩张,微循环血流增加,血液中含氧量增高所致。

临床常见疾病有因小动脉扩张而引发的红斑肢痛症和各种炎性血管疾病的皮肤颜色变化。

3. 发绀　由于动脉血管的狭窄或闭塞,使远端肢体的供血严重不足,动脉管腔内的血液瘀滞,造成血氧含量减少而出现发绀。

常见疾病有血管持续痉挛造成的手足发绀症、有局部瘀血为主的网状青斑症,还有最多见的肢体动脉慢性闭塞性疾病。还有因全身性疾病如先天性心脏病、心衰、严重贫血等引起的发绀。

二、皮 肤 温 度

肢体的温度改变可通过皮温测定反映出来。如对称部位相差2℃,或局部皮温发生显著改变,则具有一定的临床意义。皮肤温度的变化主要取决于肢体的血流量,多者潮热,少者寒冷。

（一）皮肤温度低

1. 动脉闭塞性病变,程度越重,距离闭塞平面越远,寒冷愈明显,并常有穿不暖的感觉。

2. 雷诺病因小动脉痉挛致趾（指）寒冷。

（二）皮温增高

1. 静脉瘀滞性病变多有皮温升高、潮热感。

2. 动静脉瘘由于动脉血液分流,局部血流量增多,而皮温升高。

3. 红斑性肢痛症由于足部血管过于舒张引起烧灼感。

（三）注意事项

1. 非血管病亦可影响肢体温度,如甲状腺功能亢进时皮肤潮热,甲状腺功能低下时则肤温较低。

2. 测皮温可通过指背做对称比较,或用水银皮肤温度计、热电偶电流计、电子温度计等。有条件者,可选用红外线热像仪。

三、色 素 沉 着

色素沉着也可以归纳为皮肤颜色改变的范畴,但这种改变是持续的,不会随着温度的改变而变化。

临床中常见的色素沉着是由于静脉慢性瘀血而造成的。因肢体静脉持续高压,血液中的有形成分渗出至血管外,尤其是红细胞的渗出,造成了皮下血红蛋白的沉积而出现皮肤颜色的改变,这种改变临床中称为色素沉着。

临床中造成色素沉着的疾病有下肢静脉瓣膜功能不全、静脉血栓形成后综合征、下肢静脉曲张等。

第四节　肢体肿胀与萎缩

肢体的增粗或萎缩均属于肢体形态改变的范畴,还有肢体的增长、局限性隆起等。肢体形态的改变也是周围血管疾病的常见症状。

一、肿　　胀

肢体肿胀多发生于下肢,是因组织液外渗于组织间隙所造成。

（一）静脉性肿胀

1. 特点　一般为凹陷性水肿,按之较软,愈向远侧愈明显,多伴色素沉着、皮下组织炎症和纤维化、"足靴区"溃疡等。肿胀常在较长时间站立后发生或加重,平卧或经过一夜睡眠后减轻。静脉性肿胀一般不延及足部(图5-1)。

2. 发病机制　发病机制为下肢静脉病变导致静脉压力升高,静脉血回流障碍,液体成分渗出,积聚于组织内和组织间隙。

3. 常见疾病　引起静脉瘀滞性肿胀的常见疾病为深静脉血栓形成、下肢深静脉瓣膜功能不全、下肢静脉曲张、髂静脉受压和下腔静脉阻塞综合征、布—加综合征等。

（二）淋巴性肿胀

1. 特点　淋巴性肿胀为非凹陷性水肿,按之硬韧,肿胀分布广泛,远侧明显,多自足趾开始逐渐向近侧蔓延,皮肤和皮下组织增生变厚。后期形成典型的象皮肿,皮肤增厚、粘连,呈苔藓状改变、疣状物增生。淋巴水肿和心脏病引起的下肢肿胀,则包括足部在内也发生明显的肿胀(图5-2)。

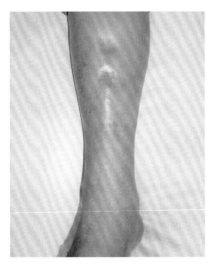
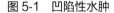
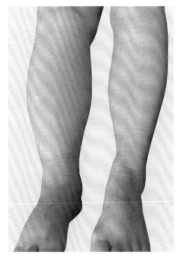

图 5-1　凹陷性水肿　　　　　图 5-2　淋巴水肿

2. 发病机制　淋巴肿形成主要是淋巴管发育不全,或淋巴系统受到炎症、癌肿、放射及手术等因素的侵袭,造成阻塞,富于蛋白质的淋巴液积聚在组织间隙,形成肿胀。久之,皮内和皮下的纤维结缔组织增生,形成肢体永久性肿大。

3. 常见疾病　临床上常见的淋巴肿有先天性淋巴肿,恶性肿瘤阻塞性淋巴肿,手术后、放疗后淋巴肿,反复发作的下肢丹毒和丝虫病性淋巴肿。有时深静脉血栓形成,损及淋巴管,也会在静脉性水肿同时伴有淋巴性水肿。

4. 静脉性水肿与淋巴性水肿的鉴别　静脉性水肿与淋巴性水肿鉴别要点见表5-1。

表 5-1　静脉性和淋巴性水肿的鉴别

	静脉性水肿	淋巴性水肿
质地	较软,按有凹陷,不随手而起	硬韧,早期可按有凹陷,随手而起
分布	在受累主干静脉血管形成部位以下	广泛,亦有局部
肤色	青紫或苍白	无明显改变
肤温	较健侧升高	正常
疼痛	胀痛	无
后期改变	皮肤光薄,色素沉着,慢性溃疡	皮肤增厚,粗糙,苔藓样改变
浅静脉	可有怒张、迂曲	无
抬高患肢	明显改善	早期可有改善,晚期无

（三）其他肿胀

在周围血管疾病中,临床中除了常见的静脉性水肿和淋巴性水肿外,还有一些其他类型的水肿和肿胀。

1. 动静脉瘘　动静脉瘘可因动静脉之间异常通道、动脉血分流至静脉导致静脉内高压而引起肿胀,初期范围仅局限于患处,晚期可累及整个肢体。

2. 动脉疾病　周围动脉闭塞病变本身不引起肿胀,但晚期病人由于疼痛明显,病人经常长时间抱膝而坐,不能平卧而影响静脉回流,可造成下肢水肿的发生。

3. 其他　在临床中,一些非血管疾病也常常引起肢体的水肿和肿胀,常常需要与血管疾病的肿胀相鉴别。如心力衰竭、肾功能不全、低蛋白血症、肝硬化、肿瘤压迫下腔静脉等,也可造成肢体的肿胀。

二、萎　　缩

（一）病因

周围血管疾病造成的肢体萎缩表现为肢体或趾（指）变细、瘦小、萎缩,主要是由于局部动脉血液长期供应不足,肢体缺乏必要的营养,还有由于疾病的原因造成肢体疼痛,因疼痛使病人减少了活动、甚至不活动,也是造成患肢萎缩的重要原因。

（二）常见疾病

肢体慢性缺血性疾病:慢性缺血性疾病的后期,患肢都有不同程度的萎缩。萎缩是慢性动脉功能不全的重要体征,主要表现为肢体或趾（指）瘦细、肌肉紧张度下降、皮肤光薄、汗毛脱落等。

三、其　　他

另外,肢体形态改变还有先天性动静脉瘘引起的肢体增长,动脉瘤、结节性动脉炎、串状静脉曲张、血管瘤、游走性血栓性浅静脉炎等引起的局限性隆起等。

第五节　感　觉　障　碍

感觉障碍是人体对外界感觉程度的异常,例如麻木、疼痛、寒冷、潮湿等。都是我们人体对周围环境的感受或感觉。周围血管疾病所发生的感觉异常有疼痛、潮热、寒冷、怠倦感、麻木、针刺感或蚁行感等。

一、怠　倦

（一）概念

周围血管专业所指的怠倦是在行走或活动后不久，小腿出现的疲劳、沉重、倦怠感。休息后减轻或缓解。此症状是容易被医务人员和病人忽视的早期血管疾病症状。

（二）动脉疾病

间歇性跛行：按一般速度行走一段距离后，即感小腿怠倦，休息1~5分钟即消失者，提示早期下肢动脉供血不足。

（三）静脉疾病

静脉病变时，于站立稍久后出现怠倦，平卧或抬高患肢后消失。其他病变如跟腱缩短、扁平足等也可在站立稍久后或行走后出现倦怠，特点是活动后加重，休息后减轻。

二、麻木、针刺或蚁行感

（一）病因

皮肤的感觉功能减弱的常见表现是麻木，减弱的程度越明显则麻木的症状越典型。病人肢体皮肤的痛、温觉均明显降低。

针刺感、灼热感、蚁行感均为感觉功能亢进所致。是神经病变早期受损的典型表现。进一步受损伤则为麻木。

（二）疾病

1. 糖尿病神经病变　由于末梢神经受损，糖尿病神经病变时患肢足部有明显的感觉功能减弱，早期表现为针刺感、灼热感、蚁行感，病久后则出现麻木等。

2. 周围血管疾病　当周围血管疾病病变影响到神经干时，则可以出现神经受损症状。神经受到病变刺激呈激惹现象时表现为针刺感、蚁行感，神经进一步受损则出现麻木感觉。

3. 小动脉栓塞　小动脉栓塞时麻木可以成为早期症状。雷诺病时，麻木可与疼痛同时出现。胸廓出口压迫综合征时，往往伴有上肢针刺或麻木感。

4. 静脉病变　静脉病变也可出现针刺、蚁行、痒疹等感觉变化。慢性静脉瓣膜功能不全而肿胀存在较久，特别是已发生营养性变化者，皮肤感觉往往减退。

三、足底异物感

在临床中常常听到病人这样的主诉，述说足底有增厚的感觉、足底踩棉花的感觉，这也是感觉功能受损的重要表现。

足底异物感是足底神经病变的主要特征，周围血管疾病中最常见的是糖尿病下肢血管病变及糖尿病足。在疾病后期均可出现足底异物感和足部的功能受损表现。

其他如脑血管疾病、脊髓压迫性疾病等也可出现足底异物感。

第六节　溃疡与坏疽

周围血管疾病的后期无论是动脉疾病还是静脉疾病,均可出现肢体远端的破溃或坏疽,严重地影响了病人的生活质量并造成了很大的痛苦。溃疡或坏疽处理不当还会造成不可避免的截肢。

一、溃　疡

与血管疾病相关的发生在肢体的溃疡有三种类型,分别是缺血性溃疡、淤血性溃疡和神经性溃疡。

（一）缺血性溃疡

1. 病因　由于动脉狭窄或闭塞,使肢体远端的血流减少,影响了皮肤血液循环,以致皮肤组织缺血、缺氧代谢障碍而皮肤坏死、破溃,形成溃疡。

2. 特点　溃疡好发肢体远侧趾（指）和足跟,几乎都有剧烈的疼痛。溃疡边缘开始不规则,后来呈锯齿状,底部常有不健康的灰白色肉芽组织覆盖,周围组织呈慢性缺血改变（图5-3）。

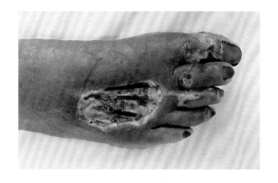

图 5-3　缺血性溃疡

3. 常见疾病　①下肢动脉慢性闭塞性疾病:如血栓闭塞性脉管炎、糖尿病血管病变伴溃疡、动脉硬化闭塞症等。②急性缺血性疾病:如急性动脉栓塞、术后栓子脱落等。③功能性血管疾病:如雷诺病、雷诺现象等。

（二）淤血性溃疡

1. 病因　多由静脉病变引起,也称之为静脉性溃疡。由于静脉血液回流障碍或者静脉血液的反流导致下肢静脉高压,远端静脉长期血液瘀滞,造成局部组织含氧量降低,组织代谢障碍,出现皮肤破溃,形成溃疡。

2. 特点　好发于内踝或外踝上方,面积较大,溃疡浅而不规则,底部常有湿润的肉芽组织覆盖,易出血,渗出较多,周围组织呈郁积性皮炎改变。常常伴有不同程度的水肿（图5-4）。

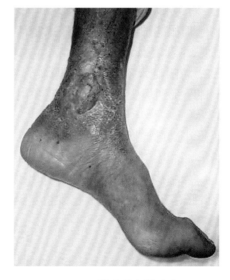

图 5-4　静脉淤血性溃疡

3. 常见疾病　①静脉反流性疾病:如下肢静脉曲张、下肢静脉瓣膜功能不全等。②静脉回流障碍性疾病:如下肢深静脉血栓形成、髂静脉压迫综合征、布—加综合征等。

（三）神经性溃疡

1. 病因　各种疾病造成的肢体或末梢神经损伤均可出现末梢神经功能障碍。由于神经病变使得神经调节皮肤收缩功能减弱,正常的皮肤保护功能消失。轻微的外来伤害即可造成皮肤的损伤,以至于出现皮肤的破溃,形成慢性溃疡,也称之为神经性溃疡。

2. 特点　神经性溃疡多发生在受压迫部位或胼胝处,如第1和第5趾跖关节跖面或是足跟胼胝后缘。溃疡无痛感,深而易出血,溃疡表面肉芽组织不新鲜,分泌物较少。周围常有慢性炎症反应和胼胝增厚(图5-5)。

3. 常见疾病　①在周围血管疾病中最常见的是糖尿病足和糖尿病神经病变。②各种原因造成的肢体神经损伤均可发生足部的溃疡。

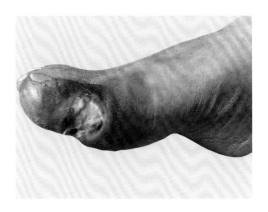

图 5-5　神经性溃疡

二、坏　疽

周围血管疾病的后期均可出现溃疡或坏疽。坏疽有的是在溃疡的基础上形成的,有的是单独发生。血管疾病发生的坏疽可分为干性坏疽和湿性坏疽两种类型。

(一) 干性坏疽

1. 病因　由于肢体严重缺血,肢体远端血供障碍,先出现局部的点状坏死,逐渐扩大蔓延至趾(指),或连成一片坏死区,形成坏疽病灶。由于血液循环供应局部的营养严重不足,不能维持组织的代谢需要,以致发生不可逆变化。如没有继发感染,坏疽区因液体蒸发和吸收,形如干枯的树枝,故称为"干性坏疽"(图5-6)。

2. 特点　①坏疽几乎都以剧烈的持续性疼痛开始,受累区皮色发绀,指压时无改变。很少或无臭味。浅层组织干涸而发脆,逐渐累及深层结构,在失活和存活组织之间有明确的分界线。②肢体主干动脉发生急性阻塞时,可在阻塞的远侧形成大片坏疽,一般上肢发生于肘关

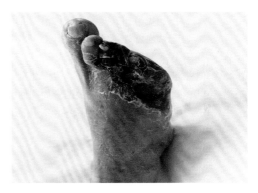

图 5-6　干性坏疽

节以下,下肢发生于膝关节以下。③慢性闭塞性动脉病中,坏疽多始于远端,以后向近侧进行性扩展。④一般血栓闭塞性脉管炎晚期坏疽范围较局限,一般不超过踝部,且多为干性坏疽。⑤动脉硬化性闭塞症后期坏疽可迅速发展,范围广泛,甚至形成高位坏疽。

3. 常见疾病　①动脉闭塞性疾病:干性坏疽最多见于动脉闭塞性疾病,如血栓闭塞性脉管炎、动脉硬化闭塞症、急性动脉栓塞等。②功能性疾病:动脉痉挛性疾病如雷诺病和雷诺现象,在疾病的后期远端小动脉闭塞后可以发生指(趾)端干性坏疽。③免疫性血管炎:免疫性血管炎的后期由于小血管的严重闭塞,也可以发生指(趾)端的干性坏疽。

(二) 湿性坏疽

1. 病因　当肢体出现坏疽后继发感染或有静脉回流障碍的情况下,局部组织渗液增加,为湿性坏疽(图5-7)。

2. 特点 ①湿性坏疽既有干枯坏死的部分,也有创面渗出的部分。其创面有较多的脓性分泌物和腐肉,疼痛明显。坏死组织急性期创面与正常组织分界不清,病情稳定后可出现正常组织与坏死组织间的分界线。②静脉回流障碍并发感染则形成"湿性坏疽",坏疽组织受细菌作用而崩解、化脓、有恶臭,边缘组织有炎性反应。

3. 常见疾病 ①动脉疾病:最常见的是糖尿病足坏疽,因糖尿病病人容易发生感染,其坏疽常常呈湿性。其他动脉闭塞性疾病发生坏疽

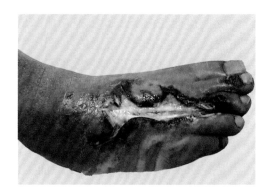

图 5-7 湿性坏疽

后如果有了继发感染或静脉回流不畅同样也可以出现湿性坏疽。②静脉疾病:静脉疾病的后期常常合并难以愈合的溃疡。在溃疡的基础上有时可形成坏疽。由于静脉的回流障碍,所以坏疽常常是湿性的。

参考文献

1. 何立纲,周涛.缺血性肢体疼痛与镇痛.北京:人民军医出版社,2001.
2. 陈淑长.实用中医周围血管病学.北京:人民卫生出版社,2005.
3. 李仕明.糖尿病足与相关并发症的诊治.北京:人民卫生出版社,2002.
4. 汪忠镐.汪忠镐血管外科学.杭州:浙江科学技术出版社,2010.
5. 张十一,辛绍伟.新编实用血管外科学.天津:天津科学技术出版社,2010.
6. 蒋米尔,张培华.血管外科学.第3版.北京:科学出版社,2011.
7. 尚俊德,王嘉桔,张柏根.中西医结合周围血管疾病学.北京:人民卫生出版社,2004.
8. 李曰庆.中医外科学.北京:中国中医药出版社,2007.

第六章 周围血管疾病的临床检查

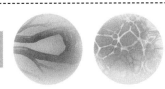

第一节　一般专科检查

本章所论述的是在临床工作中常用的专科检查内容。专科检查在周围血管疾病的诊断和鉴别诊断中有着重要的价值,也是临床医生首先应该掌握的内容之一。尽管现在先进的检查仪器不断出现,但每个医师都不应忽略对患者专科情况的常规检查,以随时发现细小变化及易被忽略的部位。

一、皮　肤　检　查

（一）皮肤颜色

根据临床中观察到的皮肤颜色变化,可以初步判断疾病的性质,进行相应的检查以帮助诊断。

1. 皮肤的颜色可以反映出肢体动脉或静脉的病变。
2. 肢端皮色呈苍白色、潮红色、青紫色为动脉阻塞的表现。
3. 皮色黯红或皮肤色素沉着(褐色斑)常见于静脉性疾病。
4. 皮肤充血发红,可能是由于动脉扩张所致。
5. 皮肤呈苍白—青紫—潮红三色变化则为动脉痉挛所致。

（二）皮肤温度

皮肤温度的触摸要临床肢体进行对比,医生要用自己的手背来触摸和感觉。通过触摸皮肤的温度可以鉴别某些疾病。

病人述说肢体发凉,通过触摸也感觉到皮肤温度降低,通常为血管病变。

病人述说肢体发凉,通过触摸皮肤温度正常,通常为神经病变。

二、肢体的营养状况

动脉慢性阻塞时,远端肢体出现营养障碍表现:皮肤干燥、光薄,弹性差,干裂。后期可出现肌肉萎缩,趾(指)变细。趾甲肥厚,变形,生长慢或不生长,汗毛脱落。

肢体肥大增粗见于先天性血管畸形。

三、肿 块

肿块主要包括搏动性和非搏动性肿块。

（一）搏动性肿块

通常为动脉瘤和假性动脉瘤的主要表现,压迫肿块的近端动脉,肿块可变小,搏动明显减弱甚至消失,肿块活动度较差,在搏动性肿块上听诊可闻及血流杂音。

（二）非搏动性肿块

最常见于血管瘤,这种肿块往往触之质软,体位试验阳性,边界不甚清楚,经肿块穿刺可抽出血液。颈动脉分叉部位生长缓慢的肿块,可左右移动,但上下不能移动,压迫颈总动脉肿块缩小不明显者,应考虑颈动脉体瘤的可能。

四、肢 体 肿 胀

（一）凹陷性水肿

1. 单侧下肢突发广泛性粗肿,伴有胀痛,皮肤黯红多为髂股静脉血栓形成。

2. 小腿突发粗肿、胀痛、浅静脉扩张,则为腘静脉或小腿深静脉血栓形成。

3. 双下肢广泛性粗肿、胀痛,多考虑下腔静脉血栓形成或其他全身性疾病。

4. 上肢粗肿、胀痛,则为上肢深静脉血栓形成。

（二）淋巴水肿

典型的淋巴水肿呈非凹陷性,但有时也会出现轻微的凹陷性,要注意鉴别。下肢的淋巴水肿常常有足背的肿胀,静脉性水肿一般不会涉及足背。淋巴水肿可以发生在一侧肢体,也可以双侧同时出现。

五、溃疡和坏疽

（一）溃疡

1. 静脉性溃疡　由于慢性静脉疾病所致,好发于足靴区。初期溃疡表浅,类圆形,继续发展可变大且不规则,基底部肉芽组织湿润,色黯红,易出血,周围有皮炎、水肿和色素沉着,抬高肢体有利于溃疡愈合,但治愈后易复发。

2. 动脉性溃疡　典型的动脉性或缺血性溃疡,基底部为灰白色肉芽组织,挤压时不易出血,溃疡边缘呈锯状,伴剧烈疼痛,通常有缺血的其他表现,多在受压或踇趾、小趾部位出现溃疡或坏疽。

3. 神经性溃疡　神经性溃疡的足部温暖,动脉搏动良好,皮肤、胼胝干硬,易于出现皲裂,足部或足趾变形,溃疡多发生在足趾尖、跖骨头表面部位,或在足底,有胼胝部位,尤其是受压的部位容易出现。一般疼痛感不明显,溃疡有少量渗出,创面苍白,可以合并夏科关节。

（二）坏疽

肢体缺少了动脉的血液供应,远端则会出现干黑、坏疽的表现。

1. 干性坏疽　①动脉栓塞也可出现足趾干黑或呈青紫色坏疽,动脉栓子可来源于心脏、近端动脉瘤或近端动脉硬化病灶。②如果栓子来源于动脉硬化病灶,小的胆固醇、血小板或纤维蛋白栓子停留在跖动脉或趾(指)动脉,而足部动脉搏动可以正常,这种情况称为蓝趾(指)综合征。③动脉慢性缺血的病人后期也可出现足趾或足部的干性坏疽。

2. 湿性坏疽　①当坏疽合并感染或有静脉回流障碍时,坏疽创面往往有渗出及脓性分泌物,使干性坏疽变成了湿性坏疽。②糖尿病性坏疽常常为湿性坏疽的表现。

第二节　动　脉　搏　动

动脉搏动的检查在周围血管疾病的诊断中有非常重要的价值,通过触摸相应动脉的搏动情况来判断疾病的程度和初步判断疾病的性质。

(一)动脉搏动分级

动脉搏动(搏动强弱)可分为消失、减弱、正常、增强,常用(-)、(±)、(+)、(++)对应表示。

1. 搏动增强(++)　见于动脉瘤或主动脉瓣功能不全。

2. 搏动减弱(±)　如果一侧肢体动脉搏动减弱,而另一侧肢体动脉搏动正常,表明动脉搏动减弱一侧的血压也可能降低。

3. 搏动消失(-)　触摸动脉的部位没有动脉搏动,说明动脉已基本堵塞,远端动脉内没有了血流。

(二)检查方法

1. 桡动脉(寸口脉)　在腕上方外侧,桡骨茎突的内侧,即通常诊脉的部位。

2. 尺动脉　在腕上方内侧,尺侧腕屈肌的外侧,与桡动脉相同进行扪诊。

3. 肱动脉　在上臂下段肱二头肌腱内侧沟,位置较浅,向肱骨扪压,容易摸到搏动。有时向上至腋窝扪诊,可摸到腋动脉的搏动。

4. 足背动脉(趺阳脉)　在踝关节前方足背部第1、2跖骨之间,位置较浅,可清楚地摸到搏动。有8%~13%正常人缺如。

5. 胫后动脉(太溪脉)　在内踝后缘与跟腱之间,正常人有3%~8%缺如或变异。

6. 腘动脉　位于腘窝中央深部,约为委中穴处,使膝部屈曲便于扪诊。

7. 股动脉　位于腹股沟韧带中点稍下方,位置浅,容易扪到搏动。

8. 颈动脉　位于颈部两侧,胸锁乳突肌内侧可以触摸到。

(三)检查注意事项

1. 检查动脉搏动在血管疾病的诊断中非常重要,检查需要一定的经验,并且要仔细。

2. 检查动脉搏动时不要把检查者自己的动脉搏动误认为是患者的动脉搏动,同时还应仔细查找异位动脉。

3. 即使在无创伤性血管检查广泛应用的今天,动脉搏动检查也不能忽视,它是一种简单、可及时判断肢体动脉供血情况的方法,而且还有助于选择治疗方法。

4. 在进行四肢动脉扪诊时,应注意肢体侧支循环动脉的建立情况,如在踝部、膝部和腕部等处有无侧支循环动脉搏动的存在。

5. 对于未触摸到动脉搏动的病人还必须考虑到足背动脉、胫后动脉的解剖异常。因此,若无肢体动脉血液循环障碍的征象,不能以足背动脉、胫后动脉搏动消失作为诊断动脉闭塞性疾病的依据。

第三节　特殊检查

在周围血管疾病的临床检查中还有一些为其设计的特殊类型的检查,此类检查对疾病的诊断和鉴别诊断有重要的帮助。

一、肢体位置试验

患者平卧于检查床上,两下肢伸直抬高 45°,持续 3~5 分钟,如果足部皮肤出现苍白或蜡白色,提示肢体动脉供血不足。然后让患者坐起,双足下垂,观察足部颜色的恢复时间,若超过 10 秒,则为阳性。下垂后双足出现发绀,提示肢体动脉严重缺血。

二、泛红试验(乳头下层静脉丛充盈时间)

(一)检查方法

检查者以手压迫患者手、足 1 分钟,将末梢的血驱空,使皮肤变苍白。

(二)临床意义

正常情况下,停止压迫 1~3 秒后皮肤颜色可恢复正常,若超过 4 秒,提示肢体动脉缺血,此试验可判定指(趾)动脉是否有闭塞。

三、亚伦试验(Allen test)

主要用以判定尺、桡动脉是否通畅。

(一)检查方法

试验时患者握紧拳,检查者以手压迫患者桡动脉,然后让患者松开拳,观察颜色变化。

(二)临床意义

松开拳后,如果手部仍呈苍白色,说明患者尺动脉阻塞,同法可检测桡动脉是否阻塞。

四、尼霍夫征(Neuhof sign)

(一)检查方法

让患者仰卧,自然屈膝,放松下肢,检查者用手压迫患者小腿腓肠肌,看是否出现疼痛。

(二)临床意义

如有饱满紧韧感和压痛,为阳性,提示下肢深静脉血栓形成。

五、霍曼征(Homans sign)

(一)检查方法

让患者仰卧,自然伸直下肢并略抬高,检查者用手握住患者足部用力背屈而牵拉小腿腓肠肌,看是否出现疼痛或不适。

(二)临床意义

如出现下肢后方绳索样紧硬疼痛即为阳性,提示下肢深静脉血栓形成。

六、冷 水 试 验

将手指(足趾)放入 4℃左右的冷水中 1 分钟,可诱发雷诺现象,诱发率在 75% 左右。

七、握拳试验

令患者握拳 1 分钟后,在屈曲状态下松开手指,可以诱发雷诺现象出现。

八、下肢静脉功能试验

(一)深静脉通畅试验(Perthes' test)

本试验通常称为伯氏试验,用来测定深静脉回流是否通畅。

1. 检查方法　令患者站立,使曲张的静脉充盈,在患肢大腿上 1/3 处扎止血带,阻断大隐静脉向心回流,然后嘱患者用力踢腿或来回走动(踢腿 10~20 次或来回走动 1 分钟),以促进下肢血液从深静脉系统回流,观察肢体静脉曲张情况。

2. 临床意义　若曲张的浅静脉明显减轻或消失,说明深静脉通畅。若曲张静脉不减轻,甚至加重,患者感患肢酸胀不适,则说明深静脉不通畅。

(二)大隐静脉瓣膜功能试验(Trendelenburg test)

本试验通常称为屈氏试验,主要用来测定大、小隐静脉瓣膜功能。

1. 检查方法　患者仰卧,患肢抬高(大于 45°),使曲张静脉空虚,在大腿上 1/3 处扎一根橡皮止血带,阻止大隐静脉血液倒流。检查者以拇指压迫小隐静脉近端,然后让患者站立,密切观察静脉曲张的充盈情况。

2. 临床意义　①松解止血带前,见到拇指加压处下方的静脉迅速充盈,提示加压处以远,交通支静脉瓣膜功能不全。若在 1~2 分钟内大隐静脉仍然保持空虚,尔后缓慢充盈,说明单纯性隐股静脉交界处的瓣膜功能不全。②松解止血带后,并保持压迫,若空虚的大隐静脉立即自上而下充盈,提示大隐静脉瓣膜功能不全。按上述方法站立,如不松解止血带,将拇指放开,排空的小隐静脉很快充盈,提示小隐静脉功能不全。

(三)交通静脉瓣膜功能试验(Pratt test)

1. 检查方法　令患者仰卧,抬高患肢,于大腿近端扎止血带,先从足趾向上至腘窝缚缠第一根弹力绷带;再自止血带处向远端捆绑第二根弹力绷带,让患者站立一边解开第一根弹力绷带,一边向下继续绷缠第二根弹力绷带,检查是否有静脉充盈(图 6-1)。

2. 临床意义　如果在两根绷带之间出现曲张静脉,即表明该处有瓣膜功能不全的交通静脉。

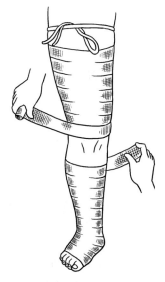

图 6-1　交通支瓣膜功能试验

第四节　溃疡创面的评价

一、概　　述

很多周围血管疾病可以造成皮肤、软组织甚至更深程度的溃疡和坏疽，或者说溃疡是周围血管疾病最常见的症状之一。这类溃疡我们通常称为"血管疾病相关性溃疡"。临床上较常见的有下肢静脉淤血性溃疡（臁疮）、动脉硬化闭塞症和血栓闭塞性脉管炎引起的溃疡（脱疽）、糖尿病足溃疡、血管炎所致溃疡等。

（一）概念

通常，伤口被定义为"正常皮肤组织在外界致伤因子的作用下所致的损害，皮肤完整性遭到破坏，伴有一定量正常组织的丢失，同时皮肤的正常功能受损"。因病因和病程不同，又可分为急性伤口和慢性伤口。一般的创伤损伤会造成急性伤口，急性伤口经过炎症反应期（清创期）、肉芽期、上皮生长期后愈合。

（二）愈合时间

正常一般在 1 周左右愈合。当伤口存在某些因素导致愈合困难时，就迁延为慢性伤口，延迟愈合超过 2 周的伤口被称为慢性伤口或溃疡，延迟至 4 周以上未愈的伤口或溃疡称为慢性难愈性伤口 / 溃疡。

（三）血管性溃疡的特点

因为血管功能的异常，血管疾病相关性溃疡，一般都会演变为慢性难愈性伤口。

（四）评价

在面对这一类溃疡时，不仅仅要考虑如何判断和处理局部的感染和组织丢失，更要关注造成溃疡的血管疾病本身。对溃疡的评价，应包括：病因的评价、血管功能的评价、受累组织深度的评价、感染程度的评价、全身情况的评价等。

二、不同溃疡创面的临床特点

由于致病因素不同，其临床表现也有不同。了解溃疡的病因，是诊断中最重要的步骤，这一步骤的完成，也意味着初步诊断的建立。如前所述，多种血管疾病均可造成溃疡，各自的特点如下。

（一）静脉淤血性溃疡

1. 病因　因静脉功能不全引起的下肢慢性溃疡，多发生于胫前小腿下 1/3 的内外臁处，故称为"臁疮"。

2. 发病特点　在发生溃疡之前，一般要经过色素沉着和湿疹样变两个阶段，病程从数月至数十年。一般表现为不规则形状的、侵及皮肤全层及皮下层的溃疡。

3. 溃疡特点　①溃疡周边皮肤色黯，从浅黄褐色至深黑褐色，愈靠近溃疡颜色愈黯。②溃疡周边色黯的皮肤，因皮下脂肪变硬、结块，可触及硬结及硬结之间的凹陷。③溃疡边缘多成"崖口"状；溃疡基底肉芽色黯，呈"瘀血貌"，溃疡病程较长者，基底可因纤维板增生而呈镜面状。④合并感染者，溃疡表面会有腐秽组织，溃疡边缘可有发红、发热、疼痛等炎症表现。参见图 5-4 静脉淤血性溃疡。

（二）缺血性溃疡

1. 病因　缺血性溃疡,系由肢体动脉硬化闭塞症(包括糖尿病性下肢动脉硬化)、血栓闭塞性脉管炎等动脉阻塞性疾病,引起肢端组织营养不良(缺血、缺氧)导致的溃疡。

2. 发病特点　①严重的缺血可作为独立因素引起溃疡和坏疽,而不论是否合并感染。②缺血性溃疡,一般自足端开始出现,逐渐向近心端蔓延,以足趾末端最为常见,严重者可引起坏疽和足趾脱落,故名"脱疽"。③也有少部分是自足跟或踝周皮肤菲薄处开始出现。

3. 溃疡特点　①缺血性溃疡,在溃疡发生之前,一般会有病程较长的足端麻木、发凉、间歇跛行,甚至静息痛等缺血表现。②溃疡周围皮肤菲薄、色黯、皮温低、毳毛稀疏。③溃疡一般呈干性,渗出不多。④溃疡基底肉芽色黯或水肿,甚至没有肉芽而只是污秽的坏死组织。⑤溃疡合并的疼痛较严重。参见图5-3缺血性溃疡,图6-2血栓闭塞性脉管炎(TAO)所致手指末端溃疡。

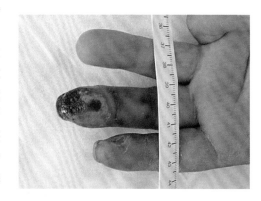

图6-2　手指末端溃疡

（三）糖尿病足溃疡

1. 定义　2004年,美国感染学会(Infectious Diseases Society of America,IDSA)描述糖尿病足的定义为糖尿病患者有任何踝部以下的感染,包括甲沟炎,坏死性肌炎,脓肿,坏死性筋膜炎,化脓性关节炎,肌腱炎,骨髓炎。

2. 病变特点

（1）最常见的和经典的病变,是糖尿病足感染后出现穿通性溃疡。可见,糖尿病足溃疡的临床表现中,感染起到了较重要的作用。我们知道,导致糖尿病足溃疡发生,有血管病变、神经病变和感染三大因素,但无论以哪种因素为主,只要符合上面定义,均可归因为糖尿病足溃疡。

（2）糖尿病神经病变,从三个方面促进足部溃疡的发生:①运动神经损伤导致的足部畸形和足底压力改变。②感觉神经病变导致的痛觉缺失和防御功能丧失。③自主神经异常导致的动静脉短路和局部微灌注不足。

3. 溃疡特点　①神经异常所导致的糖尿病足溃疡,最容易发生于足底或第一跖趾关节内侧的凸起处,这是由于畸形导致的异常压力负荷所造成的。②在溃疡发生前,往往有受压部位的反复发生的异常胼胝增生,质硬的胼胝损害皮肤及皮下组织,从而发生溃疡,溃疡一般伴有痛觉减退甚至丧失(图6-3,图6-4)。

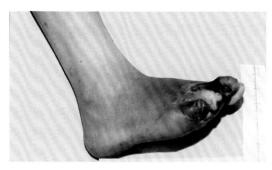

图6-3　糖尿病足混合溃疡

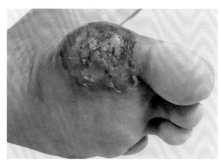

图6-4　神经性溃疡

（四）血管炎性溃疡

1. 病因　免疫性血管炎,可使肢体远端的小动脉或微动脉闭塞,导致局部皮肤缺血、缺氧而发生皮肤溃疡和坏死。

2. 溃疡特点　血管炎引起的皮肤溃疡,一般有如下特点:①双侧对称出现。②散在多发皮损。③溃疡前往往先出现局灶性皮肤细小血管的炎症。④溃脓后可以愈合,但其他部位又可以出现,反复发作。⑤皮损和溃疡多为圆形或类圆形。⑥愈合后遗有明显的色素沉着(图 6-5,图 6-6)。

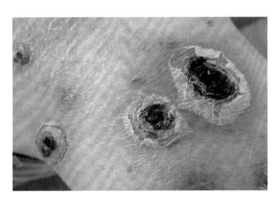
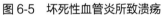
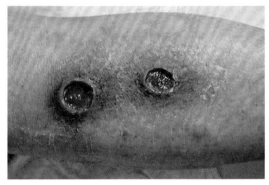

图 6-5　坏死性血管炎所致溃疡　　　　图 6-6　多形性红斑所致溃疡

此外,上述各种血管疾病所导致的溃疡,均可合并感染,对于感染的评价,将在下面详述。

总之,在面对血管疾病相关性肢体溃疡时,需要首先判断导致溃疡形成的基础血管疾病,做出疾病的初步诊断,再结合下面所述的各项深入评价,以及中医辨证分型,才能在治疗中做到有的放矢。单纯治疗溃疡,而不关注基础血管病因素,将导致治疗的延缓甚至失败;而如果能在溃疡治疗的早期对基础血管疾病进行准确的判断并加以干预,则往往能取得较好的治疗效果。

三、溃疡部位血管功能的评价

（一）静脉性溃疡的血管功能

1. 病因病理　小腿静脉性溃疡的形成原因是因为静脉功能不全导致的静脉高压,静脉高压导致小腿及踝部的代谢产物异常沉积,诱发皮肤及皮下组织的自身免疫应答,从而产生局限性的炎症和皮损,湿疹样的皮损进而发展为溃疡,溃疡有时会短暂愈合,但大部分进展为慢性溃疡。

静脉淤血性溃疡,只有采用相应手段改善局部的静脉高压,才能趋向愈合,所以,当发现下肢疑似静脉淤血性溃疡时,应尽快判断静脉高压的原因及程度。

造成静脉高压的血管病变有三种:①腔静脉和(或)肢体静脉阻塞引起的静脉回流障碍。②深静脉和浅静脉瓣膜功能不全引起的反流。③小腿穿通静脉的反流。这三种病变可以共存,也可以单独存在。

在下肢静脉性溃疡的发生发展过程中,穿通静脉的反流起着至关重要的作用。血管外科对静脉性溃疡的经典描述是"有一处溃疡,就有一处功能不全的交通支"。虽然目前,尚无足够的循证医学证据证明,所有的小腿静脉性溃疡都一定能够发现逆流的穿通静脉,但在临床实践中确实发现,合并穿通静脉功能不全的肢体,较之那些单纯深浅静脉功能不全,而穿通支完好的肢体,更易罹患溃疡,而通过对穿通支静脉进行治疗,则溃疡更易愈合。

2. 检查方法　对于静脉性溃疡,静脉功能的检查方法主要包括彩超、多普勒超声和顺行静脉造影等。详见本书第七、第八章部分。

穿通静脉的定性与定位,在静脉性溃疡的诊治中尤为重要。目前,顺行静脉造影仍然是穿静脉检查的金标准,彩超也是临床最常用的无创检查方法,位于溃疡深面或溃疡边缘附近的粗大穿静脉,一般被认为是造成溃疡的"罪犯血管",需要手术结扎或用微创方法闭合。如果经上述两种方法,没有在溃疡周围发现明显逆流的穿支,则溃疡所负荷的静脉压力可以通过一般的压力治疗来缓解,溃疡也相对容易愈合并且不易复发。

3. 创面评价　在此主要阐述两个问题,一是下肢静脉功能的临床症状评分,二是穿通静脉的评价方法。①Villalta 评分系统:目前临床上对于肢体静脉疾病的认识,越来越趋向于是"一组症状和体征",在这个背景下,对下肢静脉疾病进行症状学评价,就显得尤为重要。下肢静脉功能的临床症状体征评价,最常用的是 Villalta 评分系统(表6-1)。②评分注意事项:Villalta 评分系统是国际血栓与止血学会(International Society on Thrombosis and Haemostasis, ISTH)科学标准化委员会(Scientific and Standardization Committee,SSC)于 2008 年提出的,针对下肢静脉慢性功能不全的症状体征评价标准。对肢体溃疡患者进行 Villalta 评分时应注意:①评分时间应选在下午,且当日未采用弹力袜或其他压力治疗;②应左右对比进行评分。

表 6-1　下肢静脉功能不全的 Villalta 评分系统

症状	得分				体征	得分			
	无	轻度	中度	重度		无	轻度	中度	重度
疼痛	0	1	2	3	胫前水肿	0	1	2	3
痉挛	0	1	2	3	皮脂硬化	0	1	2	3
沉重感	0	1	2	3	色素沉着	0	1	2	3
感觉异常	0	1	2	3	潮红	0	1	2	3
瘙痒	0	1	2	3	静脉扩张	0	1	2	3
小腿挤压痛	0	1	2	3					

总分 33 分;0~4 分为无 PTS;5~9 分为轻度 PTS;10~14 分为中度 PTS;15~33 分为重度 PTS;有溃疡者直接计 15 分

通过上表进行评分后,15 分以上者,需常规进行静脉造影检查,以进一步明确下肢静脉疾病的病变部位和性质。

(二) 缺血性溃疡血管功能

充足的血供是溃疡愈合最重要的条件之一,反之缺血则是慢性溃疡难愈合的重要因素。当创口符合前面所描述的缺血性溃疡的特点时,必须对溃疡区域的供养血管进行评价。

1. 溃疡伤口血供评价的方法　①踝肱指数(ankle brachial index,ABI)和趾肱指数(TBI):是评价肢体血供最基本的方法。当 ABI 介于 0.4~0.9 之间时,属于轻至中度缺血,此时如果没有其他外部因素,一般不会出现自发性的溃疡和坏疽,在外伤和(或)感染的诱发下,会出现溃疡,并因为缺血,进一步演化为慢性溃疡;当 ABI<0.4 时,为重度缺血,是溃疡和坏疽出

现的独立预测因素,也就是说:此时即便没有外部损伤因素,也可能会发生溃疡。此外,经皮氧分压(TcPO$_2$)<30mmHg,也是溃疡发生的独立预测因素。②彩超、CTA和MRA、动脉造影等,也是伤口缺血评价的常用辅助手段。③溃疡周边皮肤的颜色、温度,溃疡肉芽的颜色、质地,清创时是否有新鲜的出血,溃疡的疼痛程度等,也是临床判断缺血程度的重要依据。

2. 溃疡伤口血供评价的意义 ①溃疡血供的评价,是为了给治疗方案提供依据,同时也是为了判断预后。②对于溃疡伤口,如果合并重度缺血,必须有相应手段重建溃疡区动脉血供。而对于轻中度缺血,虽然从理论上讲,重建血供会对溃疡愈合有利,但是目前在各类指南和共识中,尚无明确的量化标准,即对于轻、中度缺血,何时进行血供重建才是必须的? 对此,我们提供两方面的参考依据:③是否需要行血供重建,可以根据血管区域理论(angiosomes)进行抉择。

3. Angiosomes 评价 ①Angiosomes 概念是由 1987 年 Taylor 和 Palmer 提出的,它把人体组织分为三维的组织区域,有特定的供养动脉,足踝区 6 个 angiosomes 区域,三条主要的供血动脉。胫后动脉供应 3 个区,腓动脉供应 2 个区,胫前动脉供应 1 个区(图 6-7)。②临床上会经常发现:当 ABI 并未有严重地降低时,溃疡部位的直接供养动脉却有可能存在阻塞,直接延缓溃疡的愈合。③我们建议:当肢体发生轻、中度缺血性溃疡时,应进一步进行 CTA、MRA、DSA等检查,明确溃疡部位的直接供养血管是否存在阻塞,从而决定是否进行血供重建。④其次,参考创伤修复领域有关慢创修复的 RCT 报道文献,我们发现,大多数创口修复手段,比如伤口负压技术或其他功能性敷料的使用时,常会把"ABI>0.7"作为入组遴选标准,这从侧面提示我们:缺血性溃疡,ABI<0.7 时,应考虑进行血供重建,否则伤口修复将遇到困难。

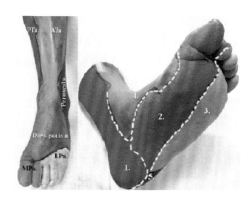

图 6-7　膝下及足踝部的 Angiosomes 分布

四、溃 疡 感 染

感染是溃疡发生以及不易愈合的重要因素。不是所有的溃疡都有感染,对于溃疡感染的评价,需从感染侵及深度、感染的致病菌、感染对全身的影响等方面综合判断其严重程度。

(一)感染的检查方法

参考中华医学会创伤学分会组织修复专业委员会(组)2011 年的推荐、美国感染学会(Infectious Diseases Society of America,IDSA)2012 年的指南推荐以及国际糖尿病足工作组(IWGDF)2015 年的推荐,结合临床现状,建议在血管相关性溃疡感染时,需要做以下检查。

1. 脓液或组织的微生物培养 ①伤口感染时,除了那些轻微的和以前未经治疗的,在经验性使用抗生素之前要先取适当标本送检。②组织标本经活检、溃疡刮除术或抽吸后取创面拭子标本。③培养的标本,需要在抗生素使用之前或停止使用 48 小时候取得。④用清创时取得的组织进行培养,比咽拭子法更可靠。⑤深部脓肿,需同时做厌氧菌培养。

2. 深部脓肿和骨髓炎的影像学检查 ①影像学检查可以协助诊断或更好的界定疾病,软组织有脓液聚集通常需要检测骨病理结果。②X 线平片在很多情况下就足够了,不仅能发现骨质异常,也能发现异常空腔和大面积的深部坏疽,但 MRI(优先于放射性核素扫描)的敏感性和特异性更高,尤其是对软组织病变的检测。③应当注意:骨髓炎在 X 线平片上的表现可能有延时,14 天以内的急性骨髓炎可以不表现出骨质改变,因此当临床高度怀疑有骨质改变但初次 X 线平片检查结果为阴性时,应对患者进行连续多次的摄片检查,并有可能需要 MRI 和 CT 的进一步确诊。④另外,核素扫描对骨髓炎诊断的敏感性为 100%,特异性为 89%。正电子发射断层扫描(PET)目前还没有获得广泛的应用,但最近的一个 Meta 分析比较了 PET 和骨与白细胞扫描(bone and leukocyte scanning),就是白细胞标记 ^{99m}Tc 六甲基丙二基胺肟(MPAO)或 ^{111}In 的诊断准确性,发现 PET 的敏感性高达 96%,特异性为 91%。

(二)感染全身状态的检查方法

应包括血白细胞、肝肾功能、蛋白、血沉、C-RP、血氧分压、肺部评估等。可疑合并全身感染者,需做血培养(C-Ⅲ)。有研究表明,肺是下肢重度感染诱发全身感染的第一靶器官,重症感染者,呼吸系统评价尤为重要。

(三)感染创面的评价方法

1. 感染创面的评价方法见表 6-2、表 6-3。

表6-2 伤口局部感染的评价内容及方法

伤口	表现	检查方法
范围和深度(所涉及的组织)	坏死,坏疽,肌肉、肌腱、骨、关节的异物	检查,清创,金属探针、探查、X 线片(≥2 张)
伤口的程度和原因	脓,温度,质地,疼痛,硬结,蜂窝织炎,大疱,捻发音,脓肿,炎症,骨髓炎	革兰氏染色和细菌培养,深部脓肿,查超声或做 CT,骨髓炎要拍 X 线片(≥2 张)和(或)做 MRI

表6-3 感染伤口合并症及整体状态评价方法

评价内容	表现	评估方法
系统对感染的反应	发热、发冷、出汗、呕吐、低血压和心动过速	病史与体格检查
代谢状态	血容量减少,氮质血症,高血糖,呼吸急促,高渗血症,酸中毒	血清化学分析及血液学检测
心理认知状态	精神错乱,痴呆,抑郁,认知障碍和昏迷	心理和认知状态的评估
社会环境	自我忽视,潜在的抗拒,缺乏家庭支持	采访家人、朋友和医疗保健专业人员
肢或足生物力学	畸形,包括沙尔科关节病,爪/锤状趾及胼胝	临床足部检查与 X 线片(2 张)
动脉血管状态	缺血坏死或坏疽	足动脉搏动,血压(ABI),$TcPO_2$,超声和血管造影
静脉	水肿、瘀血或血栓形成	皮肤和软组织检查、超声检查
神经病变	保护性感觉神经丧失	轻触,单丝压力及振动觉

2. 感染创面的评价标准 ①血管相关性溃疡感染的评分标准,可参照 IDSA 和 IWGDF 对糖尿病足病感染分级标准(表 6-4)。评估时应兼顾感染的范围、深度、程度以及感染对全身状态的影响。②在容易评估的临床和实验室特征的基础上,感染应按其严重程度来分类。

其中最重要的是特定组织、动脉灌注充足以及全身毒性或代谢不稳定的存在。分类有助于评估患者及受累肢体的风险程度,从而确定治疗的紧迫性和治疗范围。

表 6-4　IDSA/ IWGDF 糖尿病足病感染分级

临床症状描述	IDSA	IWGDF
溃疡周围无脓液,或者炎症表现	无感染	1
≥2 项炎症指标(局部红肿,热,痛,张力增高,周围蜂窝织炎≤2cm),感染局限于皮肤和软组织,无局部和系统严重反应	轻度	2
存在感染,患者血糖和代谢指标控制好,周围蜂窝织炎≥2cm,合并淋巴结炎,深部和肌肉脓肿坏疽,肌肉,关节,韧带和骨受累	中度	3
下列全身炎症反应超过 3 个:①体温超过 38℃或者低于 36℃;②心率 >90 次 / 分,呼吸 >20 次 / 分或者 $PaCO_2$<32mmHg;③白细胞 >12 000/ 微升或者 <4000/ 微升或者未成熟细胞≥10%	重度	4
一些毒性反应还包括呼吸困难,恶心,呕吐,神志障碍,酸中毒,低血压,高血糖,氮质血症。下肢缺血的存在将加重严重程度		

五、溃疡的中医证候学评价

血管相关性溃疡,属于中医“疮疡”的范畴,对疮疡进行局部和全身相结合的辨证,是中医外科基本功。局部辨证,包括溃疡的肿势、色泽、脓液、热度、疼痛、根盘、护场等方面进行。中医证候辨证,首辨阴证、阳证,然后再辨寒热虚实,根据溃疡发生的部位,以及血管疾病虚、瘀、邪等病例理因素的表现特点,结合舌、脉等全身征象,得到精准的结论。同时需关注邪正双方在溃疡发展过程中的消长与转化。

参考文献

1. Benjamin A. Lipsky,Anthony R. Berendt,H. Gunner Deery,et al.Diagnosis and treatment of diabetic foot infections.Guideline for Diabetic Foot Infection·CID,2004,39:885-910.

2. 中华医学会创伤学分会组织修复专业委员会(组). 慢性伤口诊疗指导意见(2011 版). 中国临床医生,2011,39(9):58-61.

3. 付建然 . 糖尿病足感染管理共识 . 糖尿病天地·临床刊,2012,6(6):248-249.

4. Benjamin A. Lipsky,Anthony R. Berendt,Paul B. Cornia,et al.2012 Infectious diseases society of America clinical practice guideline for the diagnosis and treatment of diabetic foot infections.IDSA Guideline for Diabetic Foot Infections·CID,2012,54:1679-1684.

5. Dane K.Wukich,David G.Armstrong,Christopher E. Attinger,et al.Inpatient management of diabetic foot disorders:a clinical guide. Diabetes care,2013,36:2862-2871.

6. 中华中医药学会外科分会 . 糖尿病足溃疡循证临床实践指南 . 中国中西医结合外科杂志,2015,21(5):540-543.

7. 徐俊 . 国际糖尿病足工作组关于糖尿病足感染的诊断与处理指南(摘译). 中华糖尿病杂志,2015,7(7):405-405.

8. Huang E T,Mansouri J,Murad M H,et al. A clinical practice guideline for the use of hyperbaric oxygen therapy in the treatment of diabetic foot ulcers［J］. Undersea & Hyperbaric Medicine Journal of the Undersea &

Hyperbaric Medical Society Inc,2015,42(3):205-247.

9. 许樟荣.《国际糖尿病足工作组关于糖尿病足感染的诊断与处理指南》解读. 中华糖尿病杂志,2015,7(7):403-404.

10. Kahn SR,Partsch H,Vedantham S,et al. Definition of post-thrombotic syndrome of the leg for use in clinical investigations:a recommendation for standardization. J Thromb Haemost,2009,7(5):879-883.

11. 李曰庆,何清湖. 中医外科学. 北京:中国中医药出版社,2014.

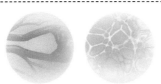

第七章　周围血管疾病的无创伤检查

周围血管疾病的检查方法有临床检查和辅助检查两大类，其中辅助检查又分为有创伤检查和无创伤检查两部分。本章节主要讨论无创伤检查内容。

第一节　概　　述

血管的无创伤检查是相对于有创伤检查方法而命名的。顾名思义就是此类检查方法不会对被检查者造成任何创伤或伤害。在对血管的检查中有常见的彩色超声、多普勒超声等。

一、无创伤检查的临床价值

对于血管功能与形态学的检查与评价是临床诊疗活动中必须要了解和认识的内容，它对疾病的诊断、治疗方法的选择和预后的评价有着重要的作用。无创伤性检查方法由于其不会对机体产生创伤，所以在临床中获得了广泛的应用。其临床价值体现在以下方面。

1. 由于无创伤性血管检查不具有创伤性，容易被病人所接受。
2. 此类检查方法相对简单、易行，评价效果可靠。
3. 由于无创伤，所以在临床中可以反复进行。
4. 可作为手术过程中的血管检测工具，在术中应用。
5. 血管疾病筛查的首选方法。
6. 术前评估、术后随访的重要工具。

二、临床常用的无创伤血管检查方法

在周围血管专业领域，目前常用于外周血管的无创伤检查方法主要有以下内容。

（一）彩色超声多普勒

彩色超声临床运用广泛，包含的内容有超声显像、超声频谱技术、多普勒超声等，主要用于血管形态学和血流动力学的评价。

（二）血管诊断系统（personal vascular laboratory，PVL）

该系统主要是血管多普勒技术加上多种容积描记技术组成的血管诊断系统，包括了多普勒超声、光电容积血流仪、应变压力容积血流仪等仪器的组合。可进行肢体节段性动脉压

力测量、踝肱压力指数（ABI）、动脉波形分析、运动后踝肱指数分析等。

（三）红外线热像仪检查

主要是利用热成像的原理对肢体的血流进行评价。

（四）激光多普勒

应用激光多普勒检测皮肤氧分压、皮肤血流情况。其中，彩色多普勒超声由于能提供血管的解剖和血流动力学方面的信息，已成为外周血管疾病最主要和最广泛的无创检查方法之一。

第二节　超声多普勒检查

彩色多普勒超声作为无创伤性检查的方法在外周血管疾病的诊断和临床评价中占有非常重要的地位，由于能提供血管的解剖和血流动力学方面的信息，已成为外周血管疾病最主要和最广泛的无创检查方法之一。

一、原理与检测方法

（一）超声成像的基本概念

1. 超声波的概念　声波每秒振动的次数叫频率，单位为赫兹（Hz），超声波是一种频率高于 20kHz 的声波，具有声波的基本物理性质，其振动频率高于声波，具有频率高、波长短、绕射现象小、方向性好等特点。产生超声波的方法有多种，现代超声波的产生主要是利用某些晶体（如石英、酒石酸钾钠、锆钛酸铅等）的特殊物理性质由换能晶片在电压的激励下发生振动产生的。

2. 超声波的传播　超声波频率高、波长短，可以像光那样沿着直线传播，特点为方向性强，可在气体、液体及固体中传播，可顺利地在人体组织内传播。其传播速度与介质（密度、黏滞性、导热性）有关。超声波的吸收还与其频率有关，频率越高吸收越多，而其穿透组织的能力则越低，反之频率低吸收少，而穿透人体越深。

（二）超声波的物理特性

超声波在人体组织中传播与其物理性质有关，超声波对液体、固体有较强的穿透力，遇到不同介质时会产生反射、散射等现象，碰到活动物体能产生多普勒效应。

（三）超声诊断仪的原理

向人体组织中发射超声波，遇到各种不同的物理界面时，便产生不同的反射、散射、折射和吸收衰减的信号差异，血管壁与周围组织、血管腔内的血液及血细胞之间存在明显的声阻抗差，将这些不同的信号差异加以接收放大和信息处理，显示各种可供分析的图像，从而进行临床诊断。超声诊断包括二维成像，多普勒成像等。

1. 二维成像　也称 B 型超声，其回声信号的调制是以光点亮暗程度即灰度形式加以显示，故属亮度调制型，并通过探头的快速扫描构成实时的二维灰阶断面图像。

2. 散射及血流成像　红细胞直径（4~8μm）较超声波波长小 2~3 个数量级，对入射声波是较好的散射体。血液流动时，红细胞在体内不停地运动，即大量动散射子沿某一方向流动，入射超声以一种发射频率照射至动散射子时，产生了多普勒效应。

3. 血流测量　超声多普勒血流测量的发展过程经历了从连续波（CW）多普勒血流测

量,到脉冲波(PW)多普勒血流测量,到彩色血流图(color flow mapping,CFM)的过程,其中前两种方法一般被称为多普勒血流测量,后一种方法在国内常被称之为"彩超"或"彩色多普勒"。

(四)检查方法简介

1. 检查机制　人体组织对入射超声产生多种物理现象,其主要表现为反射、折射和散射。超声在人体组织中传播时,如遇到一个界面,可以得到一个反射回声信息,如依次遇到多个界面,则可得到多个反射回声和组织内部细微结构散射回声。超声诊断正是应用反射原理来清楚显示体表和内部器官的表面形态,并利用背向散射原理,显示组织内部细微结构。

2. 探头频率　目前临床常用超声诊断频率一般为 2~10MHz,超声心动图常为 2.25~3.5MHz,经食管超声心动图的频率为 3.75~7MHz。外周血管超声探头频率为 7~10MHz。

3. 颜色判断　彩色多普勒为脉冲多普勒与 B 型超声技术相结合,即将二维的解剖学显像与多普勒彩色编码显像相结合的技术,用彩色(一般为红、蓝、绿色)来表示血流的方向和速度,并叠加在 B 超图像上,来显示血流二维分布的动态情况。需要注意的是,红蓝色并不代表动静脉,按国际照明委员会规定的颜色,流向探头的血流显示为红色,远离探头的血流则显示为蓝色,如血流混杂,则可呈现红蓝色或绿色,甚至五彩血流信号。

4. 其他要求　检查时要求检查室内温度 24~26℃,病人需要在平静状态下进行检查。检查者应用探头轻柔接触被检查部位,探测深部血管需要适当加压。

二、适 用 范 围

彩色多普勒超声适用范围广泛,几乎适用于所有动、静脉血管疾病的检查。主要可以用于血管疾病的筛查、血管疾病的初步诊断、治疗效果的评价和治疗后的随访等。

三、临床意义及超声表现

(一)正常动脉声像图

1. 二维图像　横断扫描动脉呈圆形,有搏动性,用力按压血管不容易被压瘪,纵行扫描动脉壁为两条近乎平行的线样强回声,每条强回声又可分为内外侧线样强回声及中间的薄层低回声,分别代表内膜 - 血流界面,外膜 - 内膜界面及动脉中膜。正常动脉内—中膜厚度(IMT)为 1.0mm(图 7-1,图 7-2)。

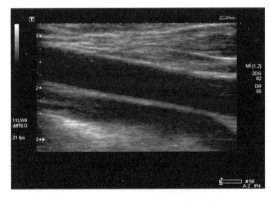

图 7-1　正常股浅动脉二维图像

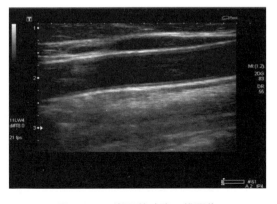

图 7-2　正常颈总动脉二维图像

2. 脉冲多普勒 ①肢体动脉:肢体动脉频谱呈三相波形,收缩早期血流速度加快,形成陡直的向上波峰,频带窄,频带与基线之间有一个无血流信号的"窗"然后迅速下降,随之是舒张早期,常出现反向血流,表现为频带降到基线以下,之后,于舒张末期出现正向小波,三相频谱以股、腘动脉最为明显,收缩期波峰由靠近心脏部位向远处递减。舒张早期反向血流是正常四肢动脉血流频谱的重要特征(图7-3,图7-4)。②颈动脉、椎动脉:颈内动脉及椎动脉频谱类似,因循环阻力低,表现为舒张期基线上有较多血流信号,颈外动脉阻力大,收缩期峰值高,陡直,舒张期正向血流低于颈内动脉,颈总动脉血流情况介于颈内及颈外动脉之间,通常左侧椎动脉内径大于右侧(图7-5,图7-6)。③腹腔动脉:正常腹腔动脉血流频谱随部位不同而有一定的变化,腹主动脉本身呈现高阻力型的三相、双相频谱,腹腔干及肾动脉阻力相对较低,舒张期也有正向血流信号,呈中等阻力的单相频谱,肠系膜上动脉在禁食时为高阻力型快速双相血流频谱,进食后类似于腹腔干及肾动脉。远端腹主动脉供给高阻力血管床的下肢及盆腔,频谱显示舒张早期有反向血流,髂动脉血流呈典型的三相波型,类似于下肢动脉(图7-7,图7-8)。

3. 彩色多普勒

(1) 正常动脉彩色血流充盈良好,边缘整齐,色彩单一,如为四肢动脉,则在每个心动周期表现为与三相血流相一致的红—蓝—红图像(图7-9,图7-10)。

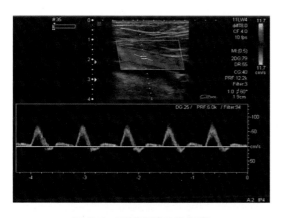

图 7-3 正常股浅动脉频谱

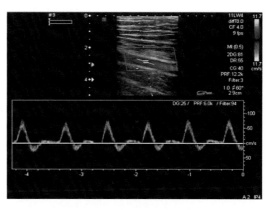

图 7-4 正常腘动脉频谱

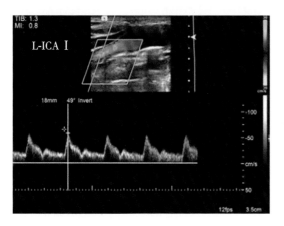

图 7-5 颈内动脉正常频谱

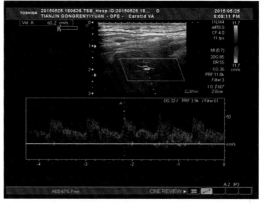

图 7-6 椎动脉正常频谱

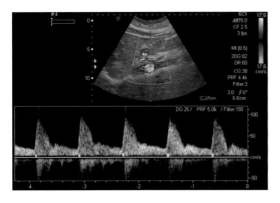

图 7-7　腹腔干频谱

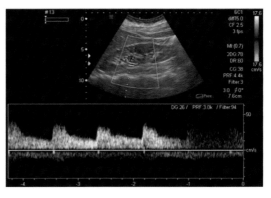

图 7-8　肾动脉血流频谱

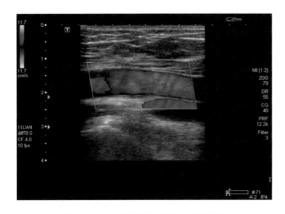

图 7-9　正常股浅动脉彩色图像

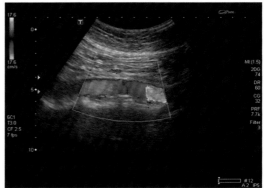

图 7-10　正常腹主动脉彩色图像

（2）正常人血管内径和血流参数彩色多普勒测定结果见表 7-1、表 7-2、表 7-3。

表 7-1　正常人颈部动脉内径和血流参数值（X±SD）

血管	D（mm）	Vs（cm/s）	PI	RI
颈总动脉	6.7±0.5	92.0±20.0	1.70±0.40	0.74±0.05
颈内动脉	5.1±0.5	56.0±16.0	1.10±0.32	0.59±0.06
颈外动脉	4.6±0.5	71.0±18.0	2.12±0.54	0.79±0.04
椎动脉	3.4±0.3	45.0±12.0	1.13±0.21	0.62±0.06

表 7-2　正常人上肢动脉内径和血流参数值（X±SD）

血管	D（mm）	Vs（cm/s）	Vr（cm/s）	Vd（cm/s）
腋动脉	4.3±0.8	92.3±26.4	25.0±7.2	22.0±6.4
肱动脉	3.1±0.7	75.0±23.3	20.0±7.0	17.0±5.2
尺动脉	2.1±0.3	44.0±10.2	4.3±4.1	27.0±4.2
桡动脉	2.3±0.4	44.6±12.6	5.0±4.8	20.0±4.0

表 7-3 正常人下肢动脉内径和血流参数值(X±SD)

血管	D(mm)	Vs(cm/s)	Vr(cm/s)	Vd(cm/s)
股总动脉	7.9±1.3	97.0±22.3	35.9±8.2	14.6±8.2
股浅动脉(近)	6.7±1.3	85.0±24.7	30.2±9.2	12.7±6.1
股浅动脉(远)	6.2±1.1	74.0±21.3	30.0±9.8	12.5±6.2
腘动脉	5.5±1.0	62.0±13.6	25.8±9.1	10.8±6.4
胫前动脉(近)	3.8±0.6	51.0±14.5	19.0±9.7	10.0±5.2
足背动脉	2.3±0.4	41.0±11.4	8.0±6.0	6.0±4.2
胫后动脉(近)	3.7±0.5	54.3±12.6	20.1±9.2	10.3±6.1
胫后动脉(远)	2.4±0.4	46.0±17.5	10.0±7.0	8.5±4.7

注:Vs:收缩期最大流速;Vr:最大反向流速;Vd:舒张期最大流速;RI:阻力指数;PI:弹力指数;D:血管内径;SD:标准差

（二）正常静脉声像图

1. 二维图像 正常静脉管壁薄,直径多大于伴行的同名动脉,可见附着在管壁上的静脉瓣膜,探头按压可轻松压瘪,横断扫描呈椭圆形,纵向扫描为壁薄,内膜光滑的液性管腔,除腔静脉等距心脏较近的静脉随心脏舒缩有变化外,一般静脉无明显搏动性(图 7-11)。

2. 脉冲多普勒 典型表现包括:静息状态下存在与心动周期无关的血流——自发性血流;血流速度有期相性,受呼吸影响而变动;Valsalva 试验时,静脉血流信号消失,心端肢体加压,近心端静脉血流速度加快。①下腔静脉:频谱呈三相波,在基线下产生两个大而深的负向波,呈"W"形,前面一个大而深的波,称为 S 波,后一个稍小于 S 波,称为 D 波(图 7-12)。②肾静脉:双肾静脉受呼吸、下腔静脉血流的影响,波动明显(图 7-13)。③下肢静脉:随呼吸而改变的血流频谱,瓦氏试验时静脉可见短暂反向血流,随后该血流消失,呼气后正向血流突然增加(图 7-14)。

3. 彩色多普勒 除下腔静脉、颈内静脉等近心端静脉随心脏舒缩而有变化外,四肢静脉一般没有明显搏动性,血流为持续性,彩色多普勒显示为背离探头的静脉血流呈深蓝色,与同行动脉血流颜色相反,瓦氏试验(深吸气后屏住气)可观察到短暂的彩色血流信号中断,远端肢体加压,血流出现明显混叠(图 7-15,图 7-16)。

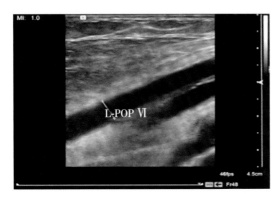

图 7-11 左侧腘静脉正常二维图像

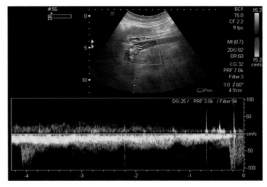

图 7-12 下腔静脉频谱

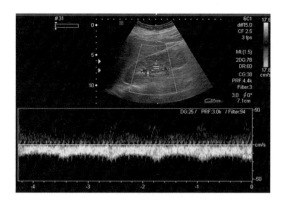

图 7-13　肾静脉频谱

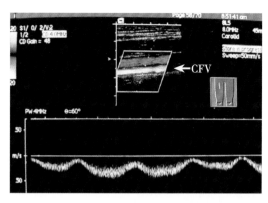

图 7-14　正常下肢静脉流速曲线:随呼吸而波浪起伏

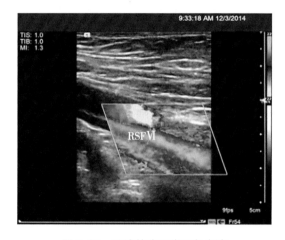

图 7-15　股浅静脉正常彩色血流

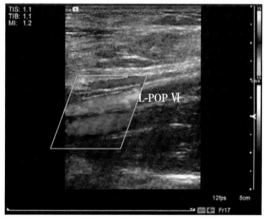

图 7-16　左侧腘静脉正常彩色图像

四、血管病变的超声影像特点

（一）基本概念

1. 动脉狭窄程度计算　①形态学指标,即通过超声检查,测量内径减少的百分比或面积减少的百分比来计算。公式为:设内径减少百分比为 X,狭窄近端管腔内径(或彩色血流宽度)=A,狭窄处残留管腔内径(或彩色血流宽度)=B,则狭窄程度为:X=A−B/A(％)。②血流动力学指标,即应用多普勒频谱测量动脉血流速度,根据速度与狭窄程度成正比来计算。

2. 临床意义　①无血流动力学意义狭窄(0~50%):收缩期峰血流速率 <120cm/s;频窗存在。②中度狭窄(51%~70%):收缩期峰值流速 >120cm/s;舒张末期流速 <40cm/s;频窗消失;颈内动脉收缩期峰速与颈总动脉之比 <2。③严重狭窄(71%~90%):收缩期峰值流速 >170cm/s;舒张末期流速 >40cm/s;频窗消失;颈内动脉收缩期峰速与颈总动脉之比 <2。④极严重狭窄(91%~99%):收缩期峰值流速 >200cm/s;舒张末期流速 >100cm/s;频窗消失;颈内动脉收缩期峰速与颈总动脉之比 <4。

（二）动脉斑块

1. 动脉粥样硬化在脂纹、脂斑出现后,可继续发展为纤维斑块、粥样斑块形成以及粥样斑块继发改变,继发改变主要包括:①纤维帽有溃疡或破裂,并在其基础上形成血栓;②斑块边缘或基底部毛细血管破裂引起斑块内出血;③在纤维帽及其下的病灶组织有钙盐沉着;④在粥样斑块部位的动脉管壁扩张,形成动脉瘤。

2. 超声可以根据回声特点将斑块分为非均质、均质性斑块。均质性斑块为内部回声均匀的斑块,对应的病理学主要构成为纤维、结缔组织、钙质;非均质性斑块为内部混合型回声的斑块,对应的病理学主要构成为斑块内出血和(或)含有类脂、胆固醇、蛋白物质(图7-17,图7-18)。

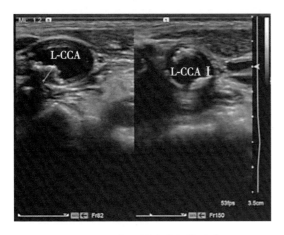

图 7-17　左颈总动脉斑块形成

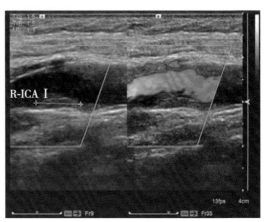

图 7-18　右颈内动脉斑块形成

五、动 脉 病 变

(一)颈动脉硬化

1. 二维超声　颈动脉硬化早期表现为内膜的局限性增厚、不光滑,当病变累及中膜时,管壁的三层结构消失,可见形态不同,大小不等的斑块,包括扁平斑(内膜类脂质聚积所致)、软斑、硬斑、溃疡斑等,硬化斑块发生部位最多见于颈总动脉分叉处,其次为颈内动脉起始部,管腔狭窄时,血管内径变细变窄(图7-19,图7-20)。

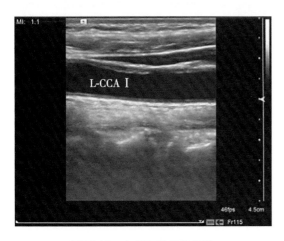

图 7-19　左侧颈总动脉硬化

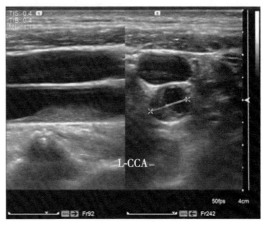

图 7-20　左侧颈总动脉斑块形成

2. 脉冲多普勒 小斑块或轻度狭窄常不引起明显的频谱及血流速度改变,中度以上狭窄(残腔内径<50%,或同心圆形狭窄面积>75%),频带增宽或呈填充型频谱,狭窄处血流速度峰值增高,狭窄远端血流速度减低,重度狭窄时(>90%),仅可见低速、低搏动性频谱,管腔闭塞时,腔内无血流信号(图7-21,图7-22)。

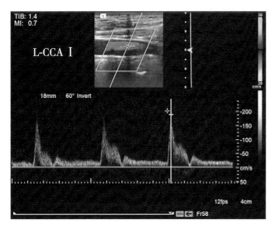

图 7-21 左颈总动脉斑块并狭窄   图 7-22 右侧椎动脉狭窄并流速减低

3. 彩色多普勒 颈动脉出现斑块时,可见血管腔内彩色信号充盈缺损,中度以上狭窄,可见狭窄处血流信号变细,色彩明亮或因涡流呈现五彩镶嵌状。闭塞时则无彩色血流信号(图7-23)。

(二)多发性大动脉炎

1. 二维超声 管壁呈明显均匀性增厚,无粥样斑块形成,轻者仅累及外、中膜,重度病变可见动脉壁三层结构消失,动脉壁增厚可为弥漫性或局限性,病变部位动脉主要出现狭窄及闭塞性变化(图7-24)。

2. 脉冲多普勒 狭窄时出现血流速度峰值增高,远端血流速度减低等典型频谱信号,闭塞时则无信号(图7-25)。

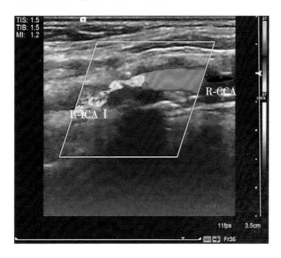

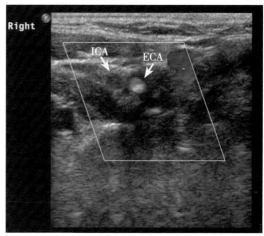

图 7-23 右颈内动脉斑块起始部狭窄   图 7-24 大动脉炎所致左颈总动脉梗阻

3. 彩色多普勒　狭窄处血流信号变细,色彩明亮或因涡流呈现五彩镶嵌状。闭塞时则无彩色血流信号(图 7-26)。

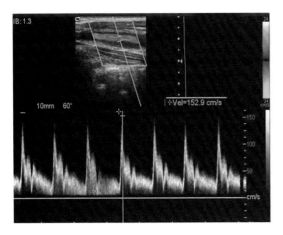

图 7-25　大动脉炎所致动脉频谱

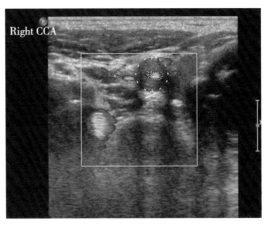

图 7-26　大动脉炎致右颈总动脉狭窄

(三)椎动脉病变

1. 二维超声　动脉硬化时,椎动脉可出现管壁增厚,内膜粗糙、局部斑块形成等表现,如为颈椎病(椎动脉型),则表现为血管的迂曲及局部受压改变(图 7-27)。

2. 脉冲多普勒　轻度狭窄无明显频谱变化,中重度狭窄,则出现频谱改变,闭塞时不能探及血流信号,健侧椎动脉常代偿性增粗及血流加快(图 7-28)。

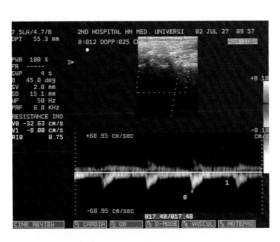

图 7-27　椎动脉走行迂曲

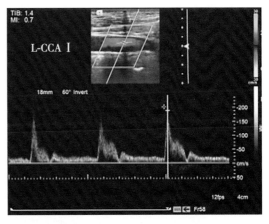

图 7-28　右椎动脉狭窄并流速减低

3. 彩色多普勒　显示受累的管腔内彩色血流变细,充盈缺损,明显狭窄处有五彩样镶嵌血流,闭塞时无彩色血流信号,对侧椎动脉可见增粗的彩色血流,颜色明亮(图 7-29)。

(四)颈动脉瘤

1. 二维超声　表现为动脉局部呈梭形或囊状扩张,内径常为正常动脉直径的 1.5 倍以上,瘤体的两端均与动脉相连,有时可见斑块或附壁血栓(图 7-30)。

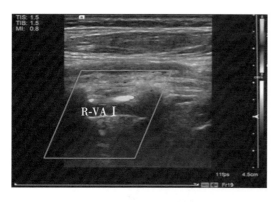

图 7-29　右椎动脉闭塞

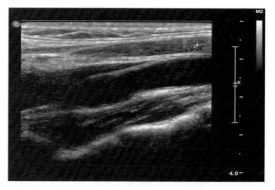

图 7-30　颈动脉瘤二维超声

2. 脉冲多普勒　瘤体内呈现低速涡流或检出低速双相血流频谱(图 7-31)。

3. 彩色多普勒　动脉瘤内可见红蓝相间的涡流,血流速度较正常动脉缓慢(图 7-32)。

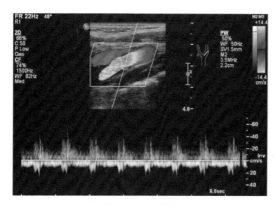

图 7-31　颈动脉瘤频谱

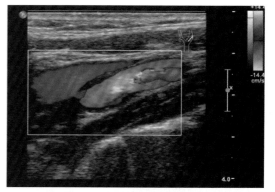

图 7-32　颈动脉瘤彩色图像

(五)颈动脉体瘤

1. 二维超声　在颈总动脉分叉处可见一低回声团块,有较完整包膜,不均质,边界清,肿瘤较大时可使颈内或颈外动脉受压变窄(图 7-33,图 7-34)。

2. 脉冲多普勒　显示肿瘤的血流频谱呈低阻型,瘤体内有丰富的动静脉血流。

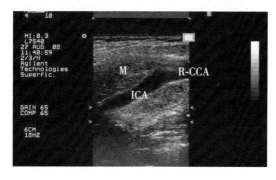

图 7-33　颈动脉体瘤(一)

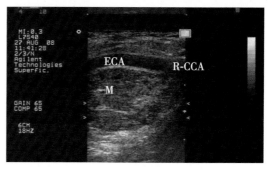

图 7-34　颈动脉体瘤(二)

3. 彩色多普勒　可显示肿瘤内有较丰富的蓝色及红色血流信号,可显示颈动脉分支进入肿瘤内部情况(图7-35)。

（六）腹主动脉瘤

腹主动脉瘤分为真性、假性及夹层动脉瘤,超声检查很容易区分腹主动脉瘤及腹部其他囊性占位性病变,而且可明确动脉瘤性质。

1. 真性动脉瘤超声表现　①二维超声病变特点为腹主动脉失去正常形态,局限性扩张,呈梭状或囊状膨大,两端壁均与正常动脉壁相连续,瘤壁有动脉性搏动,常可见内壁一侧或两侧出现低或中强回声,为附壁血栓,血栓机化后可见强回声伴声影(图7-36)。②脉冲多普勒影像特点为在腹主动脉瘤内可探及明显的收缩期血流信号,但信号紊乱,紊乱程度与瘤体大小相关,呈高阻动脉频谱。③彩色多普勒影像为瘤腔内出现明显的涡流,呈五彩血流信号,如有附壁血栓,则该处彩色信号充盈缺损(图7-37)。

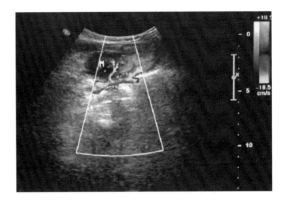

图 7-35　颈动脉体瘤

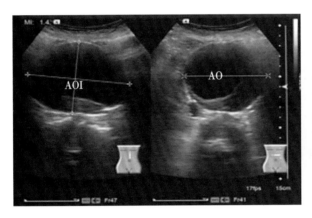

图 7-36　腹主动脉瘤

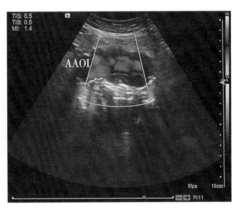

图 7-37　真性腹主动脉瘤

2. 假性动脉瘤超声表现　①二维超声显示为腹主动脉径线正常,但动脉壁有破口,破口周围为一无回声"肿物","肿物"壁厚,与腹主动脉不连续,也无正常动脉壁结构(图7-38)。②脉冲多普勒影像表现为动脉破口处为高速射流,瘤内部呈杂乱频谱(图7-39)。③彩色多普勒可见血流自破口处流入瘤体,瘤体内为紊乱的五彩血流(图7-40)。

3. 夹层动脉瘤　①二维超声在典型者可见在扩张的腹主动脉内出现细线样中强回声,为剥离的内膜,位于血管腔内,并随心

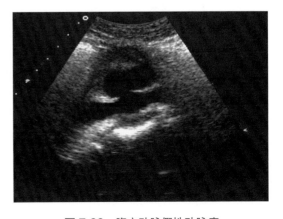

图 7-38　腹主动脉假性动脉瘤

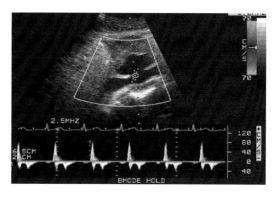

图 7-39　腹主动脉假性动脉瘤频谱

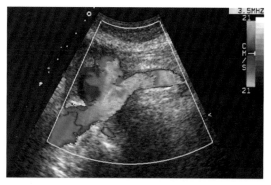

图 7-40　腹主动脉假性动脉瘤彩色图像

跳摆动,管壁中层与剥离的内膜间形成假腔,假腔常比真腔大(图 7-41)。②脉冲多普勒显示收缩期假腔膨胀挤压真腔或假腔内大量血栓导致真腔狭窄,真腔收缩期频谱可见血流速度加快,假腔内无血流信号或呈正负血流信号,当假腔远端出现继发破裂口时,假腔内也可探及方向一致血流。③彩色多普勒可见真腔内血流加快,颜色鲜亮,假腔内血流随心动周期出现颜色变化(图 7-42)。

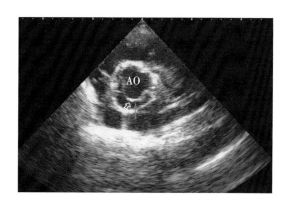

图 7-41　腹主动脉夹层动脉瘤 a

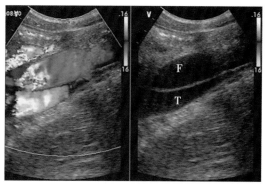

图 7-42　腹主动脉夹层动脉瘤 b

(七)内脏动脉瘤

1. 二维超声　显示内脏动脉主干或分支区域搏动性类圆形无回声区,有搏动感。

2. 脉冲多普勒　显示瘤体内为湍流,与其相连的血管内均为动脉频谱。

3. 彩色多普勒　显示动脉瘤体两端均与内脏动脉相连,瘤体内呈现五彩血流信号。

(八)腹主动脉狭窄和闭塞性疾病

1. 二维超声　图像表现主要取决于病因,动脉粥样硬化性狭窄可见动脉内壁粗糙,内中膜增厚及斑块形成等典型表现,大动脉炎时可见管壁弥漫性或节段性增厚,内膜光滑,狭窄管腔位置居中。

2. 脉冲多普勒　狭窄段可探及高速射流频谱,峰值流速增大,狭窄段远端血流速度减低,反向波消失。

3. 彩色多普勒　狭窄段血流变细,颜色明亮,甚至颜色混叠,狭窄远端血流颜色黯淡。

（九）肾动脉狭窄

动脉硬化闭塞症、多发性大动脉炎等均可致肾动脉狭窄，由于肾动脉位置较深，有时显示较困难。

1. 二维超声　显示患侧肾脏体积缩小，健侧肾脏常代偿性增大，对于大多数成人，灰阶图像难以清晰显示肾动脉狭窄闭塞情况（图7-43）。

2. 脉冲多普勒超声　显示肾动脉狭窄处血流速度加快，肾内动脉各分支血流速度减低，但因肾动脉血流速度个体差异较大，且其测定受影响因素较多，单纯血流速度测定无法准确判定狭窄情况（图7-44）。

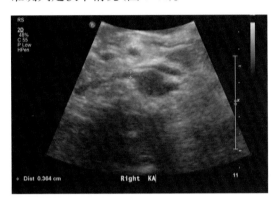

图7-43　肾动脉狭窄

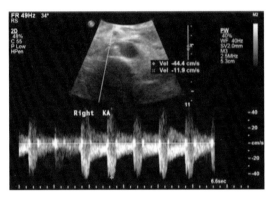

图7-44　肾动脉频谱

3. 彩色多普勒超声　能直接显示肾动脉血流，肾动脉起始部狭窄时，狭窄段呈现明显的杂色血流信号，在之后扩张的血管腔内可探及涡流，呈五彩血流信号，肾动脉广泛狭窄时，肾动脉内血流变细，色彩暗淡（图7-45）。

（十）四肢动脉病变

1. 下肢动脉硬化闭塞性疾病　好发于腹主动脉下端、髂动脉、股动脉、腘动脉及膝下动脉。糖尿病性动脉硬化与非糖尿病性动脉硬化具有不同的发病过程和特点，在超声检测中，有数据显示，股及以上的动脉硬化斑块发生率，糖尿病组与非糖尿病组无统计学差异，而在腘及膝下动脉中，糖尿病组腘、胫前、胫后及足背动脉病变发生率明显高于非糖尿病组，腓动脉在糖尿病性动脉硬化发展过程中受累概率相对较低。

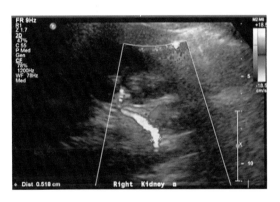

图7-45　肾动脉频谱

二维超声表现为动脉内中膜连续性消失，动脉内壁可见大小不等，形态各异的斑块，钙化时可见强回声伴声影，附壁血栓时为低回声，动脉管腔由此呈现不同程度的狭窄，糖尿病患者膝下动脉中层钙化发生率更高（图7-46）。

脉冲多普勒超声显示狭窄处动脉的血流速度加快，峰值增高，但舒张期反向血流消失，呈单相波形。

彩色多普勒超声显示完全闭塞时无血流信号，狭窄时可见血流束变细，局部颜色鲜亮，狭窄处及远端呈杂色血流信号(图7-47)。

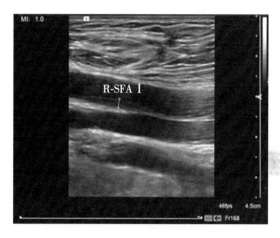

图7-46　右侧股浅动脉硬化

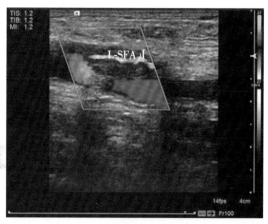

图7-47　左侧股浅动脉狭窄

2. 血栓闭塞性脉管炎　又称 Buerger 病,是一种常见于四肢血管,呈节段分布的血管炎症,病变之间的血管壁完全正常,常见于青壮年男性。

二维超声表现为动脉内壁呈节段性回声增高,内膜弥漫性不均匀性增厚,局部管腔狭窄,管腔内可见血栓回声,病变部分与正常部分界限分明(图7-48)。

脉冲多普勒超声显示狭窄段动脉的收缩期血流速度明显减缓,舒张期无反向血流,呈单相低钝血流频谱(图7-49)。

彩色多普勒超声在不完全闭塞时显示动脉管腔内的血流信号呈节段性明暗变化,血流束粗细不等。闭塞时,血流信号中断,闭塞近端可探及代偿性侧支血管形成(图7-50)。

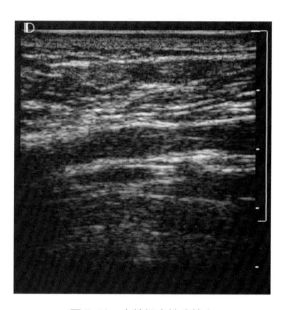

图7-48　血栓闭塞性脉管炎

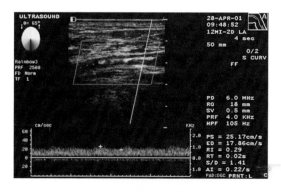

图7-49　血栓闭塞性脉管炎频谱

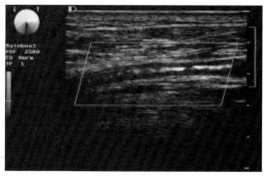

图7-50　血栓闭塞性脉管炎彩色图像

3. 动脉血栓形成 常见于动脉粥样硬化的老年人,急性起病的表现类似于动脉栓塞,但一般发生于原有病变部位,如动脉硬化狭窄较严重的节段,常主诉间歇性跛行病史,近期加重,出现静息痛甚至远端肢体的坏死。

二维超声在急性期血栓为低回声,慢性期血栓可转为中高回声,在原有动脉内膜不光滑,局部斑块形成的同时,可探及管腔内的中低回声。

脉冲多普勒超声在血管完全闭塞时血流信号中断,部分阻塞时可见血流速度加快,峰值流速增加,但远端血流变缓,呈单相血流频谱。

彩色多普勒超声在完全阻塞时彩色血流信号中断,部分阻塞时可见血流束变细,狭窄段血流颜色鲜亮。

4. 急性动脉栓塞 起病急骤,可发生于任何年龄组患者,但以50~70岁心血管病患者居多,栓子以血栓最常见,多发生于股总动脉、腘动脉等动脉分叉处,具有典型的疼痛(pain)、麻木(parasthesia)、运动障碍(paralysis)、无脉(pulselessness)和苍白(pallor)症状,简称"5P"。

二维超声显示动脉内膜可光滑,也可因存在动脉硬化等病变而呈现相应的病变回声影像,但基础病变常较轻,栓塞部位管腔内可见低回声血栓影像,血栓近端常较整齐(图7-51)。脉冲多普勒及彩色多普勒影像类似于动脉血栓形成。

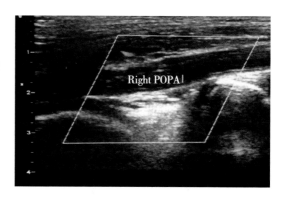

图 7-51 动脉栓塞

5. 急性动脉栓塞与动脉硬化基础上的急性血栓形成鉴别见表7-4。

表 7-4 急性动脉栓塞与动脉硬化基础上的急性血栓形成鉴别

	急性动脉栓塞	动脉血栓形成
血栓来源	常见于房颤等器质性心脏病	常因局部血管动脉硬化、管腔狭窄,内膜不光滑等原因
查体	对侧肢体动脉搏动常正常	对侧肢体动脉搏动较正常为弱
超声检查	闭塞节段近端常较齐,血管内膜光滑,管壁结构清晰,无明显斑块及钙化	栓塞部位动脉硬化严重,局部内膜粗糙、斑块形成,可见侧支循环丰富
动脉造影	动脉影像节段性消失,显影血管无明显狭窄	动脉硬化广泛累及,影像消失断断续续

6. 肢体动脉瘤(真性动脉瘤) 股动脉和腘动脉是真性动脉瘤的好发部位,约占周围动脉瘤的80%,发病原因主要为动脉粥样硬化和创伤,也可见于感染、免疫系统疾病及先天性动脉壁结构异常等其他原因。

二维超声可显示动脉病变段呈梭形或囊状膨大,瘤壁为动脉壁结构,两端与正常动脉壁相连续,瘤壁内中膜不平整,连续性尚好,可见斑块附着,有时瘤体较大时可见低回声附壁血栓。

脉冲多普勒超声在瘤体内可探及紊乱的血流信号,紊乱程度与动脉扩张程度一般成正比,严重时可见涡流频谱。

彩色多普勒超声在瘤体内可见红蓝相间的血流图像。

7. 肢体动脉瘤(假性动脉瘤) 多为创伤性,可发生于股、腘、髂、锁骨下、腋及肱动脉,其中,以股动脉假性动脉瘤最常见。

二维超声显示动脉旁低回声或无回声区域,边界清,壁可厚薄不均,为周围纤维组织构成,缺乏动脉壁各层结构,内部可见大量浮动的点状中强回声或似云雾状回声,甚至可见滚动的液体,瘤腔一侧有通道与动脉相连,动脉内中膜信号由此中断。

脉冲多普勒超声在通道处可探及双向湍流血流频谱(收缩期高速,舒张期反向中高速血流),即"双期双向"频谱,又称"往复征",瘤腔内血流缓慢,呈涡流信号。

彩色多普勒超声在通道内可见五彩镶嵌的彩色血流信号穿梭,瘤腔内可见一半红色一半蓝色血流图像,压迫动脉近端或通道,瘤体内血流速度减慢或停滞。

六、静 脉 疾 病

(一) 深静脉血栓形成

是临床常见的静脉系统疾病,其所导致的瓣膜功能不全以及并发的肺栓塞,严重影响人们的生活质量并威胁患者的生命安全,在临床工作中越来越受到重视。

1. 二维超声 病变段血管管腔内可探及微弱、低—中等回声血栓,可全部或部分充填管腔,探头加压,管腔不能被完全压瘪。如管腔内回声低、管腔扩张明显,填充完全,一般为新鲜血栓,如回声中高,管腔扩张不明显,可探及侧支循环建立或管腔不完全填充,则常为慢性血栓表现。有时在慢性血栓基础上并发新鲜血栓,可探及混合回声(图7-52)。

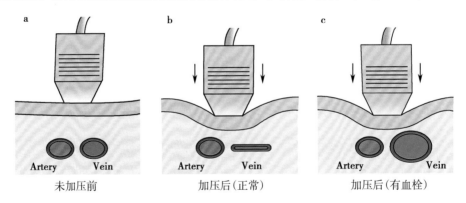

图 7-52 探头加压静脉管腔变化示意图

2. 脉冲多普勒 完全闭塞时,血管腔内无血流信号,如管腔未完全闭塞,则可探及不随呼吸变化的连续性血流频谱,Valsalva试验及挤压肢体远端放松后无明显血流频谱改变。

3. 彩色多普勒 完全阻塞管腔时,病变段无彩色血流信号,部分阻塞时,可见彩色血流信号充盈缺损,于血栓边缘或其间可见条状或点状彩色血流显示(图7-53,图7-54)。

4. 急性与慢性肢体静脉血栓的超声鉴别见表7-5。

(二) 原发性深静脉瓣膜功能不全

病因不明,主要考虑与胚胎发育缺陷,瓣膜结构变性等有关,临床常见患者直立后出现下肢的酸胀,倦怠感,可见足靴区色素沉着,皮肤干燥、变硬,瘙痒感,甚至出现溃疡,如皮肤

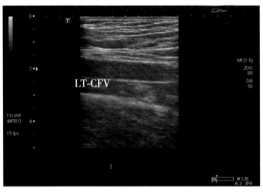

图 7-53　左股总静脉血栓二维图像

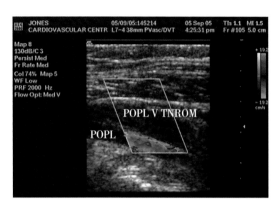

图 7-54　腘静脉血栓

表 7-5　急性与慢性肢体静脉血栓的鉴别

比较内容	急性血栓	慢性血栓
回声强度	无或低回声	中强回声
管径	明显扩张	扩张不明显
血流信号	无或少量	部分恢复
肢体肿胀	可肿胀明显	肿胀不明显
血管内壁	光滑	粗糙或血栓附着
侧支循环	无	可探及侧支建立
瓣膜	经溶栓或抗凝治疗血栓消失后可无明显变化	血栓压迫或局部机化造成瓣膜僵硬,关闭不全
D-二聚体	常较明显升高	可正常

损伤,容易继发浅静脉炎或丹毒。

1. 二维超声　静脉管腔结构清晰,静脉壁光滑,不增厚,管腔可被完全压瘪,但管径增宽明显,瓣膜常相对较小,Valsalva 试验静脉管径较平静,呼吸时明显增大,最多可达 200%(图 7-55)。

2. 脉冲多普勒　静脉内可见随呼吸周期而变化的血流频谱,Valsalva 试验时可见明显的反向血流频谱,常 >1s(图 7-56)。

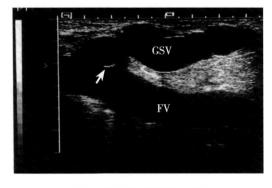

图 7-55　下肢静脉瓣膜关闭不全

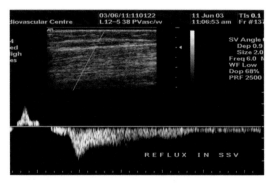

图 7-56　静脉反流频谱

3. 彩色多普勒 静脉管腔内彩色信号充盈良好,无明显充盈缺损,嘱患者伸屈踝关节时可见静脉内血流加速,Valsalva 试验时,彩色信号颜色改变,改变时间 >1s,瓣膜功能不全程度越重,反流时间越长,甚至可 >6s 或持续整个 Valsalva 试验全过程(图 7-57)。

(三)继发性深静脉瓣膜功能不全

常见于深静脉血栓机化后再通患者。

1. 二维超声 可见静脉管壁不光滑,增厚,血栓存留时可见实性回声填充,管腔不可完全压瘪,瓣膜固定或显示模糊,管腔内径较小。

2. 脉冲多普勒 Valsalva 试验时可见明显的反向血流频谱 >1s。

3. 彩色多普勒 静脉管腔内彩色血流信号不及原发性深静脉瓣膜功能不全患者充盈良好,血流束不规则变细,Valsalva 试验时,彩色信号颜色改变(图 7-58)。

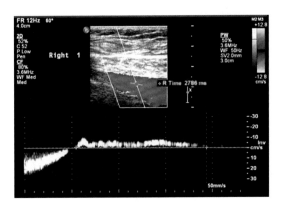 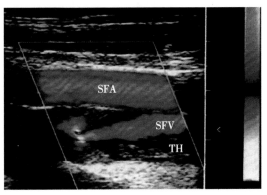

图 7-57　下肢静脉瓣膜功能不全　　　　　图 7-58　股浅静脉瓣膜关闭不全

4. 原发性与继发性下肢深静脉瓣膜功能不全的超声鉴别见表 7-6。

表 7-6　原发性与继发性下肢深静脉瓣膜功能不全的鉴别

比较内容	原发性	继发性
病史	长期站立或从事重体力劳动居多	多有血栓病史
血管内膜	光滑	粗糙、增厚
瓣膜	相对短小或缺如	固定、僵硬
管腔内血栓	无	残留机化血栓
挤压管腔	可完全压瘪	血栓处管腔无法完全压瘪

(四)静脉瘤

常由于静脉压力增高及局部炎症导致,静脉壁扩张形成静脉瘤,多见于下肢静脉曲张患者,站立位时,局部突起,按压可感瘤体柔软,如合并血栓时,则呈硬性痛性包块。

1. 二维超声 可见静脉的局限性瘤样扩张,边界清晰,内部无回声区按压可缩小,由于血流缓慢,可见"云雾"状密集点状回声,如合并血栓,则可探及低回声血栓影像充填。

2. 脉冲多普勒 瘤腔内呈现静脉血流频谱,瘤口处频谱随呼吸变化。

3. 彩色多普勒 可探及红蓝相间的血流信号,加压后放松,则瘤腔内颜色变化明显。

（五）布—加综合征

1845 年和 1899 年，Budd、Chiari 两人分别对本征作了报道，最早描述为肝静脉血栓阻塞引起的肝瘀血继而形成被动性门脉高压症的一系列临床征象，目前其含义已扩大，泛指因畸形、肿瘤压迫或静脉血栓形成造成不同程度的肝静脉或（和）下腔静脉部分或完全阻塞，引起肝静脉回流不畅，而造成淤血性肝脾肿大和门静脉高压症候群，本病发病男女比例约为 2∶1，青壮年病人多见。

常用分型：Ⅰ型，下腔静脉膜型（不全性、完全性膜性阻塞）；Ⅱ型，下腔静脉节段型（不全性、完全性节段性阻塞）；Ⅲ型，肝静脉型（膜性、节段性）；Ⅳ型，混合型，即下腔静脉合并肝静脉型（图 7-59）。

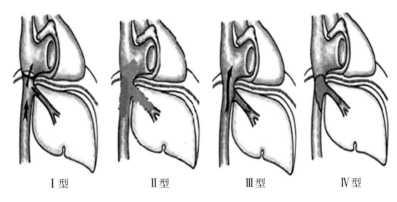

Ⅰ型　　　　　Ⅱ型　　　　　Ⅲ型　　　　　Ⅳ型

图 7-59　布—加综合征分型示意图

1. 二维超声　可显示下腔静脉病变段梗阻，病变段远端下腔静脉扩张，搏动消失，如为先天性膜状畸形，则可见梗阻部位管腔内膜状回声，如为血栓所致，则在下腔静脉内可探及不规则低中回声，如为肿瘤压迫，则病变段管腔狭窄，管壁光滑，可探及肿块回声，如为炎症所致，则病变段管壁增厚，内膜粗糙，局部狭窄甚至闭塞

2. 脉冲多普勒　病变段呈现高速血流频谱，梗阻远端血流缓慢。

3. 彩色多普勒　闭塞时无彩色血流信号，狭窄时可见颜色明亮血流，但血流束较细（图 7-60，图 7-61）。

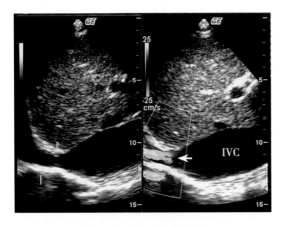

图 7-60　布—加综合征

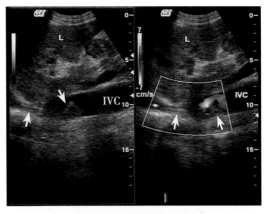

图 7-61　布—加综合征

（六）髂静脉压迫综合征

右髂动脉自左髂静脉前方通过，可压迫左髂静脉，在动脉静脉之间形成纤维束带，或者在血管内形成内膜蹼或粘连，影响静脉血流，因此，下肢静脉血栓常发生于左侧。

1. 二维超声　可见左髂总静脉受压处管腔变细，管腔内壁光滑，血管壁不厚，受压段前方可探及右髂动脉灰阶影响，呈搏动性。

2. 脉冲多普勒　狭窄处可探及带状血流频谱，梗阻远端静脉周期性不明显。

3. 彩色多普勒　受压部位血流束变细，但管腔充盈良好。

（七）动静脉瘘

动脉与静脉之间存在的异常通道称为动静脉瘘（arteriovenous fistula，AVF），分为后天性动静脉瘘及先天性动静脉瘘。

1. 后天性动静脉瘘　在大、中、小动静脉之间均可发生，瘘口一般为单发，病因主要包括：外伤（贯通伤、挤压伤）、医源性（动脉穿刺、动脉手术、肾衰竭患者的上肢动静脉造瘘）、动脉瘤破裂、感染以及恶性肿瘤等。后天性动静脉瘘可分为下列 3 种基本类型：①洞口型：即受伤的动、静脉紧密粘连，通过瘘而直接交通；②导管型：动静脉之间通过管道相连。③囊瘤型：在瘘口处伴有外伤性动脉瘤。后天性动静脉瘘多表现为患肢肿胀、疼痛、麻木、乏力，严重者可伴有气急、心悸、胸闷等症状，在瘘口部位，可扪及明显的持续性震颤和听到粗糙的"机器滚动样"杂音（图 7-62）。

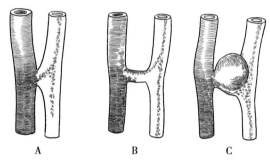

图 7-62　后天性动静脉瘘分型示意图
A. 洞口型；B. 导管型；C. 囊瘤型

二维图像显示伴行的动静脉之间有异常通道，瘘口近端动脉增宽，而远端动脉内径正常或变细，瘘口近端的静脉扩张，甚至呈瘤样扩张，且具有搏动性。

脉冲多普勒在瘘口近端动脉血流频谱一般呈低阻型，远端动脉血流一般正常，少数患者血流方向可逆转，参与瘘口的血液供应，瘘口近端静脉内可探及双期连续性高速动脉湍流频谱即静脉动脉化，频窗充填，频带包络线呈"毛刺"状（图 7-63）。

彩色多普勒在收缩期可见一股单色射流或镶嵌血流信号自动脉进入相邻静脉，瘘管周围组织振动也可产生五彩镶嵌的血流信号。如合并假性动脉瘤，则具有相应的彩色多普勒超声表现（图 7-64）。

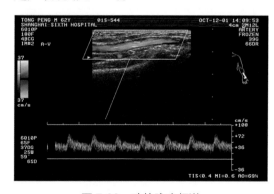

图 7-63　动静脉瘘频谱

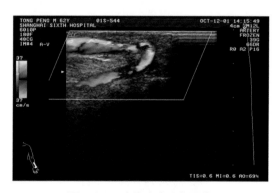

图 7-64　动静脉瘘彩色图像

2. 先天性动静脉瘘　先天性动静脉瘘是由于胚胎原基在演变过程中,动静脉之间有异常交通引起,患者多表现为患肢的肿胀、皮温高,浅静脉扩张或曲张。

二维超声:受累部位可见散在的管状和圆形无回声区,呈蜂窝状改变,参与瘘口血供的动脉常增宽,走行迂曲,甚至瘤样扩张。病变处及其肢体可探及浅静脉扩张。

脉冲多普勒:病变部位多处可探及高速低阻的动脉或动脉样血流频谱。

彩色多普勒:病变部位可见散在分布的色彩明亮的五彩镶嵌的血流信号。

七、超声技术进展

(一)超声血管造影

经周围静脉注射造影剂,增强超声的背向散射,使得血流的回波信号及血流在血管中的多普勒信号增强的技术称之为超声血管造影(ultrasonic angiography)。目前,在心脏、腹部肿瘤的诊断中应用这一技术的研究报道较多,而外周血管疾病诊断方法尚处于起步阶段。

1. 超声造影剂(ultrasonic contrast agent,UCA)　是一类能显著增强超声背向散射强度的化学制剂。其主要成分是微气泡,一般直径为 $2\sim10\mu m$,可以通过肺循环。

声场中的微气泡有较高的背向散射信号,在血液循环内反映了血流的灌注,从而使超声现象效果增强,气体微泡的压缩率是液体及固体颗粒的几个数量级,因此少量的造影剂就能达到较强的造影效果。

超声造影剂的微气泡完全保持在血管内,由于微气泡直径小于红细胞,可与红细胞一起自由的通过毛细血管,故可视其为红细胞的示踪剂,组织毛细血管中微气泡的存在表明该部位微血管的完整性,微气泡在组织不同区域内的浓度则反映了局部组织的血容量。

对于深部的血管,如腹主动脉、髂动脉、肾动脉等,由于分辨率的限制,除明显钙化斑块外,普通超声检查很难发现管壁的改变,再加上前方气体的干扰,很难清晰显示管腔,无法判断血管是否存在狭窄、扩张或动脉瘤,更无法判断狭窄程度及瘤体、瘤壁的情况。

2. 特点　①超声造影不受血流速度的限制,可显示极低流速区域,可用于鉴别瘤腔及弱回声血栓,动脉瘤术后的内漏也常为低血流信号,超声造影如未见造影剂充盈,可明确判断无内漏发生,如有内漏,则可清晰显示内漏的部位及来源。②腹主动脉壁运动常导致彩色多普勒超声图出现运动伪影,而超声造影检查如发现该处无信号增强,则可轻松分辨。③超声造影比 CT 增强扫描简单,可快速诊断腹主动脉瘤破裂,为手术争取时间。

3. 优势　对于肾动脉狭窄程度的判断,常规彩超主要依赖于狭窄段的血流速度及其与相应部位正常血流速度的比值间接推断,常受到血管角度、走行迂曲的影响,此外,还依赖于检查者的操作与仪器的设置,肾脏超声造影后能明显提高彩超对肾动脉主干的检出,更清晰地显示血流也有助于角度的校正,使检查的成功率大大提高,此外对于副肾动脉及肾动脉瘤,通过超声造影也能提高检查的成功率。

股动脉位于收肌管内的节段、胫腓干及髂动脉由于位置较深或气体干扰等原因,是常规超声显示较为困难的部位,病理条件下流速缓慢特别是多发狭窄或管壁有钙化时,常规超声也难以显示血流,应用造影剂后诊断准确性及特异性明显提高。

4. 小结　超声造影剂能提高彩色多普勒血流信号强度,从而提高彩超对血流信号检出的敏感性。同时可获得更为清晰的多普勒频谱,特别是对常规彩超检查有困难的病例。造影剂不仅能够提高检查成功率及检查者的诊断信心,同时能够提高诊断的准确性。但造影剂在体内存在时间过短仍是需要解决的问题。

相信随着造影剂及超声检查技术的发展,超声造影在外周血管疾病的诊断中将发挥越来越大的作用。

（二）血管内超声

血管内超声成像(intravascular ultrasound,IVUS)是将微型化的超声探头通过导管的技术送入血管腔内,显示血管的横截面图像,既可以观察管腔的形态,位于管壁上病变的形态,也可以根据病变的回声特性判断病变的性质,精确测定管腔直径,病变的狭窄程度并可用于指导介入治疗。是目前用于评估动脉粥样斑块形态、动脉粥样硬化药物治疗和非药物性干预进程以及动脉粥样硬化易损程度的重要手段。

1. 特点　IVUS 根据病变的超声回声特性进行斑块的分类,纤维组织含量越多,斑块的回声越强。

IVUS 图像上通常将斑块的回声与血管周围代表外膜或外膜周围组织的回声比较来确定斑块的"软硬"程度,"软"斑块指斑块的回声较周围的外膜组织要低,并非指病变本身的软硬。通常软斑块由于斑块内脂质含量较多而表现为回声低,然而低回声的组织也可能是由于斑块内的坏死带,壁内出血或血栓引起。

"纤维化"斑块的回声强度中等,与外膜相似,回声密度介于软斑块和钙化斑块之间,"钙化"斑块回声更强,超过周围的外膜组织并伴有下方的声影。

混合型斑块指斑块含有一种以上回声特性,也有将其描述为纤维钙化斑块或纤维脂质斑块。

血栓性病变在 IVUS 上常表现为管腔内的团块,可为分层、分叶、回声较弱,通常不均匀,呈斑点状或闪烁状回声,血栓与原有斑块组织可呈分层现象,有时停滞的血液可表现为管腔内不均匀的低回声区,需与血栓相鉴别,前者在注入生理盐水后回声消失,IVUS 对于血栓的检出能力不如血管内镜。

2. 临床应用(图 7-65,图 7-66)　①评价 PTA 效果。②解释 PTA 后管腔扩大机制。③决定介入治疗方法。④判断再狭窄性质(弹性回缩,内膜增生)。⑤指导支架置入。

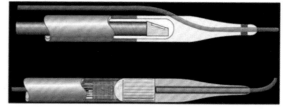

图 7-65　两种血管内超声探头示意图

（三）血管弹性成像

超声弹性成像的基本原理是对组织施加一个内部(包括自身的)或外部的动态/静态/准静态的激励。在弹性力学、生物力学等物理规律作用下,组织将产生一个响应,例如位移、应变、速度的分布产生一定改变。利用超声成像方法,结合数字信号处理或数字图像处理技术,可以估计出组织内部的相应情况,从而间接或直接反映组织内部的弹性模量等力学属性的差异。

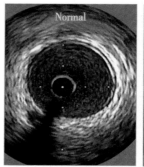
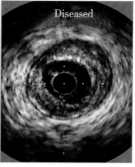

图 7-66　血管内超声影像

1. 分类　超声弹性成像可大致分为血管内超声弹性成像及组织超声弹性成像。

血管内超声弹性成像是利用气囊、血压变化或者外部挤压来激励血管,估计血管的运动即位移(一般为纵向),得到血管的应变分布,从而表征血管的弹性。它是一种对血管壁动脉硬化斑局部力学特性进行成像的技术。我国研究人员曾以超声成像为基础的血管壁弹性显微成像试验在世界上首次获得了实际血管壁真正意义上的横断面弹性显微图像。血管弹性成像可用于估计粥样斑块的组成成分、评价粥样斑块的易损性、估计血栓的硬度和形成时间,甚至观察介入治疗和药物治疗的效果,具有重要的临床价值。

组织超声弹性成像多采用静态 / 准静态的组织激励方法。利用探头或者一个探头—挤压板装置,沿着探头的纵向(轴向)压缩组织,给组织施加一个微小的应变。根据各种不同组织(包括正常和病理组织)的弹性系数(应力 / 应变)不同,再加外力或交变振动后其应变(主要为形态改变)也不同,收集被测体某时间段内的各个信号片段,利用复合互相关(CAM)方法对压迫前后反射的回波信号进行分析,估计组织内部不同位置的位移,从而计算出变形程度,再以灰阶或彩色编码成像。

2. 特点　近年发展的实时组织弹性成像(RTE)则将受压前后回声信号移动幅度的变化转化为实时彩色图像。弹性系数小的组织受压后位移变化大,显示为红色;弹性系数大的组织受压后位移变化小,显示为蓝色,弹性系数中等的组织显示为绿色,以色彩对不同组织的弹性编码来反映组织硬度。

一些研究结果表明,实时组织弹性成像能较有效地分辨不同硬度的物体,但所反映的并不是被测体的硬度绝对值,而是与周围组织相比较的硬度相对值。

就血管内超声弹性成像(intravascular ultrasonic elastography,IVUSE)而言,激励数据源来源于血管腔内压,采集压缩前后的超声射频数据并通过互相关等技术得到组织的径向应变,如图 7-67 所示,是一个硬的血管壁和一个不规则软的斑块的仿体,当施加一个较低压力时,血管壁和斑块间无明显的回声差异,因此显示的是一个均匀的 IVUS 声像图。当施加一个较高管腔内压时(压差接近 5%),弹性成像描绘了一幅令人赞叹的 IVUS 声像图,弹性图显示了一个应变增加的不规则区域,从而识别出不规则的软斑(图 7-67)。

附:多普勒效应:声源频率固定,当被观察目标与声源做相对运动,导致反射波频率改变,这种频率增加和减少的现象称为多普勒效应。我们知道声调的高低是由声波振动频率

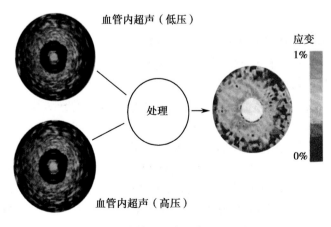

图 7-67　血管内超声成像原理示意图

(f)的不同决定的,如果频率高,声调听起来就高,反之,频率低,声调低听起来就低。在日常生活中,会出现这样的情况,当一列鸣着汽笛的火车经过观察者时,随着火车由远而近,火车汽笛的声调会由低变高。反之,火车由近而远驶离观察者时,火车汽笛的声调又会由高变低。就是说当观察者与火车之间发生相对位移时,观察者听到的火车鸣笛声调的高低会发生改变,观察者接收到的频率发生了改变,即频移(f),这就是我们平常所说的多普勒效应,它是用发现者克里斯蒂安·多普勒的名字命名的。

第三节　肢体节段压力测量

肢体血管压力的测量在肢体动脉疾病的诊断中占有重要的地位,它不仅可以比较方便地了解血管的闭塞情况,还可以比较客观地评价血管的功能以及实际的供血情况,对临床中判断肢体的真实血液供应提供了可靠的帮助。

一、工 作 原 理

动脉有病变后常引起狭窄或闭塞,导致其远端血压降低,血流减少。如果在狭窄动脉的近端和远端的肢体上测量血压,则能发现有异常的压差,而根据压差的大小,常能确定动脉的狭窄位置和程度。下肢不同节段的压力测量可以反映不同部位的血管情况,而根据不同部位血压的测量结果能初步判断血管是否通畅以及狭窄闭塞程度。

正常下肢任何部位的血压均高于上肢,所以临床中将上肢的血压测量值比上下肢不同部位的血压测量值而获得了有意义的临床证据。常用的是踝肱动脉血压的比值。

临床中可根据实际情况应用各种不同血压检测仪进行测量。常用的诊断仪器有血压计、多普勒听诊器、多普勒血流仪、光电血流仪和激光血流仪等。普通血压计只能进行简单的压力测量,借助仪器的测量可进行手指和足趾的压力测量。

二、检 测 方 法

（一）节段性动脉压测定

节段性动脉压测定(segmental pressure)通过测定下肢不同平面的动脉压判断动脉闭塞的部位,常见的为四气囊带法,用相同宽度的袖带(12cm×40cm)分别置于踝部、膝下、膝上和大腿上段,采用多普勒听诊器或便携式多普勒探测仪,用8MHz探头在足背动脉或胫前动脉及胫后动脉处听取动脉信号,分别测出各节段的动脉压力,从而评价动脉管腔的病变情况。

（二）踝肱指数(ankle brachial index,ABI)

踝肱指数(ankle brachial index,ABI)是血管外科最常用、最简单的一种检查方法,通过测量踝部胫后动脉或胫前动脉以及肱动脉的收缩压,得到踝部动脉压与肱动脉压之间的比值。

具体方法为:患者仰卧,用12cm×40cm气袖分别置于双侧踝部及上臂,用多普勒听诊器协助测取足背或胫前动脉、胫后动脉以及肱动脉收缩压,两者之比即为踝肱指数。

（三）趾肱指数(Toe brachial index,TBI)

当踝肱指数和节段性压力测定正常时,脚趾压力测定可了解末梢动脉病变的存在和程度,尤其对糖尿病患者更具意义。

　　具体方法为：患者平卧，将光电容积描记（PPG）探头置于脚趾趾腹，用趾气带缚于趾根部，描记波形，然后充气至波形消失出现平坦线，气袖自动放气，当再出现波形时压力读数即为趾压，同时测量双侧肱动脉压力，正常 TBI≥0.75，小于 0.75 则为异常，提示末梢动脉病变（图 7-68）。

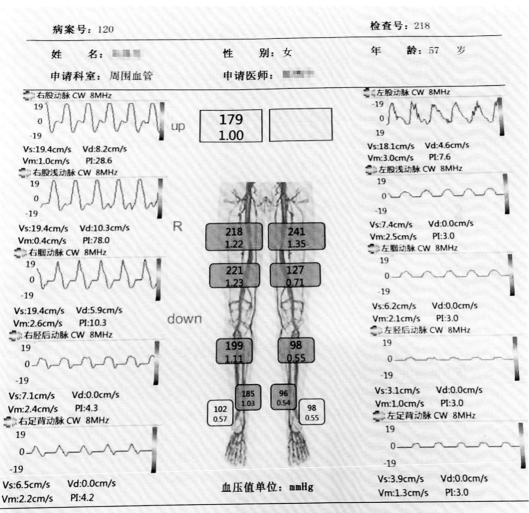

图 7-68　节段压力及 ABI 测量

三、临　床　意　义

（一）两侧肢体比较

　　正常情况下，上肢、下肢两侧对称部位所测得的动脉血压是接近的，如果两则压力差超过 2.67kPa（20mmHg）以上，表明压力降低一侧动脉近端有狭窄或闭塞。两侧肱动脉压力差超过 1.33kPa(10mmHg),提示血压下降一侧的无名动脉、锁骨下动脉、腋动脉或肱动脉近端狭窄或闭塞。

（二）节段压力测量（图 7-68）

1. 在下肢各节段间,大腿—膝上、膝上—膝下、膝下—踝部,相邻部位的动脉压力差不超过 2.67kPa(20mmHg)。如果相邻节段的动脉压力差超过 4.00kPa(30mmHg),提示远端动脉有狭窄或闭塞。

2. 类似的方法也可以应用于上肢,将袖带分别置于上臂、前臂,正常情况下,肱动脉与桡动脉与桡、尺动脉及指动脉压相等或略有差异,肱动脉与前臂或指动脉压力差超过 1.33kPa(10mmHg)提示肱动脉、桡尺动脉或指动脉有动脉病变。

（三）ABI 测量（图 7-68）

1. 正常下肢任何一部位的节段血压均高于上臂,即节段血压指数≥1.0。如下肢某段以下的节段血压 <1.0,则在该段以上有明显的动脉狭窄或闭塞。踝动脉压在判断肢体是否发生缺血性坏疽时最有意义。踝压 >60mmHg 时,肢体存活率为 86%,<660mmHg 时则有 77% 发生坏疽。

2. 踝—肱压差和踝 / 肱指数,是区别正常与缺血性肢体的较好参数,与动脉造影相比其敏感性为 96%,特异性为 100%。

3. 正常人踝 / 肱指数≥1.0;轻度缺血患者为 0.7~0.9;中度缺血患者为 0.4~0.7;重度缺血患者在 0.4 以下。

4. 因此踝压 <60mmHg 和踝 / 肱指数 <0.5 时,发生肢体缺血性溃疡和坏死的可能性很大,应引起高度重视。

（四）TBI 测量

正常 TBI≥0.75,小于 0.75 则为异常,提示末梢动脉病变。当脚趾 PPG 波形呈平坦波或直线时,趾压不能测出。

血栓闭塞性脉管炎、糖尿病足患者的双下肢动脉可以没有狭窄,但其末梢动脉已受累及,故踝肱指数和节段性测压可正常,但 TBI 明显降低,另外,由于糖尿病及高血压患者的动脉钙化常累及大中动脉,很少影响足趾动脉,测量 TBI 可减少由动脉钙化带来的 ABI 诊断下肢动脉病变的假阴性,TBI 是 ABI 的补充,TBI 的检测可反映微血管病变的程度,然而,目前 TBI 的检测尚无统一标准,袖带宽度也是影响测量精确度的因素之一,就什么情况下需要加做 TBI,临床大量研究者也在做进一步的研究和探讨。

四、检测中应注意的问题

1. 测量血压时要在温暖的室内进行,解除肢体的压迫,使被检查的肢体自然放松。

2. 当踝肱指数大于 1.3 则提示血管壁钙化以及血管失去收缩功能,注意假阴性的结果。

3. 踝压或踝肱指数下降提示存在动脉闭塞性病变,还应结合其他检查方法对血管进行综合评价。

附:下肢动脉疾病经 ABI 检测诊断流程（图 7-69）。

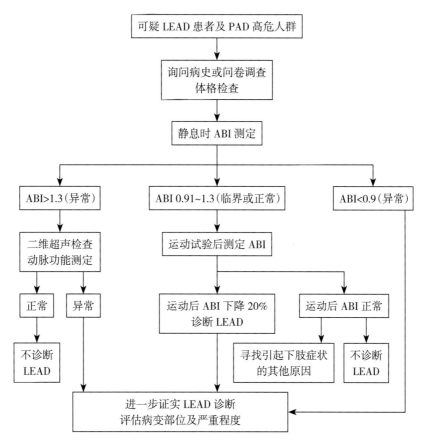

图 7-69　下肢动脉疾病经 ABI 检测诊断流程图

第四节　肢体容积描记检查

心脏收缩时血液流入肢体,使肢体容积增加,舒张时容积又恢复,这种变化很微小,仅能通过灵敏仪器来测量记录。容积描记是一种判断下肢血容量的无创性检查方法。目前临床上常用的容积描记方法有:应变容积描记检查和光电容积描记检查(photoelectric plethysmography,PPG)。

一、应变容积描记检查(strain gauge plethysmography,SPG)

(一)原理

将一根灌满液体合金的硅胶传导管包绕肢体受检部位,硅胶传导管两端有铜电极,肢体容积增大时,硅胶管拉长,液体合金内电阻增加,两端产生电压,通过电桥放大器可将肢体周径即肢体容积变化记录下来,称为应变容积描记法。

(二)适应证

下肢静脉回流障碍性疾病,如下肢深静脉血栓形成、布—加综合征等。

(三)检查方法(图 7-70)

患者取仰卧位,在受检侧肢体下方置一枕垫,使肢体抬高 20~30cm,膝关节轻度屈曲,用

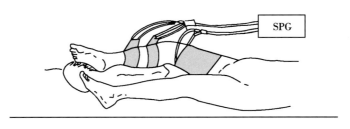

图 7-70　SPG 检查方法

特制的宽大可充气袖带（宽 12~22cm，长 40~70cm）缠绑在大腿上部，然后将张力量具缠绕在小腿最粗部位。

将袖带充气至 50~55mmHg，阻断下肢静脉的回流而不影响动脉血流，从而造成小腿体积（周径）和静脉压力的逐渐增加，结果记录小腿体积变化的曲线随之逐渐上升，持续约 2 分钟，小腿内的静脉压力达到 50mmHg 左右时，则体积不再增加，曲线亦不再升高。

迅速排掉袖带中的气体，使下肢静脉血液迅速排空，小腿体积（周径）恢复变小，记录体积变化曲线下降。

该曲线自基线开始至上升到最高点的高度代表小腿体积变化的最大增加，叫做静脉最大容积（MVC）。

袖带放气后 3 秒时，曲线下降深度代表小腿体积的大小，叫做最大静脉回流量（MVO）。常以放气后 3 秒计算其最大静脉回流量（图 7-71）。

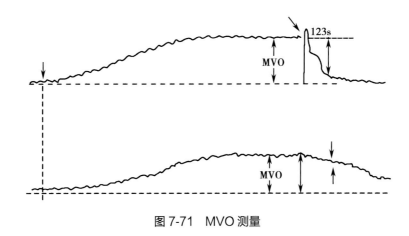

图 7-71　MVO 测量

（四）观察指标

1. 静脉回流量（VO）　袖带放气后 3 秒时，小腿体积减小的程度，叫做静脉回流量。

2. 静脉容量（VC）　充气后小腿的最大隆起程度，叫做静脉容量。

在新型的应变容积描记仪可以自动计算出 VO、VC 的值，并可在已知图上查到结果属于正常、异常或可疑。

（五）临床意义

1. SPG 主要用于下肢深静脉血栓形成的诊断。基本的原理是当患者体位改变时，下肢静脉系统的血液充盈量也随之变化，正常人体位改变时，静脉充盈后排空速度很快，而当静脉阻塞或出现功能不全时,则静脉容量的改变明显异于常人。

2. 当下肢动脉有严重闭塞性病变时,动脉血供减小,可影响测量的准确性。

二、光电容积描记法(photoplethysmography,PPG)

(一)动脉检查

1. 原理　光电容积描记法是一种典型的非侵入式测量技术和方法,它基于生物医学传感器技术,通过实时描记被测部位(指端、耳垂、鼻端等)的光吸量来获取外周微血管的血液容积随心脏搏动而产生的脉动性变化,常用于周围动脉闭塞性病变、糖尿病足、雷诺综合征、胸廓出口综合征以及腘血管陷迫综合征的检测。

在血液循环过程中,当心脏收缩射血,血液经过动脉系统进入外周血管中微动脉、毛细血管和微静脉等微血管时,该部分微血管的血液容积最大。当心脏舒张停止射血,血液经过静脉系统返回心脏时,微血管的血液容积最小。微血管的血液容积随心脏搏动而产生的种种脉动性变化,被称为容积脉搏波。PPG 即是通过获得容积脉搏波来观察和评价血管的功能状态。

2. 适应证　肢体缺血性疾病的诊断及估计创面附近皮肤的血运,手术伤口愈合的可能性等。

3. 检查方法　①室温在 20~25℃之间,患者首先休息 5~10 分钟。打开 PPG 仪器,设置在动脉检查上(AC)。检查时将 PPG 探头置于被检指趾第一节腹部,光眼对向甲床,用尼龙粘带固定。②固定探头时松紧要适度,太紧时,局部受压,使血液循环减少。太松时,室内光线被探头接收,均会影响检查结果的准确性。要肢体放松,呼吸均匀。③启动"工作键",走纸速度为"25mm/s"。走纸记录 8~10 个周期动脉波。

4. 观察指标

(1)正常图形:每一周期开始,曲线由基线轻度倾斜升起后,变为突然上升,上行支陡峭,至最高点为一峰,顶峰角为锐角,由此开始下降,下行支比较倾斜,随后为一个小波,称重搏波,两波间有切迹,以后曲线回到基线,再重新开始新的周期。

(2)异常图形:①单峰波:只有单相波峰,幅度正常或轻度降低,上升时间延长,主峰角略有增大,重搏波和切迹模糊不清或消失。②正弦波:曲线左右对称,拱门状,上升时间延长,主峰角增大,主峰变圆钝,重合切迹消失。③低平波:波幅较正常降低 50% 以上,形成低平的曲线。

在一般情况下,可根据波形的轮廓确定肢体的血运情况。临床长期应用 PPG 图体末梢的血运情况作定性分析,在诊断肢体缺血性疾病方面起到了辅助作用。临床一般将异常分为:轻度异常、中度异常、重度异常、闭塞 4 个等级(图 7-72)。

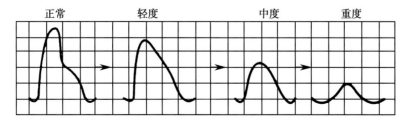

图 7-72　动脉狭窄程度与波形变化关系

5. 血流图谱的临床意义　由于 PPG 描记血流具有很强的灵敏性,血流图是根据血管形态和血流的改变,来了解肢体血液流动状态、搏动血流量的强度、血流速度及血管弹性等,能较客观地反映指(趾)动脉血管的弹性和血运情况,从而进一步了解周围血管疾病的状况。

近端动脉中度狭窄表现为上升支和下降支均延缓,波峰变圆,无重搏波。近端血管严重阻塞表现为低振幅和波峰圆钝,这种搏动形态通常最大限度扩张和对再充血无反应有关。搏动消失提示血管功能丧失,一般指灌注压小于 2.67kPa(20mmHg),常伴有静息痛和坏疽。

对末梢循环障碍、血栓闭塞性脉管炎、肢体动脉硬化、雷诺征、大动脉炎等的诊断与鉴别诊断,以及效观察都有指导意义。

（二）静脉检查

1. 原理　正常小腿肌肉运动后,静脉内血容量和压力很快减低,如静脉瓣膜功能正常,毛细血管的再充盈是靠动脉血液流入,相对较慢,一般再充盈的时间在 5 秒以上。

当静脉瓣膜功能不全时,由于静脉反流使再充盈的时间缩短。因此,小腿肌肉运动使静脉排空后再充盈的时间,取决于静脉瓣膜功能是否完好和动脉的流入速度。

正常下肢再充盈的时间长,而静脉膜功能不全时,下肢的再充盈时间短。静脉瓣膜功能不全可以发生在股腘静脉或小腿交通支静脉,均可造成再充盈时间的异常。同样大、小隐静脉瓣膜功能不全也可使充盈的时间缩短。

2. 适应证　下肢静脉曲张、下肢深静脉瓣膜功能不全、静脉性溃疡等静脉反流性疾病。

3. 检查方法（图 7-73）

患者取坐位,双下肢悬挂不负重。打开仪器,设置在静脉检查钮（DC）。将 PPG 探头固定于内踝的后方,如该处皮肤有炎症或溃疡,可放在前足或蹬趾垫处,但避免固定在皮下有静脉曲张、足背或胫后动脉和关节处。

试验开始前患者休息 2 分钟,待记录基线稳定后,让患者用力作足背屈和跖屈运动 5 次,大约每秒 1 次,停止后完全放松。

如患者踝关节运动有困难或配合不好,检查者可用双手有规律地挤压小腿 5 次,代替患者运动,以帮助排空小腿静脉血。

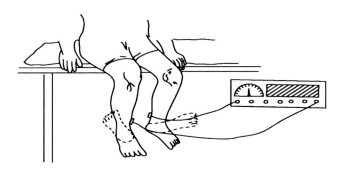

图 7-73　PPG 静脉功能检查

4. 观察指标（图 7-74）

注意观察记录静脉再充盈的曲线上升至最高点,平稳后即为终点,测量自运动停止后至终点的秒数。一般试验重复 3~5 次,取其平均值。计算自运动后上升至最高点稳定时的秒数是静脉再充盈的时间,每一大格代表 1 秒。

（1）正常：如果再充盈时间大于20秒，则静脉瓣膜功能正常。

（2）异常：①如果再充盈时间少于20秒，则考虑有静脉瓣膜功能不全。②当PPG检查结果为异常时，为了区别深静脉、浅静脉或交通支的瓣膜功能不全，将特制血压带绑扎在股部并充气至60mmHg，然后重复试验。如结果变为正常，则是隐股静脉瓣膜功能不全，如仍为异常，则将血压带移至膝下重复上述试验。如变为正常则为隐股瓣膜功能不全，如仍为异常，则是深静脉或小腿交通支静脉瓣膜功能不全。

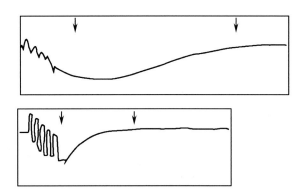

图7-74　PPG检查静脉充盈时间

5. PPG对静脉反流性疾病的临床意义　本检查方法目前主要用于：①检测下肢静脉瓣膜功能，鉴别深、浅静脉和交通支静脉瓣膜功能不全，以利于确定手术方案。②评价手术效果及随访。③鉴别原发与继发性静脉曲张。④了解小腿下端皮肤软组织静脉瘀滞的血流动力学情况等。

第五节　红外线热成像检查

一、概　述

医用红外线热成像系统是一种集红外线热成像技术与计算机图像处理技术为一体的高新技术产品，系统通过接受人体表面各部位的细胞在新陈代谢过程中产生的热辐射，以不同的颜色显示人体热辐射的状况，经计算机运用分析系统进行处理，按照人体热辐射模型重建人体各组织器官不同深度的细胞在新陈代谢过程中产生强度不一的分布图，并根据分布图对人体状况进行综合评估，包括健康、亚健康、疾病态的定性评估，医生可据此给出最佳的干预建议。

二、临　床　意　义

（一）动脉缺血性疾病

动脉病变影响供血，其远端一定是低温，呈低温区表现。如闭塞性脉管炎、动脉栓塞、动脉硬化闭塞症等。

（二）动脉充血性疾病

动脉血液流速增快，血流量增加可导致红外线热像图呈高温区表现。常见疾病有动静脉瘘、红斑肢痛症等

（三）静脉性疾病

深静脉血栓造成静脉远端瘀血、充血，热像图则表现为偏高温图像。静脉曲张由于静脉瘀血也表现为偏高温图像。

（四）其他

红外线热像诊断技术对于脑供血不足、脑血流不平衡、脑梗死、脑出血、心肌供血不足、

早期心肌梗死等心脑血管疾病均能做出评估诊断或早期预示以及疗效评价,为临床提供重要参考(图7-75,图7-76)。

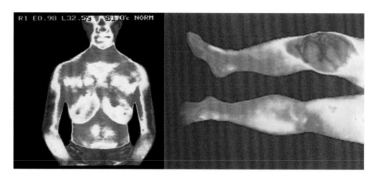

图7-75　红外线热成像(胸部、下肢)

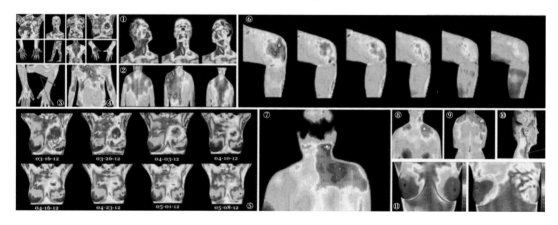

图7-76　红外线热成像(其他部位)

(五)与其他影像学比较(表7-7)

表7-7　医用红外线热成像仪与其他影像学之间的区别

	分项	医用红外线热成像仪	其他影像学
1	影像学分类	人体功能影像学	人体组织结构影像学
2	影像特点	早期诊断,在疾病出现组织结构和形态变化之前,就在病灶区发生温度的改变,温度范围的大小、形态及温差的大小反映了疾病的性质和严重程度	X线、CT、B超等技术虽各具特点,早期诊断稍差
3	检查特点	被动检查	主动检查
4	对人体有无伤害	无损伤	有的有
5	适用范围	能够引起人体组织热功能改变的疾病	组织结构发生改变的疾病

第六节　激光多普勒仪检查

激光多普勒血流仪是利用激光多普勒原理,监测动物或人体组织微循环血流灌注量的一种设备,激光多普勒可以监测整个微循环系统的血液灌注量,包括毛细血管(营养血流)、微动脉、微静脉和吻合支。它的应用原理是多普勒频移。当激光束照射到运动速度不等于零的颗粒上时(如微血管中的红细胞)则散射波发生频率变化,即多普勒频移。此频移与红细胞运动速度呈线性关系,其振幅又与红细胞数成正比;其主要特点是能够连续监测,并能反映微循环的瞬间改变情况。自从 Stern 首次报道用其监测皮肤微循环血流量后,激光多普勒血流仪更加丰富地应用于医学研究的各个领域。

一、工 作 原 理

从激光多普勒仪主机发出的激光束,通过输出光纤探头,广泛散射到被测组织中并部分被吸收,其中一部分激光撞击到运动的血细胞后反射回来,波长发生改变(多普勒频移效应),而散射到静止组织的激光反射波长不变。

波长变化的程度及频率分布与血细胞的数量和运动的速度有关,与运动的方向无关。这些信息被回收光纤接收,然后转换成电信号,经过滤波、放大后再由模—数转换器转换成相对流量的数据进行显示。

(一)测量数据

激光多普勒仪同时测定的血流参数有:灌注量(PU)、运动的血细胞浓度(CMBC),总回光量(TB)、血细胞运动速度(V)。激光多普勒血流监测仪(laser doppler flowmetry,LDF)不能提供灌注量的绝对值,它只能给出一个相对值 PU。PU 等于测量体积内血细胞的浓度(CMBC)和平均血细胞运动速度(V)的乘积。LDF 信号的采样频率为 0.2 秒,所以每单位 PU 值等于10mV 电流强度。

(二)测量深度

测量深度是指组织表面到穿透并能返回 2/3(2/e)光量处的距离。测量深度与组织特性(组织结构和微血管床密度)、所用激光源波长和探头中(输出和返回)两根光纤的间距有关。深度是个估计值,受组织吸收光的程度影响,而组织吸收光的程度又受血液含量、氧耗和着色影响。皮肤、肌肉等软组织要比骨骼的测量深度大,但也只有 1mm 左右。波长为 780nm 的激光比633nm 波长的激光穿透深度大,633nm 波长的激光比 543nm 波长的激光穿透深度大。光纤间距(发光光纤和接收光纤之间的距离)也影响激光的穿透深度。光纤间距越大,测量深度越深。

(三)数据分析

1. PSW(Perisoft for windows)专用软件分析系统　为每一个患者都建立一个文档,存储患者的基本信息和监测记录。记录中可以插入各种记号和设置报警线。多通道 PeriFlux 系统,可以在同一时间内最多实现 6 点监测,通过 PSW 可以控制通道显示,定时监测等。

2. 监测结果可以输出各种报道,如标准报告、百分比变化报告、频率报告、加热报告、快速阻断反应充血报告、线性减压报告等。报告中可同时输出计算值和图形。使用报表向导,还可以选择记录中一个或多个部分进行查看、分析和输出。大部分报告中包含最大值、最小值、曲线下面积、持续时间以及开始和停止时间。报告还可以为用户定制,包括事件标记、注释和数值表格等。

二、检 测 指 标

目前激光多普勒仪多采用模块式硬件系统,由一个主单元和多个功能单元组成,并配有各种各样的探头。这使得系统具有很强的灵活性。主单元内有二极管激光器,可向输出光纤发射激光。目前的功能单元主要有 4 种。

（一）血流灌注监测单元

它是最常用的功能单元,用于实时监测微循环灌注量。配合多种激光多普勒探头可以对几乎所有的组织、器官进行无创或微创的测量。

（二）温度单元

它可以配有一个或两个加热探头 / 传感器使用,用于局部加热刺激和(或)温度监测。在加热刺激过程中还可以用血流灌注监测单元同时监测血流的变化情况。因为加热刺激是测定组织血管容量的一种常用方法,因此可以用该单元确定截肢部位,判断损伤和烧伤组织的再生能力等。

（三）经皮氧 / 二氧化碳分压单元

它可以配一个皮氧分压电极或一个经皮氧 / 二氧化碳分压结合电极使用,用于监测经皮氧分压和二氧化碳分压。用它评估组织状态,不但操作简易,而且精确、可靠,已在多个临床领域应用,如测定外周血管携氧量,量化外周血管病变程度,确定适宜截肢平面,判断静脉疾病中组织缺氧程度等。

（四）压力单元

它可以用血压袖带的线性减压功能使得血管检查变得更加简单、准确和可信。血管实验诸如趾端压力(趾端收缩压)、皮肤灌注压、阻断后反应性充血以及脉搏体积计数 -PVR(空气体积描记术)的精确度和可信度都得到提高。

三、临 床 意 义

（一）皮肤微循环检测

观察加热前后微循环血流的百分比变化,用以评价血管的弹性,对热刺激的反应。

1. 正常值　比值大于 >800%。

2. 临床意义　①500%~800% 为轻度异常。②150%~500% 为中度异常。③比值 <150% 是重度异常。

（二）经皮氧分压的检测

经皮氧分压($TcPO_2$)测定是局部非侵入性检测方法,可以通过与测定位点相连的电极反映从毛细血管透过表皮弥散出来的氧气含量。它可以实时、持续地反映机体向组织的供氧能力。$TcPO_2$ 取决于呼吸系统功能、血液运输氧气功能和循环系统功能。因为皮肤处于机体氧供系统的末端,所以机体输送氧气的任何环节出现损伤,都能立刻从经皮氧分压变化反映出来。目前,$TcPO_2$ 已经能为创伤治疗评估、高压氧医学、截肢高度判定等提供准确检测数据。

1. 正常值　正常人的经皮氧分压一般大于 40mmHg。

2. 临床意义　①<40mmHg:提示局部轻度缺血。②<30mmHg:中度缺血。③<20mmHg:重度缺血。

3. 注意事项　在局部有水肿或炎症时,经皮氧分压也会呈现较低值,这时给予吸 100% 的纯氧 10 分钟,吸入后如果经皮氧分压增幅不超过 30mmHg,则提示为局部缺血。

$TcPO_2$ 测定能很好地反映出下肢血管尤其是踝以下皮肤微循环状态,进而反映周围动脉灌注情况,临床常用于不愈合伤口组织的氧供检测,外周血管疾病,肢体缺血程度判定,截肢范围判定,血管重建的评价,高压氧疗患者精确氧分压测定,烧伤程度判定及移植皮瓣监测等方面。

目前临床常用的检测糖尿病下肢血管病变的方法多反映下肢大中小血管病变而对下肢尤其足踝以下微循环障碍则未能很好地体现,经皮氧分压(TcPO$_2$)测定可以直接反映微循环的功能状态,较早发现糖尿病足溃疡发生的风险、预测溃疡愈合的可能、选择截肢平面及评价治疗效果等(图 7-77)。

（三）ABI 及 TBI 检测

临床意义见肢体节段血压测量。

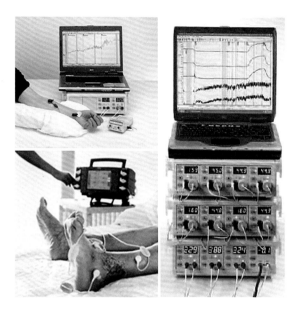

图 7-77　经皮氧分压测定

四、优缺点评价

（一）优点

1. 激光多普勒技术现已被确认和被证明是一种良好的技术。它是发明激光以后最重要的成果之一,因为激光具有非常高的强度和空间相干性,使其成为一种很实用的技术。

2. 激光多普勒仪可以较客观准确地反映局部皮肤的微循环情况、经皮氧分压情况和局部温度。

3. 激光多普勒仪具有无创、经济和省时的特点。

4. 激光多普勒仪的 PSW 系统为每一个患者都建立一个文档,存储患者的基本信息和监测记录,并可进行各种模式的数据分析。

（二）不足

1. 激光多普勒测量在个体之间的差异较大,原因可能与仪器测量的稳定性问题和不同个体检测局部皮肤厚度等干扰因素有关。

2. 激光多普勒测量并不直接显示局部组织血流量的绝对值,而是显示相对值,故对辅助诊断及量化病情的价值受到一定限制。

3. 与操作者的经验有关,如激光探头的运动敏感性以及探头位置和血管床的位置关系等。

4. 价格偏高,体积偏大且影响因素较多,如皮肤厚度、水肿、炎症及自主神经病变等,常影响结果的准确性。

五、检查应注意的问题

1. 为了更准确地反映血流情况及更好的比对检测结果,在每次使用激光多普勒进行监测之前必须要先进行校准。

2. 标准探头可以通过探头座和双面胶固定的皮肤或其他组织上,特殊探头可以通过特殊的探头座固定或缝合到组织上。当将探头与所监测的组织固定好后,便可开机进行监测。

3. 监测结束后,记录并备份保存相关测量数据。探头和探头座可以消毒再次使用。

参考文献

1. 汪忠镐.汪忠镐血管外科学.杭州:浙江科学技术出版社,2010.

2. 杨镛,王深明,徐克.微创血管外科学.北京:科学出版社,2011.

3. 景在平.血管腔内治疗学.北京:人民卫生出版社,2003.

4. 高上凯,杨福生.彩超与多普勒两种超声血流信号检测方法的剖析.中国超声医学杂志,1994,1(8):51-59.

5. 唐杰,温朝阳.腹部和外周血管彩色多普勒诊断学.第3版.北京:人民卫生出版社,2007.

6. Wittens C,Davies AH,Bakqaard N,et al. Editor's Choice-Management of Chronic Venous Disease:Clinical Practice Guidelines of the European Society for Vascular Surgery(ESVS).Eur J VascEndovascSurg,2015,49(6):678-737.

7. 张强,段志泉,陈燕,等.超声血管造影在周围血管闭塞性疾病治疗中的应用价值.中华外科杂志,1998,36(1):9-11.

8. 张笑潮,昂清,王卫东.超声血流速度检测及其应用研究.中国医疗器械杂志,2014,38(1):50-53,56.

9. 任卫东,唐力.血管超声诊断基础与临床.北京:人民军医出版社,2005.

10. Georgiadis GS1,Charalampidis DG1,Argyriou C1,et al. The Necessity for Routine Pre-operative Ultrasound Mapping Before Arteriovenous Fistula Creation:A Meta-analysis.Eur J VascEndovascSurg,2015,49(5):600-605.

11. 江勇,赵星.应用超声血管增强技术检测外周血管动脉硬化的研究,临床超声医学杂志,2010,12(增):221-222.

12. 汪娜,张海涛,姚克纯,等.糖尿病和非糖尿病动脉硬化患者膝下血管超声检查结果比较.现代医学,2008,36(4):285-287.

13. 张丽梅,雷文营.糖尿病性和非糖尿病性动脉硬化下肢血管超声检测比较及其临床意义.现代中西医结合杂志,2008,17(18):2815-2816.

14. 王金锐,勇强.实用血管疾病超声诊断学.北京:科学技术文献出版社,2010.

15. Rutherford EE,Kianifard B,Cook SJ,et al. Incompetent perforating veins are associated with recurrent varicose veins. Eur J VascEndovascSurg,2001,21(5):458-460.

16. 石萍.光电容积描记技术原理及其应用,生物医学工程杂志,2013,30(4):899-904.

17. 张红真,房桂英,李学慧.月经对青年妇女末梢微循环及血液流变学的影响.中国微循环,2004,8:103-104.

18. 张栋,王淑友,马惠敏,等.激光多普勒血流成像技术对针灸效果的观察.上海针灸杂志,2004,23(5):37-40.

19. 赵连根.激光多普勒血流仪及其在活血化瘀研究中的应用.中国中西医结合外科杂志,2001,12(6):414-415.

20. Paul EB,Patricia C,Paul S.Femoral head blood flow during hip resurfacing.Clin OrthopRdat Res,2006(456):148-152.

21. Brindley GS. The Finetech-Brindley bladder controller:notes for surgeons and physicians.Welwyn Garden City:Finetech Medical Limited,2002,5-6.

22. Jezernik S,Craggs M,Grill WM,et al. Electrical stimulation forthe treatment of bladder dysfunction:current status and future possibilities. Neurol Res,2002,24(5):413-430.

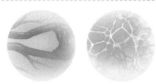

第八章 周围血管疾病的影像学检查

20世纪80年代以来,随着我国中西医结合血管外科事业的发展,血管外科手术技术的进步,手术成功率的明显提高,特别是多种介入、放射治疗及中医中药的广泛应用,中西医结合治疗周围血管疾病取得了显著成绩。由于上述成绩的取得,促进了诊断手段方面的多样化、现代化。如有关抗凝、凝血、纤溶功能的实验室检测,多种无创性血流检测方法的应用,数字减影血管造影(DSA),电子计算机断层扫描(CT),磁共振(MRI),放射性核素,经皮氧分压测定等技术在周围血管疾病的诊断中提供了更多可供选用的手段。

第一节 普通血管造影检查

血管造影术是通过某种途径将人工对比剂(即造影剂)注入血管,使所查血管显影的一种特殊X线检查方法。目前,对血管的检查虽已有多种无创性检查方法可供选用,但国内外经验表明,各种无创性检查基本上都只是筛选性的,而血管造影仍不失为明确诊断和选择治疗方法的较直观和最可靠的方法之一。

一、动 脉 造 影

血管造影是在透视控制下,把导管插入血管内注射造影剂,以X线快速连续摄影将在内流动的造影剂形态、分布及血流动力学情况显示出来。

(一) 血管造影方法

1. 术前准备 血管造影的术者准备同临床中一些特殊操作一样,首先应详细询问病情和阅读病史,全面仔细查体,做心、肝、肾功能及相关实验室检查,以便了解有无高危因素情况的存在,以严格掌握造影的禁忌证。同时应明确造影目的,避免不必要的检查。对临床已明确的诊断造影和对治疗方法的选择无益处的病例不应再作造影检查。术者在造影前还应全面考虑:造影方法、途径以及检查程序,应准确依据病变部位、性质和范围予以选择。在可能的情况下,尽可能通过一次血管造影解决有关疾病的诊断问题。

首先做好患者的思想工作,向患者解释造影的目的、过程,说明造影过程中可能产生的感觉,解除患者的思想顾虑,以取得患者的良好配合。在此基础上,还应对患者家属说明造影目的,交代造影中可能出现的意外情况,如术中、术后的并发症及造影失败等。

其他准备：术前应常规进行胸、腹部透视。对动脉硬化病例施行造影前应拍摄平片，以观察有无动脉壁钙化等情况，并常规做造影剂过敏试验，术前 1 天晚上口服苯海拉明 25~50mg，去放射科前再口服苯海拉明 25~50mg。通常术前 4 小时开始禁食。术前半小时给予镇静剂，口服或肌注苯巴比妥，造影前静脉注射地塞米松 10~20mg。

2. 血管造影的麻醉选择　动静脉血管造影的局部穿刺或插管造影，通常均采用局部麻醉方法。如果为了防止造影剂对血管的刺激，引起血管痉挛或疼痛，以致拍照时肢体移动，而使造影失败，可采用硬膜外麻醉或全麻。亦可在造影前静脉内先注入 1% 普鲁卡因 5~10ml，或应用利多卡因，单侧下肢每次 60~80mg，双侧下肢 100~120mg，可缓解注射造影剂所造成的血管痉挛或肢体疼痛，并可使小血管及其侧支血管扩张，而得到较为满意的血管造影结果。

3. 血管穿刺方法　动脉血管造影穿刺技术有：手术切开游离动脉后穿刺、经皮穿刺、经皮穿刺插管（Seldinger）三种方法。目前通常采用后两种方法。其中 Seldinger 法又是多采用的插管技术。Seldinger 法应用时首先要进行穿刺部位选择，动脉穿刺多为股动脉或肱动脉。

4. 颈动脉造影　经皮颈动脉穿刺造影：局麻下用 Seldinger 针斜向头端 45°，于颈根部直接穿刺颈总动脉。确定已进入动脉腔后，退出针芯，接上注射器，用 50%~60% 葡胺盐类造影剂 8~10ml，以每秒 4ml 速度手推或用压力注射器注入。每秒摄片 1~2 张，连续 5~6 张。如无压力注射器装置，应用手推注药时，宜在造影剂注毕前摄片。本法可显示颈动脉远端的病变，如需显示颈总动脉近心端病变或颈动脉全貌，应选择经股动脉插管的方法。

经皮股动脉穿刺插管法：采用 Seldinger 法做经皮股动脉穿刺，插入 5F 或 6F、长 100cm 以上的端孔导管。循导引钢丝将导管插入颈动脉，证实导管在动脉腔内后注入造影剂。造影剂用量、注射速度和摄片程序同上。本法可显示颈动脉全程。如需要显示颈动脉起始部位及主动脉弓上各主干动脉，可将导管退至主动脉弓做主动脉弓造影，即可达到上述目的。

5. 上肢动脉造影　经皮穿刺腋动脉（腋窝皮肤皱褶远端约 1cm），或肱动脉（上臂内侧下 1/3），注入 50%~60% 浓度的造影剂 15~18ml，注射速度为每秒 5~6ml。然后以每秒摄片 1~2 张，连续 4~8 张，可以显示同侧上肢动脉血流状况。由于上肢动脉口径较小，穿刺时易造成动脉痉挛，因此必须在穿刺前做良好的动脉周围浸润麻醉。在技术条件许可时，可采用选择性上肢动脉造影，方法同经皮股动脉穿刺插管法。当导管位于升主动脉后，通过各种手法使导管进入锁骨下动脉，用 50%~60% 浓度的造影剂 20~25ml，以每秒 8ml 的速度注入，然后摄片。

6. 腹主动脉造影　经皮股动脉穿刺插管法：采用 Seldinger 法做经皮股动脉穿刺，将造影导管插入腹主动脉，在股动脉搏动良好的情况下，插管并无困难。在老年患者，髂动脉明显扭曲，或因粥样硬化造成动脉腔狭窄者，插管可受障碍，此时可改用头端呈 "T" 形的导引钢丝通过扭曲或狭窄段，然后引入造影导管。导管头端通常置于腹主动脉近侧，相当于 T_{10}~T_{11} 平面。用 76% 泛影葡胺 40~60ml 以每秒 15~20ml 速度注入，每秒摄片 2 张，连续 6~10 张。当股动脉搏动明显减弱，或系腹主动脉瘤伴有血栓形成的患者，或经股动脉插管失败时，应改用下法。

经腋（肱）动脉插管法：经皮穿刺腋动脉或肱动脉，导管经主动脉弓、降主动脉至腹主动脉。导管放置部位应略高于股动脉插管法 1~2 个椎体。造影剂用量、注射速度及摄片程序相同。本法可避免自股动脉插管导致动脉瘤腔内血块或粥样硬化斑块脱落的危险。由于经上肢动脉插入的导管容易进入升主动脉，此时可改用猪尾状导管，同时在导引钢丝的引导下将导管插入腹主动脉。

7. 下肢动脉造影　由于下肢动脉疾病往往波及双侧下肢,即使临床表现为一侧性,双侧下肢同时显示可为诊断提供更多的对比依据。尤其在下肢动脉粥样硬化性病变,主—髂动脉亦常累及。因此下肢动脉造影常常包括腹主动脉、双侧髂动脉。为此,通常选择股动脉搏动明显的一侧作为穿刺点,按前述经皮股动脉穿刺插管法,将导管置于腹主动脉分叉的近心端。用 76% 浓度的造影剂 60~70ml,每秒 10~12ml 速度注入。为获得满意的动脉显示影像,需有床面能自动分节移动、自动曝光和换片装置的 X 线机。如此能在一次造影中,分段摄下主—髂动脉、股动脉、腘动脉和小腿动脉的影像。

8. 海绵状血管瘤造影　为了解海绵状血管瘤的大小、深度、与邻近组织关系及有无口径较大的引流静脉,可以做经皮血管瘤直接穿刺。抽得回血后注入造影剂,一般用量为 50% 浓度 10~20ml,然后摄片。必要时可结合主干静脉穿刺造影,以明确两者间关系。

（二）适用范围

1. 适应证　①血管造影主要用于血管本身病变,如原发性或继发性出血、血管狭窄、血栓形成、动脉瘤、动静脉瘘等。②也可以用于软组织或器官病变与血管病变的鉴别诊断。③对某些肿瘤手术前了解其血供情况或与重要血管的关系。④血管病变手术后随访,以及为血管病变的介入放射学治疗提供参考均为血管造影适用范围。

2. 禁忌证　①碘过敏试验阳性或有明显过敏体质应禁止造影或另选他法。②严重心、肝、肾衰竭;严重凝血功能障碍。③恶性甲状腺功能亢进(甲亢)和多发性骨髓瘤。④重度全身性感染或穿刺部位有炎症。⑤妊娠 3 个月以内者。⑥受检查者因疾病或其他原因不能配合,或躁动不安者均应列为禁忌范围。⑦造影时出现下述情况时,是某些造影方法的禁忌证,应改为其他方法。如:穿刺动脉的近端有严重的狭窄或阻塞,则应改选其他部位穿刺。如腋—锁骨下动脉阻塞时,不能经肱动脉穿刺造影,而应做股动脉穿刺插管至主动脉弓或锁骨下动脉完成造影。主—髂动脉阻塞时,不应经股动脉穿刺造影,需经肱动脉逆行插管至腹主动脉完成造影。⑧经临床检查常规的穿刺部位为动脉瘤,是明确的穿刺禁忌证,应改为其他途径。⑨对于肾动脉上腹主动脉瘤或夹层动脉瘤、主动脉广泛的粥样硬化、高位主动脉移植术后,均为经腰腹主动脉穿刺造影的禁忌证,应选择经上肢动脉逆行插管造影。

（三）术后处理

1. 造影后患者的穿刺侧肢体应保持伸直、制动 6~8 小时,卧床 24 小时(若为 5F 导管,穿刺口较小,6 小时后即可下床)。

2. 及时观察穿刺部位有无出血或血肿以及足背动脉搏动、远端肢体皮色、温度和感觉等。定时测血压、脉搏。

3. 适当多饮水以促进造影剂的排泄。

（四）并发症及其处理

1. 造影剂反应　①造影剂反应是比较常见的并发症,轻者表现为一过性咳嗽、恶心、干呕、荨麻疹等,一般不需特殊处理。②较严重的并发症有严重呕吐、球结膜充血水肿、全身性荨麻疹、咳嗽气急、胸痛、头痛等症状,常需用小剂量激素及抗过敏药物治疗。③严重并发症虽然少见,但能危及生命,如休克、肺水肿、昏迷、抽搐、喉头水肿及心跳骤停,除了给氧、输液、静脉投以大剂量皮质激素外,尚需针对症状及时处理。④既往有碘过敏史者,应列为造影禁忌证。有哮喘史,先前造影曾有过敏反应者,是否适宜造影应慎重考虑。造影前必须做碘过敏试验。

2. 皮下瘀血或血肿 ①见于血管穿刺或插管部位,尤以腋动脉、上臂肱动脉及股动脉等处多见。②表现为皮下局限的或广泛性瘀血、局部血肿和假性动脉瘤等。皮下瘀血及局限性血肿,通常经物理治疗数日后可自行吸收。如出现搏动性血肿或假性动脉瘤,常需手术修复血管壁缺损。③熟练的穿刺技术,避免多次穿刺或更换导管,减少血管壁损伤是防止并发症发生的主要手段。造影完毕拔除穿刺针或导管时,应正确持续压迫穿刺点数分钟,然后置沙袋压迫并卧床休息 4 小时以上。

3. 局部皮肤损害 ①造影剂注射不当外渗时,局部皮肤出现红斑、灼热感,随后呈疱疹,严重者可致坏死脱落。②因此,应避免造影剂外渗。一旦发生应即停止注射。轻度皮损均能自行消退,出现坏死者,应做外科处理。

4. 血栓形成和栓塞

(1) 造成栓塞的原因:①反复穿刺造成的动脉壁损伤,穿刺插管引起的血管痉挛等。②插管过程中引起的粥样斑块或血栓脱落,导管折断于血管腔内,拔管时导管外壁附着血栓脱落和重复使用的导管腔内残存血块未冲洗干净。

(2) 处理:主干血管的血栓—栓塞,都可引起严重的血流障碍,应做手术治疗。

(3) 预防措施有:①造影前仔细检查导管有无折损及腔内异物。②熟练的穿刺技术,减少血管壁损伤。③导管留置血管腔内时,不时以肝素生理盐水冲洗。④避免强行插管,防止粥样斑块脱落。⑤血管穿刺部位良好的浸润麻醉以免痉挛。

5. 动脉的内膜剥离或动脉瘤破裂 这是少见而严重的并发症。导引钢丝、导管误插入动脉内膜下,或导管顶于动脉瘤中,当高压注射造影剂时,前者将造成内膜广泛剥离,后者可导致动脉瘤破裂。因此,在高压注射造影剂前,应首先手推少量造影剂,确定导管确在血管腔内,并在预定位置后,方可注药。

6. 中枢神经损伤 ①大剂量造影剂进入脑或脊髓血管,可造成脑或脊髓损伤,常见于主动脉弓上血管造影及腹主动脉造影。②脑组织损伤时可出现头痛、烦躁,甚至昏迷、抽搐等临床表现。脊髓损伤可表现为感觉或运动障碍,甚至截瘫。③一旦发生,目前尚无有效疗法,应用大剂量皮质激素和脱水剂,期望水肿消退。选用低渗水溶性造影剂,避免大剂量造影剂进入椎动脉,腹主动脉造影时避开腰椎 1~2 平面注射造影剂(第 2 腰椎平面腰动脉口径最大)等措施,可减少中枢神经损伤的发生率。

(五) 动脉造影病变特征

1. 动脉扩张性病变及瘤样病变 广泛性扩张或表现为一段较长的主动脉管腔增粗,边缘高低不平,或表现为分节状或串珠状管腔增粗改变。局限性扩张多数显示为向心性的梭状膨大,也可呈偏心性囊状扩大,造影剂在腔内停滞。若动脉瘤内有血栓形成,则造影显示的内腔小于外形,边缘不整齐。

2. 管腔狭窄或闭塞 狭窄可为局限性或广泛性,广泛性狭窄也可有局限性严重狭窄段,局限性狭窄也可出现多处。狭窄时,造影显示管腔狭窄,管壁高低不平(光束光滑整齐),呈向心性或偏心性,偏心性狭窄可表现为充盈缺损。闭塞时造影显示为管腔呈截断状或鼠尾状完全闭塞,由于血管病变性质不同,闭塞的动脉边缘表现为或光滑或不规则的充盈缺损。

3. 侧支循环形成 凡是动脉有狭窄或闭塞时,就会出现侧支循环,临床可根据造影所示的侧支循环的数量和大小来推断动脉狭窄和闭塞的发生快慢、时间长短以及闭塞两端压差的大小。

4. 动—静脉瘘　动脉造影时,出现静脉提前显影,提示动静脉瘘的存在。发生在较大分支的动静脉瘘,由于瘘口较大,血流压力高,可见囊状扩张及不规则多发性曲张的静脉;发生在较小的血管间的动静脉瘘,仅见静脉早期显影及静脉曲张或数量增多;若动静脉瘘为先天性发育不全所致者,由于瘘口多发、细小、可见一片网状细小的血管影。

5. 造影剂积聚(染色)　动脉造影时当动脉中造影剂排空后仍见一些造影剂积聚在某些组织中,形成一团密度增高的阴影,称为积聚或染色。当组织血供因某些原因特别丰富或静脉受阻时,可出现造影剂染色现象(图8-1)。

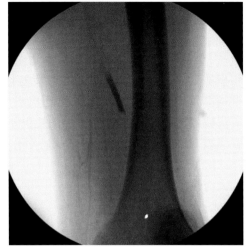

图 8-1　股浅动脉远端血栓,近端造影剂积聚

二、静脉造影

(一) 造影方法

1. 术前准备　深静脉穿刺插管造影,术前查体、用药、仪器及器械检查及准备,均同于动脉造影。肢端浅静脉穿刺造影,如下肢静脉顺行造影、上肢静脉造影等不需手术器械包,只需准备 7~9 号静脉头皮针。

2. 静脉造影的药品准备　①1% 普鲁卡因或 2% 利多卡因 10ml。②肝素液 12 500U(100mg)1 支。③生理盐水 200~3000ml。④造影剂的品种、浓度以及剂量,应根据不同的造影要求而定。

3. 静脉穿刺　静脉一般多采用股静脉和上肢贵要静脉、头静脉等浅静脉。

4. 下腔静脉造影　①经皮股静脉穿刺插管法:当髂—股静脉通畅时,均可采用本法。插入的导管置于下腔静脉远端,相当于 $L_4~L_5$ 平面。用 50% 浓度的造影剂 50ml,以每秒15~20ml 速度注入。注射开始后 1 秒摄片,每秒 1 张,连续 5~7 张。②经上肢静脉插管法:选择贵要静脉或肘正中静脉穿刺插管或切开皮肤直视下插管。导管应选择长 100cm 以上,插管至下腔静脉远侧段或闭塞平面近端 1~2cm,按上法注入造影剂并摄片。如果是布—加综合征,应做股静脉与上肢静脉联合插管造影,以显示下腔静脉阻塞的形态和范围。

5. 下肢静脉造影　波及下肢静脉系统的疾病,几乎都可以通过下肢静脉造影明确诊断,方法有顺行造影和逆行造影两种。①下肢静脉顺行造影:经下肢远端浅静脉注入造影剂,可顺血流方向充盈下肢静脉,既符合正常生理途径,又能观察下肢静脉全貌。操作步骤如下:做足背浅静脉穿刺,以蹈趾基部背侧为最佳穿刺点。受检查者取头高足低 30° 斜立位,对侧足底垫高使受检下肢悬空,踝上扎止血带以阻断浅静脉回流为度。在 3~7 分钟,用手推或弹簧注射器持续注入 48% 浓度的造影剂 100ml。自下而上分别拍摄小腿正侧位、膝关节正侧位、大腿正位及骨盆片,以获得自小腿静脉至下腔静脉的 X 线影像。为判断股静脉瓣膜形态和功能,大腿段应分别摄取平静呼吸及 Valsalva 试验时 X 线影像,瓣膜下出现透亮区是瓣膜关闭功能良好的依据。如果股静脉管径扩大、瓣窦不鼓出、瓣膜显影模糊、瓣膜下无透亮区或造影剂密度普遍降低,是瓣膜关闭不全的征象。②下肢静脉逆行造影:经髂静脉注入造影剂,逆行充盈远端静脉,用于确定深静脉瓣膜的关闭功能。操作步骤如下:平卧位做经皮股静脉穿刺,穿刺针头端置于髂—股静脉,或换入导管位于髂外静脉。改为头高足低60°斜立位,在1~2分钟内持续注入60%浓度的造影剂60ml。在电视监视下,自近侧向远侧摄片。根据造影剂逆向充盈的范围,下肢深静脉瓣膜功能可分为0~Ⅳ度:0度,无逆流;Ⅰ度,造影剂逆向充盈股静脉中段以上;Ⅱ度,造影剂逆向充盈至膝平面以上;Ⅲ度,造影剂充盈至膝关节远侧;Ⅳ度,造影剂充盈至小腿深静脉远端。0度,属瓣膜关闭功能正常;Ⅰ~Ⅱ度,需结合临床表现;Ⅲ和Ⅳ度,可诊断为瓣膜关闭功能不全。

（二）适应证和禁忌证

与动脉造影适应证和禁忌证相同。

（三）术后处理

1. 造影后患者的穿刺侧肢体应保持伸直、制动6~8小时,卧床24小时(若为5F导管,穿刺口较小,6小时后即可下床)。

2. 及时观察穿刺部位有无出血或血肿以及足背动脉搏动、远端肢体皮色、温度和感觉等。定时测血压、脉搏。

3. 适当多饮水以促进造影剂的排泄。

（四）并发症及其处理

1. 造影剂反应 ①造影剂反应是比较常见的并发症,轻者表现为一过性咳嗽、恶心、干呕、荨麻疹等,一般不需特殊处理。②较严重的并发症有严重呕吐、球结膜充血水肿、全身性荨麻疹、咳嗽气急、胸痛、头痛等症状,常需用小剂量激素及抗过敏药物治疗。③严重并发症虽然少见,但能危及生命,如休克、肺水肿、昏迷、抽搐、喉头水肿及心跳骤停,除了给氧、输液、静脉投以大剂量皮质激素外,尚需针对症状及时处理。④既往有碘过敏史者,应列为造影禁忌证。有哮喘史,先前造影曾有过敏反应者,是否适宜造影应慎重考虑。造影前必须做碘过敏试验。

2. 皮下瘀血或血肿 ①见于血管穿刺或插管部位,尤以腋动脉、上臂肱动脉及股动脉等处多见。②表现为皮下局限性或广泛性瘀血、局部血肿和假性动脉瘤等。皮下瘀血及局限性血肿,通常经物理治疗数日后可自行吸收。如出现搏动性血肿或假性动脉瘤,常需手术修复血管壁缺损。③熟练的穿刺技术,避免多次穿刺或更换导管,减少血管壁损伤是防止并发症发生的主要手段。造影完毕拔除穿刺针或导管时,应正确持续压迫穿刺点数分钟,然后置沙袋压迫并卧床休息4小时以上。

3. 局部皮肤损害 ①造影剂注射不当外渗时,局部皮肤出现红斑、灼热感,随后呈疱疹,严重者可致坏死脱落。②因此,应避免造影剂外渗。一旦发生应即停止注射。轻度皮损均能自行消退,出现坏死者,应做外科处理。

4. 静脉炎 ①常见于足背浅静脉,因造影剂刺激造成无菌性静脉炎。②表现为局部红肿、疼痛,有条索状硬结。③造影毕抬高受检侧肢体,局部轻柔按摩,滴注葡萄糖液等措施,使静脉腔内的造影剂迅速稀释和排空等,可以减少静脉炎的发生率。

（五）静脉造影病变特征

1. 扩张性静脉病变 ①广泛性扩张多见于肢体,如下肢深静脉瓣膜功能不全可见下肢静脉广泛性曲张,以及下腔静脉、盆腔静脉闭塞或受压导致下肢静脉广泛性扩张,多伴有浅静脉曲张。②局限性扩张多见于较大的静脉,如颈静脉、上腔静脉、奇静脉及肝门静脉等。

2. 闭塞性静脉病变　静脉闭塞时,闭塞的静脉不显影,或其中出现充盈缺损、狭窄等改变,造影剂在闭塞静脉远端潴留,由于静脉回流侧支较多,可见造影剂通过侧支循环反流。

3. 静脉瓣膜功能不全　主要见于下肢静脉,如下肢深静脉瓣膜功能不全可见静脉宽径增大,呈直筒状,静脉瓣膜形态结构异常或缺如,瓣窦不鼓出、瓣膜显影模糊、瓣膜下无透亮区或造影剂密度普遍降低,valsalva 试验可见造影剂有逆流现象等(图 8-2,图 8-3)。

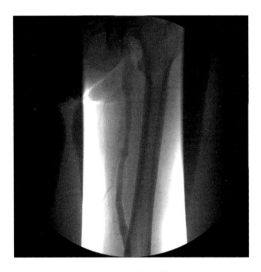 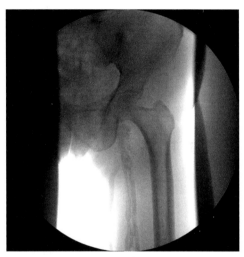

图 8-2　正常股静脉　　　　　　　　　　　图 8-3　静脉反流

4. 静脉受压移位　此征象一般提示静脉附近有肿块存在。如系良性病变所致,受压之静脉边缘光整,如系恶性肿瘤侵蚀,则静脉边缘毛糙或有充盈缺损。

三、小　　结

目前,血管造影检查虽然是一种有创性影像诊断方法,但随着造影导管、导丝的不断改进和完善以及操作技术水平的不断提高,在血管疾病的诊断上,与其他检查方法比较,血管造影能够更准确地显示血管的病变部位及其形态,能同时进行血管压力的测量,血流速度测定等生理学检查,仍不失为明确诊断和选择治疗方法的最可靠方法。尤其是介入放射学的迅速发展使血管造影的地位得到了进一步的提高。

第二节　数字减影造影检查

数字减影血管造影(DSA),是电子计算机与常规血管造影相结合的一种新的检查方法。它将所探测到的 X 线影像信息输入计算机,然后经数字化及各种减影处理和再成像等过程而显示血管系统。经静脉注入造影剂显示血管影像者称为 IV-DSA,经动脉注入造影剂显示血管影像者称为 IA-DSA。前者,如导管先穿于右心房或腔静脉者,为中心静脉法 DSA。穿于右心房或腔静脉以外的静脉内者,称周围静脉法 DSA。

一、检 查 方 法

DSA 的造影方法,是经静脉和动脉两个途径完成,分别称之为经静脉数字减影血管造影(IV-DSA)和动脉数字减影血管造影(IA-DSA)。

(一) IV-DSA

按静脉注射造影剂部位方法的不同又分为非选择性和选择性两种。非选择法造影剂自外周浅静脉注入,通常选择肘前贵要静脉或正中静脉。选择性方法,则经肘部贵要静脉或股静脉穿刺插入导管,置入受选心腔或其静脉血流回路之邻近部位,注射造影剂。IV-DSA 所需造影剂剂量较大,而且检查区的大血管同时显影,互相重叠。因此,临床应用范围不如 IA-DSA 广泛。

(二) IA-DSA

一般多采用 Seldinger 技术经股动脉或腋、肱动脉途径插入导管,根据检查目的放置于适当部位后注射造影剂。IA-DSA 根据其导管先端和注入造影剂部位之不同,也分为非选择性和选择性两种。IA-DSA 造影剂用量明显减少一次造影可以多次注射造影剂,达到全面检查的目的。造影过程干扰因素少,使得图像更加清晰。所以,目前一般多主张用 IA-DSA。

二、不同部位的 DSA 检查

DSA 检查部位,通常在颈部、胸腹部和四肢血管进行。

(一) 头颈部血管 DSA

1. IV-DSA 能较满意地显示颈部大血管,可经肘前静脉做外周或中心性静脉注射。一般需用 76% 浓度造影剂,成人每次 30~40ml,以 15ml/s 速度注射。注射开始后 2~4 秒,以 1~2 帧 / 秒的速度曝光,持续 10~15 秒。

2. 在临床应用时,更乐于选用 IA-DSA,其突出优点是血管成像清晰,所用造影剂浓度低(20%~30%)、剂量小。造影剂注射速度和用量为:颈总动脉、椎动脉造影 50ml/s,共 8ml;主动脉弓及其颈部分支造影 20~25ml/s,共 30ml。曝光开始时间应相应提前,持续时间可适当缩短。

(二) 胸腹部血管 DSA

由于胸腹部血管范围广泛,拟重点观察的部位和目的不同,检查方法应予选择(图 8-4)。

1. IV-DSA 能清楚显示肺动脉及胸腹主动脉。严重的动脉粥样硬化狭窄或闭塞,动脉插管常有困难,主动脉瘤伴血栓形成时,插管有可能导致血栓脱落造成远端动脉栓塞,此时 IV-DSA 更可显示其优越性。

2. 静脉注射一般用 76% 浓度造影剂,每次 20~45ml,视受检动脉部位而定。外周法注射速度为 15ml/s,中心法注射速度为 25ml/s,帧频 1~3 帧 / 秒。开始曝光时间,需观察肺动脉者于注射造影剂后 1~2 秒开始。需显示主动脉者 5~9 秒

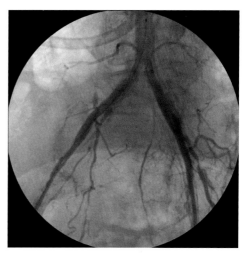

图 8-4 腹部血管 DSA 造影

后开始,持续时间一般 15~20 秒。

3. IA-DSA 多采取经股动脉插入导管至升主动脉或降主动脉,能良好显示主动脉及其属支。使用 30%~38% 浓度造影剂 25~40ml,注射速度 10~25ml/s。1~2 帧 / 秒,持续 10~15 秒。

(三) 四肢血管 DSA

1. 四肢血管病变的范围较广泛,检查范围也较大。DSA 受影像增强器大小限制,每次观察范围有限,完成整个肢体的检查常需重复 3~5 次注射造影剂,使造影剂用量及辐射计量相应增加,因而在一定程度上限制了 DSA 的应用。

2. 四肢血管疾病的术前检查,尤其是下肢,还离不开常规血管造影。

3. 四肢的 IV-DSA 常用中心注射法。采用 76% 浓度造影剂,每次注射 30~40ml,速度 15~25ml/s。

4. 根据检查部位,注射后 5~20 秒开始曝光,每秒 1 帧,持续 15~20 秒。IV-DSA 虽能较清晰地显示四肢近端较大的动脉,但对腘动脉或肱动脉远端的属支及侧支血管,常不能获得满意的显示,而且造影剂用量较大,故应用不如 IA-DSA 广泛。

5. IA-DSA 常用 10%~20% 浓度造影剂即可,每次注射 15~30ml,5~15ml/s 速度注射。每秒 1~2 帧,连续 10~15 秒。

三、优缺点评价

(一) 优点

1. DSA 检查具有影像对比度可以调节,通过减影及后处理可以得到视觉密度最好的影像,操作简便、安全和快速等优点。

2. 与常规造影比较,所需造影剂用量小、浓度低。动脉注射造影剂量只需常规动脉造影的 1/3,造影剂在血液中的浓度达到 2% 即能显示,而常规 X 线造影则需达到 40% 浓度。

3. IV-DSA 静脉注射造影剂已能解决大多数动脉疾病的诊断问题,而不需做较复杂的动脉插管,因而对动脉插管有困难或禁忌者更为适宜。

4. 即使做动脉插管,也可用外径较细的导管(F5~7),且不必强调选择性或超选择性插管。因此,对血管的损伤较常规动脉造影为小。

5. DSA 的图像信息直接显示在监视屏上,并可按需“冻结”在屏幕上。通过实时观察动脉图像,还可作为功能性检查法。

6. 图像信息可做数字化储存,从而节省了胶片的消耗,并可随时按需要摄成胶片。

7. DSA 的另一优点是可以描绘血管图,从而为介入放射学的开展提供方便。

(二) 不足

1. DSA 的主要不足,是受检部位蒙片图像和充盈图像间的任何移动,都将造成匹配不良而产生运动伪影,影响图像质量。如呼吸运动、吞咽动作、心脏和大血管的搏动及肠蠕动等,在四肢动脉的 DSA 检查中,因造影剂刺激而使肢体不自主移动是产生运动伪影的主要原因。因此,在检查中患者的良好合作至关重要。此外采取一系列措施如图像后处理、抑制肠蠕动药物及低渗透压造影剂应用等,以防止和减轻运动伪影对图像质量的影响。

2. DSA 的另一缺欠是视野较小,每次检查的显示范围有限,使其在四肢血管的应用受到一定的限制。

3. 其他缺欠尚有空间分辨率不如常规动脉造影,过于细小动脉的显示不够理想等。

四、适 用 范 围

（一）头颈部血管疾病

1. 血管闭塞或狭窄性疾病　对于由颅外颈动脉、椎动脉狭窄或闭塞引起的一过性晕厥、黑蒙或颈部无症状性杂音患者,DSA 可以做出正确诊断,并可证实动脉病变的程度和范围,以及颅内血管畸形、动脉瘤、动静脉瘘等情况,为经皮血管腔内成形术等治疗提供依据。

2. 血管瘤　DSA 可用于头颈部、动脉瘤、颈动脉体瘤等头颈部肿块的诊断和鉴别诊断。

3. 疗效评价　常用 IV-DSA 观察术后动脉通畅程度判断疗效。一般可见剥脱局部动脉壁轻度不规则,略呈扩张,其远端动脉相对狭窄的现象。如继发血栓形成则可见动脉闭塞。此外,还可用于动脉内膜剥脱术后的长期随访。

4. 其他　DSA 在颅脑损伤、脑寄生虫病、椎动脉型颈椎病等疾病的诊断中应用十分普遍,尤其是 IA-DSA,能提供诊断及鉴别诊断的主要信息。

（二）胸腹部血管疾病

1. 多发性大动脉炎　与常规动脉造影比较,DSA 更适合于做广泛的观察,可发现胸腹主动脉及其头臂动脉、肾动脉分支多发的节段性狭窄或闭塞。锁骨下动脉开口闭塞者,DSA 能显示继发性椎动脉窃血征象。IV-DSA 还可发现肺动脉有无异常改变。

2. 主动脉夹层动脉瘤　DSA 对显示主动脉及其分支累及的范围具有很大的价值,并可显示假腔及自血管壁分离掀起形成的内膜瓣。但对显示内膜细小撕裂等改变则不如常规动脉影清晰。

3. 动脉瘤　DSA 能清晰显示动脉瘤的大小、范围及分支受累情况,IV-DSA 因造影剂与血液完全混合,因而动脉瘤腔的充盈可更完全。

4. 主动脉粥样硬化　DSA 可显示动脉扭曲、延长,管壁不规则狭窄及偏心性充盈缺损（粥样斑块）。

5. 肺动脉栓塞　IV-DSA 可显示肺动脉分支中断,腔内充盈缺损和实质期灌注缺损等征象。与常规肺动脉造影比较,IV-DSA 具有安全、迅速且简便的优点,但空间分辨率不如常规动脉造影,过于细小的动脉栓塞难以显示。

6. 其他　对于腹部血管狭窄和闭塞、血栓栓塞、肿瘤及肝、脾、胰等血管病变,均可良好显示。

（三）四肢血管疾病

1. 动脉阻塞性病变　闭塞性动脉硬化症、血栓闭塞性脉管炎、动脉栓塞、胸廓出口综合征等诊断,均可通过 DSA 得以明确。IV-DSA 或 IA-DSA 均能较好地显示大动脉主干的狭窄或闭塞,当主干动脉严重狭窄或完全闭塞时,良好显示远端血管及侧支则以 IA-DSA 为佳。

2. 动脉非阻塞性病变　DSA 能准确提供有关动脉瘤、动静脉瘘、动静脉畸形等诊断信息。IV-DSA 因同一部位血管同时显影,不利于瘘口的观察,故宜选择 IA-DSA 法。

3. 四肢创伤　DSA 能确定创伤造成的血管损伤类型及严重程度,如血管裂伤、假性动脉瘤、动静脉瘘、血管痉挛、闭塞及移位等。

4. 血管重建术后随访　IV-DSA 作为血管重建术后的定期复查措施是可以接受的,尤其对吻合口部位的狭窄和血栓形成的诊断有重要意义。

5. 静脉血栓形成和静脉闭塞　四肢静脉血栓形成和下腔静脉血栓形成或闭塞（如

Budd-Chiari 综合征),行肢体远端顺行注射的 IV-DSA,不仅可显示血栓或闭塞的形态和范围,还可以证实侧支循环的途径等。

五、注 意 事 项

1. 不论采用哪种 DSA 造影方法,术前都必须充分做好准备工作,如碘过敏试验,常规的物理和实验室检查。术前的禁食、禁水、备皮及造影室工作人员的准备。

2. IV-DSA 观察肘、膝关节以远的动脉,尤其是手和足的血管效果差,甚至会失败。肘、膝关节以远动脉病变宜用 IA-DSA,导管先端置肘、膝关节上方,这样不仅可使影像清晰,而且摄片时间容易掌握。

3. 下肢静脉造影时机床需改变角度,而 DSA 造影机床是固定在水平位的,所以难以进行 DSA 下肢静脉造影。

4. 局麻下做四肢动脉造影尤其是选择性造影时,由于造影剂的刺激,常产生肢体剧痛及血管痉挛等,以致影响造影效果。肘、膝关节以远尤其是手和足的动脉,往往造影剂充盈极差,甚至不充盈。为争取满意效果,应选择性地采取以下措施:

(1) 反射性充血法:用血压计气囊带捆压受检部近侧(仅用于动脉慢性阻塞性疾病),使之充气,压力以超过动脉收缩压 0.67~1.33kPa(5~10mmHg)为宜,持续 3 分钟后松解压迫带,随即注射造影剂进行摄片。

(2) 可依据不同情况应用血管活性药:常用妥拉唑林 25~50mg/ 次,稀释在 20ml 注射用水中,于造影前缓慢注入(2~3 分钟内注完)。当全肢皮肤发红,或感到肢体发热直至指(趾)端时,即可注射造影剂进行摄片。此法常用于动脉痉挛性疾病(如雷诺病)的诊断和动脉阻塞性疾病的小动脉及侧支循环的观察。

(3) 局麻药物的应用:旨在减轻或消除造影剂注入而致的血管痉挛和肢体剧痛。常用利多卡因,单肢 60~80mg,双肢 100~120mg(上肢酌减),于注射造影剂前即刻注入或与造影剂混合后一同注入。必要时可重复使用,但半小时内总量不宜超过 200mg,1 小时内不宜超过 250mg。也可用 1% 普鲁卡因 20~25ml,但需做过敏试验。

5. 注射前务必做好受检部位的固定和屏气训练,以减少或防止减影中出现移动伪影。颈动脉造影更需屏气及停咽口水。胸、腹主动脉及髂动脉造影应在屏气状态下投照。

6. 抑制肠蠕动可于注射造影剂前静脉注入高血糖素 1.0mg,或用 654-2 等。如能辅以塑料垫同时压迫腹中线区则更好。

7. 肢体的 DSA 检查应将肢体稳妥固定,否则在注药时肢体若有不适,即会不自主地移动,从而严重影响减影效果。

8. 为避免投照野内所查肢体以外区域的视频摄像机的极限范围(自动调节时),应尽可能缩小光圈,并在上述区域内填充适当的滤线材料,如沙袋、米粉袋和铝条(特制的截面为三角形的长铝条,置两腿中间)等。否则,此区的视频信号过饱和,并与感兴趣区差别过于悬殊,以致严重影响影像质量。

9. IA-DSA 术后患者应保持穿刺侧下肢伸直仰卧 6~8 小时,局部加压沙袋,以防发生皮下血肿。在此期间应监测血压变化和穿刺侧踝动脉的搏动,一般在造影次日,则可解除压迫包扎、下地行走。造影后应鼓励患者多进饮料以促进体内造影剂排泄,对插管造影时间长者,应给予抗生素治疗。

第三节　计算机体层摄影成像检查

20世纪70年代初,计算机轴位体层术(CT)的出现,是计算机与X线检查相结合的产物,为放射成像提供了一种十分可靠和用途广泛的检查方法。目前,CT是当今医学影像领域中应用最为广泛的设备之一,它不但实现了更快的扫描速度、更薄的扫描层厚、更大的覆盖范围、更高的图像质量,而且在实现更低的X线剂量、更快的采集与重建速度、更便捷的多样化图像处理等方面均有了较大的突破,同时具有无创性检查的特点,使CT在外周动脉检查上,获得了更为广泛地应用,尤其几年来64层以上的螺旋CT技术,真正体现了各向同性看的空间分辨力,通过多样化的图像处理,获得高质量的三维图像,拓宽了外周动脉的检查手段。外周动脉计算机断层扫描血管造影(CTA)是经外周静脉高速注入含碘对比剂,在靶血管内造影剂充盈的高峰期,用螺旋CT对其进行快速容积数据采集,由此获得的图像再经各种计算机后处理技术,获得三维血管影像,CTA可以应用于四肢较大血管,对末梢小血管检查也有一定效果,近年来已有取代DSA的趋势。

一、检 查 方 法

CT检查分平扫、增强扫描和血管造影三维重建(CTA)。

（一）平扫

平扫是CT检查时不附带任何检查方法的普通扫描。平扫可以显示大血管轮廓以及与周围器官、组织的比邻关系,对显示血管壁增厚、扩张、钙化有一定帮助。或作为增强扫描前的定位。

（二）增强扫描

其目的是决定肿块的血管特性,鉴别血管性异常,最大限度地提高病灶的检出率。常用方法是经静脉注入水溶性有机碘剂,如60%~76%泛影葡胺60ml后再行扫描的方法。增强扫描在血管病变的专项检查中十分重要和必不可少。静脉内注射造影剂有两种方法:即快速注射法(Bolus)和滴注法。快速注射法是静脉内快速注射约60%碘溶液50~100ml,特点为增强效果较好,但维持时间较短;滴注法是以30%~60%碘溶液150~300ml,以每分钟20~30ml的速度从静脉内滴注。此法维持时间较长,但造影剂用量大,血管增强效果不如前者好,为弥补两者的不足,可两种方法合用,先一次大量注射,然后快速滴注。

（三）CTA

经血管快速注入造影剂后,应用螺旋CT或超高速CT对感兴趣区域进行薄层、重叠横断面大容量扫描,通常为2~3mm层厚,1~2mm重叠,连续扫描40~60cm层次,利用重建软件从一次扫描数据里算出几次以上的CT图像,可得到冠状面重建、矢状面重建、MPR、三维图像重建、CT仿真内镜成像及CTA。适用于颈动脉、肾动脉、髂动脉和股动脉等阻塞性病变的检查,以及夹层动脉瘤的检查。

二、临 床 评 价

（一）优点

1. CT为非损伤性检查,对体弱、病危及外伤性病例更为适宜。

2. 具有很高的密度分辨力,这有助于区分各种病变的性质,如血管性、实质性、脂肪瘤性或囊性等,从而有助于鉴别疾病的良性或恶性,避免进一步做损伤性的诊断检查。尤其是对钙化灶病变特别敏感。

3. CTA 较常规 X 线血管造影来说具有三维成像和节省造影剂等优势。

4. CTA 较超声多普勒具有能提供一套血管概况的整体图像,并同时显示血管周围比邻关系图像,可为外科手术方案设计提供参考。

(二) 不足

1. CT 检查的相对不足为其检查范围有限,仅对区域性病灶检查效果理想,而对广泛性血管病变检查效果欠佳。

2. 对大血管及脏器主干血管的病变易诊断,对分支血管不易观察。

3. 由于有部分容积效应、小的血管病灶(直径 <1cm)易漏诊。对动脉扩张扭曲与动脉瘤的 CT 征象,应进行仔细观察分析,否则易误诊。

三、CT 在血管疾病应用的范围

下肢 CTA 显像见图 8-5。

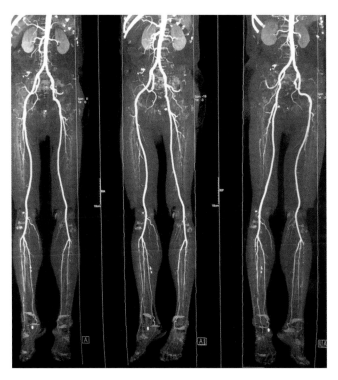

图 8-5　下肢 CTA 显像

1. CT 在周围血管疾病的应用,是伴随着 CT 的发展而进步,但最理想的检查部位还是用于与 CT 扫描平面垂直的比较大的血管,那些细小的弯曲迂行的血管分支和在 CT 扫描平面走向的血管虽可重建成像,但有一定的限度,效果较差。

2. 目前,CT 适用于胸腹主动脉及其较大分支的检查,如头臂血管、腹腔动脉、肾动脉、肠系膜血管和髂动脉等,CT血管造影(CTA)的发展使检查范围进一步扩大,头颈部血管、肾动脉以及髂股动脉等血管都能得到良好的显示,各种动脉瘤病变以及阻塞性血管病变为最主要的应用适应证。

3. 上、下腔静脉及其主要分支,以及门静脉系统均可由CT显示,各种先天性畸形和腔静脉阻塞综合征为主要适应证。但不能很好地显示肢端血管的情况。

四、正常血管的表现特点

（一）正常血管

正常血管在CT中表现为位置较恒定,各血管大小具有一定比例,结构具有典型的特征。

（二）动脉特点

动脉断面呈圆形,轮廓光整。在平扫图上,没有钙化病灶的动脉壁与其腔内的血液无法区别,除非贫血病例。正常人动脉内血液的CT值为50~70Hu,而贫血患者其CT值明显降低。

（三）增强检查

增强检查后,动脉腔内的CT值可上升到450Hu。大静脉呈卵圆形或椭圆形,密度与动脉相似。

（四）静脉检查

不同的是静脉壁很薄,即使在严重贫血的病例也很少能与其他结构分开而显示。

（五）其他

当因有病灶存在或血管走向变异而不能确定某一结构是否为血管时,只需应用适量造影剂,大血管的增强常常是一目了然的,无需仔细地测量其衰减值。

五、常见血管疾病的CT征象

（一）颈部动脉血管疾病

1. 无名动脉迂曲　在纵隔右侧近纵隔胸膜可见造影剂充盈的扩张迂曲的动脉。据此亦可与纵隔肿瘤相鉴别。

2. 颈动脉粥样硬化　在CT图上颈动脉粥样硬化可以被显示,较严重的粥样硬化CT平扫显示颈总(颈内)动脉管腔狭窄,双侧动脉不对称,颈动脉的局部扩张性改变,多呈梭形,与正常侧对比明显,注入造影剂后病变动脉均匀强化,显示更清。

颈动脉血栓形成CT平扫呈稍高密度,注入造影剂后血栓不强化,而管壁呈环状强化。

CT除了能显示颈动脉狭窄和(或)阻塞之外,还能同时进行脑部CT扫描,了解脑部有无缺血改变。

3. 颈动脉体瘤　颈动脉体瘤在颈总动脉分叉平面可见软组织块体影,压迫颈内动脉并使其向后外侧移位,颈外动脉向前内侧移位,瘤体增强明显,密度均匀。

若CT发现周围组织受侵犯及附近区域有肿大的淋巴结,示肿瘤有恶性倾向。

与动脉造影比较,CT更能明确肿瘤与颈内外动脉及周围组织的关系,特别当肿瘤具有恶性倾向时,对于手术切除肿瘤难度的估计有很大价值。

（二）颈部静脉疾病

1. 颈静脉扩张症　CT可见颈内、颈外、颈前或颈后静脉管腔明显扩张,但管壁光整,范围可局限或较广泛。有时可见多支或双侧静脉扩张,其近端静脉正常,周围无侧支。与造影检查相比较,CT 检查可避免颈部静脉穿刺造成损伤的可能性,尤其对于多发性或双侧静脉扩张病例更为适宜。

2. 颈静脉血栓形成　CT 表现为病侧颈内静脉扩张。颈静脉内血栓的衰减值低于流动的血液,CT 平扫显示其密度较周围正常血管的密度略高。注入造影剂后,血栓无强化,但静脉壁呈环状强化使病变易于区别。单纯的颈静脉血栓形成,血管周围的软组织无明显改变,如发生血栓性静脉炎,则可有颈静脉周围的软组织肿胀,筋膜间隙消失。

（三）颈部其他疾病

1. 淋巴管瘤　CT 诊断囊性病变有明显优势,淋巴管瘤在 CT 图上表现为囊状分隔的互相连通的高密度和低密度影,囊腔大小不等,可向下伸展至纵隔,向上可达咽旁间隙,向外至腋下。此病临床诊断并不困难,CT 检查的目的是了解病变的范围而有助于手术治疗。

2. 血管瘤　CT 增强扫描可清楚显示血管瘤的范围,但也有增强不明显的或不增强的病例。

（四）胸、腹部动脉血管疾病

1. 动脉先天性变异

（1）走向变异:CT 可发现的动脉变异主要有:①右位主动脉弓变异。②双主动脉弓变异。③迷走大动脉（锁骨下动脉、肺动脉、无名动脉）变异等。

（2）管腔变异:①常见的有主动脉、肺动脉狭窄。CT 可看到管腔狭窄段及狭窄后扩张和侧支血管。②由于有部分容积效应,CT 对范围 <1cm 的短段狭窄不太敏感,在非薄层扫描中易遗漏。

2. 动脉粥样硬化　CTA 三维重建后,可以结合横断面图像,精确判断动脉硬化的存在、部位、范围及程度,对复查外周动脉术后恢复情况有很高的价值。CT 平扫表现为血管壁毛糙且不规则,管壁内可见钙化斑,CT 显示壁层钙化敏感性很高,在平扫图上表现为沿管壁的弧形或环形高密度影。

管腔狭窄或轻度扩张,血管扭曲度增加,偶尔可显示管腔面溃疡形成。增强扫描后可发现低密度粥样斑块及血栓。

在严重的动脉粥样硬化病例,主动脉可与脊柱平行,也可移向脊柱右侧。胸主动脉粥样硬化主要导致主动脉延长、扩张扭曲和壁层钙化。

腹主动脉粥样硬化病变主要累及肾动脉水平以下,往往一直延伸到盆腔内的髂血管,向上延伸可累及肠系膜上动脉和肾动脉开口。造成狭窄的粥样斑块常见于腹主动脉分叉处髂总动脉远端和髂外动脉近端。

对局部范围的血管病变可采用 CTA 三维重建术,其显示中等大小血管如肾动脉和髂动脉甚至股动脉的能力与血管造影接近但显示细节和小血管方面不及后者。

CTA 可作为腹主动脉及其分支血管,以及盆腔和下肢血管阻塞性病变的初步和筛选检查,如病变范围广泛,或拟做外科手术或经皮经腔血管扩张成形术以及血管内置放内支架的患者,选择性腹主动脉、盆腔血管和下肢血管造影为合理适应证。

CTA 三维重建,可以观察外周动脉硬化病理改变,如判断脂质斑块、纤维性斑块及钙化性斑块,上述病理改变可以造成外周动脉管腔不同程度的狭窄、管腔内附壁血栓形成,甚至管腔闭塞,大范围的不规则狭窄呈串珠样改变,周围见侧支循环形成。

3. 多发性大动脉炎　动脉炎是节段性、周围性发作的慢性炎症性血管闭塞性疾病,主要累及四肢中小动脉,尤以下肢好发。CT平扫可见动脉壁增厚,CTA表现为患肢病变段血管壁节段性增厚及内膜增粗,甚至呈节段性狭窄或闭塞,病变两端血管壁相对正常,周围见扭曲或螺旋状的侧支血管建立。

CT诊断大动脉炎具有一定的特征性,如受累动脉壁的增厚、中膜的钙化、CT增强扫描钙化血管呈多层环状影等。

4. 动脉瘤　CTA表现为局部管腔异常扩大,可呈梭形或囊样,瘤腔内可有低密度充盈缺损,即附壁血栓。CTA可显示瘤体的大小、形态、部位及囊样带蒂样动脉瘤的开口部位情况等。

主动脉瘤的主要CT图像为主动脉瘤周围性钙化。动脉瘤的动脉内膜可发生粥样钙化,为周围性钙化,这一征象对动脉瘤具有诊断价值。

附壁血栓形成:在主动脉瘤内常存在附壁血栓。平扫时主动脉内开放管腔与血栓的密度差异多不明显,增强后主动脉开放管腔明显强化而血栓则为低密度,无强化。如血栓内有钙化形成,则在低密度中见高密度影,而无强化改变。附壁血栓的形成可为新月形、半月形和环形等。

主动脉瘤可累及分支,在胸主动脉可累及主动脉弓的大分支,腹主动脉瘤可累及肾动脉、髂动脉、肠系膜上动脉及腹腔动脉等。由于CT是横断面扫描,对总体观察动脉瘤及其分支有一定局限性,可在相应部位进行薄层加动态增强扫描,以及图像重建加以克服。螺旋CT连续重叠扫描加重建可达到与血管造影几乎接近的图像。

主动脉瘤破裂,胸主动脉瘤破裂由于病情危笃,进行CT检查的机会不多。CT可多见纵隔和心包积液及胸腔积液,积液的密度较高,可伴动脉瘤与周围组织间脂肪层消失等。对疑有腹主动脉瘤破裂而临床情况尚难确定的患者,CT是重要的检查方法。CT可清楚地显示腹膜后血肿或出血的部位和范围。腹膜后血肿表现为软组织密度,如是急性出血,CT值高达40~60Hu;如破裂部位在主动脉后壁,局部主动脉壁与血肿间不存在脂肪层,瘤体破裂血液可进入肾周间隙和腰大肌。

作为无损伤性检查方法,CT可对术后患者进行近、远期随访。术后可能发生的并发症主要有出血、感染和假性动脉瘤形成等,CT检查很有帮助。术后近期内在移植血管和主动脉之间存在少量血液和气体是正常的,如缝合口裂开,血液将漏入此间隙,同层动态增强扫描可见造影剂进入此间隙。移植血管感染是一种致死性并发症。有学者指出术后2周后仍发现移植血管与主动脉间隙内有气体,或6周后仍有液体存在,则提示感染存在。术后可并发假性动脉瘤。

CT对于主动脉瘤的诊断并不困难,但在以下两种情况时须注意鉴别:由于CT是横断面扫描,当主动脉明显伸展扭曲与CT扫描层面斜交而不是垂直相交时,在CT图像上所示"扩大"的主动脉管腔为主动脉的斜径,不要误认为是主动脉瘤。当主动脉瘤内半月形或新月形血栓形成,需与主动脉夹层动脉瘤的假腔内充满血栓相鉴别。

5. 夹层动脉瘤　由于主动脉中层血肿或出血、血栓及钙化,CT图像上可显示内膜钙化内移。平扫显示内膜钙化从主动脉壁外缘内移5mm以上。在撕裂的内膜片上CT为横断面扫描,对内膜片的显示率高,且不受方向影响。在增强后CT,内膜片多显示为弯曲的线样负性影。

关于夹层动脉瘤真假两腔的显示增强后真假两腔可同时显影,或假腔的增强与排空比真腔稍延迟。动态增强扫描和时间密度曲线能更好地显示真假两腔密度差异,真腔可受压变形。真假两腔的大小无一定规律。

血栓形成多见于假腔内,偶有假腔完全被血栓充满,而造成诊断困难。关于内膜撕裂口的显示由于技术条件限制,常规 CT 较少显示此征象。主动脉夹层并发症包括渗漏或破裂可造成心包、纵隔和胸腔积血。

临床上少见的主动脉周围纤维化亦称为炎性动脉瘤,CT 上可见主动脉及腔静脉周围有软组织密度的鞘包裹,并使主动脉及腔静脉轮廓不清,这种表现与淋巴瘤或转移性淋巴肿极难区别,鉴别诊断应予考虑。

6. 急性下肢动脉栓塞　心源性或血管源性栓子进入动脉,造成远端动脉血管阻塞,继而引起病变血管供血器官缺血或坏死的病理表现。CTA 可以明确栓塞部位,表现为栓塞处动脉管腔突然中断,栓塞处动脉壁平直,闭塞段呈杯口状或平台状,闭塞远端对比剂显影,周围无明显侧支血管形成。

7. 动静脉畸形(AVM)　动静脉畸形是由先天性动静脉纠缠在一起的扩张血管组成,动静脉间存在异常交通支,动脉血流经短路交通支进入静脉内,中间无毛细血管床形成阻力,从而造成局部循环或全身血流动力学的改变,如远端肢体缺血等。

CTA 显示增粗迂曲的血管团状结构,增粗的供血动脉和引流动脉。

(五)胸、腹腔静脉血管疾病

1. 静脉先天性变异　CT 可发现左位上腔静脉、下腔静脉转位、重复畸形及下腔静脉中断伴奇静脉和(或)半奇静脉连接等。

上腔静脉畸形:在 CT 横断面扫描上,可见永存左上腔静脉位于左侧,位置类似于正常上腔静脉的右侧位置。在右上腔静脉缺如者,仅见左上腔静脉圆形血管影位于主动脉弓左侧,而右侧气管前方没有上腔静脉影。向尾端层面追踪,可见左上腔静脉位于左肺门前方,然后进入扩张的冠状静脉窦。如右上腔静脉存在,则在双侧均可见上腔静脉影,可见右上腔静脉引流入右房,而左上腔静脉最终引流冠状静脉窦和右房。

下腔静脉肝段缺如伴奇静脉或半奇静脉连接:下腔静脉在肾静脉和肝静脉之间缺如,这种畸形可作为孤立性病变发生,或伴先天性心脏病、多脾、左侧异构和腹部内脏转位等。CT表现为从髂总静脉汇合处到双肾静脉水平,下腔静脉显示正常,而在正常下腔静脉的肝段部位,右膈脚前方与肝段尾叶后方之间不能见到下腔静脉,往头端平面,在肝影内也见不到下腔静脉影,在右膈脚后主动脉右侧增大的奇静脉表现为孤立性圆形阴影,或者膈脚后主动脉两侧可见增大的奇静脉和半奇静脉影。须注意不要将奇静脉或半奇静脉误认为最大的淋巴结。部分患者可合并肝静脉阻塞,造成继发性 Budd-Chiari 综合征。

下腔静脉易位(左位下腔静脉):该畸形可见单个下腔静脉自脊柱左侧上升,在肾静脉水平,下腔静脉跨过主动脉的前方或后方,沿脊柱右侧上升,穿过膈肌进入右房。CT 表现为在肾静脉水平以下,可见单个大的血管结构即下腔静脉位于腹主动脉左侧;在肾静脉水平,左位下腔静脉跨过主动脉前方或后方到达右侧,在肾静脉水平上方,可见单个下腔静脉位于脊柱右侧,可追踪到心房下缘水平。

双下腔静脉或下腔静脉重复畸形:在双下腔静脉畸形,于肾静脉下方脊柱之右侧可见一下腔静脉,而在脊柱左侧也可见一下腔静脉,即双下腔静脉。上升至肾静脉水平,左下腔静脉通过一血管结构绕过主动脉前方或后方加入右侧下腔静脉,在肾静脉水平上方直至横膈,仅见右侧单一的下腔静脉。CT表现为肾静脉水平以下,见左右两支下腔静脉分别位于主动脉两侧,在肾静脉水平,有一个血管结构跨过主动脉的前方或后方,而在肾静脉水平上方仅见单支右位下腔静脉。

在诊断中须注意区分下腔静脉易位与双下腔静脉畸形。双下腔静脉畸形,于肾静脉水平远端除左位下腔静脉外还可见右侧下腔静脉一起延续到分叉与髂静脉相连。而下腔静脉易位者,在肾静脉水平远端之右侧未见下腔静脉。此外,双下腔静脉畸形中的左侧下腔静脉需与扩张的左侧生殖腺静脉鉴别。在CT向尾端切层时,跟踪其行径可明确诊断。双下腔静脉畸形的左侧下腔静脉终止于髂总静脉水平,而扩张的左侧生殖腺静脉可进一步跟踪至腹股沟管水平。

2. 腔静脉阻塞　　上腔静脉阻塞综合征:CT对显示由于外部病变压迫所致上腔静脉阻塞或上腔静脉内血栓或癌栓形成具有很大优势,对外部病变的压迫,CT可显示其可能的病变包括纵隔肿瘤、纵隔淋巴结肿大及主动脉瘤等。同时有上腔静脉受压变形,胸壁广泛的侧支循环血管或半奇静脉扩张。而上腔静脉内血栓形成,CT表现为上腔静脉影增大,在增强CT见上腔静脉管径内血栓不增强呈低密度影,周围环以静脉壁强化。但须注意,在团注法增强CT,由于层流现象,可以在增强早期表现为大密度或不均匀密度,对可疑患者须加延迟扫描以证实。

下腔静脉阻塞:CT可显示下腔静脉内血栓或癌栓的大小和范围,可帮助鉴别腔内病变和下腔静脉腔外压迫,在CT图像上较难鉴别下腔静脉内血栓形成或肿瘤癌栓形成。它们都表现为腔内充盈缺损和局部管腔扩大。在增强前CT上,肿瘤癌栓造成的腔内充盈缺损密度通常比周围血液密度低。新鲜血液形成的血栓密度与循环血液类似,而陈旧血栓的密度则比周围血液低。在增强后,不论是肿瘤癌栓还是血栓均表现为一个低密度透光的充盈缺损。下腔静脉癌栓可表现为低密度充盈缺损的影像,周边密度增高,有学者将它解释为下腔静脉壁的血供增加或肿瘤血管。有的患者肿瘤癌栓还可伸展超过下腔静脉壁的范围,诊断可更为明确。下腔静脉完全阻塞的患者,CT显示广泛侧支循环形成。

在诊断下腔静脉血栓或癌栓形成时,须注意区别腔内充盈缺损与层流现象。在增强早期,可出现下腔静脉近地壁一侧带状高密度影,而其余部分为低密度影。为避免下腔静脉层流现象误认为血栓或癌栓,可在可疑层面进行重复扫描或延迟扫描,如充盈缺损持续存在,则诊断血栓或癌栓无疑。

（六）四肢血管疾病

四肢血管检查不同于胸腹部血管,因其部位相对表浅,解剖位置变异多,病变范围径路漫长。因此CT检查常不及血管造影,但有些疾病也可行CT检查,特别是不宜做血管造影者,其中如感染性动脉瘤、血管瘤等。

1. 感染性动脉瘤　　由于瘤壁脆弱,动脉造影易造成瘤壁破裂,而CT检查为非损伤性,可以安全实施,并能明确瘤体大小及范围。

2. 血管瘤　　血管瘤是处于错构瘤畸形和真正肿瘤之间的良性肿瘤样病变。主要有毛细血管瘤、蔓状或海绵状血管瘤以及淋巴血管瘤等。绝大多数为先天性,少数为获得性。以往显示血管畸形需作动脉造影、静脉造影或畸形血管直接穿刺造影。

目前,CT增强扫描基本上可显示上述血管畸形,且可准确了解病变部位、范围和大小,以及与邻近组织结构的关系。

海绵状血管瘤 CT 扫描可见肿瘤呈结节状、条索状或分叶状改变;肿瘤密度不均,边界较清楚、完整,有圆形的钙化灶(静脉石);增强后病灶有明显强化。CT 还可用于与其他软组织肿瘤作鉴别诊断。

血管瘤有时易与一些软组织肿瘤相混淆,如脂肪瘤、错构瘤等,尤其是后者,瘤体内也有血管组织,有时血管造影也较难鉴别。而 CT 对组织密度有很高的分辨力,增强造影后更易鉴别。

位于大腿肌肉深部,由股深静脉引流的静脉瘤、海绵状血管瘤,因下肢顺行静脉造影时,造影剂较难进入股深静脉系统,加之局部穿刺造影需用较长的穿刺针,穿刺成功率低。诊断时应予注意。

3. 特殊类型血管瘤 当静脉瘤或海绵状血管瘤引流静脉内血栓形成时,瘤体张力很高,不宜做穿刺造影。或瘤体内有血栓形成,穿刺不易抽到回血时,均可做 CT 检查以明确诊断。

第四节 磁共振成像检查

磁共振成像(MRI)是利用收集磁共振(MR)现象所产生的信号而重建图像,属于生物磁自旋成像技术,是医学影像学的大进展之一。这一技术的运用,使机体组织的显像从单纯的解剖显像提高到解剖学与组织生物化学和物理学特性变化相结合的高度,从而有可能获得更多的有关早期病变的信息,如血管阻塞时相应脏器缺血造成的代谢障碍等,有利于疾病的早期诊断。

一、MRI 成像优缺点

(一) 优点

1. MRI 利用 T_1、T_2、P 等多参数成像,以及 MRA 利用流空效应获得的血管成像清晰、逼真,很少伪影,能在良好的解剖背景上显示病变的影像。

2. 除能显示血管本身病变外,还能满意地观察血管与周围组织器官的关系,进行横、冠、矢、斜层面的多维成像,不需要造影剂就可使心腔及血管显影。

3. 它没有电离辐射,对机体无不良影响,是一种无创伤性检查方法,在随访病例中可多次重复检查。

4. 不受骨组织的干扰,不像超声诊断那样受透声窗的限制。能使机体组织的显像从单纯的解剖显像,提高到解剖学与组织生物化学和物理学特性变化相结合的高度,MRI 具有潜在的检测机体生化成分、代谢和病理状态的能力。

5. 有可能获得更多的有关早期病变的信息,如血管阻塞时相应脏器缺血造成的代谢障碍等。

(二) 缺点

1. MRI 图像质量常受身体运动(自主或不自主)的干扰而成像所需时间较长,为使图像清晰,要求患者在较长时间内保持体位不变,这对重症患者及儿童有一定的困难。

2. 对钙化灶总是表现为极低信号,小的砂粒状钙化是难于发现的。

3. 因其空间分辨力还不够好,因此对细微病变的显示有一定的局限性。

4. 对有磁性的物体,如起搏器、体内金属置入物和生命支持监护系统等不能带入检查室,因此对依靠上述器械维持血流动力学的患者不适用本法检查。

二、适用范围

MRI 适用于胸腹主动脉及其较大分支的检查,如头臂血管、腹腔动脉、肾动脉、肠系膜血管和髂动脉等,随着 MRA 技术的发展使检查范围将进一步扩大。目前,头颈部血管、肾动脉以及髂股动脉等血管都能良好地显示,各种动脉瘤病变、阻塞性血管病变是最主要的应用适应证。上下腔静脉及其主要分支以及门静脉系统均可由 MRI 显示,各种先天性畸形和腔静脉阻塞综合征为主要适应证。

三、疾病的 MRI 表现

（一）动脉阻塞性疾病

1. 闭塞性动脉硬化症　常规的血管造影能提供周围血管的解剖形态,彩色多普勒和脉冲多普勒超声检测可获得血流方向和速度等生理参数。MRI 检查对腹主动脉、颈动脉及腘动脉等动脉硬化性改变显示较为理想。

与常规血管造影比较,上述部位的 MRI 检测正确率可达 95.5%。由于 MRI 能显示附在动脉壁上的散在斑块,有助于早期发现动脉粥样改变。

此外,MRI 可较敏感地反映血液流速的变化与血管通畅性的关系。在动脉转流术后,当移植血管内出现血流缓慢并发展为管腔闭塞时,动态 MRI 可发现移植血管腔内的信号密度增加,指示应尽早采取治疗措施予以纠正。

颈动脉是 MRI 及 MRA 应用最多、最成熟和图像质量最好的一个部位。颈动脉硬化性病变所致颈动脉狭窄或阻塞,MRI 不仅可了解脑部有无病变,而且 MRA 可发现颈动脉狭窄的部位、范围和程度。MRA 确定颈动脉狭窄病变的敏感性和准确性与选择性血管造影相仿,但血管造影一旦发现狭窄和(或)阻塞病变,仍需做脑部 MRI 以了解脑部有无缺血改变。彩色多普勒超声虽对斑块的显示较敏感,但准确性仍不及 MRA。

MRI 显示腹主动脉及其较大分支,以横断面及矢状面为好,MRA 的显示能力优于 MRI,但与 CTA 一样,限于局部范围,在某些方面如空间分辨率,尤其是对钙化病灶的显示不及 CTA。

当周围动脉粥样硬化伴有动脉扭曲时,弯曲段血管如无法投影在同一像平面上,可由此造成动脉闭塞假象。此外,狭窄性病变的远端因湍流和平均流速下降可导致 MR 信号丧失,或因血管斜行进入扫描层面,引起自旋恢复延迟而造成动脉过窄假象。这些都将影响 MRI 诊断的正确性。

因此,MRI 和 MRA 等可作为腹主动脉及其分支血管以及盆腔和下肢血管阻塞性病变的初步和筛选检查,如病变范围广泛,或拟做外科手术和经皮经腹腔血管扩张成形术以及血管内置放内支架的患者,选择性腹主动脉、盆腔血管和下肢血管造影为合理适应证。

2. 多发性大动脉炎　MRI 及 MRA 不仅能显示动脉的管腔改变,如胸、腹主动脉及其分支管腔狭窄或闭塞,而且可显示动脉壁的异常增厚。增厚的动脉壁表现为中等密度的 MRI 信号,与外周高密度信号的脂肪及腔内低密度信号的流动血液形成鲜明的对比。

MRI 对肾动脉起始段狭窄的显示,具有高度的敏感性和特异性(>90%),但对肾动脉远端或肾内动脉狭窄的显示,其可靠性有限。MRI 可通过肾静脉流量的测定,从血流动力学角度,估计肾动脉狭窄的严重程度。正常人肾静脉的血流量几乎与肾血流量相等,两侧肾静脉的血流量差别甚小。当单侧肾动脉狭窄时,狭窄侧肾静脉血流量明显减少。

3. 烟雾病(Moyamoya 病)　烟雾病是一种脑底大血管闭塞与继发新生血管形成的特发性疾病。脑实质内的分支血管与软脑膜血管之间有广泛的小吻合支形成,以维持脑的灌注。该病在日本人中是一种常见的血管性疾病,但在其他人种中则相对少见。

该病病因不明,特征包括颈内动脉终末段狭窄或闭塞、颅内异常血管网形成以及椎动脉远侧段和基底动脉狭窄或闭塞。

病变局限于颅内循环,并几乎都伴有脑缺血症状。由于血管内膜的增殖而引起进行性血管闭塞。主要临床表现为短暂性脑缺血发作、梗死或出血,缺血性改变主要见于儿童,精神发育迟缓是该组患者常见的临床表现。

（二）血管畸形

1. 血管畸形包括血管瘤、动静脉畸形(AVM),动—静脉瘘和静脉畸形等。MRI 和 MRA 基本上可显示上述血管畸形,且可准确了解病变部位、范围和大小,以及与邻近组织结构的关系。

2. 该畸形最常发生在周围肢体、脑部,其次是脏器,单独发生或以综合征的形式出现。

3. 肢体血管瘤传统的 X 线诊断方法是动脉造影或静脉造影。前者用于具有动、静脉成分伴有动静脉瘘的蔓状血管瘤或动静脉畸形,后者则用于毛细血管后血窦组织病变——海绵状血管瘤。

4. MRI 与血管造影比较不仅能更精确地显示血管瘤的范围,而且能描绘血管瘤与邻近器官、神经、肌腱以及肌肉等组织的解剖关系,因而对估计手术范围及手术完全切除的可能性有很大的帮助。

5. MRI 还能对低流量海绵状血管瘤与高流量蔓状血管瘤及动静脉畸形等做出鉴别。在长 TR/TE 的自旋回波序列扫描中,海绵状血管瘤显示为高强度 MR 信号,并具有蜿蜒分隔状特征,常伴有肌肉萎缩等表现。蔓状血管瘤和动静脉畸形,则显示为低信号的流空效应。

6. 对于动静脉畸形患者,MRA 检查有如下目的:①确定 AVM 的供血动脉;②描绘 AVM 病灶的大小及范围;③识别静脉引流是中央型还是周围型;④辨别快速流动的瘘或动脉瘤;⑤评价血管畸形对邻近组织的血流动力学影响。上述目的可以通过应用快速 MRI 进行评价脑实质,而利用 3D 成像技术确定 AVM 的形态学变化,利用 PC 技术评价流动情况来完成。

7. MRA 的巨大潜力是任何一种技术所无法比拟的,而且随着 MRA 技术的不断发展、完善,MRA 终将成为检查中枢神经系统血管畸形的一种必不可少的手段。

（三）动脉瘤

MRA 现已成为一种发现颅内动脉瘤的重要手段。对于主动脉,MRA 除了能发现主动脉壁变形及管腔局限性扩张外,并能较正确地显示动脉瘤的大小、范围、腔内血栓和粥样斑块。常规的动脉造影只能显示动脉瘤部位血管腔的局限性扩张,而 MRA 则可显示动脉瘤的外壁、动脉瘤与周围脏器的关系。

1. 颅内动脉瘤　颅内动脉瘤是脑血管壁的局部扩张,可呈囊形、浆果形或梭形。根据病因可分为先天性、外伤性、动脉硬化性或感染性。约90%的颅内动脉瘤是脑血管壁受到诸如动脉粥样硬化和高血压等因素的影响,而引起血流动力学变化的结果。

颅内动脉瘤常发生于血管分叉处,此处血管具有复杂的几何形态,常受到高速血流的垂直冲击,致使血管壁承受不同寻常的压力。

颅内动脉瘤在出血以前能得到诊断尤其重要,因为50%的动脉瘤破裂致继发性蛛网膜下腔出血的患者,将会在发病后一个月之内死亡。诊断过程中必须仔细地运用MRA技术来获得最高的空间分辨力,对其影像学资料进行全面分析。

梭形动脉瘤特点:①绝大多数都是因动脉粥样硬化所致,占动脉瘤的10%。②这种动脉瘤血管壁变得脆弱,在病变血管中,整个血管壁都受损。③沿着血管壁缓慢的血流产生层状的血栓,这种缓慢的血流在3DTOFMRA上因为饱和效应很难得到良好的显示。由于血栓使得动脉瘤腔变小,PCMRA可显示动脉瘤腔直径近似正常。④通常来说,SEMRI是显示动脉瘤大小的最好方法。

侧囊形动脉瘤特点:①几乎均为垂直于供血动脉膨隆出来,有其独特的血流类型,即在动脉瘤口的远侧可见不连续的流入区。②血流呈环形通过动脉瘤穹隆顶并产生涡流,然后从动脉瘤口的近侧流出。③PC和TOFMRA均可良好观察这种涡流,它表现为中心的低信号区。④信号强度减弱主要是因为饱和效应而不是体素内的失相位。⑤因此为了更好地观察这种中心性涡流,可以使用静脉注射对比剂来缩短血液的T_1,从而减轻饱和效应。⑥侧囊形动脉瘤好发于颈内动脉虹吸段。这些动脉瘤内血流淤积,导致内膜表面血小板和白细胞的积聚,从而阻止氧及代谢物由血液向动脉瘤的弥散。⑦因此,这类动脉瘤主要从两个方面影响MRA的表现:一是其流入喷射和动脉瘤壁附近的血流速度最大,而最大血流速度和切变力不存在于动脉瘤穹隆部,而存在于动脉瘤颈部;二是血栓易发生在那些同心层面。

分叉部动脉瘤特点:其好发于颈内动脉的分叉部或大脑中动脉的分叉部。①血流从最靠近起源动脉长轴的动脉瘤口边缘进入,从动脉瘤口对侧角部流出,流出后几乎全部进入远离流入区的动脉分支。②这种血流特点使得显示那些靠近动脉瘤的小分支非常困难,因为从动脉瘤流出的血液几乎全部进入一支远端血管。③在这些动脉瘤中,还可见快速的湍流,血流旋转着进入流出分支。这种动脉瘤的快速血流很容易为3DTOFMRA显示。④尽管这些动脉瘤血流呈现螺旋、旋涡或旋转,但基本层流是相对连续的,切变力和体内的失相位虽可发生信号强度假性丢失,而动脉瘤的流入程度常足以显示动脉瘤轮廓。

2. 胸、腹主动脉瘤(真性) MRI为主动脉瘤的常用检查技术,包括心电门控-自旋回波法(SE)和磁共振电影(cineMRI)。不论是胸或腹主动脉瘤,横断面扫描是最基本的方法。胸主动脉瘤可以再做斜矢状位扫描,用以观察动脉瘤体的全貌及其与主动脉弓分支的关系。由于腹主动脉瘤患者多数为老年人,而腹主动脉伸展扭曲明显,冠状面或矢状面常不能在同一层面显示其全貌。一般情况下MRI可清晰显示。

主动脉瘤的大小和范围:横断面扫描能清楚显示动脉瘤的外径大小,而观察连续横断面扫描图像可了解主动脉瘤的远近端范围和长径。在胸主动脉瘤,通过左前斜位扫描图像可清楚显示动脉瘤的范围及其与主动脉弓主要分支的关系,亦可显示血栓形成及残腔大小。横断面扫描可显示动脉瘤内附壁血栓形成和残留的开放管腔。SE序列残腔可显示为信号流空。但在较大的动脉瘤内,由于血流缓慢可产生一些腔内信号,此时须与附壁血栓相鉴别。

缓慢血栓在 T_2 加权图信号增强,而陈旧血栓在 T_1 加权图为中等信号,在 T_2 加权图则产生相当低的信号。

主动脉瘤破裂出血,主动脉瘤周围或纵隔内血肿在 T_1 加权图上产生高信号,具有特征性。

3. 主动脉夹层　通过多方位成像,MRI 能正确地判断主动脉夹层的类型、部位、向远端延伸的范围及分支受累情况。此外应用心电门控、多次回波或相位显示技术有助于判定真假腔,区别假腔内缓慢血流抑或栓子,从而提高主动脉夹层诊断的准确性。MRI 还可显示是否伴有胸腔积液或心包积液。MRI 的局限性在于对钙化不敏感,不能明确显示内膜钙化内移的征象。

主动脉夹层分离:通过 MRI 检查可在内膜片显示。在自旋回波法(SE)序列,如在真假两个管腔内均为快速流动的血液时,内膜片表现为在两个信号流空的管道之间呈一略弯曲的线样结构。如假腔内血流较慢,内膜片通过一侧无信号的真腔和另一侧异常血流信号的假腔勾画出其线形结构。但当假腔内血流很慢,或有血栓形成完全闭塞时,内膜片则难以辨认。

当夹层撕裂破口时,MRI 对夹层撕裂破口的显示率比 CT 要高。尤其是斜矢状位比横断面扫描对破口的显示率更高、更清楚。表现为某一面的内膜片缺如,无信号的血流在真假腔之间沟通,而相邻层面的内膜片仍完整。

主动脉夹层有真假两腔时,在自旋回波法(SE)序列,真假两腔的信号视其管腔内流速的不同而异。如真假两腔均为快速流动血液,则两腔均表现为信号流空。如假腔流速较慢,则可见真腔内信号流空,而假腔内有信号改变。

假腔内血栓形成与缓慢血流可产生不同的信号。缓慢血流在 T_2 加权图为高信号,而陈旧性血栓则在 T_2 加权图信号降低,另外在多相位—门控成像,由于在心脏收缩期与舒张期动脉的流速不同,使缓慢的血流在心脏收缩期和舒张期产生的信号强度不同,而血栓的信号强度则保持不变,由此可以区别两者。

对于夹层范围及分支受累情况,MRI 可以从三个不同方位显示主动脉情况,以了解夹层的范围。夹层伸展的范围一般较长,但个别患者夹层范围相当局限,仅局限于 1~2 个层面的范围内。MRI 可显示主动脉分支(如主动脉弓分支、腹腔动脉、肠系膜上动脉、肾动脉和髂动脉等)受累的情况及其发自真腔还是假腔。如分支血管存在信号流空现象,则表明该分支血管通畅。

有时由于内膜片在心脏周期内的运动,可给 SE 序列显示内膜片造成一定困难。而 cineMRI 则是显示运动的内膜片的最好方法。而对于由夹层引起的主动脉瓣关闭不全,可以在一次 MR 检查中加做 cineMRI 明确诊断及做反流程度定量分析,不必再做主动脉造影,既省时又无损伤。

主动脉夹层分离渗漏或破裂引起的并发症,包括心包、胸腔、纵隔积血和主动脉周围血肿,在心电门控自旋回波法(SE)序列中,T_1 加权图上出血通常表现为高信号。

4. 假性动脉瘤　对于假性动脉瘤 MRI 可以从横断面、冠状面及矢状面等多方位,显示假性动脉瘤与主动脉母体血管之间相连的空间关系。在自旋回波法(SE)序列可见主动脉管腔内信号流空。假性动脉瘤腔内开放管腔可见信号流空,并与主动脉管腔相连,而假性动脉瘤内血栓有一定信号强度。但 MRI 不能很好地显示血栓内钙化。

（四）静脉系统疾病

中心静脉（上、下腔静脉）以及与之连接的大静脉，如头臂静脉、锁骨下静脉、颈静脉、肾静脉、髂静脉等均可被 MRI 显示。门静脉系统同样可以清楚显示。周围肢体静脉如血管较细，或血流缓慢，则很少能被 MRI 显示。

1. 上腔静脉畸形　从 MRI 横断面扫描中，可见位于脊柱左侧左上腔静脉，其位置类似于正常上腔静脉的右侧位置。在右上腔静脉缺如者，仅见左上腔静脉圆形血管影。位于主动脉弓左侧，而右侧气管前方没有上腔静脉影。向尾端层面追踪，可见左上腔静脉位于左肺门前方，然后进入扩张的冠状静脉窦。如右上腔静脉存在，则在双侧均可见上腔静脉影，可见右上腔静脉引流入右房，而左上腔静脉最终引流入冠状静脉窦和右房。

2. 上腔静脉阻塞综合征　MRI 对显示由于外部病变压迫所致上腔静脉阻塞，或上腔静脉内血栓，或癌栓形成具有很大优势，既可观察上腔静脉内情况，又可查明上腔静脉阻塞为外部或内部原因。

MRI 对上腔静脉阻塞性病变的显示与 CT 相似，不同期的血栓在 MRI 具有不同的信号强度。在 SE 序列，陈旧血栓为低到中等信号，甚至在 T_2 加权图也如此。肿瘤癌栓在 T_1 和 T_2 加权图上信号强度与原发肿瘤相似。MRI 还可在冠状面上清楚显示上腔静脉内癌栓或血栓，及其伸入右房的范围。

3. 下腔静脉畸形　大部分下腔静脉畸形并无临床症状和体征，仅为影像学检查过程中的偶然发现。多数无临床意义，少数伴有其他畸形。正确认识各种下腔静脉畸形的 MRI 表现，可以避免与其他病变混淆，或者引导医生去发现有关的合并畸形。常见的下腔静脉畸形有：

下腔静脉肝段缺如伴奇静脉或半奇静脉连接：下腔静脉在肾静脉和肝静脉之间缺如，这种畸形可作为孤立性病变发生，或伴先天性心脏病、多脾、左侧异构和腹部内脏转位等。MRI 表现为从髂总静脉汇合处到双肾静脉水平，下腔静脉显示正常，而在正常下腔静脉的肝段部位，右膈脚前方与肝段尾叶后方之间不能见到下腔静脉，往头端平面，在肝影内也见不到下腔静脉影，在右膈脚后主动脉右侧增大的奇静脉表现为孤立性圆形阴影，或者膈脚后主动脉两侧可见增大的奇静脉和半奇静脉影。须注意不要将奇静脉或半奇静脉误认为增大的淋巴结。部分患者可合并肝静脉阻塞，造成继发性 Budd-Chiari 综合征。

下腔静脉易位：也是影像学可见到的征象之一，该畸形可见单个下腔静脉自脊柱左侧上升，在肾静脉水平，下腔静脉跨过主动脉的前方或后方，沿脊柱右侧上升，穿过膈肌进入右房。MRI 表现为在肾静脉水平以下，可见单个大的血管结构即下腔静脉，位于腹主动脉左侧；在肾静脉水平，左位下腔静脉跨过主动脉前方或后方到达右侧，在肾静脉水平上方，可见单个下腔静脉位于脊柱右侧，可追踪到心房下缘水平。

双下腔静脉或下腔静脉重复畸形：亦是影像学偶见的征象，其于肾静脉下方脊柱之右侧可见下腔静脉，而在脊柱左侧也可见一下腔静脉，即双下腔静脉。上升至肾静脉水平，左下腔静脉通过一血管结构绕过主动脉前方或后方加入右侧下腔静脉，在肾静脉水平上方直到横膈，仅见右侧单一的下腔静脉。MRI 表现为肾静脉水平以下，见左右两支下腔静脉分别位于主动脉两侧，在肾静脉水平，有一个血管结构跨过主动脉的前方或后方，而在肾静脉水平上方仅见单支右位下腔静脉。

4. 下腔静脉阻塞　下腔静脉内癌栓或血栓形成，以及与周围脏器病变的关系，MRI 能较清楚地显示。但对腔内阻塞为癌栓或血栓形成，鉴别诊断有一定困难。有学者指出，GRE

梯度回波(gradientecho)序列对鉴别两者有一定帮助。在 GRE 序列血栓的信号相当低,类似于或低于骨骼肌的信号强度,而癌栓的信号强度要比骨骼肌信号强。

5. 门静脉系统病变　门静脉系统成像一般用来证实静脉是否通畅,是否有肿瘤侵犯或者局部血栓形成。在门静脉高压患者,应显示侧支循环,确定血流方向,判定门静脉系统分流是否通畅。

门静脉血栓形成(PVT):门静脉血栓形成较罕见,在西方国家,被认为是导致肝外非肝硬化性门静脉高压的主要原因。成人 PVT 的主要病因包括肝硬化和肿瘤性疾病,后者主要是胰腺癌和肝细胞癌。儿童 PVT 最主要的病因是新生儿脓毒症,尤其是新生儿脐部脓毒症。PVT 常缺乏急性临床表现,晚期患者由于曲张静脉破裂而出现呕血,持续加重的腹部束带感或腹痛。体检发现脾大,轻度肝大和腹部触痛。除了肝硬化的患者腹水,慢性肝病的特征和肝性脑病都较为少见。没有其他并发症时,肝功能化验可正常。

MRI 技术能有效地显示门静脉系统解剖和通畅情况,侧支血管分布以及血流的方向和血流量。在正常门静脉通畅诊断中,MRI 显示出与 CT 和 US 检查一样的准确性。但 MRA 能更好地显示门静脉的分支,包括血栓形成的分支以及侧支血管,还能显示不完全性和完全性的血栓。在 SE 图像上,血栓形成的过程可因其 T_1 与 T_2 特性而被显示——亚急性血栓呈 T_1 与 T_2 高信号,慢性血栓在 T_1 与 T_2 加权影像上呈多变的信号。MRA 很容易区分传统 SE 图像上难解决的血栓或慢血流问题。预饱和带的应用和对比剂的流动跟踪,也有助于区别血栓和慢血流。此外,门静脉系统与湍流有关的伪影也不像快速动脉血流那样常见。

门静脉高压:为门静脉内压力增高,是由于门静脉内血流量增加或流出静脉的阻力增加所致;可分为肝前性(如脾静脉、肠系膜上静脉或肝外门静脉闭塞),肝内性(如肝硬化、血吸虫病、肝炎、肉芽肿性疾病、妊娠期、急性脂肪肝、肝肿瘤、多囊病、原发性胆汁性肝硬化、镰状红细胞病和静脉闭塞性疾病)和肝后性(如肝静脉、IVC 和右心室流入道闭塞)。动静脉瘘引起门静脉高压,是门静脉血流增加所致。

双功能多普勒超声检查是用于评价门静脉系统最广泛的技术,但其有几个不足之处,由于肠气和腹水的影响限制其声学窗。在手术后较早期的患者,绷带和引流管更进一步限制了超声检查的应用。传统的导管血管造影常能有效地显示门静脉解剖的轮廓,然而,这些患者易发生凝血,同时易并发肾损害,增加了穿刺局部出血和注射含碘对比剂肾毒性的危险性。CT 也可用于门静脉系统显影,但要达到预期效果需要注射更多的对比剂,可发生同导管造影一样的不良反应。

在门静脉疾病患者的研究中,MRA 技术凭借具有宽 FOV 视野(Field of vision),不受肠气、绷带或腹水的限制等特点得到广泛应用。它能可靠地解决门静脉及其分支和属支的闭塞性和非闭塞性血栓,而且能准确地评估门—体系统侧支血管的大小和分布。此外,影像可在多平面直接获得,并能重建为投影血管影像,为外科医师提供直观、生动的丰富信息。由于 MRA 不使用药品,对肾功能欠佳患者也可进行检查。

6. Budd-Chiari 综合征　Budd-Chiari 综合征所致的肝肿大腹水 MRI 和 MRA 均可清楚显示,其受累的肝静脉内血流变慢或淤滞,管腔内信号增强,以致“流空”现象消失。在阻塞近心端因血流减少,管腔萎陷而出现狭窄和信号增强表现。在肝内肿瘤或其他病变侵犯肝静脉时,MRI 不但可显示原发病灶,还可显示肿瘤周围血管受压、推移或为肿瘤包围等现象。

　　MRI 还可显示先天性隔膜、下腔静脉的肿瘤栓子及血栓引起的管腔狭窄或闭塞。肝外肿瘤或增大的肝尾状叶对下腔静脉的压迫等。

　　此外,肝静脉阻塞时,肝内出现的侧支循环血管可表现为逗点状无信号结构,较具特征性,是鉴别肝硬化的重要征象之一。

　　由于 MRI 能获得多平面的肝脏及下腔静脉成像,因而能全面显示肝内血管结构和解剖标志。其中,矢状面和冠状面成像,适宜于显示下腔静脉走向及其全貌,肝脏与邻近器官的关系等;而横断面成像,则适宜于观察肝静脉在肝内走向及汇入下腔静脉的情况(图 8-6)。

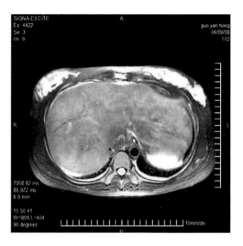

图 8-6　肝后段下腔静脉闭塞

第五节　放射性核素显像检查

　　应用最为广泛的放射性核素,其优点为物理特性佳,衰变过程中仅射出一支能量为 140 千电子伏的 γ 射线,不伴有 β 射线,半衰期 6 小时。因此,可显著地减少患者在检查中所受到的辐射剂量,γ 射线能量适中,很适用于扫描及照相。^{99m}Tc 的化合物及络合物几乎可以用于所有脏器的核素显像。在周围血管疾病诊断中,其他常用的放射性核素尚有 ^{125}I、^{131}I、^{133}Xe 等。

一、放射性核素显像技术

　　(一) 动脉显像

　　1. 方法　动脉造影时自静脉快速注入放射性示踪剂后,当随血流按上腔静脉→右心房→右心室→肺动脉→肺→左心房→左心室→主动脉弓及其主要分支→腹主动脉顺序循环,拍摄核素通过心肺大血管的动态变化,进行连续动态显像,可显示主动脉及其分支的形态结构和血流动力学情况。

　　2. 体位　显像获得应根据受检血管部位患者取适当体位。腹主动脉取后位;胸主动脉取左前斜位;主动脉分叉和髂动脉分叉取前位。头臂干动脉、颈总动脉和上肢动脉时,令患者双上肢上举,紧贴于头部两侧,探测视野包括主动脉弓,头部及双上肢近心端 2/3 部分。肘静脉"弹丸"式注射放射性制剂,以 ^{99m}Tc-RBC 最佳。

　　(二) 静脉显像

　　主要是通过自足背静脉注入放射性示踪剂,当其随静脉血液经下肢深、浅静脉向心脏回流时,进行连续追踪显像可显示下肢深、浅静脉影像。分析影像可以做出下肢静脉有无回流障碍及侧支循环的判断。

　　方法　检查的方法是患者仰卧于探测器下,踝部扎止血带以阻断浅静脉血流,双侧足背以相同速度注入 ^{99m}Tc-MAA(大颗粒聚合白蛋白)74MBq(2mCi,用量不超过 5mCi),迫使示踪剂自深静脉回流。立即用 γ 照相机由下向上依次进行静脉照相,SPECT 采用低能量通用型准直器,能峰 140keV,窗宽 20%,主要显示深静脉影像,然后放松止血带,继续推注示踪剂以同样方式再次显像,显示大隐静脉造影像,最后拍摄肺灌注影像。

^{99m}Tc-MS(大颗粒微球体)、^{99m}TcO$_4^-$ 和 ^{99m}Tc-RBC 均可应用,如只做下肢静脉显像,可用 ^{99m}TcO$_4^-$ 和 ^{99m}Tc-RBC。^{99m}Tc-MAA 具有附着于血栓上的特性,用其作示踪剂,于动态显像之后做延迟显像可探测血栓的部位,同时还可进行肺灌注显像,以了解有无合并肺栓塞,故以 ^{99m}Tc-MAA 最常用。

肺扫描结束后嘱患者将腿抬高并屈伸膝部数次,以利静脉内残余示踪剂排空,然后再做延迟静态显像,观察有无放射性核素示踪剂在局部残留,以协助观察血栓部位。

（三）淋巴管显像

1. 机制　淋巴管核素显像是经注入皮下或组织间隙内的放射性胶体或高分子物质,不能透过毛细血管基底膜而主要借助淋巴管壁的通透性和内皮细胞的饮液作用进入毛细淋巴管,并在向心性引流过程中部分为引流淋巴结皮质窦上皮所摄取,部分随淋巴液归入体循环,最后被肝、脾单核—巨噬细胞系统清除。用扫描仪或 γ 照相机可显示各级引流淋巴结(链)的分布、形态、相互关系及淋巴引流功能状态。

2. 方法　淋巴放射性核素造影时患者取仰卧位,双手第一指间(上肢淋巴造影)或双足第一趾间(下肢淋巴造影)皮下注射显像剂 ^{99m}Tc-硫化锑或 ^{99m}Tc-脂质体、胶体 ^{189}金、^{125}I 和 ^{131}I 标记蛋白,^{99m}Tc 显像剂于半小时后(胶体金于 24 小时后、^{125}I 和 ^{131}I 于 2~3 分钟后就可检测),以 γ 相机或扫描仪进行采集显像。

二、临　床　应　用

（一）动脉疾病

1. 尽管放射性核素显像技术的血管显影清晰度不如动脉造影,但对如下周围血管疾病的诊断还是有其作用的。如:主动脉狭窄、主动脉瘤、夹层动脉瘤、多发性大动脉炎等。

2. 对闭塞性动脉硬化症、血栓闭塞性脉管炎、动脉栓塞、动脉外伤性破裂或假性动脉瘤的诊断有一定的参考意义。

3. 由于可以较好地显示侧支血管情况,对缺血性溃疡、坏疽治疗方法的选择及切除部位的确定有一定帮助。

4. 因为有可以重复进行的优点,对血管手术疗效观察及随访较有价值,对碘过敏不能进行动脉造影者更为适宜。

（二）静脉疾病

1. 下肢深静脉血栓形成　核素静脉显像技术在静脉范围内,主要用于下肢深静脉血栓形成的诊断。其主要表现为放射性示踪剂通过缓慢,深静脉充盈不全或阻塞伴有侧支显像;^{99m}Tc-MAA 还可附着于血栓表面的纤维蛋白网上,造成放射性示踪剂沉积而形成"热点",运动后仍有放射性示踪剂潴留。

显像表现:为放射性示踪剂通过缓慢,深静脉阻塞部位充盈不全或影像中断,其远端出现侧支通道绕过阻塞部位回流入阻塞部位近心端的静脉。可根据出现不同的侧支循环通道对其进行准确的定位。对小腿部深静脉阻塞诊断灵敏度较低,主要是无典型的侧支循环通道。^{99m}Tc-MAA 延迟显像可见附着于血栓表面的纤维蛋白网上之放射性示踪剂沉积所形成的"热点",血栓部位呈点状或条索状浓集灶。

2. 髂静脉血栓形成或阻塞　正常情况下,双侧的示踪剂越过腹股沟后,在近中线处组成下腔静脉,髂—腔静脉显像为倒"Y"形。髂静脉阻塞时倒"Y"形变形或消失。髂外静脉阻塞时,腹股沟外侧有大量侧支显像。髂总静脉阻塞时,示踪剂可通过盆腔侧支,形成不完整的"A"形,运动后骨盆还有明显的核素潴留。如髂总静脉阻塞时常见自同侧髂内静脉至对侧髂内静脉再经对侧髂总静脉回流入下腔静脉的侧支显影;而髂外静脉阻塞时,该侧支不显示。

3. 下腔静脉阻塞　下腔静脉阻塞时,腹壁可有不规则侧支显像或在脊柱旁出现一个扩大的或双腔的侧支回流通道。同时,在运动后也可见骨盆及下肢有放射性示踪剂潴留。

4. 下肢静脉瓣膜功能不全　核素静脉造影表现为静脉管腔粗细不均匀,瓣膜下部分呈局限性扩张,且放射性潴留,整个静脉影像呈"串珠样"改变。

5. 上腔静脉梗阻　上腔静脉影像显示出有狭窄或阻断的征象。完全梗阻时,表现为梗阻部位的远心段内放射性潴留,近心段不显影;不全梗阻时,梗阻部位的血管影变细,近心段以及心肺等的显影时间延迟,可超过 20 秒;如有侧支循环,可见从阻塞部位上方有侧支循环流经其他静脉的放射性影像;奇静脉口或其他上方的梗阻时(奇静脉不显影),见放射性示踪剂经胸壁静脉流入下腔静脉的影像。若梗阻位于奇静脉口的下方时,奇静脉显影。

6. 肺栓塞　肺灌注显像可见放射性缺损区。

（三）淋巴疾病

放射性核素淋巴造影一般用于明确淋巴水肿的诊断,鉴别原发性和继发性淋巴水肿;并确定其病变范围、分型,为淋巴管—静脉吻合术治疗提供依据,并能测量淋巴流的速度,观察淋巴流体动力学的改变;进行疗效对照观察及探索疗效机制。证实淋巴结的实质性病变,如淋巴结转移瘤、霍奇金病等(图 8-7)。

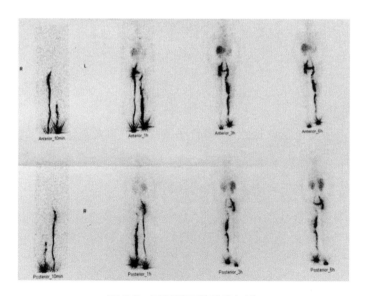

图 8-7　下肢淋巴管核素扫描

肢体淋巴水肿　①肢体淋巴水肿病变特征主要表现为:放射性淋巴影迹左右不对称,淋巴影迹增深(淋巴淤滞),淋巴影迹增粗,呈索状影(淤滞)。②淋巴影迹弥散呈片状影,而不呈索状影(淋巴外渗)。无影迹可见(淋巴阻断)。淋巴影迹有侧支(淋巴旁路);淋巴结影增大等。

三、优缺点评价

放射性核素显像技术同其他影像检查一样,可以说优点和缺点都同时存在。

1. 优点　①放射性核素血管造影具有安全、简便、无创伤和可以重复检查和符合生理状态等优点。②目前常用于对主动脉瘤和周围动脉缺血性疾病的筛选诊断。对血管手术疗效观察及随访较有价值。③对碘过敏不能进行血管造影者更为适宜。④对静脉检查灵敏度高,诊断准确率可达 92%~96%,已成为深部静脉血栓形成及定位诊断的重要手段。⑤尤其适合膝关节以下部位的血栓检测。

2. 不足　①对动脉疾病的不足之处是图像较小,病变部位定位不够精确,血管显影不如 X 线动脉造影清晰,尤其四肢远端动脉显示不清。对阻塞性动脉病变作定性诊断困难。②静脉疾病诊断时对腹股沟以上部位的深静脉血栓,由于放射性核素的吸附较高,难以得出正确判断。③静脉显像的分辨率较低显示形态结构不如 X 线静脉造影清晰,很大程度上凭经验识别,与非血栓性的静脉阻塞很难鉴别,且不能提供小腿肌肉静脉丛的情况。④有静脉曲张和陈旧性静脉炎者,核素标志物可附着在粗糙的血管内皮上,产生放射性潴留,造成假阳性结果,其发生率为 5%~8%。如髌骨遮挡致腘静脉影像变淡,易误诊为腘静脉狭窄等。

参考文献

1. 曹骅,李冬梅,李晓斌,等.彩色多普勒与 DSA 对锁骨下动脉粥样硬化性狭窄诊断一致性分析.亚太传统医药,2013,9(6):203-205

2. 潘宗,陈景云,张晨,等.经颅多普勒超声对锁骨下动脉盗血综合征的诊断价值.宁夏医科大学学报,2014,36(1):107-108

3. 林一均,杨晓凯.磁共振弥散加权成像在急性脑梗死诊断中的应用.中国基层医药,2013,20(5):899-901.

4. 温平贵,王峰,杜秀琴.磁共振弥散加权成像在急性脑梗死诊断中的应用.中国基层医药,2012,19(9):1512-1513.

5. 朱锡旭,陈君坤,卢光明,等.颈动脉狭窄 MRA 和彩色多普勒超声对照研究.南京大学学报:自然科学,2011,35(5):546-547.

6. 周铁柱,车玉琴.DWI 检查结合脑 TCD、颈动脉超声在判定急性脑梗死诊断分型中的价值.中国血液流变学杂志,2010,20(2):212-215.

7. 刘小军.MRI 血管成像联合颈动脉超声检查对脑血管狭窄诊断的应用价值.临床医学,2014,34(11):110-112.

8. 周雁玲,蔡曙耘,陈其锋.MSCT 与 DSA 在颈部动脉疾病中的对比研究.影像诊断与介入放射学,2012,21(3):167-169.

9. 杨晓燕,胡元明,魏玮,等.64 层螺旋 CT 血管造影及超声造影评价颈动脉斑块.中国医学影像学杂志,2012,20(6):472-474.

10. 张素艳,桑雅荣,李卫民.64 层螺旋 CT 血管造影在头颈部血管病变中的临床应用.CT 理论与应用研究,2009,18(3):96-101.

11. 李艳英,张在人,王丹,等.64 层螺旋 CT 血管造影在诊断颈部血管性病变中的临床价值.实用医学影像杂志,2009,10(4):214-217.

12. 张涛,陆健,陆璞.16 层螺旋 CT 血管造影对颈动脉狭窄诊断价值的研究.南通大学学报:医学版,2011,

31（1）：35-37.

13. 张昕 .128 层螺旋 CT 对颈动脉狭窄诊断的评价研究 . 中外医学研究,2010,8（5）：17-18.

14. 中华医学会 . 临床诊疗指南神经外科学分册 . 北京：人民卫生出版社,2006.

15. 李文化,穆民,刘晓 . 三维数字减影血管造影技术诊断脑血管疾病的应用价值 . 介入放射学杂志,2005,
14（2）：119-121.

16. 吴恩惠,刘玉清,贺熊树 . 介入性治疗学 . 北京：人民卫生出版社,1998.

17. 欧阳庸 . 数字减影血管造影诊断学 . 北京：人民卫生出版社,2000.

18. 王金锐,勇强 . 实用血管疾病超声诊断学 . 北京：科学技术文献出版社,2010.

19. 周康荣,陈祖望 . 体部磁共振成像 . 上海：上海医科大学出版社,2000.

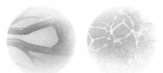

第九章 周围血管疾病的血液及生化学检查

周围血管疾病通常与血管、血液的相关功能有关,临床检查也主要是针对这两方面的内容进行选择。除了临床中各科常用的血液学和生化学的检查外,还有一些具有专科特点的检查,如血液流变学、免疫学等相关指标的检查。故临床检查在周围血管疾病的诊断和鉴别诊断方面有重要的作用。

第一节　血液学一般检查

血液学检查在周围血管疾病的诊断中占有非常重要的地位,检查内容包括一般的血液检查、血液生化学检查、血凝指标的检查等。

一、血小板计数

血小板在止血过程中起重要作用。它通过营养血管内皮、充填细胞间的缝隙而保持微血管壁的完整性。当微血管受伤时,它黏附于损伤部位,进而聚集变性,形成血栓以利止血。

（一）正常值

正常值:$(100\sim300)\times10^9$/L。

（二）临床意义

1. 生理性变化　正常人血小板每日有 6%~10% 的波动,剧烈运动和饱餐后升高,月经期偏低,晚期妊娠偏高,新生儿 3 个月后才达正常人水平。

2. 病理性变化　①血小板减少,生成减少的有:再生障碍性贫血、急性白血病、放射病和应用某些药物等。破坏过多的有:免疫性血小板减少性紫癜、脾功能亢进。消耗过多的有:DIC、血栓栓塞性血小板减少性紫癜等。②血小板增多:原发性血小板增多症、慢性粒细胞白血病、真性红细胞增多症、急性化脓性感染、急性大出血、急性血管内溶血和脾脏切除术后等。

二、血小板黏附反应

血小板具有能黏附于胶原纤维和其他带负电荷物质表面的特性,称黏附能力,血小板黏附反应是血小板的功能试验。常用体外法测定,以黏附率表示。

（一）正常值

玻璃柱法为 62.40%±8.3%;玻璃滤器法为 31.9%±10.9%。

（二）临床意义

1. 升高时见于机体高凝状态、血栓栓塞性疾病等。

2. 降低则多见于血小板无力症、纤维蛋白原缺乏等。或者因服用抗血小板药物,如阿司匹林、保泰松等。

三、血小板聚集功能

血小板聚集功能是血小板之间互相聚集的特性,其意义与黏附试验相似。

（一）正常值

浓度为 $6×10^{-6}$mol/L 的 ADP 促凝的最大凝聚率为 35.2%±13.5%,坡度为 63.9° ±22.2°。

（二）临床意义

1. 降低时见于血小板无力症、原发性出血性血小板增多症、真性红细胞增多症、尿毒症以及应用阿司匹林、双嘧达莫和右旋糖酐等药物时。

2. 增高则见于心肌梗死、深静脉血栓形成和弥散性血管内凝血早期等。

四、血　沉

血沉的全称为红细胞沉降率。血沉能指示某些疾病的发展和预后。一般来说,凡体内有感染或组织坏死,或疾病向不良性进展,血沉一般会加快。血沉测定不是某一种疾病的特异性诊断指标。

（一）正常值

魏氏法为:男性 0~15mm/h;女性 0~20mm/h。

（二）临床意义

1. 生理性变化　月经期、妊娠期妇女、小儿及 50 岁以上老人,胆固醇的增加等均可使血沉加快,而卵磷脂可使血沉减慢。

2. 病理性变化　①急性细菌性炎症常于感染 2~3 天见血沉增快。②组织损伤如较大手术创伤可使血沉增快,无并发症时多于 2~3 周恢复正常。③用于观察结核病、结缔组织病及风湿病的病情变化和疗效。血沉加快,表示病症复发和活动。当病情好转或静止时,血沉逐步恢复正常。④某些疾病的鉴别诊断:如心肌梗死(常于发病 1 周时血沉明显增快,并持续 2~3 周)和心绞痛、胃癌和胃溃疡、盆腔炎性包块和无并发症的卵巢囊肿等的鉴别。前者血沉明显增快,后者正常或略有增快。但应注意不少疾病可继发红细胞形态改变,从而掩盖了原发性疾病血沉增快的本质。如胃癌患者常合并营养不良性贫血导致血沉增快并不明显。⑤增长迅速的恶性肿瘤血沉增快,而良性者血沉多正常。恶性肿瘤手术切除或治疗较彻底时血沉可趋于正常,复发或转移时又见增快。⑥各种原因所致的高球蛋白血症均可见血沉增快,如多发性骨髓瘤患者,血浆中出现大量异常免疫球蛋白,血沉明显增快,为重要诊断指标之一。系统性红斑狼疮、巨球蛋白血症、亚急性感染性心内膜炎、黑热病、肝硬化、慢性肾炎等也见血沉增快。贫血(Hb<90g/L)时因红细胞数量稀少,下沉摩擦阻力减小而致血沉增快。高胆固醇血症时血沉亦可增快。

五、嗜酸性粒细胞

嗜酸性粒细胞是白细胞的一种。白细胞根据形态差异可分为颗粒和无颗粒两大类。颗粒白细胞(粒细胞)中含有特殊染色颗粒,用瑞氏染料染色为酸性的中性粒细胞称之为嗜酸性粒细胞。

(一) 正常值

嗜酸性粒细胞为 0.5%~3%。其绝对值为 $0~0.7×10^9/L$。

(二) 临床意义

1. 嗜酸性粒细胞增多　见于变态反应性疾病、过敏性疾病(如过敏性哮喘和药物过敏反应)、寄生虫病、某些皮肤病(如剥脱性皮炎)、某些血液病(如恶性淋巴瘤)、慢性粒细胞白血病、风湿性疾病等。

2. 嗜酸性粒细胞减少　某些急性传染病,如伤寒、副伤寒,长期应用肾上腺皮质激素治疗的患者。

六、单 核 细 胞

单核细胞来源于骨髓中的造血干细胞,并在骨髓中发育。当它们从骨髓进入血液时仍然是尚未成熟的细胞。与其他血细胞比较,单核细胞内含有更多的非特异性脂酶,并且具有强大的吞噬作用。

(一) 正常值

男性 $0.003~1.3×10^9/L$,女性 $0.002~1.1×10^9/L$。

(二) 临床意义

1. 增多　①感染,如亚急性细菌性心内膜炎、急性感染恢复期、活动性肺结核等。②血液病,如单核细胞白血病、恶性淋巴瘤、恶性组织细胞病例等。③疾病恢复期,如粒细胞缺乏症恢复期等。④寄生虫病,如疟疾、黑热病等。⑤甲状腺功能亢进(甲亢)、结节性关节炎等疾病。⑥病毒、立克次体感染,如麻疹、水痘、风疹、传染性单核细胞增多症、病毒性肝炎等。

2. 减少　单核细胞减少意义不大,多见于细胞白血病和全髓功能不全。

第二节　血 凝 检 查

周围血管疾病的病人凝血功能的评价十分重要,不仅要了解病人的凝血情况,还应该知道病人应用抗凝药物以后的情况,以便于随时进行检测,保障病人的用药安全。

一、出血时间(BT)

出血时间是指皮肤毛细血管被刺伤后,从出血开始到自然止血所需的时间。其长短主要与血管的完整性、收缩功能、血小板数量和其功能等有关。

(一) 正常值

Duck 法为 1~3 分钟,>4 分钟为延长;IVY 法为 1~6 分钟,>6 分钟为延长。

(二) 临床意义

1. BT 延长可见于血小板明显减少、血小板功能异常、血管性血友病(VWD)以及遗传性出血性毛细血管扩张症、DIC 等。

2. BT 缩短可见于某些严重的高凝状态和血栓形成等。

二、凝血时间(CT)

血小板离体后,在接触带负电荷表面时,Ⅶ因子和内源性凝血系统相继被激活,最后使纤维蛋白原转化为纤维蛋白,此过程所需的时间为凝血时间。其长短主要与各凝血因子的含量和功能有关。是内源性凝血系统凝血功能和凝血过程的一种筛选试验。

(一) 正常值

普通玻璃管法为 5~12 分钟。涂硅试管法为 15~30 分钟。塑料试管法为 10~20 分钟。

(二) 临床意义

1. 凝血时间延长见于血浆Ⅷ、Ⅸ、Ⅺ因子含量严重减少,即重症甲、乙、丙型血友病,也见于凝血酶原和纤维蛋白原明显减少时。临床上常作为肝素抗凝治疗时的监测指标。

2. 凝血时间缩短见于高凝状态、血栓栓塞性疾病、心脑血管病变、肺梗死和深静脉血栓形成等。

三、血浆凝血酶原时间(PT)

血浆凝血酶原时间指在受检血浆中加入过量的组织凝血活酶(人脑或兔脑的浸出液)和 Ca^{2+},使凝血酶原转变为凝血酶,凝血酶又使纤维蛋白原转变为纤维蛋白,观察血浆凝固所需要的时间。PT 是外源凝血系统较为敏感和常用的筛选试验检测。

(一) 正常值

男性为 11~13.7 秒;女性为 11~14.3 秒。超过正常对照值 3 秒者为延长。

(二) 临床意义

1. PT 延长见于先天性因子Ⅱ、Ⅴ、Ⅶ、Ⅹ因子缺乏症和(低)无纤维蛋白原血症、获得性肝病、DIC、原发性纤溶症、维生素 K 缺乏症等。

2. 是临床上应用抗凝剂如肝素、华法林等常用的监测指标。

3. PT 缩短见于血栓前状态和血栓性疾病、长期口服避孕药、先天性因子 Ⅴ 增多症等。

四、部分活化凝血活酶时间(APTT)

活化部分凝血活酶时间指在 37℃时,以活化剂(白陶土)激活因子Ⅻ和Ⅺ,以部分凝血活酶脑磷脂悬液代替血小板提高凝血的促化表面,在 Ca^{2+} 参与下,观察血小板血浆凝固所需要的时间。是内源凝血系统较为敏感和常用的筛选试验。

(一) 正常值

正常为 31.5~43.5 秒,超过正常值 10 秒以上为延长,低于正常值 3 秒为缩短。

(二) 临床意义

1. 主要用于发现轻型的血友病,凝血因子Ⅷ、Ⅳ、Ⅵ、Ⅶ缺乏,凝血因子Ⅱ、Ⅴ、Ⅹ及纤维蛋白原减少,有肝素等抗凝物质存在,纤维蛋白原降解产物增多和 DIC。

2. APTT 缩短见于 DIC,血栓前状态及血栓性疾病。

3. 肝素治疗监护　APTT 是目前广泛应用的实验室监护指标。此时要注意 APTT 测定结果必须与肝素治疗范围的血浆浓度呈线性关系,否则不宜使用。一般在肝素治疗期间,

APTT 维持在正常对照的 1.5~3.0 倍为宜。

五、凝血酶时间（TT）

凝血酶时间指在血浆中加入标准化的凝血酶溶液后，血浆凝固所需要的时间。

（一）正常值

正常值为 16~18 秒，超过正常 3 秒以上为延长。

（二）临床意义

1. TT 延长见于肝素增多或类肝素抗凝物质存在时，如肝素治疗中、系统性红斑狼疮及肝脏疾病等。血中纤维蛋白（原）降解产物（FDP）增多，使抗凝作用加强，如 DIC 等。

2. 是临床抗凝治疗中的监测手段之一。抗凝治疗时，宜控制在正常值的 3~4 倍，即 60 秒左右。

六、血浆纤维蛋白原（FG）定量测定

血浆纤维蛋白原定量测定是反映凝血过程第 3 阶段的功能试验，也是血液流变学内容之一。

（一）正常值

正常值为 2~4g/L（200~400μg/dl）。

（二）临床意义

1. 病理性增高 ①血栓前状态和血栓性疾病时，机体凝血功能增强，血浆纤维蛋白原增多，如急性心肌梗死、糖尿病、妊娠高血压症、动脉粥样硬化、恶性肿瘤等。②蛋白合成增多，如结缔组织病、多发性骨髓瘤等。③反应性增多，如急性感染、急性肾炎、烧伤、休克、大手术后等。

2. 病理性降低 ①消耗过多，导致血浆含量减少，如 DIC、先天性纤维蛋白原缺乏症、异常纤维蛋白原血症、新生儿、早产儿等。②纤溶系统活性增强，FG 被分解，如原发性纤溶亢进症等。③合成减少，如重症肝炎、肝硬化等。

3. 是临床溶栓治疗时常用的监测指标，宜控制在 0.7~1.0g/L。

七、纤维蛋白（原）降解产物（FDP）

以纤维蛋白原抗血清（抗体）致敏红细胞，来测定受检标本中的抗原。致敏红细胞上载有纤维蛋白原抗体，如受检血清中含有与纤维蛋白共同抗原决定簇的 FDP 类物质，则红细胞所载的纤维蛋白原抗体将与其结合，出现红细胞凝集现象。

（一）正常值

正常值应 <10mg/L（血清）。

（二）临床意义

原发性纤溶亢进时，FDP 含量可明显升高。高凝状态、DIC、肾脏疾病、器官移植的排异反应，溶栓治疗等所致继发性纤溶亢进时，FDP 含量也可升高。

八、国际标准化比值（INR）

INR 是国际标准化比率（international normalized ratio）的缩写。用凝血活酶所测得的参

比血浆与正常血浆的 PT 比值和所用试剂标出的 ISI 值计算出 INR,使不同的凝血活酶试剂测得的结果具有可比性。

（一）正常值

正常人为 0.75~1.25。

（二）临床意义

1. 主要反映了机体的凝血情况,多用于应用抗凝药物华法林时的监测。INR 的值越高,血液凝固所需的时间越长。这样可以防止血栓形成,例如血栓导致的中风。但是,如果 INR 值非常高时,就会出现无法控制的出血的风险。

2. 一旦使用华法林,就应规律性监测 INR。如同患者应该知道他们的血压值一样,他们也应该知道自己的华法林用量及 INR 值。

（三）口服抗凝药的监测

临床上,常将 INR 为 2~3 时作为口服抗凝剂治疗时抗凝浓度的适用范围。当 INR 大于 3.5 时,如纤维蛋白原水平和血小板数仍正常,则提示抗凝过度,应减少用药。当 INR 低于 3.5 时,而同时伴有纤维蛋白原水平和(或)血小板数减低时,则可能是 DIC 或肝病等所致,也应减低或停止口服抗凝剂。

口服抗凝剂达有效剂量时的 INR 值:预防深静脉血栓形成 1.5~2.5,治疗静脉血栓形成、肺栓塞、心脏瓣膜病为 2.0~3.0,治疗动脉血栓栓塞、心脏机械瓣膜置换为 3.0~3.5。

九、D- 二聚体（D-dimer）测定

D- 二聚体测定是利用单抗、酶联免疫吸附试验、双抗体夹心法测定血浆 D- 二聚体的含量。

（一）正常值

正常值为 0~144μg/L（血浆）。

（二）临床意义

1. D- 二聚体含量升高是血管内血栓形成、肺栓塞、深静脉血栓形成、DIC 等的诊断指标,也可作为溶栓治疗后疗效判断的指标,具有一定的临床诊断价值.

2. D- 二聚体反映高凝状态以后发生的纤溶,故可用于鉴别原发与继发纤溶亢进。D- 聚体在原发纤溶症时正常,继发性纤溶亢进时则显著增高。

3. 当 D- 二聚体 <0.5mg/L 时,血栓形成的可能性较小,但如临床上已有明显的血栓形成所致症状与体征时,D- 二聚体仍 <0.5mg/L,则应考虑患者有无纤溶活性低下的可能。

4. 随年龄增高,D- 二聚体有增高趋势。

5. 重症肝炎、肝硬化和慢性活动性肝炎时,D- 二聚体也会升高,且与疾病的严重程度和预后相关。

第三节　血液生化学检查

常规的血液生化学检查包括肝肾功能、血脂血糖等内容,而与周围血管专业密切相关的血液生化学检查是血糖、糖化血红蛋白、血脂和心肌酶等项目的检查。故本节仅对与血管有关的检查做一介绍。

一、血糖（GLU）

血液中的葡萄糖,称为血糖（blood sugar）。体内血糖浓度是反映机体内糖代谢状况的一项重要指标。正常情况下,血糖浓度是相对恒定的。血中葡萄糖浓度异常说明体内糖代谢异常,常用于糖尿病的诊断。

（一）正常值

1. 空腹　3.89~6.11mmol/L（70~110mg/dl）。

2. 餐后 2 小时　<7.80mmol/L（<140mg/dl）。

（二）临床意义

1. 生理性或暂时性高血糖。餐后 1~2 小时、注射葡萄糖或通过输液输入葡萄糖后、情绪紧张时,血糖会升高。

2. 生理性或暂时性低血糖。运动后和饥饿时、注射胰岛素后、妊娠、哺乳期和服降糖药后,血糖会降低。

3. 病理性高血糖　①糖尿病:因为胰岛素分泌不足。当空腹血糖水平达 7.2~11mmol/L（130~200mg/dl）时,临床可疑为糖尿病。当血糖水平超过 11mmol/L（200mg/dl）时,临床可诊断为糖尿病。②能使血糖升高的激素分泌增加:如垂体前叶功能亢进、肾上腺皮质功能亢进、甲亢、嗜铬细胞瘤等。③脑外伤、脑出血、脑膜炎等,由于使颅内压增高,刺激了血糖中枢,从而引起血糖升高。

4. 病理性低血糖　①胰岛素分泌过多:如胰岛 β 细胞瘤。②升高血糖激素分泌减少:如垂体功能减退、肾上腺功能减退和甲状腺功能减退。③血糖来源减少,肝糖原贮存不足:如长期营养不良、肝炎、肝坏死、肝癌、糖原累积病等。

二、葡萄糖耐量实验（OGTT）

（一）原理

葡萄糖耐量试验是检查人体血糖调节功能的一种方法。口服葡萄糖耐量试验（OGTT）是指给病人口服 75g 葡萄糖,然后测其血糖变化,观察病人适应葡萄糖的能力。正常人口服葡萄糖后,迅速由胃肠道吸收入血,30~60 分钟时血糖值达高峰,但一般不超过 8.9mmol/L,定时测定血中葡萄糖含量,服后若血糖略有升高,两小时内恢复服前浓度为正常;若服后血糖浓度急剧升高,2~3 小时内不能恢复服前浓度则为异常。临床上常对症状不明显的病人采用该实验来诊断有无糖代谢异常。

（二）方法

1. 空腹取静脉血、留尿,分别测血糖和尿糖,后将 75g 葡萄糖溶解在 300ml 水中,在 5 分钟内饮完,服糖后 30 分钟、1 小时、2 小时和 3 小时,分别取血、留尿,分别测血糖和尿糖（所用葡萄糖应为无水葡萄糖 75g,含单结晶水的葡萄糖相当于 82.5g）。

2. 如果没有条件做糖耐量试验可以用简单的馒头试验代替,2 两（100 克）馒头在 10 分钟时间内吃完,从吃第 1 口开始计时,两小时后抽血测量（但这只是一个不得已的办法,如有可能仍应做糖耐量试验）。

（三）正常值

1. 空腹　3.90~6.10mmol/L（70~110mg/dl）。

2. 半小时　8.90~10.0mmol/L（160~180mg/dl）。

3. 1 小时　9.45~10.55mmol/L（170~190mg/dl）。

4. 2 小时　6.70~7.78mmol/L（120~140mg/dl）。

5. 3 小时　3.90~6.10mmol/L（70~110mg/dl）。

6. 50 岁以上不论男女,每增加 10 岁,空腹值增加 0.06mmol/L,1 小时值增加 0.6mmol/L, 2~3 小时值增加 0.17~0.28mmol/L。两点超过此标准者为糖耐量减低,三点超过者可确诊。

（四）临床意义

口服葡萄糖耐量试验（OGTT）是诊断糖尿病、糖耐量减退（IGF）的最主要方法。

1. 糖耐量降低　表现为血糖增高幅度高于正常人,恢复到空腹水平的时间延长。如: 糖尿病;甲亢、垂体功能亢进、肾上腺功能亢进;胰腺炎、胰腺癌;严重肝病和糖原累积病。

2. 糖耐量增高　空腹血糖值正常或偏低,口服糖后血糖浓度上升不明显,耐量曲线平 坦。多见于内分泌功能低下,如甲状腺功能低下、肾上腺皮质功能低下和垂体功能低下。

3. 迟滞性耐量曲线　口服葡萄糖后在正常时间内可恢复到空腹水平,但有一个明显增 高的血糖峰值,往往超过 10mmol/L,这种情况以后可能发展为糖尿病。

三、糖化血红蛋白（HbA1c）

葡萄糖与血红蛋白结合形成糖化血红蛋白,因此,血糖浓度高则糖化血红蛋白的浓度也 升高。因为该实验不受临时血糖浓度波动的影响,可有效地反映患者过去 1~2 个月内的平 均血糖水平,所以可用于监测糖尿病患者在一段较长的时间内血糖控制的情况。

（一）正常值

占总血红蛋白的 4%~6%。

（二）临床意义

1. 血糖监测　糖化血红蛋白的特点决定了它在糖尿病监测中的意义:①与血糖值相平 行,血糖越高,糖化血红蛋白就越高,所以能反映血糖控制水平。②由于血糖是不断波动的, 每次抽血只能反映当时的血糖水平,而糖化血红蛋白则是逐渐生成的,短暂的血糖升高不会 引起糖化血红蛋白的升高。糖化血红蛋白相当稳定,不易分解,所以它虽然不能反映短期内 的血糖波动,却能很好地反映较长时间的血糖控制程度,糖化血红蛋白能反映采血前 2 个月 之内的平均血糖水平。③因此对糖化血红蛋白进行测定,可以比较全面地了解过去一段时 间的血糖控制水平。

2. 控制标准　①世界权威机构对于糖化血红蛋白有着明确的控制指标,ADA（美国糖 尿病学会）建议糖化血红蛋白控制在小于 7%,IDF（国际糖尿病联盟）建议糖化血红蛋白控 制标准为小于 6.5%。②目前我国将糖尿病患者糖化血红蛋白的控制标准定为 6.5% 以下。

3. 结果评定　①糖化血红蛋白 6%~7%:血糖控制比较理想。②7%~8%:血糖控制一般。 ③8%~9%:控制不理想,需加强血糖控制,多注意饮食结构及运动,并在医生指导下调整治 疗方案。④>9%:血糖控制很差,是慢性并发症发生发展的危险因素,可能引发糖尿病性肾 病、动脉硬化、白内障等并发症,并有可能出现酮症酸中毒等急性合并症。

四、血　脂

常用血脂检测项目包括甘油三酯、总胆固醇、高密度脂蛋白胆固醇、低密度脂蛋白胆固醇。

（一）甘油三酯（TG）

血清甘油三酯是一项重要的临床血脂常规测定指标,特别是随着对其致动脉粥样硬化（AS）作用研究的深入,TG作为冠心病的一项独立的危险因素日益受到重视。

1. 正常值　①正常值:0.56~1.71mmol/L(50~150mg/dl)。②临界值:1.71~2.29mmol/L(150~200mg/dl)。③高TG血症:>2.29mmol/L(200mg/dl)。

2. 临床意义

（1）生理性升高:正常人进食脂肪后,2~4小时内血清甘油三酯将升高,8小时恢复正常。

（2）病理性升高:①家庭性高TG血病,家庭性混合型高脂血症。②继发性疾病常见于:糖尿病、糖原累积症、甲状腺功能不足、肾病综合征、妊娠等。③急性胰腺炎高危状态,TG>11.3mmol/L(>1000mg/dl)。

（3）病理性降低:原发性β脂蛋白缺乏症、甲亢、肾上腺皮质功能减退、消化吸收不良、慢性阻塞性肺疾患、脑梗死。

（二）总胆固醇（CHO）

总胆固醇是指血液中所有脂蛋白所含胆固醇之总和。人群总胆固醇水平主要取决于遗传因素和生活方式。总胆固醇包括游离胆固醇和胆固醇酯,肝脏是合成和贮存的主要器官。胆固醇是合成肾上腺皮质激素、性激素、胆汁酸及维生素D等生理活性物质的重要原料,也是构成细胞膜的主要成分,其血清浓度可作为脂代谢的指标。国内外专家推荐成人理想胆固醇值为<5.2mmol/L。

1. 正常值　①成人合适水平:2.83~5.20mmol/L(110~200mg/dl)。②临界值:5.17~6.45mmol/L(200~250mg/dl)。③高胆固醇血症:>6.45mmol/L(>250mg/dl)。

2. 临床意义　①病理性升高:高脂蛋白血症、动脉粥样硬化、糖尿病、甲状腺功能低下、阻塞性黄疸、肾病综合征。②病理性降低:甲亢、严重贫血、急性感染、消耗性疾病、肝病。

（三）高密度脂蛋白胆固醇（HDL-C）

高密度脂蛋白在生理上起着将肝外组织的胆固醇运送到肝脏的运载工具的作用,因而可以防止游离胆固醇在肝外组织细胞上的沉积。高密度脂蛋白胆固醇对冠心病的临床诊断是一个重要的参考指标。它是临床冠心病保护因子之一,并能防治和延缓动脉粥样硬化的发展。

血清高密度脂蛋白胆固醇的降低,预示着血管疾病的出现。临床上常同时测定高密度脂蛋白和血清总胆固醇,并根据它们的比值作为冠心病的信息指标。

1. 正常值　①男性:1.03~1.42mmol/L(40~55mg/dl)。②女性:1.16~1.55mmol/L(45~60mg/dl)。

2. 临床意义　①生理性升高:运动(如运动员一般HDL-C较高)、饮酒、妇女服用避孕药、一些降胆固醇药物(如诺衡)等。②生理性降低:少运动的人,应激反应后。③病理性降低:心脑血管、周围血管疾病、高甘油三酯血症患者、肝硬化、糖尿病、慢性肾功能不全、营养不良。④病理性升高:慢性肝病、慢性中毒性疾病、遗传性高HDL血症。

（四）低密度脂蛋白胆固醇（LDL-C）

低密度脂蛋白（LDL）是由极低密度脂蛋白（VLDL）转变而来。主要功能是把胆固醇运输到全身各处细胞,运输到肝脏合成胆酸。每种脂蛋白都携带有一定的胆固醇,携带胆固醇最多的脂蛋白是LDL。体内2/3的LDL是通过受体介导途径吸收入肝和肝外组织,经代谢而清除的。余下的 1/3 是通过一条"清扫者"通路而被清除的,在这一非受体通路中,巨噬细胞与 LDL 结合,吸收 LDL 中的胆固醇,这样胆固醇就留在细胞内,变成"泡沫"细胞。因此,LDL 能够进入动脉壁细胞,并带入胆固醇。LDL 水平过高能致动脉粥样硬化,使个体处于易患冠心病的危险。低密度脂蛋白胆固醇是血清脂蛋白胆固醇的一部分,是动脉粥样硬化的主要致病因素,当低密度脂蛋白胆固醇升高时,心脑血管疾病的危险性增加。

1. 正常值　①正常:2.07~3.12mmol/L(80~120mg/dl)。②边缘升高:3.15~3.61mmol/L(123~140mg/dl)。③升高:>3.64mmol/L(>142mg/dl)。

2. 临床意义　①LDL-C 升高是动脉硬化的危险因素,协助诊断高脂蛋白血症。②LDL-C 降低可见于家族性低 β- 脂蛋白血症,无 β- 脂蛋白血症,其原因是体内合成载脂蛋白 β 减少或不能合成载脂蛋白 β。

五、心 肌 酶

心肌酶是存在于心肌的多种酶的总称,一般有天门冬氨酸氨基转移酶(AST)、乳酸脱氢酶(LDH)及同工酶、a- 羟丁酸脱氢酶(a-HBDH)和肌酸激酶(CK)及同工酶(CK-MB),国内常将这一组与心肌损伤相关的酶合称为心肌酶谱,对诊断心肌梗死有一定的价值。

(一)肌酸激酶(CK)

肌酸激酶主要分布于胞质和线粒体。其体内含量依次为骨骼肌、心肌、脑、子宫、膀胱、前列腺、肝,红细胞中无。主要用于诊断心脏疾病特别是心肌梗死。

1. 正常值　为 20~200U/L。

2. 临床意义　①心肌梗死时 4~8 小时开始上升,16~36 小时达峰,2~4 天可恢复正常,CK 为急性心梗早期诊断指标之一,增高程度与心肌受损程度基本一致。溶栓治疗出现再灌注时,达峰时间提前。肌酸激酶(CK)对心肌缺血和心内膜下心肌梗死的诊断比其他酶灵敏。②心肌梗死后 CK 最大值很少超过 7000U/L,如果 >7000U/L 提示伴有骨骼肌疾病,如进行性肌营养不良、多发性肌炎、严重肌肉创伤(如挤压综合征)、全身性惊厥、心肌炎、心包炎,CK 也可增高。③急性脑外伤、癫痫时 CK 增高;甲状腺功能减退出现黏液性水肿时 CK 也增高。④手术后、心导管与冠脉造影、运动试验、反复肌注、剧烈运动,CK 可一过性增高。CK 随年龄、性别、种族有差异。青壮年高于小孩、老人,男高于女,黑人高于白、黄种人。

(二)肌酸激酶同工酶(CK-MB)

血清中的磷酸肌酸激酶大致有三种来源,分别是心肌细胞、骨骼肌细胞和脑细胞。电泳法测定磷酸肌酸激酶同工酶用于确定哪种来源的磷酸肌酸激酶异常,帮助临床诊断心脏、骨骼肌和脑内病变。

1. 正常值　为 0~25U/L。

2. 临床意义

(1) 由于 CK-MB 在心肌中百分含量最高(25%~40%),且急性心梗发作 3.5 小时左右开始增高,16~24 小时达峰,2~3 天恢复正常。①CK-MB 超过总 CK 的 6% 为心梗早期诊断的特异指标。②CK-MB 质量测定比活性测定更可靠,当 CK-MB 在 5~22ng/ml 时,可能为 AMI 早期或微小心梗。③CK-MB>22ng/ml 时,结合临床表现及 ECG 可诊断心梗。④CK-MB 早达峰值者比晚达峰值者预后好。

(2) 脑外伤、脑血管意外、脑手术后、各种原因引起中枢神经系统缺氧后 48~72 小时,肺、前列腺、子宫或其他恶性肿瘤,CK-BB 增高。

（3）CK-MM 增高是骨骼肌损伤的特异指标。骨骼肌损伤时,CK-MB 相应增高,但不超过总 CK 的 50%。

（三）乳酸脱氢酶测定（LDH）

常与乳酸脱氢酶同工酶一起测定诊断心肌梗死。

1. 正常值　为 114~240U/L。

2. 临床意义　①LDH 存在于各种组织中,以肝、肾、心肌、骨骼肌、胰腺和肺中最多。急性心肌梗死发生后 6~12 小时开始增高,24~60 小时达峰,7~15 天恢复正常。LDH 用于急性特别是亚急性心肌梗死的辅助诊断。②由于分布广泛,在各种急性反应,如肝炎、肺梗死、恶性肿瘤、恶性贫血、休克时,LDH 增高;肿瘤转移所致的胸腹水中,LDH 也增高。③常通过观察此酶是否正常,来除外组织器官损伤或对癌症化疗疗效观察。

（四）血清 a- 羟丁酸脱氢酶（HBDH）

血清 a- 羟丁酸脱氢酶（a-HBDH）不是一种独立的特异酶,而是含有 H 亚基的 LD-1 和 LD-2 的总称。由肝细胞线粒体合成,其在体内分布较广,其体内的含量依次为肾、胰、肝、脾。临床上用于心肌梗死的诊断。

1. 正常值　为 72~182U/L。

2. 临床意义　①a-HBDH 主要是反映 LDH 活性,故心肌梗死时明显增高,且维持时间较长可达 2 周左右。②肌营养不良及叶酸、维生素 B_{12} 缺乏时,a-HBDH 也可增高。

（五）心肌肌钙蛋白 -I（TnI）

是诊断心肌梗死的特异指标。

1. 正常值　<0.35ng/ml。

2. 临床意义　病理性升高:①AMI 发作 6.5 小时后 Tn-I 值增高,11.2 小时达高峰,可持续 4~7 天,其临床意义同 Tn-T,尤其对于肾衰病人的 AMI 诊断没有假阳性(在肾衰时 Tn-T 与 CK-MB 可增高)。②当心梗发作时间 >36h 时,测定 Tn-I 更有意义。③以 EIA 法测定 Tn-I;Tn-I 为 1~3.5ng/ml 的病人要考虑有不稳定心绞痛、心绞痛等可能性,在 2~10ng/ml 可能为心梗早期。④病人入院经 12 小时观察,CK-MB 和 Tn-I 持续阴性可除外心梗。

第四节　血液流变学检查

一、概　述

血液流变学是一门新兴的生物力学及生物流变学分支,是研究血液宏观流动性质、人和动物体内血液流动和细胞变形以及血液与血管、心脏之间相互作用,血细胞流动性质及生物化学的一门科学。它是近 20 年来才发展成为一门独立的新兴的边缘学科,是生物、数学、化学及物理等学科交叉发展的边缘科学。目前,研究全血在各切变率下的表现黏度称为宏观流变学,而研究血液有形成分的流变学特性,如红细胞的变形、聚集、表面电荷等,称为血细胞流变学。近年来,发展到从分子水平研究血液成分的流变特性,如红细胞膜中骨架蛋白、膜磷脂对红细胞流变性的影响,血浆分子成分对血浆黏度的影响等,这些属于分子血液流变学。

血液的分散介质为血浆,对红细胞的聚集和黏弹性有重大影响。血液不但属非牛顿型流体,而是具有塑性的更为复杂的非牛顿性流体,其黏度不是一个常数,而是随着切变速率的变化而变化。切变速率的大小又与平均血液流速,以及血管内腔的半径密切相关。因此,在人体的各个不同部位,血管内腔的半径和平均血液流速不同,血液的黏度也不同。血液属非牛顿型流体的原因,与红细胞的数量、形状、大小、血流中的分布特点、表面分子结构和内部物理化学状态、变形性,以及它们之间与血浆及其组成成分与血管之间的相互作用有关。

血液的流动性和黏性的变化,主要取决于血液有形细胞成分和无形血浆成分的不同和变化,特别是血液有些细胞成分中的红细胞。它的结构和功能是影响血液流动性和黏性的主要因素。

二、检 测 内 容

在临床通常采用血细胞比容(HCT)、全血黏度(BV)、全血还原黏度、血浆黏度(PV)、红细胞电泳时间、纤维蛋白原(FG)、血细胞沉降率和血细胞沉降率方程 K 值等指标,来表明血液流变学的变化。

(一) 血细胞比容(HCT)

HCT 是指血液中的红细胞、血小板和白细胞等有形成分,在血液中所占的比容。它与血液黏度关系密切,全血黏度与 HCT 成正比,即 HCT 越高,全血黏度就越高。相反,HCT 越低,全血黏度也越低。

1. 影响因素　①所用器材必须清洁干燥,以防溶血。②不能使用能改变红细胞体积的抗凝剂。③离心力大小直接影响检测结果。④采血时间以安排在早晨为宜,采血后要加塞塞紧,3 小时检验完毕。

2. 正常值　男性正常值为 47.51%±1.30%;女性为 40.70%±1.67%。

3. 临床意义　①HCT 增高,常导致全血黏度增高,呈现血液高黏滞综合征。对诊断心、脑和血管疾病的血栓前状态有显著意义。②HCT 增高可见于肺心病、充血性心力衰竭、真性红细胞增多症、先天性心脏病、高山病、灼伤等。

(二) 全血黏度(BV)

血液黏度是血液流变的重要参数,在血栓前状态和血栓性疾病的诊断、治疗和预防中起着重要作用,并提供重要依据。血液黏度增高,血液的流变性质发生异常,可直接影响到组织的血流灌注情况,发生组织缺水和缺氧、代谢失调、机体功能障碍,从而出现一系列严重后果。

1. 影响血黏度的因素

(1) 内在因素:①血细胞比容(HCT);②红细胞变形和大小;③红细胞的聚集和分散;④血液黏度。

(2) 外界因素:①温度,一般以生理温度 37℃为佳;②渗透压和 pH;③输液可影响 HCT,输液后也可使红细胞聚集而影响血液黏度;④抗凝剂,肝素、FDTA 对红细胞大小、形态无影响,可作为检测的抗凝剂。

2. 正常值　男性正常参考值,高切为 4.53±0.46(mPa.s);低切为 9.31±1.48(mPa.s)。女性高切为 4.22±0.41(mPa.s);低切为 8.37±1.22(mPa.s)。

3. 临床意义

（1）全血黏度升高可见：①循环系统疾病：动脉硬化、冠心病、心绞痛、心肌梗死、周围动脉硬化、高脂血症、心力衰竭、肺源性心脏病、深静脉栓塞。②糖尿病。③脑血管病：如中风、脑血栓、脑血管硬化症等。④肿瘤类疾病：较为常见的为肝脏、肺和乳腺肿瘤等。⑤真性红细胞增多症、多发性骨髓瘤、原发性巨球蛋白血症等。

（2）全血黏度减低：见于各种贫血、大失血等。

（三）全血还原黏度

血流变学中，还原黏度是一个标准化指标，指全血黏度与血细胞容积浓度之比，含义是当细胞容积浓度为 1 时的全血黏度值。这样使血液黏度都校正到相同血细胞容积浓度的基础上，以利于比较。

1. 正常值　高切：男，10~13；女，9~13；低切：男，18~20；女，12~21。

2. 临床意义　①全血还原黏度反映了红细胞自身的流变性质对血液黏度的贡献。②若全血黏度和全血还原黏度都高，说明血液黏度大，而且与红细胞自身流变性质变化有关，有参考意义。③若全血黏度高而全血还原黏度正常，说明血细胞比容高（血液稠）而引起血液黏度大，但红细胞自身流变性质并无异常（对黏度贡献不大）。④若全血黏度正常而全血还原黏度高，说明血细胞比容低（血液稀），但红细胞自身的流变性质异常（对黏度贡献过大），说明全血黏度还是高，有参考意义。

（四）血浆纤维蛋白原定量测定

血浆纤维蛋白原的浓度与血液流变学之间的内部联系较为密切，因血浆黏度取决于蛋白质的浓度、分子质量大小和分子形态。链状结构的蛋白质分子对血浆黏度的影响要比球形蛋白质分子大，所以纤维蛋白原是血液流变学检测指标之一，纤维蛋白原浓度高，则血浆黏度升高，故可导致全血黏度升高。

1. 影响因素　血浆标本不可反复冻融，否则可导致纤维蛋白原变性。

2. 正常值　血浆纤维蛋白原定量测定正常值为 2~4g/L（200~400mg/dl）。

3. 临床意义　①增高：见于血栓性疾病和血栓前状态、感染、炎症、风湿、经期、手术后、DIC 代偿期等。②减低：见于播散性血管内凝血、胎盘早期剥离、分娩时羊水渗入血管形成栓塞等。

（五）红细胞变形能力

红细胞的变形性是血液完成其生理功能的必要条件，红细胞正常的变形能力对保障血液的流动性、红细胞寿命和保证微循环有效灌注起着重要作用，是红细胞在外力作用下改变新的形状的能力。

1. 正常值　男：3.9~5.0，女：3.0~4.2。

2. 临床意义　红细胞变形能力降低见于溶血性贫血、血管性疾病、糖尿病、肝脏病等。

（六）血沉方程 K 值

血沉快慢与血液成分改变有关，其中直接与红细胞多少（HCT 高低）密切相关。血沉在很大程度上依赖于 HCT，HCT 成为影响血沉的主要因素。若 HCT 高，则 ESR 减慢；反之，ESR 增快，HCT 低。ESR 和 HCT 之间呈一定的数学关系。通过血沉方程 K 值的计算，把 ESR 转换成一个不依赖于 HCT 的指标，以排除 HCT 干扰的影响，这样血沉方程 K 值比 ESR 更能客观地反映红细胞聚集性的变化。

1. 正常值　为 43±22。

2. 临床意义　①贫血或血液被稀释血沉增快,是红细胞下降逆阻力减低,并不是红细胞聚集增强而增快。通过红细胞比积的血沉方程 K 值,可排除贫血或血液稀释对血沉的影响。②无论 ESR 是否增快,K 值高便反映红细胞聚集性增强。③K 值正常,而血沉增高,必然是由于血细胞比容降低而引起的 ESR 加快。④ESR 升高伴 K 值增大,则肯定 ESR 加快。⑤沉降率正常,而 K 值正常,可肯定 ESR 正常。⑥沉降率正常,而 K 值增大,则可肯定 ESR 加快。

（七）血浆黏度

血浆黏度是影响全血黏度的重要因素之一。血浆黏度升高,全血黏度必然增高,这主要取决于血浆蛋白,尤其是纤维蛋白原、脂蛋白和球蛋白的浓度。

1. 正常值　男:1.60~1.80,女:1.65~1.95。

2. 临床意义　增高见于遗传性球型红细胞增多症、地中海性贫血、心肌梗死、脑血栓形成、高脂血症、高血压、糖尿病等。

（八）血细胞比容

血细胞比容是指红细胞在血液中所占的容积比值。是影响血液黏度的重要因素。血液黏度随血细胞比容的增加,而迅速增高,反之则降低。

1. 正常值　男:0.42~0.47,女:0.39~0.40。

2. 临床意义　①增高:各种原因所致血液浓缩如大量呕吐、腹泻、大面积烧伤后有大量创面渗出液等,测定血细胞比容以了解血液浓缩程度,可作为补液量的依据。真性红细胞增多症有时可高达 80% 左右。继发性红细胞增多症系体内氧供应不足引起的代偿反应,如新生儿,高山居住者及慢性心肺疾患等。②降低:各种贫血或血液稀释。由于贫血类型不同,红细胞计数与红细胞比积的降低不一定成比例,故可以根据红细胞比积和红细胞计数血红蛋白的量计算红细胞三种平均值,以有助于贫血的鉴别和分类。

（九）红细胞聚集指数

当机体处于疾病状态时,血浆中纤维蛋白原和球蛋白浓度增加,红细胞聚集性增强,血液流动性减弱,导致组织或器官缺血、缺氧。聚集指数是由低切黏度比高切黏度计算而来,它反映红细胞聚集性程度的客观指标,增高表示聚集性增强。

1. 正常值　为 1.44~3.62。

2. 临床意义　①用于诊断血栓性疾病。②红细胞聚集性增高,多见于红细胞膜的性质结构异常性疾病,可导致低切变率下血液黏度增高。血液病、免疫球蛋白的异常、急性心肌梗死、恶性黑色素瘤等都可引起聚集性增高。③高血压、冠心病、肺心病、糖尿病、恶性肿瘤等红细胞聚集性也会升高。

第五节　免疫学检查

在周围血管疾病中的免疫性血管疾病与免疫学因素密切相关,了解免疫学检查对这类疾病的诊断与鉴别有不可替代的作用。本节就与血管疾病有关的免疫学检查介绍如下。

一、免疫球蛋白（Ig）

免疫球蛋白是指一类在抗原物质刺激下所形成的具有与该抗原发生特异性结合的球蛋

白。测定免疫球蛋白的目的主要包括三个方面，一是测定体液免疫功能；二是寻找增殖症和缺陷症；三是检查异常免疫球蛋白。目前检测的免疫球蛋白有 IgG、IgA、IgM、IgE。

（一）正常值

IgG：7.23~6.85g/L；IgM：0.63~2.77g/L；IgA：0.69~3.82g/L；IgE：20~200U/ml。

（二）临床意义

①Ig 高血症主要见于自身免疫性疾病，如结节性动脉周围炎、类风湿性血管炎或狼疮等。②Ig 低血症主要见于体液免疫缺陷或大量蛋白流失的疾病。③IgM 增高主要见于多发性骨髓瘤、巨球蛋白血症。④IgE 升高主要见于变态反应性疾病，以及狼疮、类风湿关节炎等。⑤IgG、IgA 偏高主要见于免疫增殖性疾病，如分泌型多发性骨髓瘤。⑥免疫球蛋白偏低见于先天性和获得性体液免疫缺陷病及长期应用免疫抑制剂的病人。

二、补　体

补体是一组存在于人和动物体液中及细胞表面，经活化后具有生物活性，可介导免疫和炎症反应的蛋白，也称为补体系统，也是体液中的一组具有酶活性的糖蛋白，由肝细胞合成，参与防御、免疫调节等作用。正常人血浆内的补体每天约有 1/2 更新。补体系统由近 40 种成分组成，多数组分为糖蛋白。其中临床检测中最常用的补体 C_3 和 C_4。C_3 是补体第 3 成分，在补体系统中含量最丰富、作用也最关键。C_4 是一种多功能蛋白质，是补体第 4 成分，作用与 C_3 相似。

（一）正常值

正常值为 C_3：0.85~1.93g/L；C_4：120.0~360.0mg/L。

（二）临床意义

1. 总的来说，补体含量下降可使吞噬细胞的吞噬作用和趋化性受限制，使非特异性免疫系统的作用降低，血管的通透性下降，对外来物质的及抗原的清除降低，中和病毒和细胞溶解作用下降。即免疫力下降。

2. C_4 增高　风湿热的急性期、糖尿病、急痛风、甲状腺炎、结节性周围动脉炎、血管炎、皮肌炎、心肌梗死、多发性关节炎等。多发性骨髓瘤患者 C_4 水平比正常人高出 8 倍左右。

3. C_4 减少　系统性红斑狼疮、多发性硬化、类风湿关节炎、IgA 肾病、过敏性疾患中的外源性哮喘等。

4. C_3 偏高　见于急性时反应蛋白、各种急性炎症、传染病早期、多发性大动脉炎、血管炎及某些恶性肿瘤病人。

5. C_3 降低　整体免疫力下降。85% 以上的链球菌感染后肾炎患者血清 C_3 下降，78% 的狼疮性肾炎患者血清 C_3 偏低。

三、抗链球菌溶血素"O"（ASO）、类风湿因子（RF）、
C- 反应蛋白（CRP）

ASO、RF、CRP 是临床检查风湿性疾病和自身免疫性疾病的筛选指标，对疾病的诊断和鉴别诊断有比较大的帮助。

（一）正常值

①ASO：0~125U/ml。②RF：0~20U/ml。③CRP：0~8.0mg/L。

（二）临床意义

①ASO 增高：见于 A 群溶血性链球菌感染及感染后免疫反应所致的疾病，如：急性肾小球肾炎病人、肝炎、结缔组织病、结核病、高胆固醇血症、巨球蛋白血症和多发性骨髓瘤病人等。②类风湿因子增高：多见于风湿性关节炎。某些结缔组织病如系统性红斑狼疮、硬皮病、皮肌炎、血管炎以及其他如风湿活动、肝硬化等也可使 RF 偏高。③CRP 升高：可见于各种急性化脓性感染、血管炎、动脉炎、组织坏死、恶性肿瘤、结缔组织病和风湿热急性期或有活动时等疾病。

四、抗核抗体（ANA）

ANA 是以真核细胞核成分为靶抗原的自身抗体的总称，无种属特异性和器官特异性。由于 ANA 的核抗原不同，从而产生针对细胞核多种成分的抗体，目前至少有 4 种类型：①核蛋白抗体（即红斑狼疮生成因子）可引起红斑狼疮细胞现象，是 ANA 中最主要的一种，其相应的抗原是 DNA 与核组蛋白复合物。②可溶性核蛋白抗体，其相应的抗原是可溶性核蛋白。③DNA 抗体，其相应的抗原是 DNA。④RNA 抗体，其相应抗原为 RNA。

（一）检测方法

由于 ANA 的多样性，使其检测方法很多，用荧光抗体法检测 ANA 时，可见以下 4 种荧光图谱。

1. 均质型　此型与抗组蛋白抗体有关，几乎所有活动性 SLE 患者均可检出，但某些自身免疫性疾病此抗体的检出率也可达 20%~30%。

2. 周边型　其对应抗体为抗 ds-DNA 抗体，多见于 SLE，特别是有肾炎患者，在此型 ANA 阳性时，应进一步检测抗 ds-DNA 抗体。

3. 斑点型　与此型相关抗体有抗 U1-RNA、抗 Sm、抗 Scl-70（Og）、抗 SS-B（La）、抗 SS-A（Ro）、抗 Ki、抗 Ku 及抗其他非组蛋白抗体，多见于混合型结缔组织病（MCDT），也可见于 SLE 和 60% 以上的进行性全身性硬化患者。

4. 核仁型　此型与核糖体、U3-RNP、RNA 聚合酶的抗体有关，当其阳性时抗核的核糖体阳性的可能性较大，除 SLE 外，硬皮病患者阳性率可达 40%。

（二）正常值

健康人呈阴性。

（三）临床意义

1. 正常人有少数 ANA 阳性，一般当血清稀释 1∶4 时，男性有 3% 阳性，女性有 7% 阳性，而 80 岁以上者阳性率可达 49%，临床上以血清稀释度大于 1∶16 以上者判为阳性。

2. 测定 ANA 对 SLE 等自身免疫性疾病有重要意义，SLE 活动期阳性率达 100%。ANA 阳性还见于其他疾病：如免疫性血管炎、大动脉炎、自身免疫性肝炎（狼疮性肝炎）、慢性淋巴细胞性（桥本）甲状腺炎、重症肌无力、类风湿关节炎、皮肌炎、溃疡性结肠炎、巨球蛋白血症等。

3. 荧光抗体测定结果判断受主观因素影响较大，因此荧光染色图谱只有相对参考意义，不能据此做出定论，必要时应进一步做特异性 ANA 检测。

五、抗中性粒细胞细胞浆抗体（ANCA）

血管炎是以血管壁，主要是动脉炎性变和坏死为基本病理改变所致的一组疾病。目前已证实 ANCA 是存在于血管炎患者血清中的自身抗体,是诊断血管炎的一种特异性指标。所以也有人将其称之为抗血管炎抗体。

（一）正常值

间接荧光免疫法:正常人为阴性。ELISA 法:正常人为阴性。

（二）临床意义

采用间接免疫荧光法可将 ANCA 分为胞质型(CANCA)、核周型(PANCA)和不典型(XANCA)三种类型。①CANCA 又称为抗蛋白酶 3 抗体,主要见于韦格纳肉芽肿(WG),灵敏度为 93%~96%,特异性达 97%~99%;活动性 WG 患者在病变尚未影响到呼吸系统时,CANCA 灵敏度为 65%,当患者出现呼吸系统和肾脏损害时其灵敏度达 90% 以上,少数未治疗的活动性 WG 患者 CANCA 可呈阴性反应,但随病情发展最终将转为阳性;非活动性 WG 患者 CANCA 阳性检出率亦可达 40%;坏死性血管炎、微小多动脉炎、结节性多发性动脉炎等疾病 CANCA 也有一定检出率。②PANCA 又称为抗髓过氧化物酶抗体,进行性血管炎性肾炎、多动脉炎、Churg-Strauss 综合征和自身免疫性肝炎中 PANCA 阳性率较高,可达 70%~80%;PANCA 主要与多发性微动脉炎相关,除此之外还见于风湿性和胶原性血管炎、肾小球肾炎、溃疡性结肠炎、原发性胆汁性肝硬化等。

六、循环免疫复合物(CIC)

循环免疫复合物是一类在抗原量稍过剩时在血液中形成中等大小的可溶性 IC(免疫复合物),它既不能被吞噬细胞清除,又不能通过肾小球滤孔排出,可较长时间游离于血液和其他体液中。当血管壁通透性增加时,此类 IC 可随血流沉积在某些部位的毛细血管壁或嵌合在肾小球基底膜上,激活补体导致免疫复合物沉积的发生。

检查组织内或循环 IC 的存在有助于某些疾病的诊断、发病机制的研究、预后估计、病情活动观察和疗效判断等。

（一）正常值

血清:CIC 为阴性(抗补体试验、胶固素结合试验)。血清:4.3±2.0,以≥8.3 为免疫复合物阳性(PEG 沉淀试验)。

（二）临床意义

1. 阳性可见于①自身免疫性疾病,如结节性多动脉炎、系统性红斑狼疮、类风湿关节炎、干燥综合征等。②急性链球菌感染后肾炎、乙型病毒性肝炎、感染性心内膜炎、麻风等。

2. 与其他有关试验一起查,可提高疾病的诊断率,如膜增殖性肾炎时,CIC 阳性并伴补体降低及 C_3 裂解产物存在。

七、T 淋巴细胞亚群测定

（一）功能简介

1. T 细胞是一个功能极其复杂的特异性群体,有多种表面标志(表面抗原和表面抗体)。根据不同的表面标志和功能,可以分成许多功能各异的 T 细胞亚群,是反映机体免疫功能的一项重要指标。

2. 目前,国际上重新命名,抗原与抗体均以 CD 表示,如 CD_3 代表全部的 T 细胞,可视为外周的总 T 细胞标志。

3. CD_4 是 TH/T（辅助 / 诱导）的亚群，CD_8 是 TS/C（抑制 / 细胞毒性）亚群，具有抑制和杀伤功能。

4. 测定人类 T 细胞亚群的变化，对控制这些疾病的发生、发展，了解其发病机制，指导临床治疗，评估机体免疫状态有非常重要的意义。

（二）正常值

CD_3 细胞正常值：955~2860/μl。

CD_4 细胞正常值：450~1440/μl。

CD_8 细胞正常值：320~1250/μl。

CD_4/CD_8 比值：1.00~2.87。

（三）临床意义

CD_3：增高：可发生超敏反应、再生障碍性贫血、变应性血管炎等。降低：细胞免疫功能减弱，机体易感染、心脑血管、外周血管疾病、口腔溃疡等。

CD_4：增高：易出现超敏反应、发生自身免疫性疾病、免疫性血管炎、接触性皮炎等。降低：免疫功能低下、易感染、病毒性疾病、艾滋病等。

CD_8：增高：可导致严重免疫缺陷、白塞病、血管炎、病毒感染等。降低：可发生过强免疫反应，如变应性血管炎、干燥综合征、皮肌炎、重症肌无力等。

CD_4/CD_8 比值：增高：表明细胞免疫功能处于"过度活跃"状态，器官移植的排斥反应、高血压、糖尿病、类风湿关节炎、血栓闭塞性脉管炎等。

第六节　与血管疾病有关的其他检查

在周围血管疾病的临床诊断与治疗中，除了需要常规的血液学检查、生化学检查、血液流变学检查和免疫学检查外，还有一些特殊的专科检查项目，如血管内皮细胞功能、抗凝物质、特殊蛋白的测定等。本节就此部分内容做一整理和介绍。

一、内皮细胞及其功能检查

（一）外周循环血内皮细胞计数（CEC）

血管内皮细胞是覆盖在血管内腔表面的连续单层扁平细胞，正常成人约有 1×10^{12} 个血管内皮细胞。其已被证明具有多种自分泌及旁分泌功能，可认为是体内最大的内分泌器官，它不仅为血管壁及血流之间的物理屏障，而且凭借对血管张力、炎症、纤溶与凝血和对活性氧族的调节成为血管体内稳态的主要参考者。外周循环血内皮细胞是从血管壁脱落的成熟内皮细胞，其增殖、迁移和黏附形成管腔，在新生血管形成过程中起着重要的作用。

1. 正常值　为 46.12±16CEC/ml。

2. 临床意义　①血管疾病的病人 CEC 升高表示血管内皮损伤，并可能与内皮细胞损伤程度呈正相关性。②肿瘤患者因肿瘤过度增生所以 CEC 明显升高。

（二）内皮素（ET）

内皮素是由血管内皮细胞分泌的最强的内皮源性血管收缩因子，可引起小动脉、小静脉及某些大动脉收缩。内皮素是调节血管功能的重要因子，对维持基础血管张力与心血管系统稳态起重要作用。

1. 正常值　为 50.8±7.58ng/L（放射免疫法）。

2. 临床意义　①高血压和动脉粥样硬化患者循环血中 ET 水平升高,并且升高程度与病变的广泛性呈正相关。②内皮素是内皮细胞损伤的标志物之一,作为判断治疗效果、了解病情变化的参考指标。③异常升高还见于原发性高血压、急性心肌梗死、心绞痛发作期、感染性休克、肾脏疾病、尿毒症、脑出血、脑梗死、原发性肝癌、肝硬化、十二指肠溃疡等。

（三）血栓调节蛋白（TM）

血栓调节蛋白是一种糖蛋白,存在于血管内皮细胞表面,能与凝血酶结合形成复合物而降低凝血酶的凝血活性,而加强其激活蛋白 C 的活性。由于被激活的蛋白 C 具有抗凝作用,因此,TM 是使凝血酶由促凝转向抗凝的重要的血管内凝血抑制因子。

1. 正常值　①0.82~1.13（发色底物法）。②20~35（放射免疫法）。

2. 临床意义　①有血管内皮细胞损伤的多种疾病,TM 都有增高,可作为内皮细胞损伤的指标之一。②升高还见于糖尿病、弥散性血管内凝血、系统性红斑狼疮、急性心肌梗死、原发性血小板减少性紫癜、脑血栓等。

（四）血管性血友病因子（vWF）

血管性血友病因子在血管内皮细胞中合成。vWF 可同时与胶原纤维和血小板结合,当血管破裂时大量血小板以 vWF 为中介黏附在胶原纤维上,形成血栓,得以止血。在正常的生理条件下,绝大部分由内皮细胞合成,其余则由巨噬细胞生成。如果内皮胞损伤,在血液中就可检测到血管性血友病因子相关抗原。

1. 正常值　血浆 vWF 浓度约为 10mg/L。

2. 临床意义　①在内皮细胞受刺激或损伤以及集体处于应激状态时,血浆 vWF 水平升高。vWF 及某些止血与纤溶成分都是血栓性疾病的独立危险因素。②当 vWF 基因发生缺失、插入点突变、剪切点替换或提前形成转录终止信号时,导致血浆 vWF 量有显著减低。或因有质的缺陷,不能完成其正常的止血功能时。③它与一系列心血管疾病如动脉粥样硬化、急性冠状动脉综合征、心房颤动等均关系密切。

二、血小板功能检测

血栓素 B_2（TXB_2）测定

血栓素 B_2 是前列腺素中的一种,由血小板产生,具有血小板凝聚及血管收缩作用。与前列腺素作用相反,两者动态平衡以维持血管收缩功能及血小板聚集作用。TXA_2 生物半衰期仅 30 秒,迅速转化为无活性的血栓素 B_2。血栓素 B_2 是血小板花生四烯酸代谢的环氧化酶途径的重要产物之一。

1. 正常值　血浆:男性:(132±55)ng/L;女性:(116±30)ng/L。

2. 临床意义

(1) 增高:①见于动脉粥样硬化、心绞痛、冠心病、糖尿病、高脂血症等。②TXA_2/PGI_2 比值升高易于导致血小板聚集、血栓形成,促使动脉粥样硬化和冠心病。③出血、损伤和内毒素休克动物血浆中 TXB_2 显著增加,这与休克时肺循环阻力升高有关。④在多种疾病如动脉粥样硬化、糖尿病、血栓性疾病等,体内血小板易于活化,而使血中 TXB_2 值升高。

(2) 降低:①慢性肾衰患者尿中 TXB_2 和 6- 酮 -$PGF1\alpha$ 下降。肾血管性高血压、肾病综合征和 BATTER 综合征患者尿中 PG 亦有显著性变化。②恶性肿瘤患者动脉组织中 TXA_2

有所改变,PGI_2、TXA_2正常时,能阻止肿瘤细胞侵袭血小板进而黏附在血管表面。③抑制血小板TXA_2生成和增加血管内皮细胞PGI_2生成的因素有抗肿瘤转移作用。

三、抗凝物质检测

(一)抗凝血酶Ⅲ(ATⅢ)及抗原(AT-Ⅲ:Ag)测定

ATⅢ是凝血酶及因子Ⅻα、Ⅺα、Ⅸα、Ⅹα等含丝氨酸的蛋白酶的抑制剂。它与凝血酶通过精氨酸—丝氨酸肽键相结合。形成ATⅢ凝血酶复合物而使酶灭活。肝素可加速这一反应达千倍以上。肝素与ATⅢ所含的赖氨酸结合后引起ATⅢ构象改变,使ATⅢ所含的精氨酸残基更易与凝血酶的丝氨酸残基结合。一旦肝素-ATⅢ凝血酶复合物形成,肝素就从复合物上解离,再次与另一分子ATⅢ结合而被反复利用。ATⅢ-凝血酶复合物则被单核—巨噬细胞系统所消除。抑制凝血酶活性的作用与肝素分子长度有关。分子越长则酶抑制作用越大。

1. 正常值 ①ATⅢ:103.2%~113.8%。②AT-Ⅲ:Ag:23~0.35g/L(230~350mg/L)。

2. 临床意义

(1)病理性增高:表明血液抗凝活性增强,主要见于口服抗凝药及急性出血期等。

(2)病理性降低:①先天性AT-Ⅲ缺乏症。②血栓前状态和血栓性疾病时,血液抗凝作用减弱,如DIC高凝期、心肌梗死、心绞痛、脑血管病变、妊娠症、深静脉血栓形成、肾病综合征等。③合成减少,如严重肝病等。④AT-Ⅲ缺乏时容易发生血栓栓塞性疾病。遗传性抗凝血酶Ⅲ缺乏症是一种常染色体显性遗传性疾病,容易发生静脉血栓形成和肺栓塞。

(二)蛋白C(PC)测定

蛋白C系统是具有抗凝作用的血浆蛋白系统,包括蛋白C(PC),蛋白S(PS),血栓调节蛋白TM,活化的蛋白C抑制物(APCI),PC和PS都具有依赖维生素K的抗凝蛋白,蛋白C系统在体液抗凝系统中发挥重要作用。血浆蛋白C活性测定是对血浆中的血蛋白进行C活性的测定。抗凝途径:①灭活凝血因子Ⅴ和Ⅷ。②限制因子Ⅹa与血小板结合。③增强纤维蛋白的溶解。

1. 正常值 为102.5%±20.1%。

2. 临床意义 ①C活性减低:常见于先天性PC缺陷,根据C活性测定A和PC,抗体可分为Ⅰ型(PC Ag与PC A均减低)和Ⅱ型(PC Ag正常而PC A减低)。也有可能患有获得性PC缺陷。表现为DIC、肝功能不全、手术后、口服双香豆素抗凝剂、呼吸窘迫综合征等。②蛋白C是体内一种重要的抗凝蛋白,被激活的蛋白C(APC),有抑制激活的因子Ⅴ和Ⅷ的作用,从而影响凝血过程。遗传性蛋白C缺乏症的患者可引起静脉血栓形成。

(三)蛋白S(PS)的测定

蛋白S是蛋白C的辅因子,在血浆中有2种形式:①约60%的PS为结合型,此型PS无辅因子功能。②40%的PS为游离型,具有辅因子功能。遗传性PS缺陷症根据结合型和游离型PS的含量分为3型,但各型的游离型PS活性均是降低的。蛋白S的作用是促进激活的蛋白C对凝血因子Ⅴ的抑制作用。

1. 正常值 血浆总蛋白S测定:97.56%±9.76%。血浆游离蛋白S(FPS)测定:100.9%±29.1%。

2. 临床意义 ①血浆总蛋白S测定降低和血浆游离蛋白S(FPS)测定降低:常见于先天性和获得性PS缺陷症。后者见于肝脏疾病、口服抗凝药物等。②遗传性蛋白S缺乏症的患者可引起静脉血栓形成或其他血栓性疾病的发生。检测 PS 的血浆水平有助于与其他血栓性疾病相鉴别。

四、纤溶系统检测

（一）优球蛋白溶解时间（ELT）

优球蛋白溶解时间反映纤维蛋白溶解系统的功能，优球蛋白溶解时间指在特定条件下观察凝血块完全溶解的时间，是判断纤溶系统活性的筛选试验之一。

1. 正常值　加钙法：88.7~170.0 分钟；加酶法：98.4~216.6 分钟。

2. 临床意义

（1）ELT 延长：①血栓前状态和血栓性疾病时，血液纤溶活性减弱，如 DIC 高凝期、心肌梗死、心绞痛、脑血管病变、糖尿病、妊娠高血压症、深静脉血栓形成、肾病综合征等。②应用抗纤溶药物。

（2）ELT 缩短：若血凝块在 70 分钟内完全溶解，表明血液纤溶活性增强，主要见于原发性纤溶亢进症、DIC 晚期等。一般采集安静状态下空腹静脉血。

（二）组织纤溶酶原激活物测定（t-PA）

组织纤溶酶原激活物是一种单链糖蛋白，主要由血管内皮细胞合成、分泌、不断释放入血液。广泛存在于机体的各种组织内，肝脏是组织纤溶酶原激活物灭活的主要场所。它对纤维蛋白有高度的亲和力，然后将酪氨酸纤溶酶原形成纤溶酶，降解纤维蛋白（原）和部分凝血因子，是纤溶系统的关键物质。

1. 正常值　1.9±0.7U/ml（发色底物法）。

2. 临床意义　①降低：提示纤溶活性降低。见于血栓前状态和血栓性疾病，如动脉血栓形成、深部静脉血栓形成、缺血性脑卒中等。②升高：提示纤溶活性亢进，见于原发性和继发性纤溶亢进，如弥散性血管内凝血、急性早幼粒细胞白血病、肝病、冠心病、高脂血症、应激反应等。

（三）纤维蛋白（原）降解产物（FgDP）试验

在纤溶酶的作用下，纤维蛋白（原）可以降解产生不同分子量的碎片 X、Y、D、E 以及其他一些碎片，总称为纤维蛋白（原）降解产物。

1. 正常值　定性：阴性；定量：1~5mg/L。

2. 临床意义

（1）增高见于：①原发性纤维蛋白溶解功能亢进；②继发性纤维蛋白溶解功能亢进：高凝状态弥散性血管内凝血、肾脏疾病、器官移植排斥反应溶栓治疗等；③血管栓塞性疾病（心肌梗死、闭塞性脑血管病、深部静脉血栓）；④白血病化疗诱导期后出血性血小板增多症、尿毒症、肝脏疾患或各种肿瘤。

（2）纤维蛋白原降解产物的测定：主要反映溶栓治疗中，纤维蛋白原被降解，为溶栓治疗效果的一项指标。

参考文献

1. 张十一，辛绍伟. 新编实用血管外科学. 天津：天津科学技术出版社，2010.

2. 蒋米尔,张培华.血管外科学.第3版.北京,科学出版社,2011.

3. 尚俊德,王嘉桔,张柏根.中西医结合周围血管疾病学.北京:人民卫生出版社,2004.

4. 李曰庆.中医外科学.北京:中国中医药出版社,2007.

5. 杨道理,胡成进.检验与临床诊断:免疫性疾病分册.北京:人民军医出版社,2007.

6. 侯玉芬,刘明.实用周围血管疾病学.北京:金城出版社,2005.

7. 乔华,何胜虎.血管内皮细胞功能检测方法及意义.实用心脑肺血管病杂志,2010,18(4):531-532.

8. 周鑫,夏欣一.循环内皮细胞的检测及其在肿瘤临床中的应用进展.医学研究生学报,2010,23(5):543-545.

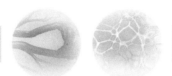

第十章 临床分型

周围血管疾病的临床分型在临床的实际应用中不断地完善和得到补充,对于指导临床诊疗方案的制订、临床疗效评价和预后的判断均有重要的帮助。

第一节 下肢缺血性疾病的临床分型

下肢缺血性疾病主要是动脉系统疾病,临床上动脉系统疾病的发病数较低于静脉系统,但是动脉系统疾病终将造成罹病部位动脉不同程度的阻塞,影响该部组织的动脉血供,出现缺血的临床症状,发病后通常进展迅速,后果严重。

一、按照血管病变部位分型

（一）传统分型

根据下肢动脉硬化性闭塞症发病部位分型,传统将其分为以下三型(图 10-1)。

Ⅰ型(主—髂局限型):占 5%~10%,病变局限于腹主动脉远端和髂总动脉,女性患者约占一半,一般侧支循环代偿良好,肢体症状轻微,症状多表现在臀部或大腿部位,阳痿常见,预期寿命几乎不受影响。

Ⅱ型(主—髂广泛型):约占 25%,病变广泛累及腹主动脉和髂动脉。

Ⅲ型(多平面多节段型):约占 65%,病变累及腹股沟韧带以下,男女患者比率

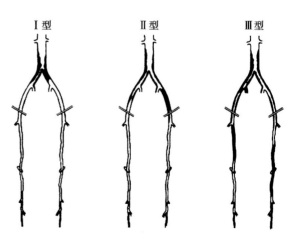

图 10-1 下肢 ASO 发病部位分型

为 6:1,容易合并其他部位动脉粥样硬化疾病,肢体缺血症状严重。

（二）跨大西洋学会(TASC Ⅱ)临床分级

1. 主髂动脉分型

A 型病变:①CIA(髂总动脉)单侧或者双侧的狭窄。②EIA(髂外动脉)单侧或者双侧的

单个短的(≤3cm)狭窄。

B 型病变:①肾下主动脉短的(≤3cm)狭窄。②单侧 CIA 闭塞。③EIA 单个或多发的狭窄总计 3~10cm 未累及 CFA(股总动脉)。④单侧 EIA 闭塞未累及 CFA 或髂内动脉起始部。

C 型病变:①双侧 CIA 闭塞。②双侧 EIA 狭窄 3~10cm 未累及 CFA。③单侧 EIA 狭窄累及 CFA。④单侧 EIA 闭塞累及髂内动脉起始部和(或)CFA。⑤单侧 EIA 严重钙化闭塞包括 / 不包括累及髂内动脉起始部和(或)CFA。

D 型病变:①肾下主髂动脉闭塞。②主动脉和双髂动脉弥漫性病变需要处理的。③弥漫的多发狭窄累及单侧 CIA、EIA 和 CFA。④单侧的 CIA 和 EIA 联合闭塞。⑤双侧 EIA 闭塞。⑥髂动脉狭窄伴动脉瘤,或存在需要手术治疗的其他主动脉或髂动脉狭窄病变。

2. 股腘动脉分型

A 型病变:①单个狭窄≤10cm。②单个闭塞≤10cm。

B 型病变:①多发病变(狭窄或闭塞),每个长度≤5cm。②单个狭窄或闭塞≤15cm 未累及膝下腘动脉。③单处或多处病变,在胫动脉没有持续的血流情况下,进行外科旁路移植术可改善向肢体远端供血。④严重钙化闭塞≤5cm。⑤单纯腘动脉闭塞。

C 型病变:①多发的狭窄或闭塞总计 >15cm 包括或不包括严重钙化。②介入治疗后需要处理的再狭窄或闭塞。

D 型病变:①CFA 或 SFA,病变 >20cm,包括腘动脉的慢性完全闭塞。②腘动脉和邻近的三分叉慢性完全的闭塞。

3. TASC 股腘动脉病变分级干预治疗 ①A 级病变首选血管腔内治疗。②B 级病变优先选择血管腔内治疗。③C 级病变手术重建长期通畅率较好,但在伴有高危因素时应该首选腔内治疗。④D 级病变首选手术治疗。

(三) 国内分型

近年来,有学者回顾性分析国人下肢动脉狭窄闭塞性病变患者的血管造影资料,根据下肢动脉病变部位、性质、累及范围、长度、流入、流出道情况,以及在腔内治疗中的特点初步提出针对国人的下肢动脉狭窄闭塞性病变形态学分型标准。将这些病例的血管病变类型分为 I~V 型。

I 型:髂、股、腘动脉局限性 / 多发性狭窄病变,膝下动脉正常或狭窄,此型又分为两个亚型。①I a:髂、股、腘动脉局限性 / 多发性狭窄并膝下动脉正常。②I b:髂、股、腘动脉局限性 / 多发性狭窄并膝下动脉局限性 / 多发性狭窄。

II 型:髂、股、腘动脉局限性 / 多发性狭窄并膝下动脉有闭塞的病变,此型又分两个亚型。①II a:髂、股、腘动脉局限性 / 多发性狭窄并膝下胫、腓动脉流入道正常 / 狭窄,中段闭塞,流出道正常 / 狭窄 / 闭塞。②II b:髂、股、腘动脉局限性 / 多发性狭窄并膝下胫、腓动脉流入道及中段闭塞,流出道正常 / 狭窄 / 闭塞。

III 型:髂、股、腘动脉局限性闭塞,并膝下动脉正常 / 狭窄的病变。

IV 型:髂、股、腘动脉局限性闭塞,并膝下动脉闭塞的病变,此型又分为两个亚型。①IV a:髂、股、腘动脉局限性闭塞,并膝下胫、腓动脉流入道正常 / 狭窄,中段闭塞,流出道正常 / 狭窄 / 闭塞。②IV b:髂、股、腘动脉局限性闭塞,并膝下胫、腓动脉流入道及中段闭塞,流出道正常 / 狭窄 / 闭塞。

V 型:股浅动脉、腘动脉及膝下动脉全程闭塞病变。

研究结果表明:①国人下肢动脉病变以闭塞性为主。在狭窄性病变中以短段病变为主,而闭塞病变中以长段闭塞为主,且多为弥漫性分布。且国人下肢动脉狭窄闭塞性病变以膝下动脉病变为主,髂动脉病变最少;②国人下肢动脉病变形态学分型:以Ⅱ型(40.2%)最多见,其次为Ⅳ型(39.6%);在亚型层面,由多至少依次为:Ⅳb型、Ⅱa型、Ⅱb型、Ⅳa型、Ⅲ型、Ⅰa型、Ⅴ型、Ⅰb型。此研究结果与以往文献报道腔内治疗特点相符合,能够用于指导临床腔内治疗方法的选择。

二、根据病变程度分型

(一) 三期3级分型

此分型方法为我国实行了多年的分型方法,具有简单、实用等特点。

1. 分期

Ⅰ期(局部缺血期):以间歇性跛行为主要症状,可伴有反复发作的游走性血栓性浅静脉炎。足背动脉或(和)胫后动脉搏动减弱或消失。

Ⅱ期(营养障碍期):间歇性跛行加重,并转为静息痛。患肢出现皮肤干燥脱屑、潮红,汗毛脱落,足部干燥无汗,趾甲生长缓慢,增厚变形,小腿肌肉因慢性缺血和长期废用而萎缩。末梢动脉搏动消失。缺血严重者可伴有缺血性神经炎。

Ⅲ期(坏疽期):除上述症状更为加重外,由于严重缺血而出现趾端发黑,溃疡坏疽。

2. 分级 坏疽平面可分为3级。一级,坏疽限于趾部。二级,坏疽延及跖趾关节。三级,坏疽延及足、跟、踝部或小腿。

3. 临床意义

第一期:已经诊断为肢体动脉阻塞或狭窄,但患者无自觉症状;即使剧烈活动,患肢仍有足够血流量。

第二期:间歇性跛行。患肢血流量受限,剧烈活动时不能维持足够的血供。

第三期:静息疼痛。尚存的血流量低于静息状态时组织代谢的需要。

第四期:肢体坏死或坏疽。不能提供组织存活必需的血流量,肢端及其局部组织出现营养障碍改变。

(二) Fontaine 和 Rutherford 分期

国外一般采用 Fontaine 和 Rutherford 临床分期法,了解下肢动脉狭窄或闭塞的程度用以指导临床治疗(表10-1)。

1. Fontaine 分期

表 10-1 Fontaine 和 Rutherford 分期要点

Fontaine 分期	Rutherford 分期
Ⅰ 无症状	0 0 无症状
Ⅱa 轻度间歇性跛行	Ⅰ 1 轻度间歇性跛行
Ⅱb 中度重度间歇性跛行	Ⅰ 2 中度间歇性跛行
	Ⅰ 3 重度间歇性跛行
Ⅲ 缺血性静息痛	Ⅱ 4 缺血性静息痛
Ⅳ 溃疡和坏疽	Ⅲ 5 足趾坏死
	Ⅳ 6 肢体坏死

Ⅰ期：无症状。

Ⅱa 期：轻度间歇性跛行（跛行距离 >200m）。

Ⅱb 期：中、重度间歇性跛行（跛行距离 <200m）。

Ⅲ期：静息痛。

Ⅳ期：组织溃疡、坏疽。

2. Rutherford 分期

0 级：无症状。

1 级：轻度间歇性跛行（跛行距离 >500m）。

2 级：中度间歇性跛行（跛行距离 200~500m）。

3 级：重度间歇性跛行（跛行距离 <200m）。

4 级：静息痛。

5 级：轻微组织缺损。

6 级：组织溃疡、坏疽。

3. 临床表现特点 Fontaine 和 Rutherford 分期与动脉阻塞的程度和侧支代偿的情况有关。了解下肢动脉硬化闭塞症的临床分类和分级，有助于判断临床进展和严重程度，作为药物、介入或手术的治疗参考。

三、糖尿病足分型

根据糖尿病足的临床特点及创面涉及组织的情况，国外最经典的分级方法是 Wagner 分级，疾病由浅入深分为 6 级（表 10-2）。

表 10-2 Wagner 分级法

分级	临床表现
0 级	有发生足溃疡危险因素，目前无溃疡
1 级	表面溃疡，临床上无感染
2 级	较深的溃疡，常合并软组织炎，无脓肿或骨的感染
3 级	深度感染，伴有骨组织病变或脓肿
4 级	局限性坏疽（趾、足跟或前足背）
5 级	全足坏疽

第二节 静脉疾病的临床分型

近年来，随着医学影像技术的发展和静脉造影技术及诊断方法的改进，人们对静脉系统疾病的认识也有所提高，形成了某些新的疾病概念和相应的治疗方法，并取得了相应的治疗效果，在临床分型上也有了长足的发展。

一、静脉反流性疾病分型

根据下肢静脉瓣膜关闭不全的发生原因、部位和范围，下肢静脉逆流性疾病可归纳为下述五型(图 10-2)。

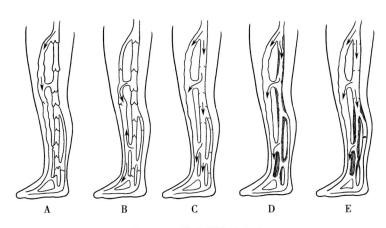

图 10-2 静脉反流性疾病

A. 单纯性下肢浅静脉瓣膜关闭功能不全;B. 交通静脉瓣膜关闭功能不全;C. 原发性下肢深静脉瓣膜关闭功能不全;D. 继发性下肢深静脉瓣膜关闭功能不全;E. 混合型下肢深静脉瓣膜关闭不全

(一)单纯性下肢浅静脉瓣膜关闭功能不全

为大隐或(和)小隐静脉瓣膜关闭不全及隐—股静脉的瓣膜关闭功能不全,伴有隐静脉扩张或曲张。下肢深静脉和交通静脉瓣膜的形态和关闭功能正常。

(二)交通静脉瓣膜关闭功能不全

为胫、腓静脉或股静脉与浅静脉之间的交通静脉瓣膜关闭功能不全所形成,导致交通静脉及与其贯通的浅静脉曲张,而下肢深静脉瓣膜形态和功能正常。

(三)原发性下肢深静脉瓣膜关闭功能不全

为非血栓性下肢深静脉瓣膜关闭功能不全的总称,其发病原因目前尚未完全明了。由下肢深静脉高压造成的深静脉管径增宽,以致所属瓣膜相对性关闭功能不全,可能为原发性下肢深静脉瓣膜关闭功能不全的主要原因。此外,先天性瓣膜发育异常也可导致瓣膜的关闭功能不全。

(四)继发性下肢深静脉瓣膜关闭功能不全

为下肢深静脉血栓形成后的再通过程中,深静脉瓣膜遭到破坏所引起的静脉反流以及浅静脉和交通静脉瓣膜关闭不全,继发下肢静脉瘀血的病症。

(五)混合型下肢深静脉瓣膜关闭功能不全

为原发性股静脉瓣膜关闭不全和小腿深静脉血栓形成后继发性瓣膜关闭不全两个复合因素形成的下肢静脉反流和静脉瘀血的临床病症。

二、静脉阻塞性疾病分型

静脉本身的病损、外在压迫、炎症、创伤、凝血机制失常以及某些内分泌失调等疾患均可导致不同程度的静脉回流障碍和静脉阻塞。根据静脉阻塞发生的原因、部位,可归纳为以下三种分型方法。

(一)根据血栓形成的部位分型

下肢深静脉的各个部位都可能发生血栓形成,后者可局限于深静脉的某一段或累及全下肢深静脉,形成下述三种类型(图10-3)。

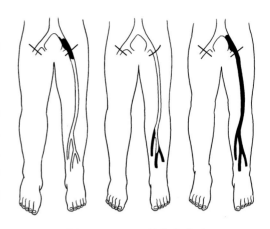

1. 中央型 即髂—股静脉血栓形成。血栓局限于髂静脉和股总静脉,既不累及下腔静脉,更不波及股总静脉的远端深静脉。

2. 周围型 即腘静脉以下部位的深静脉血栓形成。血栓也可仅局限于腘静脉和(或)胫、腓静脉以及比目鱼肌和腓肠肌静脉窦。其中胫、腓静脉血栓形成者,小腿肌肉静脉窦几无例外地也被血栓所堵塞,而小腿肌肉静脉窦的血栓形成可不累及胫、腓静脉。

3. 混合型 即全下肢深静脉血栓形成。血栓形成的范围是由周围的静脉血栓向上扩展至

图 10-3 DVT 的临床类型

髂—股静脉,或由髂—股静脉血栓向远端静脉蔓延,累及整个下肢深静脉系统,使下肢深静脉完全或几乎完全处于阻塞状态。

(二)根据临床病程分型

下肢深静脉血栓形成后,在急性期以后,随着病程的延长逐渐进入慢性期。在病程漫长的慢性阶段,栓塞静脉逐渐再通,又可发生新的血栓形成。因此,根据病程可以分成以下四型。

1. 闭塞型 病程在 3 个月以内。静脉造影的主要特征为显示深静脉腔内持久的充盈缺损和(或)静脉闭塞,无再通表现。临床上以严重的下肢肿胀和胀痛为特点,伴有广泛的浅静脉扩张,一般无小腿营养障碍性改变。

2. 部分再通型 病程一般在 6 个月以内,少数可达 1 年或 1 年以上。又分为 2 个亚型:一是小部分再通型:静脉造影的主要特征为显示静脉主干大部分以闭塞为主,一部分再通,管壁毛糙,管腔狭窄,侧支血管扩张。二是大部分再通型:静脉造影的主要特征为显示静脉主干大部分再通,仍有部分静脉闭塞,造影剂中断现象,浅静脉和交通静脉功能不全。临床上肢体肿胀减轻,但浅静脉扩张明显。

3. 完全再通型 病程超过 6 个月,可达 10 年或 10 年以上。静脉造影的主要特征为显示深静脉大部分或全部再通,成为连续的管道,管壁毛糙,管腔狭窄,基本无充盈缺损影可见。静脉瓣膜影消失,伴有浅静脉迂曲扩张和交通静脉逆流。临床上有活动后下肢肿胀、严重的浅静脉曲张、小腿广泛色素沉着和慢性复发性溃疡。

4. 再发型 为慢性基础上的急性深静脉血栓再形成。静脉造影的主要特征为在显示已经再通的深静脉腔内出现充盈缺损征象。临床上在再通型表现基础上,有急性肢体肿痛发作史。

(三)根据疾病分类

不同的疾病均可以造成下肢静脉阻塞而使血液回流障碍,常见的疾病有下肢静脉血栓形成、先天性髂静脉受压综合征、继发性髂静脉受压综合征、腔静脉阻塞(图10-4)。

三、综 合 分 型

1994 年国际静脉论坛专家委员会将所有外周静脉血液向心回流障碍性疾病定义为肢

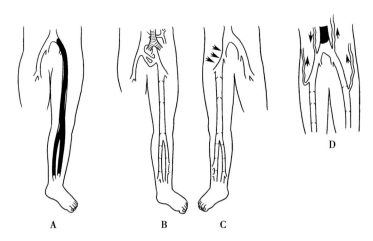

图 10-4 静脉阻塞性疾病

A.静脉血栓形成;B.先天性髂静脉受压综合征;C.继发性髂静脉受压综合征;D.腔静脉阻塞

体慢性静脉功能不全(chronic venous insufficiency,CVI)。CVI 可累及下肢浅静脉、深静脉和交通支静脉。基于此在 1994 年美国静脉论坛又依据临床、病因、解剖和病理生理学的概念提出了 CEAP 分型。该分型于第二届泛太平洋静脉疾病研讨会(1997 年)得到确认,现已在大多数国家和地区广泛使用,我国于 20 世纪末开始在国内应用。CEAP 分类系统由临床表现(clinic signs,C)、病因(etiology,E)、解剖(anatomy,A)和病理生理(pathophysiology,P)4 个部分组成。

(一)临床分型(C)

下肢静脉曲张的临床表现可分为 C0~C6 七级,具体分型见表 10-3。

表 10-3 临床表现分级

分型	临床征象
C0	无静脉疾病体征(疼痛、肿胀、沉重感)
C1	毛细血管扩张或网状静脉
C2	浅静脉曲张
C3	静脉性水肿
C4	皮肤改变(色素沉着、湿疹、脂质硬皮病)
C5	皮肤改变 + 溃疡已愈合
C6	皮肤改变 + 溃疡未愈合

(二)病因分型(E)

1. Ec(congenital) 由先天性缺陷造成的下肢静脉功能不全。

2. Ep(primary) 无先天性因素和非继发性原因造成的下肢静脉功能不全。

3. Es(secondary) 有明显的继发性病因,如静脉血栓形成、静脉创伤、外来压迫等造成的下肢静脉功能不全。

（三）解剖分型（A）

根据下肢静脉病变特点，分为 3 大类和 18 个节段。

1. 三型　①As（superficial veins）：病变涉及浅静脉。②Ad（deep veins）：病变涉及深静脉。③Ap（perforating veins）：病变涉及交通静脉。

2. 三者可以单独或合并出现，按涉及范围又分为 18 个节段。见表 10-4。

表 10-4　解剖分类

As 浅静脉		Ad 深静脉		Ap 交通静脉	
1	毛细静脉扩张	6	下腔静脉	17	大腿交通静脉
2	膝上大隐静脉	7	髂总静脉	18	小腿交通静脉
3	膝下大隐静脉	8	髂内静脉		
4	小隐静脉	9	髂外静脉		
5	非隐静脉系统	10	盆腔、性腺静脉		
		11	股总静脉		
		12	股深静脉		
		13	股浅静脉		
		14	腘静脉		
		15	小腿主干静脉		
		16	肌肉静脉丛		

（四）病理生理（P）

1. Pr（reflux）　静脉反流。

2. Po（obstruction）　静脉阻塞。

3. Pr，Po（reflux and obstruction）　静脉反流与阻塞并存。

合理应用 CEAP 诊断及分类可以对下肢静脉功能不全进行统一的规范诊断和分类、评分，有助于静脉疾病的描述，治疗前后的比较，便于规范化的评价各种治疗方法及临床疗效。同时由于分类过于复杂、繁琐，使得其在临床中的推广受到一定的限制，其中只有临床分类（clinic signs，C）在临床中应用的较为广泛。

参考文献

1. 徐惊伯．周围血管疾病 X 线诊断及治疗．上海：上海科学技术出版社，1988．

2. 张培华，蒋米尔．临床血管外科学．北京：科学出版社，2007．

3. 王深明．血管外科学．北京：人民卫生出版社，2011．

4. 兰锡纯．心脏血管外科学：下册（血管）．北京：人民卫生出版社，1984．

5. 尚德俊，王嘉桔，王书桂．西医结合实用周围血管疾病学．海口：南海出版公司，1995．

6. 汪忠镐．汪忠镐血管外科学．杭州：浙江科学技术出版社，2010．

7. 吕新生．血管·淋巴管外科学．长沙：湖南科学技术出版社，1998．

8. 刘厚奇，蔡文琴．医学发育生物学．第 2 版．北京：科学出版社，2007．

9. 舒强，张雪峰．血管解剖学图谱．沈阳：辽宁科学技术出版社，2005．

10. Williams PL.Gray's Anatomy. 38th ed.London：Churchill Livingstone，1995.

11. 张柏根 . 630 例下肢静脉造影分析——下肢静脉疾病的分类及其临床意义 . 上海二医学报,1986,6:192.

12. 徐惊伯 . 下肢静脉疾病的 X 线表现和分类 . 中华放射学杂志,1987,21:129.

13. Akita H.Portopulmonary shunt by sple，nopneumopexy as a surgical treatment of Budd-Chiari syndrome. Surgery，1980，87：85.

14. Norgren L，Hiatt WR，Dormandy JA，et al.Inter-Society consensus for the management of peripheral arterial disease（TASC Ⅱ）. J VascSurg,2007,45 Suppl S：S5-S67.

15. 杨丽睿,张慧敏,蒋雄京,等 .566 例大动脉炎患者的临床特点及预后 . 中国循环杂志,2015,9 (30):849- 853.

16. Gary S. Firestein，Ralph C. Budd，Sherine E. Gabriel，et al. Kelly's textbook of rheumatology. Ninth edition. Saunders；Philadelphia USA：2011.

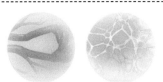

第十一章 周围血管疾病的抗栓治疗

抗栓治疗在周围血管疾病的治疗中占有非常重要的地位,无论是阻塞性疾病或是炎症性疾病,血栓在血管内形成是许多疾病的共性表现。血液在血管内正常流动,维持了正常的生理功能。一旦因各种因素影响了血液的正常流动,血液在血管腔内凝集则构成了血栓形成的病理改变,抗栓、溶栓治疗就变得不可缺少。

第一节　溶　栓　治　疗

溶栓疗法是指用药物溶解纤维蛋白(血栓)的一种治疗方法。增强纤维蛋白溶解活性的药物有间接作用和直接作用两种。间接作用的药物在体外没有溶解纤维蛋白的作用,而仅在体内刺激内皮细胞分泌组织源性纤维蛋白酶原激活物(t-PA)。直接增强纤维蛋白溶解活性的药物效果肯定,副作用少,可以常规使用。目前临床常用的溶栓药有第一代溶栓制剂链激酶(SK)、尿激酶(UK);第二代溶栓制剂人体组织型纤溶酶原激活物;第三代溶栓制剂基因重组人体组织型纤溶酶原激活物(rt-PA)。临床实践证明,溶栓药物的问世,是治疗血栓性疾病最理想的方法,临床应用日益广泛。

一、溶栓疗法的基本机制

溶栓制剂虽多,但主要属于两类,即 SK 类和 UK 类。其基本机制就是以 SK 为代表的溶栓制剂与纤维蛋白溶解酶原(PIg)1∶1结合成复合物,然后再作用于 PIg 使之变成纤维蛋白溶解酶(PI),及以 UK 为代表的溶栓制剂直接作用于 PIg 使之变成 PI,纤溶酶溶解纤维蛋白,发挥溶栓作用。见表11-1。

表 11-1　溶栓的基本机制

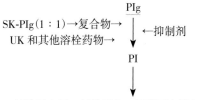

二、溶栓制剂的类型和临床应用

(一)链激酶(streptokinase,SK)

SK 是由 β- 溶血性链球菌产生的一种具有溶解纤维蛋白和血凝块作用的药物,1965 年高纯度的 SK 研制成功并应用于临床。1970 年我国也研制成功链激酶,并应用于临床。20 世纪 90 年代利用基因技术研制成功注射用重组链激酶,传统链激酶使用逐渐减少。

1. 药理作用　SK 间接激活血浆素原转变成血浆素。静脉注射后,一分子链激酶与一分子血浆素原先形成复合激活因子,然后激活其余的血浆素原,发挥溶血栓作用。SK 是一种异性蛋白,具有弱抗原性。几乎所有的人都经受过链球菌感染,因而体内都有不同程度的抗体,而且抗体浓度的差异可达千倍以上。SK 在人体内的半衰期约 25 分钟,所以需要连续给药才能维持血液中的有效浓度。

2. 适应证和禁忌证

(1) 适应证:①适用于多种动脉或静脉血栓栓塞症。②3 日以内的静脉血栓性疾病效果较好,因在这期间,新鲜血栓含水分和纤溶酶原较多,SK 很容易渗入血栓内发挥溶栓作用。③6~7 日以后血栓开始机化,水分逐渐减少,成纤维细胞增生,纤溶酶原的活力明显减低,所以 7 日以后 SK 的溶栓效果就逐渐下降。

(2) 禁忌证:①有变态反应性疾病者;②有出血性疾病者;③有严重的消化道溃疡、肺结核空洞者;④外科手术和分娩后 5 日之内者;⑤70 岁以上高龄者慎用。

3. 用量和用法　目前 SK 的用量已经标准化或常规化。标准剂量是:①SK 的用法:静滴前半小时,先静注地塞米松 2.5~5mg 或泼尼松 15mg,以预防过敏反应。首次剂量是 25 万 ~50 万 U 加入生理盐水 300ml 内,30 分钟内静滴完毕。这种剂量可使患者 90% 的 SK 抗体得到中和,并可使 SK 在血中达到有效的溶栓浓度。因此,除儿童和以前用过 SK 的患者外,可不测定 SK 抗体。②SK 维持剂量:SK 60 万 U 溶于 5% 葡萄糖溶液 250~500ml 内,并加入地塞米松 1.25~2.5mg 或泼尼松 5~10mg 静脉注射 6 小时(10 万 U/h)。按此要求 6 小时 1 次,连续静滴 3 日左右。如果静脉血栓病程超过 5~7 日,连续静滴也不宜超过 7 日。Theiss 等认为应用时间过长,机体内抗 SK 抗体就会相应增加,SK 也就失去作用。如果需要,可用没有抗原的尿激酶。妊娠期下肢深静脉血栓形成也可以用 SK 治疗,因为 SK 不能通过胎盘屏障危害胎儿。但在妊娠晚期,有使胎盘早剥的可能,因而不宜应用。产后发生此病,应在产后 5 日后应用。

为了提高 SK 治疗急性动脉栓塞的溶栓效果,可采用经皮动脉腔内插管注药方法。将侧孔溶栓导管插到血栓处,先利用导丝、导管和注射压力来破碎血栓。然后将导管插入血栓深部,注入 SK 1000~3000U,其后反复注入 SK 直至血栓溶解为止。SK 的总量为 40 000~180 000U。Hess 等报道在 136 例患者中 94 例(69.1%)获得复通效果。Zem 等以 5000U/h 注入 SK,持续注射 5~6 小时,12 例中 11 例获得显著效果。手术取栓后静脉滴注 SK 也可清除残留血栓。

4. SK 的副作用　SK 具有抗原性,所以不少患者会出现类似感冒症状,如发热、寒战、头痛、出汗、腰背四肢疼痛和恶心等。Deutch 等报道用 SK 以后,体温在 37.5℃以上发热者有 77.6%,此外有寒战、不适和低血压。一旦出现可对症治疗,必要时给皮质激素和异丙嗪等抗过敏药物。齿龈、针孔、切口、消化道和泌尿系统等出血是 SK 最常见的并发症,一般在 14%~40% 之间。

(二) 尿激酶(Urokinase,UK)

UK 是一种蛋白酶,有单一的多肽链,是从新鲜人尿分离提纯所得的高纯度酶制剂。1974 年,我国从人尿中提取出 UK,规格和质量完全符合国际标准,是我国主要的溶栓药物。

1. UK 的药理作用　UK 可直接激活纤溶酶原使之转变为纤溶酶,进而水解纤维蛋白、纤维蛋白原、凝血因子 V、Ⅷ 和酪蛋白等。血栓中的纤维蛋白对 UK 有亲和力,使 UK 很快渗入血栓,激活血栓内的纤溶酶原,从而导致血栓从内部溶解。UK 还可激活循环血液中的纤溶酶原使血栓从表面开始溶解。UK 还有扩张血管和促进侧支血管形成的作用。UK 使用方便,毒副作用很少,没有抗原性,不含热原物质,可以较长时间应用。UK 的半衰期为 14~16 分钟,对新鲜血栓溶栓效果较好,对陈旧血栓也有溶栓效果。在 6 个月内应用过 SK 和 SK 治疗效果不满意的患者,再静滴 UK 多能获得良好效果。UK 的用量大,价格贵是其缺点。

2. 适应证和禁忌证

(1) 适应证:①主要用于治疗血栓形成和栓塞性疾病,不能作为预防疗法。②一般主张早期应用,最好在发病后 3 日以内应用。③UK 还可用于外科手术后栓塞疾患、急性心肌梗死、脑栓塞、视网膜静脉栓塞等。

(2) 禁忌证基本同 SK。对于妊娠、细菌性心内膜炎、二尖瓣病变并有房颤怀疑左心腔有血栓者;糖尿病合并视网膜病变者;严重肝、肾功能障碍者不宜应用。

3. 用量和用法　①用量:尽管 UK 用来治疗动、静脉血栓栓塞性疾病已经多年,应用剂量又经历一个由小到大的过程,而且还有过剂量公式和以血中 UK 浓度为依据来决定 UK 的意见,但至今仍没有统一的剂量标准。日本和我国用量偏小,欧美的剂量偏大,二者差距相当悬殊。1982 年 Niessmer 等应用 UK 5 万 U、10 万 U、15 万 U/h 持续静脉注射,或 50 万 U,日 2 次,静脉注射来治疗下肢深静脉血栓形成,4 种剂量的效果相似。1984 年 Ziemmemann 等报道大剂量 UK 治疗下肢急性深静脉血栓形成,分别用 150 万 ~200 万 U/d 和 2000U/(kg·h),持续静脉滴注共 16 日,治疗结果分别是:全通率为 31% 和 43%,部分通率为 30% 和 23%,未通率为 39% 和 24%。在我国,应用剂量偏小,多采用 20 万 ~40 万 U/d 剂量,最大剂量为 100 万 ~150 万 U/d,以后逐渐减量。总量多在 300 万 ~400 万 U,但至今还没有指标可靠的效果报道。②用法:UK 治疗动脉栓塞性疾病,目前多采用局部动脉注射的方法,溶栓效果有明显提高。Fiessing 等报道经导管动脉注射 UK 75 000U/h,以后每小时持续注射 37 500U,直到栓塞或血栓完全溶解或用药到 4 日。在 25 例中有 10 例获得动脉完全或部分复通的效果。1989 年 Mcnamara 采用导管给药 93 例次,做法是将导管直接插到血栓内,注入 UK 4000U/min 持续 2 日,活动导管,在第二日注入同样剂量,血栓大部溶解。在第 4~8 小时内注入 UK 50 万 U,总量为 150 万 U。75% 患者血栓完全溶解,临床改善率为 89%。

(三) 人体组织型纤溶酶原激活剂(t-PA)

1947 年 Astrup 和 Pevmin 在人体组织中发现一种纤溶酶原激活剂,并命名为 t-PA。1959 年 Told 证明此种人体蛋白质主要由血管内皮细胞释放。20 世纪 60~70 年代又分别从动物心脏、子宫和黑色素瘤组织中提取出 t-PA,并可从后者细胞培养中分离出来。

1. 药理作用　t-PA 的分子量为 68 000D,t-PAα 半衰期为 6 分钟,t-PAβ 的半衰期为 1.5 小时。它是血块选择性 PIg 激活因子,其分子有一个纤维蛋白结合点,当与纤维蛋白结合时其触媒活性可增加 1000~1800 倍。对血栓表面的纤维蛋白具有较高的亲和力和专一的定向作用,使 PIg 迅速转化为 Pl 来溶解血栓。t-PA 有较强的局部溶栓作用,不易与循环中的 PIg 结合,当血栓表面的 Pl 释放进入血循环后,可被血中 α2-AP 缓慢灭活,一般不会引起全身性纤溶状态,所以出血副作用比较少。

2. 用量和用法　治疗剂量为 0.75mg/kg,静脉滴注 60 分钟,总量在 100mg 左右。1984—

1989 年部分文献中治疗血栓疾病 570 例,0.5~1.0mg(平均 0.75mg)/(kg·h),血管再通率为 63%~85.4%(平均为 72.1%)。目前 t-PA 商品有 Alteplase 和 Activase 两种。1982 年以来,采用基因重组技术克隆了 t-PA 的基因密码,用大肠杆菌和中国仓鼠卵细胞生产出重组组织型纤溶酶原激活剂(recombinant tissue type plasminogen activator,rt-PA)。这是一种糖蛋白,分子量为 65 000D。目前主要生产单链 t-PA,双链 rt-PA 生产少。rt-PA 更具有部位特异性,虽然半衰期不到 4 分钟,然而给予 rt-PA 后却有持续性解纤维蛋白的作用。这提示 rt-PA 与纤维蛋白结合形成一个"储库",而不断产生溶栓作用。rt-PA 作用比 t-PA 和 SK 强,体外研究比 UK 溶栓作用大 5~10 倍,与 scu-PA 一并属于第三代溶栓制剂,已用来治疗急性动、静脉血栓性疾病,但用量和用法还未统一。目前正在探索大剂量、短程≤2h 或一次性给药,有可能减少出血并发症。据初步报告 rt-PA 10mg 一次持续静脉注射 2 小时治疗外周动脉血栓性疾病后,61% 不需要再次治疗。目前国内应用有艾通立(actilyse)等。

三、应用溶栓制剂的实验室监测

溶栓治疗的主要并发症是纤溶过度而引起出血。SK 的出血率为 14%~40%。Straub 收集 50 篇文献 UK 治疗 4569 例患者,出血率虽仅有 0.8%,但有 5 例因脑出血而死亡。所以在应用溶栓制剂时应进行血液监测。实验室测定血浆纤维蛋白溶解活性的方法有多种,但有的操作繁杂,有的特异性差。目前临床常用的有以下几种。

（一）凝血酶原时间（PT）

当血浆纤维蛋白原含量降低、抗凝血物质增多以及纤维蛋白(原)降解产物(FDP)增加时,PT 延长。PT 正常值为 11~13 秒,治疗期间一般要求是正常值的 2~2.5 倍,PT 控制在 25 秒以内。

（二）纤维蛋白原（Fg）

Fg 正常含量为 2.0~4.0g/L,治疗时纤溶活性亢进,Fg 含量即减少,应控制在 1.0~1.5g/L。

（三）凝血酶时间（TT）

当纤维蛋白减少,FDP 和抗凝血物质增加时,TT 延长。TT 正常值为 16~18 秒。治疗期间应将 TT 控制在 50~100 秒之间,60 秒左右最理想。

（四）纤维蛋白(原)降解产物

测定用血凝抑制试验,正常血液 FDP 含量低于 6.24mg/L:用对流免疫电泳法测定其正常值低于或接近 3.125mg/L。若超过 400mg/L 时,并发出血率增加 3 倍。在治疗期间,应控制在 300~400mg/L 最为适宜。

（五）优球蛋白溶解时间（ELT）

血浆优球蛋白部分含纤维蛋白原、血浆素原及其活化素,但不含抗血浆素。ELT 反映血浆素原及其活化素的活力。正常值 >120 分钟。如 ELT 在 30~60 分钟,为纤溶亢进;<30 分钟可能出血。

四、并发症处理

一般出血不需处理,严重出血者应中止治疗,给 6- 氨基己酸、抗血纤溶芳酸或止血环酸等抗纤溶药物,必要时输新鲜血液或纤维蛋白原。SK 及其复合剂偶可引起过敏性休克可需积极治疗。一般溶栓制剂的副反应轻,可对症处理。

五、局部用药问题

对于急性动、静脉血栓栓塞症,应尽可能采用局部给药方法,优点是血栓局部溶栓药物的浓度高,可提高溶栓效果;溶栓药的应用剂量减少,可降低出血并发率;有利于血管造影监测,且可随时调整导管位置,加快溶栓速度;与系统性溶栓比不大可能引起心内血栓溶解脱落而造成新的栓塞。Graor 等报道,局部血管灌注 SK,溶栓率为 79%,而全身用药仅为 53%,用量仅为全身用药的 1/4。UK 和 t-PA 也有相似的效果。

第二节 抗 凝 治 疗

血液高凝状态是血栓性疾病主要的病理生理学基础,而抗凝血疗法(anticoagulatic therapy)是用药物降低或消除血液的凝固性,预防和治疗血栓性疾病的方法。抗凝血药物如果应用不当,可引起出血并发症。因此必须严格掌握适应证,按时检测,并根据实验室检测结果及时调整抗凝药物剂量和用药方法。

一、凝血的基本过程

血液由流体状态变成胶冻状的凝块,称为血液凝固。血液在血管腔内凝固则为血栓形成,造成一系列病理改变。血液凝固过程首先是活性凝血活酶的形成,活性凝血活酶可由内源性和外源性两个系统以不同途径形成。内源性凝血系统的全部物质都存在于血液中,血液接触到受损血管的胶原或基底膜,或接触带负电荷的异物(例如玻璃)后,凝血因子Ⅻ即被激活为Ⅻa,但速度较慢。Ⅻa 激活血浆前激肽释放酶,使之成为有活性的激肽释放酶。后者又迅速激活因子Ⅻ,从而加速了整个内源凝血系统的激活。经过一系列复杂的反应,最后,Ⅹa、因子Ⅴ和 Ca^{2+} 形成复合物,即称内源性凝血活酶。外源性凝血系统的过程是血管壁或其他组织受损伤后,释放凝血因子Ⅲ到血液中,Ca^{2+} 将因子Ⅲ连接于因子Ⅶ的磷脂部分,提供催化表面,激活凝血因子Ⅹ。随后Ⅹa 与Ⅴ及 Ca^{2+} 在血小板膜磷脂上形成复合物,称外源性活性凝血活酶。Ca^{2+} 存在时,活性凝血活酶水解凝血酶原,释放出少量小分子多肽,称为凝血酶。凝血酶将纤维蛋白原水解成纤维蛋白单体,在凝血酶和血小板、纤维蛋白加速因子(PF₂)的作用下,纤维蛋白单体聚合为多聚体。因子Ⅱ受凝血酶或Ⅹa 催化,变成Ⅱa。在 Ca^{2+} 参加下,Ⅱa 使可溶性纤维蛋白多聚体转变成为稳定的、不溶性的纤维蛋白,血液即凝固成为胶冻状。

二、适应证和禁忌证

(一) 适应证

1. 周围血管血栓形成性疾病及动脉栓塞性疾病:如深静脉血栓形成、血栓性浅静脉炎、肢体动脉血栓形成、急性肢体动脉栓塞等。

2. 急性肺动脉栓塞、急性心肌梗死、脑动脉血栓形成及栓塞。

3. 各种原因引起的弥散性血管内凝血(DIC)。

4. 视网膜血管血栓闭塞性疾病。

5. 预防血栓形成 某些手术后需要预防血栓形成的,如血管吻合术或移植术后、动脉血栓内膜切除术后、心脏和主动脉瓣膜移植术后等。

（二）禁忌证

1. 出血性疾病或有出血倾向者、维生素 K 或维生素 C 缺乏者；肝、肾功能严重不全或恶病质者。

2. 高血压脑病或脑出血者。

3. 溃疡病出血或肺部疾病咯血者。

4. DIC 已过渡到纤维蛋白溶解亢进阶段。

5. 妊娠初 3 个月或最后 3 周，产后或哺乳期应慎用。

6. 大手术后应慎用。

三、抗凝血药物的类型和临床应用

（一）肝素（heparin）

1. 肝素的性质　　肝素是从动物肝脏中提取的一种具有抗凝作用的物质，故名为肝素。用于临床已经 70 多年。肝素分布于人体所有组织，尤以肺和肝脏含量最高，主要由嗜碱性肥大细胞产生。人的血浆中含量极少（9μg/ml）。肝素是一种多糖硫酸脂，分子量 10 000~56 000D，平均分子量为 15 000D，相当稳定，但可与组蛋白、鱼精蛋白形成无活性的复合物。肝素不能通过浆膜和胎盘，注射后可被内皮细胞摄取。肝素口服或直肠给药无效，皮下或肌内注射易于吸收。肝素经静脉注射几乎立即生效，抗凝血作用于 10 分钟内迅速达到高峰，3~4 小时就失去活性。肝素在体内的半衰期约 1 小时。肝素进入血液后，大约 50% 被肝脏的肝素酶分解为尿肝素经肾脏排出，因此肝、肾功能不全者应用肝素有潴留的危险。

2. 肝素的作用机制　　肝素具有强烈的抗凝作用，静脉注射 60mg（7500U），就可使凝血时间延长 6 倍。肝素的抗凝血作用与其分子含有大量带负电荷的基团有关。肝素对凝血过程的三个步骤均有抑制作用。①抑制活性凝血活酶形成：每毫升血液内有 1/30U 肝素，即可有效抑制因子Ⅴ、Ⅶ、Ⅹ、Ⅹa 和因子Ⅺ的活性，而阻碍活性凝血活酶的形成。②灭活凝血酶：肝素通过逆化抗凝血酶Ⅲ（AT-Ⅲ），形成无活性的凝血酶—抗凝血酶复合物。这是肝素抗凝血的主要作用，AT-Ⅲ活性降低时肝素的效果则差。肝素还可直接灭活凝血酶。③抑制纤维蛋白形成：肝素干扰凝血酶对纤维蛋白原的水解，抑制纤维蛋白形成。除此，肝素还通过抑制凝血酶对因子Ⅱ的激活，阻碍可溶性纤维蛋白多聚体变为不溶性纤维蛋白。④肝素通过刺激血管内皮细胞释放血浆素原活化素促进纤溶活性。肝素对血小板功能的影响比较复杂，目前尚无定论。此外，肝素尚具有降低血液黏滞度、改善血液流动性的作用。

3. 肝素的应用剂量及方法　　国际规定肝素的活力以单位（U）计算，我国标准肝素每支 1ml 含 12 500U:100mg。肝素钙每支 1ml 含 5000U、7500U 和 10 000U。①大剂量：主要用以治疗急性大面积肺动脉栓塞和急性血凝异常增高等疾病。每日剂量一般为 30 000~70 000U，定时定量连续静脉滴注。②中等剂量：20 000~35 000U/24h 静脉滴注或分次静脉注射。如果用肝素钙也可以皮下注射。主要用于 DIC 和急性动脉、静脉血栓性疾病。③小剂量：近年来，肝素应用剂量趋于小剂量化，特别预防血栓形成时，小剂量即可取得较好的效果。小剂量肝素疗法 200~300U/（kg·d），8~12 小时皮下注射（最佳注射部位是下腹部和大腿前内侧）。有人推荐超（微）小剂量肝素疗法，2000~3000U/d。④持续静脉滴注：是肝素最好的给药途径，滴注速度便于控制，肝素总剂量可相对减少，比较安全。应用输液泵则更为方便。为了迅速获得抗凝效果,可先静脉注射,首次剂量肝素 0.5~1mg/kg,然后将 24 小时所需剂量溶入 5% 葡萄糖溶液或生理盐水 1000ml 内,以 1ml/min 的速度滴注。开始滴注 3 小时后即需要检测,根据检测结果调整用药速度,以便达到所需要的抗凝水平。用药期间应及时进行检测。肝素的推荐剂量是:成人深静脉血栓形成治疗量为 1~1.5mg/kg,每 6 小时注射一次;体外循环时 3mg/kg。⑤间歇性注射:是将 1~1.5mg/kg 体重的肝素溶入 5% 葡萄糖或生理盐水 40ml 内,每 4~6 小时注射一次。深皮下脂肪层注射特别适合预防性治疗,将所需肝素用 5 号针头垂直刺入髂嵴内上方腹壁下脂肪层。常用剂量为 0.8~1mg/kg,于术前 2 小时注射一次,术后 8~12 小时注射一次,连用 7 日。

目前,除血管手术、体外循环和脏器移植等急性抗凝血外,肝素一般不需要应用太大剂量。肝素有较大出血的副作用,严重者可危及生命。应用大、中等剂量肝素时还需要定时进行实验室检测,根据凝血降低程度,随时进行剂量调整,不但存在一定的危险性,而且比较繁琐,因此很难普及。皮下注射小剂量肝素,其优点是吸收缓慢且均匀,可使血液处于有效的低浓度抗凝状态,持续时间也较长,副作用少,很少有出血的现象,一般不需要实验室监护,并可延长应用时间,效果较好,患者易于接受。如果施行动、静脉取栓手术,还应该术前静脉滴注肝素 50mg,或阻断血管之前静脉滴注肝素 50mg,必要时加量。

4. 实验室检测　应用抗凝药物期间,为了维持血液中稳定和足够的肝素浓度,避免过量引起大出血,必须定期做实验室检查,了解血液的凝固性,及时调整用药剂量。实验室常用的几种检测方法及指标。①全血凝固时间(CT)试管法(简单方便):每次注射前检查一次,CT 正常值为 4~12 分钟,CT> 15 分钟为延长。肝素治疗时要求延长到正常值的 2~3 倍,即20~30 分钟。若 CT<12 分钟应加大肝素剂量;CT>30 分钟则应延长用药间隔、减小用药剂量、放慢滴注速度或者停止用药。②复钙时间(RT):有条件时可检测 RT,RT 比全血凝固时间敏感,正常值为 1.5~3 分钟。肝素治疗时的理想时间是正常值的 2~3 倍。③凝血酶时间(TT):血液中肝素浓度升高或存在肝素类物质,或者 AT-Ⅲ 活性增强情况下 TT 延长。正常值为16~18 秒。TT 为 60 秒时说明肝素已足量,如果 TT>160 秒时则出血的危险极大,应及时减量或停止用药。④活化部分凝血活酶时间(APTT):正常值为 32~43 秒,肝素治疗时应维持在正常值的 1.5~2.5 倍。⑤凝血酶原时间(PT):正常值为 11~13 秒,应用肝素治疗时应维持在正常值的 1~1.5 倍。以上检查均反映内源性凝血系统受抑制的程度,连续用药时应随时检测。一般肝素持续静脉滴注给药,应 6 小时检测 1 次;如果间隔性静脉用药,在每次用药前需检测 1 次。

（二）低分子肝素（low molecular weight heparin,LMWH）

1. 低分子肝素是一种肝素降解产物,分子量为 4000~7000D,平均分子量为 6500D,比肝素分子量低得多,所以称为低分子肝素。LMWH 保留了肝素抗 Xa 的活性,是产生抗凝效果的基础,而抑制凝血酶(Ⅱa)的作用却很弱,这是出血副作用减少的关键。LMWH 的特点是抗栓作用较强、给药方便、出血副作用少。其优点还在于皮下注射生物利用率高,是肝素的 3 倍以上,在血浆中的高峰水平比肝素高 3~5 倍,其吸收速度和吸收率均高于肝素,并可促进血管内皮细胞释放类肝素物质,也具有 LMWH 的抗 Xa 活性,所以更适合皮下注射。

2. LMWH 有钠盐和钙盐两种制剂,剂量常以抗活化第 X 因子(anti-Xa)单位(U)表示。为了方便,实际使用时按固定的 ml/ 瓶计算,例如商品名为速避凝的低分子肝素 0.3ml/ 瓶含

3075U,0.4ml 含 4100U,0.6ml 含 6150U。用量 0.2~0.6ml/d,皮下注射。

3. LMWH 不能通过胎盘,1986 年 Pridlet 等报道治疗妊娠深静脉血栓形成,无致畸和出血等副作用。Forestier 等研究表明,一种分子量为 6000D 的低分子肝素不能通过人的胎盘而影响胎儿。

(三)阿加曲班注射液(argatroban injection)

1. 阿加曲班是一种凝血酶抑制剂,可逆地与凝血酶活性位点结合。阿加曲班的抗血栓作用不需要辅助因子抗凝血酶Ⅲ。

2. 阿加曲班通过抑制凝血酶催化或诱导的反应,包括血纤维蛋白的形成,凝血因子Ⅴ、Ⅷ和Ⅷ的活化,蛋白酶 C 的活化,及血小板聚集发挥其抗凝血作用。

3. 阿加曲班对凝血酶具有高度选择性。治疗浓度时,阿加曲班对相关的丝氨酸蛋白酶(胰蛋白酶,因子Ⅹa,血浆酶和激肽释放酶)几乎没有影响。

4. 阿加曲班对游离的及与血凝块相联的凝血酶均具有抑制作用。阿加曲班与肝素诱导的抗体间没有相互作用。对接受多次给药的 12 名健康者和病人血清的评价,没有发现阿加曲班抗体的形成。

5. 通常对成人在开始的 2 日内 1 日 6 支(阿加曲班 60mg),以适当量的输液稀释,经 24 小时持续静脉滴注。其后的 5 日中 1 日 2 支(阿加曲班 20mg),以适当量的输液稀释,每日早晚各 1 次,每次 1 支(阿加曲班 10mg),1 次以 3 小时静脉滴注。

6. 适用于发病 48 小时内的缺血性脑梗死急性期病人的神经症状的改善。慢性动脉闭塞症(血栓闭塞性脉管炎、闭塞性动脉硬化症)患者的四肢溃疡、静息痛及冷感等的改善。也可用于下肢深静脉血栓形成的肿胀症状的改善。

7. 不良反应　①有时会出现出血性脑梗死的症状,所以要进行密切观察,一旦发现异常情况应终止给药,进行适当的处理。②可能有脑出血、消化道出血出现,所以要进行密切观察,一旦发现异常情况应终止给药,进行适当的处理。③可能有休克、过敏性休克(荨麻疹、血压降低、呼吸困难等)出现,所以要进行密切观察,一旦发现异常情况应终止给药,进行适当的处理。

8. 禁忌证　①出血的患者,颅内出血、出血性脑梗死、血小板减少性紫癜、由于血管功能异常导致的出血倾向,血友病及其他凝血障碍、月经期间、手术期间、消化道出血、尿路出血、咯血、流产分娩后等伴生殖器官出血的孕产妇等。②脑栓塞或有可能患脑栓塞症的患者。③伴有严重意识障碍的严重梗死患者。④对本品成分过敏的患者。

9. 下列患者慎用本品　①有出血可能的患者。消化道溃疡、内脏肿瘤、消化道憩室炎、大肠炎、亚急性感染性心内膜炎、有脑出血既往史的患者,血小板减少的患者,重症高血压和严重糖尿病患者。②正在使用抗凝剂、具有抑制血小板聚集作用的抑制剂、溶栓剂或有降低血纤维蛋白原作用的酶抑制剂的患者。③严重肝功能障碍患者。

10. 监测　应用本品过程中,应严格进行出凝血功能的监测、CT 检查及充分临床观察,有出血时,应立即终止给药。

阿加曲班注射液与以下药物合并使用时,可引起出血倾向增加,应注意减量。①抗凝剂如肝素、华法林等;②抑制血小板凝集作用的药物如阿司匹林、奥扎格雷钠、盐酸噻氯匹定、双嘧达莫(潘生丁)等;③血栓溶解剂如尿激酶、链激酶等;④降低纤维蛋白原作用的去纤酶(batroxbin,别名巴曲酶)等。

（四）口服抗凝剂

1. 简介　口服抗凝剂主要有两大类：一类是香豆素衍生物类，有华法林（warfarin，又名苄丙酮香豆素）、双香豆素（dicoumarol）、环香豆素（cyclocoumarol）、双香豆素乙酯（athylobiscoumocetals）和醋硝香豆素（sintrom）等。另一类是茚满二酮衍生物，有苯茚二酮（phenindione）和双苯茚二酮（diphemindine）。目前在临床上以华法林、双香豆素和醋硝香豆素（新抗凝）比较常用。

2. 机制　这两类制剂从结构上类似维生素 K，但在作用上拮抗维生素 K。肝脏在合成正常的凝血因子 Ⅱ、Ⅶ、Ⅸ、Ⅹ 和蛋白 C、蛋白 S 等糖蛋白的过程，需要维生素 K 存在，因而以上因子统称为维生素 K 依赖因子。正常生理情况下，在维生素 K 的形成过程中环氧型维生素 K（VitKO）是一个重要的物质，它必须在维生素 K 环氧化物还原酶的作用下才能还原为维生素 K。口服抗凝剂具有抑制维生素 K 环氧化物还原酶的作用，使维生素 KO 转化为维生素 K 发生障碍，而产生抗凝效应。双香豆素口服吸收不完全，与血浆白蛋白结合率达 90%~99%，半衰期较长。

3. 用法　目前临床最常用的口服抗凝剂是华法林钠片（warfarin sodium）。是人工合成的香豆素衍生物，吸收后与血浆白蛋白高度结合，因而经肾脏排出缓慢。香豆素类衍生物在人体内主要蓄积在肺、肝、脾和肾脏，最后经肝细胞微粒体酶系统羟基化，成为无活性化合物从尿中排出。口服抗凝剂对凝血酶原和已形成的凝血因子无对抗作用。口服此类药物 12~24 小时后才能发挥抗凝血作用，24~48 小时达高峰，停药后抗凝血效果仍可维持 4 日左右。

4. 注意事项　①口服抗凝剂可与其他许多药物相互作用，因此用药时应特别注意。能够增强抗凝血效应的药物有：别嘌醇、同化激素、阿司匹林、水合氯醛、氯霉素、青霉素、新霉素、保泰松、吲哚美辛（消炎痛）、氯贝丁酯（安妥明）、双嘧达莫（潘生丁）、奎尼丁、苯磺唑酮、依他尼酸（利尿酸）和磺胺药物等。②抑制抗凝血效应的药物有：促皮质激素、皮质激素、巴比妥类、雌激素、地西泮（安定）、洋地黄、格鲁米特（导眠能）、考来烯胺（消胆胺）和灰黄霉素等。

5. 用法　①华法林的用法是在开始肝素治疗的同时口服。首日剂量 10~15mg/d。以后维持量为 2.5~5mg/d，每天用药前根据凝血酶原时间指数百分比加以调整。②凝血酶原时间（PT）反应因子 Ⅱ、Ⅶ、Ⅸ、Ⅹ 受抑制的程度，正常值为 11~13 秒。预防性应用口服抗凝剂时 PT 应控制在 20~30 秒之间，即是凝血酶原时间指数百分比（PT 正常值 / 测得 PT 值）×100%，降至 30%~40%。③建议每天服药前测得 PT，若凝血酶原时间指数百分比 >50%，则给维持量。如果指数百分比在 30%~50% 之间，则维持量减半给药。指数百分比 <30%，应停药一次，待次日测得 PT 后决定剂量。如果经过观察，PT 稳定在 25~30 秒内、则可改为 1 周或数周测定一次。

（五）其他抗凝药物

1. 利伐沙班片　本品主要成分为利伐沙班，其化学名称：5- 氯 - 氮 -（（5S）-2- 氧 -3-[4-(3-氧 -4- 吗啉基)苯基]-1,3- 唑烷 -5- 基 -2- 噻吩 - 羧酰胺。化学名：5- 氯 - 氮 -(5S)-2- 氧 -3-[-4-(3-氧 -4- 吗啉基)苯基]-1,3- 选择性，直接抑制因子 Xa 的口服药物。通过抑制因子 Xa 可以中断凝血瀑布的内源性和外源性途径，抑制凝血酶的产生和血栓形成。利伐沙班并不抑制凝血酶（活化因子 Ⅱ），也并未证明其对于血小板有影响。

临床可用于择期髋关节或膝关节置换手术成年患者，以预防静脉血栓形成（VTE）。推荐剂量为口服利伐沙班 10mg，每日 1 次。如伤口已止血，首次用药时间应于手术后 6~10 小时之间进行。治疗疗程长短依据每个患者发生静脉血栓栓塞事件的风险而定,即由患者所接受的骨科手术类型而定。对于接受髋关节大手术的患者,推荐一个治疗疗程为服药 5 周。对于接受膝关节大手术的患者,推荐一个治疗疗程为服药 2 周。如果发生漏服 1 次用药,患者应立即服用利伐沙班,并于次日继续每天服药 1 次。患者可以在进餐时服用利伐沙班,也可以单独服用。

并发症主要有:①于利伐沙班的药效学性质,用药过量可能导致出血并发症。尚无对抗利伐沙班药效的特异性解毒剂。②如果发生利伐沙班用药过量,可以考虑使用活性炭来减少吸收。③如果发生出血,对出血的处理采取以下步骤:推迟下次利伐沙班的给药时间或适时终止治疗。④利伐沙班的平均终末半衰期为 7~11 小时。⑤适当的对症治疗,例如:机械性地压迫、外科手术、补液以及血流动力学的支持、应当考虑输注血制品或成分输血。⑥如果采用上述措施无法控制危及生命的出血,可以考虑给予重组因子Ⅶa。

目前尚无将重组因子Ⅶa 用于服用利伐沙班的患者的经验。上述建议是基于有限的非临床数据。应考虑重组因子Ⅶa 重复给药,并根据出血改善情况进行滴定。硫酸鱼精蛋白和维生素 K 不会影响利伐沙班的抗凝活性。对服用利伐沙班的患者使用全身止血剂的获益或经验缺乏科学依据(如:去氨加压素、抑肽酶、氨甲环酸、氨基己酸)。由于利伐沙班的血浆蛋白结合率较高,因此利伐沙班是不可透析的。

利伐沙班片的不良反应有:①常见 γ- 谷氨酰转肽酶升高,转氨酶升高(包括丙氨酸氨基转氨酶升高、天冬氨酸氨基转氨酶升高)。少见脂肪酶升高、淀粉酶升高、血液胆红素升高、乳酸脱氢酶升高、碱性磷酸酶升高。罕见结合胆红素升高(伴或不伴丙氨酸转氨酶升高),因此,肝损害要谨慎使用。②心脏异常:少见心动过速。③血液和淋巴系统异常:常见贫血(包括相应的实验室参数);少见血小板增多(包括血小板计数升高)。④神经系统疾病:少见晕厥(包括意识丧失)、头晕、头痛。⑤胃肠道异常:常见恶心。少见便秘、腹泻、腹部和胃肠疼痛(包括上腹痛、胃部不适)、消化不良(包括上腹部不适)、口干、呕吐。⑥肾脏和泌尿系统异常:少见肾损害(包括血肌酐升高、血尿素升高)。⑦皮肤和皮下组织异常:少见瘙痒(包括罕见的全身瘙痒)、皮疹、荨麻疹(包括罕见的全身荨麻疹)、挫伤。⑧肌肉骨骼系统异常:少见肢端疼痛。受伤、中毒及手术的并发症:少见伤口分泌物。⑨血管异常:常见术后出血(包括术后贫血和伤口出血);少见出血(包括血肿和罕见的肌肉出血)、胃肠道出血(包括齿龈出血、直肠出血、呕血)、血尿症(包括出现血尿)、生殖道出血(包括月经过多)、低血压(包括血压下降、手术引起的低血压)、鼻出血;未知关键器官(例如脑)内出血、肾上腺出血、结膜出血、咯血。

目前尚无服用利伐沙班对驾车和使用机械能力的影响的研究。在术后有过晕厥和头晕报告,可能影响驾车和使用机械能力,报告指出这些不良反应并不常见。出现这些不良反应的患者不应驾车或使用机械。未观察到与食物之间有临床意义的相互作用。凝血参数(如PT、aPTT、HepTest)受到利伐沙班作用方式的影响,但不推荐将其用于评估利伐沙班的药效。由于缺乏安全性和疗效方面的数据,不推荐将利伐沙班用于 18 岁以下的青少年或儿童。对老年患者(>65 岁)无需调整剂量。由于潜在的生殖毒性、固有的出血风险以及利伐沙班可以通过胎盘,因此,利伐沙班禁用于妊娠期妇女。育龄妇女在接受利伐沙班治疗期间应避孕。尚无哺乳期妇女使用利伐沙班的资料。动物研究的数据显示利伐沙班能进入母乳。因此利伐沙班禁用于哺乳期妇女。

2. 磺达肝癸钠注射液(fondaparinux sodium injection)　磺达肝癸钠是一种人工合成的、

活化因子Ⅹ选择性抑制剂。其抗血栓活性是抗凝血酶Ⅲ（ATⅢ）介导的对因子Ⅹa选择性抑制的结果。通过选择性结合于ATⅢ，磺达肝癸钠增强了（大约300倍）ATⅢ对因子Ⅹa原来的中和活性。而对因子Ⅹa的中和作用打断了凝血级联反应，并抑制了凝血酶的形成和血栓的增大。磺达肝癸钠不能灭活凝血酶（活化因子Ⅱ），并对血小板没有作用。在本品2.5mg剂量时，本品不影响常规凝血实验如活化部分凝血活酶时间，活化凝血时间或者血浆凝血酶原时间/国际标准化比值，也不影响出血时间或纤溶活性。磺达肝癸钠不会与来自肝素诱导血小板减少症患者的血浆发生交叉反应。

适应证：适用于进行下肢重大骨科手术如髋关节骨折、重大膝关节手术或者髋关节置换术等患者，预防静脉血栓栓塞事件的发生。

剂量：进行重大骨科手术患者：本品推荐剂量为每日1次2.5mg，术后皮下注射给药。初始剂量应在手术结束后6小时给予，并且需在确认已止血的情况下。治疗应持续到静脉血栓栓塞风险消失以后，通常到患者可以下床活动，至少在手术后5~9天。临床经验显示：进行髋关节骨折手术的患者，发生静脉血栓栓塞的危险将持续至手术后9天以上。对于这些患者，应考虑将本品的使用时间再延长24天。特殊群体：在进行重大骨科手术的患者中，对于那些年龄大于75岁、和（或）体重低于50kg、和（或）肌酐清除率为20~50ml/min的肾脏损害患者，应严格遵循本品的首次注射时间。本品首次给予应不早于手术结束后6小时。除非术后已经止血，否则不应注射本品。肾功能损害：肌酐清除率<20ml/min的患者不应使用本品。肌酐清除率在20~30ml/min范围内的肾脏损害患者，本品推荐剂量为1.5mg。对于肌酐清除率在30~50ml/min范围内的肾脏损害患者，根据药代动力学模拟结果可以考虑使用本品1.5mg剂量进行短期预防。对于长期预防本品1.5mg剂量应被作为替代2.5mg的用量。

使用方法：本品是通过皮下深层注射给予的，患者取卧位。注射部位应该在前侧和后侧腹壁之间左右交替。为了避免药物的丢失，当使用预灌式注射器时，注射前不要排出注射器中的气泡。注射针的全长应垂直插入拇指和食指之间的皮肤皱褶内；整个注射过程中应始终保持有皮肤皱褶。本品仅用于皮下注射。不能肌内注射。

注意事项：①在严重肝功能损害的患者中，本品应谨慎使用。②除非明确需要，磺达肝癸钠不应用于孕妇。③在使用磺达肝癸钠治疗期间不推荐哺乳。④由于肾功能会随年龄增大而降低，老年人对磺达肝癸钠的消除能力会减低。大于75岁的老年人在进行骨科手术时，其血浆清除率比<65岁的患者低1.2~1.4倍。⑤本品与可增加出血性危险的药物联合使用时，出血的风险会增加。口服抗凝药（华法林）、血小板抑制剂（乙酰水杨酸）、非甾体类抗炎药物（吡罗昔康）以及地高辛不影响本品的药代动力学。

不良反应：少见。有研究已经报道了很少见的颅内/脑内以及后腹膜出血的病例。下列情况禁用本品：①已知对磺达肝癸钠或本品中任何赋形剂成分过敏。②具有临床意义的活动性出血。③急性细菌性心内膜炎。④肌酐清除率<20ml/min的严重肾脏损害。

四、抗凝剂的并发症及其防治

（一）肝素的过敏反应

近年来，经过临床的观察，认为肝素有一定的抗原性质，或者因为制剂纯度不够，也可引起过敏反应，据不完全统计，可占1%~5%。其主要表现为：寒战、高热、阵咳、流涕、哮喘和荨麻疹等。严重者可出现过敏性休克，但临床很少见。当临床发生过敏反应时，用一般抗过敏药物治疗即可,无须特殊处理。

(二)出血

出血是抗凝剂最主要的并发症,特别大、中剂量肝素治疗时出血的概率是较高的,以前文献记载可高达 20%~40%。近年来,在严格血液监测指示下进行用药,出血率大大降低,但仍有 5%~10% 的发生率。

1. 应用肝素出血的主要表现　①肝素和肝素钙皮下注射可使局部出现瘀血斑,据文献记载出现率分别为 68.4% 和 15.6%。如果面积不大和不迅速扩大,一般不必停药,改变注射部位即可。②皮肤及黏膜出血、创口渗血或血肿、消化道和泌尿道出血,严重者可有脑等重要脏器出血,甚至危及生命。③口服抗凝剂的副作用也是出血,但发生率较肝素为低。常见症状是牙龈出血、鼻出血、血尿、皮肤瘀血或损伤部位出血等。亦可发生多部位自发性出血,因此不容忽视。长期服用出血发生率较高。

2. 处理　治疗期间一旦发现出血现象,应立即停止用药,一般 4 小时后抗凝作用多会消失,出血很快停止。严重者可用硫酸鱼精蛋白注射液 1mg 中和 1mg 肝素。肝素半衰期很短,注射后间隔时间愈长,所需鱼精蛋白剂量就愈小。如注射肝素 30 分钟后,0.5mg 鱼精蛋白即能中和原注射剂量的肝素 1mg。硫酸鱼精蛋白水溶液 5ml 中含 50mg,可于 10 分钟注射完毕。鱼精蛋白一次用量不超过 50mg。

3. 注意事项　骤停肝素容易引起两种反跳现象:一是凝血反跳现象,所以除大出血外,应用肝素应逐渐减量至停止为宜。二是鱼精蛋白中和肝素后反跳现象,即继续出血,多发生在中和后 30 分钟到 18 小时内。发生原因可能是鱼精蛋白效应迅速降低,部分未中和的肝素仍有活力。对此应继续应用鱼精蛋白来控制。

(三)血小板减少—血栓综合征

在使用肝素过程中,偶可引起血小板减少。

1. 血小板减少　是肝素刺激循环中血小板聚集引起,多发生于应用狗肠黏膜中提取的肝素之后。一些学者认为肝素具有抗原性质,与血小板结合后就成为半抗原,并产生一种肝素依赖性抗血小板膜抗体,和肝素与血小板再结合后就诱导血小板聚集反应,并激活补体,启动血小板前列腺素代谢系统,TXA_2 的增多,使血小板的聚集、释放反应增强,ADP 和纤维蛋白增加。

2. 在多因素条件下,发生了耗损性血小板减少和血栓栓塞形成　少数患者会因此而导致出血。一种是散发性严重血小板减少,由免疫反应引起,与肝素的来源、剂量和给药途径无关。这种严重血小板减少可并发“白栓综合征”,即血小板栓子栓塞肢体动脉,严重者需要截肢。尽管发病率比较低,但因病死率及病残率很高而引人注目。因此有的学者建议,在应用肝素治疗时要常规检查血小板计数,必要时,应做循环血小板聚集物检查。这种并发症一旦发生,应立即用鱼精蛋白中和肝素,必要时改用口服抗凝剂。

第三节　抗血小板治疗

一、概　　述

抗血小板治疗是指应用某些药物抑制血小板功能,尤其是抑制血小板的聚集作用防治血栓形成,这类药物现统称为血小板抑制剂。在周围血管外科专业,抗血小板治疗是一项非常重要的内容。

在正常生理情况下,血液的凝血和抗凝血系统始终处于动态平衡状态,一旦凝血功能异常增强,就会发生动脉和静脉血栓形成。在血栓形成过程中,血小板功能亢进和血管内膜损害又起到关键性作用。动脉血栓是白血栓,其中含有少量的纤维蛋白,而主要由血小板凝集所致,过去认为静脉血栓是红血栓,多以纤维蛋白和红细胞为主要成分,尽管血小板可能参与某些静脉血栓形成,但其作用较小。

最近研究报道以 ^{51}Cr 标记血小板研究静脉血栓中血小板的含量,发现是循环血中的28倍。在静脉血栓形成的开始,静脉瓣膜窦内就有血小板团块附着。由此可见,血小板凝集在静脉血栓形成的过程中,也起着相当大的作用。

二、血小板在凝血过程中的作用

1. 在动脉粥样硬化和血栓形成的发生、发展过程中,血小板聚集反应增强,存活时间缩短,血小板在血管壁损伤处的黏附力增加,吸附血浆中凝血因子的能力增强,释放血管活性物质增加。

2. 血管内皮损伤时,血小板黏附于暴露出来的内皮下组织上,发生形态改变并通过伪足形成扩展,邻近的血小板层层黏着、聚集,成为血小板栓子。同时血小板释放活性物质,这些活性物质在血栓形成晚期及动脉硬化发生方面起重要作用。

3. 在血小板黏着期间,凝血机制激活,血管壁受损部位的纤维蛋白酶原被激活形成纤维蛋白酶,引起具有强烈收缩血管和促发血小板聚集的代谢产物血栓素 A_2(TXA$_2$)合成增加,和与其作用相反的前列环素(PGI$_2$)的减少,进一步促进血小板聚集。

4. 纤维蛋白酶还激活纤维蛋白原,导致纤维蛋白聚合形成,并网罗血小板、红细胞,形更稳定坚固的血栓。

抑制血小板功能亢进,对防治血栓性疾病具有重要的临床意义。抗血小板药物较多,除少数直接作用于血小板外,都是有选择地干扰和抑制花生四烯酸(AA)的代谢过程,从而使 TXA$_2$ 的生成减少,或者是增加 PGI$_2$ 合成,以及供给人工合成的腺苷酸环化酶活化剂、PGI$_2$ 和其衍生物,都可以抑制血小板的聚集功能,阻止血小板参与血栓形成。

三、抗血小板药物

(一) 适应证

凡以血小板功能亢进而导致的血栓性疾病,均属抗血小板疗法的适应证。在周围血管疾病方面,动、静脉血栓栓塞性疾病,糖尿病性血管病,人工瓣膜置换术,微小血管血栓性疾病、各种血管移植术和血管外科手术(包括各种血管插管疗法)等。目前常应用抗血小板药来预防血栓性疾病,如心脑血管和四肢血管再发性血栓,高脂血症、高血压和糖尿病等并发动脉血栓等。

(二) 禁忌证

对药物有过敏史的患者,出血性疾病,出血素质和严重肝肾功能障碍者,应慎用或禁用。

(三) 分类和作用机制

1. 环氧化酶(CO)抑制剂 ①阿司匹林。②苯磺唑酮。

2. TXA_2 合成酶抑制剂 ①达唑氧苯。②达美格雷。③其他。

3. TXA_2 受体抑制剂。

4. 腺苷酸环化酶（AC）活化剂 ①前列环素 I_2（PGI_2）。②前列腺素 E_1（PGE_1）。

5. 磷酸二酯酶抑制剂。

6. 血小板受体抑制剂。

7. 钙拮抗制。

8. 其他抗血小板制剂。

（四）药物

1. 阿司匹林（ASA）

作用机制：①就是使脂肪酸环氧化酶的活性失去作用，以致 ASA 不能正常代谢衍变成前列腺素 G_2（PGG_2）和前列腺素 H_2（PGH_2），从而阻断了 TXA_2 的产生过程。②ASA 对血小板中 CO 的作用强烈而持久，而对合成 PGI_2 的内皮细胞中 CO 作用轻微而短暂，因而调整了 TXA_2/PGI_2 的比值，最后抑制血小板聚集。另外，它还可使血小板膜蛋白乙酰化，并抑制血小板膜酶，这也有助于抑制血小板功能。

剂量：研究和临床均证实，临床效果与应用剂量有密切关系。ASA 60~100mg 就能最大限度地抑制 TXA_2 的合成，40~80mg 就能抑制聚集血小板。Hanley 等发现 40mg ASA 并不影响 PGI_2 的合成，但可以抑制血小板聚集。1983 年 Weksler 等也在临床上进行了不同剂量的分组研究，结果是一日顿服 ASA 325mg 可以同时明显抑制血小板合成 TXA_2 和动、静脉组织合成 PGI_2，而 40~80mg 对合成 TXA_2 有明显的抑制作用，但对 PGI_2 却没有或仅有部分抑制作用。Patrignani 等实验证明，ASA 100mg/d 就能使 TXB_2（是 TXA_2 稳定衍生物）的生成受到明显抑制。ASA 广泛用来防治心脑和周围血管血栓性疾病，均获得明显的临床效果。许多资料认为，ASA 不能有意义地减少心梗后死亡率和复发率的原因，与日用量大（平均 1000mg/d）有关。总之，尽管文献中对应用剂量还有不同看法，但国内外学者多主张应用小剂量，一般剂量为 40~100mg，至多不超过 300mg 为宜。

适用范围：ASA 广泛用来防治心脑和周围血管血栓性疾病，如用于暂时性脑缺血患者，预防心肌梗死发作，人工瓣膜置换术后，以及断肢再植术后防止血栓形成等，也常与抗凝剂并用以防止动静脉血栓形成。

不良反应：主要有胃肠道反应，可引起上腹部不适、恶心呕吐及散在性胃溃疡，因此宜饭后服用，最好服用肠溶片。少数患者用药后可出现皮疹、哮喘、血管神经性水肿或膜充血等过敏反应，应停药及对症处理。此外，ASA 与双香豆素类抗凝血药，甲磺丁脲类降血糖药，甲氨蝶呤，巴比妥类催眠药，苯妥英钠等合用时，应特别注意，以免中毒。

2. 苯磺唑酮（sulfinpyrazone，SPZ）

作用机制：它是保泰松的吡唑类衍生物。通过在体内的代谢产物 G25671 对 CO 产生较强的竞争性抑制作用。SPZ 对 TXA_2 合成有强烈的抑制作用，但对 PGI_2 合成的抑制作用则弱。此外 SPZ 还具有延长血小板寿命，抑制血小板黏附，抑制胶原、ADP 和肾上腺素诱聚血小板，拮抗血小板激活因子（PAF）抑制胶原诱导释放 5-HT，以及抗动脉粥样硬化的作用。还可促进尿酸排泄。

临床应用：SPZ 临床应用的效果较好，有人对急性心梗病人分组治疗 24 个月后，SPZ 治疗组比对照组的死亡率减少 32%，猝死率减少 43%。此药与 ASA 一样对男性病人的效果较好。可用于血栓形成的各个阶段的辅助治疗，也可预防血栓形成和栓塞性并发症。目前主要用于预防人工肾血液透析时和动静脉分流术后血栓形成。一般剂量为 100~200mg，每日 3 次，因对造血系统有影响，长期应用时应定期检查血象。

3. 达唑氧苯（dazoxiben）

作用机制：此药是亚胺唑的衍生物，具有较强选择抑制 TXA_2 的合成酶，从而阻止 PGG_2 和 PGH_2 转化为 TXA_2，并能促进血管内皮细胞合成更多的 PGI_2，从而产生较强的抗血小板聚集的作用。

临床应用：静注 0.3mg 或口服 1mg/kg。可使肢体缺血病人静息痛缓解、间歇跛行的肢体 PO_2 明显升高。

4. 达美格雷

作用机制：这是一种新的咪唑衍生物，具有选择性抑制 TXA_2 合成酶，并能使内过氧化物代谢转向 PGE_2 和 PGD_2。

临床应用：口服 10~20mg/d。与达唑氧苯比较，优点是抑制 TXB_2 时间长，有效剂量低和无明显不良反应，临床应用前景广泛。

5. TXA_2 合成酶抑制剂　TXA_2 合成酶抑制剂较多，例如 OKY-1555、OKY-1581、OKY-046、CV-4151、CGS-13080 和 U-63557 等，尚有待于进一步研究来证实各自的确切机制和临床疗效价值。

6. TXA_2 受体抑制剂　TXA_2 受体受到抑制，同样使 TXA_2 的生成受到影响。目前已研究出多种制剂：如 AH-23848、GR-32191、BM-13.177、BM-13.505、SO-28668 和 ICI-192605。口服后作用可持续 6~12 小时。已证明 GR-32191 有较持久的抑制血管平滑肌上 TXA_2 受体的作用。上述制剂已用于各种血栓性疾病。

7. 前列环素 I_2（prostacyclin，PGI_2）

作用机制：具有强烈的扩张血管和抑制血小板聚集的作用。它主要是活化血小板膜 AC 的受体使 AC 生成增多，促使 ATP 转化为 cAMP 来抑制血小板。人工合的 PGI_2 已用于临床。

临床应用：7.5mg/（kg·min）缓慢静脉注射，1 次 / 日，治疗下肢缺血性疾病获得较好效果。由于性能不稳定，半衰期太短（3 分钟），严重影响它的推广。近年来有 PGI_2 类似作用药物的研究，例如伊洛前列腺素治疗外周动脉闭塞性疾病，每日 0.5~4mg/（kg·min）静脉注射，效果比较满意。

8. 前列腺素 E_1（prostaglandinel，PGE_1）

作用机制：但具有前列腺素 E_1 的作用，而且降低了其副作用。前列腺素 E_1 是内源性血小板聚集抑制剂，其能够使腺苷酸环化酶（AC）活化。具有抗动脉硬化，保护血管内皮屏障，扩张血管，调整 TXA_2/PGI_2 比值和通过增殖 cAMP 来抑制血小板聚集作用。最近又有 PGE_1 类似药问世，例如前列地尔（凯时注射液）是前列腺素 E_1 封入脂微球中的注射制剂。

适用范围：用于动静脉血栓性疾病或动脉闭塞性疾病引起的微小血管循环障碍者。主要有：急性深静脉血栓形成慢性恢复期、血栓闭塞性脉管炎、闭塞性动脉硬化症、急性动脉血栓形成或栓塞慢性期、糖尿病肢体血管病变。脑血管疾病、冠状动脉硬化性心脏病、心绞痛、高血黏滞综合征、其他缺血性及伴有严重循环障碍的疾病等。

用法：前列地尔 10μg/d，静脉滴注，1 次 / 日，治疗肢体缺血性疾病疗效显著。

9. 磷酸二酯酶（phosphodiesterase，PDE）抑制剂

作用机制：①增强腺苷活性，使 AC 增多；②增强血管内皮细胞合成 PGI_2；③抑制血小板

合成 TXA_2;④与血小板膜 ADP 受体结合,使其失去活性。

临床应用:治疗效果与应用剂量有直接关系。据报道有明显抑制作用的剂量是:口服 200~400mg/d,静脉注射 100~200mg/d。但大剂量应用时会有头痛的副作用。

罂粟碱、咖啡因、茶碱和西洛他唑等均具有抑制 PDE 和增强 PGE 活性,使 cAMP 生成增多,从而产生抑制血小板的作用。

10. 噻氯吡啶(tielopidine)

作用机制:噻氯吡啶是此类药物的代表,其药理机制是:①抑制血小板 Fg 受体;②兴奋 AC 增加 cAMP 生成;③减少 TXA_2 合成,增加 PGI_2 生成;④抑制 ADP 和胶原诱聚血小板。

临床应用:300~500mg/d,血小板抑聚率达 80%,抑制黏附率为 40%。

11. 钙拮抗剂 目前用于防治周围血栓性疾病的 Ca^{2+} 拮抗剂主要有硝苯地平、异搏定等,以硝苯地平效果比较好。

作用机制:目前知道在 Ca^{2+} 的参与下,可使血管平滑肌收缩和激活血小板释放反应,可加速 TXA_2 的合成及加重血管壁的损害,所以 Ca^{2+} 拮抗剂在防治血栓性疾病中发挥作用。实验和临床研究已经证实 Ca^{2+} 拮抗剂具有抗血管痉挛,抗血小板活性,抑制血小板黏附、聚集、释放和收缩等功能,抗动脉硬化等作用。

12. 其他抗血小板制剂 可以抑制血小板功能的药物还有己酮可可碱、血小板膜糖蛋白 IIb/IIIa 复合物单克隆抗体、肝素、鱼油类、酚妥拉明、二氢麦角胺、心得安和羟氯喹等。

在活血化瘀药研究中,证实不少中药有抗血小板作用。例如丹参、川芎、赤芍、红花、当归、毛冬青、精油(薤白和葱头提取物)、血竭、蒲黄、鸡血藤、三七等。这些中药的作用机制,有直接拮抗 TXA_2 活性,通过抑制环氧化酶和 TXA_2 合成酶,从而抑制 TXA_2 的合成,激活 AC、抑制 PDE 和拮抗 Ca^{2+} 及拮抗血小板膜功能的作用。上述单味药拮抗血小板的机制不尽相同,但都不同程度地抑制血小板黏附和聚集。

四、临床应用问题

(一)药物选择

目前抗血小板药物较多,但能广泛应用的制剂并不太多。有些药物的临床价值有待最后确定,所以目前国内外还没有一个药物选用的方案。作为血栓预防药物有 ASA、DPM、硝苯地平、复方丹参片、鱼油类药、罂粟碱片等。这些药物可长期口服。作为治疗用药,除以上药外,可供静脉注射的药有 PGE_1、前列地尔、丹参川芎嗪、杏丁注射液等。

(二)联合用药

同类药经常并用的有 ASA 和 DPM。大量资料证实,对心脑和下肢静脉血栓的预防比单独用药有更好的效果。PGI_2 和 DPM 或 PGI_2 和 UK-37248 并用,被认为是最佳治疗方案。DPM 与口服抗凝剂并用,心脏瓣膜移植术后血栓发病率为 2.9%,而对照组则高达 20.5%。抗血小板制剂除 PGI_2 外,均没有解聚血小板的作用,也没有直接溶解血栓的作用,但可以与溶栓剂和抗凝剂合用,来增强其溶栓效果。

第四节 中医药治疗

周围血管疾病的发病和病机根本是血瘀。在历代中医学著作中,对"瘀血"作为重要疾病均有详细论述,载有许多名称,有:"恶血""留血""蓄血""干血""血结""宿血""凝血""贼血""积血"等。张仲景著《金匮要略》,首先立"瘀血"病名,作为独立的疾病,是指机体发生血液循环障碍和微循环障碍,表现为瘀血、缺血、瘀斑、肿胀、粥样斑块、血栓形成、血管狭窄或闭塞,甚至出现溃疡或坏疽。

一、辨 证 治 疗

中医抗栓治疗主要是以活血化瘀为基本治则。结合不同的病因病理特点进行辨证施治。

(一)益气活血法

1. 病人表现血脉瘀阻而体弱气虚时(气虚血瘀证),以活血法与补气法配合应用,以补其不足,攻其瘀滞,攻补兼施,目的在于消除瘀阻,流通血脉,调和气血。

2.《景岳全书》认为"气虚而血滞","气弱而不行者",应重视调气、益气。清代王清任应用活血化瘀法治疗各类瘀血证,常重用黄芪加活血化瘀药,以补气消瘀,疏通血脉。

3. 适用于 ①瘀阻久积或疾病恢复阶段而有体弱气虚者。②活血法与补气法联合应用,使元气健旺,增强改善血液循环,扩张周围血管,改善机体免疫功能,可以提高活血化瘀法的疗效。③在重用或久用活血化瘀药时,配合补气药,以达消瘀而不伤正气。

(二)温通活血法

1. 血宜温,温则通,寒则凝。《黄帝内经》指出:"寒独留,则血凝泣,凝则脉不通……""血气者,喜温而恶寒,寒则泣不能流,温则消而去之"。

2. 汉代张仲景提出温寒化瘀治疗法则,应用当归四逆汤、黄芪桂枝五物汤。周围血管疾病,如血栓闭塞性脉管炎、闭塞性动脉粥样硬化、雷诺病、大动脉炎等,主要表现为寒凝血瘀证,患肢发凉怕冷,遇寒则症状加重,或引起发作,肢体疼痛加重(寒痛),宜用温通活血法治疗。

3. 现代临床上应用当归四逆汤、黄芪桂枝五物汤、阳和汤等治疗血栓闭塞性脉管炎、雷诺病有满意效果。

4. 临床上可选用偏温性活血化瘀药物:当归、川芎、鸡血藤、苏木、红花、三七、延胡索、姜黄等。同时配合温热药:附子、桂枝、肉桂、干姜等。

(三)清热活血法

1. 张仲景提出"瘀热在里",血热瘀结,应用泻热逐瘀法。清代王洪绪的《外科证治全生集》创用西黄丸,为清热活血著名方剂。

2. 肢体血液循环障碍,寒凝血瘀,瘀滞久而化热,发生肢体坏疽继发感染,局部红肿热痛,发热,剧痛(热痛),以及肢体出现痛性红斑结节(血栓性浅静脉炎),表现为热证,宜用清热活血法治疗。

3. 现代临床上应用西黄丸治疗血栓闭塞性脉管炎、闭塞性动脉粥样硬化并发肢体坏疽继发感染和下肢深静脉血栓形成等颇有疗效。如四妙勇安汤,四妙活血汤等。

4. 临床上可选用偏寒性活血化瘀药物,如丹参、赤芍、丹皮、地龙、茜草、䗪虫等。同时配合清热解毒药:金银花、蒲公英、紫花地丁、黄芩、连翘、黄柏、板蓝根等。

(四)活血利湿法

1. 血瘀湿重,湿瘀互阻,肢体粗肿,水肿时,宜用活血利湿法治疗,在活血化瘀方药中加用利湿药物。

2. 适用于①下肢静脉曲张、上腔下腔静脉梗阻、下肢深静脉血栓形成,静脉回流受阻。②肢体淋巴水肿,出现不同程度肢体肿胀者。消瘀通脉,从根本上便于利湿消肿。利湿后肢体肿胀消退,有利于消瘀通脉,恢复肢体血液循环。如茵陈赤小豆汤,五神汤加减方,三妙散加减方等。③常选择有利湿作用的药物:茵陈、泽泻、赤小豆、猪苓、泽兰、车前子等。

（五）行气活血法

1. "气为血帅,血随气行"。气与血有密切关系,气行血亦行,气滞血亦滞,血瘀时,气必滞;郁怒而气滞时,则形成气滞血瘀。气血运行不畅,"气塞不通,血壅不流"。

2.《黄帝内经》很强调保持气血的运行,指出:"疏其气血,令其调达。"李东垣的《脾胃论》很重视"调和气血",所创用的复元活血汤立意于行气活血,治疗瘀血病症。

3. 应用行气活血法治疗周围血管疾病时,应配合行气药,如香附、木香、枳壳、青皮、乌药、沉香等。而一些活血化瘀药同时兼有行气作用,如川芎、郁金、延胡索、姜黄、川楝子,刘寄奴等。

（六）养血活血法

1.《黄帝内经》指出:"脉泣则血虚,血虚则痛。"张仲景治疗血瘀虚证用大黄䗪虫丸、鳖甲煎丸,用于瘀久而正虚者,为攻补兼施之法,是以活血化瘀法治疗慢性虚弱证。

2.《景岳全书》治疗血瘀证指出:"血有虚而滞者,宜补之活之。"王清任指出:"气有虚实,血有亏瘀"。唐容川的《血证论》对活血化瘀法治疗血瘀证,主张补血祛瘀,指出:"不补血而去瘀,瘀又安能尽去哉？"周围血管疾病血瘀而兼有血虚,身体瘦弱者,应活血化瘀法与养血法配合应用,如桃红四物汤,当归芍药汤等。

3. 常用的养血药有当归、芍药、地黄、阿胶等,而一些活血化瘀药同时兼有养血作用,如丹参,赤芍、鸡血藤等。

（七）活血破瘀法

1.《黄帝内经》指出:"结者散之,留者攻之","血实宜决之"认为瘀血凝结者,可用活血破瘀法。张仲景善用活血破瘀的虫类药物治疗瘀血重证,如大黄䗪虫丸、鳖甲煎丸等。

2. 现代临床上,应用大黄䗪虫丸治疗血栓闭塞性脉管炎、雷诺病、大动脉炎、下肢深静脉血栓形成、血栓性浅静脉炎等取得较好效果。《景岳全书》指出:"血有蓄而结者,宜破之逐之","血有涩者,宜利之"。王清任的《医林改错》中治疗瘀血病证应用血府逐瘀汤治疗血栓闭塞性脉管炎的疗效已被临床证实。周围血管疾病瘀阻严重时,可应用活血破瘀法。

3. 适用于①肢体持续性、固定性剧烈疼痛;②肢体紫红、青紫瘀肿;③肢端出现瘀点和瘀斑;④肢体青筋肿胀(浅静脉血栓形成),皮肤色素沉着或呈暗褐色。

4. 常用的活血破瘀药有三棱、莪术、穿山甲、䗪虫、桃仁、血竭、水蛭、虻虫、全蝎、乳香、没药、苏木等。

（八）补肾活血法

1. 血栓闭塞性脉管炎、雷诺病和大动脉炎等病人,可出现肾阳虚证候,血瘀而兼有肾虚。表现为全身和肢体怕冷,腰膝酸软无力,肢体疲累酸困等,应活血化瘀法配合温补肾阳法治疗。

2. 常用的温补肾阳药有肉桂、仙灵脾、巴戟天、肉苁蓉、补骨脂、菟丝子、川断、狗脊等。

（九）滋阴活血法

1. 周围血管疾病患者在发病过程中,常有瘀血阴虚表现(阴虚血瘀),可以应用滋阴活血法治疗。

2. 临床适用于①大动脉炎(急性活动期)等疾病,出现低热、潮热、手足心热、心烦,或有虚汗,消瘦,舌红绛少苔,脉细数或虚数。②肢体血液循环障碍,肢体发生坏疽继发感染,热盛伤阴者。③周围血管疾病后期或恢复阶段,久病而阴液耗伤虚热不退者。

3. 常应用六味地黄汤、黄芪汤(生地黄、黄芪、麦冬、知母、当归、芍药、人参、川芎等)。

4. 常用的滋阴药有生地、元参、麦冬(滋阴生津),知母、银柴胡、石斛(滋阴清热),鳖甲、龟甲(咸寒滋阴)等。如滋阴活血法与补气养血法、清热解毒法相结合应用,可以提高疗效。如肢体坏疽,热毒炽盛,阴液耗伤者,应以清热解毒为主,佐以滋阴活血法。

（十）通下活血法

1. 通下活血法主要用于①血瘀积留日久,肢体瘀肿、疼痛难忍,而身体壮实者;②瘀热蕴结,如下肢深静脉血栓形成、急性肢体动脉血栓形成等,下肢明显瘀肿,剧烈疼痛,发热,大便燥结者;③热毒炽盛,瘀热在里,严重肢体坏疽继发感染,高热,烦躁,神志模糊,舌苔黄燥或黑苔。

2. 主要以大黄、芒硝结合活血化瘀法应用,以清除瘀血热结。《刘涓子鬼遗方》中治疗外科化脓性感染疾病(痈疽结实),以通下活血法,应用大黄汤(大黄、黄芩、生地、当归、芍药)。

二、中医外治疗法

外治疗法的应用,必须重视中医学的辨证论治原则,临床上应整体辨证与局部辨证相结合,正确应用外治疗法和方药。外科外治疗法种类繁多,临床治疗时,应根据病情、病变部位和病人生活工作情况,选择应用适当的外治疗法。

（一）活血通络法

1. 周围血管疾病的主要病机是血脉瘀阻,经络阻塞。因此,活血通络法应用非常广泛。

2. 适用于①慢性肢体动脉闭塞性疾病肢体缺血、瘀血,肢端皮肤呈潮红、紫红,常有肢体疼痛和皮肤瘀斑、瘀点。②下肢静脉回流障碍性疾病和血液反流性疾病发生肢体肿胀、沉重、胀痛,皮肤色素沉着,皮肤纤维性硬化。③各种血栓性浅静脉炎慢性期,肢体遗留硬条索状物或硬结节,不易消退伴有疼痛者。④淋巴回流障碍发生的淋巴水肿、象皮肿等。⑤结节性血管炎导致的皮肤瘀斑、硬结节疼痛等。

3. 治疗目的　促进侧支循环建立,扩张血管,改善肢体的血液循环和微循环,同时能够促进静脉和淋巴回流,消除下肢瘀血肿胀,减轻肢体瘀血状态。

4. 熏洗疗法　①常用方剂:活血消肿洗药、活血止痛散等。②常用药物:伸筋草、海风藤、络石藤、鸡血藤、苏木、红花、川芎、赤芍、羌活、大黄、芒硝等。

（二）温经回阳法

1. 肢体缺血性疾病伴有患肢发凉、怕冷,皮色苍白,肢体冰凉,遇冷疼痛加重等阴寒证。

2. 目的　以温通血脉,解除动脉痉挛,扩张周围血管,促进肢体血液循环,改善患肢缺血状态。

3. 熏洗方剂　回阳镇痛洗药、温脉通洗药等。

4. 常用药物　生草乌、生南星、川椒、当归、川芎、桂枝、艾叶等。

（三）解毒消肿法

1. 适应证　慢性肢体动脉闭塞性疾病发生肢体坏疽，或下肢静脉疾病并发瘀血炎症、溃疡继发感染，局部红肿热痛，脓多并有坏死组织。各类血栓性浅静脉炎和皮肤血管炎的急性期，发生痛性硬条索状物、红斑结节等血管疾病中的瘀热证、毒热证。

2. 方法　①应用硝矾洗药、解毒散瘀洗药熏洗患处，洗后外敷大青膏、大黄膏等，或外涂黄马酊、丹参酊等。即熏洗疗法与贴敷疗法相结合，达到解毒消炎、活血消肿作用。②解毒洗药、四黄洗药熏洗患处和创口，洗后创口敷盖大黄（黄芩、黄连）油纱布。③创口剧烈疼痛者，外敷兰蝎膏，创口周围敷以大黄膏、金黄膏、大青膏等。④后期应用硝矾洗药、解毒散瘀洗药熏洗患处，洗后外敷茅菇膏，或外涂丹参，促进慢性瘀血炎症消散吸收。

3. 常用药物　金银花、地丁、蒲公英、大黄、黄芩、黄连、黄柏、丹参、白芷、芒硝、红花、当归、赤芍等。

（四）生肌敛口法

1. 肢体发生破溃，创口脓少，肉芽组织灰淡，或溃疡经久不愈。

2. 应用生肌敛口法可以改善肢体血液循环，减轻静脉瘀血，促进慢性溃疡愈合。

3. 注意事项　①创口有脓，或有少许坏死组织者，应用四黄洗药熏洗创口，于创面撒少许九一丹、九黄丹等，外敷大黄（黄连）油纱布包扎。②创口较干净，愈合迟缓者，应用溃疡洗药、艾黄洗药熏洗创口，于创面撒少许生肌珍珠散、八宝丹等，外敷生肌玉红膏油纱布包扎。③创口后期，很干净，而愈合缓慢者，应用生肌玉红膏油纱布换药或外敷生肌膏、长皮膏等，直至创口完全愈合。

4. 方法　熏洗疗法、贴敷疗法、掺药疗法等多种外治疗法相结合应用，达到抗菌消炎、清洁创口、改善局部血液循环作用。

5. 常用药物　熟地、当归、丹参、白蔹、石决明、珍珠、象皮、香油等。

（五）清热燥湿法

1. 适应证　小腿皮肤营养障碍，发生色素沉着、脱屑、瘙痒、渗液，形成湿疹样皮炎或继发感染。

2. 方法　应用燥湿洗药、润肤洗药、止痒洗药等熏洗患处。外用黄柏散、青蛤散等（渗液多者，直接外撒局部；皮肤干燥者，用香油调搽）。

3. 常用药物　白鲜皮、青黛、马齿苋、苦参、黄柏、苍术、当归、败酱草、金银花、甘草等。

（六）注意事项

临床应用外治疗法时，应充分重视周围血管疾病的特殊性，注意以下有关事项。

1. 对于肢体严重缺血，坏死溃烂者，应重视中西医结合整体治疗，疮口则应清洁换药，避免使用任何有腐蚀性或刺激性的药物，防止疮口溃烂加深扩大。

2. 外治疗法也应辨证论治，应根据患者的不同情况，选择适当的外治疗法。如遇患者对某种药物过敏时，最好改用其他药物，或者停止使用外治疗法。

3. 熏洗时，药汤温度应适宜，以患者感到舒适为好，千万不可贪热而遭致烫伤，导致严重后果。

4. 当肢体坏疽处于发展阶段，而未局限稳定者，或者肢体呈干性坏疽时，均不宜应用敷贴药膏和熏洗疗法。

5. 当肢体因急性缺血，有苍白、冰凉、发绀、疼痛发作时，不能应用热水热熨和中药热汤熏洗,以免加重组织损伤,导致肢体广泛坏死而失去挽救机会。

三、中药抗栓作用机制

（一）改善血液循环和微循环

1. 研究证实各种血瘀证病人所共有的血液循环障碍和微循环障碍,是在血液流变性和血液黏度异常的基础上产生的。而活血化瘀药都有改善血液流变性和血液黏度异常的作用,并可纠正血液循环和微循环障碍。

2. 通过对20种活血化瘀药研究发现,破血类药物对降低血液黏滞性及红细胞聚集的作用显著,其次为活血类、和血类药物。说明活血化瘀药的药性、分类对血液黏滞性的作用有一定关系——药性强度与其作用相关联。

3. 对改善微循环的作用,以红花、莪术、刘寄奴、延胡索、五灵脂为最好,其次为川芎、益母草、丹皮、没药、三棱、苏木,再为当归、乳香,最后为丹参、大黄、桃仁、郁金、赤芍。

4. 王清任常用的13种活血化瘀药(川芎、红花、赤芍、五灵脂、没药、血竭、丹皮、穿山甲、桃仁、当归、蒲黄等),除大黄外,均有不同程度的提高红细胞变形能力、降低血小板黏附性作用和改善血液流变性作用。根据辨证论治原则,应用活血化瘀药物组成方剂应用于临床治疗,既能保持各单味药物的治疗特性,同时又能发挥协同作用,显示出多种治疗作用的特点。

5. 桃红四物汤加减(当归、丹参、桃仁、红花、丹皮、赤芍、川芎、王不留行),可以降低血液黏度,改善微循环,并具有调节免疫功能、抗炎和抑制细胞增生作用。血府逐瘀汤具有抗凝和扩张血管作用,能改善血液流变性,降低血液黏度,从而改善血液循环。王清任的血府逐瘀汤(当归、生地、桃仁、红花、赤芍、川芎、枳壳、柴胡、桔梗、牛膝、甘草)有明显调节中枢神经作用,降低血小板聚集,改善微循环,调整机体免疫功能。

6. 活血化瘀药物改善血液循环和微循环障碍,流通血流,是通过改善血液流动性和血液黏度来实现的,这可能是活血化瘀药物的共性。

（二）扩张血管、解除痉挛

1. 研究证实当归注射液能缓解周围血管平滑肌痉挛,增加血流量。川芎、红花等,亦具有解除血管平滑肌痉挛作用。元参具有缓解动脉血管痉挛,扩张周围血管作用。

2. 黄芪有降低血管阻力作用和扩张血管作用,并能提高机体免疫功能。活血化瘀药扩张血管的作用(对动脉、静脉、毛细血管都有影响),可能是活血化瘀药物的共性。

（三）抗凝、抗血栓和促纤溶作用

1. 中成药 通塞脉片和脉络宁具有抗凝作用,可降低血小板黏附性,提高纤溶活性,改善血液黏滞性和高凝状态。

2. 中药 川芎、苏木、鬼箭羽具有抑制血栓形成作用。丹参、赤芍、当归、红花均有明显的抗血栓形成作用。川芎、丹参、赤芍、红花、当归、益母草、三棱、血竭、刘寄奴、三七、苏木、泽兰等活血化瘀药物,均有抑制血小板聚集作用。

3. 抗凝作用 ①抗凝作用显著的中药有:全蝎、地龙、川芎、丹参、乳香、泽兰、土鳖虫、红花、莪术、姜黄、没药、水蛭等。②一般抗凝作用的中药有:蜈蚣、益母草、三棱、桃仁、延胡索等。③无抗凝作用的中药有:郁金、血竭、王不留行、降香、大黄等。

（四）降血脂和促进粥样斑块消退

1. 研究显示蒲黄有降低血胆固醇和抑制动脉粥样斑块形成作用。蒲黄不但对家兔动脉粥样硬化的斑块形成有抑制作用,而且能降低胆固醇,提高巨噬细胞吞噬功能。

2. 益气化瘀汤(党参、玉竹、赤芍、川芎、青木香)可以降低家兔实验性动脉粥样硬化的血胆固醇水平,益气活血片(党参、黄芪、鬼箭羽、川芎、红花、当归、葛根),能降低血胆固醇,改善动脉粥样硬化,消除粥样斑块有作用。水蛭粉对降低总胆固醇、甘油三酯有较好效果。

3. 软坚散结中药既有降低血胆固醇,又有相对提高高密度脂蛋白作用;有明显抑制血小板功能的作用;明显改善微循环障碍作用;有防止动脉脂质斑块形成和促使消退作用。血府逐瘀汤治疗高脂血症病人,在临床症状明显改善的同时,血胆固醇和甘油三酯显著降低。动物实验表明,该方剂中的理气药和活血药在调整脂质代谢方面有协同作用。大黄䗪虫丸能降低高脂血症患者血清总胆固醇、甘油三酯,同时能使全血比黏度、全血还原黏度和纤维蛋白原下降,促使粥样斑块消退。

活血化瘀药物有调整脂质代谢、降低血脂等多方面的作用,可以预防动脉粥样硬化的发生,控制动脉粥样硬化的发展和促使粥样斑块消退。这对防治脑血管、心血管、肢体血管动脉粥样硬化和血栓性疾病具有重要价值。

第五节　其他治疗

一、降黏疗法

血液黏度增高是造成血液高凝状态和血栓形成的一个重要因素,因而应用降低血液黏度疗法不仅可以防治血栓栓塞性疾病,而且还有助于纤溶、抗凝、抗血小板和活血化瘀疗法发挥更好的溶栓和抗栓作用。

降黏疗法是应用药物降低血液中纤维蛋白原含量,改善红细胞变形性和聚集性,改善血浆和血细胞比例,从而降低血液黏度的方法。血液黏度由血浆黏度和血细胞黏度组成,而纤维蛋白原是影响血浆黏度最重要的因素。因此,降低血浆中纤维蛋白原的含量,是高黏滞血症和血栓性疾病治疗的主要措施之一。红细胞的变形性和聚集性直接影响血细胞黏度,血栓性疾病一般都有红细胞变形性降低和聚集性增高。应用药物改善红细胞变形性和聚集性也是防治血栓性疾病的重要方法。

此外,由于机体有一定的调节能力,血液的各种组成物质之间也相互影响,如纤溶、抗凝和抗血小板等多种疗法都有不同程度的降黏作用。临床常用的降黏药物有以下几类。

（一）去纤维蛋白制剂

1. 去纤剂的药理作用

祛纤作用:常用的蛇毒制剂是复合酶制剂,又称抗栓酶。主要成分为具有精氨酸酯酶活性的类凝血酶、激肽释放酶和神经生长因子。在抗栓酶进入人体后,主要是通过凝血酶选择性的作用于血纤维蛋白原 A_2 的末端的精氨酸、甘氨酸之间裂解为血纤维蛋白 A,形成易于被体内纤溶系统清除的血纤维蛋白单体,同时增强纤溶系统功能,而降低血浆纤维蛋白原含量。从而降低血液度,改善血液循环。

抗凝作用:用蛇毒生理盐水溶液给家兔静注,可使全血凝固时间延长以至于完全不凝固,血中纤维蛋白原含量明显减少。实验研究表明蛇毒制剂具有一定的抗凝作用并与一般抗凝药物作用规律相同,其量效关系和时效关系均呈良好的相关性。

抗血栓作用:蛇毒制剂的抗栓作用与其具有纤溶、抗血小板聚集作用有关。蝮蛇抗栓酶能够显著降低纤维蛋白原,具有活化素作用,同时还具有类纤溶酶作用,均呈剂量效应关系。蝮蛇毒具有纤溶酶和纤溶酶原激活因子的双重作用。在活体上蝮蛇抗栓酶具有溶栓作用,与其使血管内皮细胞的血浆组织型纤溶酶原激活物(t-PA)释放增加及其抑制物(PAI)活性降低有关。有实验表明蝮蛇毒对家兔血小板聚集功能有明显抑制作用,其抑制聚集作习与用药剂量呈正相关。其抑制血小板聚集的效价比阿司匹林强数十倍,是一种极强的抗血小板聚集剂。各种抗栓酶多有抗血小板作用,有的对内源性和外源性凝血活酶有抑制和灭活作用。文献报道 Ancrod 治疗深静脉血栓形成获得了与应用肝素和 SK 同样的治疗效果。

对血液流变学的影响:蝮蛇毒具有降低血液黏度,改善微循环和血液流变性的作用,这种作用与其祛纤、抗凝和抗血小板作用有关。用蝮蛇抗栓酶治疗高黏血症,患者纤维蛋白原、血细胞比容、血浆黏度、全血黏度均有明显改善,对纤维蛋白原、血浆黏度和全血黏度的降低尤为明显。

抗损伤作用:蝮蛇抗栓酶具有抗脂质过氧化损伤和保护抗氧化酶活性的作用。有实验证实其体外对离体心脏具有较强的抗自由基损伤、保护抗氧化酶活性和稳定细胞膜的作用,在活体上还具有抗衰老作用。

其他作用:据实验研究表明,蝮蛇抗栓酶不同的浓度,对小鼠肉瘤均有不同程度的抑制作用,对体外培养的人癌细胞有选择性的杀伤作用。蝮蛇抗栓酶还可促进垂体前叶 ACTH 的合成和释放,使血中 ACTH 浓度显著升高。此外,蝮蛇抗栓酶不仅可以通过刺激胰岛细胞分泌胰岛素发挥降血糖作用,亦可通过另外的途径使血糖下降。蝮蛇抗栓酶有降低血液黏度、改善血液循环的作用,故其可能促进肌肉等周围组织摄取葡萄糖、加速无氧酵解、抑制糖原异生,增加葡萄糖的利用,从而起到降低血糖的作用。

2. 适应证和禁忌证

(1) 适应证:①急性脑梗死,包括脑血栓、脑栓塞,短暂性脑缺血发作(TIA),以及脑梗死复发的预防。②心肌梗死、不稳定型心绞痛以及心肌梗死复发的预防。③四肢血管病变,包括股动脉栓塞,血栓闭塞性脉管炎,雷诺病。④血液呈高黏状态、高凝状态、血栓前状态。⑤突发性耳聋。⑥肺栓塞等。

(2) 禁忌证:①具有出血疾病史者。②手术后不久者。③有出血倾向者。④正在使用具有抗凝作用及抑制血小板功能药物(如:阿司匹林)者。⑤正在使用具有抗纤溶作用制剂者。⑥重度肝或肾功能障碍及其他如乳头肌断裂、心室中隔穿孔、心源性休克,脏器功能衰竭症者。⑦ 对本制剂有过敏史者。有药物过敏史者、消化道溃疡病史者、妊娠及哺乳期以及 70 岁以上高龄患者慎用。

3. 常用制剂和临床应用

蝮蛇抗栓酶:一般剂量是 0.5~1U(多用 0.75U)加入 0.9% 生理盐水(或 5% 葡萄糖溶液、低分子右旋糖酐)250~500ml 内静脉滴注,1 次 / 日,15 日为一疗程,休息 7 日,进行下一个疗程,可连续应用 2~4 个疗程。如果应用 2 个疗程无效,应改用其他治疗方法。对各种慢性血管闭塞性疾病总有效率为 85%~95%。治疗急性血栓栓塞性疾病也获得了良好的效果。

东菱克栓酶:东菱克栓酶 5BU 加入 0.9% 生理盐水 250ml,静脉滴注,隔日 1 次,6 日为一疗程。也可以首次剂量加倍,第一日用 10BU,以后隔日 5BU。休息 5~7 日后检测纤维蛋白原值高者,可进行下一疗程,一般可用 1~2 个疗程。

蕲蛇酶:蕲蛇酶 75~150μg 加入 0.9% 生理盐水(或 5% 葡萄糖溶液、低分子右旋糖酐)500ml,静脉滴注,1 次 / 日,15~20 日为一疗程,休息 5~7 日,可进行下一疗程,一般可用 2~3 个疗程。

去纤酶:去纤酶 1~2U 加入 0.9% 生理盐水 500ml,缓慢静脉滴注,一般 1 次 / 日,可用 3~5 次。去纤酶是一种新型祛纤、抗凝、溶栓剂,其治疗机制与蝮蛇抗栓酶相似,但作用较蝮蛇抗栓酶强。去纤酶对纤维蛋白原的 d 链起作用,释放出 A 肽,产生较多不稳定纤维蛋白,这些物质极易被血管内皮细胞释放出的纤溶酶降解,从血液中清除,从而降低血浆纤维蛋白原含量。1999 年,罗国君等报道应用去纤酶治疗脑梗死 50 例,总有效率 78%。

降纤酶(berberine hydrochloride tablets):临用前,用注射用水或生理盐水适量使之溶解,加入至无菌生理盐水 100~250ml 中,静脉滴注需时 1 小时以上。急性发作期:一次 10U,一日 1 次,连用 3~4 日。非急性发作期:首次 10U,维持量 5~10U,一日或隔日 1 次,二周为一疗程。本品是蛋白水解酶。能溶解血栓,抑制血栓形成,改善微循环。具有降低纤维蛋白原(fibrinogen)的作用,用药后可能有出血或止血延缓现象。因此,治疗前及给药期间应对患者进行血纤维蛋白原和其他出血及凝血功能的检查,并密切注意临床症状。给药治疗期间一旦出现出血和可疑出血时,应中止给药,并采取输血或其他措施。对于浅表静脉穿刺部位有止血延缓现象发生时,应采用压迫止血法。使用本品应避免与水杨酸类药物(如阿司匹林)合用。抗凝血药可加强本品作用,引起意外出血;抗纤溶药可抵消本品作用,禁止联用。

4. 注意事项 蛇毒制剂是一种蛋白酶,大多数蛇毒制剂用药前应常规做皮肤过敏试验(将本品稀释到 0.01U/ml,取 0.1ml 做皮内注射,如无过敏反应方可使用)。本类制剂祛纤作用较强,应用过程中应注意观察和检测,并对治疗方案做适当调整。①药物剂量应根据患者血液流变学的情况特别是纤维蛋白原的高低来定,剂量过大会引起出血。②治疗用药期间应注意观察血小板、纤维蛋白原的变化,若血小板低于 6 万 /L,纤维蛋白原低于 1.2g/L,应停止使用。③如果发生皮肤、黏膜、消化道出血及血尿,应立即停止使用,必要时应用止血剂和输新鲜血液。④用药前应做皮肤过敏试验,阴性者方可应用。

5. 常见不良反应 ①在临床使用蝮蛇抗栓酶的过程中常常发现患者出现周身发热、出汗、头痛、头胀、颜面潮红、嗜睡、乏力、肢体胀麻、沉、酸痛、四肢水肿等症状。②过敏反应,在使用前均应做过敏实验。但少数皮试为阴性的患者,仍可引起皮肤发痒、麻疹样皮疹、猩红热样皮疹、风疹、水疱、阴囊巨大性荨麻疹等过敏症状。甚至出现呼吸困难、全身大汗、血压下降等迟发型过敏反应;更为严重的是在用药过程中可突然发生过敏性休克,而且重复用药时可再次发生。其发生机制可能是异性蛋白引起的变态反应。③蛇毒中多含有神经毒,它是被蛇咬伤致死的主要因素。神经系统的副作用最多见的为可逆性复视。蝮蛇抗栓酶虽经提纯,但仍含有微量的神经毒,仍可引起复视、视物模糊等。④蝮蛇抗栓酶应用后极少数患者出现血小板减少甚至全血细胞减少、肾脏的损害、心律失常等。

(二) 低分子右旋糖酐(Dextran-40,D-40)

用于临床的右旋糖酐有中分子(D-70)、低分子(D-40)、小分子(D-20)和超小分子(D-10),治疗各种血栓性疾病主要用的是 D-40。

1. 作用机制 低分子量(20 000~40 000,右旋糖酐 40)右旋糖酐。低分子右旋糖酐具有较好的降黏作用,这与其扩容、解聚和改善微循环作用有关。此外,低分子右旋糖酐还有一定的祛纤作用。D-40 的分子量平均是 40 000D,是一种高分子葡萄糖聚合物,有显著的扩充血容量作用。据研究表明:每1g右旋糖酐可保留20~25ml水,D-40血浓度需达到2.5g/100ml血液,可使它达到与血液相同的胶体渗透压。D-40通过增加红细胞和血小板表面的负电荷,来抑制其聚集,而且还有一定解聚作用,这也是降低血液黏度的主要机制之一。

由于血容量增加和血液黏度降低,可使毛细血管扩张,组织灌注量增加,从而改善了微循环的缺氧状态。D-40还具有保护血管内皮细胞的作用,从而减少血液流动的摩擦力,防止血小板黏附于受损伤的血管壁上。并可激活纤溶酶原活化物质(t-PA)和降低纤溶抑制物,达到抗栓效应。

2. 临床应用　一般剂量,右旋糖酐500~1000ml,静脉滴注,15~20日为1疗程,可用2~3疗程。一般与其他血管疾病治疗药物合用,如每日加入丹参注射液20ml,共同静脉滴注具有协同作用。

右旋糖酐有一定抗原性,有发生过敏反应可能,并发率为1%~1.8%。其过敏反应常表现为:起荨麻疹或红斑性反应,体温高,呼吸困难,严重者血压下降,心律不齐,甚至休克。右旋糖酐的分子量较大,在输注3周以后常可出现迟发性过敏反应,唯一的表现是全身性瘙痒,多能耐受。

3. 适应证和禁忌证

适应证:适用于各种类型的血栓性和栓塞性疾病的预防和治疗。治疗的主要疾病有:深静脉血栓形成、闭塞性动脉硬化症、急性动脉血栓形成或栓塞、糖尿病肢体血管病变、雷诺病(征);脑血栓、脑梗死;冠状动脉硬化性心脏病、心绞痛、心肌梗死;各种休克,特别使低血容量性休克;其他缺血性及血栓性疾病。

禁忌证:①右心衰竭患者;②严重肝肾功能障碍患者;③有出血倾向和出血性疾病患者;④对低分子右旋糖酐过敏者。

4. 注意事项　①低分子右旋糖酐可发生过敏反应。②部分病人有瘙痒、皮疹等,多在停药1月左右自然消失。③低分子右旋糖酐有扩容作用,静脉滴注速度过快可引起心脏负荷增加,对于合并心脏疾病的患者和老年人,应控制滴速。

二、其他药物

(一)曲克芦丁脑蛋白水解物注射液(troxerutin and cerebrprotein hydrolysate injection)

本品为复方制剂,为曲克芦丁与猪脑提取物制成的灭菌水溶液。其组分为曲克芦丁(C33H42O19)、活性多肽、多种氨基酸、核酸等。每1ml含曲克芦丁(C33H42O19)应为40mg,含总氮应为0.50mg,含多肽应为1.91mg,含核酸应不低于0.8mg。辅料:聚山梨酯80、注射用水。

1. 作用机制　曲克芦丁能通过与血小板细胞膜上的腺苷载体蛋白可逆结合,增加血小板内cAMP的含量,从而抑制血小板的聚集,降低血液黏度,有防止血栓形成的作用,同时能对抗5-羟色胺、缓激肽引起的血管损伤,增加毛细血管抵抗力,降低毛细血管通透性,可防止血管通透性升高引起的水肿。

本品所含的大量活性多肽、多种氨基酸及核酸的代谢产物核苷酸能透过血脑屏障,调整和改善神经元的蛋白质合成及核酸代谢,促进突触的形成,诱导神经元的分化。并影响其呼吸链,改善脑内能量代谢,能增加脑组织对葡萄糖的利用,改善脑细胞缺氧状态,对缺氧的脑组织有保护作用。能够提供神经递质、肽类激素及辅酶前体,具有激活、改善脑内神经递质和酶的活性,保护神经细胞免受各种缺血和神经毒素的损害。

2. 用法用量　肌内注射,一次 2~4ml,一日 2 次,或遵医嘱。静脉滴注,一次 10ml,一日 1 次,稀释于 250~500ml 0.9% 氯化钠注射液或 5% 葡萄糖注射液中使用。20 日为一个疗程,可用 1~3 个疗程,每疗程间隔 3~7 天,或遵医嘱。

3. 适应证和禁忌证　用于治疗脑血栓、脑栓塞、脑痉挛等急慢性脑血管疾病,以及颅脑外伤及脑外伤及脑血管疾病(脑供血不全、脑梗死)所引起的脑功能障碍等后遗症;闭塞综合征、动脉硬化、血栓性静脉炎、毛细血管出血以及血管通透性升高引起的水肿。对本品过敏者禁用,过敏体质者慎用。

不良反应有偶可发生寒战、轻度发热等反应。个别病例可引起过敏性皮疹。调慢滴速或停药后症状可自行消失。过敏体质者及哺乳期妇女慎用。本品不能与平衡氨基酸注射液在同一瓶中输注。

(二) 川芎嗪注射液

川芎为临床常用的活血化瘀药,含有生物碱、阿魏酸、挥发油、维生素 A、叶酸素等。川芎嗪为所含的有效成分四甲基吡嗪制成的注射液,为抗血小板凝集剂,具有多种治疗作用。

1. 作用机制　川芎嗪对由诱导剂 ADP、胶原、凝血酶诱导的血小板聚集有强烈的抑制作用,对已羟聚集的血小板有解聚作用,并能降低 ADP 诱导血小板电泳减缓率和聚集率,其作用与阿司匹林和潘生丁相同。川芎嗪也能够降低红细胞的聚集性。

类尿激酶样作用:可以激活纤溶酶原。当川芎嗪静脉给药时,可促进纤溶酶原激活物从血管壁释放,但作用较弱。川芎嗪抗血栓作用主要是通过调节 TXA_2/PGI_2 之间的平衡。川芎嗪能够选择性地抑制 TXA_2 合成酶的活性,使 TXA_2 合成减少,并能刺激血管内皮细胞 PGI_2 的分泌,使 TXA_2/PGI_2 平衡向血栓形成的反方向发展。

扩张血管作用:川芎嗪是一种新的"钙离子拮抗剂",其能够扩张冠状血管、增加冠脉血流量;川芎嗪能够扩张外周血管,降低血压;增加脑血流量,减轻脑缺氧;扩张微循环,增加毛细血管开放数目,增加微循环内血流速度和血流量。

2. 临床应用　川芎嗪注射液 200~400mg 加入 5% 葡萄糖溶液(或 0.9% 生理盐水)500ml,静脉滴注,每日 1 次,15 日为一疗程。间隔 5~7 日,可进行下一疗程,可连续应用 2~3 疗程。

3. 适应证　适用于各种类型的血栓性和栓塞性以及动脉闭塞性疾病的预防和治疗。防治的主要疾病有:深静脉血栓形成、闭塞性动脉硬化症、雷诺病(征);脑血管疾病后遗症。冠状动脉硬化性心脏病。各种休克,特别是低血容量性休克。其他有严重微循环障碍的缺血性及血栓性疾病。

(三) 丹参注射液

丹参是活血化瘀药物,目前应用的丹参注射液,是一种由丹参和降香提取物制成的复方丹参注射液,内含丹参酮、丹参素、原儿茶醛等,具有广泛的药理作用和多种治疗作用。

1. 作用机制　促进血管内皮细胞分泌纤溶酶原激活物,有效地提高血液纤溶酶原激活物含量;增加血管内皮细胞 PGI_2 的生成量,并降低其抑制物活性;增加内皮细胞表面血栓调节蛋白的活性,抑制血栓形成,促进血栓溶解。可作用于多种凝血因子,延长凝血酶原时间、凝血酶时间和白陶土部分凝血活酶时间,延长实验动物血栓形成时间,缩短血栓长度,减轻血栓重量。

抑制血小板功能,提高血小板内 cAMP 含量,抑制血小板聚集。可降低血浆纤维蛋白原含量,增加红细胞表面负电荷量,阻止红细胞之间的聚集、黏附以及和血管壁的黏附,增强红细胞变形性,降低红细胞刚性,使血浆黏度和血细胞黏度都明显降低。扩张微动脉、微静脉和毛细血管,增加毛细血管开放数量,增加微循环血液流速和流量。

扩张冠状动脉,增加冠脉血流量;保护缺血心肌细胞,提高其抗缺氧能力,加速损伤心肌的修复;增强正常心肌收缩力,提高心肌抗损伤能力。丹参注射液有较广谱的抑菌作用,也有抑制非细菌性炎症作用。还能抑制动脉粥样斑块形成,降低血和肝中甘油三酯含量,调节脂蛋白含量和比例等。

2. 临床应用 丹参注射液 20~30ml 加入 5% 葡萄糖溶液(或 0.9% 生理盐水)500ml,静脉滴注,每日 1 次,15 日为一疗程。间隔 5~7 日,可进行下一疗程。

3. 适应证 适用于各种类型的血栓和栓塞性疾病的预防和治疗。防治的主要疾病有:深静脉血栓形成、血栓闭塞性脉管炎、大动脉炎、血栓性浅静脉炎、闭塞性动脉硬化症、雷诺病(征);各种心脑血管疾病;高血黏滞综合征;其他有微循环障碍的缺血性及血栓性疾病。

(四)葛根素注射液

葛根素为葛根的主要成分之一,葛根素注射液是由葛根素制成的一种无色或淡黄色的透明的针剂,具有降低血液黏度的作用。

1. 作用机制 使冠状动脉血流量明显增加,血管阻力下降,并可使心肌耗氧量下降;对抗垂体后叶素引起的急性心肌缺血;降低脑血管阻力,使脑血流量增加;对于微循环障碍有明显的改善作用,提高局部微血管的灌流量。

改善红细胞变形性,降低细胞黏度,从而降低全血黏度。还能抑制由 ADP 诱导的血小板聚集,具有解聚作用。

2. 临床应用 葛根素注射液 400~600mg 加入 5% 葡萄糖溶液(或 0.9% 生理盐水)500ml,静脉滴注,每日 1 次,10~15 日。间隔 5~7 日,可进行下一疗程。

3. 适应证 适用于各种类型的血栓和栓塞性疾病的预防和治疗。防治的主要疾病有:深静脉血栓形成、闭塞性动脉硬化症、糖尿病肢体血管病变;脑血栓、脑出血;冠状动脉硬化、心绞痛、心肌梗死;高血黏滞综合征。

(五)脉络宁注射液

脉络宁注射液是中药复方制剂,有多种治疗作用。复方主要由当归、玄参、石斛、金银花等组成,具有养阴清热、活血化瘀的功效。

1. 作用机制 扩张血管和改善血液循环作用,通过阻断肾上腺素缩血管作用;使血浆 cGMP 含量增加,cAMP 含量下降,使血管呈现迷走神经相,处于扩张状态;直接使血管壁平滑肌舒张。

抑制血小板和红细胞聚集作用,降低血细胞黏度;提高纤溶活性,降低血浆纤维蛋白原含量,降低血浆黏度;延长凝血酶原时间,抑制体外血栓生成。扩张微循环血管,增加微循环血流速度和灌流量。

使心脑组织在缺氧、缺血状态下,其 SOD 的消耗明显减少,MDA 的生成也明显减少,提高心脑组织耐受缺氧、缺血的能力。还能提高细胞免疫能力。

2. 临床应用 脉络宁注射液 20~30ml 加入 5% 葡萄糖溶液(或 0.9% 生理盐水)250~500ml,静脉滴注,每日 1 次,15 日为一疗程。间隔 5~7 日,可进行下一疗程。

3. 适应证　适用于各种类型的血管、血栓性疾病。治疗的主要疾病有:深静脉血栓形成、血栓闭塞性脉管炎、闭塞性动脉硬化症、急性动脉血栓形成或栓塞、大动脉炎、结节性血管炎;脑血栓;冠状动脉硬化性心脏病;高血黏滞综合征。

(六) 灯盏花注射液

灯盏花注射液为灯盏花素无菌水溶液,主要成分为灯盏花乙素,具有改善血液循环和解聚降黏作用。

1. 作用机制　扩张细小动脉,降低动脉血流阻力,能够提高心脏和脑的供血量。具有抗血小板和红细胞聚集的作用,增加红细胞变形能力,从而降低血细胞黏度和血液层流阻力,降低全血黏度和改善机体血液流变性。扩张微循环,增加微循环内血液的灌流量。

清除有害的过氧化物,防止自由基对组织的损伤,降低缺血后组织的再灌注损伤。

2. 临床应用　灯盏花注射液 20~40ml 加入 0.9% 生理盐水(或 5% 葡萄糖注射液)500ml,静脉滴注,每日 1 次,15 日为一疗程。间隔 5~7 日,可进行下一疗程。

3. 适应证　适用于各种类型的血管和血栓性疾病的预防和治疗。防治的主要疾病有:急性深静脉血栓形成及其慢性恢复期、血栓闭塞性脉管炎、闭塞性动脉硬化症、急性动脉血栓形成、糖尿病肢体血管病变;脑血栓、脑出血;冠状动脉硬化性心脏病;心绞痛,心肌梗死;高血黏滞综合征;其他缺血性及伴有严重循环障碍的疾病。

(七) 血塞通注射液

血塞通注射液是具有活血化瘀作用的中药制剂。其主要成分为三七总皂苷。

1. 作用机制　使冠心病、脑梗死、2 型糖尿病、肺心病等症患者的血液流变学指标改善,全血黏度和血浆黏度降低,血细胞比容和血小板聚集率减少,血沉速度减慢,纤维蛋白原含量减少。改善微循环作用。血塞通注射液可使脑梗死患者、原发性高血压患者甲襞微循环形态积分、流态积分、半周积分、总体积分降低;可使原发性高血压患者袢周渗出明显减少,管径缩小,流速增加,红细胞聚集性下降等。

降低 2 型糖尿病患者的总胆固醇、甘油三酯,降低冠心病心绞痛、脑梗死患者血清甘油三酯、胆固醇和低密度脂蛋白含量。升高冠心病患者红细胞超氧化物歧化酶活性,降低血浆丙二醛含量,且可使血清蛋白激酶 C 和谷草转氨酶含量下降。

2. 临床应用　血塞通注射液 200~400mg 加入 5% 葡萄糖溶液(或 0.9% 生理盐水)250~500ml,静脉滴注,每日 1 次,10~15 日为一疗程。间隔 5~7 日,可进行下一疗程。

3. 适应证　急性血栓形成和具有热证的其他血栓性疾病。治疗的主要疾病有:急性深静脉血栓形成、急性动脉血栓形成或栓塞、糖尿病坏疽;其他伴有炎症的缺血性及血栓性疾病。

(八) 银杏达莫注射液

银杏达莫注射液为复方制剂,每 5ml(支)含银杏总黄酮 4.5~5.5mg、双嘧达莫 1.8~2.2mg;每 10ml(支)含银杏总黄酮 9.0~11.0mg、双嘧达莫 3.6~4.4mg。为黄色至棕黄色澄明流体。

1. 作用机制　银杏总黄酮具有扩张冠脉血管、脑血管,改善脑缺血产生的症状和记忆功能。双嘧达莫抑制血小板聚集,高浓度(50μg/ml)可抑制血小板释放。

抑制血小板、上皮细胞和红细胞摄取腺苷,治疗浓度(0.5~1.9μg/dl)时该抑制作用成剂量依赖性。局部腺苷浓度增高,作用于血小板的 A_2 受体,刺激腺苷酸环化酶,使血小板内环磷酸腺苷(cAMP)增多。通过这一途径,血小板活化因子(PAF)、胶原和二磷酸腺苷(ADP)

等刺激引起的血小板聚集受到抑制。

抑制各种组织中的磷酸二酯酶(PDE)。治疗浓度抑制环磷酸鸟苷磷酸二酯酶(cGMP-PDE),对 cAMP-PDE 的抑制作用弱,因而强化内皮舒张因子(EDRF)引起的 cGMP 浓度增高。

抑制血栓烷素 A_2(TXA$_2$)形成,TXA$_2$ 是血小板活性的强力激动剂。增强内源性 PGI$_2$ 的作用。能减慢麻醉猫和犬心率,对猫冠脉结扎所致心肌缺血有明显防治作用,并能缩小心肌梗死范围。对缺血心肌的保护作用明显,能改善缺血组织供血,降低耗氧量,迅速修复因缺血而损伤的细胞组织。

2. 临床应用　静脉滴注:成人一次 10~25ml,加入 0.9% 氯化钠注射液或 5%~10% 葡萄糖注射液 500ml 中,一日 1 次。15 日为一疗程,间隔 5~7 日,可进行下一疗程。

3. 适应证　适用于预防和治疗冠心病、闭塞性动脉硬化症、血栓栓塞性疾病。

4. 注意事项　不良反应偶有恶心、呕吐、头晕、皮肤过敏反应发生。罕见心绞痛加重,一旦停药,症状立即消失。有出血倾向者慎用。与肝素、双香豆素等抗凝药同用时,易引起出血倾向。孕妇慎用。

(九)口服药物

1. 脉血康胶囊　脉血康是以日本水蛭为原料生产的,富含水蛭素、透明质酸、抗血栓素等。

作用机制:具有较强的纤溶活性和抗凝血酶活性。其还有抑制血小板聚集和黏附、降低血脂、改善微循环的作用。

临床应用:脉血康胶囊 2~4 粒,口服,每日 3 次,4 周为一疗程。可用 1~2 个疗程。

适应证:适用于各类血栓性疾病。主要治疗疾病有:深静脉血栓形成、血栓闭塞性脉管炎、闭塞性动脉硬化症、急性动脉栓塞、糖尿病肢体血管病变;脑血栓、脑梗死;冠状动脉硬化性心脏病;高血黏滞综合征;其他缺血及血栓性疾病。

2. 普恩复胶囊　普恩复是以人工养殖的赤子爱胜蚓为原料,采用现代生物化学技术分离、纯化制得的蛋白水解酶。1983 年,日本学者首先从蚯蚓体内提取出一种能溶解血栓的酶,并命名为"蚓激酶",商品名为"普恩复"。

作用机制:普恩复为一种多组酶制剂,分属两类酶,即纤维蛋白溶酶原激活物和纤维蛋白溶酶,含有类似组织纤维蛋白溶酶原激活物的成分,具有激活纤溶酶原和直接溶解纤维蛋白的双重作用。研究表明,普恩复能直接降解纤维蛋白原和纤维蛋白、激活纤溶酶原,具有明显抗凝、溶栓作用。有人观察了普恩复对实验性动脉血栓的预防作用,结果显示,对血栓形成有显著的抑制作用。日本学者报道,口服普恩复可使动物隐静脉血栓溶解,比 20 万 U 的尿激酶效果好。因而其可用于治疗动、静脉血栓性疾病。

临床应用:普恩复胶囊 2 粒,餐前半小时口服,每日 3 次,4 周为一疗程。可用 2~3 个疗程。

适应证:适用于各类血栓性疾病及纤维蛋白原增高的患者。主要治疗疾病有深静脉血栓形成、血栓闭塞性脉管炎、闭塞性动脉硬化症、急性动脉栓塞、糖尿病肢体血管病变;心脑血管血栓性疾病;高血黏滞综合征;其他缺血及血栓性疾病。但对同类物质有过敏史者忌用。

3. 脉管复康片　主要成分有丹参、鸡血藤、郁金、乳香、没药。本品为薄膜衣片,除去包衣后显棕褐色;味甘、微苦、气微香。

作用机制:本品具有体外抑制大鼠血栓形成和抗血小板聚集作用,降低血黏度和红细胞电泳时间,增加大鼠后肢血流量,并具有一定的镇痛作用。有活血化瘀、通经活络的作用。

临床应用:脉管复康片,一次 4 片,口服,一日 3 次,4 周为一疗程。

适应证:用于瘀血阻滞,脉管不通引起的脉管炎、硬皮病、动脉硬化性下肢血管闭塞症。

（十）外用制剂

1. 喜疗妥(hirudoid)　本品是德国路易玻药厂生产的一种霜剂。它含有类肝素及其他添加剂,皮肤吸收较好。

作用机制:①抗凝血作用:对凝血酶有抑制作用,可延长凝血时间,防止血栓形成;②消炎作用:在分解代谢的过程中阻碍蛋白酶的分解,因而制止炎症发生。③有抑制渗出和加速吸收作用:能制止透明质酸酶的活动而抑制渗出。能增加局部血液流动,促进吸收水肿和因炎症产生的废物。④促进结缔组织的新陈代谢:能够将细胞间质的黏性、渗透性和保存水分的能力恢复正常,从而调整扩散和离子交换,促进细胞新陈代谢,以促进组织再生。

临床应用:通常每日 1 至数次,将适量药膏涂于患部,必要时用纱布或胶纸盖封。

适应证:适用于血肿、水肿、扭伤、瘀血,浅表静脉炎及血栓性静脉炎,肥厚性瘢痕、瘢痕疙瘩的治疗和预防等。有出血性疾病者禁用,也不可涂于溃疡、糜烂创面内,眼部亦不能使用。

2. 海普林软膏　海普林软膏是由山东正大福瑞达制药有限公司研制的。它是由酸性黏多糖类药物低分子肝素及类肝素等主要成分组成的一种外用乳剂。

作用机制:①抗凝活性:低分子肝素有可靠的抗凝血效能,而类肝素抗凝性低,也无出血等副作用。②抗血栓活性:低分子肝素抗血栓活性较强,且很少发生出血,还有半衰期长、生物利用度大等特点。③调血脂活性:二者都能使血清胆固醇、甘油三酯、低密度脂蛋白、极低密度脂蛋白和乳糜微粒浓度降低,高密度脂蛋白浓度增高。④抗炎活性:均有较强的抗炎活性,抑制水肿,抗肉芽肿,解热和镇痛等作用。⑤抗动脉粥样硬化活性:此类药物对动脉内皮细胞有保护作用。选择性地分布于血管内皮细胞上的肝素,可使细胞内膜的负电位增强,从而中和或抑制许多损伤内皮细胞的活性物质,防止血小板在该处黏附和聚集,避免血栓形成及血小板释放所引起的一系列病理反应,起到抗动脉粥样硬化的作用。⑥增进血管通透性,改进局部血液循环等作用。

临床应用:一般每日数次,取适量药剂均匀涂于患处,或涂布于纱布上外敷包扎等。

适应证:常用于治疗表浅血栓性浅静脉炎、静脉炎引起的水肿、疼痛,静脉曲张及手术后的血肿、瘀血,以及冻疮、溃疡、多形红斑、湿疹、皮肤皲裂等,均有良好的效果。副作用极少,可长期应用。

三、非药物治疗

（一）电疗法

电疗法分直流电、静电、低频脉冲电、高频电及超高频电疗法多种,包括直流电和直流电药物离子导入疗法、间动电疗法、干扰电疗法、调制中频正弦电疗法和长波疗法等。目前在临床经常应用者为调制中频正弦电疗法。

1. 作用机制　调制中频电含有中频电的成分,人体对其抗阻较低,作用较深,可采用较强电流,无电解作用,能充分发挥中频正旋电流所特有的治疗作用。调制中频电的波形、幅度、频率不断变化,人体不易对其产生适应性。调制中频对人体的运动神经、肌肉和平滑肌均有较强的刺激作用,可消除疼痛、刺激激发肌肉收缩、改变皮下营养结构、增加血循环以促进代谢。

2. 临床应用　采用电脑中频治疗机,把两块硅橡胶极板固定于治疗部位,选择治疗处方,治疗强度以患者的耐受限度为准,每次治疗时间 20~30 分钟,每日 1 次,10~15 次为 1 疗程。

3. 适应证和禁忌证　适用于早期血栓闭塞性脉管炎、浅静脉炎。禁忌证有急性炎症、出血倾向、局部金属异物、严重心脏病等。

（二）紫外血疗法

1. 作用机制　紫外血疗法可应用自体血或经交叉配血后的异体血。血管病的治疗常用自体血。应完全在无菌条件下进行,采用紫外血治疗机。从肘部或股部静脉采血,可采血 100~250ml,一般为 200ml。血液沿治疗机的石英盘旋管流过时,即均匀地接受紫外线照射,称为紫外血。

2. 临床应用　每次治疗时,一般照射时间为 1~2 分钟,血液收集在有 50ml 葡萄糖溶液或生理盐水 20ml 加肝素 50U 的容器内,然后再回输入体内,回输速度 30~40 滴 / 分钟,血液输完后,再输入 5% 葡萄糖溶液或生理盐水 40~50ml。为防止血液流经石英盘旋管时凝固,采血前可静脉注射肝素 50~70U/kg。一般隔日 1 次,5~6 次为一疗程。

3. 适应证与禁忌证　局部照射可用于治疗血栓闭塞性脉管炎、动脉硬化性闭塞症、雷诺综合征、血栓性静脉炎、深静脉血栓形成及淤积性溃疡等,禁忌用于急性湿疹、出血倾向、心肝肾衰竭及光过敏者。注意在治疗时,患者及工作人员应保护好眼睛,以免引起电光性眼炎。局部照射时,非照射部位应严密遮盖,以免造成超面积超量照射。

（三）超声波疗法

应用超声波治疗疾病的方法称为超声波疗法。频率大于 20kHz 的声波属超声波,一般治疗用 800~1000kHz,其穿透深度为 5cm 左右。

1. 作用机制　治疗量超声作用于血管,可见血管扩张,血循环加速。低强度超声作用下,血管以舒张神经反应为主,可引起周围血管反射性扩张。超声波的机械振动,使组织对细胞发生容积、运动变化,产生细胞按摩作用,可提高细胞的代谢功能,增强细胞活力,改善血液和淋巴循环,提高组织的再生能力。超声波被机体吸收,声能转变为热能,可产生热效应,能使组织代谢增强,乙酰胆碱、组胺等活性物质增加,血液循环增强,酶的活力提高,局部组织营养改善。此外,超声还可使吞噬细胞作用增强,加速炎症吸收。有动物实验证明,用犬制成脑血栓模型,经超声波定位照射后,行脑血管造影检查,血栓溶解消失。

2. 临床应用　采用超声治疗机,它由超声波发生器和输出声头两部分组成。可直接在病变部位治疗,也可在病变相应的颈或腰部交感神经节处治疗。治疗方法如下。

接触法:将声头与治疗处皮肤直接接触,在皮肤上涂少量耦合剂,常用液状石蜡、凡士林或甘油等,将声头与皮肤紧密接触,其间不得有任何空隙。

移动法:本法最为常用。轻压声头,将声头做直线或环形缓慢、均匀移动,治疗中不得停止移动,常用于治疗范围较广的病变。超声波的剂量,以声头单位面积的功率大小而定,一般为 0.5~1.5W/cm,移动速度以 3~6cm/s 为宜,每次治疗时间 5~10 分钟,每日或隔日 1 次,10~15 次为一疗程。

间接法:声头不直接与治疗部位接触,其间以水或水囊相隔。水对超声波的吸收很少,约为空气的 1%,是比较理想的耦合剂。在使用前应将水煮沸,以消除溶于水中的气体。由于水的滞性小，在体表不易存留，不能用于接触法。

水下法：为在水中进行治疗的一种方法。适用于体表不平或局部剧痛、溃疡不易直接接触的部位。将患部放入煮沸后的温水中，将有防水装置的声头浸入水中，声头距离治疗部位保持 2~3cm，缓慢、均匀移动，超声强度与接触移动法同。其优点为超声波不仅能垂直，而且有倾斜地成束投射于治疗部位，能达到最高传递效率。

联合应用：①超声药物透入疗法：将药物加入耦合剂中，通过超声波作用，使药物经皮肤或创面透入体内，可具有超声波和药物两者的作用。超声波对细胞的按摩作用及所引起的振动电位，可提高细胞膜的通透性；超声波能使大分子化学键断裂，大分子药物解聚，均有利于药物进入体内。还可应用超声—直流电疗机加药物，行药物超声电透入疗法，可使药物透入量及穿透深度大为增加，药物在组织细胞内外分布均匀，具有超声、直流电、药物三者的协同作用。②超声调制中频电疗法：将超声波与调制中频电同时作用于人体进行治疗，其效果优于单一超声波或调制中频电治疗。应用专用的超声调制中频治疗机，治疗方法同电疗法。

3. 适应证与禁忌证　该方法可用于治疗血栓闭塞性脉管炎、雷诺综合征、深静脉血栓形成、血栓性静脉炎及淤积性溃疡等。禁忌用于有出血倾向、活动性结核病、心力衰竭、恶性肿瘤及安装心脏起搏器者，孕妇下腹部、冠心病者的左肩部、小儿的骨骺部等不宜应用，头、眼、生殖器部慎用。

4. 注意点　工作人员不得直接持拿超声头，应戴双层手套后再开始操作，超声头握柄应有橡胶或塑料外套保护。超声头切忌碰撞与空载，导线不得卷曲或扭转。治疗中若患者局部有烧灼感或其他不适，应关闭机器后，再查明原因，在未查明原因前，不得继续治疗。

参考文献

1. 尚德俊,王嘉桔,张柏根.中西医结合周围血管疾病学.北京:人民卫生出版社,2004.
2. 陈柏楠.周围血管疾病中西医诊疗学.北京:中国中医药出版社,1999.
3. 冯周琴.实用血栓病学.郑州:河南科学技术出版社,1995.
4. 陈新谦.新编药物学.第14版.北京:人民卫生出版社,1998.
5. 宋振玉.当代药理学.北京:北京医科大学·中国协和医科大学联合出版社,1994.
6. 陈淑长.血管疾病的血瘀与化瘀治疗.北京:人民卫生出版社,1994.
7. 刘昌伟.血管外科诊疗常规.第2版,北京:人民卫生出版社,2012.
8. 王玉琦.血管外科治疗学.上海:上海科学技术出版社,2003.
9. 陈建斌,抗氧化剂的研究进展.心血管病学进展,1995,16(3):153.
10. Rutherford RB.Vascular Surgery. 5th ed.Philadelphia:WB Saunders Company,2000.
11. Abers GW.Antithrombotic agents in cerebral is chemia.Am J Cardiol,1995,75:34B.
12. 李家增,溶血栓药和抗凝血药研究进展,基础医学与临床,1992,12:201.
13. 李晓祥.低分子肝素及其临床应用.国外医药,1994,15:155.
14. 张强.抗凝疗法在血管外科中的应用.中国实用外科杂志,2000,20(6):323-327.
15. Duroux P,Beclere D. A randomised trial of subcutaneuous LMWH (Cy216) compared with inravenous unifractionated heperin in the treatment of deep vein thrombosis,ThrombHaemost,1991,5:251.
16. 许俊堂.阿加曲班临床应用的进展.血栓与止血学,2007,13(4):180-182.
17. 庄志浩,高毅.阿加曲班联合尿激酶治疗急性下肢深静脉血栓的临床研究.重庆医学,2012,41(29):3064-3065.

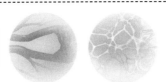

第十二章 周围血管疾病的抗炎治疗

炎性因子的致病作用在周围血管疾病中占有重要的地位,无论是动脉硬化性闭塞性疾病还是血栓栓塞类疾病都与其密切相关。故抗炎治疗在周围血管疾病治疗的诸多方法中有着不可替代的位置。

第一节 概 述

一、对动脉疾病的影响

1. 在动脉粥样硬化早期,多种刺激因素诱发动脉壁脂质聚集部位的炎症反应,引起细胞黏附,生成脂质斑块,引起平滑肌增殖,迁移;高胆固醇血症、高血压、糖尿病、吸烟等冠心病危险因子损伤血管内皮后,低密度脂蛋白(LDL)进入并积聚于内皮下被氧化为氧化LDL。氧化LDL分子与细胞的受体结合后可激活基因表达,生成许多促进炎症的细胞因子。

2. 单核细胞在巨噬细胞集落刺激因子作用下分化成巨噬细胞,单核/巨噬细胞及T淋巴细胞是主要炎症细胞,巨噬细胞不同信号作用下可以有不同的表型;干扰素(INF)可激活巨噬细胞,使其分泌白细胞介素6(IL-6)、肿瘤坏死因子(TNF)、IL-1等,介导急性炎症反应。

3. 在内皮损伤、脂质代谢异常,血流动力学损伤、遗传、感染、物理化学等损伤刺激下,多种炎症因子、免疫机制及相关细胞因子网络交叉样作用于血管壁,形成慢性炎症。炎症反应贯穿于动脉粥样硬化的启动、形成和发展的全部过程。

4. 炎症在斑块不稳定和破裂过程中也扮演重要角色。当氧化LDL、机械损伤、免疫损伤、高半胱氨酸和病毒刺激因素持续存在时,这些炎症反应会刺激平滑肌细胞进入内膜,进入内膜的平滑肌细胞从收缩型转为分泌型,分泌胶原和其他活性分子,致使损伤部位增厚,血管重塑。当刺激持续存在时,进入损伤部位的单核细胞、T细胞和平滑肌细胞进一步增多,分泌的成分更加复杂,斑块体积增大,向管腔突出影响血流。大的不稳定的斑块可出血,坏死、脱落,引发急性心血管事件。

二、对静脉疾病的影响

1. 在静脉疾病中炎症反应参与静脉瓣膜和静脉壁的结构重建。白细胞和血管内皮细胞的级联反应可能导致瓣膜功能不全和静脉曲张,最终造成慢性静脉疾病的相关症状。

2. 研究发现慢性静脉曲张患者的曲张静脉管壁中肥大细胞、单核—巨噬细胞浸润的数量明显多于正常对照组。白细胞与内皮细胞在管壁上发生黏附并激活,激活后的白细胞可以分泌炎症介质和细胞因子,并与内皮细胞的相互作用,诱导静脉瓣膜和静脉壁的结构重建,导致瓣膜功能不全和静脉曲张。由此可见,炎症反应与静脉曲张密切相关,炎症细胞在静脉曲张的发生、发展过程中扮演了非常重要的角色。

第二节　抗炎治疗

一、适用范围

大量研究已经证实了炎症在动脉粥样硬化性疾病、动脉腔内治疗后再狭窄、血栓性疾病等常见周围血管疾病中的关键作用,这也为我们临床治疗提供了新的重要靶点。理论上,阻断炎症通路可控制相关疾病的进一步恶化,并且这一设想已在许多动物和临床研究中得到证实。

抗炎治疗应该贯穿于血管疾病治疗的始终。严格意义上讲炎性因子在血管疾病的发生发展过程中始终扮演着重要的角色。故我们在临床治疗中无论采取什么方法,均应考虑炎性因子的致病作用,有目的地增加抗炎药物的选择应用对于治疗会产生事半功倍的效果。

本节以研究较多的动脉粥样硬化性疾病为重点,介绍调脂药物、抗血小板药物以及中医药在抗炎治疗环节中所发挥的重要作用及相关研究进展。

二、调脂药物的抗炎作用

现代研究证实,无论是他汀类药物还是贝特类药物,在有效降低血脂的同时还兼有一定的抗炎作用。

(一)他汀类药物

他汀类药物又称 3 羟 -3 甲基 - 戊二酰辅酶 A(HMG-CoA)还原酶抑制剂。现已被广泛应用于治疗高胆固醇血症。近年他汀类的非调脂作用成为研究热点,一系列临床试验证实,他汀类药物在降脂的同时,还具有抑制血管炎症、稳定斑块、预防血栓形成、增加 NO 以改善内皮功能等功效。

1. 他汀类药物可改善高胆固醇血症病人的内皮功能。内皮细胞表面的黏附因子在高血脂、氧化刺激等因素下增强,导致粒细胞内皮细胞黏附分子(LECA)能力增强,产生炎症反应。在体外研究表明,氟伐他汀可以明显减弱高血脂动物模型中的 LECA,抑制血小板活化因子和白三烯 B4。辛伐他汀可以减弱载脂蛋白 E(Apo E)缺乏的高血脂鼠的 LECA,对血脂正常鼠也能显著降低 LECA,部分抑制内皮细胞的 P 选择素上调。他汀类抗内皮细胞黏附分子的作用,可能与其抑制同细胞内 Rho 蛋白的异戊二烯化有关。类异戊二烯分子是细胞内信号传导通路中众多蛋白转录后修饰的重要固定物,这些蛋白包括小 GTP 结合蛋白,如 Rho、Ras 等,而 Rho 参与对细胞骨架压力纤维与黏附分子作用的调节。他汀类药物通过降低 Rho 蛋白的异戊二烯化,使 Rho 蛋白不能附着于细胞膜,降低 Rho 蛋白的生物活性,使释放进入细胞核的核转录因子 κB(NF-κB)减少,从而降低黏附分子、炎性因子的水平,尤其是

C 反应蛋白(CRP)的水平。REVERSAL 研究表明 AS 脂蛋白水平的降低与 CRP 水平的降低并无显著联系。他汀类具有调节白细胞的黏附分子的作用,使用辛伐他汀一月后可明显提高内皮依赖性血管舒张功能,说明来自于内皮的一氧化氮生物利用度是增加的。同样,用洛伐他汀 5 月后可改善行经皮冠脉介入治疗病人的冠脉内皮功能。他汀类可产生使斑块稳定的组织学改变,从经动脉内膜切除术获得的颈动脉粥样斑块分析,普伐他汀具有增加胶原和降低血脂、炎症细胞浸润、金属蛋白酶和细胞死亡的作用。目前研究证实 CRP,尤其是高敏 CRP(hsCRP)的水平与心血管事件的发生危险具有明显的相关性。CRP 与 ox-LDL 和巨噬细胞共同存在于动脉粥样斑块中,促进 AS 的形成并直接诱导 AS 的发展。他汀类药物可以下调 CRP,并通过抑制 CRP 刺激血管内皮细胞 TNF-α 的产生,从而下调 TNF-α。Musial 等研究显示,在接受辛伐他汀治疗 3 个月后 CRP、TNF 明显下降,IL-6 在高脂血症组也有所下降。

2. 他汀类可抑制在体白细胞—内皮细胞的交互作用。这可能是一种重要的抗炎机制,因为白细胞—内皮细胞的交互作用是炎症发生的一个重要阶段,并且可能是动脉粥样硬化形成的限速因子,辛伐他汀能抑制在体大鼠白细胞在活化的肠系膜内皮上滚动及其随后的静态黏附和迁移,同样罗苏伐他汀也有相似的抗黏附作用,在敲除 3 型一氧化氮合酶(NO synthase type 3,NOS3)基因小鼠就会缺乏此种作用,说明至少在这些啮齿动物中,他汀类对血管壁作用时,NO 产物的调节和 NOS3 表达起到非常重要的作用,正如人们期待的那样,他汀类能有效地减少实验性动脉粥样硬化,阿托伐他汀能减少高脂饮食和内皮损伤所致的兔股动脉动脉粥样硬化,巨噬细胞浸润消失,单核细胞化学趋化因子 -1(MCP-1)和炎症转导因子核转录因子(NF)-κB 减少,病变范围减轻,其中巨噬细胞炎性成分完全抑制是一个重大发现。在灵长类动物也被证实,在猕猴实验中,虽然病变大小没有区别,但巨噬细胞含量在普伐他汀组降低 2.4 倍,在辛伐他汀组降低 1.3 倍,血管黏附分子(VCAM)-1、炎性细胞因子白细胞介素(IL)-1 和组织因子表达均减少,而病变部位的平滑肌细胞和胶原量增加,这些证据说明他汀类选择性的减少炎症反应与降胆固醇无关。

3. 当有脂多糖(内毒素)、细菌或炎性细胞因子 IL-1 存在时,洛伐他汀和辛伐他汀可减少人周围血单个核细胞或内皮细胞 MCP-1 的产生。同样,在小鼠炎症模型中,它们也可减少 MCP-1 含量和白细胞聚集程度;动脉粥样硬化斑块内的内皮细胞和巨噬细胞 MCP-1 表达在介导单核细胞趋化性和刺激动脉粥样硬化形成方面起到重要的作用,西立伐他汀可抑制衣原体感染后巨噬细胞 IL-8 和 MCP-1 的产生。在内皮细胞,更多的亲脂性他汀类上调过氧化物酶体增生物激活受体,导致 IL-1、IL-6 和环加氧酶 -2 的表达降低。氟伐他汀能减少血清 IL-18 和基质金属蛋白酶(MMP)-9 的浓度并改善内皮功能。他汀类药物能抑制多种黏附分子(ICAM-1)过度表达,从而抑制动脉粥样硬化病变的发展。有研究表明氟伐他汀可以通过降低 ICAM-1 的表达,特别是单核细胞上的 ICAM-1,从而减少单核细胞与内皮细胞的相互黏附,同时也能降低 sICAM-1。

(二)贝特类药物

依折麦布及贝特类调脂药也有抗炎作用,它们可降低高脂血症患者血浆 IL-1β、IL-6、TNF-α 及超敏 C 反应蛋白(hs-CRP)的水平。体内研究表明,烟酸可降低血浆 IL-6 和 TNF-α 水平,抑制动脉壁 CD68 和 NF-κBp65 的表达,其通过下调 NF-κB 信号通路而抑制血管的炎症反应。

综上所述,调脂药物通过降脂之外的直接或间接的抗炎作用,改善内皮功能失调、抗氧化作用、稳定斑块等作用,使临床上广泛早期应用调脂药物成为关注的热点。

三、抗血小板药物的抗炎作用

动脉粥样硬化血栓形成是一个复杂的慢性炎症疾病,在这一系列的过程中,血小板起着很重要的作用,其中包括血小板的活化、聚集、释放炎症因子以及血小板与白细胞、内皮细胞间的作用等方面。另外,血小板在 AS 的起始及进展中影响一系列的内皮及炎症反应。但以往对于血小板在 AS 进展的作用一直不清楚,直到最近一段时间,在活体显微镜检查及合理的 AS 动物模型的应用下,才明确血小板甚至可以在血管内皮细胞(EC)正常状态黏附于动脉壁,启动和参与 AS 及血栓形成的进程。此外,一些小鼠体内外研究均显示血小板可激活 AS 早期事件,并在 AS 病变形成过程起关键作用。国内外多项研究数据显示,一些抗血小板药物不仅可降低血栓形成的风险,还具有减轻局部炎症反应,促进斑块稳定的作用。

(一) 阿司匹林

众所周知,阿司匹林不仅是一种抗血栓药物,同时也是一种抗炎药物。在欧美多个国家的心脑血管疾病防治指南中均将阿司匹林作为二级预防的基础用药。近年的研究发现,冠心病患者用阿司匹林治疗后血中 IL-6、CRP 降低。在已公开的研究中发现,在稳定型心绞痛的患者,服用阿司匹林和阿托伐他汀,低剂量联合用药可以降低 CRP 而没有药物不良反应,与单独应用他汀比较,联合用药降低 CRP 更明显,这个研究首次证明在稳定型心绞痛 HsCRP 增高患者应用这个治疗是最佳的选择,可以进行炎症靶向治疗。阿司匹林通过抑制环氧化酶(COX)的活性,影响血栓素 A_2(TXA$_2$)和前列环素 I_2(PGI$_2$)产生,从而发挥其抗血小板作用。同时,也能通过抑制 NF-κB 和 COX-2 表达途径、阻断 CD40-D40L 和内源性脂氧素(LXs)抗炎途径以及抑制氧化应激反应等起到抗炎作用,从而起到抗动脉粥样硬化的作用。

(二) 西洛他唑

近年来,人们认识到新型二磷腺苷(ADP)受体阻断剂氯吡格雷和磷酸二酯酶Ⅲ抑制剂西洛他唑在抗血小板聚集和血栓形成过程中起着重要作用。氯吡格雷通过阻断二磷腺苷(ADP)受体抑制血小板活化、聚集,2001 年首次发现氯吡格雷具有抗炎作用,可降低 PCI 患者心脏恶性事件发生率。动物试验显示氯吡格雷通过抑制 CD40-CD40L 系统、降低血清 CRP 浓度,抑制炎症反应,稳定斑块。西洛他唑可导致富含磷酸二酯酶Ⅲ的细胞内 cAMP 水平上升,不仅可抑制 ADP、胶原、花生四烯酸和血栓烷素 A2 等多种因素诱导的血小板聚集,而且还具有扩张血管平滑肌,保护内皮细胞,调节血脂和抗炎的多种作用。氯吡格雷和西洛他唑均可降低患者致炎因子活性水平,可能对抑制炎症、促进斑块稳定具有积极的作用。可见,PAD 患者选择联合抗血小板药物治疗可能获得更佳的临床收益。

(三) 替罗非班

替罗非班是以脒基或苯脒基替换精氨酸 - 甘氨酸 - 天冬氨酸(RGD)序列中的精氨酸,克服了 RGD 肽稳定性差、半衰期短的缺点,是一种高度特异性的Ⅱb/Ⅲa 受体拮抗药。经长期的临床应用和研究还发现,替罗非班除具有强效的抗血小板作用外,还具有抗炎性反应和保护内皮功能的作用。替罗非班可明显抑制急性心肌梗死患者 C 反应蛋白(CRP)升高的水平,降低炎性反应、削弱趋化因子的作用和黏附分子的表达,这种作用可能主要体现在高危冠心病患者中。除了 CRP,替罗非班还可以降低 ACS 患者血清丙二醇、IL-6、可溶性细胞间黏附因子(sICAM-1)和可溶性血管细胞黏附因子(sVCAM-1)水平,提示替罗非班对 ACS 患者炎性反应过度、氧化应激反应异常和血管内皮功能障碍有一定的调节作用。另外,替罗非班的抗炎作用与剂量高度相关,充足剂量的替罗非班在体外有抑制血小板活化和炎性反应的双重效应。

（四）相关研究

1. TNF 受体　TNF 受体(TNFR)家族是一组反映炎性反应严重程度的因子,其典型代表 CD40L 可刺激 T 淋巴细胞产生与动脉粥样硬化有关的生物活性物质,同时增加内皮细胞氧自由基反应性,内皮细胞功能障碍,诱导中性粒细胞的黏附和移行,使斑块由稳定向不稳定方向发展,促发斑块的破裂和血栓形成。sCD40L 是由 CD40L 水解释放而成,来自激活的淋巴细胞和活化的血小板细胞,是炎性反应和促凝机制的共同标记物质。循环中 sCD40L 95% 以上来自于血小板,可间接反映血小板、CD40-CD40L 系统的激活程度。有研究表明,替罗非班可明显减轻稳定型心绞痛高危人群 sCD40L 的上升幅度。替罗非班通过阻断血小板聚集的最后途径、减少血小板的活化,同时调控血小板膜上 sCD40L 的释放,使循环中 sCD40L 减少,减轻炎性反应激发的易损斑块破裂,从而达到改善高危冠心病患者的预后。

2. P- 选择素　P- 选择素是血小板激活的重要分子标志物,当血小板受到刺激后,P- 选择素迅速分布到血小板的表面,即为跨膜 P- 选择素,开始介导炎症早期过程。跨膜 P- 选择素部分脱落进入血液,成为血浆中可检测到的可溶性 P- 选择素。可溶性 P- 选择素是血小板激活的重要分子标志物,在血栓形成中起着重要作用。有研究显示,血小板激活使血浆可溶性 P- 选择素水平升高,替罗非班可抑制此作用。

3. 激活的血小板　激活的血小板通过分泌 sCD40L 和 IL-1β 等促炎介质,改变内皮细胞趋化方向,并增强其黏附性,使白细胞聚集黏附并迁移至靶细胞。同时,活化的血小板通过分泌 IL-1β,使内皮细胞分泌 IL-6 和 IL-8 增加,内皮细胞表面细胞间黏附分子和 αVβ3 整合素表达上调,内皮细胞出现异常迁移和凋亡。在活体状态下,GPⅡb 不仅可介导血小板聚集,而且可使血小板黏附于受损的内皮,从而介导内皮细胞功能失调。

4. 替罗非班　替罗非班除了直接的抗血小板作用外,还可能通过抑制血小板释放的血栓素 A2、血清素及过量的氧自由基,直接抑制缩血管效应,保持远端冠状动脉血管的舒张反应(阿司匹林无此作用)。研究证实,替罗非班可使内皮一氧化氮(NO)生成增加,对血管内皮细胞有明显的保护作用,可改善冠心病患者支架术后微血管功能,增强乙酰胆碱刺激介导的内皮依赖性舒张功能,在急性冠脉综合征(ACS)患者急性期能明显改善内皮功能障碍。ACS 患者用药 24 小时后,替罗非班组血流介导的肱动脉血管舒张功能(FMD)明显优于安慰剂组,而两组在硝酸甘油介导的血管舒张功能(NMD)上无明显差异,同时替罗非班组血浆NO 水平显著升高,ET 水平显著降低,提示替罗非班有明显的内皮保护功能。

四、免疫抑制剂的临床应用

免疫抑制剂的临床应用见本书第十三章。

五、中医药的抗炎治疗

中医的整体观念和辨证论治思想在几千年的疾病治疗史上一直有其优势,中药化学成分多样,药理活性更加广泛,且具有多效性、双向调节性及不良反应小等特点,有着极为重要的开发利用价值,临床上越来越多的学者开始寄希望于中医药,希望通过中西医结合的方式互补两种医学的不足,共同达到治病救人的共同理念。

（一）中医治疗的理论基础

中医典籍中并未出现动脉粥样硬化的病名,但普遍认为是由痰瘀互结于血脉导致血行不畅所致,病变主要在血脉,可涉及"中风""胸痹""真心痛""眩晕""头痛""痴呆"等病症。关于本病的病因病机历代医家也多从痰、瘀、虚立论。朱丹溪提出"痰挟瘀血,遂成巢囊"。清代唐容川在《血证论》中提出:"须知痰水为壅,由瘀血使然。"痰瘀互结,阻塞血脉,则气血不通;心脉不通则卒然心痛;阻塞于脑,则气血不得上达,脑失所养而眩晕、卒仆、偏枯。

现代实验研究则解释为热毒血瘀相互影响、交织致脉络瘀结,沉积于虚损之络脉,加重了脉管的损伤,日久形成易损斑块,最终导致 AS 的发生。将中医证型统计分析后发现,在该类疾病中"气(阳)虚""痰浊""血瘀"是重要的病因,且以"痰浊、血瘀"致病最为多见。

通过对 3469 例患者中医证候的提取分析,共获得 8 个共性证候,其中络气郁滞证占31.94%,络气虚滞证占 58.58%;血瘀 58.1%%、痰浊(热)42.6%,研究结果认为痰、瘀、热既是病理产物又是继发性致病因素。

（二）中医药的作用靶点

中医药的治疗是多方面的,既可以单方、单味药治疗,也可以复方加味综合治疗。虽然方法不同但其抗炎治疗作用是相似的,均是通过多靶点的干预达到治疗目的。

1. 方药的应用　在中药治疗方面也有许多经典方药,如《金匮要略》中治疗胸痹的瓜蒌薤白白酒汤、瓜蒌薤白半夏汤等经典方剂,《医林改错》用血府逐瘀汤治疗胸痹心痛等,至今沿用不衰。相关研究已证实痰瘀同治可能主要通过下调 NF-κB 信号通路的蛋白表达,减少肿瘤坏死因子 -α(TNF-α),ICAM-1 等炎性因子释放,抑制炎症反应,发挥抗 AS 作用。

稳消方:有学者研究了稳消方(水蛭、地龙、丹参、牡丹皮、郁金、半夏)对兔实验性动脉粥样硬化炎症因子表达的影响。结果显示,稳消颗粒可抑制 C 反应蛋白、血浆纤维蛋白原、细胞间黏附分子 -1(ICAM-1)、血管细胞黏附分子 -1、单核细胞趋化蛋白 -1 和肿瘤坏死因子 α 的表达,有益于动脉粥样硬化斑块的防治与稳定。

蒲参胶囊:在临床研究中,有报道使用蒲参胶囊治疗颈动脉粥样硬化,药物由何首乌、蒲黄、丹参、川芎、赤芍、山楂、泽泻、党参 8 味中药组成,其中何首乌滋肾养肝,养阴填精,调降血脂;蒲黄化瘀、活血、通络;丹参、川芎、赤芍、山楂活血化瘀、消食导滞;党参、泽泻健脾益气、利水祛湿,合用活血化瘀,祛湿降浊、滋肾健脾,与颈动脉粥样硬化的病机相合。治疗后患者除血脂有明显改变外,颈动脉不稳定斑块个数、面积亦有明显减少,IMT 有明显下降,炎症指标 CRP、FIB 也明显下降。显示蒲参胶囊可明显减轻颈动脉粥样硬化的程度,稳定动脉粥样硬化斑块,其机制可能与该药调脂血脂代谢,使进入斑块内的胆固醇下降,并下调各项炎症因子有关。

四妙勇安汤:四妙勇安汤最早见于华佗《神医秘传》,由清·鲍相璈收载于《验方新编·卷二》中,具有清热解毒、滋阴养血、活血化瘀功效,是古代用于治疗脱疽的良方。从现代药理学研究看,本方具有降低血清中 C 反应蛋白浓度,有抑制炎症反应和预防血管性疾病的作用,通过抑制炎症因子浸润血管,减少血管的损伤;还具有抗氧化和清除自由基作用,预防脂质大量堆积形成斑块堵塞血管;同时抑制血管增生活性,增强纤维蛋白溶解,促进内皮细胞增殖。相关研究结果进一步验证了从"瘀热蕴毒"角度运用加味四妙勇安治疗急性发作期 ASO 具有良好效果。

通心络：还有研究证实，通心络在动脉粥样硬化治疗中可以参与到机体炎性反应过程中，降低胆固醇（TC）、低密度脂蛋白（LDL）、甘油三酯（TG）、IL-6、TNF-α、hs-CRP 等炎症因子水平，可有效调节血脂代谢紊乱，使斑块的稳定性增强，减轻免疫炎症反应，具有较好的治疗效果。

血府逐瘀汤：血府逐瘀汤通过下调 TC,TG 和 LDL-C,上调 HDL-C 调节血脂；抑制炎症因子 hs-CRP、单核细胞趋化蛋白 1（MCP-1）和细胞间黏附分子-1（ICAM-1）的表达，以达到抗炎的作用；降低丙二醛（MDA）水平，升高过氧化物歧化酶（SOD）水平以增强机体抗氧化的能力；上调 6-酮-PGF1α 和平滑肌 α 肌动蛋白，下调 TXB2,基质金属蛋白酶-2（MMP-2），ERK2 和增殖细胞核抗原（PCNA），以达到抑制平滑肌细胞激活，稳定斑块，改善凝血纤溶系统的作用。

益气养阴方：益气养阴方可降低 CRP,sVCAM-1,ICAM-1,IL-6 和 NF-κB 以抑制炎症反应；下调 MMP-9 水平，以稳定 AS 斑块，降低心脑血管事件的风险。大黄䗪虫丸可降低 TC，TG 和 LDL-C,升高 HDL 调节血脂；抑制 CD40,NF-κB,TNF-α 和 ICAM-1 相关炎症因子的表达；上调 SOD,NO 和 NOS,下调 MDA,MPO 和 ET,增强抗氧化功能；通过降低 PCNA 和 Bcl-2 水平，来抑制平滑肌的增殖与迁移。

2. 其他　有研究观察了丹红注射液对冠心病患者颈动脉粥样硬化斑块的影响，结果发现丹红注射液与辛伐他汀比单用辛伐他汀更能有效改善颈动脉 IMT 和斑块总积分，降低 LDL-C、hs-CRP 水平，对颈动脉粥样硬化具有良好效果。

3. 研究现状　随着对中药有效成分抗 AS 研究的不断深入，其机制的研究也日趋广泛，已深入到细胞及分子水平。中药抗炎机制表现为多途径，与现代药理学相对应，中药抗炎机制研究一般从对下丘脑—垂体—肾上腺皮质轴（HPAA）的影响、干扰花生四烯酸代谢及抗组胺效应、免疫抑制、抑制白细胞活化、抗血小板等多个方面进行阐释。

单味药研究如下。

丹参：丹参是我国传统的活血化瘀中药，现已发现具有抑菌、抑肿瘤、抗凝血以及改善微循环的作用。在心血管及消化内科的多种研究中证明丹参可显著降低 CRP、TNF-a、IL-6 水平，具有抑制炎性反应、抑制血小板聚集、阻止血栓形成的作用。甚至有研究证实丹参可明显抑制或下调动脉壁血管细胞黏附分子表达，能稳定并缩小血管斑块。还有学者观察了丹参酮对血瘀症患者颈动脉粥样硬化斑块及血清超敏 C 反应蛋白的影响，在常规治疗的基础上加用丹参酮可显著降低血瘀症患者 IMT 及血浆 hs-CRP 的水平，并显著改善患者的临床症状，表明丹参酮具有抗炎、稳定斑块和抗动脉粥样硬化的作用。

水蛭：有研究将含水蛭的中成药联合或不联合他汀类药物者治疗颈动脉粥样硬化，6 个月后,IMT、斑块积分及斑块面积改善情况均优于单独使用他汀类药物者，且不增加不良反应（胃肠道反应、肝肾功能异常）的发生；其中含水蛭的中成药不联合他汀类药物者与单独使用他汀类药物者相比，其肝肾功能异常的发生率明显降低，含水蛭的中药对于一些炎症反应具有明显抑制作用。

其他如黄芩苷可下调 TC,TG 和 LDL-C,上调 HDL-C 以调节血脂；抑制 hs-CRP,TNF-α,NF-κB 和 MCP-1 等炎症因子的表达；降低 MDA 水平，升高 SOD 和 NO 水平，增强机体的抗氧化能力;通过抑制 PCNA,PDGFR 和 ERK1/2 表达,使平滑肌的增殖得到抑制。

川芎嗪同样可下调 TC,TG,LDL,LDL-C 和 LOX-1 水平,上调 HDL-C 调节血脂;抑制 NF-κB,MCP-1 和 ICAM-1 等炎症因子的表达,从而抑制炎症反应;提高 T-AOC,SOD 和 Bcl-2,降低 MDA 和 Bax,保护血管内皮细胞;下调 PAgT,上调 PT 和 APTT,调节凝血功能。

白藜芦醇可上调 CEH 和 HDL-C,下调 TC,TG 和 LDL-C,调节血水平;降低 NF-κB,MCP-1,IL-6 和 IL-8 水平,升高 PPARγmRNA,抑制炎症反应;促进 eNOS,NOS,NO,SOD,GSH 和 PON1 的表达,抑制 MDA 的表达,以达到抗氧化的能力;降低 MMP-9,TXB2 和 PAgT 水平,升高 TIMP-1 和 TIMP-1,增强机体抗凝功能。

中药活性成分研究:中药的一些活性成分如苷类、生物碱类、黄酮类、萜类、挥发油等都具有很好的抗炎作用,而且中药资源丰富,药理作用广泛。

六、小结与展望

近年来,在中医理论指导下,应用中医药防治动脉粥样硬化的研究,无论在中药复方汤剂、中成药或单味中药等方面均取得了一系列研究成果,这也为动脉粥样硬化性疾病的临床治疗提供了更多选择。在当前世界性的医学模式转变及化学药物研制转向自然药物的大趋势下,中药活性成分的抗炎药理研究已成为当今世界上新药开发的热点,也是中医药现代化研究极为活跃的领域。尽管如此,由于缺乏大样本、多中心、严格随机对照的系统临床与基础研究,中医药的研究开发仍有待加强。未来随着研究手段的进步,临床治疗学的进展,中医药在动脉粥样硬化防治及其相关机制研究的前景会更加广阔。

动脉粥样硬化是全身性疾病,药物仍是治疗的关键。他汀类药物作为基石在临床广泛应用,临床研究发现,他汀类药物大剂量能够显著降低低密度脂蛋白胆固醇水平,逆转心肌纤维化,同时具有抗炎作用,但药物不良反应发生率也可能随着用药剂量的增加而增加。面对如此多不确定性,从整体出发、多靶点协同整体治疗的理念已得到越来越多的专家共识。中医的整体观念和辨证论治思想在几千年的疾病治疗史上一直有其优势,中药化学成分多样,药理活性更加广泛,且具有多效性、双向调节性及不良反应小等特点,有着极为重要的开发利用价值,临床上越来越多的学者开始寄希望于中医药,希望通过中西医结合的方式互补两种医学的不足,共同达到治病救人的共同理念。

参考文献

1. 刘俊田. 动脉粥样硬化发病的炎症机制的研究进展. 西安交通大学学报(医学版),2015,36(2):141-151.

2. 江高峰,秦旭平,李洁. 免疫炎症反应在动脉粥样硬化中作用的研究进展. 中南医学科学杂志,2015,43(2):212-216.

3. Usui F,Kimura H,Ohshiro T,et al. Interleukin-17 deficiency reduced vascular inflammation and development of atherosclerosis in Western diet-induced apoE-deficient mice. Biochem BiophysResearch Commun,2012,420(1):72-77.

4. 李广平,李大勇. 动脉硬化闭塞症中医证候与血清 hsCRP、TNF-α 表达的研究. 中华中医药学刊,2013,31(8):1619-1620.

5. 张颖轩. 脂联素、肿瘤坏死因子-α 与动脉粥样硬化的相关性. 中国当代医药,2011,32(11):10-11.

6. Kolasa-Trela R,Fil K,Bazanek M,et al.Lipoprotein-associatedphospholipase A2 is elevated in patients with

severe aortic valve stenosis without clinically overt atherosclerosis. ClinChemLabMed, 2012, 50 (10) : 1825-1831.

7. Poole J, Mavromatis K, Binongo JN, et al.Effect of progenitor cell mobilization with granulocyte-macrophage colony-stimulating factor in patients with peripheral artery disease : a randomized clinical trial. JAMA, 2013, 310 (24) : 2631-2639.

8. 陈煜. 血小板与动脉粥样硬化. 国际心血管病杂志, 2011, 38 (3) : 141-144.

9. 王继贵. 炎症生物标志物对心血管疾病的预测意义. 医学研究杂志, 2015, 44 (1) : 16-19.

10. 王春, 秦少博, 李萍. 炎症与血管内皮损伤研究进展意义. 心血管病学进展, 2015, 36 (1) : 89-92.

11. Kanaji N, Sato T, Nelson A, et al. Inflammatory cytokines regulate endothelial cell survival and tissue repair functions via NF-κB signaling. J Inflamm Res, 2011, 4 : 127-138.

12. Barton M. Prevention and endothelial therapy of coronary artery disease.Curr Opin Pharmacol, 2013, 13 : 226-241.

13. 赵振凯, 王永刚, 郑刚, 等. 中医药治疗颈动脉粥样硬化临床研究进展. 辽宁中医药大学学报, 2015, 17 (10) : 70-72.

14. 安冬青. 中医药在血脂异常与动脉粥样硬化中的应用研究概述. 中西医结合心脑血管病杂志, 2015, 13 (4) : 417-421.

15. 马琬越, 霍清萍. 中医药干预颈动脉易损斑块研究进展. 中国中医药信息杂志, 2015, 22 (1) : 130-132.

16. 吴滢, 钟萍. 中药对血管内皮功能障碍的调节作用. 国际中医中药杂志, 2015, 36 (10) : 957-960.

17. 李鑫, 李大勇, 吕延伟, 等. 血瘀型动脉硬化闭塞症血清代谢物和炎症反应相关因子的变化及意义. 时珍国医国药, 2015, 26 (4) : 996-998.

18. Hnatyshyn S, Shipkova P, Sanders M. Expedient data mining for non-targeted high-resolution LC-MS profiles of biological samples.Bioanalysis, 2013, 5 (10) : 1195.

19. 李骞, 关瑞锦. 他汀类药物与慢性动脉炎性反应. 中国医药指南, 2011, 9 (28) : 44-46.

20. 吴彧, 孙琳, 黄衍生, 等. 氧化应激与炎症在动脉粥样硬化发生发展中的作用及相关治疗药物研究. 中国实用神经疾病杂志, 2014, 17 (21) : 127-129.

21. 李阳, 魏文峰, 林少梅, 等. 急性期深静脉血栓孕妇炎症因子的表达水平及与累及血管损伤程度的关系. 广东医学, 2014, 35 (4) : 558-560.

22. 曾金美, 周琳, 宋浩明. 静脉血栓栓塞症的免疫功能变化. 外科研究与新技术, 2014, 3 (4) : 279-294.

23. 王梅芳, 杨林花, 杨晓玲, 等. 炎症标志物及凝血因子与深静脉血栓形成的相关性研究. 中国实验血液学杂志, 2010, 18 (3) : 753-756.

24. 庄舜玖, 景在平. 炎症因子在深静脉血栓形成及转归中的作用. 上海医学, 2006, 29 (7) : 454-457.

25. 林泽喜, 李茂查. 炎症与下肢深静脉血栓形成的关系研究. 当代医学, 2014, 20 (2) : 47-48.

26. 么秀洁, 赵志梅, 夏天, 等. 炎症与血栓形成. 血栓与止血学, 2015, 21 (3) : 190-192.

27. 徐余兴, 刘斌, 朱化刚, 等. 宋海屏下肢深静脉血栓形成急性期 C-反应蛋白、IL-6、IL-8 及纤维蛋白原的作用研究. 安徽医科大学学报, 2012, 47 (4) : 471-472.

28. 陈莹莹, 李敬林. 2 型糖尿病炎症学说的中医探讨. 实用中医内科杂志, 2012, 26 (12) : 47-48.

29. 李顺宁. 脉复生对动脉硬化闭塞症患者血脂及炎症细胞因子的影响. 云南中医杂志, 2011, 32 (11) : 19-21.

30. 谢晓敏, 刘惠莉, 于丽萍, 等. 2 型糖尿病下肢血管病变患者中瘦素、白介素 -6, C 反应蛋白的改变. 第四军医大学学报, 2007, 28 (4) : 338-341.

31. 汤绍芳, 卫红艳, 张鹏, 等. IL-6 启动子基因多态性与 2 型糖尿病下肢血管病变的关系. Chinese General Practice, 2010, 13 (14) : 1531-1534.

32. 宋超, 张建德. 糖尿病下肢血管病变分子水平影响因素综述. 滨州医学院学报, 中南药学 2013, 11 (12) : 893-896.

33. 王利娜, 方朝晖. 炎症因子与糖尿病大血管动脉粥样硬化探讨. 中医药临床杂志, 2011, 23 (2) : 108-110.

34. 王晓琦,杜乃立.ASC 相关炎症因子研究进展.新医学,2013,44(8):515-518.

35. 庄少伟,李新明,胡大一.C 反应蛋白在动脉粥样硬化中的作用.国际心血管病杂志,2010,37(2):85-87.

36. 杜海燕,郑英明,林阳.动脉粥样硬化代谢标志物群的研究进展.心肺血管病杂志,2015,34(2):154-156.

37. 朱磊,刘君,昌艳艳.动脉粥样硬化与炎性因子的相关性研究.中国实用医药,2014,9(7):250-251.

38. 葛均波,张友恩,姚康.炎症在动脉粥样硬化血栓形成疾病中的作用.中国中西医结合杂志,2013,33(12):1589-1592.

39. 杜燕宾,李红莉,张建军.易损斑块的血清炎症标志物的研究进展.心血管病学进展,2010,31(4):558-562.

40. 王俊军,俞春娟,丁奇龙,等.超敏 C 反应蛋白与 2 型糖尿病患者动脉粥样硬化的相关性研究.实用临床医药杂志,2015,19(5):5-7.

41. 周平,罗云,邢娜,等.肿瘤坏死因子 α 介导动脉粥样硬化发生机制的研究进展.世界中医药,2015,10(8):1163-1168.

42. 李金萍,巨名飞,陈立.炎症因子与急性冠脉综合征关系的研究现状.河北医学,2015,21(6):1008-1010.

43. 孙保恩,邢渊.炎症因子与代谢综合征.实用糖尿病杂志,2015,11(3):61-63.

44. 刘玲,韩江全,刘润妮.他汀类药物对细胞因子及颈内动脉内膜的影响研究进展.中国当代医药,2015,22(7):15-19.

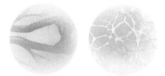

第十三章 周围血管疾病的免疫学治疗

第一节 概　　述

在周围血管疾病的发生和发展过程中,免疫因素的参与越来越受到人们的重视。虽然由于自身免疫因素的参与许多疾病变得相对复杂,但真正需要临床进行免疫学治疗的仍以免疫性血管炎这类疾病最为多见。

免疫性血管炎是一组以血管本身的炎症改变及其相应组织器官缺血为表现的临床病理过程,其病因尚未完全明确,可能与感染、各种致敏因素、自身免疫等有关。由于受累血管的大小、类型(动脉、静脉)、部位、范围不同,临床表现复杂多样。血管炎的表现可以是一种原发病,也可以是另一种免疫性疾病的继发表现,血管炎可发生于一至多个器官,不同的血管炎之间症状又有很大重叠,因此诊断免疫性血管炎的要点归纳为两个方面,即自身免疫性疾病的特征和血管病变本身的表现。本章节主要讨论其免疫学的治疗问题。

第二节 适 用 范 围

由于免疫性血管疾病的发病机制复杂,涉及炎症细胞、细胞因子、黏附分子、内皮细胞、抗体、补体多种成分。本文根据 ChapelHill 分类法,探讨其应用范围。

一、累及大、中血管的血管炎

（一）大动脉炎(TA)

TA 是主动脉及其分支的肉芽肿性炎症,病因尚不明确。研究发现,抗内皮细胞抗体(AECA)在 TA 患者血清中的阳性率高达 71.0%,AECA 阳性 TA 患者的血沉高于阴性者。TA 患者血清中 AECA、ACA、αβ2GPI、AAVA,上述 4 种因子均较正常人高。AECA 在血清中的表达与 TA 的活动性有相关性,疾病初期,TA 患者血清中 AECA 水平高,随着疾病缓解,血清中 AECA 水平逐渐下降。

（二）巨细胞动脉炎(GCA)

GCA 又称为颞动脉炎,是一种原因不明的坏死性血管炎病,主要累及主动脉及其分支的肉芽肿性动脉炎,好发于颈动脉的颈外分支。

二、累及中血管的血管炎

（一）结节性多动脉炎（polyarteritis nodosa，PAN）

病变主要累及中等大小动脉。PAN 和乙肝或丙肝相关，抗体介导的免疫复合物沉积被认为是其主要的致病机制。

（二）川崎病（Kawasaki disease，KD）

KD 的确切原因也不清楚，多认为是一种由微生物感染引起的小儿急性发热性疾病。近年来研究表明其发病与超抗原（SAg）有关。

三、累及小血管的血管炎

（一）抗中性粒细胞胞浆抗体（ANCA）相关小血管炎

抗中性粒细胞胞浆抗体（ANCA）相关小血管炎有 Wegener 肉芽肿（WG）、显微镜下多血管炎（microscopic polyangiitis，MPA）和 Churg-Strauss 综合征（CSS）是最常见的 ANCA 相关性系统性小血管炎（AASV）。因之发病主要与 ANCA 密切相关，所以三者在发病机制上存在相同或相似之处。

（二）白细胞碎裂性血管炎（LcV）

LcV 是皮肤最常见的血管炎，通常是由免疫复合物沉积于血管壁引起的，主要累及小血管。该类血管炎包括一组临床疾病，如：过敏性紫癜、冷球蛋白血症性血管炎等。

（三）过敏性紫癜（HSP）

HSP 是一种血小板不减少性紫癜，主要累及皮肤小血管、关节、胃肠道、肾脏等，以毛细血管炎为主，亦可波及小动脉和小静脉的全身免疫性小血管炎症。

四、与免疫因素相关的疾病

近年来的研究证实，许多血管疾病在其发生和发展过程中均有免疫损伤的参与，也是近年来临床研究的热点。此类疾病是否需要免疫学的治疗尚有争论。

（一）血栓闭塞性脉管炎（TAO）

血栓闭塞性脉管炎主要与机体的细胞免疫有关，再进展其表现为 Th 细胞降低，Ts 细胞增加。

（二）动脉硬化闭塞症（ASO）

随着对动脉硬化免疫机制的深入了解，目前对动脉硬化的认识已由代谢性疾病向免疫性疾病转变，动脉硬化不仅是血管局部炎性病变，还是多种免疫细胞异常导致的全身免疫紊乱。天然和获得性免疫反应参与了动脉粥样硬化发生、发展的各个阶段。动脉粥样斑块中存在多样免疫细胞如 T-淋巴细胞、树突状细胞、自然杀伤细胞、肥大细胞以及少量的 B 细胞，这些细胞分泌肿瘤坏死因子 -a 和干扰素 -γ，促进斑块局部免疫反应的发生、发展。

（三）静脉血栓栓塞性疾病

静脉血栓形成时静脉血管壁大多没有明显病变，血液中可由于出现微颗粒而增加凝血活性。微颗粒是由于炎症因子如肿瘤坏死因子（TNF）、白细胞介素 6（IL-6）刺激血小板、白细胞和血管内皮细胞而释放到血液中，而在循环中的组织因子（TF），可能与微颗粒结合，这种带有 TF 的微颗粒与血液中凝血因子Ⅻ结合即可启动凝血过程。

（四）易栓症

易栓症不是单一疾病，而是指由于抗凝蛋白、凝血因子、纤溶蛋白等的遗传或获得性缺陷或存在获得性危险因素而容易发生血栓栓塞的疾病或状态。1865 年法国 Armand Trousseau 教授首次报道静脉血栓与肿瘤之间存在关系，这可能是人们对易栓症的最早认识。易栓症的血栓栓塞类型主要为静脉血栓栓塞。

第三节　免疫学治疗

免疫学治疗对于免疫性血管病变来说是其主要的治疗方法。可以在较短的时间内控制病情的发展，减少疾病对相关脏器的损坏，在一定程度上达到疾病的缓解。免疫学治疗可以是单一的治疗，也可以是在其他治疗基础上的辅助治疗。

一、糖皮质激素

糖皮质激素（glucocorticoid，GCS）是由肾上腺皮质中束状带分泌的一类甾体激素，主要为皮质醇（cortisol），具有调节糖、脂肪和蛋白质的生物合成和代谢的作用，还具有抑制免疫应答、抗炎、抗毒、抗休克作用。称其为"糖皮质激素"是因为其调节糖类代谢的活性最早为人们所认识，在临床工作中激素因具有较强的抗炎抗变态反应作用而广泛应用于免疫性疾病的治疗中。

药理作用

大剂量或高浓度时产生如下药理作用作用。

1. 抗炎作用　GCS 有快速、强大而非特异性的抗炎作用。对各种炎症均有效。在炎症初期，GCS 抑制毛细血管扩张，减轻渗出和水肿，又抑制白血细胞的浸润和吞噬，而减轻炎症症状。在炎症后期，抑制毛细血管和纤维母细胞的增生，延缓肉芽组织的生成。而减轻瘢痕和粘连等炎症后遗症。但须注意，糖皮质激素在抑制炎症、减轻症状的同时，也降低了机体的防御功能，必须同时应用足量有效的抗菌药物，以防炎症扩散和原有病情恶化。

2. 免疫抑制作用　GCS 抑制单核细胞对抗原的吞噬和处理；促进淋巴细胞的破坏和解体，促其移出血管而减少循环中淋巴细胞数量；小剂量时主要抑制细胞免疫；大剂量时抑制浆细胞和抗体生成而抑制体液免疫功能。

3. 抗休克作用　①抑制某些炎症因子的产生，减轻全身炎性反应及组织损伤。②稳定溶酶体膜，减少心肌抑制因子（MDF）的生成，加强心肌收缩力。③抗毒作用，GCS 本身为应激激素，可大大提高机体对细菌内毒素的耐受能力，而保护机体度过危险期而赢得抢救时间。但对细菌外毒素无效。④解热作用：GCS 可直接抑制体温调节中枢，降低其对致热原的敏感性，又能稳定溶酶体膜而减少内热原的释放。⑤降低血管对某些缩血管活性物质的敏感性，使微循环血流动力学恢复正常，改善休克。

4. 其他作用　①GCS 刺激骨髓造血功能。②GCS 促进胃酸和胃蛋白酶的分泌，抑制黏液的分泌，可诱发或加重溃疡病。③长期大量应用糖皮质激素类药物可引起骨质疏松。

5. 禁忌证　①抗生素不能控制的病毒、真菌等感染。②水痘、活动性消化性溃疡、胃或十二指肠溃疡。③严重高血压、动脉硬化、糖尿病、角膜溃疡、骨质疏松、孕妇、创伤或手术修复期、骨折、肾上腺皮质功能亢进症。④严重的精神病和癫痫、心或肾功能不全者。

6. 用法和用量 用法:①大剂量突击疗法:用于本类疾病急性期的治疗。②一般剂量长期疗法:用于自身免疫性维持期治疗。③小剂量替代疗法。④隔日疗法。用量:①口服泼尼松 1mg/(kg·d),维持 3~4 周,血沉和 C 反应蛋白下降趋于正常后泼尼松可逐渐减量,每10~15 日减总量的 5%~10%,减至维持量(5~10mg)后,应长期维持。②至少持续 12 个月才能考虑停药。③活动性重症者可试用大剂量甲泼尼龙 500mg/d 静脉滴注冲击治疗。

7. 注意事项 ①大多数患者在 TA 急性期对激素治疗都比较敏感,但在治疗过程中减量或停药时可能会出现病情的复发。②很多患者虽然病情得到控制并且逐渐稳定,但机体依然受到潜在血管损伤的影响,并且损伤范围逐渐扩大。所以为了更好地控制病情,同时也可以减少大剂量服用激素所导致的不良反应,部分患者需联合应用免疫抑制剂治疗。③在长期应用激素的过程中,尤其是大剂量使用时,要密切监测药物的副作用。④如容易感染、血压、血糖升高,急性胃黏膜病变、库欣综合征、精神症状、骨质疏松等,要注意预防和治疗。

8. 各类激素用量换算 可的松 25mg= 氢化可的松 20mg= 泼尼松 5mg= 泼尼松龙 5mg=甲强龙 4mg= 甲基泼尼松 4mg= 对氟米松 2mg= 氟泼尼松龙 1.5mg= 曲安西龙 4mg= 倍他米松 0.8mg= 地塞米松 0.75mg= 氯地米松 0.5mg。

二、免疫抑制剂

免疫抑制剂是对免疫有抑制作用的药物,临床中主要用于治疗自身免疫性疾病。不同免疫抑制剂的疗效和毒性不一样,故临床中多采取联合用药的方法来减少药物的不同药物的剂量和毒副作用。如应用免疫抑制剂与糖皮质激素合用能增强临床疗效,降低毒副作用及药物反应。

目前临床中最常用的免疫抑制剂为环磷酰胺、硫唑嘌呤和甲氨蝶呤等。

(一) 分类

常用的免疫抑制剂主要有五类:①糖皮质激素类,如可的松和强的松;②微生物代谢产物,如环孢菌素和藤霉素等;③抗代谢物,如硫唑嘌呤和 6- 巯基嘌呤等;④多克隆和单克隆抗淋巴细胞抗体,如抗淋巴细胞球蛋白和 OKT3 等;⑤烷化剂类,如环磷酰胺等。

1. 环磷酰胺

特点:环磷酰胺别名癌得散、癌得星、安道生、环磷氮芥,由于在被活化前无作用,所以与氮芥不同,无局部发疱和刺激作用不引起局部坏死或静脉炎。

用法用量:每日 2mg/kg,口服或冲击治疗。每 3~4 周 0.5~1.0g/m²,等到病情稳定后逐渐减少使用剂量。在实际工作中,习惯用法为环磷酰胺 100mg,每日 1 次口服,或者环磷酰胺 200mg 加生理盐水 20ml,隔日 1 次静脉注射。环磷酰胺冲击治疗主要用于重症并且炎症反应明显的患者。

副作用:①胃肠道反应较氮芥轻,表现为食欲减退、恶心,大剂量注射亦可引起呕吐,但不甚严重。②脱发较多见,一般在用药后 3~4 周出现,停药后可再生。③骨髓抑制:白细胞下降远较血小板下降明显。本品引起的骨髓抑制虽较常见,但一般较易恢复。④中毒性膀胱炎:为特有的毒性反应,在大剂量注射时可见。主要由于其水解产物在膀胱内浓集,引起膀胱刺激症状和少尿、血尿、蛋白尿等。⑤肝功能损害较常见,对原有肝病病人应慎用。

注意事项:①少数病人尚可有头昏、不安、幻视等不良反应。②长期应用可致男性睾丸萎缩、精子缺乏、妇女闭经、卵巢纤维化、畸胎等。③孕妇禁用。④偶有胃溃疡、出血等。

2. 甲氨蝶呤　甲氨蝶呤每周 5~25mg，一般从小剂量开始，每周增加 2.5~5.0mg，逐渐增加到足量，可以静脉注射、肌内注射或口服。临床研究表明甲氨蝶呤可使对激素治疗不敏感患者的症状缓解率得到提高。

3. 其他药物　生物制剂如近年来有报道使用肿瘤坏死因子 -α（tumor necrosis factor-α，TNF-α）抑制剂如英夫利昔（infliximab）、依那西普（eternercep）等，可使难治性 TA 患者症状改善、炎症指标好转，但缺乏大样本的随机对照临床资料证实。

（二）小结

1. 免疫抑制剂在治疗疾病过程中虽然可发挥一定效果，但经常会发现使用免疫抑制剂治疗的患者，在减量或停药后，会出现病情的复发。另外，在免疫抑制剂使用过程中应密切注意其毒副作用，如骨髓抑制、肝、肾功能损害等，要定期复查血、尿常规和肝、肾功能，以评估病情，及时调整药物治疗方案，减少不良反应的发生。

2. 糖皮质激素是血管炎的一线药物，联合应用免疫抑制剂，有助于诱导疾病缓解和持续缓解，减少激素的用量和疗程，减少其毒副作用。诱导缓解治疗主要采用糖皮质激素联合传统免疫抑制剂。维持缓解治疗主要采用免疫抑制剂。生物制剂在一些临床研究中对一些难治性血管炎有较好的效果，但其疗效和安全性还有待于进一步评价。

第四节　中医药治疗

中医药在免疫性疾病的治疗中有着独到的作用，丰富了治疗免疫性疾病的方法和手段，在某些方面弥补了西药治疗中的不足。尤其对于慢性期和恢复期病人的治疗有着较好的临床疗效。

一、中医治疗免疫性疾病的理论

（一）正邪之争

所谓"免疫"就是免患疾病的意思。人的机体本身具有排除异物、保卫自己的免疫系统，即是机体内在抗病能力，中医称之为"正气"。早在两千多年前《内经》就指出："真气从之，精神内守，病安从来"。这里所说的"真气"就是机体抵抗病邪的"正气"，只要体内正气旺盛，纵有许多致病因素（邪气），正气也能抵御（驱出或消灭之），机体就可免于生病。中医非常强调"正气"在发病学上的主导作用。《黄帝内经》说："正气存内，邪不可干"，"邪之所凑，其气必虚"。中医认为疾病的发生、发展和转归，取决于正邪斗争的消长，并根据这一相互关系，提出了"扶正祛邪"的治疗原则，即通过改善人体免疫力以消灭病原体的治则，体现了"抗感染免疫"的原则。

免疫的概念就是识别"非己"，排斥"异己"，保存"自己"的意思，这也是中医所谓的"正气"。

（二）脾气不健

中医认为"脾"为后天之本、气血生化之源，具有运化水谷和输布营养物质的功能，且与机体免疫功能密切相关。东汉时期张仲景《金匮要略》中就曾指出："四季脾旺不受邪。"脾气健运，化源充足，气血旺盛，则脏腑四肢得养，抗病力强，生机勃勃；反之，脾虚失运，或者化源匮乏、气血失养，抗病力弱，易受外邪；或者水谷不化、代谢失常、湿毒内生，杂病诱发。

二、中医药的治疗原则

（一）扶正祛邪

扶正祛邪为治疗免疫性疾病的总则,其发病大多为风热、血热、湿热之邪入络为患,邪盛致瘀,最终导致血络受损,脉络痹阻,气血瘀滞而引发各种血管炎变症状。

故中医治疗免疫性疾病应以祛邪为先,邪不去则瘀不止,而损愈甚。

1. 风热证　宜祛风清脉为主,药物可选用青风藤、徐长卿、青蒿、金雀根、僵蚕、蝉蜕等。

2. 血热蕴毒证　宜凉血清络为主,药物可选用生石膏(用量 50~100g)、水牛角片(30~60g)、生地黄、赤芍、牡丹皮、槐花、紫草等。

3. 湿热证　宜清热利湿解毒为主,药物可选用茵陈、胡黄连、垂盆草、黄柏、苍术、薏苡仁、紫花地丁、七叶一枝花等。

（二）调节阴阳平衡

中医典籍《素问·至真要大论》中说:"谨察阴阳所在而调之,以平为期。"平,即阴阳协调与平衡,与中药治疗疾病的调节阴阳,达到机体平衡的最终目的相一致。我们把中药的这种奇妙的作用,称之为"中药的双向调节",这个词是近 20 年来中医药研究中出现的一个新的术语,它是指某一个中药既可以使机体从一个亢进状态向正常进化,也可以使机体从功能低下状态向正常转化,也就是让它趋于正常,最终使机体达到平衡状态。

具体到对免疫系统的双向调节作用,有些中药能有效调节体液免疫和细胞免疫,调节淋巴细胞 TH1/TH2 之间的平衡,有效防治自身免疫损害。

（三）健脾固元、解毒通络

中医认为"脾"为后天之本、气血生化之源,具有运化水谷和输布营养物质的功能,且与机体免疫功能密切相关。

常用的治则有:健脾益肾、通络祛湿法,健脾疏肝、养阴活血法,健脾解毒、疏风止痒法,健脾固元、解毒活血法等。这些方法内都包含了中医药扶正祛邪、双向调节的特色作用。

三、常用中药单味药物

中药大部分均有免疫双向调节的作用,但在临床应用中又可根据药物特性分为免疫增强为主和免疫抑制为主两大类。

（一）免疫增强剂

常用的免疫增强药物有:人参、党参、五味子、灵芝、黄芪、沙参、玉竹、麦冬、何首乌、地黄、女贞子、枸杞、茯苓等。具有扶正固本、益气补肾的作用,它们都有增强机体免疫力的功效。

这类中药的某些成分也具有同样功能,如多糖类成分,有香菇多糖、猪苓多糖、黄芪多糖、人参多糖、刺五加多糖等,这些都是近年来研究极为活跃的项目,实验研究证明,它们对机体免疫反应都有较强的促进作用。

（二）免疫抑制剂

常用的抑制免疫药物有:甘草、大枣、当归、桃仁等能抑制抗体产生,有抗过敏和延长移植脏器生存期的作用。黄芩也有抗过敏作用,抗过敏介质释放的还有艾叶、苦参、细辛、防己、麻黄、枳实、丹皮等。丹皮、麻黄尚有抑制补体生成作用。

"祛邪"中药,特别是活血化瘀,清热解毒药物,多有抑制免疫反应的作用。

四、研 究 进 展

(一)辨证论治

陈柏楠提出血管炎种类多样,临证时须先明确诊断,分清病期,区别病位,辨别证候,然后审明病因病机,病证结合进行辨证论治,并认为该病急性期为热毒之邪郁于血分,致脉络损伤,治宜清热解毒、凉血活血为法,中药以板蓝根、忍冬藤、连翘、蒲公英、玄参等清解热毒,配合牡丹皮、生地黄、赤芍凉血活血,当归、川芎活血祛瘀,强调以祛邪解毒为要,重在抑制血管炎症,控制病情发展;迁延期为热毒渐退,邪伏血分,瘀血阻络。治宜解毒活血、祛瘀通络为法。在应用解毒活血药物的基础上,重用桑枝、鸡血藤、牛膝、当归等加强活血通络之效,以促进炎症消退,改善组织瘀血状态,提高机体抗病能力;稳定期为邪退正亏,气虚血滞,脉络瘀结。治宜益气活血、化瘀散结为主,瘀结型加夏枯草、皂角刺、穿山甲、连翘等以活血散结,气虚型重用黄芪、白术、桑寄生以益气扶正固本,此期重在改善血液流变性质,促进侧支循环建立,增强组织代谢,消除瘀斑、结节,预防病情复发。

在治疗变应性皮肤血管炎方面,奚九一教授认为,其发病大多为风热、血热、湿热之邪入络为患,邪盛致瘀,最终导致血络受损,脉络痹阻,气血瘀滞而引发各种血管炎变症状。急性期以祛邪为先,邪不去则瘀不止,而损愈甚。风热重者,宜祛风清脉,药选青风藤、徐长卿、青蒿、金雀根、僵蚕、蝉蜕等;血热蕴毒所致者,宜凉血清络法,药选生石膏(用量 50~100g)、水牛角片(30~60g)、生地黄、赤芍、牡丹皮、槐花、紫草等;湿热盛者,宜清热利湿解毒法,药选茵陈、胡黄连、垂盆草、黄柏、苍术、薏苡仁、紫花地丁、七叶一枝花等;好转缓解期大多为正虚瘀留,余邪未清,治疗以化瘀与扶正为主,兼清余邪。此期奚老主张应用偏凉性的活血化瘀通络药,如丹参、桃仁、益母草、土鳖虫、水蛭、穿山甲等;扶止以补阴药为主,耗伤气阴者,药选太子参、党参、石斛、玄参、生地黄、麦冬等;恢复稳定期:多为正虚而旧瘀未净,治疗以扶正固本为主,兼以化瘀活血,药物多选偏温性活血化瘀药,如当归、川芎、鸡血藤、红花、三棱、莪术、五灵脂、三七等。扶正药根据个体的不同虚证而补之,如气虚者选加黄芪、党参、白术、刺五加、仙鹤草等健脾益气之品。阳虚者选加淫羊藿、补骨脂、肉苁蓉、肉桂等。血虚者选加紫河车、阿胶、鹿角胶等血肉有情之品及四物汤。阴虚者可选加熟地黄、山茱萸、枸杞子等或六味地黄丸、知柏地黄丸长期服用。奚老辨证论治、个体化治疗的思想亦体现在结节性血管炎的治疗过程中。奚老把本病的致病之邪,按表里分为内邪和外邪,按邪的性质分为风邪、热邪、痰邪 3 大主邪,并根据风、热、痰邪之偏盛,制定相应的方药。风盛者以祛风通络为主,药用:荆芥、防风、蝉蜕、僵蚕、地龙、豨莶草、徐长卿等;热盛者治以清热解毒凉血法,药用地黄、水牛角片、人工牛黄、青风藤、紫草、白花蛇舌草等;痰盛者治以软坚化痰,佐以搜风,药用海藻、昆布、牡蛎、浙贝母、制黄精、牡丹皮、全蝎、炙蜈蚣、知母、黄柏、夏枯草等。在治疗变应性皮肤血管炎方面,张池金教授将其分为风热夹湿型和血热夹瘀型,治疗中主要强调以清热疏风、化湿通络和清热凉血,活血化瘀为主,且擅用藤类药物以加强其通经活络、活血功效,并可以克制湿邪的重浊、黏腻缠绵之性。

(二)专方专治

崔公让教授认为变应性皮肤血管炎多发于青壮年女性,常由气滞而致血瘀,瘀而化热,血热妄行而发本病,故治以为主,并自拟血管炎方,药用:柴胡、黄芩、葛根、浮萍、蝉蜕、茅根、水牛角、薏苡仁、丹皮、生地、香附、木香等药,疗效肯定,且在服用本方同时将泼尼松逐渐减量并停用,患者病情稳定无复发。杜锡贤教授认为变应性血管炎证属中医"湿热下注"范畴,提出"清热利湿法"为主导的诊疗思路,采用自拟方清热利湿饮为基础方加减,药用银花、土茯苓、黄芩、龙胆草、当归、柴胡、栀子、泽泻、牡丹皮、车前子、生地、甘草等药,溃疡者加薏苡仁、牛膝、黄柏;瘀点、瘀斑较重者加紫草、茜草、侧柏叶,总有效率为90.63%。

王继东等自拟凉血化瘀汤治疗30例结节性血管炎患者(药用水牛角、白英、白花蛇舌草、藤梨根、生地、紫草、半枝莲、垂盆草、土茯苓、忍冬藤、青风藤、壁虎等,若结节新生快,消退快者加用防风、蝉蜕,若红斑持久不退者加赤芍、墨旱莲,消退后遗留素沉着者加炮山甲、红花,若结节不易退,或伴有硬结者加蜈蚣、海藻,后期症状全部消退者加用麦冬、沙参、党参、石斛),同激素组相比,差异无统计学意义。侯茹采用益气活血法,方选补中益气汤合补阳还五汤加减治疗2例难治性变应性皮肤血管炎患者,疗效显著,药用:黄芪、党参、当归、陈皮、炒白术、升麻、柴胡、桃仁、红花、三棱、莪术、地龙、赤芍、川芎、苦参、薏米、牛膝、甘草等。上海华山医院以血管炎合剂(赤芍、牡丹皮、桃仁、丹参、铁树叶、白花蛇舌草、黄芩、茯苓、防己、百部)治疗皮肤变应性结节性血管炎59例,白塞病17例,系统性红斑狼疮(SLE)8例,变应性系统性血管炎1例,皆取得满意效果。其中皮肤变应性结节性血管炎总有效率为83%;SLE患者8例中有5例皮损消失,且这些病例皆为服其他药物无效时用该药的。练春风的凉血五根汤(白茅根、天花粉、生槐花、生地黄、茜草根、紫草根、板蓝根、牡丹皮、地榆、甘草),李志云的十根饮(生地黄、赤芍、紫草、牡丹皮、防风、丹参、板蓝根、地榆、白茅根、大黄)等,他们临证中皆以基本方随证加减,对过敏性紫癜取效甚佳,治愈率达68%~78%,总有效率皆在90%以上。江从舟用防己黄芪汤加减(防己、黄芪、川芎、白术、川牛膝、桂枝、炙甘草)治疗结节性血管炎,练春风以黄芪桂枝五物汤加减治疗臀部血管炎,所治病例总有效率皆在90%以上。

（三）中西医结合治疗

朱丽丽等采用中医辨证分期应用中药内服配合局部热敷,联合西医常规抗感染、抗过敏及抗凝治疗32例变应性皮肤血管炎患者,同泼尼松组相比,痊愈率、总有效率比较均无显著性差异($P>0.05$),两组复发率比较,治疗组优于对照组($P<0.05$)。王朋军应用萆薢渗湿汤加味(黄柏、云苓、丹皮、泽泻、白术、当归、萆薢、滑石、生地炭、地榆炭、丹参、通草、车前草、薏苡仁、白茅根炭、甘草等)联合依巴斯汀片、维生素C、芦丁片、雷公藤多苷片治疗38例变应性血管炎同单用西药相比,效果显著。路亚娥分别采用二陈平胃散加减(半夏、陈皮、茯苓、厚朴、砂仁、山药、党参、白术、紫菀、款冬花、炙甘草)、六君子汤合六味地黄丸加减(党参、白术、茯苓、木香、砂仁、半夏、陈皮、山药、山茱萸、酸枣仁、龙眼肉、甘草)、半夏白术天麻汤合桃红四物汤加减(半夏、白术、天麻、陈皮、茯苓、菖蒲、白蔻仁、当归、川芎、牛膝、熟地、红花)联合甲泼尼龙＋环磷酰胺冲击疗法,治愈2例ANCA相关性小血管炎。刘禹全通过中医辨证分期施治联合泼尼松、吗替麦考酚治疗肉芽肿性多血管炎,发现在提高临床疗效的同时,能够大大减少西药的副作用,且在西药撤减的过渡阶段有利于稳定病情,防止复发。宋小龙等采用中西药序贯治疗免疫性血管炎35例,总有效率97.1%,第一阶段:注射用鹿瓜多肽16mg加入100ml葡萄糖注射液中,丹参川芎嗪10ml加入100ml葡萄糖注射液中,1次/天静脉点滴,治疗1个疗程(10日);第二阶段:内服汤药治疗,四妙勇安汤加味,热重加生地、生石膏、黄柏、黄芩,疼痛肿胀明显加防己、秦艽、土茯苓,湿热明显加白鲜皮、龙胆草、苦参、水牛角,血瘀明显加牡丹皮、赤芍、川芎、郁金,口服西药:脾氨肽口服冻干粉,每次4mg,1次/天,以

10 天为 1 个疗程,共 3 个疗程。周涛等根据中医分期辨证施治,分别给予自拟解毒活血汤加味及活血通络饮加味内服,联合糖皮质激素、大剂量 654-2(80mg/d) 及蛇毒制剂和抗生素分期、分组、联合应用,治疗了 3 例以重度嗜酸性粒细胞增多为主要临床特征的过敏性血管炎病人,效果显著。宣磊等应用四妙勇安汤加味(金银花、玄参、当归、生地黄、赤芍、紫花地丁、紫草、连翘、苍术、黄柏、苏木、薏苡仁、白术、蒲公英、白花蛇舌草、茯苓、甘草)联合口服泼尼松 50mg、qd,CTX 0.1g、qd、拉米夫定 100mg、qd 抗病毒治疗愈皮肤型结节性多动脉炎 1 例。

（四）中药调节免疫的药理研究

近年来国内外对中药调节免疫作用进行了大量的研究工作,尤其是中药的有效成分和结构,发现许多活性多糖和皂苷等,都具有免疫调节作用,一定的剂量范围内,能增强机体的非特异性免疫功能,促进某些细胞因子的分泌,活化免疫细胞,增强机体的免疫能力。

1. 增强单核—巨噬细胞系统功能的药物　人参、五加皮、党参、白术、黄芪、灵芝、云芝、银耳、冬虫夏草、猪苓、猴头菌、海藻、枸杞子、当归、丹参、大蒜、穿心莲、柴胡、石榴皮、洋金花。方剂有四君子汤、十全大补汤、保元汤、白凤丸、六味地黄丸、当归补血汤、黄连解毒汤、大黄牡丹汤、生脉散等。

2. 增强细胞免疫、促进淋巴细胞转化及 E- 花环形成的药物　人参、五加皮、黄芪、黄精、银耳、猪苓、冬虫夏草、淫羊藿、仙茅、百合、菟丝子、锁阳、五味子、何首乌、女贞子、桑叶、桑寄生、墨旱莲、当归、鸡血藤、柴胡、山豆根、阿胶、杜仲、红花、野菊花、王不留行。方剂有四君子汤、参附汤、补中益气汤、肾气丸、四物汤、生脉散、人参清肺汤等。

3. 影响体液免疫的药物　人参、五加皮、党参、黄芪、香菇、海宝、甘草、枸杞子、女贞子、附子、紫河车、玄参、生姜、金银花、黄柏、大黄、龙胆草、柴胡、肉桂、砂仁、青蒿、天冬、沙参。方剂有四君子汤、参附汤、六味地黄汤、当归补血汤、四物汤、葛根汤、柴胡清肝汤等。

4. 诱生干扰素的药物　黄芪、五加皮、石斛、龙胆草、灵芝、香菇、山药、淫羊藿、青黛、人参、枸杞子、黄连、金银花、连翘、甘草等。

5. 影响变态反应的药物　丹参、牛膝、牛蒡、防己、苦参、龙胆草、柴胡、麻黄、细辛、葛根、黄芩、艾叶、乌梅、款冬花、洋金花、桂枝、黄连、甘草、附子、白芷、桔梗、牡丹皮等。方剂有麻杏石甘汤、龙胆泻肝汤、桂枝茯苓汤、生脉散、六味地黄汤。

6. 具有影响介质释放的药物　紫河车、甘草、山茱萸、胡椒、丹参、牛膝、威灵仙、防己、秦艽、龙胆草、黄芩、白茅根、徐长卿、泽泻、柴胡、砂仁、枳实、细辛、葛根、苍耳子、款冬花、乌梅、丝瓜络、石韦、蛇蜕、苍术、蒺藜等。

7. 具有抗过敏作用的药物　黄芪、浮萍、苍术、秦艽、徐长卿、甘草、丝瓜、麻黄、何首乌、牡丹皮、地龙、人参、蒺藜、柴胡、蝉衣、山茱萸、丹参、苍耳子、葛根、细辛、乌梅、威灵仙、砂仁、枳实、款冬花、筋骨草、苦参等。

8. 具有免疫佐剂作用的药物　灵芝、香菇、紫河车、银耳、玉竹、女贞子、生地黄、猪苓、茯苓、竹叶等。

参考文献

1. 赵凯,张磊.奚九一治疗免疫性风湿病血管炎经验.中医杂志,2006,47(6):420-421.
2. 张陆,陈健.陈柏楠治疗变应性血管炎经验.山东中医杂志,2009,28(10):730-731.

3. 米杰．原发性小血管炎的早期诊断及中医诊疗思路．山东中医杂志，2007，26（9）：592-593.

4. 陈爱萍，李爱丽，郭艳君．系统性红斑狼疮周围血管炎 102 例辨证施护体会．现代中西医结合杂志，2011，20（24）：3089-3090.

5. 丁强，王志英，周仲瑛．从复法辨治变应性肉芽肿性血管炎 1 则．中国中医急症，2011，20（12）：1937.

6. 吴建萍，崔炎．崔公让中药治疗变应性皮肤血管炎 32 例．辽宁中医杂志 2010，37（11）：2171-2172.

7. 周涛，马海涛，丘文森，等．中西医结合治疗过敏性血管炎 3 例报告．中国中西医结合外科杂志，1998，4（4）：216-217.

8. 现丽妮，丁云川，王庆慧，等．发性大动脉炎的彩色多普勒超声诊断价值．昆明医科大学学报，2015，36（2）：71-74.

9. 中华医学会风湿病学分会．大动脉炎诊断及治疗指南．中华风湿病学杂志，2011，15（2）：119-120.

10. Comarmond C，Plaisier E，Dahan K，et al.Anti TNF-a in refractory Takayasu's arteritis：cases series and review of the literature. Autoimmun Ren，2012，11：678-684.

11. Isobe M.The Asia Pacific meeting on vasculitis and ANCA 2012 workshop on Takayasu arteritis：advances in diagnosis and medical treatment.Clin Exp Nephrol，2013，17（5）：686-689.

12. Mekinian A，Neel A，Sibilia J，et al.Efficacy and tolerance of infliximab in refractory Takayasu arteritis：French multicentre study.Rhermatology，2012，51：882-886.

13. 欧阳峰，邓益东，颞动脉炎八例临床分析．海南医学，2010，21（15）：45-46.

14. Gonzalez-Gay MA，Martinez-Dubois C，Agudo M，et al.Giant cell arteritis：epidemiology，diagnosis，and management.Curr Rheu-matol Rep，2010，12（6）：436-442.

15. 胡治平，杨期东，李景和，等．中国人巨细胞动脉炎的临床特点及治疗．中华医学杂志，2002，82（7）：453-455.

16. Balsalobre Aznar J，Porta-Etessam J. Temporal arteritis：treatment controversies.Neurologia，2010 25（7）：453-458.

17. Chew SS，Kerr NM，Danesh-Meyer HV.Giant cell arteritis.Clin Neurosci，2009，16（10）：1263-1268.

18. Hoffman GS，Cid MC，Rendt-Zagar KE，et al.Infliximab for mainte-nance of glucocorticosteroid-induced remission of giant cell arteri-tis：a randomized trial. Ann Intern Med，2007，146（9）：621-630.

19. SatouGM，Giamelli J，GewitzMH.Kawasaki disease diagnosis，management and long-term implications.Cardiol Rev，2007，15（4）：163-169.

20. Ayusawa M，Sonobe T，Uemura S，et al. Revision of diagnostic guide-lines for Kawasaki disease（the 5th revised edition）. Pediatr Int，2005，47（2）：232-234.

21. Athappan G，Gale S，Ponniah T.Corticosteroid therapy for primary trea-tment of Kawasaki disease-weight of evidence：A meta-analysis and systematic review of the literature.CardiovascJAfr，2009，20（4）：233-236.

22. Kobayashi T，Inoue Y，Otani T，et al.Risk stratification in the decision to include prednisolone with intravenous mimunoglobulin in primary therapy of Kawasaki disease.Pediatr InfectDisJ，2009，28（6）：498-502.

23. 中华医学会儿科学分会肾脏病学组．小儿肾小球疾病的临床分类、诊断及治疗．中华儿科杂志，2001，39（12）：746-749.

24. 黄松明，朱春华．紫癜性肾炎的诊断和治疗．实用儿科临床杂志，2009，24（5）：326-329.

25. 张建强．奚九一治疗变应性皮肤血管炎经验．中医杂志，2005，16（8）：581-582.

26. 杨云柯，滕颖．奚九一治疗结节性血管炎经验．中医杂志，2000，41（1）：18.

27. 于晓智，张池金．张池金治疗变应性皮肤血管炎经验．四川中医，2012，30（1）：1-2.

28. 侯慧霞，陈子良．清热利湿饮治疗变应性皮肤血管炎 32 例疗效观察．山西中医，2012，28（7）：17-18.

29. 王继东．凉血化斑汤治疗结节性血管炎 30 例疗效观察．湖北中医杂志，2014，30（7）：85-86.

30. 侯茹．益气活血法治疗变应性皮肤血管炎．光明中医，2008，23（8）：1194.

31. 黄正吉，贾明华，龚志铭．血管炎合剂在皮肤血管炎疾病中的应用．中成药研究，1987，（11）：17-18.

32. 练春风 . 凉血五根汤加减治疗过敏性紫癜 32 例 . 湖北中医杂志,1999,21(3):119.

33. 李志云 . 十根饮治疗过敏性紫癜 . 山东中医杂志,1999,18(7):305-306.

34. 江从舟 . 防己黄芪汤加减治疗结节性血管炎 12 例 . 浙江中医杂志,1997,32(5):213.

35. 练春风 . 黄芪桂枝五物汤加减治疗臀部血管炎 37 例 . 吉林中医药,1999,(5):32.

36. 朱丽丽,郭海,孙卫国,等 . 中西医结合治疗变应性皮肤血管炎临床研究 . 河南中医,2014,34(10):1961-1962.

37. 王朋军,运国靖 . 萆薢渗湿汤加味治疗变应性血管炎临床观察 . 陕西中医,2015,36(2):189-191.

38. 路亚娥,吕予,熊鹏,等 . 中西医结合治疗 ANCA 相关性小血管炎 2 则 . 湖南中医杂志,2015,31(5):96-98.

39. 刘禹全,吕新亮,孙少敏 . 中西医结合治疗肉芽肿性多血管炎 1 例 . 风湿病与关节炎,2015,4(9):52-55.

40. 宋小龙,高原,于文慧,等 . 中西药序贯治疗免疫性血管炎 35 例 . 中国中西医结合外科杂志,2015,21(3):320-321.

41. 宣磊,孙连庆,董振华 . 中西医结合治疗皮肤型结节性多动脉炎 1 例 . 中华中医药杂志,2009,24(10):1390-1391.

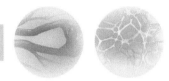

第十四章 周围血管疾病的常见手术治疗

第一节　血管转流术

一、概　　述

血管转流术即利用人工血管替代闭塞部位动脉血管的功能的一种方法,也有人称之为"人工搭桥术"。临床上多采用此种方法用以改善受累血管的供血功能,达到治疗远端肢体缺血的目的。

本节以最常见的股腘动脉转流术为例进行介绍。股浅动脉闭塞主要是由动脉硬化引起,约占动脉闭塞的 50% 以上。闭塞部位大多是内收肌管水平。虽然有的学者主张做动脉内膜切除术恢复其通畅性,但其病变范围广,术后并发症多,长期通畅率低,故有一部分学者主张行"股腘动脉转流术"。1948 年,Kunlin 首先用倒置的自体大隐静脉移植术治疗股腘动脉闭塞。现已成为经典术式。文献报道大隐静脉移植物累计 5 年通畅率约 70%,PTFE 血管约50%,Dacron 编织血管仅 30%。

二、适应证和禁忌证

(一) 适应证

1. 间歇性跛行 500m 以内,保守治疗 3~6 月无缓解者。

2. 静息痛,足部溃疡坏疽者。

3. 腘动脉瘤行股腘动脉结扎术者。

4. 动脉 CTA 或 DSA 检查证实股腘动脉闭塞,膝下动脉流出道通畅,近端髂股动脉流入道通畅。

5. 全身状况　心肺肝肾功能无明显障碍,近期重要脏器无以下突发疾病:近半年无心肌梗死、脑梗死。无晚期恶性肿瘤、无严重糖尿病。

(二) 禁忌证

1. 晚期恶性肿瘤。

2. 严重心、肺、肝、肾功能不全,不能耐受手术者。

3. 患肢或全身感染未控制者。

三、手术方法简介

（一）体位

仰卧位，膝下放一海绵垫使膝屈曲 30°，外旋 20°~30°。皮肤消毒范围自脐水平至双踝，足部用无菌巾包裹或套无菌塑封袋内。

（二）手术步骤

1. 切口及暴露动脉　沿股动脉内侧做纵行切口或弧形切口，切开皮肤、皮下脂肪。深层皮下脂肪组织最好分次结扎，预防淋巴瘘。牵开切口，触及股动脉，切开深筋膜，可见股总动脉，剪开动脉鞘，游离股动脉，用直角钳自股动脉外侧插至其后方轻轻张开分离，并绕以血管阻断带，而后游离股深股浅动脉，再以阻断带分别控制。股深动脉之前常有旋髂静脉跨过，可以切断结扎。

2. 显露腘动脉　股部下段内收肌前缘切口，长约 7cm，切开皮肤后小心向深部切开，避免损伤大隐静脉。在深筋膜浅层可见隐神经自深筋膜穿出下行，保护隐神经，在其后方切开深筋膜，暴露内收肌和脂肪组织，切开脂肪组织，显露其深面的血管鞘，用镊子提起鞘膜前壁并剪开，游离腘动脉并以阻断带穿过，提起阻断带，进一步游离腘动脉 5cm 在于远端留置一阻断带。腘动脉前常有 2~3 条小静脉跨过，可以切断结扎。

3. 建立隧道　从上方切口的股三角下方股浅动脉前方、缝匠肌深面或皮下向下，用隧道扩张器贯通分离，也可从近远端切口分别向下向上分离，直至会师，一般隧道的宽度为 2.0cm。

4. 吻合　选取合适长度的移植物，并沿隧道拖行置入移植物。注意调整移植物避免扭曲。全身肝素化后，先做腘动脉吻合，用心耳钳或两个血管夹阻断腘动脉近远端血流，并用尖刀切开管壁，以角度剪纵向扩大吻合口，其长度约为腘动脉直径两倍。修剪移植物远端吻合口，成斜面，其长度与腘动脉切口相匹配。以 5-0 Prolene 缝线二定点缝合或双侧连续缝合吻合口。如果移植物管壁长度不足，或连续缝合后动脉腔比预期缩窄，吻合口下端可改为间断缝合。最后一针拉紧或打结前放松远端血管夹，使血液反流，排出血管内空气。吻合完成后，血管夹夹在吻合处的移植物上，恢复动脉血流，转而吻合近端。

5. 血管钳分别阻断股总、股浅、股深动脉近端，切开股总动脉至股深动脉开口前壁，总长度为股总动脉直径两倍。修剪移植物近端，使之与吻合口口径匹配，以 4-0 或 5-0 Prolene 缝合线做二定点或双侧连续缝合，在最后一针前，松开远端移植物阻断钳使血流反流至近端吻合口排出气体，然后收紧缝线打结 6~7 个，完成吻合。再次阻断移植物近端，依次松开股深动脉、股总动脉阻断钳，最后松开移植物近端阻断钳，以避免可能残留的栓子栓塞移植物或其远端流出道。若吻合口渗血，可先用干纱布压迫止血，如为搏动性喷血，一般需要加针缝合，可根据出血口大小使用"8"字缝合术或利用筋膜脂肪组织充当垫片缝合止血。

6. 缝合切口　血流恢复后，冲洗手术切口并成分止血，吻合口留置橡皮片引流，消毒创面，逐层缝合切口，敷料包扎。

四、临 床 评 价

（一）术中效果评价

吻合口两端动脉可触及明显搏动，肢体远端温度升高，术中多普勒超声检查血流速及管腔通畅程度；如为杂交手术室，可术中动脉造影检查了解流入道、吻合口、移植物及流出道通畅程度,便于整体评价,全面排查隐患。

(二)优点

适于 TASC Ⅱ C、D 型病变,可完全避开股浅至腘动脉段粥样硬化闭塞性病变,自体大隐静脉移植物远期通畅率较高。

(三)缺点

对于高龄,合并心脑血管疾病、肝肾功能不全、糖尿病、二次转流术等患者手术风险高,失败率较高,对二次干预时治疗方案的制订多存在较大干扰。

(四)选择时遵循的原则

随着腔内技术的提高,目前主要作为腔内治疗失败患者的重建血运方式,一般不作为首选治疗方案。

第二节 血管内膜剥脱术

一、概　　述

血管内膜剥脱始于 1947 年(Dos Santos)。该技术是将粥样硬化的内膜及钙化斑和(或)附壁血栓剥脱切除;有时连同 1/2 中膜一齐剥离,保留中膜的外弹力层和外膜,而后恢复动脉血流。此技术的优点在于:不破坏动脉分支及侧支循环,手术相对简单,经济费用少,可反复手术,比人工血管移植物感染机会少。但是,如病变较为弥漫广泛,难以确定上下端的界限,尤其是当远端内膜残端难以固定时,术后易发生动脉阻塞或血栓形成而使手术失败,粥样硬化病变如浸润至肌层,手术切除后只残留一层动脉外膜,有形成动脉瘤可能,建议用人工血管包裹加固。

二、适应证和禁忌证

(一)适应证

1. 短段动脉病变。股腘动脉一般限于手术切口的长度,但是目前可用 EndoRE 远程内膜切除装置切除 5cm 以内的动脉斑块。

2. 预备做血管旁路术的吻合口周围狭窄或闭塞,先做局部内膜切除术,然后再做移植物吻合术。

3. 动脉狭窄或闭塞,出现下肢缺血症状体征,间歇性跛行 500m 以内,静息痛或溃疡坏疽者。

(二)禁忌证

1. 炎性动脉狭窄或闭塞;动脉发育不良;动脉瘤样改变。

2. 心肺肝肾功能不全,不能耐受手术者。

三、手术方法简介

目前该术式主要应用于股腘动脉。

(一)切口

沿股动脉内侧做纵行切口或弧形切口,切开皮肤、皮下脂肪。深层皮下脂肪组织最好分次结扎,预防淋巴瘘。牵开切口,触及股动脉,切开深筋膜,可见股总动脉,剪开动脉鞘,游离股动脉,用直角钳自股动脉外侧插至其后方轻轻张开分离,并绕以血管阻断带,而后游离股深股浅动脉,再以阻断带分别控制。

（二）剥脱

全身肝素化后,血管阻断钳阻断血流,以尖刀纵向切开动脉前壁,并用角度剪扩大动脉壁切口,长度取决于动脉斑块的范围,一般为股动脉直径之两倍。暴露淡黄色粥样硬化的内膜,用剥离子紧贴内膜两侧游离至一周,并向近远端剥离。远端增厚的内膜常常逐渐变薄,剥离后动脉残余内膜光滑,无需处理。如果远端内膜仍较厚,内膜切除的残端用 6-0 Prolene 血管缝合线间断固定在动脉壁上(线结打在动脉壁外),以防止血流冲击内膜残端形成血流限制性夹层。病变近端至动脉腔无明显狭窄处剪断。肝素盐水冲洗内壁,清除内膜碎片及血凝块。注意检查股深股浅动脉开口病变,及时剥离斑块,恢复远端管腔通畅。

（三）缝合

由一端起用 5-0 或 6-0 Prolene 血管缝合线连续缝合动脉切口,先松远端股深动脉阻断钳,而后股浅动脉,最后股总动脉。缝合口渗血可用干纱布压迫止血,若有搏动性出血,则应增补缝合。如果缝合后出现狭窄可能,则应做动脉补片成形。补片材料可用人工血管或自体大隐静脉。

四、临 床 评 价

（一）术中动脉触诊搏动恢复或增强,最可靠的是术中动脉彩超或动脉造影检查血管腔恢复通畅,或术后复查动脉彩超或 CTA。

（二）优点

适于股总、股浅及股深局限性病变,可较为彻底的去除粥样硬化斑块,手术成功率较高,远期通畅率较高。

（三）缺点

对于高龄,合并心脑血管疾病、肝肾功能不全、糖尿病、二次开放手术等患者手术风险高,较腔内治疗创伤大,存在伤口愈合困难,淋巴瘘可能。

（四）选择时遵循的原则

随着腔内技术的提高,目前主要作为股总动脉段及股深、股浅动脉近端局限性病变治疗方案或腔内治疗失败患者的重建血运方式,股腘动脉弥漫性病变一般不作为首选治疗方案。

第三节 导管取栓术

对于急性动脉栓塞或下肢深静脉血栓形成的急性期均可以应用导管行取栓治疗,它可以最大限度地缓解病情,防止并发症的发生。导管取栓可分为切开取栓术和腔内导管取栓术。

一、股动脉切开取栓术

急性动脉栓塞的手术治疗,在 1963 年前常采用直接切开动脉直视下将血栓取除或者用吸引器将血栓吸除,手术中往往不能将血栓完全吸尽,使手术疗效很不满意。1963 年

Fogarty 发明 Fogarty 气囊导管以后,动脉栓塞的手术疗效大大提高。

（一）适应证和禁忌证

1. 适应证　①早期取栓术,急性趾(指)动脉分支以上动脉栓塞,力争在发病 6~8 小时内取栓,是最佳手术时机。②后期取栓术,超过上述时限,只要远端肢体未发生坏疽,病人一般情况尚可,抓紧时机尽早手术。

2. 禁忌证　①受累肢体已坏疽。②全身情况差,处于濒危状态。

（二）手术方法

1. 切口　采用股部纵行直切口。主动脉骑跨栓采用双侧股部纵行直切口。

2. 暴露股动脉　切开皮肤、皮下组织,避免损伤大隐静脉主干,打开股动脉鞘,暴露股总动脉、股浅动脉和股深动脉。分别绕以塑料带控制血流,注意不要损伤动脉内后方的股静脉和外侧的股神经。解剖股浅动脉时,应避免损伤横跨其表面的隐神经。如为股动脉骑跨栓,应同时解剖暴露双侧股动脉。

3. 近端动脉取栓(图 14-1)　肝素化后,阻断股总动脉、股浅动脉和股深动脉,在股总动脉前壁做纵(或横)切口,放松股动脉近端塑料带,以 5F Fogarty 导管向上插入 40cm 至腹主动脉,注入肝素盐水充盈导管球囊,缓慢、持续、用力拉出导管,用血管钳自股动脉切口处取出血栓。重复上述过程,直至股动脉近端出现搏动性喷血,再次收紧塑料带,阻断近端股动脉流。

4. 远端动脉取栓(图 14-2)　放松股动脉远端塑料带,以 4F Fogarty 取栓导管插入股浅动脉远端(当病变范围广时,需分次逐渐取栓),导管插入踝部附近动脉,依次取出血栓,直至远端股浅动脉回血良好。

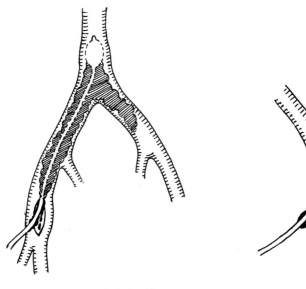

图 14-1　近端动脉取栓　　　　图 14-2　远端动脉取栓

5. 缝合股动脉切口　放松股动脉近端塑料带,如股动脉喷血佳,再次阻断,以肝素盐水冲洗血管腔后,6-0 Prolene 线,股动脉边距 1mm,针距 1mm,连续外翻缝合动脉壁。

6. 关闭切口　仔细止血,切口置乳胶引流一根,逐层关闭切口。

二、腔内导管取栓术

腔内导管取栓术有别于动脉切开取栓术,属于微创技术,相对于依靠药物的置管溶栓术(catheter directed thrombolysis,CDT)而言又是一种积极的机械物理治疗方式,即经皮穿刺,利用专用取栓导管机械性粉碎、抽吸、转运出动脉血栓或栓子的技术,可分为经皮血栓抽吸术(percutaneous aspiration thrombectomy,PAT)和经皮机械性血栓切除术(percutaneous mechanical thrombectomy,PMT)。

（一）急性肢体缺血

急性肢体缺血(acute limb ischemia,ALI)是指下肢动脉灌注量突然迅速(通常指小于 14 天)减少,造成组织存活受到威胁。

1. 流行病学资料　据报道称 ALI 每年的发病率为每 10 万人中有 4~17 例,ALI 预后较差,截肢率为 5%~30%,病死率高达 14%~18%。

2. 病因　①ALI 主要由栓子脱落栓塞和动脉原位血栓形成两种因素诱发,要区分栓塞还是血栓形成并非易事,但是通过分析完整的病史、详细的临床检查有助于病因的鉴别。80% 以上的动脉栓子来源于心脏,其余来源于动脉瘤附壁血栓、医源性动脉内置入物、肿瘤等。②原位血栓形成常继发于动脉粥样硬化病变、动脉旁路移植物、腔内治疗中或置入的支架内等。自发性斑块破裂继发血栓形成的情形较为罕见,常发生于股浅动脉。

（二）适应证

根据 Rutherford 分期,Ⅱa 及Ⅱb 期患者是适于 PMT 的人群。急性缺血 Rutherford 分期见表 14-1。

表 14-1　急性肢体缺血的 Rutherford 分期

分期		实质	感觉减退	运动减退	动脉多普勒	静脉多普勒
Ⅰ	组织充满活力	无任何威胁	无	无	可探及	可探及
Ⅱa	初级威胁	易纠正的可逆性损伤	无或轻度	无	未探及	可探及
Ⅱb	严重威胁	难纠正的可逆性损伤	静息痛	轻度至中度	未探及	可探及
Ⅲ	不可逆损伤	永久性组织损伤失活	深感觉丧失	瘫痪	未探及	未探及

（三）禁忌证

Rutherford Ⅲ 不建议积极 PMT,因为存在严重再灌注损伤,大面积肌肉组织坏死,肌红蛋白等坏死分解毒素回流入全身循环,导致急性心肾等重要脏器功能衰竭,并发代谢紊乱和骨筋膜室综合征。

（四）手术方法简介

1. 抽吸导管　常见的有 Export XT、Ap、Pronto V3、LP、Fetch、Xtract、Diver CE 及 QuickCat,一般由 0.014" 导丝输送,这类导管抽吸内腔宽阔,从导管顶端延伸到尾端与注射器相连进行血栓抽吸。每一种抽吸导管的外径、内径及抽吸速度不尽相同。

2. 抽吸　①在血流停滞时,抽吸导管易于完成血栓清除工作。血液流动过程中,抽吸导管抽吸的可能是血液而非血栓。沿导丝将抽吸导管慢慢推进接近病变,由近及远推送抽吸导管同时,利用注射器持续抽吸,该过程可反复多次直至全部抽吸干净为止。若抽吸导管堵塞,立即撤出冲洗。若血栓体积较大,范围较广,单纯使用抽吸导管难以完成,还需要其他仪器才能进一步清除血栓。②Angiojet:采用盐水高速喷雾方法,在导管头端形成文丘里效应(Venturi effect),粉碎溶解血栓病抽吸排出血栓。Angiojet 导管由 3 部分组成:驱动装置、抽吸泵及吸出导管。盐水经泵注入导管,在导管头端形成喷雾,血流局部形成折返,此时高速喷嘴外周形成低压区并将血栓通过喷孔吸入导管顶端,再通过输出腔将血栓输送至引流容器内。

3. 注意事项　①使用过程中,需注意不同吸出导管与导丝是否匹配。Xpeedior、DVX 及 AVX 导管主要用于外周血管,采用 0.035cm 直径导丝,根据外径尺寸要求,需使用 8 英寸导引导管或 6 英寸动脉鞘,导管长度分别为 50cm、90cm、120cm;口径较小的分支血管建议采用 XVG 和 XMI 导管,亦可采用单轨设计的同类专业设备(如 Spiroflex 及 Spiroflex VG 等),分别用于隐静脉移植物及冠脉手术中。②Angiojet 导管头端压力设计可形成一种近似真空状态(−760mmHg)的区域。动脉内正常压力接近 100mmHg,压力差达到 860mmHg,可将血栓迅速高效吸出。③术前,冲洗吸出导管,冲洗泵冲洗 20 秒,同时将导管头端浸入肝素盐水中。建议将吸出导管接近血栓时开启泵,由近及远,边抽吸边向前推进导管,并且短距离往复抽吸,这样可避免血栓因导管挤压而栓塞远端,同时也可较为充分的清除附壁血栓。④Rotarex:该产品具有 6F 和 8F 两种型号,主要由 3 部分组成:旋切导管、动力部件、监控部件。导管长度为 84cm、110cm。主要通过旋切导管头端旋切刀片高速旋转(一般为 40 000 转 / 分钟)产生 5.8kPa(43.5mmHg)的抽吸负压,将血栓粉碎抽吸并排入连接在体外的引流袋内。旋切导管以其专用的 0.020cm 直径导丝导引,可抽吸颗粒直径在 100~500μm,抽吸率为 1.5ml/s。⑤手术前,冲洗旋切导管,将导管头端浸入肝素盐水中抽吸 5~10 秒。建议将旋切导管沿导丝输送接近血栓时再开启旋切,由近及远,边旋吸边向前推进导管,1cm/s 速度推进并且往复抽吸,这样可避免血栓因导管挤压而栓塞远端,同时也可较为充分地清除附壁血栓。

(五)临床评价

1. 优点　微创,高效,较为安全,避免了开放手术,对于高龄合并重要脏器功能不全的患者能降低手术风险,缩短手术时间。

2. 缺点　①远端栓塞:设备较为冗长复杂,使用时较为笨重,对于经验缺乏的术者而言,较易发生远端动脉栓塞。②血管损伤:从理论上讲,这些设备不必接触管壁即可发挥作用。不过在实际操作中,导管顶端产生的负压极易将管壁抽吸变形贴敷甚至吸入导管内。有管壁破裂的病例报道。③溶血与贫血:导管抽吸旋切过程中会对红细胞造成机械性损伤而导致溶血性贫血,这一点对于长时间反复使用的病例较为明显。同时因严格控制抽吸的范围和时间,避免不必要的抽吸出正常血液,造成患者失血性贫血。④选择时遵循的原则:局限性栓子病变使用抽吸导管手动抽吸,急性新鲜血栓使用 Angiojet 或 Rotarex 类机械性抽吸设备,亚急性慢性血栓可使用 Rotarex。

第四节　腔内激光治疗术

一、概　　述

激光治疗最早于 1998 年由西班牙静脉学家 Carlos Boné 提出并应用于下肢静脉曲张的

治疗。其机制是激光通过光纤末端向四周散射,通过光热作用被周围的组织吸收并转化为热能,静脉腔内血液沸腾产生蒸气发泡,使血管壁的蛋白质或酶变形和失活,破坏静脉壁的结构,形成纤维化而使血管产生收缩和永久性闭合作用,达到与传统手术相同的效果。同时激光治疗对血管周围正常组织无损伤,起到腿部美容的作用。2001 年我国引进了该项技术,我院于 2003 年开始在医院应用,其全称为静脉腔内激光治疗术(endovenous laser treatment, EVLT)。

该方法具有微创、简洁、术后无瘢痕、恢复快等优点,同时使手术时间大大缩短,获得了临床多数医生的认可。

二、手术适应证和禁忌证

(一) 适应证

1. 原发性下肢静脉曲张。

2. 继发性静脉曲张,深静脉通畅者。

(二) 禁忌证

1. 年老体弱、孕妇或有严重内脏疾病,不能耐受手术者。

2. 腹股沟或下肢手术区有急性炎症,如丹毒、淋巴管、淋巴结炎、急性血栓性浅静脉炎等。

3. 继发于下肢深静脉血栓形成后综合征的下肢静脉曲张。

4. 继发于布—加综合征的下肢静脉曲张(布—加综合征治愈 6 个月后,视下肢静脉曲张恢复情况再手术)。

5. 妊娠期的下肢静脉曲张。

6. 盆腔肿瘤压迫引起的下肢静脉曲张。

7. 下腔静脉病变或受压引起的下肢静脉曲张。

8. 先天性动静脉瘘继发的下肢静脉曲张。

三、手术方法简介

(一) 手术切口

在腹股沟韧带下方,股动脉体表搏动点内侧 1.0~1.5cm,做一向内下斜切口,长 3~4cm。或在腹股沟韧带下方约 1.5cm 处做一平行于腹股沟韧带的切口,长 3~4cm。

(二) 高位结扎大隐静脉及其属支

切开皮肤和浅筋膜后,在卵圆窝内找到大隐静脉,首先分离并结扎其各属支,然后距股静脉约 0.5~0.7cm 处切断大隐静脉,近端以 4 号(或 7 号)丝线结扎后,再用 4 号丝线贯穿缝扎加固。

(三) 置入导丝、导管

病人平卧位,于患肢内踝处用 12 号套管针穿刺踝部大隐静脉。穿刺成功后抽出针芯保留外套管,见到血液反流后,用 20ml 注射器推入适量的肝素盐水。将体位改为头低脚高位,沿套管针套管顺行置入超滑导丝,向上沿大隐静脉主干插入至腹股沟下方大隐静脉高位结扎部分的断端。如果插入不顺利,可采用按压、挤捏静脉、旋转导丝的方法使导丝顺利插入。拔出套管,测量进入血管的长度,然后将 5F 导管沿导丝置入至腹股沟韧带下方 2cm 处,抽出导丝。20ml 注射器连接导管远端,回抽出静脉血后,注入适量肝素盐水。

（四）置入激光光纤

将激光光导纤维插入导管,连接激光治疗机,开机后设定各项激光指标,在激光红色光点指引下顺导管内一直插到腹股沟韧带下 2cm 处。固定光纤位置后,将导管回撤 2~3cm,使光纤头部暴露在静脉腔内。在插入激光光导纤维前关闭手术室的灯光,保证插入的全过程在较暗视野中进行。

（五）激光治疗（图 14-3,图 14-4）

确认光导纤维顶端位置在大隐静脉主干内,设定激光发射功率为 12W,每个脉冲持续 1秒,间隔时间 1 秒。启动激光发射,在激光发射时将导管和光纤同时向外匀速拉出,拉出速度为 0.5cm/s,从大隐静脉顶端一直拉出到内踝穿刺点上 2.0cm 时停止。为减少隐神经损伤,在光纤头部光点到达膝关节下方时可将发射功率调整到至 11W。在向外牵出光纤的同时,助手沿光纤退出的大隐静脉进行压迫,使静脉管腔达到迅速闭合的目的。

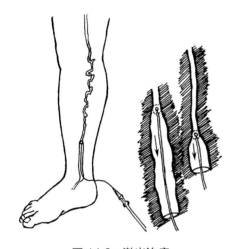

图 14-3　激光治疗

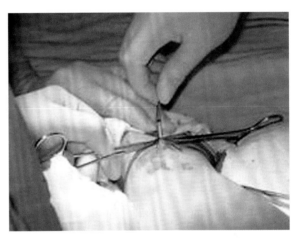

图 14-4　置入激光光纤

（六）分支静脉及静脉团的处理（图 14-5）

可沿着术前标记好的分支静脉走行,用 18G 套管针刺入静脉腔内,也可以刺到静脉下方,撤出针芯,插入光纤。设定激光发射功率为 11W,每个脉冲持续 1 秒,间隔时间 1 秒,启动激光发射,在激光发射时边压迫边退出光纤。如此反复进行,逐一将已经标记好的曲张静脉全部处理完毕。对于较小静脉团可采取多次穿刺激光治疗的方法完成。对较大的静脉团,估计激光治疗效果欠佳时,要配合手术局部切除为好。穿刺时一定要保证在血管内或血管下,不要在皮肤和静脉之间进行。

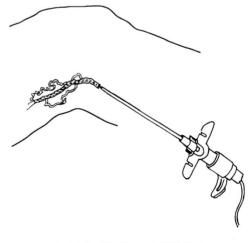

图 14-5　激光处理分支静脉团

（七）包扎

激光治疗完毕结束后，患肢自足趾至大腿根部自下向上用弹力绷带包扎。大隐静脉起始部可再加棉垫固定。局部麻醉患者术后即可下床活动，硬膜外麻醉的患者 6 小时后下床活动。

（八）术后处理

术后 7 天拆线，术后弹力绷带固定 1~2 周，2 周后穿循序减压袜 3 个月。3 个月内避免长久站立和剧烈运动。

四、手术要点及注意事项

1. 激光光纤插入时一定要在暗视野下进行，保证其在浅静脉中，如果发现光点消失和变暗，光纤可能进入了深静脉，此时要撤出套管和光纤，重新置入导丝，重新放置套管和光纤，直至成功。

2. 激光处理后的静脉要保持一定的外部压力，直到用弹力绷带包扎完毕。大隐静脉起始部要另外加压固定，避免发生血肿和影响静脉管腔的闭合。

3. 激光治疗小腿曲张静脉时，最好将激光发射功率调整到至 11W，以减少隐神经的损伤。

4. 退出光纤时，要保证光纤和导管一起退出，避免只退光纤而导管不退的情况发生。

五、优缺点评价

（一）优点

1. 单纯大隐静脉曲张激光治疗术，近期效果良好，全微创化治疗避免了创伤大，切口多，不美观，恢复慢，耗时长等不足。

2. 一侧肢体手术仅耗时十几分钟，手术后恢复快，手术后并发症少。是目前较为先进的治疗方法。

（二）缺点

1. 对分支静脉曲张程度较重、面积较大的静脉团处理相对不足，有时需要配合手术切除来完成。

2. 早期的激光治疗由于未对大隐静脉根部予以结扎处理，导致了较高的复发率，现已被大隐静脉高位结扎 + 腔内激光治疗术取代。

第五节 经皮腔内血管成形术

一、概 述

（一）简介

经皮血管腔内血管成形术（percutaneous transluminal angioplasty，PTA）是经导管等器械扩张再通动脉粥样硬化或其他原因所致的血管狭窄或闭塞性病变，这一疗法是 20 世纪 60 年代开始应用的，在 80 年代前主要采用球囊导管进行治疗，称为球囊血管成形术（balloon angioplasty）。

（二）治疗机制

血管扩张的机制包括充胀的球囊压力造成了狭窄区血管壁内、中膜局限性撕裂。血管壁特别是中膜过度伸展以及动脉粥样斑的断裂，从而导致血管壁张力减退和腔径的扩大。

二、适应证和禁忌证

（一）适应证

1. PTA 主要用于肢体血管、内脏血管、人造血管、移植血管的狭窄或闭塞。

2. 中等大小或大血管局限、孤立性短段狭窄。

3. 多发、分散的短段狭窄和闭塞。

（二）禁忌证

1. 严重的心、肝、肾功能不全者。

2. 凝血机制异常，经内科治疗未能纠正者。

3. 大动脉炎活动期。

4. 长段狭窄或闭塞、小血管病变、溃疡性狭窄或已有钙化的狭窄或闭塞病变者。

三、手术方法简介

1. 在血管造影确定病变位、程度和侧支供血情况以及狭窄上下方的血压等血流动力学改变后，将造影导管调换成球囊导管。

2. 将球囊置于狭窄区，用压力泵或手推稀释的造影剂充胀球囊。

3. 充胀的球囊作用于狭窄的血管，使之发生扩张。

4. 扩张结束后，要复查血管造影，了解血管扩张情况，同时再次测量原狭窄区上下方的血压差以确定扩张治疗的效果。

5. 为了减少并发症和预防再狭窄，从术前 1 天开始应用抗血小板聚集药物，如阿司匹林等。术中要用肝素抗凝，术后 6 个月内服用阿司匹林、氯吡格雷等药物，之后长期服用阿司匹林作为治疗和预防动脉硬化的常规治疗。

四、疗 效 评 价

（一）疗效

PTA 的近期和远期疗效均较好。髂、肾动脉的 PTA 成功率在 90% 以上，5 年平均血管开放率在 70% 以上。冠状动脉脉单支病变 PTA 成功率在 90% 以上。影响疗效的因素中，除病变部位外，病变性质、病变的解剖与病理学特征、患者全身状况、设备情况以及术者经验等也是重要因素。例如在肾动脉狭窄中，以纤维肌发育不良的疗效最好，扩张成功率在 90%~95%，临床上高血压治愈和改善率达 93%；其次为动脉粥样硬化症；而多发性大动脉炎的疗效较差。

（二）优点

PTA 比外科手术的优点在于对患者创伤小，并发症少，收效快，操作较简便，减少费用，一旦发生再狭窄可以重复 PTA 治疗。

（三）不足

1. 术后再狭窄　再狭窄问题 PTA 虽然具有较好的疗效，但是扩张后再狭窄的发生率较高,平均发生率约为 30%。再狭窄多发生在 PTA 后数月至 1 年之内。主要原因是球囊扩张部位内膜纤维细胞增生的结果。扩张的机制表明,成形术是一种损伤血管壁成分的机械治疗方法,术后必然会引起一系列修复反应,这就成为再狭窄的病理学基础,因此球囊扩张的结局具有两重性。内、中膜局限性撕裂造成了血管腔的扩大,血流灌注得以恢复;同时内、中膜撕裂也成为纤维组织增生导致再狭窄的原因。

2. 并发症　PTA 的并发症较少,主要集中于穿刺点,与各类型血管腔内治疗时发生率相同,主要可发生穿刺局部血肿、动脉撕裂、远侧端血管栓塞以及球囊破裂等。

(四)再狭窄

再狭窄的其他原因是血管壁的弹性回缩和原有病变的进展。为了减少再狭窄,可采取以下三种措施:

1. 改进设备　切割球囊、药物涂层球囊、冷冻球囊等。

2. 药物治疗　减少、预防和治疗 PTA 进程中和 PTA 后出现的血管痉挛、血小板黏附、血栓形成和内膜纤维细胞增生。常用药物为阿司匹林、氯吡格雷、前列腺环素、5- 羟色胺抑制剂等。

3. 新技术的应用　斑块旋切技术等降低内膜厚度,减少撕裂程度。

第六节　经皮腔内血管成形支架置入术

一、概　　述

经皮腔内血管成形支架置入术是指在管腔球囊扩张成形的基础上,在病变段置入内支架以达到支撑狭窄闭塞段血管,减少血管弹性回缩及再塑形,保持管腔血流通畅的目的。部分支架还具有预防再狭窄的作用。对于外周血管而言,支架置入常用于主髂动脉、股浅动脉、肾动脉、颈椎动脉等部位。常用的支架类型可分为自膨式支架,球扩式支架等。根据支架材质的不同,支架可分为镍钛合金、钴铬合金、不锈钢等。按照表面处理情况分可分为裸露型、涂层型和覆膜型。

二、适应证和禁忌证

(一)适应证

1. PTA 术后急性内膜剥脱和闭塞,不能通过 PTA 有效处理者。

2. PTA 成功后 6 个月内又发生了血管再闭塞。

3. PTA 术后血管残剩狭窄 >30%。

4. PTA 术后血管残剩狭窄引起血流迟缓,很可能导致血管闭塞者。

5. 肾动脉开口部的狭窄涉及主动脉壁或有致密钙化。

6. 上腔静脉综合征　肺癌、纵隔淋巴结转移、纵隔肿瘤压迫上腔静脉、放射治疗后的纤维化以及血栓形成所致的上腔静脉狭窄或闭塞。

7. 下腔静脉综合征　包括布—加综合征、肿瘤的外在性压迫和内在性栓塞所致的非膜性狭窄。

8. 血液透析通道狭窄或闭塞　主要指静脉出口端的梗阻。

（二）禁忌证

1. 狭窄段血管有溃疡者。

2. 血管炎性病变活动期。

3. 余同经皮腔内血管成形术。

三、手术方法简介

1. 在 PTA 术后或溶栓成功后，经导管再给予肝素 2000~5000U，然后经导管送入交换导丝并留置在病变血管内。

2. 退出导管，沿导丝送入血管内支架系统装置，抵达病变部位后，按说明放置内支架。

3. 自膨式内支架放置后可自行膨胀至预定直径。

4. 对于球囊扩张式内支架，则需充盈球囊膨胀至预定直径。

5. 置入内支架后，退出内支架装置，沿导丝再次引入血管造影导管，行选择性血管造影，观察血管内支架的通畅情况。

6. 造影满意后，退出导管前向病变血管内注入尿激酶 10 万 ~20 万 U。

7. 然后拔出导管和导管鞘，局部压迫止血 15~20 分钟，加压包扎。嘱患者平卧 24 小时，穿刺侧肢体制动 12 小时。

四、评　价

1. 不同部位的血管病变，是否放置支架适应证也是各不相同。对于主髂髂动脉而言，放置支架相对于单纯的球囊扩张而言，能否明显提高通畅率，延长通畅时间，所以主流学者都认为放置支架是合理的。而对于股浅动脉而言，是否放置支架则一直处于争论之中。

2. 股浅动脉由于在肢体活动中形变较大，多部位都会发生不同类型的形态变化，是动脉硬化病变的好发部位，为了应对单纯球囊扩张后的弹性回缩，在 20 世纪 80 年代出现动脉腔内放置金属支架（BMS）的治疗方式。目前已由不锈钢支架发展至惰性金属支架，以镍钛合金、钴铬合金多见。股浅动脉使用多为自膨式镍钛合金支架。

3. 自 2005 年起，有多项临床多中心随机对照试验证实放置支架相较于单纯球囊扩张能够获得更好的通畅率，有效降低再狭窄和再闭塞，从而降低目标病变血运重建率。实验设计中，病变长度各有不同，使用的支架品牌也不尽相同，但是 12 个月随访显示，置入支架组能将再狭窄发生率降低至 18.7%~31.7% 之间。目前临床实践中也将放置支架作为首选治疗方案，而并非之前仅作为球囊扩张成形效果不佳时的补救措施。膝下动脉一般不放置支架。

4. 对于颈动脉、肾动脉等重要脏器的供血血管而言，由于其直径相对较大，长度较短，血流速度较快，放置支架后发生再狭窄的概率较低，一般把支架作为首选治疗方式，而不局限于球囊扩张失败后的补救措施。

第七节　静脉疾病手术治疗

静脉疾病的手术治疗随着近年来血管外科学的飞速发展有了许多新观点和新技术。微创治疗、介入治疗等许多手段先后在静脉疾病治疗中的应用使得静脉疾病的手术治疗发生了许多新变化，本章节将近年来在静脉外科出现的常见的手术治疗做一介绍（下肢静脉曲张的微创治疗已在单独章节介绍),以期为血管外科医生的临床应用有所帮助。

一、下腔静脉滤器置入术

（一）概述

1. 下肢深静脉血栓形成（deep vein thrombosis，DVT）是血管外科的常见疾病，由于其可能导致致命性肺栓塞（pulmonary embolism，PE），患者可能会出现猝死等严重后果，所以一直为临床医师所重视。关于 DVT 的治疗，目前重点已经由预防肺栓塞逐步进展为对血栓本身同样重视。

2. DVT 首选治疗方案为滤器的放置。下腔静脉滤器置入术的目的是阻拦和捕捉源于下肢的游离血栓，预防 PE。然而我们在考虑置入滤器时，必须切记滤器不能预防下肢 DVT，也不能提高药物治疗 DVT 的疗效。为此我们需要熟悉下腔静脉滤器置入术的指征和利弊。

（二）腔静脉滤器的分类与选择

1. 分类　早期使用的滤器为 Mobin-Ubbin 伞式滤器，目前广泛应用的滤器包括 Greenfield 滤器、Vena Tech 滤器、Bird's-Nest 滤器、Simon Nitinol 滤器等。按使用方法，分为永久性滤器、临时性滤器和可回收性滤器。①永久性滤器：永久性滤器置入体内后长期存放，理论上不需要取出。实际上滤器置入久了，会出现很多并发症（移位、下腔静脉阻塞等），失去其应有的价值。②临时性滤器：临时性滤器用于短期置入，一般在 10~15 天后取出，缺点是难以达到长期预防 PE 治疗的目的。③可回收滤器：可回收滤器可以不借助连接装置而自身稳定于下腔静脉，目前的"可回收"时间窗只能在滤器与静脉壁连接处完全上皮化后很短时间内才能实现，超过该时间后，可以按永久性滤器保留。

2. 滤器的应用　良好的滤器应具备以下特点：①滤过抓取血栓效率高、滤器的综合投影面积小（对血流阻力低）；②容易释放；③生物相容性好；④弹性好，抗腐蚀性好；⑤致栓性小、无促凝血作用；⑥非铁磁性；⑦可回收性好；⑧维持腔静脉完全开放，置入后不再发生 PE；⑨不损伤下腔静脉，不会移位。

不同的滤器有不同的置入途径，应按厂家要求的途径操作。除了鸟巢滤器（Bird's Nest IVC Filter）以外普通滤器只适合直径 28mm 以下的腔静脉。3% 的病人下腔静脉大于 28mm，但小于 48mm，这时可选用鸟巢或双侧髂静脉同时置入滤器，虽然这种髂静脉双滤器技术有临床意义，但它的阻塞率比腔静脉内滤器要高。从操作技术及费用来看，鸟巢似乎更可取。建议给年轻人置入临时滤器，小儿不要置入永久滤器。

（三）腔静脉滤器置入适应证

1. 绝对指征（确诊为 DVT 患者）　①抗凝禁忌 VTE 病人，如颅内出血，大手术后等。②抗凝出现严重并发症（如出血病人需要终止抗凝治疗）。③抗凝无效：尽管抗凝足够，依然反复出现急性或慢性下肢深静脉血栓形成反复发作；难以达到或维持抗凝的治疗效果。④抗凝治疗时仍然有大面积 PE 发生。

2. 相对适应证　①髂静脉腔静脉 DVT。②髂股静脉血栓近心段大的（超过 5cm 以上）游离漂浮的 DVT。③下肢深静脉血栓形成手术取栓或经导管溶栓前。④溶栓或取栓术治疗大面积 PE。⑤溶栓动脉内膜剥脱术治疗慢性 PE。⑥溶栓治疗髂静脉下腔静脉 DVT。⑦静脉血栓心肺功能差。⑧服用药物抗凝的依从性差。⑨药物抗凝的并发症风险大（如共济失调，频繁摔倒）。⑩脓毒性肺栓塞；严重心肺血管疾病或肺动脉床闭塞超过 50% 的高危病人。

3. 在肾静脉开口以上置入腔静脉滤器的适应证　①肾静脉内血栓。②下腔静脉血栓扩展超过肾静脉水平。③已置入滤器后出现肺动脉反复栓塞。④生殖静脉血栓病变引起肺栓塞。

（四）禁忌证

1. 局限于膝关节以下的 DVT 不需要置入滤器。

2. 对于年轻病人最好不置入滤器，至少不用永久性滤器。

3. 腔静脉滤器置入技术几乎没有绝对的禁忌证，检查病人出凝血功能是应用前的主要指标。如果采用颈静脉途径，术后病人半卧位，减低静脉中心压以帮助止血。

4. 需要做磁共振成像检查者，应选择非磁铁性滤器，如 Titanium Greenfield，Vena-Tech 和 Nitinol Filter。

（五）临床应用与评价

1. 临时性腔静脉滤器的分类　临时性滤器可分为两大类：①限制型滤器（Tethered Filter）：指带有特定的附属导管或导丝，回收时一并拉出体外。②非限制型滤器：没有附属—限制装置，待回收时重新置入器械将滤器套住，然后回收。

2. 临时性腔静脉滤器的使用指征　①血栓形成或其引起肺栓塞的风险需要临时的滤器，如头颅、骨盆和脊髓多发伤。②病人有 DVT 或 PE 需要手术，术前需要停止抗凝药物；手术后病人可能发生 DVT 和 PE 的风险高；大面积的肺栓塞开始抗凝或溶栓治疗。③下肢 VTE 合并肿瘤病人长期 LMWH 治疗 5%~10% 有复发性 VTE，其中 5%~10% 的病人有出血风险，对于此类病人可以应用临时滤器。

3. 临时滤器取出的指征　①肺栓塞的风险变小，病人抗凝疗效满意或度过了肺栓塞形成的危险期。②病人预防性的用药如低分子肝素或华法林预防 DVT 或 PE，已经恢复正常生活。③无肺栓塞的风险，既往有 DVT/PE，病人完全抗凝，病情稳定，做超声检查排除 DVT 发展；病人同意取出滤器。

（六）手术方法简介

1. 选择入路　常用的路径有经右侧股静脉、左侧股静脉和经右侧颈静脉。

其中经右侧股静脉是首选路径。因为右股静脉相对左侧较平直，而且解剖变异较少。所以，选择右侧股静脉入路，会减少操作中不必要的麻烦。只有在不得已的情况下，才选择左侧入路或颈静脉入路。另外，选择入路还要依据以下情况：①患者的个体性差异。②下腔静脉造影结果。③操作者的经验。④根据置入滤器技术的不同。

2. 选择放置滤器的部位（图 14-6，图 14-7）　①理想的放置滤器应使其顶点在肾静脉最低水平之下，因为此处血流速度及应力的缘故，可增加被"卡位"的血栓进一步溶解的可能性。②更重要的是这样的操作不会因置入滤器而影响肾脏的功能。③特殊情况，可以考虑肾静脉水平以上置滤器，如：肾静脉水平发现血栓；肾静脉以下已放置滤器，仍复发肺栓塞；妊娠或可能妊娠的女性发生周围静脉血栓形成等情况。

（七）相关研究

1. 关于滤器的置入问题　近年来是否放置滤器有许多相关的争论，目前认为如果已发生 PE，不论有无抗凝治疗，均应置入滤器。静脉血栓形成性病变易累及股静脉、腘静脉、髂静脉或下腔静脉，此时有 25%~77% 的病人不能进行抗凝治疗，主要因为抗凝会导致一些有共存疾病的病人，如消化道溃疡、潜血试验阳性者、近期有手术病史（尤其是眼、脑及脊髓手

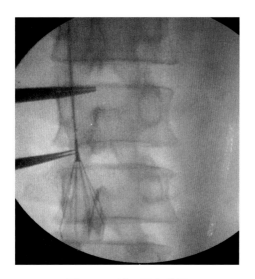

图 14-6　滤器置入位置

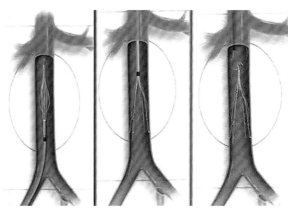

图 14-7　滤器应用

术史)、血友病等,发生出血等严重并发症。已患有 PE、深静脉血栓性病变又不能抗凝治疗者是置入滤器的适应证。

创伤病人发生 DVT 的风险高,细菌感染性静脉炎症易导致 PE,伴有下肢静脉栓塞的转移肿瘤或伴有 PE 者进行抗凝治疗的并发症发生率很高,Moore 报道有 25% 发生出血或死亡。即使充分抗凝治疗也会有 19% 再次发生 PE,Cohen 等报道 41 例此类病案,预防性置入滤器后无一例发生出血并发症,只有 1 例(2.4%)发生了致命性的 PE。动物实验显示,被 Greenfield 过滤器过滤到的细菌栓子可经全身抗菌治疗杀灭,其死亡率和并发症明显低于单纯下腔静脉结扎术。

2. 腔静脉滤器的效果分析　随机研究随访 8 年,发现腔静脉滤器减少 PE 的发生,但增加了 DVT 的发生率,对于生存无益处。导管溶栓时不置入滤器并未增加 PE 的发生危险。在导管溶栓过程中,不常规使用腔静脉滤器,因为溶栓时继发性 PE 不常见。

滤器置放 2 年后 DVT 复发率明显高于不置入滤器的病人,滤器置放无显著的生存优势。早期(12 天内)生存率高的优势在 2 年时消失。滤器可能防止 2%~4% 的症状性 PE,不足 2% 的致命性 PE;有研究提示滤器的保护作用并不优于抗凝本身。滤器本身不能抑制血栓的进一步增长,置入滤器病人需要长期抗凝。多数回顾性的报道指出置入滤器时 DVT 的严重程度导致慢性静脉功能不全的发生率的高低。上腔静脉滤器的远期效果有待观察。

几乎无证据支持滤器降低 PE 引起的死亡率,尽管多数人普遍认为如此。滤器的初始目的是预防 PE。如果置入滤器的病人出现复发性 PE,需要判断病人是否抗凝治疗足够;如果病人不能抗凝需要评估 PE 的来源。滤器置放后出现 PE,但是无下肢 DVT,需要考虑血栓的其他来源。不能抗凝的病人在肾静脉上方置入滤器可以预防来源于肾脏静脉或生殖静脉的栓子,上腔静脉置入滤器可以预防来源于上肢静脉的 DVT。滤器的血栓柱塞可能是捕获许多原位生长的血栓。大多数病人无症状。如无禁忌,需要抗凝、溶栓。抬高下肢和穿戴弹力袜有效。滤器置放后腔静脉或髂股静脉的血栓会引起动脉缺血。这多发生在高凝状态病人。复发性 DVT 和继发的症状性的慢性静脉功能不全是滤器置入术的并发症。

3. 腔静脉滤器的并发症　腔静脉滤器置入后腔静脉维持通畅率为 90% 左右,PE 复发率低于 10%。至今尚未见多中心随机的前瞻性研究。滤器的副作用包括滤器阻塞、游走、折断、穿透和感染。

4. PE 复发　腔静脉滤器绝不是肺栓塞的保护伞,文献报道发生率 1.5%~5%,滤器植入后发生无症状的 PE 高于有症状的 PE,滤器不能阻拦小的栓子。英国多中心回顾性研究报道 516 例腔静脉滤器置入后,发生下腔静脉阻塞 1.2%,PE 0.8%。仅 32% 的临时滤器回收,60% 未考虑回收,8% 回收失败,回收滤器引发的 PE 为 1%。美国 Nazzal M 报道 400 例腔静脉滤器置放后 1.5% 病人发生 PE。

5. 下腔静脉血栓形成　血栓形成和下腔静脉阻塞:滤器本身构成血栓形成的来源,永久滤器增加下肢 DVT 的风险。滤器内血栓形成发生率 0~28%,血栓形成逐步扩展可阻塞下腔静脉。首家前瞻性随机(2006—2008 年)分组研究 156 例病人,84 例病人接受 Greenfild 滤器、72 例接受 TrapEase 滤器,平均随访 12 个月,有症状的下腔静脉血栓发生率 TrapEase 组显著高于 Greenfield 组(*P*=0.019),总死亡率 42.3%(66 例),30 天死亡率 13.5%(21 例中,10 例置入 TrapEase,11 例置入 Greenfield)。ATHANASOULIS 等 26 年内为 1731 例病人植入 1765 枚下腔静脉滤器,下腔静脉血栓形成发生率为 2.7%,各种滤器的血栓发生率分别为:SNF 为 2.0% 、TGF 为 0.7%、BNF(BIRD's Nest Filter)为 0.4%;THOMAS 等报道下腔静脉血栓形成发生率为 3.6%~11.2%。穿刺部位血栓形成 2%~35%(10%~41%)。颈部穿刺部位血栓形成,严重者可经颈静脉向颅内静脉窦扩展。

6. 滤器移位(大多向头侧移位),滤器断裂、植入过程中导丝嵌顿。下腔静脉损伤,并可以累及相关器官(主动脉、十二指肠、肝脏、门静脉等),动静脉瘘等。

7. 不可忽视的认识误区　DVT 病人发生致命性的 PE 的比例很小,大多数是非致命性的或无症状的 PE。对于血栓性患者在无禁忌时首选抗凝为主要治疗措施,植入滤器不应作为常规措施,滤器植入后必须同时抗凝和溶栓治疗,如应用低分子肝素、尿激酶、华法林等,定期检测 INR 值。滤器植入后不予以抗凝或溶栓是错误的。

深静脉血栓导管溶栓并不是下腔静脉滤器置入预防 PE 的必要条件。导管溶栓时,需要根据病人的具体病情,决定是否需要置入滤器。导管溶栓在多数情况下即时发生肺栓塞,也是小面积的肺栓塞,而置入滤器不能预防小面积的肺栓塞。

DVT 和 PE 发生率高,滤器能有效地避免部分病人 PE 的发生。与单纯的抗凝治疗相比,腔静脉滤器置入的远期并发症如下腔静脉栓塞和 DVT 发生概率高。腔静脉滤器应作为 VTE 治疗的重要辅助成分,应告知病人及其家属腔静脉滤器的利弊。

二、股静脉切开取栓术

(一)概述

直到 20 世纪 40 年代下肢深静脉血栓形成仍是一种极其危险的疾病,死亡率在 20% 左右。肝素的诞生才有了改进,死亡率降至 2% 以下。但抗凝治疗只是注重于减少血栓的进展和肺栓塞的预防措施,不是治愈性疗法。

而系统性溶栓治疗是一种治愈途径,但完全溶栓率也只有 50% 左右。在过去曾经常施行的手术取栓术现在被多数人所放弃。但是,也有一些血管外科医生施行静脉取栓术获得了较好的结果。目前治疗下肢深静脉血栓形成中的股青肿或股白肿的特殊类型必须手术没有争论,但对其他类型是采用手术治疗,还是非手术治疗仍有不同的看法。

（二）适应证和禁忌证

1. 适应证　①混合型（或全肢型）和髂股静脉血栓形成。②病史小于 5 天。③年龄小于 65 岁。

2. 禁忌证　①下肢深静脉血栓形成病史超过 5 日。②此前同侧肢体有下肢深静脉血栓形成病史。③周围型下肢深静脉血栓形成和妊娠期的下肢深静脉血栓形成。④盆腔肿瘤压迫引起的下肢深静脉血栓形成和严重骨折患肢制动期间的下肢深静脉血栓形成。⑤脑血管意外因丧失肢体活动而导致的下肢深静脉血栓形成及有凝血功能障碍者。

（三）手术方法简介

1. 置入取栓导管　在腹股沟处行长 5~6cm 切口,分离股总静脉并纵向切开股总静脉前壁,在血栓与静脉壁间向髂静脉方向插入 7F 的 Fogarty 取栓导管。

2. 取栓　向近侧端插入导管约 20cm,使取栓管已进入下腔静脉,用肝素生理盐水 2.5ml 注入球囊后,缓慢牵拉取栓管,取出髂总及髂外静脉内的血栓(图 14-8)。

3. 取栓成功标准　髂静脉血栓取出后,股总静脉切口处有鲜血涌出。

4. 远端血栓挤压取栓　①经股总静脉切口向髂静脉内注入肝素生理盐水 40ml 后,提起股总静脉的橡皮条,用无损伤血管阻断钳阻断股总静脉切口近侧。②使患肢外旋、外展,助手自远端向近端循序向上用力挤压患肢,驱出血栓(图 14-9)。③如果新鲜血栓驱出后,血栓呈完整的圆柱状血栓条,甚至可看出其分支的形态,效果最好,取栓成功。

5. 缝合静脉与切口　经股总静脉切口向股静脉内注入肝素生理盐水 20~40ml,用无损伤血管阻断钳阻断股总静脉切口远侧。用 5-0 或 6-0 无损伤血管缝线连续全层缝合股总静脉切口,然后开放静脉。

（四）注意事项

1. 手术取栓时,球囊与静脉间的阻力不可过大,以免加重静脉内膜损伤导致血栓再形成。

2. 尽量减少取栓次数,以免加重静脉内膜的损伤导致疾病复发。

3. 尽量采用局部肝素化治疗,以减少全身肝素化引起的大出血。可经患肢浅静脉

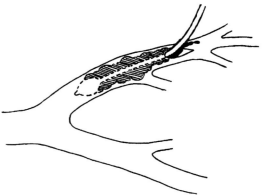

图 14-8　Fogarty 取栓导管取栓

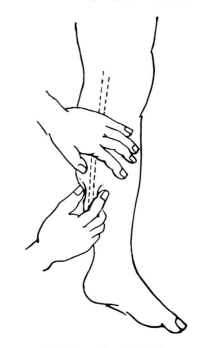

图 14-9　挤压远端血栓

或经大隐静脉分支内置的导管输注肝素和溶栓药物,其他药物可经健侧或上肢浅静脉穿刺输入。

4. 在病情允许的情况下,尽量早期下床活动,以预防复发。

（五）临床评述

下肢深静脉血栓形成的患者及时就诊者较少,多数患者就诊时已超过 5 日。因此,只有少数患者能在最好的手术时机内接受股静脉切开取栓术。超过 5 日者血栓与静脉壁就开始形成粘连。用手法按摩的方法很难完全驱出血栓。如果用取栓管逆向血流插入股静脉,往往被瓣膜阻挡,也难以达到清除血栓的目的。这也是近年来手术取栓逐渐减少的原因之一。

三、导管内溶栓术

（一）概述

溶栓疗法是指用某些药物使血管内已形成的血栓溶解,恢复血管的通畅性,达到治疗血栓栓塞性疾病的目的。过去常用静脉滴注链激酶或尿激酶的方法,小剂量效果不明显,加大剂量又易发生出血并发症。近年来采用经静脉插管至局部血栓部位灌注溶栓药物,对于急性下肢静脉血栓形成显示了较好的临床疗效。

（二）适应证和禁忌证

1. 适应证　①无溶栓治疗或抗凝治疗的禁忌证。②10 日以内急性的有症状的深静脉血栓形成。③在开始溶栓之前,用肝素或华法林的全身抗凝应当正常。

2. 禁忌证　①急性内脏出血。②3 个月内发生过脑血管意外者,或 2 个月以内曾做过神经外科介入手术者。③颅内肿瘤、严重高血压、凝血功能障碍、糖尿病性出血性视网膜病变、亚急性细菌性心内膜炎等疾病。④对溶栓药物过敏者。

（三）方法简介

1. 静脉导管插入　穿刺健侧的股静脉,送入 0.035mm 直径顺滑导丝和一个 5F 带端孔的顺滑导管,操作导丝进入患侧的髂静脉和股静脉,直达腘静脉,再更换 5F 灌注导管嵌塞在血栓内。

2. 注入药物　①将需要使用的溶栓药物调配成合适浓度（具体浓度根据药物不同进行配制）,经静脉导管连续灌注 24 小时。②灌注期间避免使用肝素全身抗凝。但可以经外周静脉给予低于治疗量的肝素,即先给予 2500U 剂量注射,其后每小时给予 500U。③在灌注溶栓期间应每 6~8 小时检测部分凝血活酶时间（PTT）和血纤维蛋白原。应维持 PTT<60s 和纤维蛋白原 >1.0g/L（100mg/dl）。

（四）注意事项

1. 密切监测 PTT　在整个溶栓过程中要密切监测部分凝血活酶时间（PTT）,以调整尿激酶和肝素用量,防止出血。一般要求 PTT 值为正常的 1.5~3 倍,即要求 PTT 值在 50~90 秒之间,不能超过 100 秒。

2. 防止血栓再形成　在溶栓治疗完成后 24 小时内,需继续经静脉给予肝素维持量,即 500U/h。或低分子肝素,如速避凝 0.4ml,2 次 / 天（每 12 小时）,皮下注射,连用 2 日。

3. 在拔除导管之前行血管造影。

4. 术后处理　术后嘱病人口服肠溶阿司匹林 0.3g/d,连服 3 个月;或口服华法林,2mg/d,

3 次 / 天,连 3 个月。复方丹参片 3 片,3 次 / 天,连服 3 个月。

四、髂静脉支架置入术

(一) 概述

1. 临床中下肢深静脉血栓时有发生,其中很多患者同时合并存在髂静脉受压的情况。髂静脉压迫综合征(iliac vein compression syndrome,IVCS)系因髂静脉受压,致下肢静脉压持续增高而致的一系列疾病。治疗方法分为两大部分,即继发血栓的清除和原发狭窄的解除。随着腔内技术的提高和应用的普及,腔内治疗 IVCS 已经逐渐成为首选方法(图 14-10,图 14-11)。

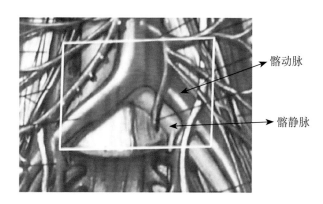
髂动脉
髂静脉

图 14-10　髂动静脉解剖

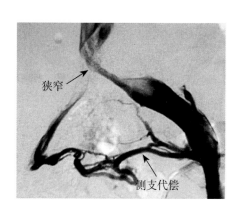
狭窄
侧支代偿

图 14-11　髂静脉受压

2. 髂静脉支架置入术　用于治疗因髂静脉受压所引起的静脉回流障碍性疾病如 Cockket 综合征,深静脉血栓形成后综合征等,其主要临床表现有肢体肿胀、浅静脉曲张、皮肤色素沉着或溃疡等。对于以往多采用保守治疗的静脉回流障碍性疾病,血管腔内技术的应用及发展为临床医师提供了更多的治疗方法,提高了临床疗效。

(二) 适应证和禁忌证

1. 适应证　目前对于髂静脉支架置入手术的适应证没有形成共识,多数观点认为出现下列情况即为腔内介入手术干预的指征。存在静脉回流障碍的临床症状,如下肢肿胀、溃疡或色素沉着等同时具有以下情况的:①下肢静脉造影髂静脉狭窄率大于 60%。②髂静脉狭窄段近端与远端压力差大于 2mmHg。③盆腔内侧支循环开放。其中尤以盆腔内侧支循环开放被认为是髂静脉狭窄腔内介入治疗的重要指征。

2. 禁忌证　①下腔静脉、近端髂静脉流入到狭窄或闭塞。②一般状况差,不能配合和耐受手术。

(三) 手术方法

1. 入路的选择　①根据病变范围的不同选择最佳穿刺入路,推荐首选顺向血流方向的穿刺入路,如同侧腘静脉、大腿中段股静脉、股总静脉、股深静脉、大隐静脉等。②次选逆向血流方向的穿刺入路,如对侧股总静脉、右侧颈内静脉等。

2. 操作方法　先用导管、导丝配合通过狭窄或闭塞段,造影明确在真腔后进行球囊扩张,球囊预扩张满意后置入支架,支架置入后造影如形态不满意可再次行后扩张。

（四）可能出现的问题

1. 导管无法跟进　在确认导丝已进入下腔静脉真腔，可以跟进直径较小、较短的高推送力球囊，边扩张边上行。

2. 静脉穿孔或出血　若发现导丝穿出血管即应回撤导丝至已明确的真腔血管，调整导丝、导管方向重新开通，必要时注入造影剂以明确是否在血管腔内，对于少量因静脉穿孔导致出血可不必做特殊处理。

3. 疼痛　术中患者可能出现剧烈腰背部疼痛，可能有两个方面：一是导丝、导管未进入髂静脉真腔，进入腹膜后组织，此时应回撤导丝、导管，症状即可缓解；二是在球囊扩张或支架置入处理时，建议充分预扩张，由小直径球囊扩张逐渐更换至型号相匹配的球囊，再进行支架置入，可减轻患者疼痛，对于疼痛不能耐受者可以给予镇痛处理，有专家提出术前或球囊扩张前给予适当止痛药物。

（五）术后评价

手术即时评价　①闭塞段支架释放良好，静脉回流通畅，无管腔内残余狭窄。②侧支明显减少，甚至消失。

（六）术后处理

1. 术后华法林抗凝最少半年，使 INR 在 1.8~2.5 之间。建议长期服用阿司匹林抗血小板治疗，推荐剂量 75~100mg。

2. 坚持穿弹力袜。

五、超声消融术

（一）手术简介

超声消融是新兴的超声溶栓技术，在介入技术引导下，经皮穿刺后将超声探头置于血栓的远端，通过释放低频、高能的超声能量，选择性地作用于血栓，通过超声波的机械振动作用和空穴化效应，最终使其碎解为直径小于 7μm 的碎片，从而达到血管再通，血流恢复的治疗目的。

（二）优势

避免了传统大手术的创伤痛苦，并且对血管壁无任何损害，具有创伤小、疗效快、安全可靠、可重复进行等优点，为临床治疗 IVCS 并发血栓形成提供了另一种选择方法。

支架置入，超声消融等治疗方式具有安全、微创的特点，技术成功率和血管通畅率高，已成为髂静脉压迫综合征的首选治疗方法。

第八节　干细胞移植术

慢性下肢缺血性疾病包括下肢动脉硬化闭塞症、血栓闭塞性脉管炎等。治疗方法主要是包括血管旁路移植术、经皮腔内血管成形术及药物治疗。然而对于部分下肢动脉远端流出道差，无动脉转流、腔内治疗术适应证患者，或体质差无法耐受手术者治疗办法则较少，内科保守治疗效果欠佳，最终难以避免高平面截肢。2002 年 Tateishi Yuyama 等首次报道了干细胞移植治疗下肢缺血性疾病，2003 年起谷涌泉等首次报道了自体骨髓单个核细胞移植治疗糖尿病足。虽然国内外研究报道的结果稍有差异，但多数报道显示有一定的临床效果，干细胞移植是治疗下肢缺血的研究方向之一。

一、概　　述

（一）干细胞分类

干细胞是一类具有自我更新和分化潜能、能够分化为不同细胞谱系的细胞。根据不同的标准,干细胞具有不同的分类方法。根据个体发育过程中出现的先后次序不同,可将干细胞分为胚胎干细胞和成体干细胞或组织特异性干细胞。按分化潜能的大小,可分为全能性干细胞、多能性干细胞和单能干细胞。

1. 胚胎干细胞　是胚胎形成初期尚未分化成各种组织和器官的原始细胞,具有分化形成机体的任何组织或器官的潜力,即全能性。理论上,胚胎干细胞可以分化成体内的各种细胞类型,但长期以来,由于胚胎干细胞的成瘤性和医学伦理上的争议,使其应用受到了限制。最近有研究表明,过量表达自杀基因 caspase-1 可杀死未分化的胚胎干细胞,这就降低了干细胞移植过程中的成瘤性风险,为胚胎干细胞应用于临床提供了非常重要的理论基础。

ESCs 来自胚胎早期(4~5 日)胚泡中内细胞群的上胚层,具有发育成各种组织和器官的功能。目前认为通过改变外界环境,可诱导其分化为不同的组织器官,但因外界环境不易掌控,故仍处于实验室研究阶段。将 ESCs 来源的内皮细胞(endothelial cells,EC)及周围细胞联合移植人小鼠的缺血肢体,与对照组相比,实验组患肢的血流供应及毛细血管的密集程度都有明显的提高。将 ESCs 或 ESCs 来源的 EC 分别经肌肉内、股动脉内、股静脉内注入后肢缺血的小鼠中。两周后,通过生物发光成像的方法及免疫组织化学的方法确定了细胞的存活及定位,并且通过激光多普勒评价功能的改善。生物发光成像显示在肌内注射组、股动脉内注射组 ESCs 定植于缺血的肢体,但是在股静脉注射组中没有发现 ESCs 的定植。在 ESCs 三组患者中,ESCs 在后肢循环以外的脾脏及肺脏中可以被检测到,但对缺血肢体的血供无改善。相反,通过生物发光成像的方法可观测到 ESCs 来源的 EC 组在缺血组织中的定植,3 种移植方法两周后均可通过免疫组化的方法确定 ESCs 来源的 EC 在缺血脉管系统中的植入,与 ESCs 组相比,ESCs 来源的 EC 组能明显改善患肢的血流及促进血管生成。

2. 成体干细胞或组织特异性干细胞　人体很多组织中都有干细胞,以取代死亡细胞或修复受伤的组织。例如,皮肤、肌肉、肠、骨髓都有各自的干细胞。成体干细胞具有组织特异性,它们存在于人体特定的组织内,并在特定的组织或者器官内形成成熟的细胞。一些组织特异性干细胞移植疗法被医学界广泛认可。另一种类型的成体干细胞是间充质干细胞(MSC),包括骨髓、胎盘、脐带等组织来源的 MSC,可分化成骨、软骨、脂肪等组织。大量研究显示,MSC 可以促进血管内皮再生,是目前用于治疗血管性疾病的良好干细胞来源之一。成体干细胞来源于已分化成熟的组织,能分化为相应的器官组织细胞。成体干细胞根据其来源可分为:骨髓干细胞、外周血干细胞及间充质干细胞等。

骨髓干细胞(BMSCs):BMSCs 是从骨髓中分离出来的,包含多种不成熟细胞的幼稚细胞,可分化为造血干细胞和内皮祖细胞(EPCs)。骨髓单核细胞中的 CD34+ 细胞是 EPCs 的主要来源,在组织缺血、缺氧、损伤等条件的刺激下,EPCs 通过增殖、分化、迁移诱导毛细血管的形成,增加缺血组织周围的血管新生。研究证实,EPCs 分泌各种细胞因子和生长因子参与侧支循环的建立,因此,BMSCs 移植技术使治疗下肢缺血性疾病成为可能。动物研究证实 G 细胞集落刺激因子(G-CSF)动员后的骨髓单核细胞的移植可明显提高兔子缺血后肢的血流量及毛细血管网的密度。研究证实移植骨髓单核细胞能够延长截肢的进程,改善缺血引起的疼痛、溃疡的大小以及无痛行走的时间,安全性和有效性并不比血管重建疗法差,并且对 TAO 患者的疗效要优于患外周动脉疾病的患者。

外周血干细胞(PBSCs):PBSCs 是从外周血中分离出来的,含有 EPCs 等细胞因子,能够促进血管的生成,正常情况下含量稀少,在 G-CSF 的诱导下可以大量增殖。含有 $CD34^+$ 的外周血单核细胞主要通过形成血管管壁及提供促进血管生长的细胞因子,刺激缺血组织动脉血管及毛细血管网的形成。大量动物实验通过测量腓肠肌血压比率、血流灌注等间接指标来评估患肢的血流供应,数字化减影血管造影术(DSA)检测侧支血管生成、组织学方法检测毛细血管网的密度等,均证实 PBSCs 的移植能增加缺血下肢的血管重建。

间充质干细胞(MSCs):MSCs 来源于胚胎时期的中胚层,在胎儿生长发育的过程中及成人的骨髓和大部分的结缔组织中广泛分布,表达特殊的细胞表面表型。MSCs 在体外可以大量增殖,分化成为多种细胞体系,并产生大量的细胞因子和生长因子,参与动脉血管的形成;在体内分化为 EC。

3. **诱导性多功能干细胞**　2006 年,有学者用 4 种转录因子(Oct4,Sox2,Klf4 和 c-Myc)成功在体外直接诱导小鼠的皮肤成纤维体细胞获得像胚胎干细胞一样有多种分化潜能的多能干细胞,这种细胞被称为诱导性多能干细胞(iPSCs)。但是,iPSCs 多数是通过反转录或慢病毒把特定的因子导入细胞内获得,具有诱发肿瘤的风险。近年来,新的基因转导技术在不断研究中,以建立更加安全和适合于床应用的 iPSCs 系,这些细胞系的建立将使 iPSCs 的基础研究和临床应用取得突飞猛进的进展。因此,iPSCs 成为近年来颇具潜力的干细胞来源。日前用于移植的干细胞通常有以下几种:造血干细胞、骨髓单核细胞(BMMNC)、iPSCs、内皮祖细胞和包括脐带、脐血等来源的 MSC,它们均有多向分化的潜能,可用于不同组织和器官的移植。

(二)骨髓干细胞移植治疗下肢缺血的作用机制

1. **促血管新生作用**　血管新生包括血管形成、血管发生和动脉生成 3 种方式:血管形成即血管通过发芽的方式新生血管,血管发生即胚胎时期血管组织的发育,动脉生成即侧支循环建立。目前临床应用的自体骨髓间充质干细胞移植治疗周围血管闭塞性疾病就是模仿血管形成的一种治疗方式,但目前其机制尚不清楚。

家兔下肢缺血模型显示自体骨髓单个核细胞能促进缺血部位新生血管的形成及侧支血管的再生,从而改善缺血区域供血和功能。对下肢缺血糖尿病及非糖尿病鼠模型进行骨髓干细胞移植,证明骨髓移植诱导血管生成在糖尿病下肢缺血性疾病中是安全有效方法,应用骨髓造血干细胞移植治疗下肢缺血性疾病患者的临床小规模试验研究取得了良好效果,由此推测,骨髓间充质干细胞促进区血管再生的机制可能为:①骨髓间充质干细胞自我更新能力能维持长期的血管再生效应。②骨髓间充质干细胞在损伤局部可以自身分泌以及上调周边细胞表达多种细胞活性因子,如血管内皮生长因子等,能促进局部血管新生、抑制凋亡。

2. **旁分泌效应促进肢体功能恢复**　骨髓干细胞移植能分泌多种细胞生长因子,如血管内皮生长因子、碱性成纤维生长因子和转化生长因子等,促进细胞的增殖和分化,利于组织细胞再生。

3. 抗凋亡作用　骨髓间充质干细胞移植后细胞凋亡减轻，血管新生后有效侧支循环的建立，与缺血组织的供氧及营养物质改善有关。此外，骨髓间充质干细胞可形成和分泌许多血管活性生长因子促进血管新生，而生长因子亦对细胞凋亡有重要作用，如血管内皮生长因子等，它不仅可刺激内皮细胞的增殖和迁移，同时还可抑制内皮细胞凋亡。

二、适应证与禁忌证

干细胞移植技术应用于肢体缺血性疾病处于起步阶段，其适应证及禁忌证仍需经大病例、多中心的临床研究进一步证实。

（一）与适应证有关的选择

1. 并不是所有的下肢重度缺血都适用于干细胞移植。严格掌握干细胞移植治疗下肢重度缺血的适应证是进行该项治疗的关键。导致下肢重度缺血的下肢动脉硬化闭塞症患者的动脉病变可以分为三种情况。一是动脉闭塞节段位置较高，包括主髂动脉硬化闭塞；二是动脉狭窄或闭塞为多节段病变；三是远端流出道差，这是导致下肢重度缺血的主要原因。对于动脉闭塞节段位置高的病变以血管旁路移植术或腔内治疗为主，干细胞移植不适宜治疗该类型病变。多节段病变的处理难题主要是流出道差，限制了动脉旁路移植术和腔内治疗的应用。所以对于大部分下肢重度缺血患者，缺乏远端流出道是外科治疗所面临的主要问题。目前，对于部分下肢重度缺血病例，腔内治疗可以对膝下动脉进行开通及血管成形，挽救缺血肢体。但也有相当数量的病变腔内治疗不能成功开通闭塞的膝下动脉，无法解决远端流出道病变。对于这部分病变，干细胞移植可以通过治疗性的血管新生。促进更多的侧支动脉建立。缓解下肢重度缺血。

2. 血栓闭塞性脉管炎以累及肢体中小动脉为主。以膝下动脉受累较为常见。容易导致下肢重度缺血，表现为肢体远端的静息痛、溃疡和坏疽。在过去的 20 年里。由于吸烟人数的反弹，血栓闭塞性脉管炎的发病率呈上升趋势。由于血栓闭塞性脉管炎的病理特点，无论是动脉旁路移植还是腔内治疗都具有很高的失败率：5 年截肢率为 25%，10 年为 38%，20 年为 46%。研究显示，干细胞移植不仅在中远期能够改善血栓闭塞性脉管炎患者的血供，在早期即对患者的疼、凉、麻等缺血症状有较好的缓解作用，提示干细胞移植治疗血栓闭塞性脉管炎机制的复杂性和多样性，当然具体机制有待进一步的深入研究。由于缺乏有效的治疗手段，干细胞移植在血栓闭塞性脉管炎治疗中的地位日益提高，逐渐成为常规治疗方式之一。无论何种原因引起的下肢重度缺血，缺乏远端流出道无法行血管旁路移植和动脉腔内治疗是行干细胞移植的主要适应证之一，而且经过系统的内科治疗无效也是行干细胞移植的必要条件，同时要注意排除禁忌证。必须注意到，干细胞移植只是下肢重度缺血综合治疗中的一部分，其他治疗在其中的地位不容忽视，包括血压、血糖、血脂、吸烟等危险因素的控制，抗血小板治疗，感染的控制，对于坏疽病变的处理等。完善的围术期治疗和严密的术后随访有助于最大程度发挥干细胞移植的疗效。

（二）适应证

1. 经药物治疗效果不佳、近端血供较好、远端动脉闭塞严重、无血管腔内治疗或动脉重建等手术适应证的肢体慢性缺血病人。

2. 肢端严重缺血、自身条件不能耐受动脉重建手术的病人。

3. 严重间歇性跛行影响生活质量且静息状态下踝肱比（ABI）<0.6 或伴有静息痛、经久不愈的溃疡，不伴有严重肢端湿性坏疽病人等。

（三）禁忌证

1. 糖尿病患者血糖未得到良好控制。

2. 近 5 年内明确有恶性肿瘤的患者及血中肿瘤标志物水平明显升高者。

3. 合并严重慢性疾病，自身条件不能耐受干细胞移植手术者。

4. 有糖尿病视网膜增生性病变者；肢端湿性坏疽，局部感染严重或全身感染严重的病人。

5. 初期肢体急性动脉缺血的病人。

6. 骨髓血采集部位和干细胞移植部位皮肤感染或伴有严重皮肤疾病的病人等。

三、影响因素及手术方法

（一）相关问题

1. 在干细胞移植治疗下重度缺血中，移植细胞主要包括自体外周血干细胞和自体骨髓干细胞，这两种移植细胞采集形式均在临床中广泛应用。移植细胞来源的不同并未影响疗效，但随着临床研究的深入，发现两者均存在一定的局限性。自体外周血干细胞移植在细胞采集前需要较长时间的应用骨髓动员剂，对于同时伴有心、脑血管疾病的患者，由于外周血液循环中出现大量单个核细胞，血液中黏稠度明显增高，发生心脑血管并发症的风险增加。传统的骨髓干细胞移植为获取足够量的移植细胞，需要采集骨髓血的量较大，类似于急性失血。下肢重度缺血患者多为老年，且合并糖尿病、高血压、高脂血症的比例较高，再加上该类患者多处于消耗状态，营养状态差，抽取大量骨髓血对患者影响较大。

2. 为了克服两者的缺点，可采用骨髓动员剂对患者进行短时间的骨髓刺激，然后再获取骨髓血进行骨髓干细胞移植，这样既把长时间骨髓刺激引起的并发症发生率降到最低，又能够明显减少骨髓血的采集量。研究结果显示，骨髓刺激后等量的骨髓干细胞移植疗效明显增高。目前，骨髓刺激后的骨髓干细胞移植在临床中得到广泛开展。优化干细胞移植过程中的技术细节是干细胞移植治疗下肢重度缺血的研究方向之一。除自体外周血干细胞和自体骨髓干细胞外，脐血和脐带血干细胞、脂肪干细胞和诱导多能干细胞（iPS）在肢体缺血性疾病中的治疗作用日益得到显现，但三者目前更多的是处在基础研究阶段。其中有研究者在临床中对脐血和脐带血干细胞和脂肪干细胞治疗下肢缺血做了初步尝试，取得了一定的疗效。

3. 研究证实，从脐血 CD133[+] 细胞中可诱导出内皮祖细胞。脐血干细胞能明显促进血栓闭塞性脉管炎患者的缺血改善。脐血来源丰富，脐血的收集过程无创、无痛苦，易被孕妇及其家属接受。相对于胚胎干细胞而言。虽然脐血干细胞在分化潜能上不及胚胎干细胞，但是避免了胚胎干细胞研究伦理争论的焦点问题，应用脐血干细胞进行治疗社会伦理学障碍较小。但是我们必须认识到，脐血和脐带血干细胞是异体来源的细胞，免疫排斥和生物安全性问题不容忽视。在临床应用脐血和（或）脐带血干细胞治疗肢体缺血性疾病前必须要有完善的基础研究支持和严谨的伦理学审查。

4. 目前，脂肪干细胞在缺血性疾病中的应用已受到越来越多的关注。研究证实，脂肪干细胞可以分化为血管内皮细胞和血管平滑肌细胞，这些细胞不仅能够参与新生血管的构成,还能够分泌促进血管新生相关的细胞因子,促进缺血组织中的血管新生。临床前期的研究结果表明,脂肪干细胞移植治疗缺血性疾病具有良好的安全性和有效性。脂肪干细胞可以来源于自身脂肪组织,而且获取方式简单。自体脂肪干细胞的应用拓展了移植细胞的来源,应该具有较好的应用前景。干细胞移植治疗下肢缺血的细胞移植方式包括动脉腔内注射与局部肌内注射。作者研究结果显示两种细胞移植方法疗效相当。局部肌内注射创伤小、手术条件要求低,而且操作简单,但需要椎管内麻醉;动脉腔内注射仅需局麻,麻醉过程对患者影响小,但需要在介入手术室完成。必须应用造影剂和接受射线。临床应用过程中,应根据患者的具体情况采用适用的移植方式。目前国内多的是采取局部肌内注射移植的方法。

（二）影响因素

干细胞移植方法　①研究认为动脉腔内注射和局部肌内注射两种移植方法同样有效。②采集干细胞的来源:骨髓来源和外周血来源的干细胞,治疗下肢缺血都是有效的,二者疗效无明显差异。③移植干细胞的数量:研究显示单个肢体移植细胞量>1×10^9个时,多数病例有临床效果。④内皮祖细胞的数量与质量:目前认为内皮祖细胞（EPC）是血管新生的主要物质基础,集落刺激因子、趋化因子、促血管生长因子、他汀类药物、雌激素等可促进EPC动员。有效的EPC的动员有利于促进血管新生。

（三）手术方法

不同来源的自体干细胞治疗下肢缺血疗效无明显差异。一般青壮年病人,骨髓造血功能较好,可选择自体骨髓血干细胞,老年病人则可选择自体外周血干细胞。但是对于伴有严重心脑血管疾病的患者,采用外周血干细胞移植需特别慎重。

①骨髓动员:应用重组人粒细胞集落刺激因子（G-CSF）150pg肌内注射,每天2次×3~5d,每天抽血检测血常规了解白细胞计数,术晨化验WBC$(2\sim5)\times10^9$/L。②自体骨髓血干细胞移植术:局麻下经髂后上嵴穿刺抽取骨髓血200~300ml,采用人淋巴细胞分离液经密度梯度离心法提取出单个核细胞,再用生理盐水稀释成50~60ml悬液备用。在腰麻或硬膜外麻醉下,对患侧肢体缺血处进行肌内注射的方法。将分离出的自体骨髓干细胞悬液沿下肢动脉走行路径,进行多点注射。每针间隔2~3cm,每次注射1.0ml（深度1.0~1.5cm）。患肢股动脉未闭塞者加干细胞液5~10ml行股动脉内注射。③外周血干细胞移植术:应用血细胞分离机采集干细胞,其处理血量按自身循环血量的2~2.5倍,8000~10 000ml,全血:枸橼酸钠抗凝剂（ACD）=(10~11)：1,全血流速39~50ml/min。将分离出的外周血干细胞浓缩成"干细胞液"50~60ml按上述方法进行缺血部位肌内注射。

四、疗 效 评 价

干细胞移植是一种治疗肢体缺血性疾病的新方法,目前尚未建立完整的客观指标评价体系,多采用相关疾病的主观及客观疗效评价分级指标。

（一）主观标准

患肢疼痛;患肢冷感;患肢麻木。

（二）客观标准

间歇性跛行距离;踝肱指数（ABI）测定;经皮氧分压（TOPO$_2$）测定;新生倒支血管评估;保肢率评价;足部创面的变化。

（三）目前新的客观评价方法有双下肢放射性核素扫描，与下肢动脉造影及下肢动脉CTA 比相较，具有费用低、创伤小、并发症少等优点，但仍需临床进一步验证有效性。

五、现阶段存在问题

影响干细胞移植疗效的因素包括干细胞的获取、移植细胞的数量、移植手术方式、部位等问题需进一步研究。

（一）自体单个核细胞获取方法对疗效的影响

虽然临床研究发现骨髓间充质干细胞和粒细胞集落刺激因子动员的周血单个核细胞有较好疗效，但两者在疗效的比较中并没有差异。用粒细胞集落刺激因子动员后的周血单个核细胞治疗 2 型糖尿病并发的严重肢体缺血，证实干细胞经粒细胞集落刺激因子动员后治疗严重肢体缺血更具有安全性和有效性。用干细胞移植治疗糖尿病足合并严重肢体缺血时，也发现粒细胞集落刺激因子动员后的周血单个核细胞移植者，新生血管更丰富，溃疡更容易愈合。动物实验发现裸鼠移植经过粒细胞集落刺激因子动员的内皮祖细胞的疗效，较移植未经粒细胞集落刺激因子动员的内皮祖细胞的疗效差。有报道细胞分离技术也是影响疗效的重要原因。

（二）移植的细胞数量对疗效的影响

虽然所有研究均报道取得良好效果，但是不同的研究所移植的单个核细胞数量却明显不同，CD34$^+$ 细胞数量也不一致。在骨髓单个核细胞移植的报道中，抽取的骨髓量介于80~1000ml。有报道在 500ml 骨髓里可获取约 $1.6×10^9$ 个单个核细胞，而其他报道在 500ml 骨髓内提取了 $34×10^9$ 个单个核细胞，其数量是上述研究的 20 倍。另有研究从 80ml 骨髓内分离出的干细胞数量却仅为 $0.1×10^9$ 单个核细胞。分离的单个核细胞细胞液中 CD34$^+$ 细胞比例也变化于 0.6%~2.4%。

（三）其他因素

自体单个核细胞移植者的年龄，注射部位，病程长短，是否合并并发症，安全性和稳定性等都是影响因素。用骨髓间充质干细胞治疗慢性严重肢体缺血后，其恢复效果明显慢于急性发病者。将自体干细胞注射在血管内和肌内治疗严重肢体缺血时，发现两种注射方式对疗效并无差异，老龄患者接受干细胞治疗后的恢复时间和效果都明显不如年龄较小的患者。对以往文献进行综述时，分离于骨髓间充质干细胞的醛脱氢酶对严重肢体缺血的疗效较单纯注射骨髓间充质干细胞的更具安全性和疗效稳定性。有研究通过临床随机对照研究证实了这种说法。

（四）需解决的问题

干细胞移植是一种治疗肢体慢性缺血性疾病的新方法，临床经验不足，很多问题需进一步研究解决，最突出的是以下几点。①干细胞具有多种分化方向，如何诱导其向血管内皮细胞定向分化。②对于具有潜在的骨髓增生异常倾向的病人，G-CSF 有诱发血液病的可能性，其安全性尚需要进一步研究。③有报道发现用 G-CSF 动员可出现白细胞增多或血液高凝状态，有诱发心绞痛或急性动脉血栓形成的可能，故在动员过程中是否需要常规进行抗凝和（或）抗血小板治疗。④干细胞移植治疗远期效果如何，需要多病例累积和长时间随访。⑤对干细胞移植安全性的忧虑主要是免疫排斥和肿瘤生长的问题，不容忽视。

第九节　截　肢　术

一、概　述

随着人口老龄化和生活水平的提高,糖尿病、高血压、高脂血症等疾病的发病率亦不断上升。尽管肢体血管疾病诊疗水平一直在进步,各种针对肢体血管疾病的新技术和器材持续涌现,使得保肢率不断增高,但当有严重外伤、肿瘤、感染、肢体缺血、坏疽等情况,甚至因肢体病变累及患者生命时,截肢术作为一种致残性手术一直在临床应用。

截肢(amputation)名称起源于拉丁文,意为用刀截去肢体的一部分或全部。截肢术作为血管外科肢体血管疾病诊治的终末手段,是不得已而为之的选择。截肢术为破坏性手术,术后患者会出现严重残疾,在施行手术前必须认真确定患者局部和全身情况,严格掌握适应证。

二、手术方法简介

(一) 施行截肢手术要明确要点

1. 截肢平面的选择　术前要细致评估肢体的损伤、坏疽、感染情况,并确定所选择平面血运是否存在障碍,尽其可能促进其一期愈合。另外也需考虑肢体畸形程度,主要组织完整程度,及术后安装假肢方便程度,来为二期功能重建做准备。周围血管疾病常见的截肢平面在下肢有足趾部、经跖骨、经胫腓骨膝下、经股骨膝上、髋关节离断等;在上肢常遇到手指部、前臂、上臂、肩关节离断等。

2. 皮瓣处理　确定截肢平面后,残端一定要预留一定长度正常皮肤范围,作为包裹皮瓣,宜采用感觉功能正常,并深层组织筋膜完整皮瓣,以增加包裹性,抗耐磨压性,为术后假肢做准备。皮瓣设计一般采用鱼嘴样,依截肢位置平面可长短不对称选择。

3. 肌肉处理　预留皮瓣后,皮肤及深筋膜下方即为肌肉,初始切除时要保留足够多的肌肉,并确定肌肉活性,存在失活或活力有问题肌肉应立即抬高截肢平面。截除肢体后修剪肌肉,应斜向骨残端,并各肌群尽量保持均衡,长短薄厚要合适,缝合时应无张力。

4. 神经处理　仔细游离主要神经,为避免残端神经形成神经瘤导致顽固性神经痛,应用利刀紧贴近端神经锐性离断,尽可能使神经远离切口部,防止纤维化、瘢痕及其他组织压迫刺激。

5. 血管处理　细致寻找截肢部主要供血血管,并双重结扎或缝扎,即使对于存在闭塞性血管病变血管亦建议同正常血管处理。血管切除平面不宜过高,以免残肢端愈合困难。

(二) 截肢手术适应证和禁忌证

1. 适应证　截肢平面远端肢体存在不可逆性坏死、严重感染、坏疽。

2. 禁忌证　施行截肢术多为因肢体坏疽感染严重无法重建恢复而施行,一部分患者伴有严重心、肺、肾等器官功能异常,但如果不行截肢手术部分情况可能危及生命。无绝对禁忌情况,相对禁忌包括截肢平面不确定,截肢部有炎症和感染等情况。

(三) 截肢手术方法简介

1. 确定截肢平面,并术前标记好预留皮瓣长度。

2. 切开皮肤,电刀切除或缝扎肌肉组织止血,游离重要神经及血管,尽量向近端游离神经,快刀切断,令其回缩入近端组织中,重要血管双重结扎或缝扎。

3. 确定截骨平面,剔除截骨处骨膜,截骨平面处锯断,修整截骨平面,截骨平面骨髓腔骨蜡填塞止血。

4. 盐水、双氧水、碘伏稀释液反复冲洗创面,修剪周围肌肉组织,逐层缝合包裹,或开放创口二期缝合,依情况放置引流。

三、评 价

截肢术在周围血管病治疗中多为最终选择,许多研究证明,营养不良或免疫功能障碍病人围术期发病率明显升高,故术前在确定好截肢平面前提下,尽量予足够营养支持,以促进一期愈合,并为佩戴假肢功能恢复打好基础。

参考文献

1. Katzen BT. Clinical diagnosis and prognosis of acute limb ischemia.Rev Cardiovasc Med,2002,3 supple 2:S2-S6.

2. Liu P,Ye ZD,Cao DS,et al. Complications and management of minimal invasive treatment for varicose vein of the lower extremity. Chin J Gen Surg(Chinese),2005,20(9):568-569.

3. Mozes G,Kalra M,Carmo M,et al. Extension of saphenous thrombus into the femoral vein:a potential complication of new endovenous ablation techniques. J VascSurg,2005,41:130-135.

4. John R. Laird,Barry T. Katzen. Nitinol Stent Implantation Versus Balloon Angioplasty for Lesions in the Superficial Femoral Artery and Proximal Popliteal Artery. Twelve-Month Results From the RESILIENT Randomized Trial. Circ CardiovascInterv,2010,3:267-276.

5. Michael D. Dake,Gary M. Ansel,Michael R. Jaff. Paclitaxel-Eluting Stents Show Superiority to Balloon Angioplasty and Bare Metal Stentsin Femoropopliteal Disease:Twelve-Month Zilver PTX Randomized Study Results. Circ CardiovascInterv,2011,4:495-504.

6. Sun JH,Tsai JS,Huang CH,et al.Risk factors for lower extremity amputation in diabetic foot disease categorized by Wagner classification. Diabetes Res Clin Pract,2012,95(3):358-363.

7. 梁发启. 血管外科手术学. 北京:人民卫生出版社,2002.

8. 汪忠镐,张建,谷涌泉. 实用血管外科与血管介入治疗学. 北京:人民军医出版社,2004.

9. 王玉琦,叶建荣. 血管外科治疗学. 上海:上海科学技术出版社,2003.

10. 韩冰,葛长青,张宏光,等. 下肢深静脉血栓形成致肺栓塞发生及其应用腔静脉滤器预防的临床研究. 中国普外基础与临床杂志,2012,19(11):1156-1161.

11. 韩冰,葛长青,张宏光,等. 应用下腔静脉滤器预防肺栓塞的临床分析. 中华普通外科杂志,2012,27(6):505-507.

12. 韩冰,张宏光,周辰光,等. 系统治疗下肢深静脉血栓形成1445例临床分析. 医学研究与教育,2009,26(2):18-20.

13. 韩冰,张磊,张宏光,等. 下腔静脉滤器植入、手术、溶栓、治疗下肢深静脉血栓形成. 中国普通外科,2004,13(1):6-8.

14. 李博,余朝文. 下腔静脉滤器预防下肢DVT并发肺栓塞的现状. 中华全科医学,2012,10(1):91-93.

15. Cil BE,Akpinar E,Karcaaltincaba M,et al. May-Thurner syndrome.Radiology,2004,233:361-365.

16. 李晓强,余朝文,聂中林,等. 左髂静脉压迫综合征的外科治疗. 中华医学杂志,2002,82:135-136.

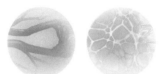

第十五章

血管疾病并发创面的特点与治疗

周围血管疾病发生、发展的某个阶段常常合并有创面的问题,而且由于血管病变的存在使得此类创面的治疗成为治疗中的难点。正确认识和掌握血管疾病合并创面的临床特点,将对创面的治疗起到事半功倍的效果。

第一节　创面愈合的相关问题

一、概　　念

(一) 创面愈合

创面愈合(wound healing)是指由于外力或致伤因素所致组织缺失后,局部组织通过再生(regeneration)、修复(repair)、重建(reconstruction)进行组织恢复的一系列病理生理过程。

本质上是机体对各种有害因素所致组织细胞损伤的一种固有的防御适应性反应。这种再生修复既可以表现在丧失组织结构的恢复上,也可以是不同程度的功能恢复。

(二) 修复与再生

修复的组织细胞既可以是原来组织细胞的"完全复原"——"再生"(regeneration);也可以是由非特异性的结缔组织增生替代原有组织细胞形成的"不完全复原"——"修复"(repair),这两种不同的结果具有相同的愈合过程。

二、创面愈合的过程

创面愈合的基本过程是炎症细胞如巨噬细胞、中性粒细胞,修复细胞如成纤维细胞、表皮细胞、皮肤附属器细胞以及细胞基质等的一系列复杂的生物学过程(图 15-1)。

(一) 凝血期(coagulation phase)

尽管不同程度创伤的愈合过程各有所不同,但从创面形成的一瞬间开始,机体首先出现的反应是自身止血过程。先是创面周围小血管、毛细血管等反应性收缩使局部血流量减少,然后暴露的胶原纤维吸引血小板聚集形成血凝块;随后血小板释放血管活性物质如 5- 羟色胺及前列腺素等,使血管进一步收缩,血流减慢,同时释放的磷脂和 ADP 将吸引更多的血小板聚集。最后,内源性及外源性凝血过程也将被启动。凝血过程结束后,机体即开始进行创

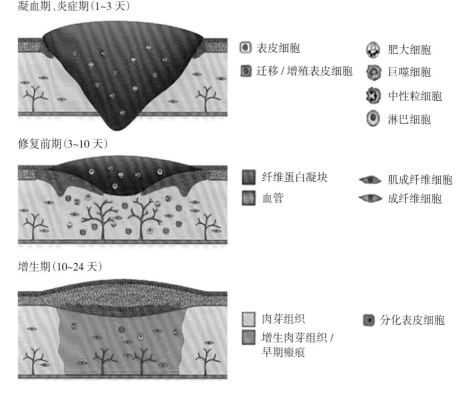

凝血期、炎症期(1~3 天)

表皮细胞	肥大细胞
迁移 / 增殖表皮细胞	巨噬细胞
	中性粒细胞
	淋巴细胞

修复前期(3~10 天)

纤维蛋白凝块	肌成纤维细胞
血管	成纤维细胞

增生期(10~24 天)

肉芽组织	分化表皮细胞
增生肉芽组织 / 早期瘢痕	

图 15-1 创面愈合过程

面的愈合。

（二）炎症期（inflammation phase）

开始自创面形成后的 2~3 天。由于创面局部血管的收缩导致组织缺血,引起组胺（histamine）和其他血管活性物质释放,使创面局部的血管扩张;同时,因坏死组织以及可能的致病微生物存在引发机体的防御反应（炎症反应）,免疫细胞如粒细胞和巨噬细胞开始向创面迁移。早期白细胞浸润以中性粒细胞为主,3 天后则以巨噬细胞为主。一方面粒细胞防止或吞噬入侵的细菌,另一方面巨噬细胞吞噬消化坏死的组织细胞碎片,同时组织细胞破坏后释放出来的自身蛋白溶酶也可以消化溶解坏死的组织细胞碎片,清洁创面以便启动组织的修复过程。

巨噬细胞同时也是刺激成纤维细胞增殖分化、合成胶原蛋白的关键因素。这一过程也被称为清创阶段（debridement phase）。同时,由于创面边缘新生的肌纤维母细胞的牵拉作用,创面会反应性地出现收缩。创面中的血液和渗出液中的纤维蛋白原很快凝固形成纤维素凝块,有的凝块表面干燥形成痂皮,凝块及痂皮起着保护伤口的作用。因此这一时期的创面大多被黑色的坏死组织所覆盖,因此也被称为黑色期。而当这一层坏死组织被清除后,创面仍会被一层薄薄的腐烂失活组织所覆盖,使创面外观呈黄色。

（三）修复期（reconstruction phase）

这一时期约从创面形成后的 3~24 天开始,又可以分为 2 个阶段:上皮再生或修复前期（epithelialisation）（3~10 天）和肉芽组织形成期（granulation）（10~24 天）,也称为增生期

(proliferation)。

1. 上皮细胞再生　创面修复首先是创面周边存在的健康基底细胞开始增生,并向中心部位移行。形成单层上皮,覆盖于肉芽组织的表面。当这些细胞彼此相遇时,则停止迁移,并增生分化成为鳞状上皮。与此同时,基底细胞的增殖刺激创面基底部毛细血管和结缔组织的反应性增生。健康的肉芽组织对表皮再生十分重要,因为它可提供上皮再生所需的营养及生长因子。当创面被新生的上皮细胞覆盖后,创面外观呈粉红色。如果创面皮肤附属器(毛囊、汗腺及皮脂腺)遭完全破坏则不能完全再生,而出现瘢痕修复。

2. 肉芽组织形成　基底细胞的增生刺激肉芽组织的生长。同时,巨噬细胞释放的生长因子如血小板衍生生长因子(PDGF),转化生长因子 β(TGF-β)和转化生长因子 -α(TGF-α)等会加速肉芽组织的形成。肉芽组织的形成有着重要的生物学意义,既能填补组织的缺损保护创面,防止细菌感染,减少出血,又能机化血块和坏死组织及其他异物。随着肉芽组织的不断形成,创面组织的缺失被填充,上皮细胞便从创面周缘向中心移行,最终使得创面得以完全被再生的上皮细胞覆盖。随着胶原纤维越来越多,也会出现瘢痕形成过程,瘢痕中的胶原纤维最终与皮肤表面平行。

（四）成熟期（maturation phase）

当创面被再生的上皮细胞完全覆盖后,创面的愈合过程并没有完全结束。新生肉芽组织和上皮细胞还需要进一步分裂分化、转型,最后创面才得以完全愈合。首先,新形成的上皮细胞不断分裂使表皮层增厚;同时,肉芽组织内部形成的胶原纤维排列发生改变,使新生的结缔组织力量增加,毛细血管数目减少使创面局部颜色接近于正常皮肤的颜色。这一过程需要时间很长,常常超过 1 年。在创面愈合未完成成熟以前,创面仍容易被再次损伤,由于表面上创面已经完全愈合,因此这一时期经常被忽视。这也就是慢性创面常常发生在同一部位的原因。

三、创伤愈合的类型

根据损伤程度及有无感染,创伤愈合可分为以下三种类型。

（一）一期愈合

多见于组织缺损少、创缘整齐、无感染、经粘合或缝合后创面对合严密的创面,例如手术切口;这种伤口中只有少量血凝块,炎症反应轻微,表皮再生在 24~48 小时内便可将创面覆盖。肉芽组织在第三天就可从边缘长出并很快将创面填满,5~6 天胶原纤维形成,2~3 周达到完全愈合。一期愈合的时间短,形成瘢痕少。

（二）二期愈合

多见于组织缺损较大、创缘不整、无法整齐对合,或伴有感染的创面。这种伤口的愈合与一期愈合有以下不同:①由于坏死组织多,或由于感染,继续引起局部组织变性、坏死,炎症反应明显。只有感染被控制以及坏死组织被清除以后,再生才能开始。②创面大,收缩明显,从创面底部及边缘长出多量的肉芽组织将其填平。③愈合的时间较长,形成的瘢痕较大。

（三）痂下愈合

指创面表面的血液、渗出液及坏死物质干燥后形成黑褐色硬痂,在痂下进行上述愈合过程。待上皮再生完成后痂皮即脱落。痂下愈合所需时间通常较无痂者长,因此时的表皮再生必须首先将痂皮溶解,然后才能向前生长。痂皮由于干燥不利于细菌生长,故对伤口有一定的保护作用。但如果痂下渗出物较多,尤其是已有细菌感染时痂皮则成为渗出物引流排出的障碍,使感染加重而不利于愈合。

第二节 影响创面愈合的因素

创伤愈合的时间以及愈合效果与损伤的程度、组织的再生能力、有无坏死组织和异物以及有无感染等因素具有密切的关系。影响创伤愈合的因素包括全身和局部两个方面。

一、全 身 因 素

(一) 年龄

青少年组织再生能力强、愈合快。老年人则相反,组织再生力差,愈合慢,此与老年人血管硬化,血液供应减少有很大关系。

(二) 营养

严重蛋白质缺乏,尤其是含硫氨基酸(如甲硫氨酸、胱氨酸)缺乏时,肉芽组织及胶原形成不良,愈合延缓。维生素 C 缺乏也会造成前胶原分子难以形成,从而影响了胶原纤维形成。在微量元素中锌对创伤愈合有重要作用,手术后伤口愈合迟缓的病人皮肤中锌的含量大多比愈合良好的病人低。

(三) 血液循环系统功能状态

心力衰竭或者动脉硬化,会引致周围组织血供不足,从而影响创面愈合。

(四) 潜在性或伴发疾病

糖尿病、贫血、类风湿关节炎、自身免疫性疾病、恶性肿瘤、肝衰竭以及肾功能不全等也会阻碍创面愈合过程。糖尿病时,巨噬细胞功能受损,致使患者罹患感染性疾病,同时,由于糖尿病患者也易于并发周围神经病和血管性疾病,导致血液供应障碍,使创面难以愈合。贫血时血液携氧能力下降,导致周围组织缺氧而影响创面的愈合。恶性肿瘤创面难以愈合的原因有:肿瘤组织的快速生长与坏死、坏死组织易于感染、营养平衡破坏(负氮平衡)以及治疗时药物(化疗及放疗)的影响。

(五) 肥胖

脂肪组织的血液供应相对较少,而且,太多的脂肪组织会导致创面的张力增加从而阻碍创面局部的血液循环。

(六) 用药情况

非特异性消炎药物如阿司匹林、吲哚美辛等,因能阻断前列腺素的合成而抑制创面愈合过程的炎症反应,而使其愈合缓慢。细胞毒性药物能抑制细胞的分裂增殖,从而对创面愈合产生严重的影响。类固醇能抑制免疫反应,而且还会阻止成纤维细胞的分裂与增殖而延缓创面的愈合,这一作用在蛋白质营养不良时更为明显。免疫抑制剂一方面降低白细胞的活性,使创面的清创过程受阻,另一方面,免疫抑制剂会增加感染的机会,从而干扰创面愈合的过程。青霉素因能在体内转化成青霉胺,而后者会阻碍胶原蛋白的交联使新形成的胶原纤维强度下降,影响创面的愈合。

(七) 放射治疗

离子射线不仅对恶性肿瘤细胞具有杀伤力,同样对正常组织细胞也具有强大的破坏性;

同时,放疗所带来的副作用如恶心、呕吐以及消化道功能障碍(腹泻)会引起营养吸收障碍,从而影响创面的愈合过程。

(八)心理状态

压抑、紧张、焦虑会使机体的免疫系统功能受损,从而间接地影响创面的愈合。积极的心态则会有利于创面愈合。

二、局部因素

(一)感染与异物

感染对创面修复的影响最大。化脓菌产生毒素和酶能引起组织坏死,溶解基质或胶原纤维,加重局部组织损伤,妨碍创面愈合;伤口感染时,渗出物很多可增加局部伤口的张力,使正在愈合的伤口或已缝合的伤口裂开,或者导致感染扩散加重损伤;坏死组织及其他异物,也妨碍愈合并有利于感染。

(二)局部血液循环

局部血液循环既能保证组织再生所需的氧和营养,又能对坏死物质的吸收及控制局部感染起到重要作用。因此,局部血液供应良好时创面修复效果较为理想。如下肢有动脉粥样硬化或静脉曲张等病变所致局部血液循环不良时,则该处创面愈合迟缓。

(三)神经支配

正常的神经支配对组织再生有促进作用。例如麻风引起的溃疡不易愈合,是因为神经受累致使局部神经性营养不良的缘故。自主神经损伤会导致局部血液供应发生变化,对创面愈合的影响则更为明显。

(四)湿度与温度

传统的观点认为保持创面干燥可以预防创面感染,因此临床实践中常常尽可能地使创面干燥。然而,多项研究证实保持创面局部温度接近或者恒定在正常的37℃时,细胞的有丝分裂速度增加108%。传统创面护理是频繁更换敷料和用冷溶液冲洗创面,这样常常是局部温度比正常体温低2~5℃,从而阻碍创面的愈合过程。

(五)电离辐射

破坏细胞、损伤小血管、抑制组织再生。

第三节 血管疾病创面的特点

因血管疾病造成的创面主要可以分为动脉性溃疡和静脉性溃疡两大类。

一、动脉性溃疡

周围动脉闭塞性疾病(peripheral arterial disease,PAD)主要是因为血小板聚集力增强,血液黏稠度增加,促进动脉粥样硬化及血栓形成。进一步造成血管腔狭窄或闭塞,导致患肢血供障碍,引起不同程度的缺血性改变。

由于组织缺血,直接导致了创面的愈合困难。长期慢性缺血,还会造成局部组织细胞的破坏,微循环障碍等一系列的病理改变(图15-2)。

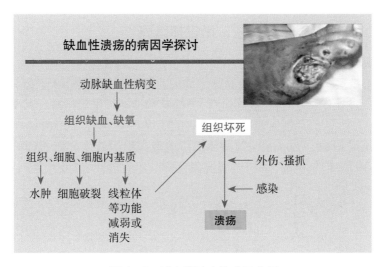

图 15-2　缺血性溃疡的病因病理

二、静脉性溃疡

慢性静脉性疾病(chronic venous diseases,CVD)是因静脉的结构、功能异常而使静脉血回流不畅或者反流,使静脉压力增高导致的以下肢沉重、疲劳和胀痛、水肿、静脉曲张为主要临床表现。

长期的静脉高压以及局部静脉血液淤滞造成局部代谢废物淤积、皮肤营养障碍而出现皮肤色素沉着、溃疡。

无论动脉或静脉性原因,均会造成局部微循环障碍,进而导致皮肤病理性损伤,出现溃疡(图 15-3)。

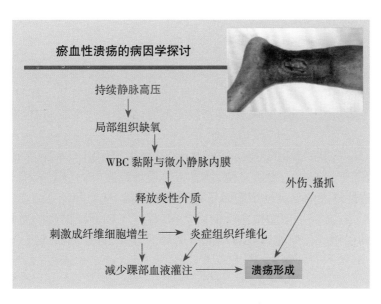

图 15-3　瘀血性溃疡的病因病理

三、微循环障碍

（一）微循环结构与功能

微循环是组织器官内微动脉与微静脉之间的血液循环,它和微淋巴管一起组成微循环功能单元,由细动脉、终末细动脉、毛细血管、细静脉和神经纤维等组成。其中皮肤微循环还可细分为具有特征性营养毛细血管的非常浅表的薄层(距皮肤表面 0.01~0.05mm)和具有温度调节血管的深层(0.05~2.00mm)。微循环承担血液与组织液之间氧、营养、必需物质和代谢产物的交换,能量、信息传输,承担血液流通、分配、组织灌注,以及一系列反馈调节、内环境稳定机制(图 15-4)。

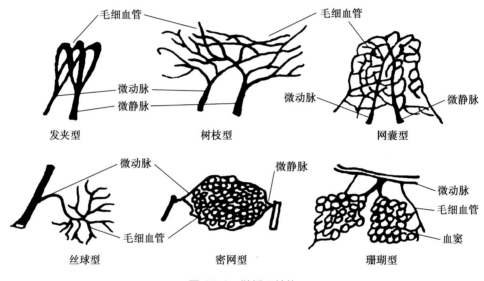

图 15-4　微循环结构

（二）创面愈合的基础

血管性创面的治疗从根本上就是局部微循环的治疗,通过提高创缘毛细血管数目,引起创面毛细血管管径增大,血流加快,促进毛细血管和内皮细胞恢复正常的形态和结构,并刺激毛细血管出芽和内皮细胞增生,恢复基膜完整性,缩小内皮细胞间隙,进而增加创面血流量。

另外,通过减少创面淤滞的液体,减轻水肿,从而减轻因组织水肿造成的组织细胞间距离的加大,有利于细胞间的物质交换,使有害物质如组胺、5- 羟色胺、前列腺素、缓激肽等促使血管通透性增大的促炎性细胞因子得到及时清除,从而降低了微血管的通透性,也减轻微血栓的形成,减轻了创面微血管的后负荷,促进了创面微循环的通畅,进而增加了创面愈合营养的供给。任何能够改善局部微循环的方式,对于创面的愈合都可以起到促进作用。

第四节　创面愈合评价指标

一、创面愈合率

创面愈合率是评价创面愈合的直接指标之一。最早对创面愈合率的测定多采用描图法，即先将创面边缘描绘在标准透明方格胶片上，再以此为模板计算创面面积大小，并按下列公式计算创面愈合率：愈合率＝（原始创面面积－未愈合创面面积）/原始创面面积。现在多采用计算机扫描创面计算面积，根据各种图像分析软件进行测定。

二、创面愈合时间

创面愈合时间是评价创面愈合的传统指标之一，并一直沿用至今。方法为计算创面完全上皮化所需的时间，而上皮化依靠肉眼观察。

三、组织病理学分析

用组织学方法观察创面愈合情况也是较为可靠的传统方法之一。以往常采用通过光学显微镜下观察 HE 染色的组织切片并按照组织学标准定量评价。即在光镜下通过观察表皮结构，真皮表皮邻接处胶原束和皮肤结构，表皮再生和粒细胞浸润数量等指标来评分。

四、巨噬细胞定量分析

许多研究证明，巨噬细胞在调控创面修复过程中扮演着多种重要角色，在创面中巨噬细胞吞噬碎片后活化，然后分泌大量活性物质。在创伤后通过细胞外基质分子产物、蛋白酶和蛋白酶抑制剂影响细胞外基质的组成。巨噬细胞还通过产生大量生长因子影响血管内皮细胞、成纤维细胞、角质细胞和其他类型细胞的增殖和分化，从而促进创面修复。通常采用组织学方法进行巨噬细胞定量分析，即用 3,3'- 二氨基联苯胺和 Gill's 苏木素重复染色，然后在光镜下借助视觉表格随机统计每张组织切片中巨噬细胞的数量。除此之外，也可以用 CD68[+] 单抗标记的免疫组织化学方法来统计巨噬细胞的数量。

五、羟脯氨酸含量测定

胶原在结缔组织中具有重要特殊性，又是极少数含有羟脯氨酸的蛋白质之一，因此通过测定创面羟脯氨酸的含量来反映创面胶原基质的含量可以用来评价创面愈合能力。目前多用氯胺 T 氧化法测定组织中羟脯氨酸的含量来作为胶原存在和代谢的指标。

六、细胞增殖情况

创面愈合依赖于上皮再生，此过程由来自创缘和创面皮肤附件的表皮细胞通过创面表面的增殖和迁移来完成，创面修复还需要角质细胞、毛囊细胞、成纤维细胞和血管内皮细胞的大量增殖。因此可以用测定各组修复细胞增殖的情况来间接反映创面愈合的能力。

第五节 现代促进创面愈合的治疗方法

一、氧疗与创伤愈合

（一）氧的作用

氧是决定胶原的合成与成熟、上皮化、伤口挛缩等修复结局的重要因素。实际上低氧和高氧对创面修复和组织再生都有影响，只是在不同的修复阶段产生的作用有一些差别。

（二）高氧的影响

Fischer 对慢性压疮的患者进行氧疗，改进了上皮化的速度和伤口收缩的情况。通过研究发现，纯氧对开放性创面的影响主要集中在代谢活动的增强和上皮迁移速度的提高两方面。

（三）低氧的影响

缺氧条件下 VEGF 上调的主要作用是刺激血管的生成，I 型胶原早期升高，随后突然降低，其原因可能是在活体条件下，由于血管生成提高了运载氧能力，导致羟基化和胶原合成增加的结果。缺氧环境下的伤口，使用 TGF-β 后，可以强烈刺激 VEGF 的分泌。在缺氧环境下，生长因子的作用是复杂的，有人用血小板生长因子 -BB（PDGF-BB）和 TGF-β 处理平滑肌细胞，与未处理的平滑肌细胞相比较，采取蛋白印记的方法检测 VEGF 与 bFGF 的 mRNA 水平，缺氧状态只刺激 VEGF 的基因表达，不影响 bFGFmRNA 的水平。

二、生长因子促进创面愈合

（一）生长因子的作用

创面愈合是个复杂的生物学过程。创伤发生后，皮肤表皮屏障被破坏，角质形成细胞释放的白细胞介素 - 1（interleukin-1，IL-1）被认为是创伤发生后参与创伤愈合的第 1 个信号分子，可以趋化创面边缘的细胞至伤口处以发挥其生物学功能。在随后的创面愈合过程中，各种细胞分泌各种生长因子，如 PDGF、VEGF、FGF 等。这些生长因子在血管形成、成纤维细胞转化、角质形成细胞的分化与迁移、细胞间和细胞与基质间的接触及再上皮化等过程中扮演重要的角色。

（二）生长因子的应用

20 世纪 90 年代初，国外已有学者将患者自体的血小板源性生长因子应用于治疗包括糖尿病溃疡、压疮、下肢动静脉疾病所致溃疡等慢性创面均取得了预想不到的效果，其治愈率高达 97%，平均愈合时间仅为 10.6 周，而对照治愈率仅为 25%，时间也显著延长。到目前为止，国内药政部门已正式批准重组牛碱性成纤维细胞生长因子（商品名贝复济），重组人表皮细胞生长因子等在临床应用。但就世界范围来讲，大规模、多中心的临床资料尚缺乏，有关这一治疗措施的长期效果尚需进一步研究。

三、创面负压治疗（图 15-5）

（一）负压治疗的机制

创面负压治疗可引起局部微循环流速和血管口径的变化，其机制可能为：

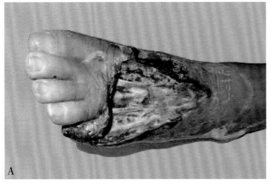
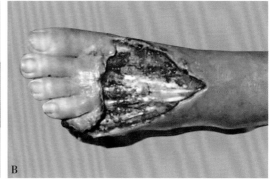
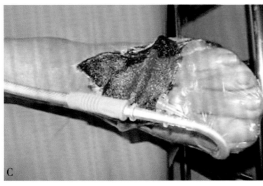

图 15-5
A. 清创前；B. 清创后；C. 负压治疗

1. 负压作用局部与周围组织表面的压力差促进创面血流灌注。

2. 负压环境下组织压力下降，血管透壁压升高引起微血管扩张，并促进毛细血管床的开放。

3. 血管壁的伸展刺激和血流速度的增大可以影响血管内皮细胞的形态、结构和功能，促进其分泌血管活性因子，进一步扩张微血管。

4. 创面负压治疗还能显著提高创缘毛细血管数目，引起创面毛细血管管径增大，血流加快，促进毛细血管和内皮细胞恢复正常的形态和结构，并刺激毛细血管出芽和内皮细胞增生，恢复基膜完整性，缩小内皮细胞间隙，进而增加创面血流量。

（二）负压治疗的作用

1. 创面负压治疗有助于减少创面局部淤滞的液体，从而减轻因水肿造成的组织细胞间距离的加大，有利于组织细胞间的物质交换。

2. 降低微血管的通透性及微血栓的形成，促进了创面微循环的通畅，增加了创面愈合营养的供给。

3. 还可使慢性创面血管内皮细胞生长因子表达明显增加，其详细机制有待进一步研究。

四、组织工程技术与创面愈合

（一）原理

组织工程学是综合应用细胞生物学和工程学原理，在实验室，将人体某部分的组织细胞进行体外培养扩增，然后把这些培养细胞种植和吸附在一种生物材料的支架上，再一并移植到人体所需要的部位,以修复组织缺损,替代组织器官的一部分或全部功能,或作为一种体外装置,暂时替代器官部分功能,达到提高生存质量和延长生命活动的目的。

（二）意义

组织工程学研究的意义不仅在于挽救生命、减少伤残、延长生命活动,它同时标志着"生物科技人体时代"的到来,是一场意义深远的医学革命和再生医学的新时代。目前可以应用的组织工程产品主要有组织工程人工皮肤、组织工程化软骨和骨、组织工程化肌腱、组织工程化周围神经等。

五、干细胞与创面修复

干细胞在创面修复中的作用

1. 多能干细胞在损伤部位局部微环境的作用下,转变为相关的组织修复细胞发挥促进修复和再生的作用。

2. 干细胞在创面发挥自分泌和旁分泌作用,分泌大量与组织修复和再生相关的生长因子参与修复与再生过程。目前,已经有相关报道表明,局部应用间充质干细胞对糖尿病足的血管再生以及严重烧伤后皮肤汗腺再生等产生了积极的作用。

六、总　　结

随着社会经济的日益发展,人们的生活习惯产生了巨大变化,老龄化患者以及糖尿病等慢性病也呈现逐渐增多的趋势,病情也变得更加复杂多变。目前,对于慢性创面愈合修复的机制尚不完全清楚,但新型的治疗方法研究不断涌现。比如,组织工程产品、细胞生长因子、干细胞、蛋白酶抑制剂和基因治疗等在慢性创面愈合中的作用均是近年来的研究热点,因此还需要继续深入研究创面愈合过程,为进一步解决该领域的临床问题提供坚实的理论依据和实践基础。

第六节　中药在创面治疗中的应用

中药在促进创面愈合的过程中有着举足轻重的作用,并且有着独到的优势。中药治疗创面有着悠久的历史,并在与疾病斗争的过程中形成了自己独特的理论体系。

周代我国已经出现专门治疗溃疡等的疡医,用祝药（外敷药）,剖杀之剂（拔除脓血的销蚀腐肉的药剂）和五毒之药（石胆、丹砂、雄黄、矾石、磁石炼治的外用药）外治溃疡。《肘后备急方》提出创面感染由外来"毒气"引起,及早期处理开放性创伤的重要性,并首先提出薄贴的制作方法。《洞天奥旨》谓:"疮疡内散,第一善法,至疮口已溃,内不能散,须外治,外治之法最多,大约敷法为佳。"

一、中医外用药物剂型

根据中医治疗创面的理论依据和创面的不同特点,将中药制成各种不同的剂型进行治疗是中医的特色之一。常用的剂型有膏药、油膏、箍围药、掺药、草药等。

（一）膏药

膏药古代称薄贴,现称硬膏。膏药是按配方用若干药物浸于植物油中煎熬,去渣存油,加入黄丹再煎,利用黄丹在高热下经过物理变化,凝结而成的制剂,俗称药肉;也有不用煎熬,经捣烂而成的膏药制剂,再用竹签将药肉摊在纸或布上。

1. 膏药的作用　①膏药因其富有黏性,敷贴患处,能固定患部,起到使患部减少活动的作用。②保护溃疡创面,可以避免外来刺激和细菌感染。③热疗作用:膏药使用前加温软化,趁热敷贴患部,使患部得到较长时间的热疗,改善局部血液循环,增加抗病能力。④具体功用:依据所选药物的功用不同,对肿疡起到消肿定痛,对溃疡起到提脓去腐、生肌收口的作用。

2. 适用证　用于周围血管疾病初起、已成、溃后各个阶段,均可应用。现代由于制剂条件限制,自行制作的膏药已很少应用,临床尚缺少市售的药品。

3. 用法　太乙膏性偏清凉,功能消肿、清火、解毒、生肌,适用于阳证,为肿疡、溃疡通用之方,可用于糖尿病足肿胀、溃疡、坏疽各阶段。也可用于下肢丹毒,浅静脉炎急性期等。

阳和解凝膏性偏温热,功能温经和阳、祛风散寒、调气活血、化痰通络,适用于阴证疮疡未溃者。可用于下肢结节性血管炎,或者浅静脉后期红肿已退,结块条索难消者。

千捶膏性偏寒凉,功能消肿、解毒、提脓、去腐、镇痛,初起贴之能消,已成贴之能溃,溃后贴之能去腐,适用于下肢丹毒,浅静脉炎(偏病)急性期,有红肿热痛等阳证表现者。

此外,膏药摊制的形式有厚薄之分,在具体运用上也各有所宜。如薄型的膏药,多适用于溃疡,宜于勤换;厚型的膏药,多适用于肿疡,宜于少换,一般 5~7 天调换 1 次。

4. 注意要点　①凡疮疡使用膏药,有时可能引起皮肤焮红,或起丘疹,或发生水疱,瘙痒异常,甚则溃烂等现象,这是因为皮肤过敏,形成膏药风(接触性皮炎)。②或溃疡脓水过多,由于膏药不能吸收脓水,淹及疮口,浸淫皮肤,而引起湿疮。

见此等情况,可以改用油膏或其他药物。

（二）油膏

油膏是将药物与油类煎熬或捣匀成膏的制剂,现称软膏。目前,油膏的基质有猪脂、羊脂、松脂、麻油、黄蜡、白蜡以及凡士林等。

1. 油膏的作用　在应用上,其优点有柔软、滑润、无板硬黏着不舒的感觉,尤其对病灶在凹陷折缝之处者,或大面积的溃疡,使用油膏更为适宜,故近代医者常习用油膏来代替膏药。

2. 适应证　适用于周围血管病各期,已溃、未溃均可酌情使用。

3. 用法　金黄油膏、玉露油膏适用于阳证,用于糖尿病足筋疽急性期、下肢丹毒、浅静脉炎,以及免疫性血管炎皮肤红斑结节、疼痛剧烈等病症。

冲和膏适用于半阴半阳证,用于动脉硬化闭塞症、血栓闭塞性脉管炎血管闭塞疼痛的脉络瘀阻证,以及浅静脉炎红肿已退,条索隐痛等。

回阳玉龙油膏适用于阴证,用于动脉狭窄、闭塞,及痉挛性血管病的早期;生肌玉红膏功能活血去腐、解毒镇痛、润肤生肌收口,适用于糖尿病足及血管性溃疡,腐肉未脱,新肉未生之时,或日久不能收口者。

红油膏功能防腐生肌,适用于各种动脉及静脉性溃疡。生肌白玉膏功能润肤生肌收敛,适用于各种血管性溃疡腐肉已净,疮口不敛者等病。目前市售的油膏主要有京万红软膏,用于糖尿病足、臁疮等血管性溃疡。

生肌橡皮膏用于创面已净,可生肌收口。

4. 注意要点 ①凡皮肤湿烂,疮口腐化已尽,摊贴油膏,应薄而勤换,以免脓水浸淫皮肤,不易干燥。②目前调制油膏大多应用凡士林,凡士林系矿物油,也可刺激皮肤引起皮炎,如见此等现象应改用植物油或动物油。③若对药物过敏者,则改用其他药。④油膏用于溃疡腐肉已脱、新肉生长之时,摊贴宜薄,若过于厚涂则使肉芽生长过剩而影响疮口愈合。

(三) 掺药

将各种不同的药物研成粉末,根据制方规律,并按其不同的作用,配伍成方,用时掺布于膏药或油膏上,或直接掺布于病变部位,谓之掺药,古称散剂,现称粉剂。

1. 掺药的作用 掺药的种类很多,用来治疗外科疾患,范围很广,可用于周围血管疾病引起的溃疡的各个阶段。由于疾病的性质和阶段不同,应用时应根据具体情况选择用药,可掺布于膏药上、油膏上,或直接掺布于创面上,或黏附在纸捻上再插入疮口内,或将药粉时时扑于病变部位,以达到消肿散毒、提脓去腐、腐蚀平胬、生肌收口、定痛止血、收涩止痒、清热解毒等目的。

2. 掺药的种类

消散药:具有渗透和消散作用,掺布于膏药或油膏上,贴于患处,可以直接发挥药力,使疮疡蕴结之毒移深居浅,肿消毒散。①适应证:适用于周围血管病的初期。②用法:阳毒内消散、红灵丹有活血止痛、消肿化痰之功,适用于一切阳证,如下肢丹毒、急性淋巴管炎、浅静脉炎,以及下肢脉管炎、动脉硬化闭塞症、糖尿病足脉络瘀热证;阴毒内消散、桂麝散、黑退消有温经活血、破坚化痰、散风逐寒之功,适用于一切阴证,如动脉狭窄、闭塞性疾病初期的脉络寒凝证。

提脓去腐药:具有提脓去腐的作用,能使疮疡内蓄之脓毒早日排出,腐肉迅速脱落。一切外疡在溃破之初,必须先用提脓去腐药。若脓水不能外出。则攻蚀越深,腐肉不去则新肉难生,不仅增加患者的痛苦,并影响疮口的愈合,甚至造成病情变化而危及生命。因此,提脓去腐是处理溃疡早期的一种基本方法。①适应证:凡溃疡初期,脓栓未溶,腐肉未脱,或脓水不净,新肉未生的阶段,均宜使用。②用法:提脓去腐的主药是升丹,升丹以其配制原料种类多少的不同,而有小升丹和大升丹之分。小升丹又称三仙丹,其配制的处方中只有水银、火硝和明矾三种原料。大升丹的配制处方除上述三种药品外,尚有皂矾、朱砂(硫化汞)、雄黄(三硫化二砷,含砷70%)及铅等。升药又可依其炼制所得成品的颜色而分为"红升"和"黄升"两种。两者的物理性质、化学成分、药理作用和临床用法等大同小异。升丹是中医外科中常用的一种药品,有杀菌消毒以及"去腐"作用。目前采用的是小升丹,临床使用时,若疮口大者,可掺于疮口上;疮口小者,可黏附在药线上插入;亦可掺于膏药、油膏上盖贴。若纯粹是升丹,因药性太猛,须加赋形药使用,常用的如九一丹、八二丹、七三丹、五五丹、九黄丹等。在腐肉已脱,脓水已少的情况下,更宜减少升丹含量。此外,尚有不含升丹的提脓去腐药,如黑虎丹,可用于对升丹有过敏者。

生肌收口药:具有解毒、收涩、收敛、促进新肉生长的作用,掺布创面能使疮口加速愈合。是处理各种溃疡的一种基本方法。①适应证:各种血管性溃疡腐肉已脱、脓水将尽时,可以使用。②用法:常用的生肌收口药,如生肌散、八宝丹等,不论阴证、阳证,均可掺布于创面上应用。

清热收涩药:具有清热收涩止痒的作用,掺扑于皮肤病糜烂渗液不多的皮损处,达到消肿、干燥、止痒的目的。①适应证:适用于下肢淤积性皮炎急性或亚急性阶段而渗液不多者。

②用法:常用的有青黛散,以其清热止痒的作用较强,故用于下肢皮肤病大片潮红丘疹而无渗液者。三石散收湿生肌作用较好,故用于皮肤糜烂,稍有渗液而无红热之时,可直接干扑于皮损处,或先涂上一层油剂后再扑三石散,外加包扎。

3. 注意事项 掺药配制时,应研极细,研至无声为度。①植物类药品,宜另研过筛。②矿物类药品,宜水飞。③麝香、樟脑、冰片、朱砂粉、牛黄等香料贵重药品,宜另研后下,再与其他药物和匀,制成散剂方可应用。④有香料的药粉最好以瓷瓶贮藏,塞紧瓶盖,以免香气走散。⑤近年来经过剂型的改革,将药粉与水溶液相混合制成洗剂,将药物浸泡于乙醇溶液中制成酊剂,便于患者应用。

若病变部肿势不局限者,选用箍围药较宜。

含有丹类药物的使用:①升丹属有毒刺激药品,凡对升丹过敏者应禁用。②对大面积创面,应慎用,以防过多的吸收而发生汞中毒。③凡见不明原因的高热、乏力、口有金属味等汞中毒症状时,应立即停用。④闭塞性血管病创面缺血,肉芽生长缓慢,使用时应谨慎,不可过早使用或剂量太过,以免戕伐创面,致使缺血的组织坏死而加重病情。⑤此外,升丹放置陈久使用,可使药性缓和而减轻疼痛。⑥升丹为汞制剂,宜用黑瓶贮藏,以免氧化变质。

生肌收口药物的应用:①脓毒未清、腐肉未净时,若早用生肌收口药,则不仅无益,反增溃烂,延缓治愈,甚至引起迫毒内攻之变。②若已成漏管之证,即使用之,勉强收口,仍可复溃,此时需配以手术治疗,方能达到治愈目的。③若溃疡肉色灰淡而少红活,新肉生长缓慢,则宜配合内服药补养和食物营养,内外兼施,以助新生。④若臁疮日久难敛,则宜配以绑腿缠缚,改善局部的血液循环。

清热收湿药:①一般不用于表皮糜烂、渗液较多的皮损处,用后反使渗液不能流出,容易导致自身过敏性皮炎。②亦不宜用于毛发生长的部位,因药粉不能直接掺扑于皮损处,同时粉末与毛发易黏结成团。

（四）酊剂

酊剂是将各种不同的药物浸泡于乙醇溶液内,最后倾取其药液,即为酊剂。

1. 适应证 一般用于周围血管疾病的未溃期。

2. 用法 ①红灵酒有活血、消肿、镇痛之功,用于冻疮、脱疽未溃之时(如脱疽已溃,疮口上方也可使用)。②10% 土槿皮酊、复方土槿皮酊有杀虫、止痒之功,适用于血管病合并鹅掌风、灰指甲、脚湿气等。

3. 注意事项 一般酊剂有刺激性,所以凡疮疡破溃后,或皮肤病有糜烂者,均应禁用。同时酊剂应盛于遮光密闭容器中,充装宜满,并在凉暗处保存。

（五）洗剂

洗剂是将各种不同的方药,先研成细末,然后与水溶液混合在一起而成。因加入的粉剂多系不溶性,故呈混悬状,用时须加以振荡,故也称混合振荡剂或振荡洗剂。

1. 适应证 适用于创面治疗的各个阶段,尤其是有恶臭时。

2. 用法 应用不同治则的中药煎煮后熏洗。将中药加入温水后煎煮,一般煎煮 20~30 分钟。待水温凉后进行浸泡、熏洗,浸泡时间 20 分钟为宜。每日早晚各一次。

3. 注意事项 ①浸泡是水温不宜太高,一般 38℃ 以下为宜。②水肿病人一般不宜选用。③尽量选用无刺激的中药煎煮,以免造成皮肤过敏或刺激皮肤。

二、中医外治的治法

（一）箍围法

箍围药古称敷贴，是借药粉具有箍集围聚、收束疮毒的作用，从而达到治疗疾病的目的。

1. 箍围药的作用　①促使肿疡初起轻者可以消散。②即使毒已结聚，也能促使疮形缩小，趋于局限，达到早日成脓和破溃的效果。③在破溃后，余肿未消者，也可用它来消肿，截其余毒。

2. 适应证　凡周围血管病不论初起、成脓及溃后，肿势散漫不聚，而无集中之硬块者，均可使用本法。

3. 用法　由于箍围药的药性有寒、热的不同，所以在应用时也应分别使用，才能收到预期效果。

金黄散、玉露散药性寒凉，功能清热消肿、散瘀化痰，适用于红、肿、热、痛的一切阳证，临床常用于糖尿病足筋疽急性期、下肢丹毒、血栓性浅静脉炎、下肢深静脉血栓形成急性期等。

金黄散对肿而有结块者，尤其对急性炎症控制后形成慢性迁移性炎症时更为适宜，如浅静脉炎，结节性血管炎等。

玉露散对红、灼热、漫肿无块，丹毒等病效果更佳。

回阳玉龙膏药性温热，功能温经活血、散寒化痰，适用于不红不热的一切阴证，用于动脉狭窄、闭塞，及痉挛性血管病的早期。

冲和膏药性平和，功能行气疏风、活血定痛、散瘀消肿，适于阴阳之间的半阴半阳证，用于动脉硬化闭塞症、血栓闭塞性脉管炎血管闭塞疼痛的脉络瘀阻证，以及浅静脉炎红肿已退，条索隐痛等。

4. 调制法及应用　总的原则是将箍围药粉与各种不同的液体调剂制成糊状的制剂。调制液体多种多样，临床应根据疾病的性质与阶段不同，正确选择使用。

调制：以醋调者，取其散瘀解毒。以酒调者，取其助行药力。以葱、姜、韭、蒜捣汁调者，取其辛香散邪。以菊花汁、丝瓜叶汁、银花露调者，取其清凉解毒，而其中用丝瓜叶汁调制的玉露散治疗暑天疖肿效果较好。以鸡子清调者，取其缓和刺激。以油类调者，取其润泽肌肤。如上述液体取用有困难时，则可用冷茶汁加白糖少许调制。

原则：阳证多用菊花汁、银花露或冷茶汁调制。半阴半阳证多用葱、姜、韭捣汁或用蜂蜜调制，阴证多用醋、酒调敷。目前临床上对阳证及半阴半阳证常以凡士林调制成油膏使用。

应用：敷贴法用于外疡初起时，宜敷满整个病变部位。若毒已结聚，或溃后余肿未消，宜敷于患处四周，不要完全涂布。敷贴应超过肿势范围。

5. 注意要点　凡外疡初起，肿块局限者，一般宜用消散药。阳证不能用热性药敷贴，以免助长火毒。阴证不能用寒性药敷贴，以免寒湿痰瘀凝滞不化。箍围药敷后干燥之时，宜时时用液体湿润，以免药物剥落及干板不舒。

（二）熏洗法

顾名思义就是熏和洗，就是把中药煎煮后，先利用蒸汽熏蒸，再用药液淋洗、浸浴全身或局部患处的一种防治疾病的方法。中药熏洗疗法是中医外治疗法的重要组成部分。熏洗疗法分为熏洗法、淋洗法、溻渍法。

1. 作用　在临床应用时，熏洗能直达病所，有一定的优势，用药时要根据创面情况辨证应用,适用于外科等多种疾病的治疗,也适用于周围血管病中的治疗。

2. 分类

熏洗法:一般分为全身熏洗法和局部熏洗。我们针对的创面,主要是局部药物熏洗。该疗法可使皮肤温度升高,皮肤毛细血管扩张,促进血液及淋巴液的循环,有利于血肿和水肿的消散,促进创面的愈合。

淋洗法:将药物放入容器内加水煎汤,过滤去渣后,趁热装入小喷壶或小嘴茶壶内,连续不断地淋洗患处,或用消毒纱布蘸药汤连续淋洗患处。淋洗时,可用手轻轻按伤口四周,用镊子持消毒棉球擦拭伤口的脓液,使脓液及坏死组织随药汤而出,以淋洗干净为度。淋洗完毕后,根据伤口情况进行常规换药。此法多用于糖尿病足溃疡、下肢溃疡急性期,湿热毒蕴和热毒炽盛者。

溻渍法:又称浸渍法,是把药物煎汤淋洗患部,使疮口洁净,祛除病邪,从而达到治疗目的的一种治疗方法。适用于血管病所致疮疡溃后脓水淋漓或腐肉不脱,皮肤病瘙痒、脱屑等。

如2%~10%黄柏溶液有清热解毒的作用,适用于疮疡溃后,脓水淋漓或腐肉不脱,疮口难敛者。鹅掌风浸泡方有疏通气血、杀虫止痒之功,加醋同煎,待温,每日浸泡1~2小时,连续7天,适用于血管病伴有鹅掌风患者。

3. 注意事项　①糖尿病足患者,大部分伴有糖尿病周围神经病变,感觉迟钝,对温度敏感度降低,在熏洗时一定要注意药液的温度,以免烫伤。②对于有血管病变患者,熏洗时水温控制在37~38℃之间,熏洗时间以20~30分钟为宜。③适用熏洗、浸渍等方法时应注意冬季宜保暖,夏令宜避风凉,以免感冒。

(三)中草药外敷

其药源丰富,使用方便,价格低廉,疗效较好,民间使用草药治疗外科疾病积有很多的经验。

1. 适应证　周围血管病伴有红肿热痛的阳证,创伤浅表出血,下肢皮肤病的止痒等,均可应用。

2. 用法　①蒲公英、紫花地丁、马齿苋、芙蓉花叶、野菊花叶、七叶一枝花、丝瓜叶等,有清热解毒消肿之功,适用于阳证,如下肢丹毒、浅静脉炎、急性化脓性淋巴管炎、结节性血管炎等。用时将鲜草药洗净,加食盐少许,捣烂敷患处,一日调换1~2次。②旱莲草、白茅花、丝瓜叶等,有止血之功,适用于浅表刨伤之止血。用时洗净,捣烂后敷出血处加压包扎,白茅花不用捣烂可直接敷用。③徐长卿、蛇床子、地肤子、泽漆、羊蹄根等有止痒作用,适用于急慢性下肢淤积性皮肤病。用时洗净,凡无渗液者可煎汤熏洗,有渗液者捣汁或煎汤冷却后作湿敷等。

3. 注意事项　用鲜草药外敷时,必须先洗净,再用1:5000的高锰酸钾溶液浸泡后捣烂外敷,敷后应注意干湿度,干后可用冷开水时时湿润,以免患部干绷不舒。

(四)其他疗法

1. 药线引流　药线俗称纸捻或药捻,大多采用桑皮纸,也可应用丝棉纸或拷贝纸等。按临床实际需要,将纸裁成宽窄长短适度,搓成大小长短不同线形药线备用。

作用:①药线的类别有外粘药物及内裹药物两类,目前临床上大多应用外粘药物的药线。它是借着药物及物理作用,插入溃疡疮孔中,使脓水外流;同时利用药线之线形,能使坏死组织附着于药线而使之外出。②采用药线引流和探查,具有方便、痛苦少、患者能自行更换等优点。③目前将捻制成的药线,经过高压蒸气消毒后应用,使之无菌而更臻完善。

适应证:①适用于溃疡疮口过小,脓水不易排出者;或已成瘘管、窦道者,如糖尿病足坏疽、筋瘤导致的多发性溃疡、窦道等。②内裹药物法是将药物预先放在纸内,裹好搓成线状备用。内裹药物,多用白降丹、枯痔散等,因其具有腐蚀化管的作用,故适用于溃疡已成瘘管或窦道者。

用法:①一种是将搓成的纸线,临用时放在油中或水中润湿,蘸药插入疮口。②另一种是预先用白及汁与药和匀,黏附在纸线上,候干存贮,随时取用。目前大多采用前法。外粘药物,多用含有升丹成分的方剂或黑虎丹等,因它有提脓去腐的作用,故适用于溃疡疮口过深过小,脓水不易排出者。

注意事项:①药线插入疮口中,应留出一小部分在疮口之外,并应将留出的药线末端向疮口侧方向下方折放,再以膏药或油膏盖贴固定。②如脓水已尽,流出淡黄色黏稠液体时,即使脓腔尚深,也不可再插药线,否则影响收口的时间。

2. 药筒拔法　采用一定的药物与竹筒若干个同煎,乘热急合疮上,借助药筒吸取脓液毒水,具有宣通气血、拔毒泻热的作用,从而达到脓毒自出、毒尽疮愈目的的一种治法。

适应证:适用于糖尿病足坏疽,创面窦道较深,脓毒不得外出者;或反复发作的流火等。

用法:①先用鲜菖蒲、羌活、紫苏、蕲艾、白芷、甘草各 15g,连须葱 60g,以清水 10 碗煎数十滚,待药浓熟为度,备用;次用鲜嫩竹数段,每段长 2~3cm,一头留节,刮去青皮留白,厚约 0.3cm,靠节钻一小孔,以杉木条塞紧,放前药水内煮数十滚(药筒浮起用物压住),如疮口小可用拔火罐筒。②将药水锅放在病床前,取筒倒去药水,乘热急对疮口合上,按紧,自然吸住,待片刻药筒已凉(5~10 分钟),拔去杉木塞,其筒自落。③视其需要和病体强弱,每天可拔 1~2 筒或 3~5 筒。④如其坚肿不消,或肿势继续扩散,脓毒依然不能外出者,翌日可以再次吸拔,如此连用数天。如应用于丹毒,患部消毒后,先用砭镰法放血,再用药筒拔吸,待拔吸处血液自然凝固后,用纱布包扎,常应用于复发性丹毒已形成淋巴水肿者。

注意事项:必须验其筒内拔出的脓血,若红黄稠厚者预后较好。纯是败浆稀水,气秽黑绿者预后较差。操作时须避开大血管,以免出血不止。

三、创面的局部辨证

中医将中药对创面的治疗归结为中医外治。中医认为:外治法是运用药物和手术或配合一定的器械等,直接作用于患者体表某部或病变部位以达到治疗目的的一种治疗方法。《理瀹骈文》说:"外治之理,即内治之理;外治之药,即内治之药。所异者法耳。"指出了外治法与内治法只是在给药途径上的不同,辨证与治则都是一致的。不同的是外治法使用中药直接作用于皮肤和黏膜,通过局部吸收,从而达到治疗目的,这是外科独具而必不可少的重要治法,正如《医学源流论》所说:"外科之法,最重外治"。

外科疾患最显著的特征就在于局部病灶的存在,一般都有着比较明显的外在表现。主要包括红肿、发热、疼痛、成脓、麻木、溃疡、结节、肿块、瘙痒、功能障碍以及皮肤部位的各种损害等。由于局部病灶存在的直观性,有效地提供了临床辨证的客观依据。因此,外科辨证虽多从局部病变着手,以局部症状为重点,但也绝不能孤立地以局部症状为依据,只有从整体观念出发,局部与全身辨证相结合,外在表现与五脏六腑相结合,辨证求因,全面分辨疾病的性质,综合起来进行辨证,抓住证候的主要致病因素,才能为施治提供可靠的依据。

（一）阴阳辨证

根据创面的不同变化,应首先要辨别阴阳属性。《疡医大全·论阴阳法》则更加强调:"凡诊视痈疽,施治,必需先审阴阳,乃医道之纲领,阴阳无谬,治焉有差。医道虽繁,而可以一言蔽之者,曰阴阳而已。"

1. 阳证创面特点　多因气滞血瘀或气虚血运不畅,以致脉络阻滞而成局部瘙痒而作,皮肤破溃滋水,进而腐溃,创周皮肤焮红,界限不清,渗出较多。舌红,苔黄,脉滑数(图15-6)。

2. 阴证创面特点　多因创面久治未愈,气血耗伤,阴血亏损,肾阳不足所致。表现为病程日久,愈合迟缓,创面腐肉凝滞或肉芽组织呈灰色,疮形平塌或见胬肉,创周皮肤晦黯,或有黑色干性坏疽。舌红苔白或白腻,脉沉细(图15-7)。

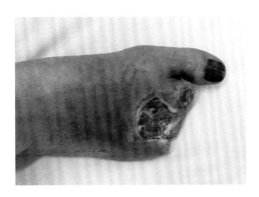 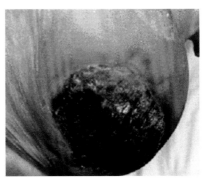

图 15-6　阳证创面　　　　　　　　　图 15-7　阴证创面

（二）病因辨证

根据创面的寒热虚实血瘀进行辨证可以更好地指导创面的治疗。在临床工作中我们总结了血管疾病造成创面的特点,提出了在阴阳辨证的基础上,增加了瘀证和虚证的中医局部辨证证型。

1. 瘀症创面特点　多因气滞血瘀或气虚血运不畅,以致脉络阻滞而成。主要表现为溃烂经久、创周红肿不明显,但皮肤紫黯,伴有胀痛,创面肉芽组织色黯、苍老,渗出较少,腐肉少许或腐肉难脱。舌黯红、有瘀斑,苔白腻,脉滑紧或脉弦(图15-8)。

2. 虚证创面特点　多因病久体虚,创面光滑如镜面,渗液清稀或干润,腐肉虽脱,但新肉难生。舌淡、舌体胖大、苔白,脉浮或无力(图15-9)。

（三）辨深浅

根据创面损伤组织的深浅进行辨证,更好地选择外治的方法和用药。单纯皮肤的溃疡和涉及深部组织的创面治疗原则是不同的。由浅入深的损伤依次为皮肤、皮下组织、肌肉、骨骼等。要根据创面的深浅选是否清创或用药。

四、现代中药的外治应用

（一）中药针剂外用

1. 黄芪注射液　以中药黄芪为原料,经采用科学方法提取的黄芪提取物灭菌水溶液,

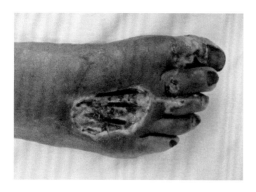
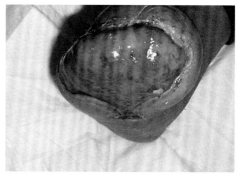

图 15-8 瘀证创面　　　　　　　　　　图 15-9 虚证创面

主要含黄芪甲苷。黄芪为中药中的补气之要药,对于促进创面的愈合有较好的作用。黄芪注射液主要的治则是益气活血生肌。适用于虚证创面。

黄芪注射液外敷治疗糖尿病足部溃疡,机制可能与黄芪具有托毒排脓,生肌止血,加强毛细血管抵抗力,扩张血管,改善血液循环,促进坏死细胞重新生长的作用有关。

实验研究发现:黄芪能上调糖尿病足溃疡处成纤维细胞透明质酸合酶 mRNA 表达和促进透明质酸的合成;上调糖尿病足溃疡处成纤维细胞Ⅰ、Ⅲ型胶原 mRNA 表达和促进Ⅰ、Ⅲ型胶原的合成。

黄芪注射液联合贝复济外敷治疗糖尿病足部溃疡黄芪注射液联合贝复济外敷治疗Ⅰ~Ⅱ级糖尿病足部溃疡能缩短溃疡愈合时间,提高治愈率,降低截肢率;与表皮生长因子外敷治疗糖尿病足部溃疡,黄芪注射液外敷治疗糖尿病足部溃疡的临床疗效与表皮生长因子外喷接近,能在一定程度上缩短溃疡愈合时间,提高治愈率,两药联合使用效果可能更好。

2. 舒血宁注射液　舒血宁注射液主要成分是中药银杏叶。

(1) 药理作用:①主要为扩张小血管,改善局部血液循环。②对于创面的治则是活血生肌。

(2) 适应证:适用于瘀证的创面治疗。

(二) 外用中成药

1. 康复新液　康复新液主要成分是美国大蠊提取物。该药品有通利血脉,养阴生肌的功效。

(1) 药理作用:①能显著促进肉芽组织生长,促进血管新生,加速坏死组织脱落,迅速修复各类溃疡及创伤创面。②抗炎、消除炎性水肿:可抑制组胺所致小鼠皮内色素渗出和抑制二甲苯所致小鼠耳郭肿胀。③提高机体免疫功能:能提高巨噬细胞的吞噬能力;提高淋巴细胞及血清溶菌酶的活性,使体内 SOD 值回升,调节机体的生理平衡。

(2) 适应证:适用于血管性溃疡的阴证创面。

2. 京万红软膏　京万红软膏的主要成分是:冰片、琥珀、炉甘石、牛黄、硼砂、麝香、珍珠、普拉睾酮。①药理作用:清热燥湿,活血消肿,去腐生肌。②适应证:适用于阳证、湿性创面。

3. 复方黄柏液　复方黄柏液的主要组成是:黄柏、金银花、连翘、蒲公英、蜈蚣。①药理作用:具有清热解毒、消肿散结,解毒疗疮,通络逐瘀,杀菌止痒的作用。②适应证:用于疮疡溃后,阳证创面。

复方黄柏液有助于糖尿病足溃疡的治疗,VSD 技术配合复方黄柏液冲洗治疗糖尿病湿性坏疽效果明显。

4. 橡皮生肌膏　橡皮生肌膏的组成主要有:血余炭、龟甲、地黄、当归、石膏、炉甘石、蜂蜡等。①药理作用:去痛生肌,消炎长皮。②适应证:适用于各种创面的生肌治疗。

5. 湿润烧伤膏　湿润烧伤膏主要组成是:黄连,黄柏,黄芩,地龙,罂粟壳等。①药理作用:清热解毒,镇痛,生肌。②适应证:适用于阳证创面。

参考文献

1. Park JE,Barbul A. Understanding the role of immune regulation in wound healing. Am J Surg,2004,187:11-16.

2. Singer AJ,Clark RA.Cutaneous wound healing.NEngl J Med,1999,341(10):738-746.

3. Martin P.Wound healing-aiming for perfect skin regeneration.Science,1997,276(5309):75-81.

4. Guo S,Dipietro LA.Factors affecting wound healing.J Dent Res,2010,89(3):219-229.

5. Broughton G,Janis JE,Attinger CE. The basic science of wound healing.Plast ReconstrSurg,2006,117(7 Suppl):12S-34S.

6. Huijberts MS,Schaper NC,Schalkwijk CG. Advanced glycation end products and diabetic foot disease. Diabetes Metab Res Rev,2008,24(Suppl 1):S19-S24.

7. Bergan,J.J.,Schmid-Schönbein,Coleridge Smith,et al. Mechanisms of disease:chronic venous disease. N Engl J Med,2006,355:488-498.

8. Wong VW,Martindale RG,Longaker MT,et al.From germ theory to germ therapy:skin microbiota,chronic wounds,and probiotics.Plast ReconstrSurg,2013,132(5):854e-861e.

9. Teng M,Huang Y,Zhang H.Application of stems cells in wound healing—an update. Wound Repair Regen,2014,22(2):151-160.

10. Bielefeld KA1,Amini-Nik S,Alman BA. Cutaneous wound healing:recruiting developmental pathways for regeneration.Cell Mol Life Sci,2013,70(12):2059-2081.

11. 纪科伟,谭维溢. 不同的热疗方法对皮肤微循环的影响.国外医学物理医学与康复医学分册,2005,25(4):158-160.

12. 吕小星,陈绍宗,李学拥,等.封闭负压引流技术对创周组织水肿及血管通透性的影响.中国临床康复,2003,7(8):1244-1245.

13. Morykwas MJ,Simpson J,Punger K,et al.Vacuum-assistedclosure:state of basic research and physiologic foundation.Plast ReconstrSurg,2006,117(7):1215-1265.

14. 曹大勇,陈绍宗.封闭式负压引流技术对人慢性创面血管生成的影响.中国临床康复,2004,8(2):264-265.

15. 高兵,简华刚.负压创缘治疗对慢性创缘 HIF-1α 和 VEGF 表达的影响.第三军医大学学报,2009,319(10):941-944.

16. 周倩,肖正华,陈定宇,等.黄芪注射液联合贝复济外敷治疗糖尿病足部溃疡 88 例疗效观察.新中医,2007,39(1):66-67.

17. 肖正华,陈定宇 梁伟,等.黄芪注射液外敷治疗糖尿病足部溃疡 52 例疗效观察.新中医,2005,37(12):47-48.

18. 肖正华,陈定宇,周倩,等.糖尿病足部溃疡患者中西医结合治疗的临床研究.临床医学,2005,25(10):1-2.

19. 王威,李强,张巾超,等.舒血宁配伍制剂局部换药治疗糖尿病足部溃疡临床观察.哈尔滨医科大学学报,2007,41(2):182-183.

20. 董健,何平红,兰莉,等.康复新液对糖尿病患者皮肤溃疡创面的促愈作用.华西药学杂志,2006,21(5):501.

21. 孙法凤,宫维峰.康复新液纱布湿敷治疗缺血性糖尿病足38例疗效观察.中国实用医药,2014,9(5):16-17.

22. 田文鹏,龙本丹,王茹.康复新液治疗糖尿病患者皮肤溃疡创面的疗效观察.贵阳医学院学报,2011,36(1):93-97.

23. 姜玉峰,黄沙,邹吉平,等.京万红软膏治疗糖尿病慢性创面的实验研究.感染、炎症、修复,2013,14(1):34-37.

24. 王海博,朱霞.京万红软膏和玉红膏在治疗糖尿病足湿性坏疽中的疗效对比.中华中医药杂志,2011,26(12):15-16.

25. 李友山,杨博华.复方黄柏液外治糖尿病足溃疡对炎性因子及生长因子的影响.中国新药杂志,2014,23(10):1163-1166.

26. 于勤.生肌象皮膏治疗糖尿病足的效果观察.临床误诊误治,2008,21(3):44-45.

27. 付留俊,李涛,付秀丽.象皮生肌膏治疗糖尿病足溃疡疗效观察.中国误诊学杂志,2006,6(9):1677-1678.

28. 东家茂.生肌象皮膏治疗糖尿病足溃疡23例疗效观察.内蒙古医学杂志,2009,41(10):1230-1231.

29. 朱明芳,朱雄亮,谭清文,等.肤痔清软膏治疗糖尿病足30例.中国中西医结合外科杂志,2009,15(4):398-400.

30. 安世兴,陈晓红.龙珠软膏在溃疡性糖尿病足的运用临床分析.光明中医,2008,23(10):1523-1524.

31. 李凡,李明,单臣.珍石烧伤膏治疗糖尿病足溃疡50例.长春中医药大学学报,2009,25(12):910-911.

32. 宋香全.湿润烧伤膏治疗大隐静脉曲张合并溃疡临床体会.中国烧伤创疡杂志,2010,22(3):200-201.

33. 金辉.美宝创疡贴结合微创点状剥脱术治疗下肢静脉曲张性溃疡.中国烧伤创疡杂志,2010,22(3):243-244.

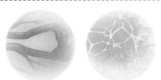

第十六章 动脉闭塞性疾病

动脉闭塞性疾病主要是指因各种原因造成的下肢动脉慢性闭塞,而引起相似临床症状的一组疾病。常见的有动脉硬化闭塞症、血栓闭塞性脉管炎、糖尿病肢体血管病变等。虽然造成上述疾病的原因和病理变化不同,但它们有许多相似的临床表现,所以将其归纳为动脉闭塞性疾病一并讨论。动脉闭塞性疾病属于中医脱疽范畴。

关于脱疽(动脉闭塞性疾病)的记载,最早见于《黄帝内经》,《灵枢·痈疽》篇:"发于足趾,名脱痈,其状赤、黑,死,不治;不赤、黑,不死;不衰,急斩之,不则死矣。"指出了本病的表现和治疗的原则。晋代皇甫谧《针灸甲乙经》将"脱痈"改为"脱疽",首次提出了"脱疽"的病名,云:"发于足趾名曰脱疽,其状赤黑,不死,治之。不衰,急斩去之,治不去必死矣。"南齐龚庆宣著的我国最早的外科学专著《刘涓子鬼遗方》中亦有"发于足趾名曰脱疽"的记载,此后脱疽之名一直沿用至今。

脱疽所涵盖的疾病也与动脉闭塞性疾病相吻合。如陈实功的《外科正宗》描述的脱疽病,强调厚味膏粱,丹石补药消烁肾水,房劳过度,气竭精伤所致,类似动脉硬化闭塞症的病因。清代《马培之外科医案》论述脱疽,强调因严寒涉水,气血冰凝,积久寒化为热而成,类似血栓闭塞性脉管炎的病因。《丹溪心法》所描述的脱疽,直指糖尿病性肢端坏疽,书中载:"脱疽生于足指之间,手指生者间或有之,盖手足十指乃脏腑枝干,未发疽之先烦躁发热颇类消渴,日久始发此患,初生如粟黄泡一点,皮色紫黯,犹如煮熟红枣,黑气漫延腐烂延开,五指相传,甚则攻于脚面,痛如汤泼火燃。"

第一节 动脉硬化闭塞症(ASO)

诊断要点

- 多发于 40 岁以上的中老年人。
- 多有高血脂、高血压病史。
- 下肢动脉慢性缺血性改变(发凉、疼痛、溃疡、坏疽等)。
- 动脉搏动减弱或消失。
- 踝 / 肱动脉压力比值≤0.9。

一、概　　述

动脉硬化闭塞症是一种常见的中老年血管疾病,多发生于 40 岁以上者。病变多发生在下肢。主要是由于大、中动脉硬化与血栓形成而发生的血管狭窄与闭塞,造成的慢性肢体缺血性疾病。该病往往合并有冠心病、糖尿病、高脂血症、高血压、脑血栓等。是全身性动脉硬化(AS)的局部表现,近来也有人称之为周围动脉硬化闭塞症。该病属中医"脱疽"的范畴。近年来随着人群年龄的老化与生活水平的不断提高,饮食结构的不尽合理,其发病率呈上升的趋势。本病初起常因症状较轻而被忽视,一旦出现溃疡或坏疽,病情恶化,不但病人痛苦大,而且治疗困难,易造成终身残疾,影响正常的工作与生活。本病发病率与死亡率均占周围血管疾病的首位,因此必须加强预防、诊断与治疗(图 16-1)。

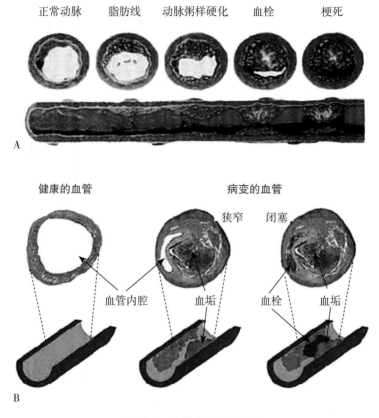

图 16-1　动脉硬化病变过程

二、临　床　表　现

动脉硬化闭塞症的临床表现与动脉阻塞的部位、程度,以及受累血管的多少有关。

（一）症状

1. 疼痛　疼痛往往是导致病人就诊的最主要原因,包括典型的间歇性跛行和静息痛等。

①间歇性跛行:间歇性跛行的疼痛通常发生在小腿肌肉,以酸胀疼痛为主。由于动脉闭塞的部位不同,疼痛也可出现在臀部、大腿或足踝区。②静息痛:下肢严重缺血时可出现不同程度的静息痛。可根据疼痛持续的时间、影响睡眠的程度和应用镇痛药物的量来判断静息痛的程度。如合并感染时,疼痛会在原有的基础上明显加重(图16-2)。

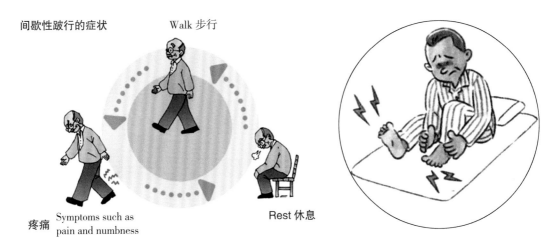

间歇性跛行的症状　Walk 步行

疼痛　Symptoms such as pain and numbness

Rest 休息

图 16-2　间歇性跛行、静息痛

2. 阳痿　阻塞病变使血流不能流往两侧的髂内动脉,造成不同程度的阳痿。常见于病变涉及腹主动脉远端者。

3. 感觉异常　病人虽已感觉肢体麻木(除了确实已形成组织坏死),但检查时通常无感觉异常。如有足部感觉减退,应怀疑有糖尿病或酒精中毒所引起的周围神经病变。

(二) 体征

与动脉硬化和组织缺血的程度相关。

1. 动脉搏动　动脉硬化闭塞症的动脉搏动因其管壁增厚和变硬坚实而较易于触摸。搏动减弱提示触摸动脉的近端有狭窄,搏动消失提示近端动脉闭塞。偶尔也可见到动脉已完全闭塞但侧支很充沛时,在远端仍可触及动脉搏动。在此情况下,狭窄和阻塞的区别在于前者有杂音。

2. 血管杂音　在狭窄动脉处或其近端可听到血管杂音。血管杂音只在收缩期能听到,并沿动脉的走行而传播。血管狭窄越明显,杂音的音调也就越高。

3. 皮肤颜色　①苍白:皮肤因缺血而苍白、潮红和发绀。临床检查时,将患肢抬高可引起苍白,提示有明显的动脉阻塞。病变严重时肢体略上举就可引起苍白。如肢体恢复至下垂位,皮肤色泽恢复正常的速度与侧支循环的有效程度有关。②发绀:动脉硬化闭塞严重阶段时,患肢皮肤可出现发绀。发绀的出现是在下垂时明显,肢体抬高时减轻。

4. 对运动的反应　正常人运动时可增加脉率及其幅度,但并不引起动脉性杂音或外周皮肤颜色的改变。对于血管闭塞程度较轻的病人,可能仅有轻度间歇性跛行并伴有正常的周围动脉搏动,休息时也无杂音。如嘱咐病人做一下运动试验出现跛行症状后再进行检查,在股三角区可听到杂音,足部苍白,动脉搏动减弱或消失。这种情况常见于轻度髂动脉狭窄的病人。

5. 皮肤温度　异常可以表现为肢端发凉、怕冷,闭塞程度越重,距离闭塞平面越远,皮肤温度下降愈明显。对于皮肤温度降低不明显的病人,检查者最好用手背触摸病人的足底。

6. 溃疡和坏疽　由于动脉闭塞病变影响皮肤血液循环,以致组织缺氧而形成溃疡或坏疽。组织坏死常首先在肢体的最远端出现,通常发生在穿鞋或卧床时缺血加重的部位。溃疡和坏疽往往继发于机械性损伤或局部感染,是增加了局部组织代谢需求的后果。如无继发感染,坏疽区因液体蒸发和吸收,形成"干性坏疽",如并发感染则形成"湿性坏疽",坏死组织受细菌作用而崩解、化脓,有恶臭。

（三）实验室检查

目前尚缺乏有效的早期实验室诊断方法。

1. 血脂检查　血总胆固醇普遍较高,LDL 胆固醇增高,HDL 胆固醇降低,血甘油三酯增高,血 β- 脂蛋白增高,脂蛋白电泳图形异常。

2. 血糖、血尿酸、免疫学功能及其他血液学检查　以除外糖尿病、痛风、免疫性疾病及血液病引起的下肢疼痛性疾病及相关的血管疾病。

（四）血管无损伤检查

无创血管检查是筛查和诊断本病的重要手段,它可以初步的判断血管闭塞的部位、程度和血管的功能。

1. 彩色超声　有经验的操作者应用彩超可以较好地反映出动脉血管的形态变化,主要有管腔的直径、内径、狭窄后血流通过的情况等指标。动脉硬化的彩超特点为动脉壁不光滑、可见大小不等的强回声光斑,管壁增厚、管腔狭窄或闭塞等。

2. 多普勒血管超声　多普勒超声可通过血流波形的分析和节段血压的测量来评价血管的闭塞程度和血管的功能状态。可通过相邻两个阶段血压来评判血管主要的狭窄或闭塞程度,相差 30mmHg 以上说明这段血管有明显的闭塞,属手术适应证。ABI 的测量可以为治疗和评价患肢的预后提供依据。

（五）血管造影检查

血管造影检查可以明确血管闭塞的部位和程度,是目前人们较为公认的血管疾病诊断的金标准。目前的血管造影检查包括普通血管造影、数字减影血管造影(DSA)、电子计算机三维血管成像(CTA)、核磁血管显像(MRI)等。动脉血管造影可以确定动脉阻塞的部位和程度,了解远端动脉分支的情况,侧支的情况等。可以直观地反映出血管的具体病变。以上血管造影方法各有不同的适应证,可参阅本书的相关章节。目前普通血管造影因其影像效果差、造影剂用量大等缺点,临床已很少采用。

动脉造影所见:特点是动脉管壁僵硬,有蛇形迂曲。动脉呈节段性阻塞,动脉内壁有粥样斑块突出,凹凸不平,有虫蚀样阴影。严重时有多处狭窄和闭塞,呈串珠样改变。少数病例的动脉壁有钙盐沉积。病变可发生在主、髂、股、腘动脉及其分支,以及髂内和股深动脉等大的分支动脉。

1. DSA 在本病诊断中的特点　是一种通过血管介入手段,将造影剂注入在血管腔内,直接显示血管病变部位的一种方法。它仍是目前评价血管病变的金标准。其不足是较其他造影检查创伤稍大。

2. CTA 在本病诊断中的特点　是一种血管三维成像的方法,显示血管的全部影像,即显示动脉斑块的存在,也显示血管血流的改变。不足是对缺血部位和程度的判断需要一定的临床经验。

3. MRI在本病诊断中的特点　MRI检查像DSA一样只显示有血流的血管,不显示斑块。成像不如 DSA 直接,但对血管的损伤较小。

三、诊 断 问 题

动脉硬化性闭塞症临床诊断并不困难。除首先要具备慢性动脉闭塞性疾病所共有的临床表现和检查结果外,诊断动脉硬化性闭塞症须注意以下情况。

（一）性别与年龄

男女比例大约为 9∶1,一般女性发病多在闭经后 5 年左右,男性平均年龄 60 岁左右。50 岁以后慢性动脉闭塞疾病中 90% 是动脉硬化性闭塞症。

（二）血管杂音

狭窄所引起的血管杂音是动脉硬化性闭塞症的一个早期体征。如能早期发现、早期治疗,就有可能避免或减缓动脉完全阻塞的进程。髂动脉管腔的狭窄率是很高的,因而注意老年人血管杂音的听诊,对动脉硬化性闭塞症的诊断有肯定的价值。

（三）间歇性跛行

是肢体缺血的主要体征,但有此征的少数病人并不一定有其他缺血性表现。在此情况下,可根据剧烈运动时肌肉血流量可增加 20 倍的理论,让病人快步行走或让病人在 40~50 秒内做蹲起运动 20~30 次(Cumohob 试验),如有一侧下肢出现明显的疲劳感,或有疼痛感觉时,称为阳性,说明动脉有狭窄病变。

（四）脉闭塞位置和类型

ASO 区别于血栓闭塞性脉管炎的根据之一,就是闭塞位置比较高。在股动脉分叉及以上闭塞者占 34.7%。而血栓闭塞性脉管炎只占 12%。一旦髂总和髂内动脉严重狭窄或阻塞,就会出现阴茎动脉压降低和阳痿、射精无力等性功能低下的临床表现。动脉硬化性闭塞症虽然主要是慢性疾病,但由于有动脉硬化斑块、动脉迂曲、高脂血症和血液高凝状态等有利于血栓形成的多种因素,所以血栓形成或栓子脱落引起远端动脉栓塞的机会就比较多。这在其他慢性闭塞性动脉疾病中很少见到。所以,重视动脉硬化性闭塞症急性血栓症的表现,采取相应的治疗措施,对减少截肢和挽救病人的生命是有很大帮助的。

四、临 床 分 型

（一）西医分型

临床中根据治疗的方法和目的不同采用了不同的分型方法。

1. 我国最常用的三期 3 级分型对于判别病情的轻重有较好的指导意义,但对于手术方法的选择又显不足。

2. 因此借鉴了国际上较为流行的 TASC 分型方法。它主要是根据血管闭塞部位的不同将其分为三型 4 级。其中 A、B 级适合于介入治疗,C、D 级则首选各种转流手术治疗。

3. 另外也有学者简单将其分为 3 型(图 16-3A,B,C)。

中央型:阻塞部位位于主—髂动脉段。

周围型:阻塞部位位于股动脉以下。

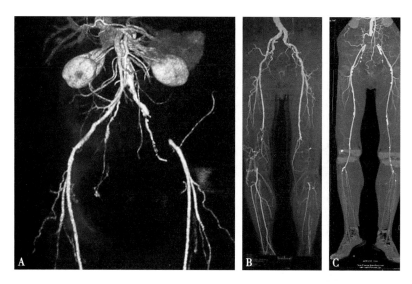

图 16-3
A. 中央型；B. 周围型；C. 混合型

混合型：病变广泛，兼有以上两种类型的病变。

（二）中医辨证分型

根据病人的发病特点并结合多种辨证方法，我们将其归纳为四种证型：

1. 寒凝阻络　症见肢体明显发凉、怕冷、疼痛；肢端皮色苍白，冰凉，遇冷则重；舌质淡，舌苔薄白，脉象沉迟、弦细。

2. 血脉瘀阻　症见肢体发凉、麻痛，色苍白或紫黯；肢端持续性固定性疼痛，夜间尤甚；肢端皮肤紫红、青紫，瘀斑，瘀点；肢端皮肤干燥脱屑，光薄无泽，爪甲毛发生长不良，舌质黯，苔腻，脉弦或濡。

3. 热毒内蕴　症见肢端溃疡，坏疽局限，局部红肿热痛，脓多味臭，或肢体大片瘀肿、紫红，伴有发热或高热，烦躁，口渴引饮，舌质红绛，苔黄燥，脉象洪数或弦数。

4. 气血亏虚　症见患者久病虚弱无力，面色萎黄；患肢发凉、怕冷，肌肉消瘦，皮肤干燥，创口肉芽灰淡，久不愈合，脓液清稀。舌质淡，苔薄白，脉沉细无力。

五、鉴　别　诊　断

动脉硬化闭塞症的病人在诊断时要注意与血栓闭塞性脉管炎、雷诺综合征、大动脉炎、神经源性跛行等疾病相鉴别。

鉴别要点

1. 血栓闭塞性脉管炎　好发于中、青年男性，多有严重吸烟史，常伴有游走性浅静脉炎，血管病变以中、小动脉为主。

2. 雷诺综合征　好发于青年女性，常有典型的雷诺现象，遇冷加重、遇热减轻，并易受精神和情绪的影响。

3. 大动脉炎　好发于中、青年女性，免疫学指标异常，主要侵害大动脉，根据侵害的动脉不同可出现不同临床表现，常见的有无脉症、顽固性高血压、头痛、头晕等。

4. 神经源性跛行　神经源性跛行多因椎管狭窄,压迫时间所致。其间歇性跛行的特点是:①行走距离与肢体疼痛无关。表现为行走即痛,不是随着行走距离的延长而逐渐加重。②疼痛缓解方式不同。疼痛缓解的方法是卧床,下地站立后即痛。③下肢无明显缺血性改变。下肢动脉血管检查无异常所见。

六、并　发　症

动脉硬化闭塞症是全身动脉硬化的局部反应,病人往往同时合并有心、脑血管病变。值得引起人们注意的是,下肢缺血的早期表现常常是心、脑血管疾病发生的危险因素,需要临床医生认真对待。心、脑血管病变也常常是动脉硬化闭塞症致死的主要原因。

七、治　　疗

动脉硬化闭塞症的治疗原则是:①恢复或改善动脉闭塞远端的血液供应,减轻伤残、保存肢体,防治动脉硬化和心、脑血管疾病。②积极采用各种方法的综合性治疗。鉴于本病的复杂性,其治疗不是某一种方法能够完全奏效,需要多种治疗措施的协同作用。

（一）一般治疗

一般治疗包括降血脂,降血压治疗;鼓励肥胖者减轻体重,少食脂肪及碳水化合物;适当的运动和体育锻炼;停止吸烟等。

（二）药物治疗

目前的研究认为,药物治疗对本病虽是姑息性而非根治性的方法,但对大多数稳定性间歇性跛行患者应用药物(尤其是中药)治疗常常可取得良好的效果。即使对动脉硬化闭塞症的病人采取了各种手术治疗,药物治疗仍然需要而且是重要的,因为基本疾病依然存在。药物治疗应贯穿整个治疗过程,也是其他治疗方法不可替代的。

1. 动脉硬化闭塞症的药物治疗　主要有抗血小板治疗、抗凝治疗、溶栓治疗和血管扩张药的应用等。以上药物的使用应根据相关的实验室检查结果来选择。在用药过程中还应进行实验室监测,随时调整药物的用量及用药安全。

抗血小板药物的选择:动脉硬化闭塞证的病人常常在动脉斑块的基础上合并有血栓形成,从而有一个病情明显加重的过程。对于这类病人,无论是否溶栓,均要给予抗血小板药物治疗。溶栓前给予阿司匹林 0.3g 口服,溶栓以后每日 1 次,每次 80mg,长期维持。另外各种血管移植术和血管内介入手术(包括各种血管插管疗法)等均需要抗血小板药物,通常是在应用抗凝药物的同时给予阿司匹林口服。应用剂量为每次 80mg,每日 1 次。

抗凝治疗:抗凝疗法不仅可以单独地作为一种抗凝的手段,而且在血管保护、抗血小板治疗与溶栓治疗过程中,也是一种不可缺少的辅助治疗。常用药物有低分子肝素、华法林等。

另外,还可以根据需要选择降低血液黏度的药物,如低分子右旋糖酐、维脑路通等。具体应用方法详见相关章节。

2. 对血管手术后病人的药物治疗　主要是抗凝治疗,抗血小板治疗及原发病的治疗等,主要目的是保障手术后的治疗效果,防止血管再狭窄、再闭塞和复发。

3. 防治动脉硬化和心、脑血管疾病在药物治疗　防治动脉硬化和心、脑血管疾病在药物治疗中占有重要意义,因动脉硬化闭塞症患者常合并有心、脑血管和其他他全身疾病,所以对其治疗需要认真对待。其治疗方法常常是几种方法的联合应用,针对其危险因素及相应疾病进行治疗。值得注意的是这种联合用药不是简单的叠加,而是要根据病人的具体情况制订切实有效的治疗方案。

（三）中医药治疗

中医药治疗在动脉硬化闭塞症的整个治疗过程中始终是一个重要的手段,在应用时需考虑到如下因素。

1. 辨证施治　根据动脉硬化闭塞症的发病过程和发病特点,进行中医辨证。由于患病的个体差异及辨证方法的不同,可有多种不同的证型。但根据其规律基本上可概括为四种证型,分别为寒凝阻络、血脉瘀阻、热毒内蕴、气血亏虚证。

寒凝阻络:阳和汤加鸡血藤、三七、丹参等。

血脉瘀阻:三妙汤加蜈蚣、桂枝、鸡血藤、丹参等。

热毒内蕴:四妙勇安汤加地龙、蜈蚣、桂枝、鸡血藤等。

气血亏虚:八珍汤加鸡血藤、桂枝、地龙川牛膝等。

2. 中药注射液和中成药的应用　目前可供临床应用的中药制剂很多,但多为活血化瘀类药物,应根据病人的不同阶段及相应的辨证适当选用中药注射液或中成药。①常用的静脉输液药物:脉络宁注射液、丹参注射液、红花注射液和川芎嗪注射液等。②常用的中成药物有:活血通脉胶囊、通塞脉片、脉络疏通颗粒等。③中药的治疗时间一般较长,通常1个月为一个疗程,故治疗时应充分考虑患者的依从性。另外,有些中药对胃肠道有刺激作用,长期服用还要考虑到病人的耐受性等。

（四）手术治疗

手术治疗对于本病来说是一个非常重要的治疗手段。手术治疗可迅速改善血液供应,较药物治疗有着显效快、疗程短、保肢率高的特点。但也有着不可忽视的手术并发症和远期疗效等问题。

1. 手术适应证　①对早期病人(能够很好地忍受跛行)而动脉造影显示一个或多个较孤立的病变,侧支循环已建立,功能尚好的病人首选保守治疗,不要急于手术。②跛行距离小于100m,且有加重趋势,侧支循环建立不良的病人应手术治疗,此期手术疗效满意。③对于病变较重,疼痛明显,肢端有明显缺血或溃疡、坏疽的病人要积极考虑手术治疗。④不要忽视对病人全身情况的总体评价,术前要详细了解病人心、脑血管、外周血管的病变以及重要脏器的功能。

2. 手术禁忌证　①近期有严重心、脑血管疾患。②肝肾功能衰减。③血管无有效的转流条件或介入治疗机会。④手术区域皮肤感染。过去有心、脑血管疾患者,应根据近期病情是否稳定,结合病人的综合情况、肢体病变情况,充分分析手术利弊,决定是否手术,不要笼统地列为手术禁忌证。

3. 手术方法的选择　由于近年来微创手术技术的发展,各种治疗动脉硬化闭塞症的手术方法相继应用于临床。如何选择是每个血管外科医生所面临的一个重要问题。因为它直接关系到治疗效果及预后。手术方法的选择主要根据动脉病变的部位和范围,并要考虑伴有肺和心、脑疾病的影响。

血管腔内介入治疗:由于它具有创伤小、术后恢复快等特点,加之各种规格球囊、支架的开发与应用,是近几年来发展很快、临床应用逐渐增多的一种方法,替代了部分的转流手术。它适合于闭塞段血管较为局限或血管狭窄的病例。

各种血管转流术：利用自体或人工血管在狭窄或闭塞血管的两端建立另外的血流通道，缓解患肢的缺血。这种方法从 20 世纪 50 年代初开始应用至今，已有 50 多年的历史，积累了许多成功的经验，是一种比较成熟的手术方法。但为获得最佳的治疗效果，保障有效的通畅率是我们追求的目的。为此手术时应注意以下几个方面：①必须有较好的流出道；②手术要轻柔操作，避免过多的损伤；③吻合口要尽量光滑，顺应性要好；④最好选用带有支撑环和有血管内膜抗凝涂层的人工血管；⑤术后要坚持中西医治疗。

股深动脉成形术：股深动脉成形术自 1961 年开始应用至今已有 40 多年的历史，因其是对下肢动脉硬化闭塞症各种手术治疗的一个有力的补充，有时甚至可以作为一项单独治疗的方法而被临床医生所重视。在动脉硬化闭塞症中，由于股深动脉较少被动脉硬化性病变所累及，即使累及也多局限于股深动脉的开口和第一段，所以股深动脉成形术有时就成为改善缺血肢体唯一的手术方法。一般认为，股深动脉成形术可以明显改善下肢血供，即使不能挽救缺血的肢体，至少可以保留膝关节，或降低截肢平面。因此，股深动脉成形术是一项血管外科医生应该熟悉和掌握的有价值的手术。

自体骨髓干细胞移植术：自体骨髓干细胞移植治疗下肢缺血性疾病是近几年临床开展的新方法。作为治疗性血管新生的一种手段，它通过将自体骨髓干细胞移植到肢体的缺血部位，利用骨髓干细胞可以分化、增殖的特点来增殖并分化为血管内皮细胞，进而生成新的侧支小血管，改善局部的血液循环，从而达到治疗疾病的目的。自体骨髓干细胞移植治疗下肢动脉硬化闭塞症主要用于膝关节以远的动脉狭窄、闭塞，无介入和血管转流手术适应证的病人。自体骨髓干细胞移植对于缓解病人的疼痛、冷感和促进溃疡的愈合均有帮助，尤其对疼痛的缓解比较明显。另外，自体骨髓干细胞移植手术相对比较操作简单、创伤小，对于合并心脑血管疾病无法接受常规手术或介入治疗的高龄患者仍适用。由于这一方法临床应用时间不长，缺乏远期观察病例，尚有许多问题有待研究：①干细胞具有多种分化方向，移植的干细胞是否会引起其他问题以及如何诱导其向血管内皮细胞定向分化的问题。②自体骨髓干细胞移植术治疗动脉硬化闭塞症的远期疗效尚需进一步观察，也需要更多病例的累积和长时间的随访。③自体骨髓干细胞移植术后的进一步治疗及相关用药需进一步规范。

附：关于支架置入的相关问题：对于经过球囊扩张后是否应用支架，目前尚存在着一些争论。一般认为，股总动脉以上闭塞的血管经过球囊扩张后宜放置支架，以保障手术后的远期通畅率。股总动脉至腘动脉段的病变则根据病人的情况选用。如动脉硬化斑块较软，血管内膜损伤较重者应放置支架，否则不宜应用。对腘动脉以下血管行球囊扩张后一般不放置支架。

八、预　　后

动脉硬化闭塞症是全身动脉硬化在肢体的局部反映，动脉硬化本身是一种渐进和慢性发展的病变。目前尚无有效控制动脉硬化和终止动脉硬化进程的药物与方法，所以本病不是一种预后良好的疾病。其预后的判定主要是保存肢体的功能、避免致残。

本病的预后取决于以下几个方面：

（一）就诊的时间

本病是慢性发病，早期往往被人们忽视。一旦肢体远端破溃、变黑甚至坏死，再来就诊，通常失去了许多治疗机会，一般预后不良，往往会造成不可避免的截肢。

（二）专科诊治

许多病人下肢疼痛、破溃时常认为是风湿、关节痛、神经痛、感染等而先就诊于内科、骨科、外科等，未能及时到血管科就诊。这就延误了正规的专科诊治，而造成预后不佳。

（三）坚持治疗

动脉硬化闭塞症既然是一个慢性发展性疾病，就应该坚持长期的治疗，不能由于疾病的暂时缓解而忽视治疗。

如在病变早期就能得到及时有效的专科治疗和指导，坚持长期服药，本病应该有一个良好的预后。

第二节　血栓闭塞性脉管炎

诊断要点

- 20~40 岁，男性。
- 多有吸烟史。
- 患肢出现缺血性改变（发凉、疼痛、患足营养不良、坏疽）。
- 患肢或足部可出现游走性血栓性浅静脉炎。
- 患肢足背动脉、胫后动脉搏动减弱或消失。
- ABI<0.9。

一、概　　述

血栓闭塞性脉管炎简称脉管炎。属中医"脱疽"范畴，是一种主要由于阳气本虚，外受寒湿，致使经脉收引，气血凝滞所引起的初起患趾（指）苍白、怕冷、发凉、麻木、步履不便；继则疼痛剧烈，夜间尤甚；日久趾（指）色如煮熟红枣，渐色黑腐烂，溃烂蔓延，五趾（指）相传，最终导致肢端脱落的慢性疾病。亦是中医外科险恶疾病之一。

西医学认为本病主要累及四肢远端的中小动脉，亦常累及伴行静脉和浅表静脉。其病变表现为血管壁的节段性非化脓性炎症，以及在血管腔内有血栓形成，以致血管腔被血栓阻塞，引起肢体缺血而产生疼痛，若得不到及时有效的治疗，最终将由于肢端组织缺血、缺氧而溃烂、坏死、脱落。患者多是青壮年，绝大多数为男性，全国各地均有发病，北方较南方多见。本病是难治性疾病，国外截肢率为 20% 左右，我国自建国初期就采取了中西医结合的治疗手段，截肢率降至 2%~7%。

关于"脱疽"，最早见于《灵枢·痈疽》篇：'发于足指，名曰脱痈，其状赤黑，死，不治；不赤黑，不死。不衰，急斩之，不则死矣。"指出了本病后期的典型症状、预后特点及手术治疗原则。此后，汉代华佗的《神医秘传》载："此症发生于手指或足趾之端，先痒而后痛，甲现黑色，久则溃败，节节脱落，宜用生甘草研成细末，麻油调敷……内眼药用金银花三两、元参三两、当归二两、甘草一两，水煎服。"不但指出了脱疽症状的演变特点，而且首先提出了其内外药物治法。晋代皇甫谧的《针灸甲乙经》则首先将"脱痈"改为"脱疽"。明代陈实功《外科正宗·脱疽论》载："夫脱疽者，外腐而内坏也。此因昔厚味膏粱熏蒸脏腑，丹石补药消烁肾水，房劳过度，气竭精伤……凡此患者，多生于手足，故手足乃五脏枝干。疮之初生，形如粟米，头便一点黄泡,其皮犹如煮熟红枣,黑气侵漫,相传五指,传遍上至脚面,其疼如汤泼火燃,其形则骨枯筋炼,其秽异香难解。"对血栓闭塞性脉管炎的发病原因、发病机制、症状、治疗及预后记载最为详细。如:"起病不渴,口润舌和,性质寻常,无妄暴急,循礼为吉。"若"为疮先渴,喜冷无度,昏睡舌干,小便频数,阳痿者逆"。除内服药外,还主张针灸,外用药粉和熏洗等方法。清代王洪绪《外科全生集》称为脱骨疽,并提出温药治之,如"反手足之无名指,患色白而痛甚者,脱骨疽也……大人以阳和汤",他强调外科疾病以消为贵,以托为畏,主张"脱骨疽"以内服阳和汤、犀黄丸和小金丹治疗。清代《马培之外科医案》所说的:"又感恶寒涉水,气血冰凝,积久寒化为热。始则足趾木冷,继则红紫之色,足跗肿热,足趾仍冷,皮血筋骨俱死,节缝渐久裂开,污水渗流,筋断向离而脱。有落数趾而败者,有落至踝骨不败者,视其禀赋之强弱,要皆积热所致,以养阴清火为主"。与本病的病因病机、症状演变、坏疽期的治法相当类似。总之,中医文献对脱疽的论述,为本病的辨证论治提供了丰富的经验。

二、临 床 表 现

本病的临床表现主要取决于患肢缺血的程度和患病的时间。一般情况下,病情越久症状越重,血管阻塞的时间越长,临床表现也越加明显。

（一）症状

1. 疼痛　疼痛是本病最显著的症状。病之初期,疼痛遇寒加重,得热减轻。病之中、后期,其疼痛则是遇热痛甚,得冷痛缓。疼痛的发作情况则主要有下列两种表现。①间歇性跛行:其特点是患者在步行中一定距离后发生的小腿或足部的疼痛,迫使患者止步,休息片刻后疼痛可很快缓解,可继续行走。如此反复发生称之为间歇性跛行。此为本病早期最典型的症状。②静息痛:其特点是患肢在休息状态时疼痛明显,尤其是在夜深人静的时候疼痛更甚。且在患肢抬高时加重,下垂时可减轻,故患者常日夜抱足而坐或将患肢悬于床边以减轻疼痛。此为重度缺血的典型表现。

2. 发凉患肢发凉、怕冷　患部肤温常明显低于健侧对应部肤温。此为本病早期常见的症状,当见到皮肤温度由冰凉转为灼热,不耐温暖、喜凉、恶热,此属瘀久化热,病情发展之征象。

3. 感觉异常　患肢在运动后或在夜间,趾、指或足部常有发痒、针刺、烧灼、酸胀、麻木等感觉,甚或在足部和小腿可有大小不等的感觉完全丧失区。

（二）体征

1. 皮肤颜色变化　初起时患肢远端皮肤多为苍白,抬高患肢时则更为明显,病情发展、缺血进一步加重皮肤颜色可出现黯红、发绀、接近坏疽时呈紫黯色,坏疽则呈黑色。

2. 营养障碍　患肢皮肤出现干燥、脱屑、皲裂,出汗减少或停止。趾背、足背及小腿汗毛脱落、稀疏或完全停止生长。趾(指)皱缩、变细,小腿肌肉松弛、萎缩;趾(指)甲增厚或薄脆变形,生长缓慢或停止等。

3. 游走性血栓性浅静脉炎　约半数病人在病变早期或全病程中,可在足部和小腿出现反复发作的游走性浅静脉炎。偶可延及大腿,患在上肢病例则很少见到。表现为皮肤上可见到发红的硬结及条索状物,灼热、压痛。当血栓性浅静脉炎消退后,皮肤上可暂时遗留色素沉着。

4. 动脉搏动减弱或消失　患在下肢者,跗阳脉(足背动脉)或太溪脉(胫后动脉)搏动减弱甚至消失;患在上肢者,寸脉(桡动脉)或尺动脉搏动减弱甚至消失。

5. 坏疽和溃疡　病变严重时可影响皮肤血液循环,以致组织缺氧而形成溃疡或坏疽。组织坏死常首先在肢体的最远端出现,溃疡常见于后期病人。也可因加温、药物、损伤等诱发。常见一个或数个趾(指)端或趾(指)甲旁首先出现,然后波及整个足趾(手指),甚至整个足部(手部)。大多是干性坏疽,待部分组织坏死脱落即形成溃疡,继发感染后即变为湿性坏疽。

6. 舌、脉(寸口)象　所以舌质多为淡紫色,瘀重者舌紫黯,可见瘀斑;脉则以沉、紧、弦、涩多见。但根据病程先是寒凝,再为瘀热,继而热毒,最后气血大伤,所以又可见到舌质淡、红、绛,苔白润、黄,脉弦紧、弦数、细弱等。

（三）辅助检查

1. 皮肤温度测定　两侧肢体对称部位的皮肤温度相差 2℃以上,患部皮肤温度有显著降低(2℃以上),即表示动脉供血障碍。若患肢动脉搏动消失而皮肤温度较健侧无明显降低(2℃以内)则表示侧支循环形成良好。

2. 指压试验　正常人趾(指)端饱满,皮肤呈粉红色。当趾(指)端受到压迫时,局部呈苍白色,松压后,被压处迅速恢复原粉红色;若恢复缓慢,或皮色呈苍白或青紫,则表示肢端动脉血液供应不足。

3. 肢体位置试验　适用于动脉狭窄程度较轻,或侧支循环已经形成,而卧位肢体皮肤颜色近似正常,且动脉搏动又无明显减弱或消失,诊断本病较为困难时。若肢体皮肤颜色已有明显苍白、发绀,或动脉搏动已明显减弱或消失时,本试验则无必要。

具体检查方法:①肢体抬高:检查下肢时,病人平仰卧位,髋关节屈曲 70°~80° 检查者托住病人足跟部或用一把椅子倒置在检查床上,将病人两下肢搁在椅背上 60 分钟后进行观察。检查上肢时,病人取坐位或站立,双手伸直高举过头。正常人的肢端呈淡红色或稍发白。缺血的病人则可出现苍白色。②若肢体抬高后皮色改变不明显,可再嘱病人在肢体抬高状态下,将两足反复屈伸 30 秒钟或两手快速握拳及放松 5~6 次后再观察皮色变化,观察时要进行两侧对比。若见皮色苍白,则其苍白程度与血循环受阻程度成正比,苍白的范围随动脉受阻的部位而异。③肢体下垂位:观察肢体抬高后,嘱病人坐起,两小腿和足下垂于床沿或两上肢下垂于身旁,继续观察皮色变化。

临床意义:①抬高肢体后出现的皮色改变在 10 秒内可恢复正常。②缺血病人恢复时间可延迟至 45~60 秒或更长,而颜色不均匀,呈斑块状。延迟的时间与血循环受阻的程度成正比。③当肢体持续处于下垂位时,正常人的皮色无特殊改变或仅出现轻度潮红。④如果局部血循环有障碍则可出现重度潮红或发绀。但如肢体伴有静脉曲张时,则下垂试验无意义,因其可掩盖动脉血循环障碍所引起皮色恢复延迟的现象。⑤另外当肢体下垂后,正常人的足部表浅静脉在 15 秒内即可充盈,如充盈时间延长,也提示动脉血液流灌不足。

4. 动脉搏动检查　①检查动脉搏动最常用最主要的是足背、胫后和桡、尺动脉。足背动脉位于踝前方、内外踝连线之中点与第一及第二趾基部交点之连线上,但可因解剖部位变异而有时在上述连线外部,因此在肯定其搏动消失前必须检查全足背。②应注意有 8%~10% 正常人的足背动脉可先天缺如,且多为双侧性。胫后动脉位于内踝的后下缘,跟腱的内方。但肥胖者或足踝水肿者常不易扪到,且要注意有 5% 正常人的胫后动脉可缺如,亦常为双侧性。③桡动脉位于腕部前侧面的外方,桡骨茎突的内侧,有些人可因解剖位置异常,上述部位不能扪及,可以拇指根部背侧动脉代替。尺动脉位于腕部前侧面的内方,尺侧屈腕肌的内侧。④在扪触上述各动脉搏动时均要注意,即使病变在一侧也应双侧同时检查对比。对于同一动脉应施以轻、中、重不同的触扪,仔细体会,以得感为要。关于动脉搏动强度,临床上多分为正常、减弱、可疑、消失和增强5级。搏动减弱或消失是近端动脉狭窄或闭塞的主要体征。

5. 坏疽、溃疡检查　主要是分清坏疽的性质(干性、湿性)、区别坏疽、溃疡的分级、辨析创面和脓液。

(1) 干性坏疽:坏死组织皱缩、发黑、干硬;与健康组织分界限明显,分界处有炎性分泌物,健康组织可见渐生新鲜肉芽;局部无红肿,多无全身状。

(2) 湿性坏疽:局部组织腐烂发黑,有大量脓液且恶臭。创周黯红、灼热,与健康组织无明显分界线。全身可伴高热、神昏等症。

(3) 分级:Ⅰ级:坏疽、溃疡仅局限于趾(指)部;Ⅱ级:坏疽、溃疡延及跖趾(掌指)关节或跖(掌)部;Ⅲ级:坏疽、溃疡延及全足背(掌背),或侵及跟踝(腕关节)、小腿部。

(4) 创面辨证:①阳证:腐肉易脱,肉芽较鲜,脓液质较稠、色较明净、不臭,多为气血尚充。②虚证:创面肉芽灰白色如镜面,脓液少而清稀。③湿热证:创面溃破腐烂,肉色不鲜,脓水恶臭,灼痛剧烈,夜间尤甚,多属热毒伤阴。

(四) 无创血管检查

无创血管检查是筛查和诊断本病的重要手段,它可以初步的判断血管闭塞的部位、程度和血管的功能。

1. 彩色超声　有经验的操作者应用彩超可以较好地反映出动脉血管的形态变化,主要有管腔的直径、内径、狭窄后血流通过的情况等指标。动脉硬化的彩超特点为:动脉壁不光滑、可见大小不等的强回声光斑,管壁增厚、管腔狭窄或闭塞等。

2. 多普勒血管超声　多普勒超声可通过血流波形的分析和节段血压的测量来评价血管的闭塞程度和血管的功能状态。可通过相邻两个阶段血压来评判血管主要的狭窄或闭塞程度。ABI的测量可以为治疗和评价患肢的预后提供依据。

3. 空气体积描记仪/光电体积描记仪　可做足背部和足趾的波形描记及测量趾动脉的收缩压,如波形异常,趾动脉压力减低,则说明足部动脉弓或趾动脉有狭窄或闭塞性病变。

4. 微循环检查　本病微循环改变比较明显,尤以患者足趾、手指甲皱微循环障碍最为突出,在发病不同阶段微循环障碍程度也不相同。

Ⅰ期患者微循环改变比较轻,以管袢轮廓不清或模糊最多见,其次为管袢排列紊乱,管袢数减少,管变短、变细,畸形管袢数增多等形态异常最多见。

Ⅱ期患者除上述形态改变外,出现血流速度缓慢,血细胞聚集、血色黯红等流态改变。

Ⅲ期患者形态、流态改变更为显著,可见血细胞聚集成团块状,血浆和血细胞分离及白色微小血栓等严重的流态异常。部分患者可见管袢周围渗出和出血。

Ⅱ、Ⅲ期患者急性活动期管袢周围渗出、出血更为多见。随着病情的发展,微循环障碍必然愈趋加重。对本病患者同时进行手指、足趾微循环检查发现,绝大多数指标足趾微循环障碍的程度高于手指,但经统计学处理,各项指标均无显著性差异。

5. 血液检查　根据现代研究本病属于血管炎性改变,可能与自身免疫功能紊乱有关,尤其是伴有游走性浅静脉炎的时候更应引起重视。所以实验室检查除了常规的血液生化检查以外,还应注意检测相应的免疫功能。另外本病的血液流变学检查可出现全血黏度、血浆黏度增高,红细胞电泳时间延长,红细胞比积增高等。

（五）血管造影检查

DSA、CTA 或常规动脉造影（图 16-4） ①必要时可做动脉造影,以明确动脉阻塞性病损的部位和范围,更可与动脉粥样硬化性病损相鉴别。后者病变以大、中动脉为主,病损范围广泛。②还可了解阻塞段动脉远端有无良好的动脉流出道以及足部动脉弓是否存在,对于选择手术治疗的方法及估计预后可提供参考依据。③本病血管造影特点:下肢动脉造影显示中、小型动脉（腘动脉、胫动脉）存在狭窄或闭塞性病征,常呈节段性。有突然中断的血流,其近端可见到大量的侧支血管显影。狭窄近端的动脉通畅,形态正常,而腹主动脉、髂动脉和股动脉近端显影正常。

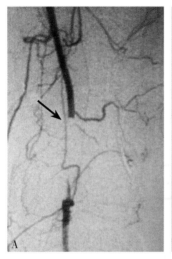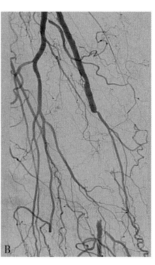

图 16-4
A. 血流突然中断；B. 侧支建立

三、诊 断 问 题

1. 本病主要发于 20~40 岁男性青壮年。病人长期的吸烟嗜好,常常有受寒、受冻病史,寒冷季节高发。近年来随着我国生活水平的不断提高,TAO 的发病率呈下降趋势。所以在 TAO 的诊断中更应引起我们的重视。

2. 要注意鉴别缺血性的间歇性跛行和神经性间歇性跛行。TAO 病人常常有典型的静息痛表现。

3. 部分患者小腿或足部可出现游走性浅静脉炎,此症状为特征性表现,其他缺血性疾病没有此种现象。

4. 本病后期常常合并上肢血管病变,要注意对患者的桡、尺动脉及手指动脉进行检查。检查方法与下肢动脉的检查方法大致相同。

5. 辅助检查常常以无创血管检查为主,除非诊断不清时才选用血管造影检查。

四、临床分型

下肢动脉闭塞性疾病的临床分型有许多,而 TAO 的临床分型主要还是沿用我们国家制定的三期三级分类法进行临床分型。

（一）三期三级分类

1. 一期（局部缺血期）　①患肢麻木、沉重、怕冷、步履不便。②间歇性跛行。③患肢可出现肤色苍白或变灰、皮温降低,皮肤干燥,趾甲生长缓慢。④患肢足背动脉（趺阳脉）或胫后动脉（太溪脉）搏动减弱或消失。⑤部分患者有小腿浅静脉红色条索、硬化、疼痛（游走性浅静脉炎）。

2. 二期（营养障碍期）　①静息痛。②患足肤色黯红,下垂位明显,抬高立即变苍白,严重时可见瘀点及紫斑。③患肢足背动脉（趺阳脉）或胫后动脉（太溪脉）搏动消失。④皮肤干燥无汗,毳毛脱落,趾甲增厚变形。

3. 三期（坏疽期）　①涵盖一期或二期临床表现。②皮色由黯红变为青紫,肉枯筋萎。③溃疡或坏疽。

4. 根据肢体坏疽的范围,临床将坏疽分为 3 级。①一级坏疽仅局限于足趾或手指部位。②二级坏疽病变发于趾跖（指掌）关节或跖（掌）部。③三级坏疽病变发展到踝关节及其以上部位。

（二）中医辨证分型

1. 脉络寒凝证　证候:患肢发凉、麻木、酸胀或疼痛,间歇性跛行,患肢局部皮肤温度下降,皮肤颜色或苍白或苍黄,中、小动脉搏动减弱或消失;舌质淡紫,舌苔白润,脉弦紧。

2. 脉络血瘀证　证候:患肢发凉、麻木、酸胀加重,持续性疼痛、夜间加重,间歇性跛行严重,皮肤可呈紫红色或见紫褐斑,趾（指）甲增厚、变形、生长缓慢,汗毛稀少,或肌肉萎缩,中、小动脉搏动减弱或消失;苔白润,脉沉紧或沉涩。

3. 脉络瘀热证　证候:患肢酸胀、麻木、灼热疼痛,遇热痛甚,遇冷痛缓,夜间痛剧,皮肤发绀、干燥、脱屑、光薄或皲裂,趾（指）甲增厚、变形、生长缓慢,汗毛稀少或脱落,肌肉萎缩、中、小动脉搏动消失,舌质红或绛,苔黄,脉沉涩或细涩。

4. 脉络热毒证　证候:趾（指）紫黯或色黑,皮肤溃破,疮口时流脓水,腐肉不鲜,痛如火灼,夜间痛甚,常抱膝而坐;严重者腐烂蔓延,可五趾（指）相传,甚至上攻脚面,渐见肢节坏死,自行脱落,久不收口,皮肤、趾（指）甲、汗毛、肌肉等营养障碍,严重者可伴全身症状,如发热、口渴喜饮,大便燥结,小便短赤等;中小动脉搏动消失舌质红绛,苔黄燥,脉细数。

5. 气血两虚证　证候:趾（指）及足部伤口不愈合,肉芽呈灰白色如镜面,脓液少而清稀,皮肤干燥、脱屑、光薄、皲裂,趾（指）甲增厚、变形、生长缓慢,汗毛脱落,肌肉萎缩,出现身体消瘦而虚弱,面色苍白,头晕心悸,气短乏力;舌质淡。苔薄白,脉沉细无力。

五、鉴别诊断

（一）动脉硬化性闭塞症

1. 该病与 TAO 均属慢性闭塞性动脉病,但其患者年龄多在 40 岁以上,男女均可发病。

2. 两下肢常同时发病,而上肢也可有发凉、麻木、疼痛感。

3. 所形成的坏疽范围大,发展快,可波及全足、小腿或整个大腿。

4. 疼痛可较 TAO 为轻,酸、胀、麻、木则更为明显。

5. 常伴有高血压、冠心病、糖尿病,以及脑血栓。

6. 化验检查血胆固醇,甘油三酯增高。

7. 心电图可显示冠状动脉缺血。X 线检查显示动脉有钙化斑点。

（二）雷诺病

1. 雷诺病是一种末梢血管舒缩功能紊乱性疾病。

2. 大多患于青年女性。手比足部症状明显,常对称性发病。

3. 颜色改变表现为:手指(足趾)遇冷后苍白—发绀—潮红—正常。

4. 患肢动脉搏动正常。

5. 仅极少数病例可在后期发生指(趾)端局限性表浅小溃疡或坏疽。

（三）糖尿病性坏疽

1. 糖尿病是一种机体糖代谢障碍性疾病,具备糖尿病的临床表现。

2. 化验检查血糖增高,尿糖阳性。

3. 其并发下肢坏疽时,坏疽发展迅速,可蔓延至足部和小腿,多呈湿性坏疽。

4. 结节性动脉周围炎　①该病主要侵犯中小动脉,肢体可出现类似 TAO 的缺血症状。②皮肤发生紫斑、坏死,但其病变广泛,常累及肾、心、肝、胃肠道等动脉。③出现皮下结节,沿表浅动脉排列。④化验检查血清两种球蛋白增高。⑤难于鉴别时可做活组织检查明确诊断。

5. 红斑性肢痛症　①该病主要是足部或手部发作性血管扩张而表现皮肤发红,肿胀疼痛、灼热。②受热或行动或患肢下垂位可使症状加重;遇冷或抬高患肢可使症状减轻。③动脉搏动不受影响或增强,也无肢体缺血现象。

六、治　疗

（一）中医治疗(内治)

1. 脉络寒凝证

治法:温经散寒、活血通络。

方药:当归四逆汤合补阳还五汤加减。

药用:当归 10g,桂枝 10g,赤芍 15g,生黄芪 60g,地龙 15g,川芎 15g,细辛 3g,木通 6g,桃仁 10g,红花 10g 等。

加减:病在上肢者酌加片姜黄,以活血通络,横行肢节,引药归经。寒重者酌加制附子温阳散寒;夹湿者酌加苍术、茯苓化湿渗湿;气虚倦怠乏力者加大生黄芪剂量以益气且行血;痛甚者酌加延胡索活血止痛。

2. 脉络血瘀证

治法:行气活血、化瘀镇痛。

方药:血府逐瘀汤加减。

药用:桃仁 10g,红花 10g,当归 15g,生地黄 15g,川芎 15g,赤芍 15g,牛膝 15g,丹参 30g,甘草 10g 等。

加减:痛甚者酌加延胡索、制乳没以增祛瘀镇痛之力;气虚倦怠者酌加生黄芪益气且行血。

3. 脉络瘀热证

治法:清热养阴、活血散瘀。

方药:顾步汤加减。

药用:黄芪 40g,石斛 15g,当归 15g,牛膝 15g,紫花地丁 15g,党参 15g,甘草 10g,银花藤 60g,蒲公英 15g,菊花 15g 等。

加减:热甚者酌加知母、黄柏;痛甚者酌加川楝子、延胡索。

4. 脉络热毒证

治法:清热解毒、化瘀通络。

方药:四妙勇安汤加减。

药用:当归 15g,银花藤 60g,玄参 30g,甘草 10g,赤芍 15g,连翘 30g 等。

加减:干性坏疽者酌加太子参、怀山药,重用当归等益气和血之品;湿性坏疽者酌加车前子、生苡仁等利湿化浊之品;痛甚者酌加延胡索、徐长卿等祛瘀镇痛;便秘者酌加生大黄通腑泄热。

5. 气血两虚证

治法:治宜益气补血活血。

方药:人参养荣汤加减。

药用:党参 15g,白术 15g,黄芪 60g,陈皮 10g,肉桂 10g,当归 15g,熟地 15g,茯苓 30g,杭芍 30g,甘草 10g,大枣 4 枚,生姜 10g 等。

加减:若见余毒未清,可酌减炙黄芪,并将炙甘草改生甘草,且酌加忍冬藤、玄参清热养阴;若见血虚有寒,可酌加肉桂温阳通脉。

(二) 外治

1. 未溃期　①中药浸泡外洗:温阳通脉方:桂枝、威灵仙、细辛、川芎、透骨草、艾叶、煎水熏洗。活血止痛方:当归、乳香、没药、川芎、桂枝、透骨草、威灵仙、伸筋草。②中药外敷:根据局部辨证,红肿疼痛者用金黄膏外敷;黯红有瘀斑者用活血通脉膏外敷;局部苍白者用阳和膏外敷。

2. 已溃期　此期是中医外治的优势,根据溃疡坏疽的局部辨证选用不同的药物进行治疗。其主要目的是去腐、生肌、促进创面的愈合。

蚕食清创:对于 TAO 的创面由于缺血比较严重,清创时不能一蹴而就,要采取小范围、多次清创,逐渐将坏死组织清除。这种方法称之为蚕食清创。适用于局部缺血,血液循环未明显改善的患者。

局部用药:针对不同创面应用不同的药物以促进创面的尽快愈合。结合局部辨证根据创面颜色、渗液多少、脓腐性质、护场情况等将创面分为阴证、阳证、瘀证、虚证。

中药熏洗:对于感染严重、局部脓液较多、有恶臭的患肢可采取熏洗的方法进行治疗。以清热利湿解毒为主。药用:金银花、大黄、黄柏、明矾、冰片等煎汤外洗。

(三) 西医治疗

1. 血管扩张药物　①妥拉唑啉:25~50mg,口服,每日 3 次。②654-2:10~20mg,口服,每日 3 次。③己酮可可碱:250mg,口服,每日 3 次。④罂粟碱:30~60mg,口服或皮下注射,每日 3 次。因有成瘾性,不宜长期应用。⑤前列腺素 E1(PGE1):具有扩管、抗血小板等作用。静脉给药方法是 100~200μg 加生理盐水 500ml 中缓慢静滴。

2. 抗生素 一般不使用抗生素。在肢体坏疽继发感染(热毒炽盛型)以及施行手术时,可根据创口脓液细菌培养和药敏试验的结果,选用有效抗生素。

3. 激素 一般情况下不宜使用激素。对严重坏疽感染型病人(如脉络热毒型患者),出现发热、毒血症状,或病情处于急性发展阶段,在辨证论治中药治疗和使用抗生素的同时,可酌情短期使用激素。

4. 支持疗法 对严重肢体坏疽继发感染的病人、不能正常进食者,应给予支持疗法。注意纠正水与电解质的平衡紊乱。对重危病人或继发严重贫血者,应给予输血。

5. 祛聚治疗 常用药物如低分子右旋糖酐、阿司匹林、潘生丁等。

6. 降纤治疗 ①东菱克栓酶(巴曲酶 batroxobin):药理作用是选择地作用于血浆纤维蛋白原 Aα 链 N 末端的精氨酸、甘氨酸之间,释放血纤维蛋白肽 A,此时所生成的血纤维蛋白单体、多聚体容易分解,形成血纤维蛋白分解产物(FDP)及血纤维蛋白原分解产物,使血栓不形成,降低血液黏度及血管阻力、改善微循环。②常用剂量首剂 10BU,加入生理盐水 250ml,静脉滴注,然后隔日 5BU,4 次为 1 疗程。

7. 股动脉注射 动脉注射可直接增加血液内的药物浓度,更好发挥药物作用。常用药物如:川芎嗪、前列腺素 E1、654-2、尿激酶、普鲁卡因等。根据病情选择药物及剂量。

8. 高压氧疗法 高压氧能提高氧分压,增加血氧张力,增加血氧弥散提高组织氧储备,从而改善组织缺氧。对本病的治疗有辅助作用。

(四)手术治疗

1. 清创术 脉管炎后期,溃疡和坏疽的处理非常关键,也较困难,应引起重视。根据我们临床的体会,清创应注意下面几方面问题。①正确掌握清创时机甚为关键。对脉管炎的患者不要急于清创,应在循环初步得到改善的基础上进行,否则容易出现清创后坏疽发展的情况。②如为干性坏疽,可用酒精涂搽暴露,等待血液循环改善,分界清楚,以"鲸吞法"治疗。③湿性坏疽或痂下积脓者,应充分引流,并用"蚕食"法,分次清除坏死组织。④清创术后疮口用药要慎重,切勿用腐蚀性、刺激性药品,以防创面扩大。换药时应细致耐心,动作轻柔,避免粗暴,防止患肢的疼痛加重。⑤清除坏死组织后,不要缝合伤口。缝合往往因反应性水肿引起局部血运障碍而形成坏死。应保持伤口开放,引流充分。

2. 动脉血栓内膜剥除术及动脉旁路移植术 动脉血栓内膜剥除术及动脉旁路移植术(自体或人工血管)用于动脉主干较局限的血管闭塞,同时具有远端流出道(胫前动脉、胫后动脉或腓动脉至少有一支通畅)者。

3. 静脉动脉化及大网膜皮下移植术 静脉动脉化及大网膜皮下移植术用于广泛性动脉闭塞的患者。近年来已经较少应用。

4. 腰交感神经节切除术 腰交感神经节切除术(手术切除或药物切除)能降低患肢血管张力,扩张血管,缓解动脉痉挛,促进侧支循环。近年来此手术已被经股动脉射频消融所替代,射频消融可以更精确地对支配血管的神经进行处理。其并发症少,疗效可靠。

5. 腔内血管介入治疗 近年来腔内血管的治疗应用比较广泛,但对于 TAO 来说要慎重选择。因为 TAO 属于炎性疾病范畴,不必要的干预措施往往起不到应有的效果,有时反而会加重病情的发展。一般认为急性发作期,不宜行腔内血管介入治疗,稳定期可根据患者病情酌情使用介入技术。

6. 截趾术 用于手指或足趾已坏死,坏死组织界限清楚,无感染或感染已控制者。

7. 截肢术　适用于足部坏疽并发感染,扩展到足跟或踝关节以上,伴高热、剧痛、经治疗难以控制者。

8. 植皮术　点状或邮票状植皮术适用于创面过大,难以自行愈合,但经治后血循环改善,感染已被控制,肉芽新鲜者。

（五）其他治疗

1. 中成药　①复方丹参片(滴丸):功能活血化瘀,片剂,每次 3 片,每日 3 次;滴丸,每次 10 粒,每日 3 次。②川芎注射液:有抑制血小板聚集、扩张血管、解除痉挛等作用,剂量 160~200mg/d,静脉注射,亦可直接从股动脉注射。③丹参注射液:为中药丹参提取物,具有扩张血管、抑制血小板聚集作用。常用剂量为水剂 40ml/d,静脉注射,28 天为 1 疗程。

2. 针灸　①针刺疗法有疏通经络,调理气血及止痛作用。体针常用穴位,下肢以足三里、三阴交、阳陵泉为主;上肢以合谷、内关、曲池为主。寒凝者加选阳关、太溪以温阳散寒,并用艾绒温针;湿盛肿胀者加选阴陵泉、复溜化湿消肿;热重者加选血海、委中清热凉血;小腿肌肉痛胀甚者,加选承山、飞扬解痉镇痛。手法采用强刺激,留针 10~15 分钟;亦可用电针刺激,频率要快,强度从弱到强,以患者能耐受为度,每次 0.5~1 小时,每日或隔日 1 次,10~15 次为 1 疗程。②耳针:常用穴位是交感、心、肾、皮质下、内分泌,采用强刺激手法,捻转可连续 0.5~1 分钟。③穴位注射维生素 B,穴位注射能增强体质,缓解症状,促进创口愈合。常用穴位,下肢如足三里、三阴交、绝骨等;上肢如曲池、内关、外关等。用维生素 B,100mg,取左右穴位交替轮流注射,注射完毕,应让患者休息 15~30 分钟,感应消退后再行走活动。每日 1 次,30 次为 1 疗程。每个疗程后,可休息 1~2 周再酌情考虑是否继续治疗。

七、预　防　调　护

根据中医对脱疽病的认识:虚是本,邪是标,瘀是变,损是果。《诸病源候论·疽候》谓:"疽者,五脏不调所生也。"故防治本病必须从调整五脏功能入手,平时注意调饮食,慎起居,节房事,避外伤。

1. 绝对戒烟　患本病者绝大多数有长期大量吸烟习惯,在治疗过程中,能严格戒烟者,病情可相对减轻,否则病情加重。已戒了烟又复吸烟者,复发机会增多。因此,规劝病人严格戒烟,是防止复发的重要因素。

2. 调理饮食　急性期饮食宜清淡,忌辛辣、燥热之品。缓解期适当进补,但忌食发物。辨证属寒凝血瘀的患者,可适当选用山楂、桂圆、鸭、生姜等;辨证属瘀血化热或热毒者可选用绿豆、苡米、西瓜、梨等;辨证属气虚两虚者宜食用营养丰富易消化的食品如牛奶、鸡蛋、瘦肉大枣等。此外平时可多食富含维生素 C 的食品,有改善血循环的作用。

3. 注重防护　恰当的防护措施十分重要。要避免感受寒湿,冬天尤应该注意肢体保暖。外伤是诱发本病的常见因素,要尽量避免。鞋需适宜,不能太窄;修剪指(趾)甲需小心,泡洗要注意防止烫伤,严重缺血者不宜行热疗,以免增加组织耗氧量,加重缺血。

4. 适当锻炼　本病也同时要坚持适度锻炼,如骑自行车、散步、慢跑、上楼等体育锻炼。坚持肢体位置锻炼有利于改善血管舒缩功能,适用于寒凝证和血瘀证病人。具体方法是患者平卧,抬高患肢 45°,保持 1~2 分钟,然后双足下垂于床沿 2~5 分钟再放置水平位 2 分钟,并作足部旋转、伸屈活动数次,休息 2 分钟,如此反复运动 5 回,每日 3~5 次。坏死溃烂期禁用此法。

5. 精神调护　本病病程较长,患者长期处于疼痛的折磨之中,痛苦较大,同时挂心丧失肢体而致残,精神负担较重,自卑、失望、烦躁经常困扰患者。应注意以积极态度引导患者树立信心,配合治疗。

第三节　糖尿病下肢血管病变

诊断要点

- 有明确糖尿病病史,可伴有高血脂、高血压病史。
- 多发于 40 岁以上的中老年人。
- 下肢动脉慢性缺血性改变(发凉、疼痛、溃疡、坏疽等)。
- 伴有不同程度的肢体麻木或神经传导障碍。
- 肢体动脉搏动减弱或消失。
- 踝／肱动脉压力比值≤0.9。

一、概　　述

糖尿病肢体血管病变主要是指糖尿病合并肢体慢性动脉缺血性改变。临床中常常看到两种现象,患者既有糖尿病,又有动脉硬化的存在。糖尿病和动脉硬化只是病变发生的先后不同而已。动脉硬化是脂代谢紊乱的表现之一。如果在此基础上合并糖尿病,就同时出现了糖代谢紊乱,自然会加重动脉硬化的病变,反之也是一样。糖尿病血管病变的特点在糖尿病足国际临床指南中,明确了糖尿病患者的动脉硬化与非糖尿病患者动脉硬化相比具有以下述特点:①更为常见;②发病年龄更小;③无性别差异;④多个节段发生病变;⑤病变发生在更远端(主动脉—髂动脉几乎不累及)。在我们国内的研究中也发现了类似的特点。

糖尿病下肢血管病变是由于糖尿病患者同时出现下肢动脉硬化、闭塞,无论二者发生先后,只要具备这两个因素就构成了糖尿病下肢缺血,也可称为糖尿病下肢血管病变。糖尿病下肢血管病变具有的临床表现基本与单纯动脉硬化造成下肢缺血相似,但前者症状与体征更严重。

糖尿病属于中医学"消渴"范畴,而糖尿病性足病则属于"脱疽"范畴。古代医家虽未明确提出"糖尿病血管病变"之名,但在其病因病机、症状、治疗及预后方面均有详细论述。

隋代巢元方《诸病源候论》首次认识到消渴可引发本病,曰:"夫消渴者……以其病变,多发痈疽。以其内热,小便则利也,小便利则津液枯竭,津液竭则经络涩,经络涩则营卫不行,营卫不行则热气留滞,故成痈疽",又提出:"消渴者……久不治则经络壅涩,留于肌肉,变发痈疽"。认为此脱疽是因消渴病久,内热伤津,而致局部脉络不畅,热盛肉腐,伤骨烂筋。

二、临 床 表 现

糖尿病肢体血管病变的表现比较复杂,除了具备全部下肢缺血性改变以外,还具有因糖尿病造成局部损坏的相应特点。

(一)症状、体征

1. 疼痛　疼痛可以表现为典型缺血表现时的间歇性跛行、静息痛。但由于糖尿病肢体血管病变往往同时合并神经病变,所以疼痛往往比 TAO、ASO 所表现出来的疼痛轻微。

2. 感觉异常　①因缺血而造成的发凉、皮肤温度降低。②因神经病变造成的麻木、感觉异常(蚁走感、灼热感、针刺感等)。

3. 动脉搏动　肢体远端动脉搏动减弱或消失,主要体现在足背动脉和胫后动脉。

4. 溃疡坏疽　溃疡与坏疽是糖尿病血管病变最主要的临床表现,病人往往是在发生了溃疡的时候才来就诊。糖尿病溃疡与坏疽的特点如下。①糖尿病病人一旦发生了肢体的溃疡与坏疽,与非糖尿病病人相比其发展速度快、症状重,不及时处理往往会造成不可避免的截肢。②糖尿病血管病变病人发生的湿性坏疽较多,感染严重。③尽管溃疡与坏疽表现严重,但疼痛往往不明显,主要是因为同时合并有神经病变所致。④糖尿病合并足部溃疡与坏疽时也称之为"糖尿病足",与其相关的表现越来越受到重视。糖尿病血管病变绝大部分病人也同时合并有神经病变,所以临床表现既有缺血引起的相关临床症状,也同时合并有神经病变引起的症状。临床中要主要甄别。

（二）辅助检查

1. 指压试验　用手指压迫趾(指)端皮肤,局部呈苍白色,松压后,应迅速复原;若恢复缓慢,表示肢端动脉供血不足。

2. 肢体位置试验　患者平卧,两下肢伸直抬高 45°,病变肢体即迅速变苍白色伴麻痹疼痛。让患者起坐,双足下垂,足部颜色恢复缓慢,或呈潮红色并有环形紫斑,表示动脉供血不足,毛细血管弹性降低。

3. 皮温测定　在同等室温条件下测得两侧肢体中一侧对称部位皮温下降 2℃以上,表示该肢体血运障碍。

（三）实验室检查

1. 血糖、血脂检查　血糖、糖化血红蛋白,血总胆固醇普遍较高,LDL 胆固醇增高,HDL 胆固醇降低,血甘油三酯增高血 β- 脂蛋白增高,脂蛋白电泳图形异常。

2. 血尿酸、免疫学功能及其他血液学检查　可排除或鉴别因痛风、免疫性疾病、血液疾病引起的下肢疼痛,有助于糖尿病血管病变的诊断。

3. 血液流变学检查　本病表现为全血黏度、血浆黏度增高,红细胞电泳时间延长,红细胞比积增高。

4. 肝肾功能检查　了解糖尿病血管病变病人的肝肾功能,尤其注意是否合并糖尿病肾病。

（四）血管无损伤检查

1. 甲皱微循环检查　随着循环障碍的程度不同,可见到毛细血管袢模糊、紊乱、畸形以及血流减慢,血细胞聚集、渗出等改变。

2. 踝肱指数(ABI 测定)　①ABI 测定是最基本的无损伤血管检查方法,易操作、可重复,可以初步评估动脉阻塞和肢体缺血程度。ABI≤0.9 可诊断为下肢缺血。②下肢严重缺血时 ABI 常 <0.4。③糖尿病血管病变病人因动脉血管中层钙化,往往造成踝部压力的显著增高,从而影响 ABI 比值,临床中应予以注意鉴别。动脉壁钙化或弹性降低会导致假性高压的发生,从而影响 ABI 的准确性,常见于长期糖尿病、终末期肾病和高龄患者,此时可检测趾肱指数(TBI),作为诊断依据。TBI<0.70 即可诊断下肢缺血。④当高度怀疑下肢缺血,ABI 值正常时,可测量运动后 ABI(平板运动试验)对确定诊断有帮助。

方法：是先测定患者静息状态下的 ABI，然后患者以 3.5km/h 的速度在坡度为 12% 的平板检查仪上行走，出现间歇性跛行症状时测量运动后的 ABI，ABI 明显降低提示下肢缺血。

3. 肢体节段性压力测量　节段性压力测量可以准确定位动脉狭窄的部位，为制订治疗计划提供重要信息。如果在肱—股动脉之间存在明显的压差，则提示腹主动脉和髂动脉之间有狭窄；股上和膝上之间存在压差提示股浅动脉狭窄；膝上与膝下之间存在压力梯度，提示股浅动脉或腘动脉狭窄；膝下和踝部之间存在压力梯度，提示腘动脉以下狭窄。

4. 肢体搏动容积描记　①肢体搏动容积描记可初步确定下肢动脉硬化闭塞症病变部位和严重程度，鉴别静息状态时踝肱指数和节段性压力"假性正常化"的病例。②通过测量不同节段肢体容积的变化，为评价肢体血流灌注情况提供定性或定量资料，可用于评价血管重建术后肢体再灌注情况。③肢体搏动容积描记能够准确预测髂动脉和股浅动脉的阻塞程度，区分髂动脉与股浅动脉近端的病变，但是对远端动脉（如胫动脉）准确性较低。

5. 彩色双功超声　彩色双功超声能够提供清晰的二维超声图像，同时也能提供血流动力学信息，可以确定下肢动脉有无闭塞性病变以及病变的部位和严重程度。

在一些没有血管诊断系统的单位，彩超的检查是首选的方法之一。

（五）血管造影检查

1. CT 血管造影术　CT 血管造影术用于确定下肢动脉硬化闭塞症的狭窄部位和严重程度。CT 血管成像（CTA）可使闭塞部位远端的血管显影，且影像可以自由旋转，有助于特殊病变的诊断，是目前临床应用比较广泛的诊断工具。能够鉴别由动脉瘤、腘动脉挤压综合征及动脉外膜囊性病变导致的狭窄或闭塞病变。

2. MRA　MRA 对于确定下肢动脉狭窄的部位和严重程度很有帮助。磁共振对选择适合做介入治疗的病例很有帮助。确定流出道血管，MRA 优于导管血管造影术。MRA 可用于介入手术和外科血管重建术疗效的评估。

3. DSA　是一种通过血管介入手段，将造影剂注入在血管腔内，直接显示血管病变部位的一种方法。它仍是目前评价血管病变的金标准。其不足是较其他造影检查创伤稍大。可以明确动脉阻塞的部位及范围，可根据需要酌情选用。

三、诊 断 问 题

诊断要点

1. 糖尿病肢体血管病变　①在糖尿病患出现了下肢疼痛是要注意是否由于肢体缺血所造成，可根据各种检查方法予以判断。在诊断中要注意排除神经病变、骨关节病变引起的疼痛。②糖尿病血管病变往往同时合并有神经病变，在诊断时要注意区分各自病变的程度，是血管病变为主还是神经病变为主。

2. 糖尿病溃疡与坏疽　在糖尿病肢体溃疡与坏疽时要注意区分缺血性坏疽和非缺血性坏疽两种情况，两者的治疗和预后均有很大区别。

缺血性溃疡与坏疽：①具有下肢缺血的临床表现（发凉、麻木、疼痛，远端动脉搏动减弱或消失）。②由于其糖尿病的同时存在往往病情发展比较快、症状也比较重。③在合并感染时患肢症状更加明显。④预后较差，因糖尿病足而截肢的病人往往均是此种类型。

非缺血性溃疡与坏疽：①神经病变更重，坏死以肌腱变性、坏死为主，并沿肌腱蔓延、发展。②主要表现为患肢高度肿胀,坏疽腐肉烂筋,多呈湿性,皮温较高,常伴恶臭气味,扩展较快,但疼痛不明显。③患者足背动脉、胫后动脉可触及,或者动脉搏动未及,但肢体抬高苍白试验阴性,说明侧支建立的良好。④化验检查空腹血糖明显增高,白细胞和中性粒细胞也明显升高,血清白蛋白降低,或有酮症酸中毒等。

3. 糖尿病其他并发症的问题 在诊断中要注意糖尿病神经病变、皮肤病变、骨骼病变等对本病诊断的干扰和区分。

四、临 床 分 型

(一) 三期三级分型

下肢慢性缺血的中国分型是三期三级分类法。糖尿病肢体血管病变可参照进行分期分型。

1. 初期(局部缺血期) ①患肢麻木、沉重、怕冷、步履不便、间歇性跛行。②患肢可出现肤色苍白或变灰、皮温降低,皮肤干燥,趾甲生长缓慢。③患肢足背动脉(跌阳脉)或胫后动脉(太溪脉)搏动减弱或消失。

2. 中期(营养障碍期) ①患肢疼痛加重,入夜尤甚,难以入寐,日夜抱膝而坐。②患肢畏寒,常需厚盖抚摩。③剧烈的静息痛往往是溃烂的先兆。④患足肤色黯红,下垂位明显,抬高立即变苍白,严重时可见瘀点及紫斑。⑤患肢足背动脉(跌阳脉)或胫后动脉(太溪脉)搏动消失。⑥皮肤干燥无汗,毳毛脱落,趾甲增厚变形。

3. 后期(坏死溃疡期)

(1) 在初中期临床表现的基础上出现了溃疡与坏疽。①患部皮色由黯红变为青紫,肉枯筋萎的干性坏疽。②或肿胀溃烂,流水污臭,并且向周围蔓延,五趾相传,或波及足背的湿性坏疽。

(2) 有全身发热,口干纳呆,尿黄便结等全身症状。

4. 分级 根据肢体坏疽的范围,临床将坏疽分为3级。

一级坏疽仅局限于足趾或手指部位。

二级坏疽病变发于趾跖(指掌)关节或跖(掌)部。

三级坏疽病变发展到踝关节及其以上部位。

(二) Fontaine 分期和 Rutherford 分型

临床中根据治疗的方法和目的不同采用了不同的分型、分期和分级标准,常用的有Fontaine 分期和 Rutherford 分型。见表 16-1。

下肢血管病变的严重程度可根据 Fontaine 分期和 Rutherford 分类法进行区分。

(三) TASC 分型

根据影像学检查所见动脉狭窄或闭塞程度,可按 2007 年第 2 版泛大西洋协作组(TASC)分型标准对主髂动脉病变和股腘动脉病变进行分型,对临床治疗及预后具有指导意义。

(四) Wagner 分类法

溃疡与坏疽程度的划分应以机体组织抗感染能力及坏疽病变的性质、范围、深度作为分级的依据。Wagner 根据糖尿病性足病部病变程度将其分为 0~5 级。

0 级:皮肤无开放性病灶。常表现肢端供血不足、皮肤凉、颜色发绀或苍白、麻木、感觉迟钝或丧失。肢端刺痛或灼痛,常兼有足趾或足的畸形等高危足表现。

表 16-1　Fontaine 和 Rutherford 关于下肢缺血性病变的临床分型

Fontaine 分类		Rutherford 分类		
期别	临床表现	级别	类别	临床表现
Ⅰ期	无症状	0	0	无症状
Ⅱa 期	轻度间歇性跛行	Ⅰ	1	轻度间歇性跛行
Ⅱb 期	中至重度间歇性跛行	Ⅰ	2	中度间歇性跛行
		Ⅰ	3	重度间歇性跛行
Ⅲ期	静息痛	Ⅱ	4	静息痛
Ⅳ期	溃疡、坏疽	Ⅲ	5	轻微组织缺损
		Ⅳ	6	溃疡、坏疽

1 级：肢端皮肤有开放性病灶。水瘤，血疱，鸡眼或胼胝，冻伤或烫伤及其他皮肤损伤所引起的浅表溃疡，但病灶尚未波及深部组织。

2 级：感染病灶已侵犯深部肌肉组织。常有轻度蜂窝织炎，多发性脓灶及窦道形成，或感染沿肌间隙扩大，造成足底、足背贯通性溃疡或坏疽，脓性分泌物较多。足或指趾皮肤灶性干性坏疽，但肌腱韧带尚无破坏。

3 级：肌腱韧带组织破坏。蜂窝织炎融合形成大脓腔，脓性分泌物及坏死组织增多，足或少数趾(指)干性坏疽，但骨质破坏尚不明显。

4 级：严重感染已造成骨质破坏，骨髓炎，骨关节破坏或已形成假关节，夏科关节，部分趾(指)或部分手足发生湿性或干性严重坏疽或坏死。

5 级：足的大部或足的全部感染或缺血，导致严重的湿性或干性坏疽，肢端变黑，尸干，常波及踝关节及小腿。一般多采取外科高位截肢手术。

（五）Texas 大学分级

该方法是评估足与下肢溃疡的程度进行的分类。根据病变的深度、感觉神经病变、血液供应不足和感染等情况制定了标准化的评估标准。见表 16-2。

表 16-2　Texas 大学分级

分级	临床表现	分期	临床表现
1	足部溃疡病史	A	无感染无缺血
2	表浅溃疡	B	合并感染
3	溃疡深达肌腱	C	合并缺血
4	溃疡累及关节	D	合并感染和缺血

（六）奚氏分型

上海名老中医奚九一教授将非缺血性溃疡与坏疽描述为"筋疽"，并根据筋疽局部坏死与全身症状，综合病情轻重，分为三个不同的临床类型(图 16-5)。

1. 轻型筋疽

局部：足趾肿胀或溃破，限于趾体，未及趾跖关节，无严重感染、无缺血征(如无发绀、苍

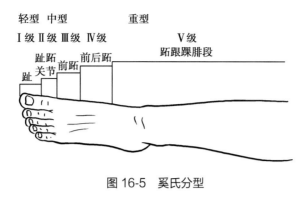

图 16-5　奚氏分型

白、静息痛等)。

全身:无严重并发症(如高热、电解质紊乱、贫血、低蛋白血症等)、无重要器官(心、脑、肝、肾等)损害者。

2. 中型筋疽

局部:患足肿胀坏死,累及趾跖关节或达前跖 1/2,伴有明显感染、肿胀,无明显缺血征。

全身:可伴有发热、轻度贫血、低蛋白血症,或有一个重要脏器损害,但无急性功能衰竭者。

3. 重型筋疽

局部:患足坏死范围超过前半跖、踝腓段,局部高度巨趾、巨跖性肿胀,灼热,伴秽臭气,或有多个穿通性溃疡。

全身:伴有高热、贫血、电解质紊乱、重度低蛋白血症或有胸腹水,或有 2 个以上重要脏器损害,尚未急性功能衰竭者。

五、中医辨证分型

中医中药治疗糖尿病血管病变具有较好的疗效,问题在于目前尚缺乏统一的辨证分型标准,各临床报道之间缺乏可比性及可重复。结合国内文献及我们多年临床经验认为,本病与中医的血瘀证有着相似的病理基础,又有着湿瘀互结的自身特点。故我们辨证时遵照其发病规律将其分为寒凝阻络、湿热蕴毒、气阴两虚证。这三个证基本涵盖了糖尿病肢体血管病变不同的临床阶段。

(一) 寒凝阻络证

患肢发凉、麻木,皮色苍白,有间歇性跛行。偶有蚁走感、疼痛。舌淡、苔白,脉细或紧。

(二) 气阴两虚、脉络瘀阻证

表现为气短、自汗、神疲、乏力,不耐劳累、肢体发沉,麻木,酸胀,时有疼痛,破溃后创面浅表,苍白,少量渗出,舌淡黯,脉细弱。

(三) 湿热壅盛证

表现为面红、口渴、患肢肿胀或疼痛,足趾青紫,溃疡面红肿,局部脓性分泌物较多、黏稠,为呈湿性坏疽样改变。舌体胖、质红、苔黄、脉细数。

六、鉴 别 诊 断

糖尿病足肢体血管病变（糖尿病足动脉硬化闭塞症）的病人在诊断时要注意与血栓闭塞性脉管炎、动脉硬化闭塞症、大动脉炎、神经源性跛行等疾病相鉴别。

（一）糖尿病下肢血管病变、ASO、TAO 鉴别要点（表 16-3）

表 16-3　三种下肢慢性缺血病变（DAO、ASO、TAO）的鉴别要点

	血栓闭塞性脉管炎	动脉硬化闭塞症	糖尿病足
发病年龄	20~40 岁青壮年男性	40 岁以上，以老年人为主	中老年人
浅静脉炎	游走性	无	无
高血压	少有	大部分有	大部分有
心、脑血管疾病	极少	有	多有
血脂	正常	升高	部分升高
血糖、尿糖	正常	部分有	血糖高、尿糖阳性
感染	可有、进展缓慢	可有、进展缓慢	严重，很快扩散
受累血管	中、小动静脉	大、中动脉	大血管、微循环

（二）多发性大动脉炎鉴别要点

1. 大动脉炎多发生于青少年，尤其是女性。

2. 其特点是体内各部位的大动脉均可发生狭窄，当颈总动脉、无名动脉发生狭窄时，因头部缺血可引起头目晕眩。

3. 当无名动脉或锁骨下动脉狭窄时则引起上肢供血不足的症状，如酸麻、发凉。肌肉萎缩、无脉等症状，但皮色改变及疼痛症状不明显，一般不发生坏疽。

4. 空腹血糖一般不高。

（三）神经源性跛行

神经源性跛行多因椎管狭窄，压迫时间所致。其间歇性跛行的特点如下：

1. 行走距离与肢体疼痛无关。表现为行走即痛，不是随着行走距离的延长而逐渐加重。

2. 疼痛缓解方式不同。疼痛缓解的方法是卧床，下地站立后即痛。

3. 下肢无明显缺血性改变。下肢动脉血管检查无异常所见。

七、合 并 症

糖尿病肢体血管病变的并发症可分为血管合并症和糖尿病合并症和其他合并症三类。

（一）血管合并症

糖尿病肢体血管病变是全身动脉硬化的局部反应，病人往往同时合并有全身其他部位的血管病变。

1. 心血管病变。

2. 脑血管病变。

3. 包括高血压、高血脂等。

（二）糖尿病合并症

糖尿病血管病变的患者糖尿病患病时间一般比较长,同时合并有其他并发症的概率较高,在治疗糖尿病血管病变的同时应注意其他并发症的相关问题。

1. 糖尿病神经病变　①糖尿病神经病变往往与血管并发症同时存在,在临床中只是以哪个症状为主的问题。一般来说单纯糖尿病血管病变约占20%,单纯神经病变的约为20%,两者同时存在的约占60%。②病变特点:患足麻木或刺痛、发凉,对称性双足感觉障碍,或肢体疼痛,患足掌踏地有踩棉絮感。或有“肢冷”,入夏仍欲衣被,足背动脉及胫后动脉搏动存在。抬高苍白试验阴性;或患肢有烧灼性疼痛,或伴放射痛,肢体触觉敏感。

2. 糖尿病皮肤病变　①在局部溃疡与坏疽的发生过程中皮肤病变的参与也占据了很大的成分,一旦破溃,往往忽视了皮肤病变的存在。②病变特点:皮肤水疱,破溃形成糜烂,或慢性浅溃疡。常经久不愈,深入皮下组织,引起组织坏死,或趾丫糜烂、潮红、渗出、皮肤轻度肿胀,或因甲癣等症诱发甲沟炎而红肿化脓,或在掌缘跟部等处,皮肤皲裂粗糙、鳞屑。或足掌等处出现跖疣性溃疡,显示多发毛刺样疣心、角性赘疣,或形成胼胝,并在其下形成水疱或溃疡。

3. 糖尿病骨病变　①糖尿病血管病变常常合并有关节畸形,这是糖尿病骨质病变所造成。如糖尿病足部的骨质破坏。②病变特点:表现为高年趾骨吸收,足部萎缩,关节畸形,肢端怕冷。或表现为由糖尿病足坏疽感染引起趾骨骨髓炎。

4. 感染　局部肢体缺血坏疽,同时多合并较重的细菌、霉菌等感染,甚至全身的脓毒、败血症,值得引起人们极大关注。

因此对于糖尿病下肢血管病变的病人不能仅关注下肢缺血的问题,还应该在早期开始就密切注意心、脑血管疾病发生的危险因素,糖尿病本身造成的其他脏器损害以及感染导致的严重并发症的发生。

八、治　疗

（一）治疗原则

1. 积极控制和治疗糖尿病,防治动脉硬化和心、脑血管疾病,积极控制好感染。
2. 恢复或改善动脉闭塞远端的血液供应,减轻伤残、保存肢体。
3. 鉴于本病复杂多变,常需要多种治疗措施协同综合使用,中西医并重。

（二）一般治疗

1. 控制血糖,降血脂,降血压治疗。
2. 鼓励肥胖者减轻体重,少食脂肪及碳水化合物。
3. 适当的运动和体育锻炼。
4. 戒烟限酒等。

（三）西药治疗

药物治疗始终是糖尿病肢体血管病变的基本治疗方法之一。药物治疗既可以作为无手术适应证病人的长期治疗措施,也可作为外科术后巩固疗效的辅助治疗。

1. 针对心血管危险因素的治疗

降脂药:建议下肢ASO患者使用他汀类药物降脂治疗。他汀类药物主要适用于血中总胆固醇及低密度脂蛋白胆固醇(LDL-C)增高为主的患者。以多项随机对照试验研究结果显示:对有下肢血管病变者、LDL-C 增高的糖尿病患者均应早期应用降脂药物。

降压药:①治疗原则:小剂量开始,优先选择长效制剂,联合应用及个体化。②常用降压药物包括钙通道阻滞剂、血管紧张素转换酶抑制剂(ACEI)、血管紧张素受体阻滞剂(ARB)、利尿剂和受体阻滞剂五类,以及由上述药物组成的同定配比复方制剂。③α- 受体阻滞剂或其他种类降压药有时亦可应用于某些高血压人群。④对于仅合并高血压的下肢血管病变患者建议控制血压 <140/90mmHg。⑤对于有高血压同时合并糖尿病或慢性肾病的下肢血管病变患者建议控制血压 <130/80mmHg。⑥ACEI 类药物适用于有症状的下肢血管病变患者。⑦p 受体阻滞剂是有效降压药物,不会对跛行产生负面作用。

2. 糖尿病治疗　控制血糖目标值:空腹 80~120mg/dl(4.44~6.70mmol/L),餐后 120~160mg/dl(6.7~8.9mmol/L),糖化血红蛋白(HbA1c)<7.0%。

3. 抗血小板治疗　抗血小板药物共同的作用是抑制血小板活化、黏附、聚集和释放功能,从而产生预防血栓形成、保护血管内皮细胞、扩张血管和改善血液循环的作用。抗血小板治疗可以降低糖尿病血管病变患者心梗、脑卒中及血管源性死亡的风险。

推荐使用的抗血小板药物包括阿司匹林、氯吡格雷等。低剂量阿司匹林(75~150mg/d)可以获得与高剂量相同的疗效。阿司匹林联合氯吡格雷可降低有症状的下肢血管病变患者心血管事件的发生率,应警惕出血风险。

4. 间歇性跛行的治疗

西洛他唑(cilostazol):西洛他唑是一种强效磷酸二酯酶Ⅲ抑制剂。1999 年 FDA 批准用于治疗间歇性跛行。2007 年被 TASC Ⅱ指南推荐作为治疗间歇性跛行的一线药物。西洛他唑具有抗血小板活性和舒张血管特性,不仅能够直接抑制血小板功能,改善内皮细胞功能,还可通过减少循环中活化或预调节血小板数目而有效预防血栓性疾病。

前列腺素类药物:分为静脉和口服剂,前者如前列腺素 E1(前列地尔)等,后者如贝前列素钠及伊洛前列素等。药理作用是扩张血管和抗动脉粥样硬化(保护血管内皮、抗内膜增生、抗血小板)。可提高患肢 ABI,改善由下肢缺血引发的间歇性跛行、静息痛以及溃疡等症状。

沙格雷酯:5- 羟色胺(5-HT)受体选择性拮抗药。通过选择性地拮抗 5-HT2 与 HT2 受体的结合,抑制血小板凝集及血管收缩。用于改善慢性动脉闭塞症引起的溃疡、疼痛及冷感等缺血症状。

5. 糖尿病性下肢缺血治疗

(1) 应重视糖尿病下肢缺血的多学科综合治疗。

(2) 应用"改善循环、控制血糖、抗感染、局部清创换药、营养神经、支持治疗"六项措施。

(3) 控制高危因素:如降压、降脂和戒烟。

(4) 截肢(截趾),当坏疽的病变已经发生,截肢(截趾)仍然不失为一种明智的选择。

然而无论如何,下肢动脉血流的重建在治疗糖尿病下肢缺血的方法中,是最重要和关键的措施。重建的方法见相关章节。

(四) 中药治疗

根据中医的辨证分型进行如下治疗。

由于患病的个体差异及辨证方法的不同目前临床上存在着辨证分型不统一,多种临床证型共存的特点。但根据其规律本书将最基本的辨证分型做一介绍。临床工作者可根据自己的经验进行适当的加减治疗。

1. 中医内治

寒凝阻络证：①治则：温阳通脉。②药用：生黄芪、桂枝、白芥子、鹿角霜、熟地、鸡血藤、地龙、川芎、赤芍、当归、川牛膝、生甘草等。

气阴两虚、脉络瘀阻证：①治则：益气养阴，活血通脉。②药用：生黄芪、苍术、元参、生地、石斛、川牛膝、地龙、木香、葛根、丹参等。

湿热壅盛证：①治则：清热解毒，活血通络。②药用：金银花、元参、当归、生甘草、防己、苍术、地龙、牛膝、元胡、川芎、赤芍等。

2. 中药注射液和中成药的应用　目前可供临床应用的中药制剂很多，但多为活血化瘀类药物，应根据病人的不同阶段及相应的辨证适当选用中药注射液或中成药。常用的静脉输液药物：脉络宁注射液、丹参注射液、红花注射液和川芎嗪注射液等。常用的中成药物有：活血通脉胶囊、通塞脉片、脉络疏通颗粒等。

中药的治疗时间一般较长，通常 1 个月为一个疗程，故治疗时应充分考虑患者的依从性。另外，有些中药对胃肠道有刺激作用，长期服用还要考虑到病人的耐受性等。

3. 中医外治

熏洗：①无坏疽溃疡者：可用毛冬青、半枝莲、虎杖等。水煎温洗患肢，每日 1~2 次。②已溃：可用大黄、黄柏、金银花、明矾、冰片等水煎温洗患肢，每日 1~2 次。

箍围法：对于创面周围有明显红肿者，可用金黄膏、双黄膏外敷。

敷药：①未溃期可选用冲和膏、红灵丹油膏外敷。②干性坏疽，与坏死组织分界不清者可用溃疡油、碘伏等湿敷，使之由湿转干。③湿性坏疽渗出多者，可选用双黄连溶液、复方黄柏液湿敷。④坏死组织逐渐脱落，肉芽淡红者，可选用生肌膏外敷以祛腐生肌。⑤不论溃疡是否形成，可用氧化锌油外涂以保护患部皮肤，防治感染。

（五）手术治疗

手术治疗对于本病来说是一个非常重要的治疗手段。手术治疗以血运重建为目的，可迅速改善血液供应，较药物治疗有着显效快、疗程短、保肢率高的特点。但也有着不可忽视的手术并发症和远期疗效等问题，应引起重视。

1. 腔内介入治疗　腔内介入治疗是目前改善肢体缺血的首选方法。由于糖尿病血管病变多发生在小腿的胫腓动脉，需要介入球囊的直径要小，长度要长。Deep 等一系列球囊的问世解决了胫腓动脉的介入治疗问题。使得糖尿病血管病变的患者受益。

球囊扩张后是否放置支架的建议是：①主—髂动脉病变：当球囊扩张效果不满意时，应植入支架。②股—腘动脉病变：球囊扩张成形术是最常用的腔内治疗方法；支架植入可以作为球囊扩张效果不满意或失败后的补救治疗方法。③腘动脉以下病变：球囊扩张是首选治疗方法，不推荐常规植入支架，支架植入可以作为球囊扩张效果不满意或失败后的补救治疗方法。

其适应证和手术方法等详见本书第十四章。

2. 血管转流术　对于腔内介入治疗无法达到或无法进行的病例，如果有手术的指征，同时有比较好的流出道可以选择手术治疗。目前应用比较多的是自体大隐静脉原位移植或转流术。

手术治疗适应证：①严重间歇性跛行影响患者生活质量，经保守治疗效果不佳。②影像学评估流入道和流出道解剖条件适合手术。③全身情况能够耐受。④<50 岁患者的动脉

粥样硬化病变的进展性更强,导致疗效不持久,这类患者间歇性跛行的手术的治疗效果不明确,手术干预要相当慎重。⑤手术应在有经验的医疗中心进行。

3. 糖尿病足坏疽的手术治疗 中医外科的手术疗法主要是对坏疽和创面的处理上有独到之处。

干性坏疽:注意局部消毒并包扎,保持干燥,使干性坏疽保持稳定;待坏死组织与健康组织分界清楚,近端炎症控制,局部侧支循环基本建立后,可行坏死组织清除术,清楚坏死组织,开放创面,骨断面宜略短于软组织断面。若血运改善良好,也可行坏死组织切除缝合术,可取分界近端切口,行趾(指)切除缝合术或半足切除缝合术。

湿性坏疽:主要见于糖尿病足坏疽,表现为足背、足底、趾跖部红肿高突,按之可有波动感或已有溃破,腐筋外露,渗出物秽浊恶臭,引流不畅。采用祛腐清筋术:切开皮肤、皮下组织,暴露变性坏死肌腱、筋膜。采取"啄食法"清除病灶处肌腱、筋膜及周围已发生坏死的组织;消灭潜行性死腔,排出深部积脓及臭秽分泌物;用双氧水或 0.5% 甲硝唑液冲洗创面;创面窦道用二宝丹、三七丹蘸于棉线条拔毒祛腐引流,注意保持引流通畅。

4. 截肢术 当坏死延及足背及踝部,可行小腿截肢术,坏疽发展至踝以上者,可行膝关节截肢术。

5. 植皮术 溃疡面较大时,可在创面干净、血运改善后行创面植皮术。

九、预　　后

糖尿病肢体血管病变是全身动脉硬化在肢体的局部反映,是一种渐进和慢性发展的病变。目前尚无有效控制动脉硬化和终止动脉硬化进程的药物与方法,所以本病不是一种预后良好的疾病。

本病的预后取决于以下几个方面:

(一)患者原因

1. 就诊的时间 本病是慢性发病,早期往往被人们忽视。如果患者出现肢体发凉、苍白或发紫,间歇性跛行等就应及时就诊。一旦肢体远端破溃、变黑甚至坏死,再来就诊,通常失去了许多治疗机会,一般预后不良,往往会造成不可避免的截肢。

2. 专科诊治 许多病人下肢疼痛、破溃时常认为是风湿、关节痛、神经痛、感染等而先就诊于内科、骨科、外科等,未能及时到血管科就诊。这就延误了正规的专科诊治,而造成预后不佳。

3. 坚持治疗 动脉硬化闭塞症既然是一个慢性发展性疾病,就应该坚持长期的治疗,不能由于疾病的暂时缓解而忽视治疗。

(二)学术原因

糖尿病足坏疽的分型(级)还应完善。在如今广泛应用的糖尿病足分级、分型、分类方法,如国外的 Wagner 分级法、TEXAS 法等。但是这些方法的使用存在两点不足:①不能有效指导临床的治疗。②不能很好地进行预后的判断。

奚九一教授提出的糖尿病足新分类方法,将糖尿病足分为糖尿病足皮肤病变、周围血管病变、足肌腱变性坏死(奚氏筋疽)、足神经病变、糖尿病足骨骼病变。临床治疗上应根据不同的病理类型采取相应的治疗。在对坏疽的处理上,尤其要分清是血管病变,还是因肌腱、筋膜等变性坏死所致,治疗原则和方法完全不同。血管病变则应按动脉硬化闭塞症论治,采用手术、介入、药物等治疗;肌腱、筋膜等变性坏死使用祛腐清筋术等进行治疗,分而治之,可取得显著疗效。

（三）应注重外治疗法的正确应用

掌握糖尿病足创面清创的正确方法和手术时机,是糖尿病溃疡治疗成败的关键。要正确掌握坏疽和创面的处理原则。

1. 干性坏疽　原则上宜迟不宜早。使干性坏疽保持稳定,注意局部消毒并包扎,保持干燥,待坏死组织与健康组织分界清楚,近端炎症控制,局部侧支循环基本建立后,可行坏死组织清除术。清除坏死组织,开放创面,骨断面宜略短于软组织断面。若血运改善良好,也可行坏死组织切除缝合术,可取分界近端切口,行趾(指)切除缝合术或半足切除缝合术。

2. 湿性坏疽　原则上宜早不宜迟。主要见于糖尿病足坏疽(肌腱变性坏死症——奚氏筋疽),表现为足背、足底、趾跖部红肿高突,按之可有波动感或已有溃破,腐筋外露,渗出物秽浊恶臭,引流不畅。此时缺血征象不明显,宜尽快行手术治疗,采用奚氏祛腐清筋术。

（四）关于介入方法的应用

1. 与治疗相关的问题　目前介入技术已广泛用于糖尿病足的治疗,但是问题也较多。如部分患者介入手术做得很成功,但最终仍被截肢。很多病人手术前还可以行走,手术后却不能走路甚至肢体出现坏死,还有所谓垃圾脚的病例屡见不鲜等。

2. 在选择介入治疗时的注意事项　要认识和把握好疾病的诊断的发展规律:虽然部分患者有血管问题,但坏疽的特点是肌腱变性坏死为主或者两者兼而有之,如果只处理血管而不去清理好坏死的肌腱和筋膜,血管手术及介入治疗后不仅无益,可导致坏死加重,甚至导致截肢,并危及生命。因此,这里再次强调认识疾病的重要性。

要掌握好使用介入治疗的适应证。不要一见血管狭窄、闭塞就考虑使用介入等治疗,一定要根据患者的症状、体征结合影像学检查综合判断,根据本人经验患者皮肤颜色、温度尚好,肢体抬高苍白试验阴性,患者还能行走 500 米以上,应慎重使用,否则,会破坏已建立的侧支循环,导致不佳后果。

垃圾脚的问题:关键是在上述两点的基础上,尽量减少不合适的介入技术的使用,提高介入治疗的操作技术和技巧。

参考文献

1. 陈淑长 . 实用中医周围血管病学 . 北京:人民卫生出版社,2005.

2. 奚九一 . 雷氏名中医谈病丛书·奚九一谈脉管病 . 上海:上海科技教育出版社,2004.

3. 范利峰,翁庚民 . 从"湿热瘀毒证"论治下肢动脉硬化闭塞症急性发作期的临床研究 . 现代中西医结合杂志,2015,24(13):1404-1406.

4. 黄建平 . 动脉粥样硬化斑块的中医药治疗思路 . 中医杂志,2005,46(4):303-304.

5. 刘海勇,赵俊,顾学昌 . 抗血小板药物对下肢动脉硬化闭塞症患者血清炎症因子影响的对比研究 . 中南药学,2013,11(12):893-896.

6. 严春琳,杨静,韩际宏,等 . 中药抗动脉粥样硬化机制研究进展 . 中国药理学与毒理学杂志,2014,28(6):904-910.

7. 高泓,谢春光 . 中医药对糖尿病大血管病变治疗机制的研究方向探讨 . 新中医,2015,41(2):3-4.

8. 陈敏,刘娅,谢春光,等 . 从炎症学说思考糖尿病大血管病变的中医药防治 . 时珍国医国药,2009,20(9):

2117-2118.

9. 李芳平,宁艳辉.2 型糖尿病下肢血管病变炎症因子及丹参的干预作用.中西医结合心脑血管病杂志,2007,5(12):1177-1178.

10. 王文锐,陈晓雯.2 型糖尿病下肢血管病变中医证候积分与炎症标志物相关性分析.中华中医药学刊,2009,27(8):1681-1683.

11. 石巧荣,田进文,王丽英.2 型糖尿病与炎症及抗炎治疗进展.实用医学杂志,2007,23(15):2289-2291.

12. 崔芳,刘月华.血栓闭塞性脉管炎的辨证分型治疗.中华综合医学,2002,3(6):538.

13. 王大进.益气通脉汤治疗血栓闭塞性脉管炎的临床观察.湖南中医学院学报,1998,18(1):27.

14. 周聪和.活血汤治疗血栓闭塞性脉管炎 57 例临床观察.实用中西医结合杂志,1997,10(21):211.

15. 杨大红,杨霄,杨敏.针药合用治疗血栓闭塞性脉管炎.河南中医,2001,21(2):17.

16. 王春喜,臧广生,贾润英,等.中西医结合治疗血栓闭塞性脉管炎中红细胞免疫状态的动态观察.中国中西医结合外科杂志,1998,1(1):23.

17. 伏祥茂,景在平,郭峰.血栓闭塞性脉管炎红细胞免疫功能和 SOD 的相关性研究.中华微生物学和免疫学杂志,1997,17(6):441.

第十七章 动脉瘤

第一节 概 述

动脉瘤是指动脉血管永久性局限性扩张,与邻近正常动脉相比血管横截面积超过50%。

发病部位以主动脉最为常见,其次是周围动脉及内脏动脉。正常的动脉壁分为三层结构,即内膜、中膜和外膜。三层组织结构均参与了动脉瘤的形成,动脉瘤的产生是动脉壁损伤、破坏和变性的结果。

根据解剖和病理动脉瘤可分为真性动脉瘤、假性动脉瘤、感染性动脉瘤、炎性动脉瘤以及夹层动脉瘤。根据动脉壁的完整性分为真性动脉瘤和假性动脉瘤。

真性动脉瘤具有动脉壁完整的三层结构,而假性动脉瘤虽有搏动性,但其瘤壁由动脉周围纤维组织构成,无血管壁成分,多由锐器伤或感染所致。

感染性动脉瘤可以是原发性感染或为动脉瘤的继发性感染,其产生机制是细菌侵入血管壁滋养血管后,形成小脓肿造成中层薄弱、从而引起瘤样扩张,在过去大部分是细菌性心内膜炎或梅毒引起,或从邻近的血管外感染直接蔓延而来。值得注意的是,继发性感染及医源性感染近年来有增多趋势,毒品及梅毒性感染引起也并不少见。以往大部分病例中,可从感染动脉中培养出链球菌或葡萄球菌,但近年来报道最常见的菌种是沙门菌。

炎性动脉瘤的特征性表现是后腹膜纤维化过程中形成的厚厚的炎性动脉瘤壁,这种纤维化不仅包裹动脉瘤,也包裹输尿管、结肠、髂血管等其他组织。目前认为所有的动脉瘤都有炎性反应,只是炎性动脉瘤局部表现更为严重,有证据表明在分子水平,炎性动脉瘤与非炎性动脉瘤的人类白细胞抗原(HLA)都有相似表达。

夹层动脉瘤多由主动脉夹层发展而来,特别是在胸主动脉,表现为假腔外壁的动脉瘤样扩张,在存活的急性夹层患者中,25%~40%将会发展为夹层动脉瘤。在慢性患者中,将近20%的胸主动脉瘤与以往的夹层有关。

动脉瘤的确切原因目前还不清楚,在动脉瘤的研究中以主动脉最多,尤其是腹主动脉。尽管早期动脉瘤可伴随部分动脉硬化,但很少有证据证明动脉硬化直接导致了动脉瘤样退行性病变。但在有症状的动脉粥样硬化疾病患者中,最终将有9%~16%的患者发生动脉瘤。最新的研究认为,与动脉粥样硬化的内膜增厚不同,动脉瘤的外膜和中膜首先发生支撑力减弱,导致主动脉弹力和张力下降,动脉壁变薄,继而扩张而形成动脉瘤。

从组织学上看,动脉瘤的特征是中层弹性蛋白和胶原破坏,新生血管形成,血管平滑肌减少和炎细胞浸润。因此动脉瘤的形成与动脉壁的两个主要成分,弹性蛋白和胶原的丢失有关。动脉瘤病变的显著特征是其好发于腹主动脉,除解剖因素外,人类肾下腹主动脉弹力蛋白相对缺乏,并且从腹主动脉近端到远端,弹力蛋白—胶原比逐渐降低,MMP-9(基质金属蛋白酶 -9)的表达则逐渐增多。流体力学研究表明,腹主动脉发出内脏动脉和肾动脉,并从髂动脉分叉承受压力波的反射,使管壁张力负荷增强。

近年来,CT 三维重建的"有限元分析"已用来分析动脉瘤壁受到的生物学应力,评估腹主动脉瘤管壁应力分布和破裂风险。腹主动脉瘤具有家族集聚现象,遗传学基础研究在近 15% 患者中显示出了其重要性。目前认为炎症和免疫反应、血管壁结构成分的蛋白降解、分子遗传以及生物力学应力的增加是动脉瘤形成的主要机制。

动脉瘤的临床表现取决于动脉瘤所在部位、瘤体的大小、有无并发症等。早期可无明显症状。典型症状可有搏动性肿块,若侵及神经、瘤体破裂或感染时常伴有疼痛,压迫邻近组织或器官可有相应缺血表现及功能障碍,而破裂出血是动脉瘤最危险的征象。

动脉瘤的危险因素包括高龄、高血压、高胆固醇血症、男性、阳性家族史、吸烟、外周动脉闭塞性疾病和冠心病。在这些危险因素中,以高龄、男性和吸烟最重要。

动脉瘤的自然病史:动脉瘤一般生长缓慢,当其直径足够大时或短期内增长迅速时,便会发生破裂。另一种情况是无症状带瘤生存。引起远端栓塞的概率小于 2%~5%。

动脉瘤一般呈囊状或梭状扩张,多为单发,少数也可多发,有学者称其为动脉瘤病。

第二节　腹主动脉瘤

诊断要点

- 多见于 50 岁以上老年人,男女比例为 2~6：1。
- 腹部触及搏动性包块。
- 腹主动脉横径超过 3cm。
- 相应脏器的压迫症状。
- 疼痛。

一、概　述

腹主动脉瘤是指腹主动脉的局限性扩张,当扩张的腹主动脉直径超过正常腹主动脉 50% 时,即称为腹主动脉瘤。临床工作中,腹主动脉瘤一般定义为腹主动脉横径超过 3cm,上述数值是根据正常人群平均值计算而来。研究表明,正常男性胸主动脉直径平均为 2.8cm,肾下腹主动脉直径平均为 2cm。男性主动脉直径在所有的部位都超过女性约为 2mm,并且这种差异随着年龄和体表面积的增加而增长。但如果患者的肾下腹主动脉正常直径只有 1.5cm,此时即使动脉局部直径扩张至 2.5cm 也可以诊断为腹主动脉瘤。

几乎所有的腹主动脉瘤都位于肾下腹主动脉,行手术治疗的腹主动脉瘤只有 5%~15% 累及肾上腹主动脉。从定义上说,腹主动脉瘤泛指肾动脉水平以下的动脉瘤,而肾上腹主动脉瘤指动脉瘤体累及肾动脉以上水平,因此手术中需要重建至少一侧肾动脉。近肾腹主动脉瘤是指由于动脉瘤体距离肾动脉过近,术中完成近端吻合时需要从肾动脉上方主动脉进行阻断。虽然有 25% 的腹主动脉瘤累及髂动脉,但孤立性髂动脉瘤很少见(占动脉瘤手术患者的不到 1%)。孤立性肾上腹主动脉瘤则更为罕见,除非同时合并有胸主动脉或肾下腹主动脉的动脉瘤。

腹主动脉瘤最严重的并发症是患者因破裂大出血而死亡。在美国,腹主动脉瘤破裂在所有死亡原因中排名第 15 位,在 55 岁以上男性死亡原因中排名第 10 位,这个排位近 20 年来基本一直稳定不变。腹主动脉瘤一旦破裂,30%~50% 的患者在抵达医院前已经死亡。另外,30%~40% 的破裂性腹主动脉瘤患者到达医院后却死于手术前。如果再把 40%~50% 的手术死亡率结合起来计算,可以得出破裂性腹主动脉瘤的总体死亡率高达 80%~90%。

从 20 世纪 80 年代到现在,手术技巧和围术期的治疗都得到了较大发展,多数文献报道的腹主动脉瘤择期手术死亡率已经降低至不足 5%,但是破裂性腹主动脉瘤的死亡率仍然居高不下。近年来越来越多的临床证据表明,血管腔内覆膜支架有望明显降低破裂性腹主动脉瘤的死亡率,但是动脉瘤破裂仍然是一个高死亡率的危险事件,这是因为只有一小部分患者可以有机会存活到接受手术治疗。

除因动脉瘤破裂而死亡的患者以外,极少数动脉瘤破入十二指肠或空肠可并发上消化道大出血。如破入下腔静脉,可形成主动脉—下腔静脉瘘。有学者研究发现,慢阻肺和高血压可使腹主动脉瘤破裂风险明显增加。

腹主动脉瘤多见于 50 岁以上人群,男性发病率为女性的 2~6 倍。在男性人群,腹主动脉瘤一般在 50 岁左右发病,在 80 岁左右发病率达到峰值。在女性人群,腹主动脉瘤的形成则会延后,一般在 60 岁左右发病,而且发病率随年龄增长持续增加。总体看来,男性无症状与破裂性腹主动脉瘤的发病率均为女性的 2~6 倍。过去的二十多年里,由于超声和其他影像诊断设备日益广泛的应用,无症状腹主动脉瘤的发病率有明显的攀升,另一个重要原因是人口老龄化。

人群中腹主动脉瘤的发病率与该人群中腹主动脉瘤的危险因素密切相关,这些危险因素包括高龄、男性、白色人种、阳性家族史、吸烟、高血压、高胆固醇血症、外周动脉闭塞性疾病和冠心病(coronary artery disease,CAD)等。虽然这些危险因素的存在往往伴随着腹主动脉瘤的发病率增加,但它们却可能并不是独立的预测因素。在这些危险因素中,年龄、性别和吸烟对腹主动脉瘤的流行率有着最重要的影响,有学者认为,吸烟与腹主动脉瘤关系最为密切。腹主动脉瘤的病因大多为退行性病变,或其他非特异性原因,而不仅仅是动脉硬化。其他原因有创伤、感染、先天性动脉中层囊性变及梅毒等。

二、临 床 表 现

由于大多数非破裂性腹主动脉瘤患者都没有明显的临床症状,常常是在体检或无意中发现,故临床医生要注意收集临床证据,以明确诊断。

(一)症状

1. 腹部搏动性包块　大多数非破裂性腹主动脉瘤患者都没有症状,只是在查体或其他影像学检查时偶然发现,少数患者或无意中触及腹部搏动性包块。

2. 相应的压迫症状　瘤体比较大时会由于局部压迫而引起相关症状。①压迫十二指肠引起的腹部饱胀、恶心呕吐。②压迫输尿管致肾积水引起泌尿系统症状。③压迫髂静脉引起下肢静脉血栓等。

3. 疼痛 ①动脉瘤体向后侵犯邻近的椎体会导致背痛。②有时即使没有侵犯椎体骨质也可能会引起慢性的背痛或腹痛,而这种疼痛常为难以描述的钝痛。

4. 急性缺血综合征 通常由于瘤腔内血栓斑块脱落造成的远端栓塞,与直径小的动脉瘤相比更容易发生缺血综合征,特别是当瘤腔内血栓呈不规则形态或存在裂缝时。

（二）体征（图 17-1）

在脐周可触及搏动性包块,听诊可闻及血管杂音。包块呈梭形,一般超过 2cm,偶有压痛。

（三）辅助检查

1. 腹部超声 超声是价格低廉、无创和最常用的手段,尤其适合于腹主动脉瘤的首次诊断和小动脉瘤的随访。可以初步判断瘤体的大小、直径等。

2. CTA 测量动脉直径却更加精确。目前主要应用于腹主动脉瘤术前评估,尤其适用于状态稳定却有临床症状的患者,以评价动脉瘤破裂风险。不足是 CTA 更加昂贵、有辐射而且常需要静脉注射对比剂。

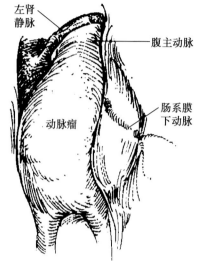

左肾静脉
腹主动脉
肠系膜下动脉
动脉瘤

图 17-1 腹主动脉瘤

三、诊 断 问 题

1. 年龄问题 虽然腹主动脉瘤主要见于老年人,但也不乏年龄小于 50 岁的患者。与老年腹主动脉瘤患者相比,相对年轻的患者更容易有临床症状及家族史,而且诊断时动脉瘤体的平均直径要大 1cm。

年轻患者的动脉瘤体位置比较靠近腹主动脉近端,有 46% 为近肾动脉瘤或者累及范围更高,而这个比例在老年患者只有 18%。

2. 吸烟 吸烟在年轻患者中普遍存在,只有 23% 的年轻患者有明确的病因,如马方综合征等。

3. 血栓 腹主动脉瘤急性血栓闭塞很少见,而一旦发生会导致严重缺血并引发灾难性后果。对于腹主动脉瘤来说,动脉硬化斑块栓塞比急性血栓闭塞则要常见得多,但是二者合起来发生率只占所有患者的不到 2%~5%。即使如此,当发生动脉斑块远端栓塞时,必须要考虑主动脉瘤的可能,特别是患者没有明显的动脉闭塞性疾病时,而这也是腹主动脉瘤手术的明确适应证。

4. 瘤体检查 大多数腹主动脉瘤出现症状时提示瘤体在快速增长或即将发生破裂。

虽然临床上大部分腹主动脉瘤在常规腹部检查时都可以触摸到,但这种诊断方法的敏感性与动脉瘤的直径、患者肥胖程度、检查者经验和专注度都密切相关。

体格检查对于直径大于 3.5cm 的腹主动脉瘤的阳性预测率只有 15%。另外,通过体格检查估测动脉瘤直径的准确性也比较差,由于肠管和腹壁组织的干扰,动脉瘤直径常会被高估。

四、治　疗

对于腹主动脉瘤患者采取何种治疗方式主要取决于对瘤体是否容易破裂的判断。可能的保守治疗或手术治疗需要综合考虑以下四方面因素：①保守治疗过程中动脉瘤破裂的风险。②手术相关风险。③患者的生存预期。④患者个人意愿。

（一）是否破裂的风险评估

临床上难以准确估计腹主动脉瘤破裂风险，这是由于相当数量的患者没有始终采取保守治疗。不同的患者人群、转诊形式、外科干预率、影像学手段和测量直径的方法定义都会给最后的临床数据增加很多不确定性，因此不同的文献对于某一直径动脉瘤的可能破裂率的报道差异很大（表17-1）。目前的临床数据还不足以建立一个模型来准确预测个体动脉瘤患者的破裂风险，这会增加了临床决策的难度。

表 17-1　特定直径腹主动脉瘤的可能破裂率

腹主动脉瘤直径（cm）	破裂率（%/ 年）	腹主动脉瘤直径（cm）	破裂率（%/ 年）
<4	0	6~7	10~20
4~5	0.5~5	7~8	20~40
5~6	3~15	>8	30~50

1. 瘤体直径　在过去的50年里，预测腹主动脉瘤破裂的最主要指标一直是瘤体的最大直径。当腹主动脉瘤体直径增长到5~6cm时，瘤体破裂风险会大大增加。对直径超过5.5cm的腹主动脉瘤患者，有超过50%最终会发生瘤体破裂。而且随着直径增长破裂率明显增加。

2. 瘤体形态　从生物机械学角度来说，当腹主动脉瘤内部压力超过瘤壁的"爆破强度"时会发生破裂。对称形状（如圆柱形或球形）的外壁张力同其半径和内部压力呈正比，而与壁厚度呈反比。

一般认为，与相对弥漫的梭形动脉瘤相比，偏心性或囊状动脉瘤更容易破裂。但是，这种临床印象在实际应用中存在争议。

有关动脉壁钙化及腔内增厚的血栓究竟会增加还是降低动脉瘤破裂的可能性目前尚无定论。汪忠镐认为，腹主动脉瘤多呈球形或梭形，有时在主动脉瘤上还可形成子瘤，而子瘤更容易破裂。

3. 三维重建有限元分析　多项研究都表明，应用CT三维重建的有限元分析腹主动脉瘤壁应力，比应用直径来预测动脉瘤破裂风险更准确。

4. 性别　英国小动脉瘤研究表明，女性动脉瘤破裂的危险比男性高3倍。

（二）西药治疗

1. β受体阻断剂　①以普萘洛尔为代表的β受体阻断剂可以减慢腹主动脉瘤的增长速度，这一观点首先在动物模型上得到了证实，之后的临床回顾性研究似乎也证实了这个观点。但随后的随机化研究却没有发现β受体阻断剂可以明显降低动脉瘤增长速度。②而且来自多伦多的随机研究还表明，普萘洛尔副作用大，服用β受体阻断剂患者的生活质量比较差，这导致很多患者的依从性降低。③β受体阻断剂可以明显降低围术期和长期死亡率，而且这种获益独立于他汀类药物的作用。

2. 血管紧张素转换酶抑制剂　有关血管紧张素转换酶抑制剂（angiotensin converting enzyme inhibitor, ACEI）治疗腹主动脉瘤的临床证据还不明确。

3. 强力霉素（基质金属弹力蛋白酶抑制剂）　两项小样本的前瞻性随机研究表明，每日服用 150~200mg 强力霉素可以减慢腹主动脉瘤增长速度。一项相似的研究也发现，每日服用 30mg 罗红霉素可以减慢瘤体增长。

两种抗生素都可以抑制肺炎支原体，而后者则被发现在存在于很多腹主动脉瘤患者体内。支原体抗体可以预测小动脉瘤的增长，并提出抗体阳性患者可能会从抗支原体治疗获益。

强力霉素被发现可以抑制患者体内的基质金属蛋白酶（Matrix metalloproteinase, MMP）水平，并可以抑制动物模型中动脉瘤的形成。临床常用的 100mg 口服每日两次的剂量可以明显降低血浆 MMP-9 水平。每日服用 150mg 连用 3 月的治疗方案在应用 18 个月后，与安慰剂组相比（共 32 名患者）可使瘤体增长速度减少一半。由于强力霉素的副作用相当少见，对于小动脉瘤并接受随访的患者或不适合手术的大动脉瘤患者，有医生已经开始尝试应用该药物。

4. 他汀类　最近至少有三项研究表明，3-羟-3-甲基戊二酰辅酶 A 还原酶抑制剂（他汀类）与动脉瘤体增长速度减慢呈相关性，胆固醇水平和动脉瘤增长速度间并无明显相关，但胆固醇水平和动脉瘤的形成有关联。

与强力霉素相似，他汀类药物也可以降低动脉瘤壁内 MMP-9 水平，因此提示其作用机制可能与胆固醇水平无关。

有大量证据表明药物治疗可能有效果，但是需要更多的临床研究来进一步证实和制定临床指南。腹主动脉瘤患者随访过程中的主要死亡原因是心血管疾病，很多研究都已经表明他汀类药物可以独立减少心血管疾病和动脉瘤患者其他原因的死亡率。

（三）中药治疗

目前应用中药治疗腹主动脉瘤的报道尚未见到。是否可以应用中药治疗应取决于动脉瘤体是否稳定。如果属于稳定性动脉瘤又有一定的临床症状者可以考虑应用中药治疗。治疗的主要原则是化痰散结、理气逐瘀进行辨证论治。

（四）手术治疗

1. 开放手术　手术适应证：①瘤体直径 >5cm。②有压迫症状。③附壁血栓致远端栓塞。④腹、背部疼痛有破裂风险。⑤瘤体破裂。⑥并发感染。⑦近期生长加快，1 年内瘤体扩张超过 0.6cm。⑧患者能耐受手术，尤其年轻患者。⑨解剖条件不适合 EVAR。

2. 手术主要并发症的处理

出血：①术中的主要并发症是出血，基本上来自血管损伤，原因大多是解剖变异和操作不当。②解剖时可能误伤副肾动脉、腰动脉、肾动脉和髂静脉。③缝合近端吻合口时，如果用力过大或宿主动脉薄弱，可能将主动脉撕裂而未察觉，待移除动脉钳后发生难以控制的大出血，因此，收线打结时，必须根据主动脉的病变程度酌情用力。④一旦发生这种出血，应迅速用手指压迫肾上腹主动脉，或用球囊经破口插入近侧主动脉，待重新用动脉钳阻断后再处理破口，必要时加垫片缝合。⑤对近端瘤颈可靠的解剖、控制及缝合是手术成功的关键步骤。

松钳综合征:①人造血管吻合完成、移除动脉钳、开放腹主动脉及以下的动脉血流后有时出现所谓"松钳综合征"。②这是由于心脏后负荷突然降低,阻断主动脉时积蓄在下肢组织内的酸性代谢产物、钾离子以及心肌抑制因子等集中回流引起。术者需与麻醉师密切合作,适当应用血管活性药物,关键是完成吻合时应逐步缓慢放松阻断钳,或先部分阻断,然后再全部放开,以预防"松钳综合征"。

器官功能衰竭:①器官功能衰竭是腹主动脉瘤手术后主要死亡原因,尤其是肾衰竭。②术后患者需进入 ICU,必要时血液透析。③对高龄伴有心、肺、肾和脑等脏器病变的患者,建议选择腔内隔绝术。

下肢动脉缺血:①下肢动脉缺血是腹主动脉瘤术后的常见并发症。多由血栓、斑块游离脱落、输出道血管内继发血栓形成所致。②应注意规范的抗凝。如术后发生下肢缺血,应立即手术探查必要时 Fogarty 导管取栓等处理。③对存在严重粥样硬化患者,在阻断主动脉时先阻断髂动脉,后阻断主动脉有可能减少远端栓塞的发生。

乙状结肠缺血:①腹主动脉瘤术后乙状结肠缺血发病率 <10%。缺血坏死多位于乙状结肠,而降结肠与直肠很少累及。②预防的关键在于,若术中发现肠系膜下动脉粗大,考虑为乙状结肠主要血供来源,必须重建肠系膜下动脉。术后若怀疑肠坏死或穿孔,应立即剖腹探查。

人工血管感染:①人工血管感染是一种严重的并发症,发病率为 0.25%~6%。最常见的原因为手术污染。②术后出现腹腔感染若未累及人工血管,可应用抗生素、局部充分引流,使感染得到控制。③如果感染累及人工血管,并发吻合口破裂、出血,必须手术。手术原则为去除感染的人工血管,待感染控制、伤口愈合后再考虑动脉重建,如果侧支循环不良发生肢体缺血,则需行腋—股动脉人造血管转流术。

3. 腔内介入手术 腔内治疗适应证基本同开放手术,更适合于高龄、有腹部手术史患者,鉴于其微创优点,近年来已逐渐成为首选。

手术应当注意,近端瘤颈 >15mm 的腹主动脉瘤目前都可以尝试腔内治疗,但具有以下解剖条件的病例若行腔内治疗,会大大增加术中、术后并发症出现的风险,建议慎重选择腔内治疗:①副肾动脉开口于主动脉瘤腔内,肾脏血供的 1/3 以上来源于该动脉,支架型血管的植入后会阻断其血流。②双侧髂动脉或股动脉多处硬化、严重狭窄或弯曲度 >90°,或髂外动脉直径小于 8mm,推送装置无法通过者。③支架型血管植入后需封闭双侧髂内动脉(病变累及双侧髂总动脉,远端锚定区必须在髂外动脉)。④腹主动脉瘤近端瘤颈长度 <15mm 和(或)直径 >28mm,远端瘤颈严重扭曲 >60°。⑤锚定区严重血栓/钙化。⑥近端瘤颈形态异常,如倒锥形瘤颈。另外,严重的凝血功能障碍的患者会增加术中、术后的出血风险,严重的肾功能不全患者应用造影剂会进一步增加对肾脏的损害,均不适合介入治疗。

对于肾下腹主动脉瘤的腔内治疗:由于目前支架种类较多,各自操作过程不尽相同,这里不再分别详细叙述。但无论何种支架,都应该注意以下几点原则性问题:①术前测量髂、股动脉的直径及迂曲程度,评估有无合适的入路。若常规股动脉入路因髂股动脉的狭窄、迂曲等情况实施困难,可考虑应用杂交手段,经腹膜后解剖髂动脉转为经髂动脉入路。②术前准确测量腹主动脉瘤各关键部位数值,主要包括:近端瘤颈的直径和长度;动脉瘤体的直径和长度;远端瘤颈的直径和长度等,选择合适类型及型号的支架(图 17-2)。③明确肾动脉下方是否有足够的锚定区，一般肾动脉下方的锚定区至少需要1~1.5cm。若无合适的解剖条件，一般于肾动脉上方锚定后行肾动脉的重建。目前有烟囱、分支支架、开窗等多种技术。④确定根据双侧髂动脉是否有扩张及双侧髂内动脉的通畅情况，合理选择髂动脉的锚定区，明确是否预先对髂内动脉行栓塞及封闭。原则上应尽可能保留一侧髂内动脉，以避免引起严重的盆腔缺血等并发症。⑤对肠系膜下动脉等粗大的内脏分支动脉血供情况进行评估，明确是否需要重建或直接进行栓塞治疗，应避免栓塞血供优势动脉引起相应器官的缺血坏死。

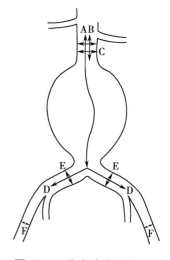

图 17-2 腹主动脉瘤的测量
A 肾动脉最下方到主动脉分叉处的血管长度；B 近端瘤颈长度；C 肾动脉下方瘤颈直径；D 主动脉分叉至双侧支架型血管髂支附着长度；E 支架型血管髂支附着处髂动脉直径；F 髂外动脉直径（输送器入路）

腹主动脉瘤腔内治疗主要并发症及处理：①内漏：内漏是指支架型人工血管管腔外的瘤腔内仍有持续的血流存在。根据内漏发生时血流进入瘤腔的途径，可分为 5 型。应严格掌握适应证（包括相关影像数据的详细评估）、选择高质量的支架（如渗透性较小的支架）、精细的技术操作（特别是锚定区的操作），有可能减少内漏的发生。②截瘫：截瘫是腹主动脉瘤腔内治疗灾难性的并发症，很少发生。主要原因与脊髓根大动脉的变异有关。该动脉 85% 起源于胸 8~12 肋间动脉，但最低可于腰 2 水平发出。其起源于肾动脉下方腰动脉的概率为 0.4%。如移植物覆盖了该血管则有发生截瘫的可能。可采取脑脊液引流的方法降低颅内及椎管内压力，来增加脊椎供血，少数患者症状可逐渐消失。③腔内治疗术后反应综合征：是指腔内治疗后以延迟性发热和血液成分改变为主要特点的症候群。约 80% 以上的患者可以出现。主要表现为术后发热持续 7~10 天，有的患者可达数天，体温多在 38.5℃ 以下。血液成分改变以血红蛋白和血小板明显降低为主。原因可能与手术出血、支架对血液成分的破坏有关，多数患者可在 1 月内逐步恢复。

五、评　述

总的来说，尽管腹主动脉瘤的治疗已取得巨大进展，但腹主动脉瘤仍是比较难治的疾病，还有许多问题需要研究解决。

对于无临床症状，直径 <5cm 的腹主动脉瘤可行保守治疗，也可尝试药物治疗，并尽可能消除相关危险因素，在保守治疗的同时应定期随访，建议超声或 CTA 至少半年一次。

关于腹主动脉瘤的手术指征主张女性直径 5cm，男性 5.5cm 为宜，至于选择开放手术或腔内治疗应根据患者具体病况、经济条件及医生技术水平而定。

近年来随着腔内治疗数量不断增多，其中远期并发症也随之增多，故对腔内治疗患者应终身随访，至少每年行 CTA 检查 1 次，以及时发现内漏、支架移位、塌陷、断裂、髂支闭塞和支架感染等。

不要为了腔内而腔内，如腔内治疗失败，及时中转手术是明智的。对年轻患者或不适合 EVAR 患者，开放手术仍然是最佳选择。

第三节　主动脉夹层

诊断要点

- 突发性胸或胸背部呈持续性撕裂样或刀割样剧痛,放射到背部。
- 多伴有高血压。
- 脏器或肢体缺血表现(神经系统、四肢、肾脏、肠等脏器的缺血症状)。
- 破裂症状。

一、概　　述

主动脉夹层(aortic dissection)是指动脉血流将主动脉内膜撕裂,进入中层并沿主动脉壁长轴扩展,从而导致主动脉分离出真假两腔的一种病理改变。

1761 年 Morgagni 首次报道了该病,提出了主动脉外膜下血肿的概念。Shekelton 于 19 世纪早期提出真腔、假腔的问题。1819 年 Laennec 将该病命名为主动脉夹层动脉瘤,此后一直沿用该命名。

近几十年来,一些学者认为主动脉夹层更能反映其本质,因为夹层既可以发生于扩张的病变主动脉,也可以发生于大小正常的主动脉。尽管夹层可发生在退行性变的动脉瘤基础之上。

夹层动脉瘤应指夹层外壁发生了局限性扩张,而主动脉夹层不一定形成动脉瘤,因此夹层和夹层动脉瘤不应该相互混用。

主动脉夹层是一种致命性疾病,Khan 和 Nair 就曾预计未经治疗的急性夹层 6 小时内病死率会超过 22.7%,24 小时内将超过 50%,1 周内将超过 68%。急性升主动脉夹层患者的死亡原因往往是继发于主动脉破入心包所造成的心脏或大血管并发症、急性主动脉反流和冠状动脉开口受压,而降主动脉夹层患者的死亡原因更多是脏器或肢体血管阻塞所造成的终末器官损害。

二、临 床 表 现

主动脉夹层的临床表现取决于夹层的部位、范围、程度、主动脉分支受累情况以及是否有动脉破裂等。急性期症状明显,慢性期症状常不典型。

(一) 症状与体征

1. 疼痛　疼痛是急性主动脉夹层最常见的症状,位于背部、腹部或胸部,可见于 90% 以上的患者。

85% 为突发性疼痛,有近 90% 的患者将之描述成"最严重的疼痛"。

A 型夹层的疼痛典型者(78% 的患者)位于前胸部,而 B 型夹层则更常见于背部(64% 的患者)。尽管主动脉夹层传统的经典描述为撕裂样(50%),但是患者更常见的主诉为尖锐样刺痛(68%)。

疼痛位于腹部的患者在 A 型夹层中占 21%,在 B 型夹层中占 43%。对于这样的患者,要高度怀疑肠系膜血管受累的可能。

2. 晕厥　有晕厥表现的患者占 5%~10%，晕厥的出现常常表明出现心包填塞或者夹层累及头臂血管。出现晕厥的患者诊断为 A 型夹层的可能性高于 B 型夹层，而且更可能出现心包填塞。

同样，这些患者出现卒中及发生院内死亡的可能性也更大。

3. 神经系统症状　肋间血管阻断所造成的脊髓缺血在 B 型夹层患者中更常见，占 2%~10%。外周神经很少直接受压，但可以引起感觉异常（腰丛病）、声音嘶哑（喉返神经受压）或 Horner 综合征（交感神经节受压）。

4. 高血压　B 型夹层患者中 70% 出现高血压，而 A 型夹层中只有 25%~35%。高血压很少使 B 型夹层复杂化，但是高血压却使 25% A 型夹层复杂化，这可能是主动脉瓣破坏或心脏压塞的结果。

夹层造成头臂血管灌注不良，可能使肱动脉袖带压出现假性下降。如果出现心脏压塞、动脉破裂或冠状动脉供血受阻引起的急性心肌梗死时，则出现低血压。

5. 外周血管并发症　累及主动脉弓、胸腹主动脉的患者中有 30%~50% 可出现外周血管并发症。出现外周血管并发症的患者中，头臂干动脉受累占 14%，左颈总动脉占 21%，左锁骨下动脉占 14%，髂股动脉受累占 35%。

动脉无搏动的患者常表现出神经系统障碍、昏迷和低血压，而颈动脉无搏动与致命性卒中有很强的相关性，即无动脉搏动的部位越多死亡率越高。对于仅下肢动脉无搏动的患者，由下肢缺血或其后遗症引起死亡并不常见，但是应该警惕由急性夹层所引起的下肢缺血是夹层广泛的一个标志。

（二）实验室检查

实验室检查往往作为了解本病病情，对诊断作用则不大。

1. 常规检查　红细胞、血红蛋白及血细胞比容降低，白细胞增高，血尿。肾功能 BUN、Cr 等升高，肝功能 ALP、AST 升高。

2. 夹层血肿　夹层血肿消耗大量凝血因子，可表现为凝血酶原时间（PTT）延长及纤维蛋白降解产物增高，血小板计数减少，少数病人则表现为 DIC。

3. C 反应蛋白与平滑肌球蛋白　近年来采用 C 蛋白反应试验作为主动脉夹层组织损伤和愈合的标志及判断病人活动或出院的参考指标。

应用特异性单克隆抗体测量血清中平滑肌球蛋白重链的含量，为新近发展的技术，其正常值为 0.9mg/ml，如发病 24 小时内 > 7mg/ml，可提示主动脉夹层之存在，该法据称简单、快速、准确。

（三）血管检查

主动脉造影曾被认为是评估急性主动脉夹层的金标准。但近年来已被增强 CT 血管成像（CTA）、经食管超声心动图（TEE）和磁共振成像（MRI）所取代，而主动脉造影已经只在需要行腔内治疗时使用。

1. 计算断层血管成像（computed tomographic angiography，CTA）

（1）特点：①CT 扫描快捷、准确、无创，是对怀疑主动脉夹层患者的第一选择，对急性主动脉夹层的诊断敏感度为 83%~95%，特异度达 87%~100%。②若发现内膜片及夹层分离形成的真假两腔，即可确诊。③通过增强扫描还可显示主动脉分支的位置及假腔内血栓情况。④三维 CT 扫描重建有助于治疗方案的制订。

（2）不足：CTA 最主要的局限在升主动脉，其敏感性可能会降至 80% 以下，这一点可以通过加做 TEE 来弥补。

2. 经食管超声心动图（TEE）　TEE 利用食管与主动脉解剖关系克服了经胸超声心动图的局限。优点可在手术室或急诊室检查，熟练者可在 20 分内完成。

（1）特点：①TEE 的敏感度高达 98%，特异度为 63%~96%。能准确显示撕裂入口的位置、假腔内血流 / 血栓、累及主动脉弓或冠状动脉、主动脉瓣反流的程度和心包积液。②再加上彩色多普勒的应用，可以通过区分真、假腔血流速度来降低假阳性率。③TEE 对内膜片的确定优于 CTA。④TEE 在显示升主动脉夹层和重要的外科病理方面特别有用。

（2）不足：①TEE 的主要局限是升主动脉远端和主动脉弓的解剖盲点，这是由气管和左主支气管内气体造成的。②不能显示超出横膈的夹层的范围。

3. 磁共振（magnetic resonance imaging，MRI）　MRI 主要用于碘造影剂过敏及严重肾功能不全的患者，诊断主动脉夹层的总体敏感度和特异度可达 95%~100%。

（1）特点：①MRI 可以发现撕裂入口的位置、夹层的范围、潜在受累的分支血管和不同的真腔与假腔血流。②诊断分支血管受累的总体敏感度和特异度分别是 90% 和 96%。③对 A 型夹层的诊断优于 CT。

（2）不足：①MRI 主要局限包括检查时间长和不能用于危重患者。②对体内有金属物者，如心脏起搏器、人工心脏瓣膜、人工关节等不适合行 MRI 检查。

4. 主动脉造影　主动脉造影诊断胸主动脉夹层的敏感度为 86%~88%，特异度为 75%~94%，但是如果假腔血栓形成，就可能会出现假阴性的造影结果。

由于 CTA 及 MRI 的应用，目前大多数中心已不将主动脉造影作为常规诊断方法。

5. 血管内超声　血管内超声（IVUS）能精准显示内膜片、内膜片运动、夹层在纵向和横向的延展程度、血管腔径和轮廓、分支血管受累机制、管腔内血栓、纤维束或假腔的自发对比显影。据报道，其敏感性和特异性可接近 100%，它能精确显示壁内血肿和伴发中层出血的复杂主动脉粥样硬化斑块。

但 IVUS 临床使用不普遍，文献报道不多。

三、诊 断 问 题

1. 根据病人典型病史、临床表现及影像学等检查，可以确诊。
2. 对临床表现不典型者，应与急性心肌梗死、急性心包炎、瓦氏窦破裂入心腔、瓣膜病、急性下肢动脉栓塞及急腹症等进行鉴别。
3. 在确诊急性心肌梗死之前必须排除本病，否则一溶栓就适得其反，造成严重恶果。
4. 诊断还应注意内膜撕裂的部位，有否主动脉剥离，剥离近心端与主动脉瓣的关系，主动脉分支的情况，剥离远端部位及血管情况。

四、临 床 分 型

DeBakeyy 等（1965 年）根据内膜撕裂口的部位和主动脉夹层波及范围将主动脉夹层分为三型（图 17-3）。

Ⅰ型：夹层始于升主动脉，并累及主动脉弓，延伸至胸降主动脉或腹主动脉（或二者均被累及）。

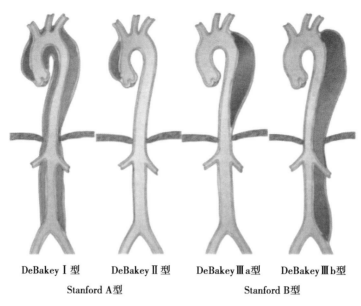

DeBakey Ⅰ 型　　DeBakey Ⅱ 型　　DeBakeyⅢa型　　DeBakeyⅢb型

Stanford A型　　　　　　　　　　　　Stanford B型

图 17-3　主动脉夹层临床分型

Ⅱ型:夹层始于并限于升主动脉。

Ⅲa 型:夹层始于并限于胸降主动脉。

Ⅲb 型:夹层累及胸降主动脉和不同程度的腹主动脉。

另一种分类方法即为目前广泛应用的 Stanford 分类,由 Daily 等学者于 1970 年提出,简化了解剖分类标准,只依据第一破口的起始部位来分类。该方法分类如下:

Stanford A 型:夹层始于升主动脉,因此包括 DeBakey Ⅰ 型和Ⅱ型夹层。

Stanford B 型:夹层始于左锁骨下动脉以远的降主动脉(DeBakeyⅢa 型和Ⅲb 型)

第一破口的位置是指导治疗及预测预后的关键因素,对于绝大多数 Stanford A 型夹层患者来说,及时行升主动脉移植物置换术是最有效的治疗措施,因为 A 型夹层患者在出现症状后的数小时、数天内具有非常高的致命性心脏主动脉并发症(主动脉破裂、心包填塞及冠状动脉开口受压等)的风险。而对于 Stanford B 型夹层患者来说,可以采用药物治疗作为初始治疗措施,而后酌情采取腔内或手术治疗。因此 Stanford 分型更具临床指导意义。

五、治　疗

本病是一种由心外科、血管外科、心内科以及影像科等医师共同参与处理的危急心血管疾病,故治疗方法以西医治疗为主。

(一)非手术治疗

一经确诊,患者应立即进入监护病房,不论何型主动脉夹层患者均应首先采取药物治疗,药物治疗实际上是所有诊断为主动脉夹层患者的初始治疗。药物治疗的三要素是:降压、镇痛、镇静。

1. 降压　β 受体阻滞剂和血管扩张剂的联合应用是标准的药物治疗。目的是降低心肌收缩力和减慢左心室收缩速度,降低血压,将收缩压控制在 13.3~16.0kPa(100~120mmHg),心率维持在 60~75 次 / 分。

硝普钠是最常用的降压药物,通常以 50mg 溶于 5% 葡萄糖液 250~500ml 中,用输液泵或微量泵滴注,在硝普钠应用之前,就应开始应用 β 受体阻滞剂,至少应同时使用,如普萘洛尔(心得安)0.5mg 缓慢注射,总量不超过 5mg。

上述药物无效时可选用钙通道拮抗剂。一旦病情缓解,血压、脉搏得到控制应改为口服,并长期维持。

2. 镇痛　剧烈的疼痛不利于血压的稳定,可给予哌替啶 100mg 或吗啡 5~10mg 静脉注射,必要时 6~8 小时 1 次。

3. 镇静　对病情危重、高度紧张患者可给予镇静剂,必要时给予冬眠疗法,有利于患者度过急性危险期。也可镇痛与镇静药联合应用如哌替啶 + 异丙嗪。

(二) 手术治疗

外科手术的目的是切除内膜撕裂口,防止夹层破裂所致大出血,重建因内膜片或假腔造成的血管阻塞区域之血流。

1. A 型主动脉夹层　Ⅰ、Ⅱ 型(A 型)主动脉夹层采用手术治疗的观点是趋于一致的,方法相对标准化。该手术主要由胸心外科医师完成。

近年来,各种类型杂交手术在国内外开展并取得了较好的临床治疗效果。杂交手术术式主要分为三型:Ⅰ 型采用常温体外循环或非体外循环弓部分支血管重建联合主动脉弓、降部腔内支架置入;Ⅱ 型采用常温体外循环下升主动脉置换、弓部分支血管重建联合主动脉弓、降部 TEVAR。Ⅲ 型仍然采用传统深低温体循环及停循环技术进行升主动脉、全弓血管置换,联合 TEVAR。其中 Ⅰ 型、Ⅱ 型都是通过不同方法重建弓上分支血管拓展近端支架锚定区域,以便联合 TEVAR 技术,又简称 Debranching 杂交手术,无需深低温停循环,在浅低温不停循环下即可完成该术式。

2. B 型主动脉夹层　对此型病人手术治疗指征和手术时机至今仍有争议。由于开放手术的巨创、较高的并发症及死亡率,因此微创腔内修复术(endovascular repair,EVAR)应运而生。

(三) 介入治疗

近年来随着腔内微创技术的发展和成熟,介入方法也越来越多地运用于 Ⅲ 型主动脉夹分离的治疗。由于介入疗法创伤小、恢复快,尤其适用于高龄以及全身情况差无法耐受传统手术者,因此有着良好的临床应用前景。

1. 介入手术方法　介入手术包括开窗及支架置入术和带膜支架隔绝术。

2. 注意事项　①治疗时机的选择:选择急性期还是慢性期进行支架置入,目前还有争议。有人认为,夹层急性期因主动脉壁水肿,不适宜进行支架置入。对内科保守治疗病情稳定的患者,支架置入术应选择发病后 2~3 周进行;但对夹层已破或有破裂迹象、腹腔内脏严重缺血患者,应急诊进行抢救治疗。②介入治疗前,应进行详细的影像学检查,CT 增强扫描并 3D 成像和 MRI 因无创及诊断准确,为术前首选诊断方法。③支架型号的选择及破口的定位:一般认为,带膜血管内支架直径应大于夹层近端正常主动脉直径的 20%。

六、相 关 研 究

(一) 药物治疗

有关药物保守治疗的文献报道均属于相对稳定的夹层的结果。2006 年 Estreara 等报道了 129 例夹层患者的保守治疗结果,平均住院 15 天,住院期间死亡率为 10.1%(13/129),死亡原因主要为破裂和脏器缺血。早期需要中转外科干预的比率为 16.3%(21/129)。平均随访 18.5(0~55)个月,随访期间死亡率为 8.3%,死亡原因均为破裂,随访期间需手术干预率为 5.2%。1 年和 4 年的累计存活率分别为 81.6% 和 72.3%。

IRAD 报道了类似的结果:住院期间死亡率为 9.6%,1、5、10 和 15 年的实际存活率分别为(85±4)%、(71±5)%、(38±6)% 和(20±6)%。总的手术干预率为 27%。笔者 2 例慢性 B 型夹层,保守治疗后假腔内血栓形成,1 例已存活 20 余年,另 1 例已存活 10 余年。但对慢性夹层不应掉以轻心,应注意随访,若夹层直径扩大或出现夹层动脉瘤时应及时处理。

(二) 介入治疗

1. 适应证的选择　目前主动脉夹层的介入治疗早已超出了早期确定的"第一裂口上缘距左锁骨下动脉后缘长度应大于 15mm"的 B 型夹层的标准。一些文献已经报道应用介入治疗处理弓部及升主动脉夹层。

应用杂交技术或特殊的腔内器材能够处理一些上述复杂的主动脉夹层,但是否可作为常规的适应证选择仍存在分歧,中远期结果仍需调查。对病理生理学适应证认识的差异表现在:①急性 B 型夹层是否应积极进行介入治疗。一些报道认为对急性期夹层进行介入治疗有更高的并发症与死亡率,但另一些文献报道认为急、慢性夹层的介入治疗并发症、死亡率相似。②稳定性 B 型夹层是否应当积极进行介入治疗。B 型与 A 型夹层较大的区别在于前者急性期死亡率低,保守治疗远期结果较好,从而带来的话题是介入治疗能否提高稳定性 B 型夹层的远期生存。假如 EVAR 对提高生存时间有限,同时手术又增加了风险,显然不如进行保守治疗。这需要前瞻、随机、对照临床试验才能回答这个问题。对于稳定 B 型夹层欧美部分学者提倡保守治疗,原因是欧美夹层患者平均发病年龄在 70 岁左右,而保守治疗有较好的 5 年生存率。在东方显然不同,中国夹层患者平均发病年龄只在 50 岁左右。在这一点上东西方观念有所不同。尽管有文献报道应用介入治疗处理 A 型夹层,但目前仍认为破口位于升主动脉的 A 型夹层是单纯进行介入治疗的禁忌证。

2. 处理多处裂口仍存在困难　目前的介入治疗主要用于处理夹层第一裂口。良好的第一裂口封堵解决了夹层的主要问题但并不是全部。夹层发生时可能形成的第二、第三或更多裂口,在第一裂口被封堵后可以转换成假腔的入口成为影响夹层介入治疗远期结果的重要因素。理论上应用介入治疗封堵所有夹层裂口之后才能完全关闭假腔的流入血流,达到最好效果。但实践中仍不能解决这个问题,核心技术缺陷是目前仍没有解决夹层内脏动脉的腔内重建问题。当裂口位于内脏动脉开口附近时(经常如此)无法同时封堵夹层裂口和保留内脏动脉,而远端裂口封堵与否对夹层远期效果的影响也不清楚。尽管在真性胸腹主动脉瘤的介入治疗中已出现腔内重建内脏动脉技术,但尚没有应用到夹层病变。因为夹层真腔容积更小、分支血管开口部位更难以定位。

(三) 杂交技术处理解剖复杂的病变仍存在问题

解剖复杂主要指近、远端没有良好锚定区的夹层。裂口通常位于主动脉弓和内脏动脉附近。因此杂交技术主要围绕弓上分支血管和内脏动脉的重建问题展开,目的是提高介入治疗的锚定区长度。杂交技术用于处理夹层弓部裂口已有很多文献报道,可以解决部分病变的问题。但存在的问题是头向血流血管间的旁路手术并发症无法完全避免,血管旁路的远期通畅性也是影响效果的重要因素,即使进行了杂交手术也不一定能完全避免近端 I 型内漏的发生。另一方面,弓部失败的杂交手术再次处理有更大的难度。Chimney技术已广泛用于重建分支动脉,近期效果安全有效,具有术中操作简易、取材方便等优势,但其也存在增加内漏发生率、Chimney支架与主动脉腔内移植物的相互作用远期结果不确切等问题。模块化的开窗、开槽支架或定制的分支支架在未来可能解决这一问题。

（四）并发症控制困难

主动脉夹层的介入治疗可能存在很多并发症。

最常见的并发症是内漏,而且通常是位于弓降部近端接口的Ⅰ型内漏。即使是解剖适应证非常明确的夹层也不能完全避免内漏并发症的发生,这显然会影响腔内修复术后中远期结果。内漏并发症可能与器材、病变和技术三方面因素都有关系。介入治疗术后发生逆行性夹层的概率并不高,但很凶险。目前还难以阐明发生逆行性夹层的全部原因。夹层介入治疗术后截瘫并发症在1%左右,通常与技术操作无明显关系。夹层介入治疗还可能发生破裂、支架移位、感染等并发症。避免夹层介入治疗术后并发症仍十分艰巨。

第四节　周围动脉瘤

周围动脉瘤多指上肢和下肢动脉瘤,亦称四肢动脉瘤。近年来,由于影像学技术的快速发展、诊断水平的不断提高及腔内导管技术广泛应用,使得周围和内脏动脉瘤的发现率有增高趋势。

诊断要点

- 本病无特定发病人群。
- 多有动脉硬化、动脉损伤病史或自身免疫病史。
- 搏动性肿物为主要表现,可伴有局部压迫症状。
- 瘤体有破裂可能。
- 继发血栓形成并脱落可造成急性肢体缺血。
- 影像学为主要确诊依据。

一、总　　论

（一）概述

周围动脉瘤在上肢包括锁骨下动脉及其远侧动脉的动脉瘤,在下肢包括股动脉及其远侧动脉的动脉瘤。从广义上来说,颈动脉瘤也属于周围动脉瘤,但基于其特殊性,多数学者均将其单独撰写,因此周围动脉瘤主要指四肢动脉瘤。四肢动脉瘤最常见的部位为股动脉及腘动脉,占90%以上,且发病率有逐年上升的趋势。

在西方国家占首位的原因为动脉硬化,发病年龄高,男性多于女性。由于人种和饮食结构的差异,据国内资料统计,损伤为主要病因,其次才是动脉硬化。上肢动脉瘤的发病率在四肢动脉中占17%~32%,主要病因为损伤,如刀刺伤、枪弹伤。其他引起四肢动脉瘤的原因包括医源性损伤、结缔组织病、炎症、感染和先天性因素等。

四肢动脉瘤因部位相对表浅,患者常因自行触及搏动性肿物而就诊,结合患者病史便可做出诊断。形态学确诊的检查方式首选彩色多普勒,CTA是目前临床最常用的确诊方式,并可为治疗方案的选择提供帮助。诊断标准为瘤体局部直径大于邻近正常血管直径 1.5 倍。动脉造影仍是确诊的金标准。在周围动脉瘤形成的早期患者没有明显症状。动脉瘤体增大后患者可能在无意中发现搏动性肿块或者瘤体压迫周围组织而引起的不适。附壁血栓脱落导致的远端动脉栓塞。瘤体有破裂可能,因此确诊后应积极治疗。

手术治疗经历了由最初的动脉结扎、自体血管移植、人工血管移植到腔内修复的过程。手术方式日趋合理,临床经验日趋丰富,治疗效果日趋良好。

（二）临床表现

周围动脉瘤的临床表现与发生部位、大小,是否发生继发病症有关。

1. 症状 ①搏动性肿物:早期动脉瘤体较小时不易被发现,随诊瘤体的增大患者可自行发现局部的搏动性肿物,搏动频率与动脉一致。②压迫症状:增大的瘤体压迫周围组织引起的不适也是患者就诊的主要原因。压迫周围神经可引起疼痛、放射痛或麻木等,感染性动脉瘤疼痛明显。压迫周围淋巴管、静脉可发生水肿,浅静脉怒张等。③远端缺血症状:瘤体内的血流动力学改变易诱发血栓形成。瘤体内继发血栓可造成动脉的狭窄甚至完全闭塞而出现远端缺血表现,如部分腘动脉闭塞就诊的病人,影像学检查可发现腘动脉瘤。血栓脱落则发生远端动脉栓塞,多见于真性动脉瘤病人。④破裂:瘤体破裂多发生于假性动脉瘤病人,是血管外科的常见急症。瘤体破裂前多伴有疼痛,可表现为外出血、血肿和出血性休克。

2. 体征 ①搏动性肿物:动脉走行部位的膨胀性搏动性肿物,部分病人可触及震颤。压迫近端动脉时可使瘤体缩小、搏动性减弱或消失。②杂音:部分病人可闻及收缩期杂音,压迫近端动脉同样可以使杂音减弱或消失。③皮肤改变:瘤体压迫静脉可造成局部或远端肢体指凹性水肿。外伤造成的假性动脉瘤或感染性动脉瘤可见局部皮肤损害。④压痛:假性动脉瘤多有压痛表现,真性动脉瘤先兆破裂时多有疼痛和压痛。⑤远端缺血:发生动脉闭塞或继发动脉栓塞时可有远端皮温降低、皮色苍白或发绀、远端动脉搏动消失、甚至麻木或麻痹等。

3. 实验室检查 免疫学指标检测可明确动脉瘤是否由自身免疫性疾病导致。动脉硬化引起的动脉瘤可有血脂异常。瘤体破裂可有血红蛋白下降表现。

4. 血管无损伤检查 彩色多普勒血管超声为主要的无创血管检查方式,是筛查和诊断本病的重要手段,它可以初步判断瘤体的部位、大小、有无附壁血栓、有无管腔狭窄和远端栓塞等。

5. 血管造影学检查 血管造影学检查主要包括 CTA、MRA、DSA,三种检查方式各有利弊。①最常用的是 CTA 检查,可明确动脉瘤的部位、大小、附壁血栓情况、侧支循环分布,以帮助选择治疗方式。CTA 的断层扫描可以清楚地显示瘤体与周围组织关系,是否存在压迫等。②DSA 仍是周围动脉瘤诊断的金标准,但由于其只显示血流情况,部分存在附壁血栓的动脉瘤易被误诊或漏诊,因此要与临床症状、体征及其他检查结果结合起来判断,而它能动态显示血流情况可以更好地判断流入道和流出道,特别是选择腔内治疗的患者,治疗前评估,术中监测,术后即刻显示治疗效果是 DSA 的独特优势所在。③MRA 检查对于血管的显示效果不如 CT,但对于造影剂过敏或肾功能不全的病人仍可作为 CTA 的替代选择。

（三）诊断问题

周围动脉瘤临床诊断并不困难。诊断周围动脉瘤须注意以下情况。

1. 部分病人发病隐匿,首发症状可能是动脉栓塞或慢性肢体缺血,因此对于老年人出现的栓子来源不明的动脉栓塞和慢性肢体缺血要注意周围动脉瘤的存在。

2. 并非所有患者都存在动脉杂音,只有当瘤体较大或形态不规则,引起腔内血流动力学改变,发生湍流或涡流时才可能出现震颤和杂音。

3. 注意病因的诊断,目前我国患者周围动脉瘤主要病因是动脉硬化和损伤,白塞病等自身免疫性疾病和感染也是动脉瘤的病因,因此要完善检查,明确病因,治疗动脉瘤的同时也要积极治疗病因。

4. 动脉瘤的位置和类型是治疗的主要决定因素,重要的动脉需要重建,而一些小动脉可以采取手术结扎的方式。

（四）临床分型

周围动脉瘤可分为真性动脉瘤、假性动脉瘤和夹层动脉瘤。夹层动脉瘤可能是主动脉夹层的延续,也可以是穿刺等医源性损伤引起的。真性动脉瘤的瘤壁包含了动脉壁的三层结构,多由动脉粥样硬化引起。假性动脉瘤的瘤壁则无动脉壁的成分,而由周围纤维组织包裹而成,多见于外力损伤、医源性损伤以及感染等。

（五）鉴别诊断

周围动脉瘤发病率较低,特别是早期无明显症状,多数患者都是出现压迫症状或发生栓塞、破裂等并发症时才来就诊,因此需要注意与动脉硬化闭塞症、神经源性疼痛、其他原因的动脉栓塞等疾病相鉴别。

（六）并发症

周围动脉瘤多由动脉硬化引起是全身动脉硬化的局部反应,因此病人往往同时合并有其他部位动脉硬化,特别是心脑血管病变。而自身免疫性疾病引起的动脉瘤常是全身多发,甚至主动脉也同时存在动脉瘤,治疗时应注意顺序。周围动脉瘤的主要并发症如下。

1. 动脉瘤破裂 是周围动脉瘤最危险的并发症,血管外科的常见急症。瘤体破裂可引起血肿形成、外出血甚至休克,紧急止血为首要治疗,包括压迫、填塞等,进一步检查后根据瘤体部位等决定重建或结扎动脉。

2. 远端动脉栓塞 动脉栓塞是外周动脉瘤的主要并发症。瘤体内因血管内膜损伤、血流动力学改变等易引发血栓形成,大量的附壁血栓可造成管腔狭窄或闭塞,也可脱落造成远端动脉栓塞。因此,对栓子来源不明的栓塞,要注意检查有无动脉瘤的存在。动脉栓塞也是小动脉瘤的治疗适应证之一。

3. 周围组织压迫 周围组织压迫也是病人的重要主诉之一,包括静脉、淋巴压迫造成的水肿,压迫神经造成的疼痛等。

（七）治疗

周围动脉瘤的治疗主要是防止破裂和远端栓塞的发生。

1. 一般治疗 主要是控制血压、避免剧烈运动,防止外力挤压等。

2. 药物治疗 目前的研究认为,药物治疗对本病无效,但原发病的药物治疗对于防止新的动脉瘤发生是有必要的。

3. 手术治疗 手术是外周动脉瘤的主要治疗手段。手术方式的选择必须考虑的因素有动脉瘤的部位、大小、局部解剖条件、侧支循环以及有无感染等。手术的主要目的是防止破裂和栓塞等并发症。手术原则是切除瘤体、重建血流。

（1）手术适应证:多数学者建议明确诊断的周围动脉瘤都应积极手术治疗。不同部位的动脉瘤手术适应证也有所不同,本中心以大于正常血管直径2倍作为手术适应证,其他主要适应证还包括破裂、感染性动脉瘤、远端栓塞、周围组织压迫等。

(2)手术禁忌证:主要是危及生命的其他系统疾病或全身情况较差者。

(3)手术方法:①开放手术仍是治疗周围动脉瘤的主要方法,术中解剖并控制动脉瘤近远端血管后,切除瘤体或旷置瘤体,根据情况施行端端吻合、自体血管移植或人工血管移植,重建血运。②腔内治疗是近年发展较快的手术方式,主要用于解剖复杂、手术风险高的病例,包括弹簧圈等栓塞术、覆膜支架腔内隔绝术、裸支架置入术等。

(八)预后

年轻患者及外伤引起的动脉瘤预后良好。动脉硬化引起的动脉瘤的预后主要在于动脉硬化风险因素的控制、远端流出道的质量和数量、手术方式的选择等。

二、股动脉瘤

(一)概述

股动脉瘤的发生在国内占首位。股动脉瘤主要发生在股总动脉,股浅和股深动脉少见。股总动脉瘤包括真性动脉瘤和由于创伤、穿刺、吻合血管、介入治疗等引起的假性动脉瘤。真性动脉瘤少见,而且常与腹主动脉瘤、腘动脉瘤伴随发生。国外资料显示正常成人股总动脉直径为男性1cm和女性0.8cm,扩张大于1.5倍正常直径即可诊断股总动脉瘤(图17-4)。

(二)临床表现

腹股沟的搏动性肿物为最常见的临床表现,假性动脉瘤多有局部疼痛和震颤、杂音等,增大的动脉瘤体可压迫股神经或静脉而出现神经痛或肢体肿胀。瘤腔内血栓脱落可表现为下肢的急性缺血。直径大于5cm的瘤体有发生破裂的可能。

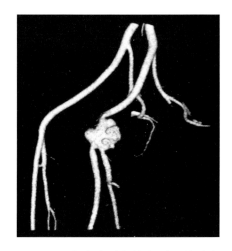

图17-4 白塞病引发的左侧股总动脉瘤,瘤体直径约3cm×4cm

(三)诊断

体格检查可发现股动脉瘤,但有20%~30%的漏诊率,超声多普勒可诊断动脉瘤并可提供瘤体直径、附壁血栓等信息。对假性动脉瘤的敏感性和特异性分别为94%和97%。CTA和MRA可准确提供准确的影像和解剖信息,为手术方案制订提供依据。

(四)治疗方法及要点

1. 真性动脉瘤 瘤体直径大于2.5cm的真性动脉瘤可行手术治疗。

分型:股总动脉真性动脉瘤根据其是否累及股深动脉分为两型,Ⅰ型仅累及股总动脉、Ⅱ型累及股动脉分叉。

切口:切口的选择应考虑到可以充分控制近远端血管,必要时可另做腹膜后切口控制近端血管。当然也可以行近端球囊阻断。

手术方法简介:①Ⅰ型动脉瘤近远端都存在健康血管,手术可行人工血管置换术,小的动脉瘤可全部切除,瘤体较大或与周围粘连严重者可采用剖开瘤体,完成血管置换术后再用瘤壁包裹人工血管,与腹主动脉瘤切除术方法相同。②Ⅱ型动脉瘤更加复杂。术中需重建分支血管。一般采取股总至股浅动脉搭桥，再使用人工血管分支重建股深动脉，或股深动脉直接与人工血管桥做端侧吻合。另一种方案则是股总至股深动脉搭桥，再重建股浅动脉血运（图17-5）。③若股浅动脉已发生闭塞且侧支循环建立良好，则可直接结扎股浅动脉行股总—股深搭桥术。笔者曾有一例Ⅱ型股总动脉瘤患者，术中发现股浅股深分叉部位血管壁健康，因此直接将远端人工血管吻合至分叉处，术后效果良好。④在此部位多数学者主张使用人工血管，主要因为自体血管直径不匹配。据统计，人工血管搭桥术后5年通畅率平均为85%。

2. 假性动脉瘤　假性动脉瘤可采用多种治疗手段。对瘤体破裂、感染、出现皮肤坏死、动静脉瘘或腹股沟韧带处的假性动脉瘤，开放手术仍是首选。

手术原则：控制近远端血管后，再进行瘘口修补或搭桥手术，存在感染的患者应使用自体血管。

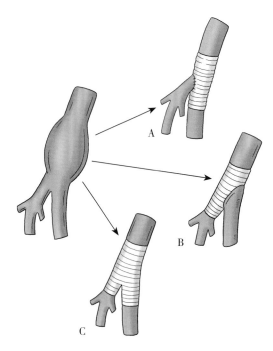

图 17-5　人工血管移植方法
A. 股总—股浅人工血管移植术，股深动脉与人工血管行端侧吻合；B. 股总—股深人工血管移植术，股浅动脉与人工血管行端侧吻合；C. 人字形人工血管分别于三支血管行端端吻合

其他方法包括：①压迫法：动脉穿刺引起的股动脉瘤，瘘口直径较小，可采用徒手压迫并弹力绷带加压包扎的方式，当然最好是在超声的监视下达到既阻止出血又不影响正常血流的方式，压迫时间通常与拔出鞘管后的动脉压迫相同，平均压迫时间30~44分钟，采用超声引导下压迫治疗的成功率为66%~86%。过于肥胖、血肿较大、疼痛和破口过大的患者不适合此种方法。②超声引导下治疗：注射凝血酶，20多年前Cope等人首次描述了经皮穿刺血管造影引导下向瘤腔内注射凝血酶使血栓迅速形成的方法。Kang等人改良了技术，他们在超声引导下进行经皮瘤腔穿刺并注射凝血酶。该方法快捷、简单、无痛、有效，成功率可高达93%~100%，是本中心常采用的治疗四肢假性动脉瘤的方法。③腔内治疗方法：对于位置较深的假性动脉患者，特别是股动脉分支破裂出血的患者可采用弹簧圈栓塞的办法，而破口较大的假性动脉瘤也可采用覆膜支架行腔内隔绝治疗。但因股总动脉解剖位置，股动脉支架术后远期通畅率不够满意，此方法尚不能取代开放手术，只适合病情危重及身体条件不能耐受开放手术的老年患者。

三、腘 动 脉 瘤

（一）概述

腘动脉瘤发病率仅次于股动脉瘤，但在西方国家则是最常见的周围动脉瘤。国外资料显示不同体重和性别的病人，其正常腘动脉直径是不同的，一般在0.5~1.1cm之间，而且腘动脉近远端直径也存在较大差别。大部分腘动脉瘤发生在腘动脉近端和中段。一般将腘动扩张大于邻近血管直径的 1.5 倍作为腘动脉瘤诊断标准,而在临床上通常将腘动脉大于 2cm 作为诊断标准。目前没有国人正常腘动脉直径的统计资料,笔者认为以大于 2cm 作为手术指征较为合理。但伴有血栓的腘动脉瘤不论大小均应治疗。

国内报道显示腘动脉瘤多为损伤引起。西方腘动脉瘤主要病因为动脉硬化,动脉损伤和感染,另外腘动脉陷迫综合征可引起腘动脉狭窄后扩张。本病几乎都发生在男性(95%~100%)。50%~70% 累及双侧腘动脉,且常合并其他部位动脉瘤,在主动脉瘤患者中,腘动脉瘤的发病率约为 8%,而腘动脉瘤患者中主动脉瘤的发病率为 40%,在双侧腘动脉瘤的患者中可高达 70%。此外单侧腘动脉瘤的患者中 10 年后远端再发动脉瘤的可能性为 50%。

（二）临床表现

腘动脉瘤主要表现为膝关节后无症状性搏动性肿物。45% 的患者经确诊前无临床主诉。瘤体较大者可出现周围组织受压表现,如局部疼痛,张力增高及肢体肿胀等,严重者可出现腓总神经损伤而引起足下垂。瘤体直径大小与症状相关。多数研究认为大于 2cm 或更大的瘤体才可引起症状。瘤腔内形成附壁血栓可发生脱落而引起下肢急慢性缺血表现。急性下肢缺血是腘动脉瘤最严重的并发症,就诊不及时或处理不当,则大大增加了截肢的概率。动脉瘤破裂比较少见,发生率 0~7%,平均约为 2%。

（三）诊断

体检可触及腘窝搏动性肿块,在一定屈曲角度时明显,则应怀疑腘动脉瘤可能。但体格检查经常出现假阳性或假阴性。超声多普勒是主要的无创检查手段,不仅可以诊断明确,还可以提供瘤体直径、附壁血栓、血流速度、远端通畅程度、静脉是否受压等情况。CTA、MRA 是主要检查手段,特别是准备治疗的病人,可提供更多的解剖学数据,帮助决定手术方式。而血管造影常在腔内治疗时采用。

（四）治疗

对于无症状的腘动脉瘤是否需要手术治疗尚有争论。随着手术技术的发展,手术安全性和可靠性大幅提高,我国的血管外科专家建议不仅有临床症状和并发症的腘动脉瘤应手术治疗,无症状的确诊病例也应积极手术治疗,而西方医学家多数认为瘤体直径大于 2cm 或 2.5cm 时建议手术治疗。手术治疗的目的:切除动脉瘤;重建下肢血供;挽救患者肢体。治疗方法包括开放手术和腔内治疗。

1. 开放手术　1785 年,John Hunter 对一位患有巨大腘动脉瘤的患者进行了手术,在 Hunter 管内结扎腘动脉。他正确推断了侧支循环可以维持患肢的血运。而现在瘤体结扎后旁路移植术或人工血管瘤体内原位移植术已经取代单纯结扎术而成为标准术式。术前应全面评估患者从腹主动脉至足趾的全部动脉血运和形态,以发现是否存在其他更为危险的动脉瘤及远端流出道情况。小的动脉瘤或梭形动脉瘤宜采用内侧入路行传统的瘤体结扎和动脉旁路术。对于大的囊状动脉瘤,尤其是压迫周围组织的动脉瘤宜采取后路途径,直接暴露瘤体,然后行人工血管瘤体内原位移植。内侧入路时患者取仰卧位,全肢消毒后,取一段大隐静脉备用。再做与股—腘旁路术相同的膝关节上、下切口,分离暴露股动脉、腘动脉或胫后动脉和腓动脉。肝素化后,结扎腘动脉瘤,进而行股—腘动脉旁路术。内侧入路是很多血管外科医生熟悉的入路,远离瘤体,损伤较小,其缺点在于瘤腔未减压,术后因侧支循环的存在瘤腔内不能完全血栓化,瘤体仍有继续扩大的可能,类似主动脉瘤腔内隔绝术后的 Ⅱ 型内漏。因此多数学者认为应剖开瘤腔并缝扎所有侧支血管。后侧入路:当瘤体巨大引起压迫症状或瘤体扭曲致正常解剖发生变化时，最好采用后侧入路手术。但瘤体超出腘窝界限则不可采取此入路。患者取俯卧位，于腘窝处做 S 形切口，充分暴露瘤体并控制近远端血管，肝素化后，阻断近远端血管，剖开瘤体，去除附壁血栓，缝扎返血的侧支血管，其步骤与腹主动脉瘤切除术相同。开放手术的结果似乎与患者术前症状有关，Pulli 等回顾了 159 例(137 人)的开放手术结果显示：无症状组较有症状组明显获益，其中保肢率(93% vs. 80%)、初期通畅率(87% vs. 52%)，严重肢体缺血的 5 年保肢率仅为 59%。2007 年 Huang 等人报道 289 例腘动脉瘤的开放手术结果，平均随访 4.2 年，患者分为 3 组，第一组：无症状组；第二组：慢性症状组；第三组：急性缺血组，结果显示：围术期死亡 3 人均属于第三组；6 例早期截肢均属于第三组；所有患者 5 年一期和二期通畅率为 76% 和 87%；5 年保肢率为 97%(第三组85%)。

2. 腔内治疗　目前没有一种腔内治疗器材获得美国 FDA 允许用于治疗腘动脉瘤。腘动脉瘤腔内治疗(EPAR)的远期疗效尚需观察，但近期效果显示其通畅率不如开放手术。所以对于小的、无症状的腘动脉瘤实行腔内治疗需谨慎。多数学者仅对不能耐受麻醉及开放手术的患者采用腔内治疗。动脉瘤的位置、大小和形态、锚定部位，决定腔内治疗成功与否。EPAR 最适合囊状和梭状动脉瘤。首先入路血管必须满足输送系统的通过，有良好的瘤颈，没有严重的血栓、钙化和成角。瘤腔巨大的动脉瘤不适合腔内隔绝术，因为巨大瘤腔可能造成支架扭曲或移位，进而出现内漏或血栓形成。按腔内治疗常规，术前应开始服用阿司匹林等抗血小板药物，也有学者建议术前就给予他汀类药物。术中应给予全身肝素化、术后 4~6 周的双抗治疗后改为单抗，并终身服用。华法林仅在血栓形成或高凝状态时应用。单支流出道的患者与 2~3 支流出道的患者相比，动脉血栓的发生率更高，但没有证据显示华法林可以降低血栓发生率。

Viabahn 覆膜支架(W.L Gore & Associates, Newark, Delaware)是腔内治疗的常用器材，已通过 FDA 批准用于动脉闭塞性病变。此款支架柔顺性好，可更好地适应膝关节的屈伸活动。在治疗中应选择大于正常血管直径 10%~15% 的 Viabahn 覆膜支架，以保证良好封闭瘤腔。不同直径的支架需要相应尺寸的鞘管(7~12F)，可采用对侧逆行穿刺股总动脉或顺行穿刺同侧股总动脉作为入路，也可采用局麻下直接暴露股浅动脉作为入路血管。鞘管置入后进行血管造影，再次评估血管的解剖形态，测量血管直径、瘤体直径、长度等指标，以便选择合适的支架。通常选择比正常血管直径大 1mm 的支架最为合适。有时瘤体近远端的血管直径相差较大。可先释放远端支架后再释放近端支架，支架间重叠至少 2~3cm。同时要保证支架与瘤体近远端正常血管覆盖 2~3cm 以上，以防止内漏发生。支架释放后以同尺寸的球囊做后扩张，以保证支架与血管壁贴附良好，扩张时不要超出支架，以防动脉内膜损伤。最后行膝关节屈、伸位造影评估支架隔绝效果和血流通畅与否。最后使用缝合器或压迫方式处理穿刺点。

（五）治疗方法评价及注意事项

目前关于开放手术与腔内治疗腘动脉瘤的对比性研究显示两种方法在通畅率方面无明显差异，但手术时间、住院时间方面腔内治疗优势明显，腔内治疗并发症有近期支架血栓形成和内漏，远期可有支架移位及断裂发生。

总之，腘动脉瘤具有潜在风险，有症状或瘤体直径大于 2cm 的腘动脉瘤应积极治疗，腔内治疗与开放手术近期通畅率相当，不能承受开放手术的老年患者是腔内治疗的主要人群。

瘤体解剖条件合适,不经常 90° 弯曲膝关节,可以耐受长时间抗血小板治疗者可考虑腔内治疗。如患肢急性缺血,造影时远端流出道不显影或显影不良,行导管溶栓有可能挽救肢体,再根据溶栓 6~24 小时后造影结果决定对腘动脉瘤行手术或腔内治疗。因此,腘动脉瘤的治疗方式选择应该根据患者具体情况而定。

四、锁骨下动脉瘤

(一)概述

锁骨下动脉瘤较少见,仅占外周动脉瘤的不足 1%。锁骨下动脉在解剖上分为三段,前斜角肌后方为第二段,其近端为第一段,远端为第三段。真性锁骨下动脉瘤多为退行性病变,常发生于第一段,老年患者为主,其次为创伤,多见于青壮年。西方文献报道的第三段发病多为胸廓出口综合征所致的锁骨下动脉狭窄后扩张。Pairolero 等报道的 31 例锁骨下动脉瘤手术,其中 12 例为退行性变所致的真性动脉瘤,10 例为外伤引起的假性动脉瘤,6 例为胸廓出口综合征引起的真性动脉瘤。McCollum 的报道中,一半以上为退行性变引起的真性动脉瘤。

(二)临床表现与诊断

主要症状 ①瘤体扩张引起的局部疼痛。②血栓栓塞所致的上肢缺血。③压迫周围神经等引起的相应症状。

51% 的锁骨下动脉瘤可出现锁骨上区的搏动性肿物、肩痛和非特异性的胸痛,但锁骨下动脉和颈动脉迂曲也可致搏动性肿物,需通过影像学鉴别,多数锁骨下动脉第一段发生的真性动脉瘤不能被触及。

(三)其他体征

有血管杂音、栓塞所致的上肢缺血体征、压迫所致的神经体征等。此外,应警惕存在迷走性锁骨下动脉瘤可能。

超声可诊断锁骨下动脉瘤和评价远端动脉血管情况,但对于治疗方案的选择主要依靠 CT、MR、DSA 等血管影像(图 17-6,图 17-7)。

(四)治疗方法及要点

1. 手术治疗 锁骨下动脉瘤有发生破裂可能,也常发生血栓栓塞事件,因此一旦确诊均应积极手术治疗。开放手术根据动脉瘤的部位不同采用不同的方式主要包括动脉瘤的切除术和动脉重建术,根部的动脉瘤及合并主动脉弓动脉瘤还需要进行全弓或半弓置换。开放手术远期效果良好,但围术期风险很高,报道显示患者开放手术的住院病死率高达 11%。因此很多高龄、合并症多的患者不适合或不愿接受开放手术。

2. 介入治疗 相比开放手术,腔内治疗安全性大为提高,对于不能耐受开放手术的患者尤为适合,医源性损伤或其他锐性损伤引起的动脉瘤也适合腔内治疗。此外,一些结缔组织病引起的动脉瘤腔内治疗可避免病变血管吻合的并发症。腔内治疗的基本解剖要求瘤体近远端有合适的锚定区,因此更适合锁骨下动脉中段病变和部分近端病变,第一肋骨后方不适合放置支架,易导致支架受压后变形断裂,部分病人需要覆盖椎动脉,术前应充分评估对侧椎动脉是否可代偿,也可能椎动脉反流而发生 Ⅱ 型内漏,必要时应弹簧圈栓塞椎动脉。锁骨下动脉瘤腔内治疗主要采用股动脉入路、肱动脉入路或双入路。最常用的支架包括:Wallgraft(Boston Scientific,Natick,Mass)、Viabahn(W.L. Gore & Assoc,Flagstaff,Ariz)和

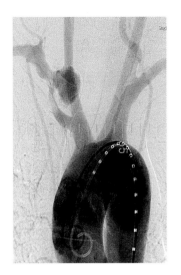

图 17-6　术中支架放置前造影：右锁骨下近中段动脉瘤显影，动脉走行迂曲

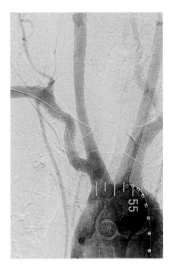

图 17-7　术中支架放置后造影：右锁骨下动脉瘤未见显影，支架形态、位置良好，右颈总动脉及锁骨下动脉远端显影良好

Fluency（C.R. Bard，Inc，Murray Hill，NJ）根据锁骨下动脉的直径，常需要 8F 至 12F 输送鞘。如采用肱动脉入路需切开较为稳妥，也有学者采用腋动脉入路。Viabahn 支架相对柔软可适应迂曲的血管，但应用在瘤腔巨大的病例易发生移位而产生 I 型内漏，这种病人可使用体部相对较硬的 Fluency 支架或球扩式支架。也可采用两种支架桥接使用以适应近端的精确定位和远端的顺应性。杂交手术的优点是降低开放手术的难度及风险，适合于不能耐受开放手术，同时又不完全符合腔内治疗解剖条件的患者。采用栓塞、封堵、覆膜支架等腔内技术处理瘤腔，再行颈—锁骨下、锁骨下—锁骨下或腋—腋动脉旁路手术解决远端供血。锁骨下动脉内支架的远期寿命尚不清楚，平均随访 7~29 个月近期通畅率 83%~100% 不等，支架受压、变形、断裂、内膜增生、再狭窄均有报道，因此低危患者仍是以开放手术为首选。

锁骨下动脉瘤发病率低，但是可危及生命和肢体存活。虽然还没有关于手术时机的循证医学证据，但已经显示早期治疗可避免栓塞的发生，特别是远端的动脉瘤。在我国，目前腔内治疗和杂交手术，更获得患者和医生的青睐，尤其是腔内治疗，以其微创性和安全性逐渐取代开放手术。

第五节　内脏动脉瘤

一、概　述

内脏动脉瘤是指腹主动脉各内脏动脉及其属支所发生的动脉瘤。内脏动脉瘤其实并非罕见，但有症状者少见，而一旦发生破裂出血常危及生命。内脏动脉瘤的自然破裂率为 22%~79%，病死率可达 70%~80%。应当注意的是，1/3 的内脏动脉瘤可能与其他非内脏动脉瘤共存，因此临床上不能仅满足于发现内脏动脉瘤，而应行整个动脉系统全面检查。

内脏动脉瘤确切病因尚不清楚，可能与动脉粥样硬化、创伤、感染等因素有关。Stanley

认为 30%~60% 内脏动脉瘤与胰腺炎有关。其他常见的病因有肌纤维发育不良、胶原性血管病、炎性疾病和其他少见的遗传性疾病。免疫性血管炎引起的内脏动脉瘤常是多发性的,瘤体较小,一般极少发生破裂。

本病早期通常无症状,有些是在做影像检查时偶然发现。患者常因破裂出现胆道出血、肠道出血、腹腔内或腹膜后出血而就诊,少数病例表现为腹痛、搏动性肿块、高血压及血尿等。怀疑本病时可行彩超、CTA/MRA 检查,选择性动脉造影最有临床价值,既能确定动脉瘤的部位、大小、血供来源、与其他内脏的关系,还可行栓塞术控制出血。对无症状较小的内脏动脉瘤可以观察。一般每 6 个月做一次影像学检查。

有以下情况者应积极干预:①瘤体直径大于 2cm;②随访中瘤体有增大趋势;③疼痛较剧或伴有感染;④出现压迫症状;⑤孕妇;⑥伴有门脉高压症;⑦破裂出血。

对于内脏动脉瘤的治疗,以往传统手术是主要手段,近年来腔内疗法已逐渐成为首选,笔者认为,支架置入术能隔绝瘤腔并保持主干的血供,特别适用于宽瘤颈和主干的动脉瘤,而栓塞术后,动脉瘤并没有彻底与动脉循环隔绝,动脉瘤内血栓形成并不能防止压力通过血栓传导至动脉瘤腔,最终仍有发生瘤腔扩大或破裂可能。对囊状和梭状动脉瘤的治疗方式(图 17-8)。

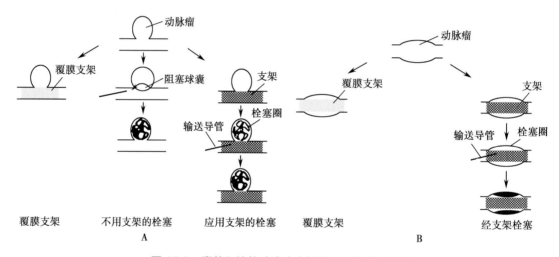

图 17-8　囊状和梭状动脉瘤支架植入及栓塞示意图

有报道腔内治疗后 6~8 个月再通率为 6%~8%。因此,腔内治疗后的监测和随访非常重要。建议随访时间为术后 1 个月、6 个月、12 个月,以后每年 1 次,检查方式以超声和 CTA 最为适用。在内脏动脉瘤治疗选择上,应根据自身技术水平及腔内治疗经验来决定,腔内治疗的优势在于其安全性和可重复性,尤其适用于高危患者,如发生瘤腔再通,还可行腔内治疗。

二、脾动脉瘤(splenic arterial aneurysms,SAAS)

诊断要点

- 多见于中年多次妊娠女性。

- 多有门脉高压、胰腺炎史。
- 早期通常无症状。
- 发生破裂时可有腹膜炎及休克表现。
- 彩超、CTA、MRA、DSA 可确诊。

（一）概述

脾动脉瘤约占内脏动脉瘤的 60%，多见于中年女性，男女之比为 1∶4。Stanley 在 3600 例动脉造影中，偶发脾动脉瘤占 0.78%，而 Bedford 在 60 岁以上 250 例尸检中发现率竟高达 10.4%，在门脉高压症患者中发生率达 18%，可能与脾功能亢进，脾动脉血流量增加使动脉扩张有关。在一组报道中 80% 的患者为女性，且为多次妊娠，平均妊娠 4.5 次，另有学者报道 50% 的患者有 6 次以上妊娠。妊娠期间，血流动力学和生理发生变化，包括血容量增加、心输出量增多和门静脉瘀血，脾动脉血流增加，促进了动脉瘤的形成。妊娠期间雌激素和孕激素的变化以及弛缓素的影响均可能改变动脉壁的弹性。引起脾动脉瘤的其他原因有动脉硬化、慢性胰腺炎及胰腺假性囊肿、创伤等。

本病常伴有某些少见疾病，如结节性多动脉炎、系统性红斑狼疮和脾动脉发育异常。此外，大约 10% 等待肝移植的患者可能存在脾动脉扩张性病变，具体原因不明。72% 的脾动脉瘤是真性动脉瘤，一般为囊性，直径在 6~30mm，71% 呈单发，多位于脾动脉中、远段或分叉处。而假性动脉瘤多见于急、慢性胰腺炎或创伤，体积较大，平均 4.8cm。脾动脉瘤破裂率为 2%~10%，死亡率高达 25%，其中的 25%~50% 与妊娠有关，破裂常发生于妊娠晚期，孕妇和胎儿的死亡率分别为 80%~90%，另外 20% 的破裂与门脉高压症有关。

（二）临床表现

1. 症状　①早期 80%~90% 的患者无明显症状，仅少数患者有左上腹或中上腹不适乃至钝痛等非特异性症状。②多数是在超声、CT、MR 或动脉造影时发现。③5% 的患者在瘤体破裂前常有前驱症状，如左季肋部或左上腹疼痛，放射至肩背部，可伴有 Kehr 征，既左肩疼痛、恶心、呕吐。④脾动脉瘤破裂有两种方式，一种是直接破入腹腔（75%），表现为失血性休克；另一种是先破入小网膜囊，并在其中积聚，暂时起到填塞作用，当血肿继续增大，继而经 Winslow 孔冲入大腹腔时，患者腹痛突然加剧，并出现低血压，休克。这种二次破裂现象，即为"双重破裂征"（double rupture phenomenon）。这种情况可在 20%~30% 的病例中出现，重要的是：如能在二次破裂之前做出正确诊断，则为挽救患者生命提供了宝贵时机。⑤有时 SAAs 还可破入胃肠道、胰管或脾静脉，引起消化道出血、胰管脾动脉瘘及脾动静脉瘘。SAAs 在妊娠期最易发生破裂，其临床表现酷似异位妊娠、羊水栓塞或胎盘早剥，易误诊为产科急症。

2. 体征　在无症状患者中，多数无明显阳性体征，瘤体较大时可触及搏动性肿块，门脉高压症脾功能亢进患者可触及肿大的脾脏，伴有胰腺炎时，有时可触及假性囊肿的包块。少数患者可闻及腹部血管杂音。SAAs 破裂患者可见贫血、低血压、腹部膨隆及腹膜炎体征。

（三）诊断

SAAs 的诊断有赖于影像学检查。68%~72% 患者左上腹 X 线平片可见典型的钙化环，彩色超声多普勒可作为初筛，是最常用的检查方法。可扫描瘤体大小，有无破裂。CT、MR 均可明确诊断，DSA 仍是金标准。如病人血流动力学稳定应首选 CTA 检查，可确定动脉瘤直径、瘤壁钙化及与周围脏器关系。

（四）治疗

1. 治疗原则　①瘤体 >2cm 应考虑手术或腔内治疗。②对破裂的动脉瘤，首先应考虑保存生命，其次才是保留脾脏。③目前的发展趋势首选腔内治疗。④如不具备腔内治疗技术和条件，应果断采取开放手术，以免延误治疗造成严重后果。

2. 手术指征　①有明显症状，特别是突发左上腹疼痛疑有破裂出血者。②患有 SAAs 已妊娠妇女或育龄期妇女打算妊娠。③瘤体 >2cm，或近期增长加快。④伴有门脉高压或某些肝移植受体患者。

3. 方法简介

传统外科手术：患者仰卧位，全身麻醉，手术入路可选择左肋缘下切口、左上腹 L 形切口、上腹横切口或上腹正中垂直切口。如何选择显露途径取决于患者疾病进程、计划手术方法及 SAAs 的具体位置。对位于脾门和脾实质动脉瘤主张行脾切除术，近端或中段脾动脉瘤可结扎脾动脉，切除动脉瘤，或单纯结扎脾动脉；一般不需重建脾动脉，因胃短动脉的侧支可灌注脾脏。如果动脉瘤位于脾动脉远端、脾门并与胰体尾紧密粘连时，可将动脉瘤连同脾脏及胰体尾一起切除。在可能的情况下，应尽量保留脾脏，但原则是先保命后保脾。

腔内治疗：最常用的方法是弹簧圈栓塞脾动脉近、远端，使动脉瘤隔绝，有人称之为"三明治"疗法（sandwich technique），对囊状窄瘤颈动脉瘤，可用弹簧圈或氰基丙烯酸酯（或两者同时）直接栓塞瘤腔，先用液态栓塞剂再放弹簧圈，可减少终末器官栓塞的风险。覆膜支架尤其适用于脾动脉中段的动脉瘤。新近有报道，腹腔镜下血管夹闭结合弹簧圈栓塞已被推荐为治疗腹膜后位异常 SAAs 的治疗方法。近年来，国内外均有报道应用多层裸支架治疗脾动脉瘤，其优点是瘤腔被隔绝后血栓形成，可不用弹簧圈栓塞，避免其脱落所造成的远端脏器缺血，并保证重要分支的血流通畅，但其远期疗效仍需观察。有学者报道采用弹簧圈漂流法治疗脾动脉远端分支动脉瘤。方法是在弹簧圈进入脾动脉后，用生理盐水推注，使弹簧圈随血流漂流至远端分支，再用弹簧圈栓塞近端流入动脉。理想的栓塞治疗应彻底栓塞入瘤动脉、出瘤动脉和瘤腔，以避免动脉瘤复发及破裂。

4. 治疗要点　①因脾动脉瘤破裂出血而行急症手术，围手术期死亡率可达 20%~40%，特别是有门脉高压或高血压的病人，而择期手术死亡率低于 5%。在纠正休克的同时迅速钳夹脾门，是抢救脾动脉瘤破裂出血的关键步骤。②假性动脉瘤是胰腺假性囊肿侵蚀破入脾动脉的结果，紧急时可打开动脉瘤用单丝线结扎所有分支。③酌情行假性囊肿内引流和外引流，待条件允许时行包括动脉瘤在内的远端胰腺切除术。④近年来关于脾动脉瘤介入治疗的报道日渐增多。⑤栓塞术特别适用于窄瘤颈病变，该法简单、安全、复发率低。对于宽瘤颈、主干的 SAAs，可应用覆膜支架或栓塞与裸支架联合应用。

（五）并发症及预后

1. 腔内治疗的并发症有弹簧圈移位和侵蚀周围脏器、动脉瘤栓塞不全等。最常见的是脾梗死。

2. 其他有脾萎缩、瘤腔破裂、胰腺炎、感染等。

3. 血栓形成也是较常见的并发症，尤其是覆膜支架置入后，建议应用抗凝或抗血小板药物，至少 6 个月 ~1 年。

4. 腔内治疗后应注意随访。本病若早期诊断及时治疗，预后良好。

三、肝动脉瘤

诊断要点

- 多发于 50 岁以上中老年。
- 常有肝胆疾病介入治疗史。
- 可有右上腹或剑突下不适及隐痛。
- 压迫胆道可有黄疸。
- 瘤体破裂出现胃肠道出血或胆道出血。
- CTA、DSA 可确诊。

（一）概述

肝动脉瘤占全部内脏动瘤的 20%，发病率居内脏动脉瘤第二位。迄今文献报道约 500 例。在大宗尸检中，肝动脉瘤患病率为 0.1%。近年来，由于 CT 和 MR 等影像技术广泛普及、内镜和经皮介入肝胆疾病所致医源性损伤的增多以及对肝钝性损伤非手术技术的应用，使得无症状性肝动脉瘤发现率正在增加，甚至在一些医疗中心成为最常见的内脏动脉瘤。

除外伤性动脉瘤，多数患者年龄 >50 岁，男女之比为 2：1。在肝动脉瘤病因中，动脉粥样硬化约占 30%，动脉中膜退行性病变、创伤及感染分别占 24%、22% 和 10%，其他病因有肌纤维发育不良、结节性动脉周围炎、先天性病变以及医源性损伤。有学者发现 17% 的肝动脉瘤见于原位肝移植患者。McCollum 等研究表明约 15% 肝动脉瘤与自身免疫疾病有关。

肝动脉瘤多为单发，多发性的小动脉瘤常见于血管炎。约 80% 的肝动脉瘤位于肝外，63% 在肝总动脉，28% 在右肝动脉，5% 在左肝动脉，左右肝动脉均累及占 4%。值得注意的是，有一组报道 20% 的病例伴发腹主动脉瘤。肝动脉瘤破入腹腔和破入胆道的概率相等，其破裂率在所有内脏动脉瘤中最高，为 44%，死亡率为 21%~40%。

（二）临床表现

1. 症状　较小的肝动脉瘤常无症状，多在超声检查时被发现。较大的动脉瘤可有上腹隐痛，压迫胆管时，可引起梗阻性黄疸，胰管受压可并发胰腺炎。如发生破裂，可引起胃肠道出血和黄疸。若破入腹腔，则引起失血性休克，腹部剧痛及腹膜炎表现。胆绞痛、胆道出血和阻塞性黄疸，即 Quincke 三联征，仅在不到 1/3 的病人中见到。大多数胆道出血患者伴有发热。

2. 体征　早期可无明显阳性体征。少数可表现为胆囊肿大，瘤体较大可触及上腹部搏动性肿块，闻及血管杂音的不多。若瘤体破裂，可有腹膜刺激征。

（三）诊断

没有症状的肝动脉瘤术前诊断是困难的，对可疑者行彩色超声多普勒、CT/MR、DSA 可明确诊断。

（四）治疗原则

凡有症状、直径大于 2cm 或近期增长迅速的肝动脉瘤都应积极治疗，对假性动脉瘤不论大小都应修复，除非手术风险极高。治疗方式取决于动脉瘤的解剖部位、形态及终末器官的状况。对肝动脉瘤突发破裂，不具备腔内治疗条件时，开放手术是挽救病人生命的明智选择。

（五）治疗

1. 传统外科手术　一般采用全身麻醉,仰卧位,右肋下垫枕。手术入路可采用右肋缘下、经腹直肌或正中切口。对位于肝总动脉的动脉瘤,可结扎、切除或旷置,一般不需重建,因胃十二指肠动脉可维持足够的血供至肝脏。但如阻断肝动脉后肝脏出现变色,则必须重建。对肝固有动脉及分支的动脉瘤,在动脉瘤切除后必须用自体血管(大隐静脉、髂内动脉)或人工血管间置移植,如肝总动脉受累不能作为流入道,此时可结扎并切除动脉瘤,然后用倒置大隐静脉行主动脉—肝动脉旁路移植术。对某些瘤颈较窄的囊状动脉瘤,可在其近远端阻断后,将动脉瘤切除,用细单丝血管线连续缝合肝动脉。对较大的肝内动脉瘤,可切除动脉瘤所在的肝叶或肝段,某些患者可结扎供应该动脉瘤的载瘤动脉。

2. 腔内治疗　近年来介入治疗已逐步取代外科手术,主要方法是经皮导管用弹簧圈、微粒物质等栓塞动脉瘤,或用覆膜支架治疗。笔者认为栓塞术特别适用于肝内动脉瘤、肝总动脉瘤及假性动脉瘤。

（六）腔内治疗的并发症

有肝坏死、脓肿形成、感染、瘤腔再通及血栓形成,故术后应注意随访。如栓塞失败或瘤腔复通,可再次介入治疗,有报道CT或超声指导下注射凝血酶是一个较好的方法,尤其适用于窄颈的囊状动脉瘤。

（七）肝动脉瘤手术与腔内治疗注意事项

1. 均应在保证门静脉血流通畅前提下进行,以避免发生肝坏死。

2. 另一个要注意的问题是,肝动脉结扎与栓塞术不能用于患有肝硬化或其他肝脏病变的患者,因为即使轻度的缺血性损害都可能造成大面积肝坏死的灾难性后果。

四、腹腔动脉瘤

诊断要点

- 临床不多见早期诊断困难。
- 大多数无症状或仅有模糊的上腹不适。
- 腹痛可向背部放射伴恶心呕吐。
- 可有进食后腹痛加剧表现。
- 腹腔内出血伴休克提示瘤体破裂。
- CT、DSA 可明确诊断。

（一）概述

腹腔动脉瘤比较少见,约占全部内脏动脉瘤的 5%,至 20 世纪 90 年代,文献报道仅 130 例,男性患者更多见(66%),平均发病年龄 56 岁。发病原因多数为中层变性或动脉粥样硬化,其他原因有创伤、感染、先天性因素。少见原因有胶原性血管病、动脉夹层、肠系膜血管变异以及细菌性动脉瘤。20 世纪 50 年代前,本病多由梅毒引起,近年来虽不是主要原因,亦偶有报道。值得注意的是,有近 20% 的患者伴有主动脉瘤,约 40% 的患者伴有其他部位内脏动脉瘤。腹腔动脉瘤破裂的风险为 10%,病死率高达 50%。

（二）临床表现

早期无明显症状或仅有模糊的剑突下不适。75% 的患者初诊时具有相关临床症状,多数以腹痛为主,如上腹隐痛、胀痛、也可向后背部放射,有些患者可因进餐而疼痛加剧,类似肠系膜血管缺血引起的"肠绞痛"。腹腔内出血伴休克提示动脉瘤破裂。严重者可出现消化道出血及梗阻性黄疸。因解剖位置关系,与脾动脉瘤破裂相似,有 25% 的患者可有"双重破裂"现象。

（三）诊断

早期大多数患者无症状,可因上腹不适、隐痛而就诊,疼痛可向后背放射,由于症状不典型,常易误诊为消化性溃疡或胰腺炎。对可疑病人应尽早行影像学检查。瘤体破裂可突发上腹痛、休克、搏动性包块、胃肠道出血。

（四）治疗

1. 治疗原则　一经确诊应尽早治疗。治疗方案的确定应在动脉瘤的大小、解剖学特征、病因学及拟行手术风险的基础上综合考虑。瘤体 >1.5cm 即应考虑治疗,但如无明显临床症状,可定期随访。

2. 开放手术　择期手术多选择上腹部弧形切口,为获得更好的术野,急症手术最好选择左腋前线经第七肋间胸腹联合切口,术式包括:动脉瘤切除 + 血管重建、动脉瘤切除 + 主动脉—腹腔动脉旁路移植。对囊状动脉瘤可行缩缝术。紧急情况下单纯结扎腹腔动脉是快速有效的抢救手段,理论上,SMA、胰十二指肠动脉和胃十二指肠动脉可提供基本的侧支循环,多数患者能耐受,但对存在肝脏疾病患者不适用,故在条件允许情况下,应尽可能重建腹腔动脉。

3. 腔内治疗　术前必须准确了解动脉瘤和远端分支的解剖、侧支循环、有无合适的锚定区,以及是否存在其他的动脉闭塞性病变或动脉瘤。腔内治疗技术可采用弹簧圈或胶合剂栓塞、覆膜支架置入、裸支架 + 弹簧圈,经皮或开窗注射凝血酶等。

五、肠系膜上动脉瘤

诊断要点

- 术前诊断比较困难。
- 发病原因多与感染有关。
- 腹痛、恶心呕吐及消化道出血较常见。
- 可触及上腹搏动性包块。
- 易发生肠缺血及肠梗死。
- CTA、DSA 可确诊。

（一）概述

肠系膜上动脉瘤发病率居内脏动脉瘤第三位(5.5%),列于脾动脉瘤和肝动脉瘤之后,好发于该动脉起始部 5cm 内,多呈囊状或梭状。男性患病率高于女性。发病平均年龄 52 岁。发病原因主要与感染有关,占 60%,其中绝大多数是非溶血性链球菌感染的亚急性细菌性心内膜炎所致;究其原因,可能与该动脉解剖形态有关,其起始方向和直径使来源于心脏的感染性栓子容易在此停留,非感染性动脉瘤患者发病年龄偏大,多在 50 岁以上,发病原因主要与动脉硬化、中层退变有关;其他原因有局部结缔组织病、胰腺炎、创伤等。

（二）临床表现和诊断

大多数的患者最常见的症状是腹部不适和疼痛,发生破裂时患者腹痛加剧、恶心、呕吐和消化道出血。有些患者可出现消化不良、腹胀、贫血及消瘦等慢性肠缺血表现。多达50%的患者最终会发生破裂,如不及时处理,多因腹腔出血或肠缺血坏死而死亡。应注意与肠系膜上动脉夹层鉴别。

（三）治疗原则

血流动力学稳定情况下,CTA可明确诊断,拟行腔内治疗时,应首选血管造影。因本病死亡率高,一经诊断,应积极治疗。如不具备腔内治疗技术和条件,应果断采取手术治疗。

（四）治疗方法

1. 开放手术　动脉瘤切除+血管重建为最佳术式,重建方式包括自体、人工血管原位移植或主动脉—肠系膜上动脉旁路移植、动脉瘤结扎旷置,近远端动脉血管旁路术或自体静脉与邻近动脉旁路术。对窄瘤颈的囊状动脉瘤可行缩缝术。对SMA分支动脉瘤,可将动脉瘤及其所供血的肠段一并切除。

2. 腔内治疗　根据瘤体形态和位置,可选用弹簧圈、微粒或胶合剂行栓塞术或覆膜支架隔绝术。

（五）注意事项

对细菌性动脉瘤应给予抗生素治疗,如不适合栓塞或支架置入,应尽早选择开放手术,以免延误手术时机,造成严重不良后果。对感染患者应选用自体血管。

六、肾动脉瘤

诊断要点

- 大多数无明显症状。
- 早期多由影像学检查发现。
- 瘤体破裂出现腰背痛、高血压、血尿。
- 彩超、SCTA、CTA、MRA、DSA可确诊。

（一）概述

肾动脉瘤尸检的发病率是0.01%~0.09%,几组研究显示其发病率不超过1%,男女发病率无明显差异,约10%的患者是双侧发病。发病部位可在主干,也可在分支。肾动脉瘤可分为真性动脉瘤、假性动脉瘤、夹层动脉瘤和肾内动脉瘤。

发病的原因主要有动脉粥样硬化或中层退行性病变,也见于肌纤维发育不良、动脉炎和创伤,少见于梅毒、结核引起,近年来移植肾发生动脉瘤的报道有所增加。埃勒斯—当洛综合征（Ehlers-Danlos syndrome）为肾动脉瘤的罕见原因,该综合征与动脉极度易脆和自发破裂有关。有学者认为,肌纤维发育不良是产生肾动脉瘤的直接原因之一。血管中膜纤维增生是多发狭窄和肾动脉远端2/3狭窄后扩张的主要原因。研究发现9.2%的肌纤维发育不良病人患有巨大肾动脉瘤。

（二）临床分型

1. 真性动脉瘤　包括囊状和梭形动脉瘤。以囊状动脉瘤最为常见（约占75%）,直径一般小于5cm,多位于第一级或第二级肾动脉分叉处。梭状动脉瘤多位于肾动脉主干,直径一般小于 2cm。90% 的真性肾动脉瘤位于肾实质外,40~60 岁为发病高峰年龄。常为右肾受累。

2. 假性动脉瘤   肾脏的假性动脉瘤最常见于创伤,如钝性伤或穿透伤,也见于医源性损伤,其病理特点是瘤体由炎症和纤维组织包裹,并有破口与肾动脉相通。

3. 夹层动脉瘤   肾动脉自发性夹层罕见,多继发于邻近动脉(如主动脉夹层)扩展所致,但夹层产生的假性动脉瘤远超其他外周动脉。夹层动脉瘤形成的主要原因为动脉硬化、创伤和先天性肾动脉发育不良,医源性因素如肾动脉造影及腔内治疗插管引起的夹层也是原因之一。

4. 肾内动脉瘤   肾内动脉瘤仅占 10% 以下,常为多发细小的动脉瘤,可为先天性的。多见于胶原性血管炎,如结节性动脉炎,也可发生于肾脏损伤。肾内动脉瘤可合并动静脉畸形,也可能是动静脉瘘自行闭合后形成。

(三)临床表现与诊断

大多数肾动脉瘤无症状,有的是在行彩超、CT 等影像检查时被发现,1/3 患者有上腹或腰背部疼痛、高血压、头痛、血尿等症状。如发生破裂,则有失血性休克表现。

动脉瘤破裂出血和肾性高血压是肾动脉瘤最严重的并发症。文献报道,肾动脉瘤破裂的死亡率约为 10%。影像学检查以 CT 和动脉造影最有诊断价值。

(四)治疗原则

1. 非手术指征   无临床症状,动脉瘤较小,可定期随访。

2. 手术指征   ①破裂的动脉瘤。②难以控制的高血压(指三联降压药物治疗后,舒张压仍高于 90~100mmHg),经检查证实有明显的肾动脉狭窄和肾动脉瘤。③夹层动脉瘤(特别是急性夹层)。④直径大于 2cm 非钙化性动脉瘤(因其容易破裂)。⑤妊娠或育龄期妇女合并肾动脉瘤。⑥有明显临床症状的肾动脉瘤(如腹部或腰背部疼痛,可能为破裂的先兆)。⑦肾动脉瘤伴有附壁血栓脱落并发肾梗死。肾动脉瘤治疗的原则是:切除动脉瘤,重建肾动脉,保持肾功能。对破裂动脉瘤,则保命第一,保肾第二。

(五)治疗

1. 手术治疗   全身麻醉,仰卧位,切口可选择上腹正中、经左或右腹直肌、肋缘下切口,而经脐上横切口更利于肾动脉重建。

根据动脉瘤具体情况,手术方式可采用动脉瘤切除缝合术、动脉瘤切除补片成形术、动脉瘤切除自体血管或人工血管移植术、主动脉—肾动脉旁路移植术、髂动脉—肾动脉旁路移植术、肾动脉—脾动脉旁路移植术、部分肾切除术、肾切除术以及自体肾移植术。

对破裂的肾动脉瘤常采取腹部正中切口,于腹腔干上方阻断腹主动脉(如能显露患侧肾动脉并阻断,即可移除)出血控制后,酌情行血管重建,如生命体征不稳定,则应行肾切除以挽救患者生命。

2. 腔内疗法   对主干的肾动脉瘤可采用覆膜支架置入术,或弹簧圈栓塞 + 支架置入术,对小的动脉瘤、远端分支动脉瘤及肾内动脉瘤可行小弹簧圈栓塞术(包括可脱卸微线圈以及不可脱卸的微小弹簧圈),液体栓塞剂(如凝血酶、氰丙烯酸异丁酯、乙烯—乙烯醇聚合物等)。腔内治疗最常见的并发症是肾动脉夹层、肾梗死及肾功能不全。

参考文献

1. Baxter BT, Terrin MC, Dalman RL. Medical management of small abdominal aortic aneurysms. *Circulation*, 2008, 117: 1883-1889.

2. Lindholt JS, Norman P. Screening for abdominal aortic aneurysm reduces overall mortality in men. A meta-analysis of the mid- and long-term effects of screening for abdominal aortic aneurysms. *Eur J VascEndovascSurg*, 2008, 36: 167-171.

3. Vallabhajosyula P, Szeto WY, Desai N, et al. Type Ⅱ arch hybrid debranching procedure. Ann CardiothoracSurg, 2013, 2: 378-386.

4. Marullo AG, Bichi S, Pennetta RA, et al. Hybird aortic arch debranching with at aged endovascular completion in DeBakey type Ⅰ aortic dissection. Ann ThoracSurg, 2010, 90: 1847-1853.

5. 中华医学会外科学分会血管外科学组. 主动脉夹层腔内治疗指南. 中国实用外科杂志, 2008, 28(11): 909-912.

6. Piffaretti G. Twenty-year experience of femoral artery aneurysms. J VascSurg, 2011, 53: 1230-1236.

7. Luebke T. Superficial femoral artery aneurysm: a rare complication of Wegener granulomatosis. Vascular, 2009, 17: 213-217.

8. Bakoyiannis CN. A hybrid approach using a composite endovascular and open graft procedure for a symptomatic common femoral aneurysm extending well above the inguinal ligament. J VascSurg, 2008, 48: 461-464.

9. Toursarkissian B. Spontaneous closure of selected iatrogenic thrombin injection of postcatheterization pseudoaneurysms. DiagnIntervRadiol, 2012, 18: 319-325.

10. 吴庆华, 陈忠, 寇镭. 23例锁骨下动脉瘤的诊治经验. 中华普通外科杂志, 2007, 5: 324-326.

11. 施德兵, 符伟国, 郭大乔, 等. 白塞病并发动脉瘤12例的外科治疗体会. 中华普通外科杂志, 2007, 6: 335-337.

12. 胡海地, 刘种, 常青, 等. 腘动脉瘤外科治疗25例. 中华普通外科杂志, 2012, 1: 985-987.

13. Chien-Ming Chao MD, Tung-Lung Wu, Chong-Un Cheong, et al. Superior Mesenteric Artery Pseudoaneurysm. The Journal of Emergency Medicine, 2013, 45(1): e21.

14. Cochennec F, Riga CV, Allaire E, et al. Contemporary management of splanchnic and renal artery aneurysms: results of endovascular compared with open surgery from two European vascular centers. Eur J VascEndovascSurg, 2011, 42: 340-346.

15. Jiang J, Ding X, Su Q, et al. Therapeutic management of superior mesenteric artery aneurysms. J VascSurg, 2011, 53: 1619-1622.

16. Shukla AJ, Eid R, Fish L, et al. Contemporary outcomes of intact and ruptured visceral artery aneurysms. J VascSurg, 2015, 61: 1442-1447.

17. 郭连瑞, 谷涌泉, 欧彤文, 等. 离体肾动脉瘤切除和自体肾移植术治疗复杂肾动脉瘤. 中国修复重建外科杂志, 2008, 22: 1085-1088.

18. 陈卓, 丁文彬, 袁瑞凡, 等. 覆膜支架腔内治疗脾动脉瘤的临床评价. 介入放射学杂志, 2010, 19: 712-714.

19. 陈斌, 符伟国, 史振宇, 等. 脾动脉瘤的传统手术和腔内治疗的比较. 外科理论与实践, 2011, 16: 488-490.

20. 郭建明. 腔内与开放手术治疗腹腔干及其分支动脉瘤疗效对比分析. 中国实用外科杂志, 2013: 33: 1031-1034.

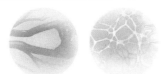

第十八章 自身免疫性疾病

自身免疫是指机体免疫系统对自身组织细胞或自身抗原形成抗体或致敏淋巴细胞。当机体免疫系统对自身组织或自身抗原发生免疫反应造成自身组织损害并出现临床症状,称为自身免疫性疾病(autoimmune diseased)。自身免疫性疾病可分为器官特异性和非器官特异性两类,器官特异性自身免疫性疾病的病变常局限于某一特定的器官,非器官特异性自身免疫性疾病的病变可见于多种器官和组织,常呈全身性或系统性。根据有外因有可分为原发性和继发性。大多数自身免疫性疾病为原发性自身免疫性疾病的病因不明,与遗传因素密切相关。自身免疫性疾病的发病有如下特点:①大多数自身免疫性疾病病因不明,女性多见,有一定的遗传倾向;②血中有针对自身组织或抗原的高滴度自身抗体或致敏淋巴细胞,自身抗体和(或)自身致敏淋巴细胞作用于靶抗原所在组织、细胞,造成相应组织器官的病理性损伤和功能障碍;③多数自身免疫性疾病反复发作和慢性迁延;④免疫抑制治疗有效。

在周围血管疾病中常见的免疫性疾病有多发性大动脉炎、血管炎、白塞病等。

第一节　多发性大动脉炎

诊断要点

- 发热、全身不适、食欲不振、出汗、苍白,可伴关节炎和结节性红斑。
- 头臂动脉型:上肢易疲劳、疼痛、发麻或发凉感觉,咀嚼时面部肌肉疼痛,情绪易激动、头晕、头痛、记忆力减退、易晕厥、视力减退和一过性眼前发黑。单侧或双侧桡、肱、腋、颈或颞等动脉的搏动减弱或消失,而下肢动脉搏动正常,上肢血压测不出或明显减低,或两臂收缩压相差 >2.67kPa(20mmHg),下肢血压正常或增高。狭窄的血管部位可听到持续性或收缩期杂音。
- 胸腹主动脉型:下肢麻木、疼痛、发凉感觉,易疲劳,间歇性跛行,上肢血压持续增高者可有高血压的各种症状,下肢动脉一侧或两侧搏动减弱或消失,血压测不出或明显降低,上肢血压增高,腹部或肾区可听到收缩期杂音,可有左心室增大或出现急性左心衰竭的体征。
- 肾动脉型:持续、严重或顽固的高血压,以及由高血压所引起的各种症状。四肢血压均明显增高。可有左心室增大或左心衰竭的体征,上腹部或肾区可听到收缩期杂音。

• 肺动脉型:单纯肺动脉型轻者可无明显症状,重者可有发绀、心悸、气短。肺动脉瓣区、腋部和背部收缩期杂音,肺动脉瓣区第二音亢进等肺动脉高压的表现;混合型:病变累及上述两组或两组以上的血管。大多数患者有明显高血压表现,其他表现随所受累血管的不同而异。

一、概　述

多发性大动脉炎(Takayasu arteritis,TA)是指主动脉及其主要分支的慢性非特异性炎性疾病,病变多见于主动脉弓及其分支,其次为降主动脉、腹主动脉和肾动脉、肺动脉和冠状动脉也可累及。根据统计资料显示多发性大动脉炎以日本,中国,印度等东亚地区高发,但目前全世界各地区均有报道。

多发性大动脉炎,以前称高安氏病,主动脉弓综合征,无脉征等,多发性大动脉炎的描述可追溯至 1830 年,日本人 Yamamoto 在他的著作《KitSuo-Idan》中描述了一位 45 岁的男性患者,不明原因地持续发热、上肢动脉和颈动脉搏动不能触及,伴有体重降低和呼吸困难,这可能是关于大动脉炎症状的最早描述。日本眼科医生 Takayasu 在 1905 年正式报道了一位年轻女性大动脉炎患者的视网膜血管病变和桡动脉搏动不能触及。此后该病逐渐得到越来越多的认识。1939 年 YasuzoShimi 提出 Takayasu 大动脉炎命名。我国学者黄宛和刘力生于 1962 年提出"缩窄性多发性大动脉炎"这一名称,目前则统称为多发性大动脉炎。多发性大动脉炎因为具有自身免疫性疾病的所有特征,因此大动脉炎多认为是一种自身免疫性疾病。本病多发于年轻女性,30 岁以前发病约占 90%,40 岁以上较少发病。病理改变主要是受累的血管为全层动脉炎,包括急性渗出性炎症反应,慢性非特异性增殖性炎症和肉芽肿改变。病理上早期表现是动脉外膜和中膜的炎症,管壁水肿,为淋巴细胞和浆细胞浸润,随后有中性粒细胞、巨噬细胞浸润,炎症累及血管全层,血管壁纤维化,增厚并导致管腔狭窄或闭塞。少数患者因炎症破坏动脉壁中层,弹力纤维降解及平滑肌纤维坏死而致动脉扩张形成假性动脉瘤、动脉瘤或夹层。

由于本病可造成上肢或下肢动脉脉搏减弱或消失,故又被称为"无脉症"。无脉症属中医"脉痹""虚损"范畴。《素问·痹论》:"痹……在于脉则血凝而不流。"《金匮要略》:"血痹……脉自微涩。"《中藏经》:"血痹者……其寸脉口缓,脉结不利,或如断绝是也。"

二、临床表现

多发性大动脉炎的临床表现与血管病变的部位、程度和临床分期有关。

(一) 临床特点

多发性大动脉炎的临床表现可分为两个阶段:早期的活动期和晚期的血管闭塞期。

1. 活动期　约3/4 的患者于青少年时发病。起病大多缓慢,有全身性症状如发热、心悸、全身不适、食欲不振、体重下降、夜间盗汗、关节酸痛和疲乏等。活动期症状可自行消退,经过长期不等的隐匿期后出现大动脉及分支闭塞的症状和体征。病变血管出现炎性反应,管壁水肿,病变动脉处可有局限性疼痛和压痛。

2. 血管闭塞期　狭窄病变血管处可有血管杂音和震颤远端的动脉搏动减弱或消失,血压降低或测不出。临床上根据血管受累部位可分为四型:①头臂动脉型:占23%~24.5%,病变主要累及主动脉弓及头臂血管。颈动脉和椎动脉狭窄堵塞时,可以有不同程度的脑缺血,表现为头昏、头痛、眩晕、视觉障碍等,严重者可有晕厥。颈动脉搏动减弱或消失,可听得血管杂音,少数伴有震颤。眼底视网膜等贫血。当锁骨下动脉受累时,可出现患肢无力、麻木和冷感,活动后间歇性肢体疼痛。患侧桡动脉搏动减弱或消失,血压降低或测不出,即所谓无脉症。②胸腹主动脉型:约占17%,病变主要位于胸腹主动脉及其分支。由于下肢缺血,可出现乏力、麻木、冷感和间歇性跛行等症状。下肢的脉搏减弱或消失,血压降低,上肢血压可升高。有的患者还可有肠缺血性绞痛、肠功能紊乱等。合并肾动脉狭窄者,高血压是主要表现。体检于腹部和肾区可听到血管杂音。如合并主动脉瓣关闭不全,于主动脉瓣区可闻及舒张期吹风样杂音。③肾动脉型:约占22%,病变累及肾动脉开口或其近端的腹主动脉段,呈现肾性高血压,在下腹部和肾区可闻收缩期杂音。腹主动脉受累者下肢血压可降低。④广泛(混合)型:占38%~41.5%,具有上述三型的特征,病变呈多发性,多数病情较重。其中肾动脉受累较常见,故常有明显高血压。其他症状和体征则视受累的血管而异。

上述四型均可合并肺动脉受累,晚期可出现肺动脉高压。此外冠状动脉开口处和近端亦可累及,可发生心绞痛,甚或心肌梗死。

(二)实验室检查

1. 血液学检查　①血沉和C反应蛋白是反映疾病活动定的重要指标,疾病活动时,血沉加快,C反应蛋白水平增加。为临床治疗提供参考,但血沉和C反应蛋白特异性不高并且不很可靠,一些患者即使指标正常,仍无法排除疾病的活动性。②少数患者在疾病活动期白细胞增高或血小板增高,也可出现慢性轻度贫血。

2. 抗体检测　在一些患者中抗内皮细胞抗体、抗磷脂抗体水平、抗单核细胞抗体水平可升高,但不具有特异性。合并结核患者的结核菌素可呈阳性。

3. 其他相关检测　一些研究显示白介素-6、趋化因子RANTES水平,基质金属蛋白酶,肿瘤坏死因子等也可升高,并与疾病活动性相关。

(三)影像学检查

1. DSA检查　数字减影血管造影是诊断大动脉炎的主要影像学辅助检查,可显示狭窄程度和范围(图18-1)。

2. 彩色多普勒超声　在动脉出现狭窄前,彩色超声可观察到颈动脉、锁骨下动脉管壁增厚,评价血管狭窄或闭塞的程度。

3. 计算机断层扫描血管造影(CTA)、磁共振血管造影(MRA)　CTA和MRA可显示病变血管狭窄或闭塞、同时也能观察血管壁增的变化。CTA和MRA还可用于评估动脉壁的炎性改变,CTA强化动脉期和静脉期动脉壁均增厚,且静脉期显示低密度管壁影。

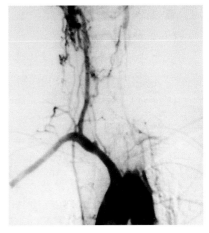

图18-1　头臂型大动脉炎DSA表现

三、诊　断　问　题

(一)典型临床表现者诊断并不困难,40岁以下女性。

(二)具有下列表现一项以上者

1. 单侧或双侧肢体出现缺血症状,表现为动脉搏动减弱或消失,血压降低或测不出。

2. 脑动脉缺血症状,表现为单侧或双侧颈动脉搏动减弱或消失,以及颈部血管杂音。

3. 近期出现的高血压或顽固性高血压,伴有上腹部二级以上高调血管杂音。

4. 不明原因低热,闻及背部脊柱两侧或胸骨旁、脐旁等部位或肾区的血管杂音,脉搏有异常改变者、无脉及有眼底病变者。

附:1990年美国风湿病学会制定的大动脉炎诊断标准:①发病年龄≤40岁;②患肢间歇性运动乏力;③一侧或双侧肱动脉搏动减弱;④双上肢收缩压差>10mmHg;⑤锁骨下动脉或主动脉杂音;⑥主动脉及一级分支或上下肢近端的大动脉狭窄或闭塞,病变常为局灶或节段性,且不是由动脉粥样硬化、纤维肌性发育不良或其他原因引起。符合上述6项中的3项者可诊断本病。此标准诊断的敏感性和特异性分别为90.5%和97.8%。

四、临床分型

（一）Lupi-Herrera 分型

Ⅰ型:主动脉及其分支病变;Ⅱ型:腹主动脉及其分支;Ⅲ型:Ⅰ型和Ⅱ型的混合型;Ⅳ型:肺动脉型。

（二）1994年东京Takayasu动脉炎国际会议分型

Ⅰ型:主动脉弓分支;Ⅱa型:主动脉弓及其分支;Ⅱb型:动脉弓与其分支及降主动脉;Ⅲ型:降主动脉、腹主动脉及其分支;Ⅳ型:腹主动脉及其分支;Ⅴ型:全主动脉及其分支。

（三）我国大动脉炎分型

Ⅰ型:头臂动脉型;Ⅱ型:胸腹主动脉型;Ⅲ型:肾动脉型;Ⅳ型:混合型。

五、鉴别诊断

大动脉炎主要与先天性主动脉狭窄、动脉粥样硬化、血栓闭塞性脉管炎、白塞病、结节性多动脉炎等疾病鉴别。

（一）先天性主动脉缩窄

多见于男性,血管杂音位置较高,限于心前区及背部,全身无炎症活动表现,胸主动脉造影见特定部位(婴儿在主动脉峡部,成人型位于动脉导管相接处)狭窄。

（二）动脉粥样硬化

常在50岁后发病,伴动脉硬化的其他临床表现,数字及血管造影有助于鉴别。

（三）肾动脉纤维肌结构不良

多见于女性,肾动脉造影显示其远端及分支狭窄,无大动脉炎的表现。

（四）血栓闭塞性脉管炎

好发于有吸烟史的年轻男性,为周围慢性血管闭塞性炎症,主要累及四肢中小动脉和静脉。下肢较常见,表现为间歇性跛行、肢体剧痛、足背动脉搏动减弱或消失,游走性浅静脉炎,重症可有肢端溃疡或坏死等,与大动脉炎鉴别一般并不困难。

（五）结节性多动脉炎

主要累及内脏中小动脉,与大动脉炎表现不同。

（六）胸廓出口综合征

可有桡动脉搏动减弱,随头颈及上肢活动其搏动有变化,常伴有上肢静脉肿胀或曲张及臂丛神经受压引起的神经病,可合并颈肋骨畸形。

六、治　疗

大动脉炎的治疗原则是：①抑制血管的炎性反应；②纠正相应组织的缺血状态；③改善机体的免疫应激反应，降低副作用及相应并发症的发生。

（一）一般治疗

一般治疗包括营养支持、预防上呼吸道感染、适当的运动和体育锻炼等。

（二）药物治疗

目前的药物治疗主要以免疫功抑制剂能为主。其治疗作用仅是控制病情的发展，缓解本病急性期的症状，降低机体的免疫反应。

1. 糖皮质激素　激素对本病活动仍是主要的治疗药物，可有效改善症状，缓解病情。一般口服泼尼松每日 1mg/kg，早晨顿服或分次服用，维持 3~4 周后逐渐减量，每 10~15 天减总量的 5%~10%。以 ESR 和 CRP 下降趋于正常为减量的指标，剂量减至每日 5~10mg 时，应长期维持一段时间。

如用常规剂量泼尼松无效，可改用其他剂型，危重者可大剂量甲基泼尼松龙静脉冲击治疗。但要注意激素引起的库欣综合征、易感染、继发高血压、糖尿病、精神症状和胃肠道出血等不良反应。长期使用要防止骨质疏松。

2. 免疫抑制剂　免疫抑制剂与糖皮质激素合用能增强疗效，最常用的免疫抑制剂为环磷酰胺、硫唑嘌呤和甲氨蝶呤等。危重患者环磷酰胺和硫唑嘌呤每日 2~3mg/kg，环磷酰胺可冲击治疗每 3~4 周 0.5~1.0g/m² 体表面积、每周甲氨蝶呤 5~25mg，静脉或肌内注射或口服、其他免疫抑制剂如环孢霉素、氟米特等疗效也可应用。

在免疫抑制剂使用过程中应注意检查血、尿常规和肝肾功能以防止不良反应出现。

3. 生物制剂　近年来生物制剂应用越来越多，包括肿瘤坏死因子抑制剂英夫利昔单抗（infliximab）、阿达木单抗（adalimumab）和依那西普（etanercept）、B 细胞拮抗剂利妥昔单抗（rituximab）等，但远期疗效和安全性仍需进一步明确。

4. 其他　扩血管及抗栓治疗：扩血管、抗血小板治疗可部分改善血管狭窄或闭塞所致的一些临床症状如西洛他唑、前列地尔、阿司匹林、潘生丁等。高血压患者应积极控制血压，但对合并严重脑缺血患者应注意避免降压过多影响脑血供。

（三）中药治疗

中医药治疗在多发性大动脉炎的治疗过程中有着重要的作用，在控制病情发展，降低体内炎性反应和促进血管恢复等方面都有很好的治疗效果。根据中医辨证及本病的发病特点，可采用如下治疗。

1. 活动期辨证治疗

风热痹阻，血瘀脉络证：证见：发热、头晕、头痛，关节酸痛，四肢酸胀，舌红，苔黄，脉细数。治则：疏风清热，化瘀通痹。方药：羌活胜湿汤加减。药用：羌活、独活、双花、连翘、丹参、红花、当归、生地等。加减：热盛者可加入大青叶、板兰根、蒲公英。关节痛者加鸡血藤、络石藤、海风藤等。

热入营血，脉络痹阻证：证见：发热或高热，汗出口渴，关节疼痛，身起红斑，舌红，苔黄，脉数或细数。治则：清热解毒，凉血散瘀。方药：犀角地黄汤合四妙勇安汤加减。药用：玄参、生地、水牛角、银花、生石膏、丹皮、当归、丹参、鸡血藤等。

2. 稳定期辨证治疗

气虚血弱,瘀血阻络证:证见:头晕眼花,视力减退,失眠多梦,健忘,胸闷气短,上肢无力、麻木或疼痛,舌质淡黯,苔薄白,脉细涩或无脉。治则:补益气血,活血通脉。方药:黄芪桂枝五物汤加减。药用:黄芪、桂枝、当归、白芍、大枣、赤芍、秦艽、地龙、鸡血藤等。加减:气虚明显,四肢乏力较重者可加党参或人参,肢体酸麻者加桑枝、伸筋草、川芎等。

肝肾阴虚,肝阳上亢证:证见:头痛,头晕,耳鸣,腰酸腿软,下肢发麻,舌红少苔,脉弦细数。治则:滋补肝肾,平肝息风。方剂:天麻钩藤饮加减。药用:天麻、钩藤、石决明、炒山栀、杜仲、桑寄生、牛膝、益母草、当归、鸡血藤、夜交藤等。

阳虚寒凝,脉络痹阻证:证见:肢体冷凉、麻木或疼痛,甚至青紫,畏寒,舌质淡胖,苔薄白,脉微细如丝或无脉。治则:温阳散寒,活血通脉。方剂:阳和汤加减。药用:肉桂、干姜、鹿角胶、生地、麻黄、当归、川芎、丹参、鸡血藤、黄芪等。

(四) 手术治疗

手术治疗包括开放手术和血管腔内治疗,因大动脉炎大多呈慢性发病过程,代偿性侧支建立较多,患者缺血表现可以不严重,而且病变大多反复迁延,免疫药物治疗能达到完全缓解的比例不到1/4,因此手术治疗需谨慎。

手术治疗主要是用于缺血严重或动脉瘤的患者,除非急性情况,尽量避免在活动期进行。

1. 手术治疗

(1) 手术方法:动脉内膜剥脱加自体静脉片修补术;血管旁路移植术;自体肾移植和肾血运重建术。

(2) 手术适应证:①肾血管性高血压;②有心脏或脑血管缺血的临床表现,经造影证实病灶;③严重的下肢间歇性跛行;④反复发生的短暂性脑缺血性发作(TIA)和可复性缺血性脑神经功能缺失;⑤影像学提示主动脉及其分支狭窄或闭塞;⑥主动脉缩窄性高血压;⑦主动脉瘤样改变。

(3) 注意事项:①手术前应用药物尽量控制疾病在非活动期,避免再狭窄、血栓形成、出血以及感染等并发症。②手术以人工自体或血管旁路移植手术为主。③手术目的主要是解决肾血管性高血压及肢体和脏器缺血。

2. 血管腔内治疗

①适应证:血管腔内治疗具有创伤小的优势,近年来应用增多,主要适用于短段病变(<5cm),无法耐受开放手术或手术高风险的患者。②方法:血管腔内治疗包括球囊扩张和支架植入。③注意事项:球囊扩张和支架治疗成功者症状明显缓解症状,近期疗效好,但再狭窄和再次干预率高,远期疗效有待进一步明确。

近年来,也有报道应用药物涂层球囊治疗大动脉炎,目的在于降低再狭窄率。覆膜支架主要用于动脉瘤的腔内隔绝,对于狭窄性病变的应用尚有争议。

七、预 后

本病为大多为慢性病变,如侧支循环形成丰富,多数患者预后好,长期生存率高,血管病变严重患者临床表现中而且生活质量下降。

预后主要取决于高血压的程度及脑供血情况其并发症有脑出血、脑血栓、心力衰竭、肾衰竭、心肌梗死、主动脉瓣关闭不全、失明等。

第二节　血　管　炎

诊断要点

- 可发生在任何年龄,多发生于青壮年。
- 皮肤损害:皮肤损害好发于下肢,常对称分布。皮疹呈多形性,如斑丘疹、丘疹、紫癜、瘀斑、结节、溃疡等。
- 瘀斑为本病特征性改变。
- 不明原因的发热、高血压、腹痛等。
- 血沉、C反应蛋白增高。免疫功能检查异常,常有抗核抗体阳性。
- 组织病理学检查是确诊多种血管炎的重要手段。

一、概　　述

血管炎(vasculitis)是指以血管壁的炎症和纤维素样坏死为主要病理特征的一种炎性疾病。临床表现因累及血管的类型、大小、范围及程度不同,而复杂多样,且可交叉重叠,大多属临床疑难病症。

由于血管炎本身的异质性和临床表现的复杂性,历史上有过多种分类,随着对各种血管炎的深入认识,血管炎分类标准也在不断完善。目前临床常用的血管炎分类方法是CHCC(Chapel Hill Consensus Conference)会议于1994年发布的分类标准(CHCC1994分类标准),它按受累血管的大小进行简单分类,分为大血管炎、中血管炎和小血管炎,该分类方法简便、在临床和科研工作中使用较多。2012年6月欧洲风湿病学会制定了新版的2012年CHCC分类。

血管炎发病依次以巨细胞动脉炎、结节性动脉炎、过敏性紫癜、韦格纳肉芽肿、白细胞碎裂性血管炎、多发性大动脉炎、川崎病、变应性肉芽肿性血管炎多见。

二、分类及病变特点

(一) 大血管性血管炎

包括大动脉炎(TA)和巨细胞动脉炎(GCA)均主要累及大动脉。

二者均好发于女性,临床表现、甚至组织病理学表现有很多相似性,往往难以区分,最大的区别在于年龄,大动脉炎好发于年轻患者,GCA好发于年龄大于50岁的中老年患者。

(二) 中血管性血管炎

包括结节性多动脉炎(PAN)和川崎病。中血管性血管炎起病急,症状重。

1. 结节性多动脉炎主要为坏死性血管炎。以中型动脉为主的肾、皮肤、肌肉、神经和胃血管系统最常累及。PAN与小血管炎有时在临床甚至病理上难以区分。小血管炎与PAN一个最重要的区别是ANCA是小血管炎的一个可靠的标志物。

2. 川崎病是一种急性血管炎,多累及中、小动脉,几乎只发生于婴幼儿,常累及冠状动脉。

3. 小血管炎

(1) 根据血管壁上免疫复合物沉积的多少将小血管炎分为ANCA相关性血管炎(AAV)

和免疫复合物性小血管炎。

（2）依据 ANCA 的类型将 AAV 再细分为 3 类：①MPO-ANCA 相关性 AAV;②PR3-ANCA 相关性 AAV;③ANCA 阴性 AAV。

（3）根据组织病理学特点将 AAV 分为显微镜下多血管炎（MPA）、肉芽肿性多血管炎（GPA）、变应性肉芽肿性血管炎（EGPA）。

大多数 ANCA 相关性血管炎有全身症状,包括发热、体重减轻、内脏器官受累的相关症状。免疫复合物血管炎包括抗肾小球基底膜病、IgA 血管炎（过敏性紫癜）、冷球蛋白症血管炎、低补体荨麻疹性血管炎。

4. 变异性血管炎（VVV） 白塞病和 Cogan 综合征（CS）,以全层血管炎为主要特征,任何大小及任何种类的血管均可累及。白塞病的本质已公认为血管炎,临床及组织病理学、病理生理学特点与大、中、小血管炎均不相同。Cogan 综合征以间质性角膜炎性、前庭功能性占障碍和神经性听力丧失为主要表现,临床症状为眼睛发炎、突发性听力丧失合并眩晕和共济失调,多见于青壮年。

5. 单器官性血管炎（SOV） 局限在某一器官或系统的血管炎,可发展为系统性血管炎。有原发性中枢神经血管炎、皮肤白细胞破碎性血管炎、皮肤动脉炎。需要注意的是,诊断单器官性血管炎必须除外为系统性血管炎累及该器官、系统所致的病变。否则应诊断为系统性血管炎,而不是单器官性血管炎。

6. 系统性疾病相关性血管炎与可能的病因相关的血管炎 多为继发性血管炎,可能相关因素很多如肿瘤、感染性疾病、药物等。系统性疾病相关性血管炎与可能的病因相关的血管炎的区别在于与系统性疾病相关的血管炎与其原发病的关系基本已明确并得到公认,而可能病因相关性血管炎与其原发因素之间的关系尚不能确定。

三、临 床 表 现

（一）症状

一般症状 ①有发热、体重减轻、乏力、食欲减退等。②可出现关节、肌肉疼痛、关节炎等症状。

（二）体征

1. 皮损（图 18-2） 皮肤可有紫癜、结节红斑网状青斑、荨麻疹等。

2. 系统改变 ①累及呼吸系统可出现鼻窦炎、咯血、哮喘、肺内结节、肺浸润性病变。②肾脏病变可出现肾性高血压、蛋白尿、坏死性肾小球肾炎。③累及消化系统可出现腹泻,腹痛、消化道出血,肝酶升高。④累及神经系统可伴有头痛、脑卒中、神经炎、视力减退,听力下降等神经病变。

（三）实验室检查

1. 血液学检查 血液学检查可发现贫血、血小板减少、血沉加快、C 反应蛋白水平升高等。

2. 免疫功能检查 ①可见补体水平低、高免疫球蛋白血症。②ANCA、抗肾小球抗体和抗内皮细胞抗体等可呈阳性。③相关病毒如乙型肝炎病毒、丙型病毒在一些疾病可呈阳性。

3. 病理学检查 组织病理学检查是确诊多种血管炎的重要指标。

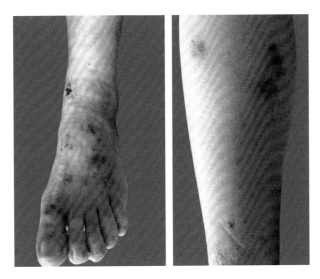

图 18-2　血管炎皮损

（四）影像学检查

彩色多普勒超声、数字减影血管造影、磁共振血管成像（MRA）、CT血管成像（CTA）、血管B超、正电子发射体层摄影（PET）等对血管炎尤其是大血管炎的诊断有帮助，有助于血管炎的早期诊断，可评估病变范围、程度，甚至疾病活动性。

四、诊　断　问　题

血管炎无特异性表现，当出现临床症状，即尤其是多个系统受累，而且血沉、C反应蛋白水平升高，常见疾病无法解释时，应高度怀疑血管炎。

血管炎的诊断应根据临床表现、实验室检查、病理活检、影像学资料进行综合分析，明确病变的类型和范围。

疾病的活动性可采用 Birminghan vasculitis activity score 评分系统进行评估。

五、治　　疗

血管炎的治疗主要以药物治疗为主。

（一）药物治疗

1. 糖皮质激素　泼尼松、甲基泼尼松龙等。

2. 免疫抑制剂　环磷酰胺、硫唑嘌呤、甲氨蝶呤、霉酚酸酯、来氟米特、环孢素A、他克莫司等。

3. 生物制剂　肿瘤坏死因子抑制剂英夫利昔单抗（infliximab）、阿达木单抗（adalimumab）、依那西普（etanercept）、B细胞拮抗剂如利妥昔单抗（rituximab）等。

4. 注意事项　糖皮质激素是血管炎的一线药物，联合应用免疫抑制剂，有助于诱导疾病缓解和持续缓解，减少激素的用量和疗程，减少其毒副作用。诱导缓解治疗主要采用糖皮质激素联合传统免疫抑制剂。维持缓解治疗主要采用免疫抑制剂。生物制剂在一些临床研究中对一些难治性血管炎有较好的效果，但其疗效和安全性还有待于进一步评价。

（二）中药治疗

1. 辨证治疗

热毒证：证见：身热烦躁，便秘尿赤，沿肢体脉络走向出现红色结节，灼热疼痛，质硬触痛明显。舌质红绛，苔黄燥，脉沉数。治法：清热解毒　活血化瘀。方药：四妙活血汤。药用：金银花、蒲公英、地丁、玄参、当归、黄芪、生地黄、丹参、牛膝、连翘、漏芦、防己、黄芩、黄柏、贯众、乳香、没药、红花。加减：发热重加石膏、知母；灼热疼痛者加赤芍；血瘀色紫者加桃仁、水蛭；大便干加大黄、瓜蒌仁；口干口渴加天花粉、麦门冬。

湿热证：证见：肢体肿胀，腹胀时泻，大便不爽，四肢沉重，沿脉络走向出现水泡样红色结节，触痛。舌质胖，苔黄腻，脉滑数。治则：清热利湿、活血化瘀。方药：四妙勇安汤加味。药用：金银花、玄参、当归、赤芍、牛膝、黄柏、黄芩、栀子、连翘、苍术、防己、紫草、生甘草、红花等。加减：结节红肿加赤小豆，茵陈；结节发紫者加丹参，鸡血藤，牡丹皮；食欲不振者加厚朴，砂仁，薏苡仁；气虚者加黄芪，党参，山药，黄精；疼痛者加乳香，没药，赤芍。

血瘀湿阻证：证见：皮损表现为紫癜，上有粟疹或血疱，溃烂坏死，下肢肿胀，伴患肢刺痛。舌暗苔腻，或有瘀斑，脉涩滞。治则：化瘀利湿、　解毒散结。方药：活血通脉饮加味。丹参、泽兰、川牛膝、丹皮、赤芍、王不留行、鸡血藤、当归尾、黄柏、冬瓜皮、路路通等。

2. 中医外治　①皮肤发生红斑、结节，局部红肿疼痛者，可以应用黄马酊、丹参酊涂搽患处，以清热解毒、消肿镇痛。②皮肤硬结疼痛者，应用活血止痛散煎汤熏洗患。③瘀血肿胀者，应用活血消肿洗药熏洗。④皮肤溃疡感染，红肿脓多，应用解毒洗药煎汤渍洗后，创面清洁换药，或用大黄油纱布、抗生素湿敷换药。

第三节　白　塞　病

诊断要点

- 反复发生的口腔溃疡或外阴溃疡。
- 皮肤病变：结节红斑、皮下血栓性静脉炎、毛囊炎样皮疹、痤疮样皮疹。
- 眼虹膜睫状体炎、视网膜炎。
- 针刺试验阳性。

一、概　　述

白塞病（Behcet's disease，BD)E 一种慢性进行性疾病，其基本病理改变即是血管炎症。多侵犯细小血管，发病部位多为皮肤、口腔、生殖器、眼、关节等。临床表现是以虹膜睫状体炎、口腔溃疡、生殖器溃疡三联征为特点。当血管炎症病变侵犯大血管时，病情较重，称之为血管型白塞病综合征。桥本统计9631例中并发血管病者占7.7%，王嘉桔统计的900例中有3.7%。白塞病是由1937年土耳其皮肤科医生 Behcet 首先报道。白塞病在全世界均有分布。土耳其的发病率为(80~370)/10万，我国发病率为14/10万。发病年龄多为25~40岁。

二、临　床　表　现

白塞病全身各系统均可受累，临床表现多种多样。反复发作的皮肤和黏膜病变通常是初期的唯一临床表现,随后出现眼、关节、血管、神经系统和胃肠道症状。

（一）症状与体征

1. 口腔溃疡　复发性、痛性口腔溃疡发生率为98%,复发性口腔溃疡是诊断本病的最基本必备症状。几乎所有患者均有复发性、疼痛性口腔溃疡,多数患者以此症为首发症状。溃疡可以发生在口腔的任何部位,多位于舌缘、颊、唇、软腭、咽、扁桃体等处。可为单发,也可成批出现,呈米粒或黄豆大小,圆形或椭圆形,边缘清楚,深浅不一,底部有黄色覆盖物,周围为一边缘清晰的红晕,1~2周后自行消退而不留瘢痕。重症者溃疡深大愈合慢,偶可遗有瘢痕。

2. 生殖器溃疡　约75%患者出现生殖器溃疡,病变与口腔溃疡基本相似。但出现次数少。溃疡深大,疼痛剧烈、愈合慢。受累部位为外阴、阴道、肛周、宫颈、阴囊和阴茎等处。阴道溃疡可无疼痛仅有分泌物增多。有的患者可因溃疡深而致大出血或阴囊静脉壁坏死破裂出血。

3. 血管病变　本病的基本病变为血管炎,全身大小血管均可累及,约50%患者合并大中血管炎,是致死致残的主要原因。①动脉系统被累及时,动脉壁的弹力纤维破坏及动脉管壁内膜纤维增生,造成动脉狭窄、扩张或产生动脉瘤,临床出现相应表现,可有头晕、头痛、晕厥、无脉。动脉瘤最常见于主动脉、其次是肺、股、腘、肱和髂动脉。少数情况下,颈动脉、椎动脉和冠状动脉可受累。②动脉瘤往往多发,为特征性囊性扩张,已破裂、血栓形成和反复发作。动脉瘤破裂时死亡率高。③静脉系统受累较动脉系统多见。25%患者可发生游走性血栓性浅静脉炎及静脉血栓形成,造成狭窄与闭塞。下腔静脉及下肢静脉受累较多,可出现布—加综合征、腹腔积液、下肢水肿。上腔静脉梗阻可有颌面、颈部肿胀、上肢静脉压升高。

4. 眼炎　约90%的患者受累,双眼均可累及。眼部病变可以在起病后数月甚至几年后出现,其表现为视物模糊、视力减退、眼球充血、眼球痛、畏光流泪、异物感、飞蚊症和头痛等。通常表现为慢性、复发性、进行性病程。眼受累致盲率可达25%,是本病致残的主要原因。

5. 皮肤损害　皮损发生率仅次于口腔溃疡,可达80%~98%,表现多种多样,有结节性红斑、疱疹、丘疹、痤疮样皮疹,多形红斑、环形红斑、坏死性结核疹样损害、大疱性坏死性血管炎、Sweet病样皮损、脓皮病等。患者可有1种或多种以上的皮损。特别有诊断价值的皮肤体征是结节红斑样皮损和对微小创伤(针刺)后的炎症反应。

6. 消化道损害　又称肠白塞病。发病率为10%~50%,从口腔到肛门的全消化道均可受累,溃疡可为单发或多发,深浅不一,可见于食管下端、胃部、回肠远端、回盲部、升结肠,但以回盲部多见。临床可表现为上腹饱胀、嗳气、吞咽困难、中下腹胀满、隐痛、阵发性绞痛、腹泻、黑便、便秘等。严重者可有溃疡穿孔,甚至可因大出血等并发症而死亡。

7. 神经系统损害　又称神经白塞病,常于病后数月至数年出现,5%患者可为首发症状。临床表现依受累部位不同而各异。中枢神经系统受累较多见,可有头痛、头晕、霍纳综合征、假性球麻痹、呼吸障碍、癫痫、共济失调、无菌性脑膜炎、视盘水肿、偏瘫、失语、不同程度截瘫、尿失禁、双下肢无力、感觉障碍、意识障碍、精神异常等。周围神经受累较少见,表现为四肢麻木无力,周围型感觉障碍等。神经系统损害发作与缓解可交替,同时有多部位受累,多数患者预后不佳,脑干和脊髓病损是本病致残及死亡的主要原因之一。

8. 关节损害　25%~60%患者有关节症状。表现为相对轻微的局限性、非对称性关节炎。主要累及膝关节和其他大关节。HLA-B27阳性患者可有骶髂关节受累,出现与强直性脊柱炎相似表现。

9. 肺部损害 肺部损害发生率较低,5%~10%,但大多病情严重。肺血管受累时可有肺动脉瘤形成,瘤体破裂时可形成肺血管—支气管瘘,致肺内出血;肺静脉血栓形成可致肺梗死;肺泡毛细血管周围炎可使内皮增生纤维化影响换气功能。肺受累时患者有咳嗽、咯血、胸痛、呼吸困难等。大量咯血可致死亡。

10. 其他 ①肾脏损害较少见,可有间歇性或持续性蛋白尿或血尿,肾性高血压,肾病理检查可有 IgA 肾小球系膜增生性病变或淀粉样变。②心脏受累较少,可有心肌梗死、瓣膜病变、传导系统受累、心包炎等。心腔内可有附壁血栓形成,少数患者心脏呈扩张样改变、缩窄性心包炎样表现,心脏病变与局部血管炎有关。③附睾炎发生率为 4%~10%,较具特异性。急性起病,表现为单或双侧附睾肿大疼痛和压痛,1~2 周可缓解,易复发。④妊娠期可使多数患者病情加重,也有眼色素膜炎缓解的报道。可有胎儿宫内发育迟缓,产后病情大多加重。

（二）针刺反应试验

1. 方法 用 20 号无菌针头在前臂屈面中部斜行刺入约 0.5cm,沿纵向稍作捻转后退出,24~48 小时后局部出现直径 >2mm 的毛囊炎样小红点或脓疱疹样改变为阳性。

2. 临床意义 此试验特异性较高且与疾病活动性相关,阳性率为 60%~78%。静脉穿刺或皮肤创伤后出现的类似皮损具有同等价值。

（三）实验室检查

无特异性实验室异常,活动期可有血沉加快和 C 反应蛋白升高。部分患者冷球蛋白阳性,血小板聚集功能增强,HLA-B51 可呈阳性,并与眼、消化道病变相关。神经白塞病常有脑脊液压力增高,白细胞数轻度升高。

（四）影像学检查

MRA、CTA、数字减影血管造影、彩色多普勒有助诊断病变部位及范围。因白塞病患者动脉穿刺、置管部位有血栓形成或假性动脉瘤形成的倾向,如果不是临床必需或不考虑腔内治疗时影像学可采用 CTA 或 MRA 等检查,尽量不使用传统的造影方法(图 18-3)。

脑 CT 及磁共振(MRI)检查对脑、脑干及脊髓病变有一定帮助,急性期 MRI 的检查敏感性高达 96.5%,可以发现在脑干、脑室旁白质和基底节处的增高信号。慢性期行 MRI 检查应注意与多发性硬化相鉴别可用于神经白塞病诊断及治疗效果随访观察。

（五）病理检查

白塞病血管病变表现为动脉壁炎性细胞浸润、内膜破坏、中膜纤维化增厚,可导致闭塞、形成动脉瘤或夹层,甚至突然破裂导致死亡。管壁内淋巴细胞、嗜酸性粒细胞的浸润,多见于中膜和外膜的滋养血管周围。血管炎性反应通常与 HLA-B51 基因有关。

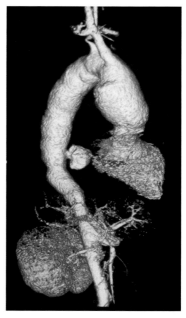

图 18-3 白塞病导致降主动脉出现假性动脉瘤

三、诊　　断

1. 白塞病无特异性血清学检查,而白细胞增高、CRP升高、ESR增快、γ-球蛋白增加仅作为活动期判定的指标,诊断颇为困难。

2. 白塞病的诊断完全基于临床症状,反复出现口腔溃疡、外阴溃疡、眼部损害、血管、神经系统以及特征性皮肤损害如结节性红斑、假性毛囊炎、丘疹性脓疱疹、痤疮样皮疹等临床表现,尤其是多个症状时应怀疑白塞病。

3. 针刺反应是唯一特异性较强的检查,且与疾病活动性相关。

诊断可参考2013年国际白塞病诊断评分系统(表18-1),总得分4分及以上可诊断为白塞病。

表 18-1　2013 年国际白塞病诊断评分系统

临床表现	评分	临床表现	评分
眼部损害	2	神经系统病变	1
口腔溃疡	2	血管表现	1
外阴溃疡	2	针刺反应阳性	1
皮肤损害	1		

四、治　　疗

治疗目的在于控制症状和病情活动,减少重要脏器损害,降低复发,延缓病变进展。应根据受累部位和程度合理选择治疗方案。

（一）药物治疗

1. 秋水仙碱、激素、沙利度胺、氨苯砜等能改善患者皮肤和关节,口腔和生殖器溃疡。

2. 内脏系统的血管炎、眼炎、神经系统病变往往需要激素和免疫抑制剂联合治疗。

3. 多数患者经传统药物治疗后缓解,预后良好,停药后易复发。

4. 生物制剂可明显改善患者临床症状,肿瘤坏死因子抑制剂依那西普、英夫利昔单抗等适用于眼、消化道、神经系统、血管、关节、皮肤黏膜受累的白塞病患者。抗CD20单抗(利妥昔单抗)能明显改善眼部症状,干扰素α-2α可缓解皮肤黏膜、眼部、关节、神经系统损害。白细胞介素-6抑制剂(tocilizumab)对神经系统和眼部损害有效。大量的已研究生物制剂证实能明显缓解白塞病病情,尤其在对传统药物治疗无效的难治性白塞病具有较好的优越性,但仍需更多临床研究明确其疗效和安全性。

（二）中药治疗

1. 辨证治疗

热毒炽盛证:证见:白塞病急性活动期,高热,口腔、外阴部溃疡,溃疡面红肿疼痛,关节肿痛。血管病变表现为皮肤斑疹,动脉炎致患肢发生溃疡或坏疽继发严重感染,局部红肿热痛,脓液较多,有恶臭气味。伴有头痛目赤,颜面潮红,烦躁不宁,溲赤便干,舌红,苔黄燥、黑苔或少苔,脉洪大或弦细数。治则:清热解毒　滋阴凉血。方药:清瘟败毒饮加减。药用:水牛角粉、金银花、连翘、板蓝根、黄连、丹皮、栀子、生石膏、生地、石斛、知母、赤芍、生甘草、羚羊角粉、穿山甲、王不留行、丹参等。

湿热下注证:证见:白塞病急性活动期,低热,口腔、外阴部溃疡,溃疡红肿,覆有脓苔,关节肿痛。血管病变表现为下肢结节性红斑、血栓性浅静脉炎及下肢深静脉血栓形成。患肢红肿痛,或患肢动脉炎引起肢端局部溃疡、坏疽继发轻度感染。伴有眼红目眵增多、心烦,口干,口苦黏腻,纳呆脘闷,胸胁胀满,便秘,尿赤,女子带下黄臭,舌红,苔黄腻,脉弦滑或弦数。治则:清热利湿、活血通络。方药:四妙勇安汤加味。药用:金银花、玄参、当归、甘草、牛膝、苍术、黄芩、黄柏、栀子、连翘、紫草、防己、木通、红花等。

脾虚湿困证:证见:慢性缓解期或不典型的发作期,常有低热,口腔、外阴部溃疡久不敛口,色淡而疮形平塌或凹陷状。血管病变表现为深静脉血栓形成,患肢肿胀,沉重胀痛,晨轻晚重,倦怠无力。伴有纳少不渴,面色苍白,纳呆便溏,头昏头重,腹痛绵绵,腹胀,腰酸畏寒,舌质淡,胖嫩或有齿痕,苔薄白,脉沉细。治则:健脾益气、除湿解毒。方药:补中益气汤加减。药用:炙黄芪、党参、白术、生甘草、木瓜、薏苡仁、当归、川芎、升麻、柴胡、陈皮、茯苓等。

2. 中成药治疗

雷公藤多苷片:20mg,3 次 / 日,口服。具有抗炎、免疫抑制作用或免疫调节作用,能显出糖皮质激素样作用,而无激素类的不良反应。可应用于白塞病的各种病损。其副作用均为可逆性的,在停药或减量后,都可消失,不影响继续治疗。

西黄丸:3g,1~2 次 / 天,口服。具有清热解毒,活血散结,消肿镇痛的作用。适用于热毒炽盛型。

3. 中医外治

熏洗疗法:①活血消肿洗药熏洗患肢,1~2 次 / 天,适用于肢体缺血、瘀血者。②硝矾洗药湿热敷于患处,2~3 次 / 天,适用于肢体出现血栓性浅静脉炎和结节性红者。

塌渍疗法:复方黄柏液或溃疡油。适用于溃疡创面的治疗。

(三) 手术治疗

1. 手术适应证　①手术和腔内治疗适用于动脉瘤有破裂风险、动脉闭塞缺血严重患者,应在药物免疫治疗的基础上进行。②动脉闭塞可行人工血管或自体静脉旁路移植术,但吻合口假性动脉瘤和血栓形成等发生率高,移植血管血栓形成使重建失败的风险增加。③瘤体切除、人工血管或自体静脉旁路移植是临床上处理动脉瘤的经典方法。

2. 注意事项　①对于白塞病的(假性)动脉瘤手术治疗可能会因为手术部位或吻合口(假性)动脉瘤复发而复杂化,瘤体是否切除亦要根据具体情况而定。②除非瘤体累及重要脏器或造成压迫,否则可采用瘤体结扎、旷置的方法简化手术,减少瘤体处(假性)动脉瘤的发生机会。③旁路移植血管的吻合口应尽量要选择在相对正常的动脉,必要时可采用解剖外途径转流术。④白塞病引起的(假性)动脉瘤具有生长快、易破裂的倾向,应积极进行治疗,但为了减少术后并发症的发生,应尽量避免在急性期进行手术和腔内治疗。⑤除非瘤体邻近或已经破裂,否则应先控制疾病活动性。

采用覆膜支架进行白塞病(假性)动脉瘤腔内修复越来越多,可减少手术的并发症,但多为个案或小样本临床报道,远期疗效有待于进一步观察。

参考文献

1. Logmani RA, Bacon PA, Moots RJ, et al. Birmingham vasculitis activity score(BVAS)in systemic necrotizing vasculitis.Q J Med,1994,87:671-678.

2. Abularrage CJ, Arora S. Takayasu's arteritis Section 11. Other diseases. pp. 1187-1199. In:Cronenwett JL, Johnston KW, editors. Rutherford's vascular surgery. 7th ed. Philadelphia, PA, USA:Saunders Elsevier, 2010.

3. 孟庆春. 变应性肉芽肿性血管炎诊治. 河北医药, 2011, 16(33):54-55.

4. 宋小龙, 高原, 于文慧, 等, 中医药治疗免疫性血管炎 58 例. 中国中西医结合外科杂志, 2015, 3(21):101-102.

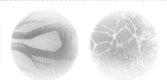

第十九章 先天性血管疾病

第一节 概　　论

一、概　　述

先天性血管疾病是指由于胚胎发育过程中，中胚层的原始血管的发育障碍或发育异常所致的先天性疾病，主要包括血管畸形和血管瘤两大类。

血管瘤有典型的快速增殖期—稳定期—自然消退期，血管畸形通常出生时即存在，无明显性别差异，随发育而生长，不会自行消退。先天性血管疾病可累及动脉、静脉、淋巴、毛细血管或同时累及，由于疾病种类繁多，临床表现丰富而又复杂，病程和预后均不一样，治疗难度大，复发率高，一直是临床面临的难题。先天性血管疾病的病因、诊断及治疗方法仍在不断的研究探索中。

二、分类与命名

先天性血管疾病在历史上以及不同的文献中存在较大的混乱，长期没有统一的分类和命名。历史传统以最早描述先天血管病变的人的名字来命名如：Maffucci、Kilppel-Trenaunay、Parkes-Weber 等。一些综合征的名词现在文献仍在使用。

（一）组织学分类

1863 年，Virchow 将先天性血管异常统称为血管瘤，并按组织学特点进行分类。

单纯性血管瘤（毛细血管瘤或草莓状血管瘤）。

海绵状血管瘤（婴幼儿血管瘤或静脉畸形）。

蔓状血管瘤（曲张的动脉瘤或动静脉畸形）。

（二）病变部位分类

根据患病部位不同，分为动脉畸形、静脉畸形、淋巴畸形、动静脉畸形及混合型等。

（三）综合分类

1982 年，Mulliken 和 Glowacki 依据病变的临床表现、生物学特性和组织病理学差异，提出革命性的分类，将病变分为血管瘤（hemangioma）和血管畸形（vascular malf or mation）。

1. 血管瘤　　主要以内皮细胞增生及新生血管形成为基础的血管源性肿瘤，有肿瘤的特性,包括血管肿瘤性病变和婴幼儿血管瘤等。

2. 血管畸形　主要是指脉管的管道结构异常及相应的血流动力学变化,血管畸形的血管内皮细胞生长正常,拥有成熟的内皮细胞,包括毛细血管畸形、静脉畸形、动静脉畸形、淋巴管畸形和动静脉瘘。

（四）根据血流分类

1993 年 Jackson 等根据血液流速和动静脉分流速度,将血管畸形进一步区分为高流量和低流量两种。

（五）血管畸形分类

1995 年 Waner 和 Suen 将血管畸形具体分为微静脉畸形、静脉畸形、动脉畸形、淋巴管畸形、动静脉畸形及混合型血管畸形等,并得到国内外的广泛认可。

随着认识的加深,血管畸形可进一步分为毛细血管畸形、静脉畸形、动脉畸形、淋巴管畸形以及各种混合类型。

（六）Hamburg 分类

1996 年国际血管异常研究协会（International society for the study of vascular anomalies, ISSVA）在此基础上提出 Hamburg 分类。将血管畸形分为动脉、静脉、淋巴管、动静脉、血管淋巴管畸形。

血管畸形按发生的胚胎阶段分为超干型（extratruncular form）和干型（truncular form）两种胚胎学亚型指导。

高流量血管畸形再分为动静脉瘘和动静脉畸形。这些分类对于临床的治疗具有很好的指导意义。2014 年 ISSVA 提出最新的分类见表 19-1。

表 19-1　先天性血管病变的 2014 年 ISSVA 分型

血管肿瘤	血管畸形		
	单纯型血管畸形	混合型血管畸形	与其他组织畸形混合
良性血管肿瘤	低流量	毛细血管静脉畸形	Klippel Trenaunay 综合征
婴幼儿血管瘤	毛细血管畸形	毛细血管淋巴管畸形	Parkes Weber 综合征
先天性血管瘤	静脉畸形	毛细血管动静脉畸形	Servelle-Martorell 综合征
迅速进展型（RICH）	淋巴管畸形	淋巴管静脉畸形	Sturge-Weber 综合征
非进展型（NICH）	高流量	毛细血管淋巴管静脉畸形	淋巴畸形—先天性非进展性肢体肥大
部分进展型（PICH）	动静脉畸形		
簇(丛)状血管瘤	动静脉瘘	毛细血管淋巴管动静脉畸形	Maffucci 综合征
上皮样血管瘤		毛细血管静脉动静脉畸形	巨头—毛细血管畸形（Macrocephaly capillary malformation）
化脓性肉芽肿			
梭形细胞血管内皮瘤		毛细血管淋巴管静脉动静脉畸形	小头—毛细血管畸形（Microcephaly capillary malformation）
其他			
局部浸润性或交界瘤			
Kaposi 样血管内皮瘤			CLOVES 综合征
网状血管内皮瘤			Proteus 综合征
乳头状淋巴管内血管内皮瘤			Bannayan-Riley-ruvalcaba 综合征
Kaposi 肉瘤			

续表

血管肿瘤	血管畸形		
	单纯型血管畸形	混合型血管畸形	与其他组织畸形混合
混合血管内皮瘤			
恶性血管肿瘤			
血管肉瘤			
上皮样血管内皮瘤			

第二节　静脉畸形骨肥大综合征

诊断要点

- 好发于儿童和青少年。
- 病变还可累及软组织、骨骼等,90% 侵及四肢,尤以下肢为多见。
- 肢体增粗、肥大。
- 葡萄酒色斑。
- 血管畸形。

一、概　　述

静脉畸形骨肥大综合征是一种以血管畸形为主的复杂的先天性疾病,又称为 Klippel-Trenaunay 综合征(Klippel-Trenaunay syndrome,KTS),好发于儿童和青少年,病变还可累及软组织、骨骼等,90% 侵及四肢,尤以下肢为多见。法国医生 Klippel 与 Trenaunay 于 1900 年首先报道血管畸形、骨肥大和软组织增生三联征为主要表现的一组临床综合征。1907 年Parkes 和 Weber 报道了相似病例,但有动静脉瘘改变,称之为 Parkes-Weber 综合征(PWS)或作为 KTS 的一种类型为 KTW 综合征(Klippel—Trenaunay-Weber-syndrome,KTWS)。临床有时误诊为静脉曲张而行手术治疗可导致病情加重。

二、临　床　表　现

多发生在出生后不久,或者在幼儿开始行走时出现症状。临床主要表现为肢体增长、水肿、浅静脉曲张、血管瘤和营养障碍性病变等(图 19-1)。

(一) 症状与体征

1. 葡萄酒色斑　是 KTS 最常见的皮肤表现。通常位于患肢外侧局部区域。较少累及患肢全长。其外观和色泽随年龄增长而变化。但此类病变无增殖性。也不会回缩。外伤后易造成病变区域的皮肤破溃、出血、感染等。部分葡萄酒色斑也可出现在非患肢部位。

2. 肢体增粗,增长　患肢的软组织和骨质均有增生使患肢增粗增长,可见婴儿、幼年、少年、青年或成人期。病变在下肢者,多发于膝关节以下,大腿部有明显水肿而增粗者,多伴有淋巴系统病变,少数病人患侧臀部亦增大和肥厚。

3. 浅静脉曲张　患肢多有明显的浅静脉曲张,一般出生后出现,随年龄增长而日益加重。患侧下肢的外侧面出现明显的曲张静脉为特征。深静脉也可出现瘤样扩张、重复畸形、发育不良和萎缩、外压性狭窄等。浅静脉曲张与深静脉病变有关。病变位于腘静脉者,膝关节周围有侧支形成,在内侧大隐静脉和外侧静脉扩张,侧支代偿静脉可汇入股深和髂内静脉。

4. 淋巴水肿　淋巴血流回流障碍可加重下肢肿胀,严重淋巴回流障碍可导致出现象皮腿和反复发作的淋巴管和淋巴结炎。

5. 其他　本病累及内脏及颅内血管时,还可出现膀胱、脾、结肠、肝脏、颅内等脏器血管畸形,可表现为消化道出血、泌尿道出血、脑出血。

部分患者可伴有多趾、巨趾、并趾畸形。

伴有颈胸段椎管内的血管畸形时由于异常血管的压迫或出血的压迫,可以出现截瘫。

少数病例可伴有眼部血管异常而出现相应的症状。

（二）并发症

KTS 常见的并发症包括有出血、贫血、蜂窝织炎、静脉血栓形成、肺动脉栓塞等。

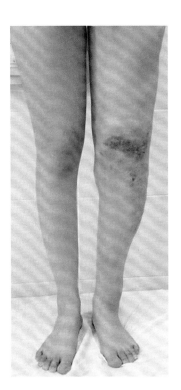

图 19-1　KTS 典型的三联征:肢体增粗、葡萄酒色斑、浅静脉迂曲扩张

（三）影像学检查

KTS 的诊断除临床表现外,更重要的取决于影像学检查全面评估病变,为治疗提供重要依据。包括彩色多普勒超声、数字减影血管造影（DSA）,CT 血管成像（CTA）、核磁血管成像（MRA）及核医学检查等。

1. 彩色多普勒超声　是基本检查方法之一,对于血管病变的范围和管腔形态等具有重要的诊断价值可直接显示浅、深静脉的分支、走行、管壁回声,管腔形态以及交通静脉形成情况。更有价值的是血流动力学的评估,判断是高流量或低流量病变,结合 Valsalva 试验评估深浅静脉瓣膜,功能以及反流程度。

2. 下肢静脉造影检查　主要的影像学检查,不仅可发现深、浅静脉走行的异常、狭窄、闭塞,而且可以观察静脉瓣膜的形态、缺如和功能等方面的改变。因纤维索条或迷走动脉压迫而致静脉狭窄。部分病例在肌肉间可见到海绵状血管瘤表现,可疑有动静脉瘘或动静脉畸形时可进行动脉造影的检查。

3. 下肢静脉 CT 血管成像　可同时观察软组织、骨骼系统和静脉血管。应用多种重建方法如多平面重建、最大密度投影、容积再现等对病变进行不同角度的显示,为临床提供指导。

4. 下肢静脉磁共振血管成像　可以清楚地显示出 KTS 特征性的浅静脉走行和深静脉通畅情况（图 19-2,图 19-3）。磁共振检查也能很好地评估肢体软组织增生和骨骼肥大的程度。磁共振淋巴成像（magnetic resonance lymphangiography, MRL）通过使用增强剂可清楚显示淋巴结、组织淋巴水肿、畸形淋巴管等。

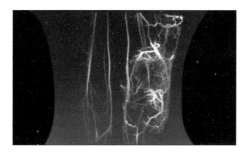

图 19-2 KTS 患者增强核磁显示异常分布、增粗的静脉

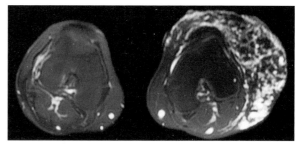

图 19-3 KTS 患者合并肢体软组织增生、组织淋巴水肿、畸形淋巴管等

5. 核医学淋巴显像 可观察淋巴回流情况,骨显像可用于评价软组织的情况,观察软组织是否肥厚,有无放射性浓聚观察骨骼增生的情况。

6. X 线检查 可用于肢体骨骼的检查,患侧肢体骨骼一般较对侧骨骼变长变粗,骨密度一般正常.但是部分患者可见到不规则骨质硬化影。一般无明显的骨质破坏征象;软组织内还可见到多发静脉石影。

三、诊 断 问 题

1. 根据葡萄酒色斑、浅静脉曲张、肢体增粗、增长三联征表现,诊断大多无困难,病变依赖于影像学检查。

2. 诊断应注意是否存在高流量病变,即 KTA 和 PWS 的鉴别,这对于治疗具有指导意义。

3. KTS 是一种先天性毛细血管—静脉—淋巴管混合畸形为主,合并其他组织畸形的病变。当合并明显的动静脉畸形时表现为高流量血管畸形时为 Parkes-Weber 综合征或作为 KTWS,但有些 KTS 合并有动静脉畸形但并不表现有明显的高流量的临床表现,有可能为微小血管的动静脉畸形,因此有学者认为 KTS 和 Parkes-Weber 无本质区别。

四、治 疗

(一) 一般治疗

1. 压迫治疗 鼓励患者穿医用弹力袜,肢淋巴水肿较重或溃疡患者可行肢体循环驱动间断气囊压迫装置治疗。

2. 避免长时间站立,抬高肢体。

3. 如果患肢过长致跛行明显,可以垫高健侧鞋跟以避免继发性脊柱侧弯。

(二) 手术治疗

手术治疗 KTS 临床表现复杂、手术容易复发,对于大多数患者以非手术治疗为主。对于深静脉通畅,静脉跛行严重,静脉性溃疡,深静脉血栓和肺动脉栓塞,保守治疗无效者,手术可明显缓解症状。

1. 手术治疗 ①手术切除粗大的静脉团和明显反流的浅静脉,有利于减轻下肢水肿等症状并减少溃疡的复发。对于深静脉有压迫,可松解压迫主干静脉的纤维束带、异常肌肉束解除压迫。②手术复发率高,主要是 KTS 患者静脉曲张较重,难以完全根除。对于较小静脉可在手术后进行硬化剂治疗。对于广泛且弥漫的血管畸形病灶目前仍不能彻底切除。可应用病灶内激光凝固技术。

2. 栓塞治疗 KTS 主要以栓塞畸形的静脉为主,从而促进毛细血管破坏,畸形静脉内血栓形成,避免侧支循环形成的复发。动脉栓塞主要是用于有明显动静脉瘘或动静脉畸形较广泛的病变,采用各种栓塞剂或弹簧圈栓塞瘘的主要供血动脉或动静脉畸形病变中异常的动脉分支。有时需用微导管超选择至异常动脉的各级分支,将异常分支尽可能栓塞彻底,甚至需多次栓塞。

3. 微创治疗 包括激光、射频、硬化剂治疗,用于闭合曲张的畸形浅静脉和缩小畸形血管团块。葡萄酒色斑的治疗也可采用 Nd:YAG 激光治疗。有时多种微创方法联合应用,如射频消融联合泡沫硬化剂治疗 KTS,射频导闭合异常的浅静脉主干,静脉栓塞后,再在超声引导下,注射泡沫硬化剂闭合其分支。可更加安全有效地栓塞畸形的血管。

4. 外科矫形 明显肢体的畸形需骨科手术进行矫形。如肢体长度差异超过 2cm 以上可通过手术来矫正畸形,避免脊柱侧弯的发生。骨骺固定术也可用于阻滞骨骼过度生长。

（三）其他治疗

中医药治疗 ①根据不同时期和不同病变的临床特点进行辨证治疗可以缓解病人的临床症状,促进并发症的恢复。②破溃后的创面治疗应以中医中药为主。③KTS 个体化治疗:需根据具体表现制订不同的治疗方案。目前治疗趋向于微创化。各种微创技术的应用为治疗提供了新的途径,但远期疗效有待观察。KTS 的治疗仍是临床面临的难题,需要不断探索更有效的治疗方法。

第三节 血 管 瘤

诊断要点

- 一种先天性血管组织的良性增生。
- 血管瘤多在婴儿或儿童期出现,可累及全身任何部位。
- 除影响美容外观,还可有出血、组织破坏、疼痛等。

一、概 述

血管瘤(hemangioma)是一种常见的先天性的血管良性肿瘤。血管瘤多在婴儿或儿童期出现,可累及全身任何部位。除影响美容外观,还可有出血、组织破坏、疼痛等局部并发症,以及包括血小板减少,心功能衰竭、弥漫性血管凝血等全身影响。

血管瘤出生时并不出现,出生后开始增长、内皮细胞异常增殖。血管良性肿瘤包括婴幼儿血管瘤、先天性血管瘤、簇(丛)状血管瘤、梭形细胞血管瘤、上皮样血管瘤、化脓性肉芽肿、梭形细胞血管内皮瘤。血管瘤的病因及发病机制尚不清楚。多认为多种机制共同作用而发生的血管良性肿瘤,目前对于其发病机制的研究主要集中于血管瘤干细胞、祖细胞的起源、血管瘤内皮细胞增殖及消退的机制。

国内传统将血管瘤分为毛细血管血管瘤、海绵状血管瘤、蔓状血管瘤和混合型血管瘤。这一分类对于治疗指导意义不大。本节根据目前较新的生物学特征的分型结合传统分类进行阐述。

二、临 床 表 现

根据血管瘤的类型不同其临床表现也不同,现做一分别论述。

(一)婴幼儿血管瘤(infantile hemangioma,IH)

1. 临床特点　IH 是婴幼儿最常见的血管瘤,占血管瘤的 80%~90%。可单发或多发,发病部位依次为头、面、颈部,其次为四肢和躯干。女婴较男婴为多,比率约为 2∶1(图 19-4)。

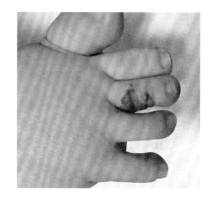

图 19-4　婴幼儿血管瘤(草莓状血管瘤)

通常在出生后 2 周或 4 周时缓慢生长,婴幼儿血管瘤在出生时多不表现,有 30%~50% 在出生时仅可见到小而苍白的点状病变,毛细血管扩张或瘀斑。大多在出生 2 周后增长迅速而被发现。婴幼儿血管瘤的生长方式独特,大多要经历快速增长期、持续消退期、终末消退期。

2. 临床过程

快速增长期:出生后 5~9 个月增长迅速,增长速度高于总体生长速度。浅表病变表现为隆起、质硬的红色病变(草莓状瘤),位于皮下者为微隆起的蓝色病变,有时可出现出血性溃疡。

持续消退期:10~12 个月进入平台期后生长速度和身体生长速度一致。在 1 岁后开始进入消退,肿瘤颜色变浅,病变中心皮肤发白,肿瘤萎缩,持续消退期可到 7~9 岁。

终末消退期:以浅表柔软的肿块为特征,50% 的儿童在 5 岁,70% 的在 7 岁,90% 在 9 岁可消退。肿瘤的大小、深度、部位、不影响消退速度。有时临床表现的改善可持续到 12 岁。50% 患儿会残留有皮肤损害、脂肪组织纤维化、毛细血管扩张,瘢痕以及皮肤溃疡。

(二)先天性血管瘤(congenital hemangioma,CH)

先天性血管瘤是血管瘤的一种特殊类型,又称为先天性非进展性血管瘤(congenital nonprogressive hemangioma),其特点是出生时即存在,并完成增长。少数在胎儿超声检查时发现。

1. 临床特点　①与婴幼儿血管瘤不同,在出生时已发育完全,无出生后增长阶段。②外观为红色或紫罗兰色,毛细血管扩张较粗糙,中心部位苍白,周围有苍白色晕。直径较婴幼儿血管瘤大,多见于四肢,男女发病一样。

2. 分类与表现　①根据消退情况可分为:快速消退型先天性血管瘤(RICH)、非消退型先天性血管瘤(NICH)、部分消退型血管瘤(PICH)。②快速消退型先天性血管瘤大多在出生 1 年内完全消退。累及部位依次为肢体、头颈和躯干。消退后一般不留明显的脂肪变化。③非消退型先天性血管瘤不增长或增长缓慢,不会自行消退。发病部位依次为头颈、肢体和躯干与 RICH 相同。

(三)卡波西样血管内皮瘤(Kaposiform hemangioendothelialoma KHE)

1. 临床特点　①KHE 是一种少见的局部浸润性生长的交界性血管瘤,但无转移。②男女发病一样,50% 出生时即可见。③肿瘤直径大,通常超过 5cm,单发,早期肿瘤就开始增长,一般在 2 岁后开始部分消退。④肿瘤长期存在,可无症状。肿瘤较大者可合并血小板减少称作 Kasabach-Merritt 综合征或 Kasabach-Merritt phenomenon(KMP),纤维蛋白、降低、D 二聚体升高。

2. 预后　①50% 卡波西样血管内皮瘤患者可发生 KMP,死亡率高。②卡波西样血管内皮瘤与丛状血管瘤临床表现和组织学特点类似,丛状血管瘤具有更明显的红斑样改变。

（四）化脓性肉芽肿（Pyogenic Granuloma PG）

1. 临床特点　①PG 又称为分叶状血管瘤,直径较小,孤立单发的红色丘疹样肿瘤,有蒂,生长迅速,多累及皮肤,其次为黏膜。②发病部位依次为头颈、躯干、四肢,头部依次为颊部、口腔、头皮、前额、眼睑、唇部。③男女发病比率 2∶1,随年龄增长发病率下降。

2. 并发症　化脓性肉芽肿常见并发症为出血和皮肤溃疡。

（五）毛细血管瘤

包括浅表的草莓状血管瘤和深部的混合型血管瘤。毛细血管瘤压迫和体位试验不明显,质地较硬。可包括新分类中的婴幼儿血管瘤、先天性血管瘤和毛细血管畸形、静脉血管畸形、毛细血管静脉畸形等。

（六）海绵状血管瘤

1. 临床特点　①以先天性静脉畸形为主,部位较深,从表皮下到深部骨骼、关节及肌肉,内脏等均可分布,由于位置较深,常表现为蓝紫色,病灶有压缩感,体位试验阳性。海绵状血管瘤出生即存在,以身体呈比例生长。②海绵状血管瘤包括一部分深部组织的婴幼儿血管瘤,因此需加以鉴别。③混合型血管瘤以前认为是草莓状血管瘤和海绵状血管的混合,有时难以区分,以毛细血管瘤为主的混合型血管瘤有快速增长期,深部病变有时可影响重要生理功能,甚至危及生命,但可自然消退。

2. 合并症　①Maffucci 综合征是累及软骨和血管的联合畸形,以多发性海绵状血管瘤伴一侧肢体的骨软骨瘤为特征,50% 可发展为软骨肉瘤。②蓝色橡皮奶头样痣 Blue rubber-bleb nevus 是罕见的皮肤肠血管瘤综合征,海绵状血管以橡皮奶头样中间蓝色凸起为特征,皮肤和胃肠血管可广泛累及,可出现黑便和贫血。

（七）蔓状血管瘤

以粗大迁曲且有搏动性的静脉为主,为高流量的先天性动静脉畸形,在毛细血管畸形和静脉畸形上合并先天性小动静脉瘘。除了有迁曲搏动性血管,局部皮温高,可扪及震颤,局部可闻及吹风样杂音。

三、辅 助 检 查

（一）影像学检查

影像学检查包括血管造影、CT 血管成像、MR 血管成像,彩色多普勒超声检查可明确血管瘤的部位和范围。

影像学检查是血管瘤主要的辅助检查,诊断价值高,有助于疾病的分类和指导治疗。

（二）组织病理学检查

1. 葡萄糖转运体蛋白 -1 的免疫染色可将增殖期血管瘤与血管畸形,先天性血管瘤、卡波西样血管内皮瘤、脓性肉芽肿、血管内皮细胞瘤和血管肉瘤区分。

2. 卡波西样血管内皮瘤的组织学特点是内皮细胞内衬的毛细血管的浸润面或结节。

3. 血管间歇可见红细胞碎片和扩张的淋巴管,含铁血黄素沉积。丛状毛细管血管瘤以真皮层中下 1/3 出现的小毛细血管丛为特征性改变。

4. 脓性肉芽肿肥大细胞数量正常,低倍镜下呈外生性生长,有蒂。

5. 浅表病变在水肿的基质中有未成熟的毛细血管和成纤维细胞,类似肉芽组织。

四、诊断问题

1. 根据病史、年龄、性别及病变形态,结合影像学检查,诊断血管瘤容易。

2. 关键是血管瘤的分类,诊断困难时需行组织活检,明确诊断和治疗方案。

3. 血管瘤和血管畸形虽然生物学特性和临床表现差异明显,但在临床上仍容易混淆。尤其是深部组织,临床有时难以准确判断。血管瘤和血管畸形的区别如下:

(1) 血管瘤:血管瘤有快速生长期是一个非常重要的鉴别指征,女婴多见,男:女为1:3,常在出生2周后明显,2~3个月后即进入增殖期。1岁左右逐渐消退,消退率可达98%。严重患者可出现 Kasabach-Merritts 综合征。组织病理以血管内皮细胞增殖为特征,血管内皮丰富,肥大细胞增多,可见多层基膜。体外内皮细胞培养可形成毛细血管。

(2) 血管畸形:内皮细胞生长正常的血管病变。男女发病比例为1:1,出生时即发现,随年龄增长而呈比例增长,无突然增大的病史,也不会自行消退,可伴有动静脉瘘。组织病理内皮细胞扁平,肥大细胞数正常,为单层基膜。内皮细胞,体外很难培养。

五、治　疗

(一) 治疗原则

1. 血管瘤大多可自行消退,因此大多不需要经积极治疗。

2. 但血管瘤可因外观带来较大的心理影响。其次,特殊部位,重要器官功能障碍、血管瘤破裂大出血、出现严重并发症时需考虑积极治疗。

3. 治疗应根据病变的部位、深度、范围、大小、是否增殖期、是否有功能障碍、治疗方法的有效性、患者家属的意愿等做出决定。

4. 根据患者的不同病情选择不同的方法,采用一种或多种方法进行个体化治疗。

(二) 随访观察

非重要部位的增殖期或已处于消退期的血管瘤,如体积较小,或处于生长稳定期,未对美观和功能造成重要影响,可定期随访观察。尽量采用照相或定期测量等方法监测血管瘤的生长速度,作详细记录,以便比较。

(三) 治疗方法

治疗方法包括药物、局部药物注射、手术切除,介入栓塞治疗、硬化剂、放射性核素治疗、激光治疗、铜针疗法、加压包扎、冷冻治疗等。

但任何治疗都不能像自行消退那样令人满意。只有在出现以下情况时应考虑积极治疗:血管瘤快速增长;大面积血管瘤伴出血、感染或溃疡;影响患者生命和重要功能如呼吸、吞咽、视力、运动功能等;血小板减小综合征(Kasabach-Merritt 综合征);充血性心力衰竭;病变侵犯面部等重要结构,严重影响外观等。

(四) 药物治疗

药物治疗适用于全身多发性血管瘤、快速增殖的血管瘤、累及重要器官并伴有严重并发症或危及生命的血管瘤。

治疗药物主要包括普萘洛尔、皮质激素、α-干扰素、抗癌药物(环磷酰胺、长春新碱、平阳霉素)、咪喹莫特等。

1. 普萘洛尔(心得安) 普萘洛尔对于增殖期血管瘤安全有效,其不良作用远低于激素,是目前治疗血管瘤的一线药物,有效率可达80%,但其血管瘤的具体作用机制,尚不明确。普萘洛尔可以有效控制血管瘤的增殖,并促进其消退。普萘洛尔是非选择性β肾上腺素能受体阻滞药,主要用于治疗心律失常、心绞痛、高血压等疾病。普萘洛尔按1.0~1.5mg/kg剂量用药,每天1次,连续服用1~5个月,尤其对腮腺等深部血管瘤,疗效更好。目前未观察到严重不良反应。

2. 激素治疗 皮质激素一直是治疗严重血管瘤的一线药物。但自从普萘洛尔被成功用于治疗血管瘤以来,口服激素已经不再是治疗血管瘤的一线药物。口服激素治疗适用于肿瘤较大,难以局部注射治疗,有发充血性心衰、血小板减少症等全身影响、影响视力或呼吸等重要功能以及病变位于易产生畸形的解剖部位等。临床上常用的激素是泼尼松,剂量2~3mg/kg,每天1次,1周后观察疗效,如血管瘤停止生长或变小,则继续同样剂量,连续使用3周;如疗效不明显,增加剂量至5mg/kg,1周后再次评价疗效,连续观察3周后,第4~8周内逐渐减少剂量直至停药。可同时给予抑酸剂预防应激性溃疡。

激素治疗常见的不良反应主要是满月脸,影响生长和易患严重感染,停药后症状可消失。

(五)局部药物注射

1. 激素注射治疗 主要适用于较小的局限性的血管瘤,并累及鼻、颊部口唇,眼睑等影响美观的部位,有效率可达80%。可减轻口服激素带来的全身不良反应。

2. 平阳霉素注射治疗 平阳霉素适用于经激素治疗疗效不佳者,或患者就诊时年龄已超过1岁者。治疗皮肤、黏膜较表浅的血管瘤,平阳霉素的浓度为1mg/ml,1次剂量不超过4mg;治疗深部血管瘤,平阳霉素的剂量为1.5~2.0mg/ml,1次剂量不超过8mg;婴幼儿局部注射剂量不超过2mg/次。一般直径1.5cm以下的血管瘤,1次注射即可治愈;瘤体较大或多发病变者,一般注射3~5次瘤体明显缩小,并于注射后7~30天内有效。对大面积血管瘤,在激素治疗间歇期,局部注射平阳霉素效果较好,一般采取分点注射法,间隔1~2周重复注射。婴幼儿平阳霉素总剂量不宜超过30~40mg。

3. α-干扰素(α-IFN) 主要用于皮质激素治疗无效或出现并发症的患者是血管瘤的二线用药。α-IFN也可用于Kasabach-Merritt综合征的治疗。常用剂量是每天皮下注射1次,剂量为200万~300万 U/m^2,大部分患者需要6~12月。α-IFN也可以进行瘤内注射,方法是第1周每天1次,每次100万~300万 U/m^2,平均疗程8周。α-IFN治疗血管瘤消退的速度比激素治疗慢。不良反应包括轻热、中性粒细胞减少、转氨酶升高等,少数患者可发生痉挛性双侧瘫痪,停药后可缓解。如果治疗1个月后未见有效,或者出现严重的不良反应,应停止使用。因干扰素有神经后遗症的风险,对于皮质激素治疗失败的婴幼儿血管瘤和卡波西样血管内皮瘤,现多用长春新碱。

4. 其他药物 卡波西样血管内皮瘤对长春新碱反应最好,其次是干扰素和皮质激素。长春新碱用量方法:每周0.05~0.065mg/kg,疗程6个月。重度血小板减少症患者输注血小板无效,并可能加重水肿,肝素有加重出血的风险,也应尽量避免使用,一般到2岁时,血小板计数可恢复正常。

（六）手术治疗

手术治疗一般不作为血管瘤的首选治疗。血管瘤经保守治疗或激光治疗后仍有较大残存病变者，可在消退期行手术治疗。手术治疗目的是切除残存病变、瘢痕、畸形、色素沉着、脂肪堆积等，进一步改善外形和功能。

根治性切除是治愈血管畸形的唯一手段，但临床上往往因病变范围较大，手术切除出血多，强行切除会导致功能障碍或严重影响美容。手术前行辅以栓塞或硬化治疗，可提高手术切除率，姑息手术后对残留病变辅以栓塞/硬化治疗都能有效地提高治疗效果。

（七）激光治疗

激光治疗是通过血管内氧合血红蛋白在580nm波长附近存在吸收高峰而周围组织吸收热少的特性，通过选择性光热凝固作用，导致血管闭塞从而达到治疗目的。

激光治疗的穿透力有限，大多用于小的、浅表血管瘤的治疗。临床应用的激光种类较多，有氩激光、CO_2激光、脉冲染料激光以及Nd:YAG激光等。氩激光，CO_2激光治疗后为非选择性光热作用，瘢痕发生率高，目前应用较少。

近年来有学者提倡闪光灯泵脉冲染料激光（flash lamp-pumped pulsed dye laser，FPDL）治疗增殖性血管瘤，因为它具有选择性光敏作用，能选择性破坏血管并防止正常组织热损伤，最初用于葡萄酒色斑的治疗，后逐渐用于皮肤浅表血管瘤的治疗，具有促进浅表血管瘤消退，并抑制血管增殖的作用。FPDL目前指征主要是消退期血管瘤，治疗残余毛细血管扩张。FPDL最大穿透深度仅为1.2mm，对深部血管瘤的治疗受限制。常见并发症包括萎缩性瘢痕、溃疡、术后紫癜以及暂时性色素沉着等。

Nd:YAG激光通过非选择性热损伤效应可促进血管瘤的消退，激光穿透深度可达4~6mm，更适合治疗大或深的血管瘤。对于深部病变，Nd:YAG激光可和手术结合，进行组织内照射，以减少皮肤损伤，并更加有效地缩减病变。。Nd:YAG激光可通过内镜治疗位于支气管、消化道以及膀胱等深部器官的血管瘤。Nd:YAG激光同样也有产生瘢痕的并发症。

（八）介入栓塞治疗

介入栓塞治疗适用较大血管瘤合并充血性心力衰竭，以及具有高流量型的血管畸形，如动静脉畸形尤其是伴动静脉瘘者（图19-5，图19-6）。

栓塞血动脉主干常和局部血管瘤硬化治疗相结合，减少侧支循环建立，提高血管瘤的治疗效果。术前栓塞可提高手术切除成功率，减少术中失血。栓塞材料有聚乙烯醇（PVA）颗粒、氰基丙烯酸丁酯（NBCA）、Onyx液态栓塞系统，弹簧圈等。

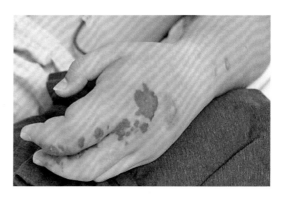

图19-5　手部毛细血管静脉动静脉畸形

（九）硬化剂治疗

硬化剂治疗是在超声和造影下经皮直接穿刺或经导管到达病变部位注射硬化剂，使血管闭塞，以达到消除血管瘤病变的目的。

血管瘤一般需多次治疗。造影下使用路径图可进行精确定位注射。超声引导下穿刺有助于提高穿刺成功率，注射前需回抽是否有血，确保血管腔内注射。无水乙醇是作用最强的

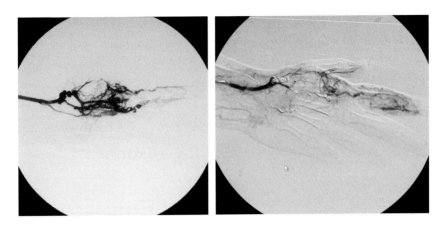

图 19-6 手部动脉造影显示明显的动静脉瘘以及弹簧圈栓塞治疗

硬化剂,不仅能使血管闭合,诱发血栓形成,还能导致周围组织坏死,同时并发症,如水肿、组织坏死、外周神经损伤等也较严重,现应用较少。

泡沫可以增加硬化剂和血管壁的接触面积和黏滞性,大大提高硬化剂的效果。目前泡沫硬化剂治疗血管瘤越来越多,具有较好的前景,但每次剂量一般不超过 10ml,需要多次注射。

(十) 其他治疗

1. 放射治疗 对增殖期血管瘤有明显抑制作用,但可遗留瘢痕,色素减退等,影响血管瘤消退后的效果。放疗目前多用于危及生命或影响重要功能的血管瘤充血性心力衰竭、呼吸困难以及 Kasabach-Merritt 综合征等。放射剂量每次 2Gy,总量不超过 10Gy。放射性核素贴敷,如 ^{90} 锶(^{90}Sr) 敷贴可用于治疗早期、增殖期浅表血管瘤,可在门诊或病房实施,操作较简便。放射性核素贴敷有潜在的放射危害。

2. 冷冻治疗 用于浅表血管瘤的治疗,但冷冻治疗后可出现寒冷性荨麻疹、冷沉淀纤维蛋白原血症以及萎缩性瘢痕、组织挛缩等并发症和不良反应。冷冻治疗现已很少用于血管瘤的治疗。

3. 压迫治疗 主要适用四肢、躯干等部位血管瘤的辅助治疗,压迫治疗对 Kasabach-Merritt 综合征有一定的疗效,可降低血管瘤并发症的发生,但仅为辅助治疗方法。

血管瘤的治疗方法多,但大多数治疗方法为姑息性治疗。较小的、稳定期或消退期的血管瘤可以观察;浅表血管瘤可采用局部用药和激光。深部位血管瘤可采用激素、平阳霉素瘤内或硬化剂注射治疗;生长快速、较大的血管瘤以及影响重要功能的血管瘤首选普萘洛尔和激素治疗,治疗无效时,可采用干扰素和长春新碱等药物。手术治疗一般不作为首选治疗方法,仅用较局限的病变。目前多采用微创治疗方法多,常常是多种方法联合使用。

参考文献

1. Dasgupta R, Fishman SJ. ISSVA classification. Semin Pediatr Surg, 2001, 23(4):158-161.

2. Gokani V J, Kangesu L. Vascular anomalies. Surgery, 2015, 33(7):345-352.

3. 张培华. 临床血管外科学. 北京:科学出版社,2003.

4. Lee BB,Villavicencio L. General considerations Congenital vascular malformations. Section 9. Arteriovenous anomalies. pp. 1046-1064. In:Cronenwett JL,Johnston KW,editors. Rutherford's vascular surgery. 7th ed. Philadelphia,PA,USA:Saunders Elsevier,2010.

第二十章 功能性血管疾病

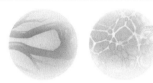

功能性血管疾病是与器质性血管疾病相对而言,主要以肢端或末梢的血管痉挛、微动脉和微静脉的异常收缩与扩张,对环境和对温度的过度不良为主要表现的一类疾病。一般地说,此类疾病是由支配器官的神经系统失调引起,组织结构不发生改变。功能性血管疾病诊断一旦确定,可通过药物对自主神经功能的调节,并辅以适当的对症处理,总体预后较好。外周血管功能性循环障碍主要包括原发性雷诺病和继发性雷诺综合征、红斑性肢痛症、手足发绀症、网状青斑症等疾病。

第一节 雷诺病和雷诺征

诊断要点

- 好发于 20~40 岁的女性,手指对称性受累。
- 在寒冷刺激或情绪激动时,指端皮肤出现有规律性的颜色变化,即苍白→发绀→潮红→正常。
- 原发性雷诺病体检时一般伴随其他疾病,继发性雷诺征则同时伴有某种全身性疾病的临床表现,有相关的器官血管损害。
- 原发性雷诺病无潜在的疾病及营养性改变,雷诺现象发生至少 2 年。

一、概　述

雷诺病与雷诺征是由于支配周围血管的交感神经功能紊乱引起的肢端小动脉痉挛性疾病,又称肢端动脉痉挛症。病人在寒冷刺激或情绪激动时,指端皮肤出现有规律性的颜色变化,即苍白→发绀→潮红→正常。1862 年法国学者 Mauriee Raynaud 首先报道这一疾病并提出指动脉痉挛是其发病机制,多见于 20~40 岁女性,一般以双手指最常见,亦可发于足趾。1932 年,Allen 和 Brown 认为雷诺所描述的病症有两种类型:一是没有原发性疾病者,病情稳定,称雷诺病;二是伴随其他系统疾病的称雷诺征或雷诺现象,多半病情较重,可以发生手指坏疽。由于两者的临床表现大致相同,故在本节中一并讨论。

中医学中并没有雷诺病与雷诺征的病名,但文献中有类似的临床表现记载,如《伤寒杂病论》中即有"手足厥冷,脉细欲绝者,当归四逆汤主之。若其内有久寒者,加吴茱萸、生姜汤主之","血痹阴阳俱微,寸口关上微,尺中小紧,外证身体不仁,如风痹状,黄芪桂枝五物汤主之"。清《医宗金鉴》论述:"脉痹、脉中血不和而色变也。"本病属中医"寒厥""脉痹""寒痹""四肢逆冷"等范畴。

二、临床表现

（一）症状

1. **手指的颜色变化** ①当寒冷刺激、情绪激动精神紧张时,手指皮肤出现苍白和发绀,经保暖后,皮色变潮红,则有温热和涨感,继而皮色恢复正常。即苍白→发绀→潮红→正常的四色变化。②受累手指常呈对称性,皮色变化多按4、5、3、2指顺序发展,拇指因肌肉较多血液供应比较丰富而很少受累。③皮色变化先从末节开始向上发展,但很少超过腕部,都发生在双手,足趾发病者少见。④晚期病人,在发作时仅有苍白或发绀。

2. **伴随症状** ①颜色改变时可伴随手指末梢麻木、发凉和刺痛。缓解后有胀感。②疾病早期,上述变化在寒冷季节频繁发作,症状明显,持续时间长,而在温热季节则反之。如果病情严重,即使在夏季阴雨天气也发作。③严重病例指端皮肤出现营养障碍,如皮肤干燥、肌肉萎缩、指甲脆裂、甲周易感染。④病人多有自主神经功能紊乱症状,如易兴奋、感情易冲动、多疑郁闷、失眠多梦等。⑤雷诺病无其他全身症状,雷诺现象可同时伴有原发病之临床表现。

（二）体征

1. **动脉狭窄或闭塞性改变** 病变后期,持续痉挛可造成指动脉的狭窄与闭塞。闭塞后可有指端潜在性溃疡和小面积坏疽,且伴有剧烈疼痛。

2. **溃疡愈合后遗留点状皮肤瘢痕** 指端动脉的器质性变化与病情轻重及病程长短有关。

（三）辅助检查

对于缺乏典型表现的患者,仅依据其主诉难以确定诊断。因而需要做辅助检查和诱发动脉痉挛试验,以明确诊断和了解末梢循环情况。

1. **冷激发试验** 手指受寒降温后,采用光电容积描记仪(PPG)描记手指循环恢复至正常所需的时间,作为估计指端循环情况的简单可靠、无损伤性的检查方法。

方法:病人应安静地坐在室内(室温 $26\pm2℃$)30 分钟,用 PPG 描记指端循环波形后,将两手浸入冰水中 1 分钟,立即擦干,然后再每分钟描记手指循环共 5 分钟。

临床意义:正常人指端循环在 0~2 分钟内恢复到基线,可雷诺综合征病人,指端循环恢复到正常所需时间要明显延长(超过 5 分钟)。正常人指端动脉波呈双向形,即具有主峰波和重波。而雷诺综合征病人动脉波呈单向形,波峰低钝平坦,甚至消失。

此试验方法,还可用于评估治疗效果,倘若病人用药后症状好转,指端循环恢复时间将缩短。

2. **手指温度恢复时间测定** 病人坐在室温 $24\pm2℃$ 的房间内 30 分钟,用热敏电阻探头测定手指,将手指浸于冰块和水的混合物液中 20 秒,予以擦干,然后再每分钟测量手指温度 1 次,直至温度恢复到原来水平。

95% 正常人手指温度在 15 分钟内恢复到基线,而绝大多数雷诺综合征病人,手指温度恢复到正常所需时间要超过 20 分钟,这可用来估计手指血流情况,为雷诺征诊断提供客观论据。该试验还可用于估计治疗效果。

3. 指动脉压力测定　用光电容积描记法测定指动脉压力,如指动脉压力低于肱动脉压 5.33kPa(40mmHg),应考虑有阻塞病变。亦可作冷水试验后测定动脉压,压力降低 >20% 为阳性。

4. 甲皱微循环检查　在间歇期与发作期的 3 个不同阶段微循环变化有所不同,非发作期轻症患者可无异常所见。轻者甲皱循环改变不明显,以管袢数减少,畸形管袢数增加等形态改变较多见;重者毛细血管周围有散在红细胞渗出,偶见小出血点,管袢内血流缓慢瘀滞,如为结缔组织病引起的雷诺现象,可见袢顶显著膨大或微血管口径极度扩张形成“巨型管袢”,管袢周围有成层排列的出血点。这有助于区分是雷诺病还是继发性雷诺征。

5. 手指动脉造影　必要时,做上肢动脉造影,了解手指动脉情况,有助于确定雷诺综合征的诊断。还能显示动脉是否有器质性病变。末梢动脉痉挛者,尤以掌指动脉最为明显。动脉造影显示管腔细小,动脉多是蛇形弯曲;晚期改变为指动脉内膜粗糙、管腔狭窄或阻塞。这些改变一般不出现在掌弓动脉近侧。但动脉造影是一种损伤性的检查方法,而且比较复杂,因此,不宜作为常规检查。

6. 其他　做相关的实验室检查和其他辅助检查以寻找继发性雷诺病的原发病,如:抗核抗体(anti-nuclear antibody,ANA)、类风湿因子(rheumatoid factor,RF)、抗环瓜氨酸肽抗体(抗 cyclic citrullinated peptid 抗体,抗 CCP 抗体)、抗双链 DNA(double-stranded DNA,dsDNA)抗体、抗可提取性核抗原(extractable nuclear antigen,ENA)抗体谱及抗中性粒细胞胞质抗体(anti-neutrophilcytoplasmic antibodies,ANCA)、抗着丝点抗体(CREST 综合征的特异性抗体)、抗 Scl-70 抗体(PSS 的特异性抗体)、免疫球蛋白、补体、冷球蛋白测定、Coombs 实验、抗 RNP 抗体(对混合型结缔组织病有特异性)等检查。测定上肢神经传导速度,以发现可能存在的腕管综合征。手部 X 线平片有助于发现类风湿关节炎和手指钙化症等。

三、诊 断 问 题

1. 本病几乎都发生于 20~40 岁女性,男性少见,多发生在寒冷地区,冬季多见,夏季少见。主要是动脉痉挛而出现的“白手”或“白指”,伴有不同程度的神经系统症状,手痛、麻木、无力、感觉障碍,甚至关节畸形,骨质疏松。

2. 注意雷诺病和雷诺征的区别。

四、临 床 分 型

(一)临床分期

根据临床特点与病理变化将其分为三期。

1. 痉挛缺血期　指趾动脉最先发生痉挛,继之毛细血管和小静脉亦痉挛,皮肤苍白。

2. 瘀血缺氧期　动脉痉挛先消退,毛细血管内血液淤滞、缺氧,皮肤出现发绀。

3. 扩张充血期　痉挛全部解除后,出现反应性血管扩张充血,皮肤潮红。然后转为正常肤色。

(二)中医辨证分型

根据病人的发病特点并结合多种辨证方法,我们将其分为五种证型。

1. 气虚寒盛证　证见四肢末端皮色苍白、发凉,肢端肌肤麻木、青紫,肢端胀痛,气短懒言,神疲乏力等,舌质淡,有齿痕,苔薄白,脉细弱无力。

2. 阳虚寒凝证　证见遇寒则肢端冰冷,苍白如蜡状,握摄无力,肿胀麻木,精神萎靡,面色不华,畏寒喜暖,脘腹胀满,舌体胖大,舌质淡,苔白,脉沉细。

3. 气滞血瘀证　证见肢端出现持续性青紫、发凉、胀痛、麻木,遇寒凉更甚。指趾端肌肤可出现瘀点或跌阳脉减弱或消失,胁肋胀痛,心烦易怒,情绪不稳或猜疑抑郁,舌紫黯或有瘀斑,脉沉迟或沉涩。

4. 阳气虚弱、血脉瘀阻证　证见皮肤干燥,肤质或萎缩或肥厚,指甲呈纵向弯曲、畸形,指垫消瘦,末节指骨脱钙,指端阴疽疡溃,延及指下,引起指甲和甲床分离,疼痛剧烈,甚则坏疽,舌黯紫而淡,边有瘀斑,脉沉涩。

5. 瘀血蕴结,毒邪化热证　证见指趾肿胀、疼痛、灼热,肢端发生溃疡,甚或发生局部坏疽,发红肿胀,皮肤破溃,夜间疼痛难忍,溲赤便结,舌红绛苔黄腻,脉弦滑或弦细数。

五、鉴 别 诊 断

应注意与其他以皮肤颜色改变为特征的血管功能紊乱性疾病相鉴别。

（一）手足发绀症

是自主神经功能紊乱所致的血管痉挛性疾病。多见于青年女性,手足皮肤呈对称性均匀发绀,寒冷可使症状加重,常伴有皮肤划痕症或手足多汗等自主神经功能紊乱现象。其病理改变是肢端小动脉持续性痉挛及毛细血管和静脉曲张,需与雷诺综合征鉴别。手足发绀症患者无典型的皮肤颜色改变,发绀范围较广泛,累及整个手和足,甚至可涉及整个肢体,发绀持续时间较长,寒冷虽可使症状加重,但在温暖环境中常不能使症状立即减轻,或消失,情绪激素和精神紧张一般不诱发本病。

（二）网状青斑

多为女性,因小动脉痉挛,毛细血管和静脉无张力性扩张。皮肤呈持续性网状或斑点状发绀。病变多发生于下肢,偶可累及上肢、躯干和面部。患肢常伴发冷、麻木和感觉异常。寒冷或肢体下垂时青斑明显。在温暖环境中或抬高患肢后,斑纹减轻或消失。临床上可分为大理石样皮斑、特发性网状紫斑及症状性网状青斑三种类型。

（三）红斑性肢痛证

病因尚不清楚。病理变化为肢端对称性、阵发性血管扩张。多见于青年女性,起病急骤,两足同时发病,偶可累及双手。呈对称性阵发性严重灼痛。当足部温度超过临界温度(33~34℃)时,如足部在温暖的被褥内,疼痛即可发作,多为烧灼样,也可为刺痛或胀痛。肢体下垂、站立,运动时均可诱发疼痛发作,抬高患肢、休息或将足部露在被褥外,疼痛可缓解。症状发作时,足部皮色呈潮红充血,皮温升高伴出汗,足背和胫后动脉搏动增强。根据表现特征,易与雷诺综合征相似。少数红斑性肢痛症可继发于真性红细胞增多症或糖尿病等。

（四）冷球蛋白血症

本病是一种免疫复合物病。约15%病人以雷诺征为首发症状,主要表现有皮肤紫癜,为下肢间歇发作的出血性皮损,消退后常留有色素沉着,严重者在外踝部形成溃疡,少数可有指端坏疽,溃疡也见于鼻、口腔、喉、气管黏膜及耳。约70%的病人有关节痛,50%病人有肾损害,其次有肝脾肿大、神经系统损害等。血中冷球蛋白增高、C3补体降低、RF阳性、丙球蛋白增高等。

（五）腕管综合征

本征是由于正中神经在腕管内受压迫而引起，主要表现是手指烧灼样疼痛，活动患手后指麻木可解除，手指痛觉减退或感觉消失，鱼际肌肉萎缩。但无间歇性皮肤颜色改变，无对称性。

（六）冻疮综合征

多见于温度低、湿度大的地方，尤其是初冬和初春季节，以儿童和青少年女性多见。好发部位在双手、双足、耳、鼻尖。冻疮病人对寒冷敏感，初期手背皮肤红肿，继而出现紫红色界限性小肿块，疼痛，遇热后局部充血，灼痒，甚而出现水疱，形成溃疡，愈合缓慢，常遗留萎缩性瘢痕。本病常连年复发。

六、治　疗

（一）一般治疗

1. 由于雷诺现象受各种刺激的诱发，因此减少寒冷、情绪和工作等的刺激非常重要。

2. 注意保温和避免寒冷接触，如有条件移居气候温和、干燥地区。工作时细心保护手指避免刺伤、切伤和挫伤，因轻微损伤容易引起指尖溃疡或其他营养性病变。

3. 戒烟在治疗雷诺现象中有重要的位置。

4. 常用热水泡手脚（避免烫伤），经常锻炼，尤其双手双脚，以改善血液循环，减少血管的痉挛。

（二）药物治疗

药物治疗对大多数的雷诺患者来说常常可取得良好的效果。即使有各种手术治疗可供选择，但药物治疗仍占有重要地位，也是其他治疗方法不可替代的。

1. 钙通道阻滞剂（CCBS）　是治疗雷诺现象最常用的药物。硝苯地平（nifedipine）可以缓解雷诺现象的发作，在一项长期对照的试验中显示，每天给予硝苯地平缓释剂 30~60mg 可以降低雷诺现象的发作频率达 66%。也有实验称前列地尔、阿司匹林和硝苯地平联合用药治疗雷诺综合征能明显改善指（趾）末梢的缺血症状，减轻患者痛苦，改善血流速度和多种血液黏度指标，与单用硝苯地平比较，有显著优势，且无明显药物不良反应。

2. α- 肾上腺素能受体拮抗剂　α 抗交感神经药可以缓解雷诺现象的发生，没有明显的证据显示 β 受体阻断剂可以治疗雷诺现象，仅 α- 肾上腺素能受体拮抗剂有治疗作用，且近年研究口服 40mg 的 OPC-28326 可以明显缩短冷刺激后皮肤温度的回升时间，因而对雷诺现象患者有治疗作用。

3. 血管紧张素转换酶抑制剂及血管紧张素 II 受体阻滞剂　卡托普利（captopri）是一种血管紧张素转换酶抑制剂，每次 25~50mg，口服，3 次 / 日，剂量可逐渐增加，它能减少雷诺现象的发作频率，尤其是原发性雷诺现象的发作频率；血管紧张素 II 受体阻滞剂对雷诺现象的治疗有一定疗效。Wood 等比较氯沙坦（losartan）与硝苯地平治疗原发性和继发性雷诺现象的有效性和耐受性，结果发现两种药物治疗均可减少疾病的发作，但氯沙坦治疗作用明显大于硝苯地平。

4. 磷酸二酯酶抑制剂西地那非（sildenafil）　是一种选择性的磷酸二酯酶抑制剂，它通过 cGMP 途径使血管平滑肌松弛，明显增加手指毛细血管的血流量，从而减少雷诺现象发生的频率、降低严重程度及加快溃疡的愈合。Roland Fries 等用每天两次 50mg 的西登那非和安慰剂对纳入的研究对象进行 4 周的治疗证实了这一结果,类似的双盲实验证实伐地那非(vardenafil)使用后,大部分患者的指间动脉血流量增加。

5. 血管加压素受体阻断剂　血管加压素作用于血管内皮及血管平滑肌细胞 V1a 受体,通过激活磷脂酶 C 增加细胞内钙离子浓度,介导血管收缩,血管加压素受体阻断剂可阻断此种血管收缩效应,从而减少雷诺现象的发生。有研究表明每天给予一次 300mg SR49059 可以改善冷刺激引起的血压下降,并且可以缩短冷刺激后皮肤温度的恢复时间。

6. 选择性血清素吸入抑制剂　氟西汀(fluoxetine)是一种选择性的 5- 羟色胺再摄取抑制剂,能有效地抑制神经元从突触间隙中摄取 5- 羟色胺。每次 20mg,每天一次进行治疗,可以改善原发性雷诺现象的女性患者受冷刺激后皮肤的温度且没有明显的副作用。

7. 5- 羟色胺拮抗剂　凯他色林 10mg,3 次 / 天静脉注射。其可拮抗 5- 羟色胺的缩血管及血小板凝集作用,可控制雷诺现象及肢端溃疡。

8. 抗氧化剂　雷诺现象的发生牵涉到神经、血管、炎症介质和免疫系统,有缺血再灌注损伤,抗氧化剂可以保护血管内膜。每天给予 500mg 的普罗布考能有效地控制雷诺现象的发作。

9. 前列腺素及其类似物　伊洛前列素为前列环素类似物,有扩张血管、抑制血小板聚集及抑制血管重构作用。能改善难治性 RP 的临床表现。静脉用伊洛前列素治疗 RP 的疗效优于口服伊洛前列素,不仅可显著降低继发性 RP 的发作频率,还可促进指端溃疡的愈合。

10. 他汀类药物　有延缓血管损伤及增加血管内皮功能的作用,提高伴有雷诺现象和手指溃疡的硬皮病的临床疗效,并有高安全性、低成本、耐受性好的特点。

11. 改善循环药物　低分子右旋糖酐:500ml/d,10~20 天为一疗程。脉络宁:20ml 加入 10% 葡萄糖溶液 500ml,静脉滴注,14 天为一疗程,用 1~6 个疗程。丹参:8~6ml 加入 5% 葡萄糖溶液 500ml,静脉滴注,1 次 / 天,15~20 天为一疗程。

12. 纤维蛋白溶解药　可减少纤维蛋白原血症,改善微循环。己酮可可碱:用于伴肢端坏疽的患者,2 小时内静脉注射 600mg,2 次 / 天,连续 7 天后改为 400mg,3 次 / 天。尿激酶:1 万 ~2 万 U/d。

13. 其他　白三烯抑制剂可通过改善毛细血管血流量减轻血管痉挛和组织水肿。内皮素受体阻断剂波生坦可显著减少雷诺现象每天持续的时间、发作部位、发作数量和严重雷诺现象的发作频率。

14. 外用药物　外用药物手指局部涂搽 2% 硝酸甘油软膏或 1%~2% 己基烟酸软膏,2~3 次 / 天。0.5% 新霉素溶液或软膏治疗局部坏死溃疡损害。

(三)中医药内治

1. 气虚寒盛证

治法:益气温经,散寒通脉法。

方药:黄芪桂枝五物汤加减,关节肿痛加威灵仙、防己、桑枝,上肢疼痛加片姜黄,下肢疼痛加川牛膝。

2. 阳虚寒凝证

治法:温补脾肾,散寒通脉法。

方药:右归丸加减。肤色青紫者加丹参、桃仁、红花等活血化瘀之品以通血脉;关节肿痛明显者加防风、桑枝、虎杖、老鹳草、络石藤以除湿宣痹通络消肿;腹胀者加木香、炒白术、枳实以温脾理气;阳气衰微加人参,以大补元气。

3. 气滞血瘀证

治法:养心疏肝,理气活血。

方药:养心汤和柴胡疏肝散加减。血瘀严重,长时间不缓解者加刘寄奴、水蛭、路路通、干姜等活血温通之剂;肢端肿胀疼痛加威灵仙、防己、老鹳草,肉桂改用桂枝、生薏苡仁、木瓜等。

4. 阳气虚弱、血脉瘀阻证

治法:温阳益气,活血通络法。

方药:镇痛当归汤合大黄䗪虫丸加减。疼痛剧烈加乳香、没药、延胡索、鸡血藤;溃疡久不愈合可用化腐生肌之生肌玉红膏或用外敷活血祛瘀之品。

5. 瘀血蕴结,毒邪化热证

治法:清热解毒,活血止痛法。

方药:四妙勇安汤加减。疼痛剧烈加乳香、没药、延胡索活血止痛;瘀血严重者加桃仁、红花、水蛭、虻虫、大黄,气虚加太子参、西洋参补气凉血。

(四)中医外治疗法

中药熏洗:伸筋草、透骨草、乳香、没药、桑枝、艾叶、苏木、麻黄等。水煎1000ml(不去除药渣)保持43℃温洗双手,每次30分钟,中午、晚上各1次,每剂药可用3天,15天为1个疗程。

艾灸配合中药熏洗艾灸治疗取穴:曲池、外关、合谷、中渚、足三里、三阴交、行间、足临泣等交替使用。以上各穴均用艾条施灸20分钟,每日1次,10次为一疗程。中药处方:桂枝、红花、桃仁、当归、川芎、丹参、干姜、熟地、牛膝、赤芍等,以上诸药水煎,趁热熏洗患肢。每日1次,10次为一疗程。

创面换药:肢端有溃疡、坏疽者,应用大黄油纱布或生肌玉红膏纱布换药,每日一次或隔日一次,直至创面愈合。

(五)针灸治疗

针刺穴位:取八邪、外关、曲池、手三里、血海、足三里、阴陵泉、太白,坐或仰卧位,八邪每次双侧选取4穴,其余每次选取3~5穴,部常规2%碘伏无菌棉签消毒后捻转进针,得气后持住针柄不放松,同时拇指向前示指向后顺经捻转180°,并同时紧按针柄将针由天部刺至地部稍待片刻松手,留针40分钟,期间每隔10分钟施上术1次。

刺络加指端拔罐:针对十指粗细不同,选取直径在1.0~2.0cm的玻璃瓶:如青霉素粉针空瓶等,或是对应的玻璃器物,清洁后备用,同时嘱患者每次治疗前自备约250g用清水揉成的软硬合适的面团,搓成拇指粗细的长条,并依次紧绕于十指远端指关节部位皮肤上,皮肤常规消毒,用毫针点刺十指上的井穴,随后用闪火法将合适的罐留于十指上,罐口紧吸于面团上,如此留罐1分钟期间可以观察到每个手指皮色变红有数滴血液流出,1分钟后起罐常规处理穴位处皮肤,术毕,每日1次,7日为一疗程治疗,12个疗程并随访3个月后评定疗效。

(六)手术治疗

1. 局部动脉灌注治疗 血管腔内治疗技术将药物直接注到病变处供血动脉内。方法:患者右侧腹股沟区以1%利多卡因局部麻醉尖刀做2mm切口Seldinger技术穿刺右侧股动脉置入5F动脉鞘5F眼镜蛇或单弯导管在超滑导丝引导下分别将导管置入双侧肱动脉远端或桡动脉每一侧各推注罂粟碱 30mg、尿激酶 10 万 U、利血平 0.5mg、前列地尔 10g，灌注后拔除导管和导管鞘，穿刺部位压迫 15 分钟，加压包扎 6 小时，为了巩固疗效术后应用肠溶阿司匹林 100mg/d，西洛他唑 50~100mg，2 次 / 天，出院后仍继续长期服用定期复查凝血功能。

2. 化学性胸交感神经节切除术（CTS） CTS 治疗雷诺综合征创伤极小，CT 定位下 CTS 其疗效与 X 线透视定位方法相同但其操作准确，可以避免气胸的发生，可在门诊治疗。对曾经有过胸部手术、胸膜粘连不宜实施胸腔镜手术的患者且药物等保守治疗无效时可采用 CTS，而且 CTS 可以重复，易于被患者接受。

3. 动脉重建术 通过重建动脉通路的方法，使原先阻塞的病变动脉获得新的血液途径，恢复缺血组织的供血。上肢近端动脉阻塞引起的雷诺综合征血管重建的效果良好，但在腕平面及其远端动脉的口径甚小，微血管旁路术的远期通畅率并不理想。

4. 动脉内封闭疗法 采用肱动脉或桡动脉注射利血平 0.5mg 来治疗雷诺病是 1967 年 Abbud 等在利血平口服治疗雷诺病有效的基础上演变的，并认为可以避免胸交感神经切除术。方法：直接穿刺肱动脉，然后缓慢注入含利血平 0.25~0.5mg 的等渗盐水稀释液数毫升，一般可以使病情好转 10~14 天，间隔 2~3 周再重复注射。因有损伤动脉之缺点，限制了应用，但也有学者认为这是一种无效的方法，但对合并溃疡等严重病例可以试用。

5. 静脉内交感神经阻滞术 方法：病人平卧，上臂扎测血压的气囊袖带，从手腕部做静脉穿刺，用肝素盐水或生理盐水保持血管通畅，然后抬高患肢使之处于缺血状态，袖带内充气使压力维持在 33.3kPa（25mmHg），缓慢注入（10~20 分钟）胍乙啶 10~20mg 或利血平 0.5~1.25mg 加生理盐水或 0.5% 利多卡因 40ml，使药物反流至远端静脉，注完后逐渐放出袖带气体，让病人平卧 30~60 分钟，以防止或减轻心悸、鼻塞、头晕和直立性低血压反应。一般反应不需要处理，5~6 天注射一次。

6. 动脉外膜交感神经末梢切除术 即肱动脉外膜剥脱术，其意义在于使外周动脉丧失部分交感神经支配，降低动脉壁的张力，去除动脉痉挛发作的生理基础，从而达到治疗目的。特点是针对性强，远期和近期效果均好于以往的手术方式。也可采用多节段切除血管外膜交感神经的方式，即采用显微外科技术切除腕部尺、桡动脉及手部指总动脉血管外膜，解除交感神经兴奋导致手血管痉挛。

7. 肉毒杆菌毒素注射 肉毒杆菌毒素主要通过阻断冷刺激所致的血管收缩抑制血管痉挛及阻止寒冷刺激下血管平滑肌的 α 肾上腺素能受体增多，起到治疗雷诺现象（RP）的作用。目前有关注射肉毒杆菌毒素治疗难治性 RP 的研究较少。最近 1 篇综述显示，指端内注射肉毒杆菌毒素，不但可降低 RP 的发作频率，而且可通过加速局部血流速度促进指端溃疡愈合。但目前尚缺乏大规模临床试验来证实其疗效。

（七）辅助治疗

1. 运动干预 鼓励并指导患者进行相应的功能锻炼，如做保健操、打太极拳等，采用多种方法促进四肢血液循环：①双手拍打揉搓、摔手，手臂拍打，亦可将冰冷的手浸泡在 32~40℃的温水中；切忌将手指伸入热水中浸泡或烤电取暖，易造成局部血管强烈扩张，加重血管神经的损伤。转而再接触冷空气时血管会更加强直性痉挛。②按摩：指导并帮助患者从指尖开始从手背至肩部进行按摩、拍打。早中晚各 1 次，每次 10~15 分钟。③理疗、药浴等。

2. 饮食生活干预 多食用高蛋白、高维生素、高热量食物，忌食辛辣刺激食物，对有吸烟嗜好患者，应鼓励其戒烟，因烟碱刺激可引发血管痉挛，不应饮用浓茶和咖啡及其他含咖啡因类的饮料。平时应注意预防感冒,避免劳累等使症状加重因素。

3. 正负压治疗法 又称血管运动疗法,原理是通过正负压力的交替变化,产生充血和缺血的反应,使外周血管得到运动,增加了肢体血流量,改善肢体血液循环,促进微循环。方法:取坐位,将患肢置于负压舱内,上肢压力为 8~10kPa,下肢压力为 10~12kPa,每次 10~15分钟,每日一次,10~20 次为一疗程。

4. 其他 血浆交换疗法、诱导血管扩张疗法、生物反馈疗法、自我控制训练、气功疗法均有一定的疗效。

七、预 后

雷诺病经避免寒冷刺激、情绪激动、忌烟及药物和手术治疗后,一般预后较好。雷诺征则取决于原发病的治疗效果和预后,由自身免疫性疾病引起的雷诺现象,一般预后较差。

第二节 手足发绀症

诊断要点

- 多见于青年女性。
- 四肢末端持续、均匀、对称性发绀,皮温降低。
- 精神异常者发病率高。
- 四肢脉搏多正常。

一、概 述

手足发绀症又称手足蓝绀症,是一种以手足对称性、持续性皮色发绀为特征的末梢血管功能性疾病。伴有局部皮肤温度下降,而四肢脉搏正常,多因寒冷而诱发,得温暖则缓解。中医文献中无类似病名,按其临床表现,此病当属中医学"手足痛""虚劳四肢逆冷""厥证""痹证""寒痹"等范畴。如《素问·五脏生成》篇中记载"卧出而风吹之,血凝于肤者为痹"。《诸病源候论·虚劳四肢逆冷候》记载"经脉所行皆起手足,虚劳则血气衰损,不能温其四肢,故四肢逆冷也"。禀赋体质的差异,脾肾阳虚,或兼感寒邪,阳气衰微不能温煦四肢,经络不畅;或情志抑郁,肝失疏泄,冲任失调而气滞不行、血瘀四末等均可诱发本病。

二、临 床 表 现

（一）症状

发病年龄多在 20 岁左右,以青年女性为多见,很少见于男性,至中年后症状趋于缓解,已有持续存在者。精神异常者发病率较高。

1. 发绀 四肢末端,特别是双侧手套区或鞋袜区皮肤呈持续性、均匀性、对称性发绀,皮肤温度明显降低,以手部为重。其他部位的皮色正常。个别甚至唇、颊、鼻等部位亦可发生。

2. 温度与体位变化 在寒冷环境或者寒冷季节和肢体下垂时症状加重,在温暖环境或者温暖季节和肢体上举时减轻,但通常不会完全消失。

（二）体征

1. 用手按摩手足背皮肤，皮色可减轻或短时间恢复正常。局部加压后可产生白色斑点，消退缓慢。

2. 皮肤温度降低，伴有手足多汗，抚之有湿冷感，有的患者可伴见短暂性麻木或者感觉异常。

3. 患肢脉搏正常。

4. 严重者，在寒冷天气时手部会有轻度水肿，且容易发生冻疮，又可伴有网状青斑以及红绀病。如连年冻疮，手背皮肤出现慢性冻疮特有的临床表现，如团块状硬结，色素沉着，冷时疼痛，热时瘙痒，甚而出现溃疡和愈后瘢痕等。

5. 个别患者并发关节炎，肢端肥大症，卵巢功能不良等。

6. 不发生营养障碍性改变，也无溃疡和坏疽的发生，预后较好。

（三）辅助检查

1. 组胺试验　组胺试验阳性，表现为指趾皮肤呈光斑和条纹状。

2. 红外线热像检查　红外热成像显示患肢为暗黑色阴影或不显影，温度曲线波动非常显著。

3. 甲皱微循环检查　管袢周围渗出较明显，从而使管袢轮廓不清晰，同时因长时间的血流缓慢，甚至淤滞，造成微血管管袢管径变粗，血色大多呈黯红色。

4. 冷刺激试验　冷刺激试验常阳性。

三、诊 断 问 题

手足发绀症临床诊断并不困难，诊断手足发绀症须注意以下情况。

1. 四肢皮肤呈持续、均匀的青紫色，伴遇寒或情绪波动时加重，得温不能完全消失。

2. 患肢脉搏正常。

3. 伴麻木、肿胀、僵硬感或疼痛。

4. 多发于青年女性，无心、肺等器质性疾病。

四、鉴 别 诊 断

手足发绀症的病人在诊断时要注意与雷诺病和雷诺征、红斑性肢痛症、肢端硬化病、慢性冻疮综合征等疾病相鉴别。

（一）雷诺病和雷诺征

手足发绀症和雷诺病均发生于年轻女性，容易混淆。但两者皮色改变颜色不同，雷诺病患者双手手指掌侧皮肤多有典型的皮色间歇性变化，而手足发绀症无发白的皮色改变，表现的是紫蓝色，呈持续性皮色改变。

（二）红斑性肢痛症

红斑性肢痛症肢体可见发红青紫，颜色上与发绀症并不完全相同。重要的鉴别点在于前者伴有温度升高，后者皮温降低。

（三）肢端硬化病

是硬皮病的早期表现，属于结缔组织病范畴。病变以四肢末端和皮下组织硬化为主，手指逐渐变细，皮肤光亮绷紧，且伴有雷诺现象发作。

（四）高铁血红蛋白血症

主要临床表现为缺氧和发绀，经血液化验可得到确诊。

（五）嗜铬细胞瘤

可产生继发性红细胞增多症，从而表现出皮肤黏膜黯红色改变，但其主要临床表现为阵发性或持续性高血压。

（六）慢性冻疮综合征

先有慢性冻疮的临床过程和表现特点，尔后有弥漫性皮色发绀。而手足发绀症则正相反。

（七）红细胞增多症

红细胞增多症的典型临床表现为皮肤和黏膜黯红色而非发绀、脾肿大及全血细胞增多。

（八）先天性心脏病

特别是发绀型先天性心脏病。自幼出现发绀，同时伴有心脏杂音，杵状指等。

（九）慢性胸、肺疾病

发绀发生在有多年慢性胸肺疾病之老年患者，伴有胸部畸形或肺部听诊可闻及干湿性啰音、杵状指等。

（十）动脉闭塞性疾病

动脉闭塞性疾病在肢体下垂时出现的青紫，可被误解为手足发绀，但前者有其他血液循环障碍的表现，手足发绀多不对称，中年以后发病。

五、治　疗

鉴于本病的复杂性，其治疗不是某一种方法能够完全奏效，需要多种治疗措施的协同作用。

（一）一般治疗

加强体格锻炼，坚持自我按摩，解除精神负担，防寒保暖，防治冻疮等。

（二）药物治疗

病情严重者，可应用扩张血管和解除血管痉挛的药物以改善肢体血液循环。

1. 血管扩张和解痉剂　作用于肾上腺素能受体药物（α 受体阻滞剂和 β 受体兴奋剂）如妥拉唑啉、苯苄胺（酚苄明）等。①盐酸酚苄明：10~20mg，每日 2~3 次，口服。②长效托拉唑林：80mg，每日 2 次，口服。

直接扩张血管药物如烟酸、己酮可可碱、罂粟碱、前列腺素 E1 及莨菪类药物等，临床上可采用：①烟酸 50~100mg，每日三次，口服；或者100mg，每日一次，静脉注射。长期应用可引起肝功能异常和黄疸，有时可引起心悸，皮疹，恶心，呕吐，视觉障碍等，溃疡病患者禁用。②己酮可可碱 250mg 口服，每日三次。③罂粟碱 30~60mg，口服或静脉注射，每日 1~2 次。④前列地尔 5~10μg，静脉滴注，每日 1 次。⑤双氯麦角碱 每次 0.5mg，每日数次，舌下含化；或者每次 1mg，每日 3 次，口服。根据病情调整剂量。⑥654-2 10~20mg 口服，每日 3 次。⑦利血平 0.25~0.5mg，每日 3~4 次，口服。

此外，还可应用双嘧达莫（潘生丁）、环扁桃酯、吲哚美辛（吲哚美辛）等药物，也可用 1%利多卡因 5~10ml，罂粟碱 30mg 或者 654-2 20mg 肱动脉注射。

2. 其他　维生素 E：常需大剂量治疗，每日 600~1000mg，分 3~4 次口服（开始时每日

100mg,以后逐渐增加剂量)。对有高血压、冠心病、甲状腺功能不全、糖尿病、肥胖、高胆固醇血症以及肝功能异常者慎用。

（三）中医药治疗

1. 气郁证

症见:手足发绀症每因情绪变化加重,情绪易于激动,烦躁易怒,怒则四肢肿胀刺痛厥冷,舌质红,苔薄白,脉弦。

治法:疏肝解郁,活血通络。

方药:四逆散加减。

药用:柴胡、枳壳、桂枝、桃仁、红花、地龙、白芍、郁金、甘草等。

2. 寒凝证

症见:患肢喜暖怕冷,触之湿冷,麻木酸胀,皮肤发绀,舌质淡,苔薄白,脉象沉细。

治法:温经散寒,活血通络。

方药:阳和汤加减。

药用:熟地黄、灸黄芪、鸡血藤、党参、当归、干姜、赤芍、怀牛膝、肉桂、白芥子、熟附子、炙甘草、鹿角霜、地龙、麻黄等。

3. 血瘀证

症见:患肢发凉,感觉麻木,皮肤持续性发绀,舌质紫黯有瘀斑,苔薄白,脉沉细涩。

治法:活血化瘀,温经和血。

方药:血府逐瘀汤加减。

药用:当归、生地黄、桃仁、红花、赤芍、牛膝、柴胡、枳壳、桔梗、川芎、甘草等。

4. 阳虚证

症见:患肢冰凉,冬天或遇冷尤寒,肤色青紫发绀,喜暖畏寒,伴有全身胃寒怕冷,腰膝酸软,倦怠乏力,纳呆,便溏,舌淡唇青,苔薄白,脉沉细微。

治法:补益脾肾,温经通络。

方药:当归四逆汤加减。

药用:当归、芍药、桂枝、通草、炙甘草、细辛、大枣等。

5. 血虚证

症见:肢端苍白,冰凉,肤色青紫发绀,冬天容易合并冻疮,夏天潮湿多汗,肤色仍然发绀,伴有面色无华,少气懒言,月经不调。舌质淡红,苔少,脉沉细弱。

治法:养血益气,温经通络。

方药:人参养荣汤加减。

药用:党参、熟地黄、黄芪、当归、白术、白芍、茯苓、远志、陈皮、五味子、炙甘草、生姜、大枣等。

（四）外治疗法

1. 熏洗疗法　此法多用温通活血的药物水煎后先熏后洗,或用药渣揉搓患部,20~30分钟,每日1~2次,具有舒筋温阳、活血通脉的功效。可选用舒脉洗液、二甘汤等。舒脉洗液:花椒、艾叶、桑枝、苏木、姜黄、木瓜、羌活、赤芍、秦艽、五加皮、伸筋草、透骨草等。二甘汤:甘草、甘遂。

2. 酊剂疗法　红灵酒:外涂患处,每日2~3次。

3. 敷贴疗法　药用:硫黄、血竭、丁香、白胡椒。上药共研细末,用醋调糊敷手心,每日一次。

（五）针灸疗法

据病情可分别配合采用毫针、温针、耳针、七星针、电针等疗法,同时可采用穴位注射以及灸法等。

（六）推拿疗法

推拿手法可以使皮肤温度升高,扩张血管,改善局部和全身的血液循环;实验已经证明,推拿可以改善缓解甲皱微血管袢顶瘀血和血管的收缩和舒张功能。

采用攘、拿揉、按揉、捻、理、擦等手法,取穴:上肢,曲池、手三里、外关、内关、合谷;下肢,环跳、阳陵泉、委中、承山、三阴交、悬钟、足三里等。

（七）手术治疗

严重者可考虑交感神经节阻滞术或者切除术。

第三节　网状青斑症

诊断要点

- 皮损为青红色或青紫色网状斑纹,宛如大理石,皮损局部的皮肤温度略低于正常。
- 皮损好发于大腿,小腿及足部,多对称发生。
- 可受气温变化的影响,遇冷后皮损症状加重,受暖后则有所减轻。
- 多见于青年人,以女性为最多见,缺乏全身症状。

一、概　　述

网状青斑症(livedo reticularis)是一种由于多种原因引起的皮肤局部血管舒缩功能紊乱,局部细小静脉内血液滞留的功能性血管疾病。以皮肤出现青紫色网状变化为其临床特征,皮色青紫并不均匀,而为斑状或斑点状。多见于正常儿童和成年妇女。主要累积下肢皮肤,上肢少见,有时亦可出现在躯干。本病属于中医学“血瘀证”“脉痹”的范畴。

二、临 床 表 现

本病按病因及发病机制可分为原发性和继发性网状青斑。一般无明显的自觉不适,或者仅有轻微的不适。共同特点就是不同程度和范围的网状青斑。

（一）原发性网状青斑

1. 多发生在正常儿童和青年女性。

2. 网状青斑多出现在肢体外露的部位,如手、前臂、踝部和小腿,亦可累及整个肢体,少数病人也可发生于颜面和躯干。

3. 患者多属血管痉挛型,抗寒能力差,常有畏寒主诉。

4. 在寒冷季节发作频繁,温热季节发作少见,肢体下垂时花斑明显,上举或用手抚摸时,斑纹减轻或消失。不伴有全身症状。

（二）继发性网状青斑

1. 多继发于原发疾病如结节性动脉周围炎、类风湿性血管炎、系统性红斑狼疮等疾病。

2. 在血液黏滞性增高性疾病中也偶尔见到,例如真性红细胞增多症、血小板增多症、寒冷诱发蛋白血症。

3. 一些神经系统疾病或损伤、先天性毛细血管扩张症、皮肤炎、过敏性血管炎、烧伤和辐射热损伤等也可发生该症。

4. 网状青斑也是抗磷脂综合征患者最常见的皮肤表现。此类疾病各有其原发性疾病的发病和临床表现特点,而皮肤青斑也不如原发性网状青斑那样典型和容易消失。

5. 青斑皮肤常有轻度疼痛、水肿和浸润,甚而高出皮肤,呈索条状。

三、临 床 分 型

（一）间歇性网状青斑（又称大理石状皮肤）

多见于婴幼儿,在受寒时皮肤出现紫红色纹理较细的网状斑纹,肢体末梢发凉,遇热后花纹消退,无周身不适症状。

（二）持续性网状青斑（又称特发性网状青斑）

紫红色花纹明显,范围较广,在温热环境中不易完全消失,多发于中青年妇女。实验室检查一般无异常。

四、诊 断 问 题

（一）诊断

根据特有的皮肤紫红色或紫蓝色网状花斑及遇寒冷明显,遇热减轻或消失的特点即可诊断,原发性无全身不适,继发性则同时可伴随某种疾病。

（二）实验室检查

1. 依据可能的病因,选择相关的血、尿常规及生化检查,对病因诊断常有重要意义。

2. 免疫项目检查有辅助及鉴别诊断意义。

（三）其他辅助检查

1. 头颅、肢体影像学检查有鉴别诊断意义。

2. 继发性网状青斑症可有全血细胞减少,血沉加快,抗核抗体阳性以及免疫球蛋白增高等。

五、鉴 别 诊 断

（一）雷诺病

此病多见于女性。多始发于手部,始发于足部者罕见。发病时手足冰冷,肤色具有苍白、青紫和潮红三相变化,常伴有麻木针刺感。发作间隙期,指（趾）可有疼痛和酸麻烧灼感。由于长期反复发作,营养障碍,指（趾）端出现浅表性坏死或溃疡,疼痛比较剧烈。尤其是皮肤颜色的改变与网状青斑不同。

（二）手足发绀

手足皮肤持续呈对称性发绀色,触之湿冷,冬季加重,多发生于青年女性,患肢脉搏正常等为本病特点。

（三）Sneddon 综合征

此病是一种罕见的神经皮肤综合征,表现为皮肤网状青斑伴有缺血性脑卒中等中枢神经系统症状。

（四）抗磷脂综合征

是一种累及多系统的获得性自身免疫性疾病,临床以皮肤网状青斑、反复血栓形成、流产、血小板减少及血中靶向磷脂或磷脂结合蛋白的抗磷脂抗体(antiphospholipid antibodies,aPLs)的持续阳性为特征。

六、治　疗

（一）一般处理

1. 解除患者思想顾虑,注意防寒保暖。

2. 对于伴发小腿溃疡者和症状显著者,应卧床休息或限制活动,以促进愈合。

3. 大理石状皮肤是对寒冷的一种生理反应,主要受气温变化影响,遇冷出现,遇热时斑纹消失,应以局部保温防护为主,不需特殊处理。

（二）药物治疗

1. 扩张血管药物　常用药物有烟酸片、己酮可可碱、山莨菪碱、盐酸苯丙胺、西比林、妥拉苏林等。

2. 降低血液黏稠度药物　常用药物有右旋糖酐 40(低分子右旋糖酐)、曲克芦丁、降纤酶、阿司匹林等。

3. 抗凝药物　抗凝剂可使血液循环障碍缓解,使疼痛症状减轻或消失,促进溃疡愈,临床上常用肝素或低分子肝素,静脉或皮下注射。用前及用药期间应监测凝血时间,一旦发生出血,应立即停用。对出血性素质者应禁用,此外偶尔可引起过敏反应如发热、荨麻疹、哮喘等。

（三）中医治疗

1. 阳虚寒凝证

证见:皮肤呈蓝色大理石样,甚则为青紫色,遇冷尤重,伴有麻木,隐痛,紧张感,畏寒肢冷,疼痛,骨节疼痛。舌苔薄白脉沉细。

治法:温阳散寒,活血通络。

方药:阳和汤加味。

药用:熟地黄、黄芪各 30g,麻黄 6g,肉桂、白芥子、鹿角胶、炮干姜、制附子、甘草各 10g,牛膝、当归、仙茅、地龙各 15g。

2. 气滞血瘀证

证见:皮肤青紫,黯红,站立时加重。生气时或月经时颜色变深,可发生溃疡或有肿胀,伴有胀痛不适,刺痛或胀痛,时冷时烦,月经量少,紫黑有块。舌紫黯或有瘀斑,脉沉涩或弦涩。

治法:活血化瘀,理气通络。

方药:血府逐瘀汤加减。

药用:当归 30g,桃仁、红花、全蝎、枳壳各 10g,赤芍、牛膝、鸡血藤、丹参、路路通各 15g,川芎、桂枝各 12g,柴胡、桔梗、甘草各 6g。

3. 气虚血瘀证

证见:皮肤出现网状青斑,下肢麻木无力,伴有神倦纳呆,面色无华。舌质淡,脉濡弱。

治法:益气活血,通络镇痛。

方药:丹参通脉汤加味。

药用:丹参、黄芪各 30g,当归、牛膝、郁金各 15g,川芎、王不留行、延胡索各 10g。

4. 肝肾阴亏证

证见:皮肤网状青斑,伴有腰膝酸软,五心烦热,口干舌燥。舌质红,苔薄黄,脉细数。

治法:补益肝肾,活血通络。

方药:二至丸加减。

药用:女贞子、旱莲草、生地黄、熟地黄各 12g,山萸肉、枸杞子、杜仲、当归、川芎、赤芍各 10g,紫草、柴胡、黄芩、甘草各 6g。

（四）外治疗法

可使用红灵酒、田七药酒、红花酒等酊剂外擦患处后按摩局部。具有活血、消肿、镇痛的作用。

（五）针灸疗法

1. 毫针法 ①取穴:血海、足三里、复溜。②方法:施平补平泻法,针刺得气后留针 30 分钟,每日一次。15 次为一疗程。

2. 穴位注射法 ①主穴:足三里、阴陵泉、三阴交。②方法:采用当归注射液、丹参注射液、三磷腺苷等,任选一种。针刺得气后,每穴推注 1~1.5ml,每 2 日 1 次。15 次为一疗程。

3. 灸法 ①取穴:风市、阴陵泉、三阴交。②方法:于穴位上施雀啄灸 3~5 分钟,每日 1 次,15 次为一疗程。

（六）手术治疗

对重症病例可用股动脉或静脉封闭、交感神经阻滞,可采用上述治疗加中药活血化瘀等方法。

对保守治疗无效时,腰交感神经节切除是可以采取的治疗手段。该手术可阻断肢体血管与神经中枢的交感肾上腺素反射性联系,解除肢体小动脉的痉挛性收缩,使皮肤小动脉扩张,改善皮肤的缺血缺氧。

手术关键在于腰交感神经节的变异较多,因此手术时一定要切除干净,更不要将淋巴结误当神经节。

七、预后与预防

（一）预后

网状青斑症多呈慢性过程,一般患者的生命预后及肢体预后良好。

（二）预防

1. 解除患者思想顾虑,注意防寒保暖。

2. 调畅情志,锻炼身体,提高机体免疫力。

3. 对于继发性网状青斑症除给予对症治疗外,应积极防治原发病。

第四节 红斑性肢痛症

诊断要点

- 发作时表现为一侧或两侧肢体远端(手、足)的烧灼样疼痛。
- 表现为阵发性发作,可持续数分钟或数小时,甚至数天。发作时间夜间多见。
- 局部受热后疼痛加剧,冷敷后疼痛减轻。
- 可发生于任何年龄,但以青壮年多见,多在气温突然下降、受寒或长途行走后急性发病。

一、概　　述

　　红斑性肢痛症是一种原因不明的以肢端红、肿、热、痛为临床特点的末梢血管功能性疾病。国外报道男性患者多于女性,可发生于任何年龄,但以青壮年最多见。本病系以肢体远端阵发性血管扩张,皮温升高、肤色潮红和剧烈烧灼样疼痛为主征的一种自主神经系统紊乱疾病。本病最容易侵犯肢体的远侧端,尤其是下肢,其特征为发作性疼痛、皮肤血管充血和皮肤温度增高。其发病机制可能是由于自主神经功能紊乱引起末梢血管功能失调,导致血管过度扩张,局部充血所致。《素问·逆调论》中"肉烁"的描述"人有四肢苦烦热,逢风寒如炙如火者",以及《灵枢·九针论》中所述的"血痹"类似本病。目前多认为本病属于中医"血痹""热痹"的范畴。

二、临 床 表 现

　　(一) 症状

　　1. 疼痛　①疼痛往往是病人最明显最常见的表现。②起病可急可缓,进展缓慢。多从双侧肢端起病,以双足多见,少数患者可仅见于单侧。③表现为患处难以忍受的烧灼样疼痛,多为烧灼样,偶呈刺痛或胀痛。④疼痛为阵发性,可持续数分钟、数小时或数日,以夜间明显且发作次数较多。受热、环境温度升高、行动、肢端下垂、对患肢的抚摸或长时间站立均可导致临床发作或症状加剧。⑤患肢暴露于冷空气或浸泡于冷水中,静卧休息或者将患肢抬高时,可使疼痛减轻或缓解。

　　2. 肿胀　发病时肢端血管发生过度扩张,皮肤血管充血,肢端可见轻度肿胀。

　　3. 其他　发作间歇期,肢端常遗留有轻度麻木或疼痛感,但常不伴有溃疡或坏疽等神经营养障碍。

　　(二) 体征

　　1. 动脉搏动　表现为足趾、足底、手指和手掌发红、动脉搏动增强。

　　2. 皮温增高　发作时可见患处皮肤阵发性温度升高,血管扩张,轻度肿胀,患处皮肤潮红,压之红色可暂时消失。冷敷、抬高患肢或将足露出被外,局部温度低于临界温度后可使发作缓解,皮色恢复正常。

　　3. 其他　反复发作者可见皮肤与指甲变厚,肌肉萎缩,感觉减退。极少数严重患者可因营养障碍而出现溃疡或坏疽。

（三）实验室检查

1. 血 5- 羟色胺检测　5- 羟色胺含量增高。

2. 甲皱微循环检查　表现为毛细血管袢轮廓模糊,动静脉口径扩张,其内压力增高,给予热刺激后更为严重。异型管袢增多,部分患者血液出现泥流状,血管运动计数呈节律性开放,运动次数增多,频率加快。

3. 皮肤临界温度试验　将手或足浸泡在 32~36℃水中,若有症状出现或加重,即为阳性。

4. 血、尿常规,血生化检查　①常有血小板增多及红细胞增多。②血生化检查及脑脊液常规检查多无特异性,但继发性红斑性肢痛症与原发病相关。③药物和毒物检测具有鉴别诊断意义。

5. 肢体阻抗血流图检查　呈高血容量型异常改变。

（四）其他辅助检查

1. 自主神经功能检查　①下肢皮肤划痕征:发病期下肢皮肤划痕经 5~15 秒出现红条线条,持续 2~15 分钟,提示副交感神经功能亢进表现;发病间歇期划痕后 8~20 秒出现白色线条,持续 1~5 分钟,提示交感神经功能亢进。②皮肤温度测定:两侧足背皮肤温度相差 1℃以上;③VMA（香草基扁桃酸）测定:发病期及恢复期做 24 小时尿 VMA 测定,动态比较有明显差别,显示有自主神经功能紊乱表现。

2. 肢体血流量检测　疾病早期,患肢小腿及足趾血流量增加,伴足背动脉搏动增强;疾病中、晚期,患肢足趾血流量减少,伴足背动脉搏动明显减弱。

3. 血液流变学检测　部分患者有血液血流变学的异常,如全血比黏度及血浆黏度下降,体外血栓形成时间延长,红细胞比容略高,血小板黏附增加,红细胞变形能力低,红细胞电泳快等。

三、诊 断 问 题

（一）诊断

1. 红斑肢痛症是一个病程长、痛苦大、残肢率高、致死率高的疾病,根据其特征性的临床表现与辅助检查诊断并不困难。观察一次发作或激发试验阳性即可确诊。

2. 通过治疗试验如口服阿司匹林而获缓解,亦可帮助诊断。

3. 由于原发性、继发性和特发性红斑肢痛症的发病过程、病变程度、疾病转归和治疗预后均有很大差异,临床中应根据各自的特点加以鉴别。

（二）不同类型的临床特点

1. 原发性肢痛症　①本病 60% 为原发性,发病多缓慢,儿童和 40 岁以上者较多,手足均可被侵犯,以足部为多见,常对称性发病。②典型症状是手足局部红、肿、热、痛,发作时皮肤呈潮红色,和Ⅰ度烫伤相似,由于局部血管扩张和血流量增多而有轻度肿胀,多有烧灼感、电击样或刺痛,并感到痛深入骨或痛在皮肤,感觉过敏,局部发热,皮温明显升高,多汗。③大多数患者都有引起发作的临界温度,一般为 30~36℃。当环境温度降低时,上述症状可以减轻,肢体活动或下垂时,症状可加重。

2. 继发性肢痛症　①红、肿、热、痛四大特征比较轻,一般以足痛、热痛为主,晚间疼痛加重,常喜将足伸到被外,赤足蹬在墙壁上或在室内赤足行走,冰水浸足可使疼痛缓解,有的患者畏热又畏寒,部分患者伴有感觉过敏、痛觉迟钝和失眠等症。②该病除有局部症状外,还伴有其他系统性损伤如糖尿病、结缔组织病等,所以除治疗局部症状外,还应加强对原发病的治疗。

3. 特发性肢痛症　①绝大多数患者的症状轻微,剧痛难忍者少,多不影响学习、工作和生活。②疼痛以热痛为主,刺痛、胀痛和痒痛较少。静止时疼痛减轻,活动时加重。日轻夜重,因而影响睡眠。③发病部位不一,双手、双足、单手、单足、一侧手足以及单指(趾)或是数指(趾)均可发生。局部充血性肿胀或潮红者占 1/3~1/2。少数患者有灼热感,约有 1/3 患者有关节痛、心悸和头痛等症。④特发性红斑性肢痛症临床症状较轻,是自限性疾病,多在发病后 2~15 天自愈,超过 15 天者少,不治可自愈。

四、临床分型

(一)西医分型

该病虽然都以"红斑性肢痛症"命名,而且在临床表现上各种类型的红斑性肢痛症有某些相似之处。但红、肿、热、痛的程度、性质和范围多有很大差异,同时发病过程和治疗、预后又截然不同。根据上述特点,可将红斑性肢痛症分为原发性、继发性和特发性 3 种类型。

1. 原发性红斑性肢痛症　红、肿、热、痛症状明显。

2. 继发性红斑性肢痛症　红、肿、热、痛四大特征性症状比较轻,继发于某些疾病,如糖尿病、真性红细胞增多症、恶性贫血、轻型蜂窝织炎、高血压等。

3. 特发性红斑性肢痛症　本病有流行性发病的特点,尤其在南方各省,每年的二三月间气温突然变化时可有流行发生。

(二)中医辨证分型

1. 寒凝血瘀型　肢端猝痛难忍,时痛时止,得热痛减,遇寒则剧。淡或有瘀斑,舌下瘀络显露,脉象不数,此型多见于初起。

2. 湿热蕴结型　四肢末端发作性灼热疼痛,重着,痛处潮红,得冷则舒,遇热加重,伴口苦纳呆,便溏,舌红,苔黄腻,脉滑数。

3. 瘀热互结型　肢端疼痛,反复发作,夜间为甚,皮肤潮红,扪之灼手,痛不可近,得冷则痛减或便秘,舌红绛或舌边有痛点,瘀斑,脉数。

4. 邪热伤阴型　肢端隐痛,绵绵不休,反复不愈,夜间为甚,口干舌燥,舌红少津,脉细而数,多见于本病后期。

五、鉴别诊断

红斑性肢痛症要注意与红皮病、足部炎症病变、神经痛、雷诺病、血栓闭塞性脉管炎、小腿红斑病、暂时性红斑肢痛症相鉴别。

(一)红皮病

红皮病是一组综合征,特点是手掌和跖底皮肤细嫩、鲜红,可能有感觉过敏和轻度疼痛,局部温度多不升高,在热水中有舒适感觉。常发生在湿疹或湿疹样患者,也可在某些肿瘤、慢性炎症及肝病时出现。

（二）足部炎症病变

足部炎症病变如足癣并发淋巴水肿性炎症,可有红、肿、热、痛四大症,伴体温升高,多为单发性,足背水肿。

（三）神经痛

各种原因引起的多发性神经炎,以感觉异常和疼痛为主;外伤或手术后灼性神经痛,以放散痛和伤口局部痛为主;外伤性自主神经功能紊乱,以血管舒缩功能紊乱和麻木,皮肤多呈发绀色为特点。这些病人皮温不高,喜热怕凉。

（四）雷诺病

多见于青年女性,是由于交感神经功能紊乱引起的肢端局部缺血现象,遇冷是主要诱因。临床表现主要为苍白、发绀、潮红,局部温度低。治疗原则是保暖,使用血管扩张剂或交感神经封闭。

（五）血栓闭塞性脉管炎

多见于中青年男性,主要为血流不足引起的症状。可分为局部缺血期、营养障碍期、坏疽期3期。出现间歇性跛行,皮肤苍白发绀及足背动脉搏动减弱(或消失),足部干性坏疽等表现。

（六）小腿红斑病

寒冷为发病诱因,红斑以小腿为主,无明显疼痛。

（七）动脉旁路移植术后

随着远端灌注压的恢复,缺血区可有明显的反应性充血。这种现象称为"暂时性红斑性肢痛症",其表现可能持续几天,甚至几周,应注意鉴别。

六、并 发 症

1. 该病多无严重并发症。

2. 少数患者晚期出现营养障碍,肢端皮肤与指甲变厚溃破,偶见皮肤坏疽。

3. 继发性红热肢痛症多合并有原发性高血压、糖尿病、多发性硬化、传染性单核细胞增多症、系统性红斑狼疮等疾病的临床表现。

七、治 疗

治疗本病应首先确定是原发性红斑性肢痛症、继发性红斑性肢痛症还是特发性红斑性肢痛症。对于继发性红斑性肢痛症患者,应同时积极治疗原发病。

（一）一般治疗

1. 避免环境过于温暖,以防止发作。

2. 急性期应卧床休息、避免久站、抬高患肢,若发作时可用冷却皮肤的方法如置冰块或冷湿敷加以处理。

3. 急性期后加强肢体活动锻炼,避免任何引起局部血管扩张的刺激。

（二）脱敏疗法

降低肢端血管对热的敏感性。

先将患肢浸入临界温度以下的水中,然后逐渐升高水温直至出现轻微不适,用稍低于此温度的水浸泡,每天浸泡并逐步提高水温,反复进行,直到病人在临界温度以上的水温中不引起发作为止。

（三）药物治疗

1. 镇静止痛药物的应用

阿司匹林：口服一次 0.5~1.0g，可预防疼痛发作数天。

吲哚美辛：25~50mg，每日 3 次，饭后口服，一次剂量为 50mg 者，待急性症状控制后即可减半使用。

安定：2.5~5mg，每日 3 次，口服。

股动脉注射：0.5% 利多卡因 20ml，患肢股动脉注射，每日 1~2 次，连续 3~7 天。

2. 封闭疗法

套式封闭：用 0.25%~0.5% 普鲁卡因于患肢行套式封闭，1 次 / 天，连续 3~7 次。

骶管封闭：按外科骶管麻醉方法，缓慢注入普鲁卡因 0.5%~1% 5~10ml，1 次 / 天。连续 3~7 天。对双足受累者有立即镇痛效果。亦可用盐酸利多卡因 0.2g(10ml)、盐酸肾上腺素 1mg，泼尼松龙 25mg 加入生理盐水 20ml 中，骶管封闭，可收到良好效果。

3. 维生素类药物的应用　用来改善神经功能状态，可口服维生素 B_1 10mg，每日 3 次。此外也可服甲钴胺，每次 0.5mg，每日 3 次，用以调节营养神经。

也可肌注水溶性维生素，其由维生素 C，B 族维生素等组成，多数作为辅酶或辅基参与糖、蛋白质、脂肪的代谢。

维生素 B_{12} 对周围神经损伤具有治疗作用。维生素 C 可以保持血管结构完整。

4. 血管收缩剂的应用　用于收缩血管，抵消血管的扩张作用，对减轻发作可有暂时性效用。

麻黄碱：口服 25mg，每日 3~4 次。睡前合用安定片，有收缩血管作用，但高血压、冠心病、溃疡病、孕妇禁用。

肾上腺素：发作时喷雾吸入 1：1500 肾上腺素溶液。

马来酸美西麦角：开始口服 8mg/d，以后逐渐减小剂量到 2~4mg/d；每年应间断 1~2 个月，以避免腹膜后纤维化的副作用。

β- 受体阻滞剂：如普萘洛尔口服 10~30mg，每日 3 次，对有些病人有效。

5. 血管扩张药物的应用　目的为纠正毛细血管或微动脉痉挛等血管舒缩协调功能障碍。

阿托品：0.5mg，每日 3 次，口服，可缓解症状。

酚苄明：10mg，每日 3 次，口服。

山莨菪碱(654-2)：10mg，肌注或口服，每日 3 次。

硝普钠：每分钟 1mg/kg，静脉点滴 48 小时，以后增加到每分钟 3~5mg/kg。此药是快速降压药，要密切观察血压。

6. 抗 5- 羟色胺及抗组胺药物的应用　目的在于消除炎症介质对血管神经的致炎、致痛作用。

氯苯那敏：4mg，每日 3 次，口服。

苯噻啶：是一种很强的抗 5-HT 及抗组胺药物，尚有抑制 BKN 的致痛作用，成人剂量按 30mg/(kg·d)，儿童按 15mg/(kg·d) 计，一般在第 1~2 天每晚睡前服一片(0.5mg)，第 3~4 天每天中午及晚上各服 1 片，第 5 天后每日 3 次，疗程 7~10 天，停药 5 天，可重复第 2 个疗程，以巩固治疗。

二甲麦角新碱:5-HT拮抗药,2mg/次,3次/天可完全缓解症状,逐渐减至2mg/次,1次/天,因服用此药有发生腹膜后纤维化危险,所以不要连续服用。

7. 皮质激素的应用　肾上腺皮质激素具有抗炎和抗过敏作用,能降低毛细血管和细胞膜的通透性,抑制炎症介质,如缓解肽、组胺及慢反应物质发生的反应,稳定溶酶体膜,阻止补体参与炎症反应,减少白细胞渗出和浸润,从而缓解红、肿、热、痛等反应。短期应用肾上腺皮质激素治疗,能控制症状,对迁延不愈者可试用。①地塞米松:抗炎作用较强,每次0.75~1.5mg,每日3次,口服。②泼尼松醋酸酯:每次5~10mg,每日3次,口服。

肾上腺皮质激素长期应用副反应可致库欣综合征、肌萎缩、骨质疏松、股骨头坏死、诱发感染加重,诱发溃疡活动、眼内压升高等,故不宜长期应用。活动性消化性溃疡、严重高血压、精神病、糖尿病、青光眼、库欣综合征、水痘、麻疹等禁用。

8. 其他　维生素 B_1、维生素 B_{12}、维生素 C 及谷维素等可调节自主神经功能,改善机体营养物质代谢及内分泌,可起辅助治疗作用。

9. 冬眠疗法　此方法用于疼痛剧烈的患者。用哌替啶100mg、氯丙嗪50mg、异丙嗪50mg,静脉滴注,强有力的冬眠2~3天,最长可用7天。药物用量可逐渐减少,使患者逐渐适应。

若患者痛剧难以忍受,可用哌替啶50mg、异丙嗪25mg,分两次肌内注射,而后静脉滴注。

人工冬眠疗法可阻断外周刺激,起到镇静、镇痛、三降(将降体温、降低代谢、降低机体反应)效能和一定抗休克(改善微循环,抑制细菌代谢及繁殖)作用。

(四) 特殊治疗

特发性红热肢痛症治用局部神经阻滞有效,可选择踝上环状封闭、骶部硬膜外封闭或腰交感神经节阻滞;继发性红热肢痛症患者应消除或干预相关病因。

(五) 物理疗法

可用超声波或超短波治疗。也可用短波紫外线照射的方法,作用机制为:一是紫外线对患者皮肤有消炎消肿作用;二是会引起神经纤维可逆性的变性,刺激生物大分子物质合成与释放,从而调节自主神经系统。

(六) 手术治疗

对内科治疗无效且严重到足以使劳动力丧失者,可考虑手术切断、压榨,或将酒精注入到胫后、腓或腓肠神经,后两法可以导致足部皮肤麻醉持续达3~6个月。

(七) 饮食疗法

1. 患者适宜吃高热量、富营养、营养神经、活血、富含优质蛋白质、易消化的流质或半流质食物。

2. 患者禁食刺激性食物以免刺激口腔溃烂;禁用鱼、虾、牛奶等易过敏的食物,防止发生再过敏而诱发皮疹。

3. 食疗方　①薏苡仁羹:薏苡仁 15~30g,白糖适量,薏苡仁煮烂,放白糖,每日1碗,有健脾消斑之功。②银花冬瓜汤:金银花 15g,冬瓜 500g,熬冬瓜汤泡金银花,喝汤食瓜,具有清热解毒利水之功,适用于热毒或湿热蕴结者。③生地玄参汤:生地 30g,玄参 30g,煎水代茶饮用,适用于阴虚血热者。④赤小豆红枣汤:赤小豆 100g,大枣1枚,扁豆 30g,红糖适量,前3味共煮烂,加入红糖调味,即可食用,有健脾渗湿之功,适用脾虚湿盛者。⑤当归田七瘦肉汤：当归 30g，田七 30g，瘦肉 250g，加水 500ml，炖汤吃肉，分次服用，适用于瘀血内阻者。

（八）中医药治疗

1. 辨证治疗　中药医治疗大多以清热利湿、活血化瘀的治疗原则进行治疗。由于患者的个体差异及辨证方法的不同，可有多种不同的证型，依据本病的主要临床表现，主要按痹证分为痛痹、热痹、着痹等进行分型。

寒凝血瘀型：乌头汤加味：加蜈蚣，赤白芍，延胡素。

湿热蕴结型：三妙散加味：加防己，赤白芍。

瘀热互结型：犀角地黄汤加味：加延胡，白芍。

邪热伤阴型：大补阴丸加味：加地龙，白芍，延胡等。

2. 中成药治疗

复方丹参片：适用于瘀热阻络证，每次 3 片，每日 3 次，口服。

活血通脉胶囊：适用于瘀血阻络证，每次 3 粒，每日 2 次，口服。

湿热痹冲剂：适用于热毒壅盛型，每次 1~2 袋，每日 2~3 次，口服。

活血止痛片：适用于气质血瘀证，每次 1.5~3g，每日 2 次，口服。

脉络宁注射液：由玄参、银花、牛膝等组成，每日 20ml 加入生理盐水或 5% 葡萄糖注射液中静脉滴注。

清开灵注射液：由胆酸、水牛角、珍珠母、板蓝根、黄芩苷、栀子、金银花等组成，其有清热解毒、活血通络之功。肌内注射，每日 2~4ml，静脉滴注每日 40~60ml，以 5% 葡萄糖注射液 250ml 或生理盐水注射液 250ml 稀释后使用。

3. 中医外治

中药熏洗：芒硝 50g，寒水石 30g，煎水，待冷后外洗局部。桑枝 50g，忍冬藤 40g，黄柏 20g，苏木 30g，水煎待冷后洗局部。

药物敷贴法：玉露散（芙蓉叶，晒干，适量）研细末，冷开水调敷患处，每日 1~2 次。适用于肤色嫩红、剧痛者。如意金黄散（天花粉 100g，黄柏、大黄、姜黄、白芷各 50g，厚朴、陈皮、甘草、苍术、天南星各 20g）共为细末，凉茶水调成糊状，外涂患处，每日 1~2 次。或用朴硝 3000g 加冰片 10g，冷湿敷于患处。

中药电熨镇痛：将延胡索、白芍、乳香、黄芩、黄连、赤芍、红花、丹皮各等份，研末，混合装入布袋（每袋装药量 200g）。用时取两袋药放锅内蒸湿，待凉后放在足部两电极下，接到直流或感应电疗机上（输出电量以患者有感觉能耐受为度），每次治疗 20~30 分钟，每日或隔日 1 次，对每袋药可用 30 次。

洗剂：金银花、黄柏、牡丹皮各 20g，紫草 15g，黄连、乳香各 10g。上药加水 2000ml，文火煎 15 分钟，待水温致 20℃ 左右时，放入患肢，然后再加热药水致患肢轻微不适时抽出。如此反复，每次 1 小时，每日 2 次。适用于各型患者。

搽剂：复方五黄液（黄连、黄柏、马钱子、黄芩、大黄各 3g，黄酒 500ml，泡 7 天备用）加入冰片 3g，搽或湿敷患处，随时用药，对于镇痛及消肿作用明显。

4. 针灸疗法

体针疗法：选三阴交、太溪、太冲、昆仑配复溜、内庭、行间、解溪、丘墟、中封、侠溪。病变在双足，取昆仑、解溪、行间、复溜、足三里、阴陵泉、太冲等穴；病变在上肢，取曲池、外关、合谷、内关等穴，交替应用。用泻法，留针 30 分钟，1 次 / 天。

耳针疗法:选交感、皮质下、神门、心等耳穴,用脉冲电流刺激,每次 30 分钟,1~2 次/天,并可用王不留行贴压耳穴(同上耳穴点),每天加压 2~3 次,每次 2~4 分钟,10 次为一疗程。

温针法:选三阴交、太冲配行间、足三里,施泻法,针刺得气后,在其针柄上点燃拇指大艾绒一团,任其燃尽,每 2 日 1 次。

刺血法:①常规消毒后,以三棱针对准趾尖端或井穴迅速而轻轻地刺破皮肤,挤出绿豆大血液 1~2 滴,每日 1 次。经第 1 次治疗症状不减者,加刺患肢足三里;②先揉搓踇趾数十次,使皮肤充血,后用细三棱针点刺隐白穴,挤血 0.5~1ml,每日 1 次,连治 3~7 日。

穴位注射:选足三里,解溪配合谷、昆仑,采用复方维生素 B_6 0.5~2.0ml,针刺得气后,缓慢推注 0.5ml,每日 1 次。或用维生素 B_1 注射液,常用穴取一穴,备用穴视症情而定,酌取 1~2 穴。每穴注入 0.3~0.5ml,总剂量不超过 2ml 为宜,刺入穴位后,有酸胀重感即可。

电针法:取耳针 3 组:1 组心(双)、皮质下;2 组交感(双)、神门;3 组心(双)、神门。交替采用,针刺后留针,加脉冲电流刺激,每日 1 次。

灸法:取穴分为三组,第一组取位于背腰部相关节段内的穴位,如肾俞、三焦俞、胆俞、胃俞、胃仓、T_{10}~L_3 两旁的夹脊穴等,第二组取位于腹部相关节段内的穴位,如曲骨、中极、关元、水道、归来等,第三组取位于下肢的穴位,如足三里、绝骨、三阴交、太冲等。三组穴位交替使用。操作方法每次选双侧 6~10 个穴位即可,用艾条温和灸,或用隔姜灸,每穴灸 15 分钟,以局部有明显的温热感为宜。每日治疗 1~2 次。

总之,红斑性肢痛症病因不明,良性类型对治疗反应尚好,但有相当一部分患者病情很顽固,往往反复缓解与复发,经多年治疗而不愈。西医采取对症治疗可迅速缓解症状,为控制复发要长时间用药,但西药副反应较多,难以长期应用。中医药治疗重在清热通络,活血化瘀,改善机体功能,对于病因治疗及防止复发都有明显效果,但急性期发作时难以即刻缓解症状。中西医结合治疗可发挥各自的优势,达到理想的治疗效果。本病早期急性发作时可应用止痛药缓解症状,同时配合中医辨证施治,减缓复发。缓解期间不宜服用镇痛剂,但应采用中医辨证论或中成药治疗。疾病中期,可根据病人的具体情况和耐受程度,选用 β-受体阻滞 5-羟色胺拮抗剂等药,并以维生素 B_1、维生素 B_{12}、维生素 C 及谷维素等辅助治疗;中医治疗宜针药并举,中药配合体针或耳针治疗,调节机体整体功能以提高临床疗效。对于晚期病情严重、发作频繁,镇痛药无效者可予皮质激素短期冲击治疗及封闭疗法,仍无效者可考虑手术治疗。在疾病过程中始终坚持中医辨证施治,可减轻药物副反应,增强疗效。

八、预　　后

原发性红斑性肢痛症虽然红、肿、热、痛症状显著,痛苦较大,但不会引起严重的后果。由于对中医或西医疗法反应较好,一般转归良好。继发性红斑性肢痛症预后取决于原发病。特发性红斑肢痛症临床症状较轻,是自限性疾病,多在发病后 2~15 天自愈。

参考文献

1. 唐希文.雷诺现象的中西医研究进展.现代临床医学,2012,38(5):323-325.
2. 金银姬,李常虹,刘湘源.难治性雷诺现象的治疗进展.内科急危重症杂志,2014,1:4.
3. 张月,施展,何庆勇,等.雷诺病中医辨证论治五法.中华中医药杂志,2010,(4):537-539.

4. 严威,金成万,王雨露,等.手术治疗雷诺综合征方法的研究.当代医学,2012,18(4):28-29.

5. Harel L,Straussberg R,Rudich H,et al. Raynaud's phenomenon as a manifestation of parvovirus B19 infection: case reports and review of parvovirus B19 rheumatic and vasculitic syndromes. Clinical infectious diseases, 2000,30(3):500-503.

6. 陈勇,彭勇.继发于系统性硬化症雷诺现象的治疗.现代实用医学,2015,8:3.

7. 赵军,董国祥.化学性胸交感神经节切除术治疗雷诺综合征方法的探讨.中国血管外科杂志(电子版), 2009(1):24-26.

8. Caglayan E,Huntgeburth M,Karasch T,et al. Phosphodiesterase type 5 inhibition is a novel therapeutic option in Raynaud disease. Archives of internal medicine,2006,166(2):231-233.

9. 刘晶,史群,徐东,等.雷诺现象为首发表现的自身免疫性疾病疾病谱及临床特点.中华临床免疫和变态 反应杂志,2013,7(4):346-350.

10. 张建平,余土根,程立峰.张仲景经方论治雷诺病探略.中华中医药杂志,2014,29(6):1884-1886.

11. 侯玉芬,实用周围血管疾病学.北京:金城出版社,2005.

12. 陈淑长.中医血管外科学.北京:中国医药科技出版社,1993.

13. 傅刚.中药内服熏洗治疗手足发绀症18例.中国中西医结合杂志,1997,17(6):374.

14. 马迪,辨证治疗特发性网状青斑的治疗.长春中医学院学报,1998,14(71):31.

15. 卢守谦.中药"热浴"治疗网状青斑.实用中西医结合杂志,1996,9(8):489.

16. 谭智昌.活血化瘀法治疗网状青斑三例报道.山东中医学院院报,1985,9(5):40.

17. Wei H,Chen Y,Hong Y. The contrition of peripheral 5-hydroxytryptamine a receptor to carrageenan-evoked hyperalgesia,inflammation and spinal fos protein expression in the rat.Neuroscience,2005,132(4):1073-1082.

18. 庄丽华.红斑肢痛症病因、病理机制及治疗的中西医研究进展.现代中西医结合杂志,2014,23(33): 3754-3757.

19. 王瑾.应用奚九一"因邪致瘀,祛邪为先"观点治疗红斑肢痛症的体会.中外健康文摘,2013,10(10): 370-371.

20. Yang Y,Wang Y,Li S,et al. Mutations in SCN9A,encoding a sodium channel alpha subunit,in patients with primary erythermalgia. J Med Genet,2004,41:171-174.

21. 张龙.原发性红斑肢痛症SCN9A基因突变研究.中国普外基础与临床杂志,2011,18(3):267-230.

22. 闫银宗,赵毅鹏.四肢血管疾病的诊疗.郑州:河南科学技术出版社,2001.

23. 赵璐.用水溶性维生素与化疗药物合用治疗恶性肿瘤临床疗效观察.安徽医学,2011,32(11):1879-1881.

24. Fukuoka T,Kobayashi K,Noguchi K.Laminae-specific distribution of alpha-subunits of voltage-gated sodium channel in the adult rat spinal cord.Neuroscience,2010,169(3):994-1006.

25. 张丙奎.关于红斑性肢痛症的辨证论治的医学论文浅谈.中医中药,2013,(9):337.

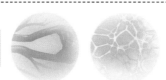

第二十一章　静脉反流性疾病

正常静脉的功能是将组织收集的静脉血回流至心脏参加循环。当保障静脉血液单向回流的静脉瓣膜发生了病变，静脉血液不能单向回流而出现了反流的情况称之为静脉反流性疾病。这类疾病包括下肢静脉曲张、原发性静脉功能不全等。由于静脉血液的反流，造成了远端静脉腔内的压力增高，从而引起了一系列的临床症状和表现。本章重点论述临床中常见的静脉曲张和下肢静脉功能不全。

第一节　下肢静脉曲张

诊断要点

- 多发生于长期站立或体力劳动者，各年龄均可发病。
- 遗传因素、年龄、女性、肥胖（尤其是女性）妊娠、长时间站立等易发。
- 下肢出现程度不等的静脉迂曲、扩张、曲张成团。
- 伴有不同程度的肢体沉重感、肿胀感、疲劳等。
- 疾病后期可有色素沉着、湿疹、瘀滞性皮炎、慢性溃疡等。

一、概　　述

下肢静脉曲张（lower extremity varicose veins，LVV）指下肢大隐或小隐静脉系统处于过伸状态，以蜿蜒、迂曲为主要病变的一类疾病。在长期站立或负重人群中发病率较高，如营业员、教师、体力工作者等。临床上以大（小）隐静脉系统发病为主，临床特点为下肢沉重感、酸胀疼痛感，肢体可见曲张突出的静脉团，后期足靴区色素沉着、溃疡。该病和遗传相关，中医文献中描述的"筋瘤"相当于本病。

二、临　床　表　现

（一）症状

1. 早期可以没有任何临床症状与不适。
2. 活动后患肢沉重、酸胀。疲劳感，时有疼痛，休息后减轻。

（二）体征

1. 曲张（图 21-1）

患肢浅静脉出现局部静脉的隆起、扩张、迂曲，状如蚯蚓，甚者呈大团块，站立时明显。

2. 水肿 部分病人可出现下肢活动后水肿，休息后减轻。

3. 皮肤营养改变 后期可出现皮肤变薄、色素沉着（多在足靴区），湿疹样皮炎和小腿慢性溃疡等。

4. 血栓性浅静脉炎 由于血液淤积，血流缓慢，在曲张静脉处可形成血栓而出现局部索条状红肿、疼痛，并有明显压痛。并发过浅静脉血栓或静脉炎者可触及"静脉结石"。

5. 出血 由于外伤或小静脉自发破裂可引起出血。

（三）下肢静脉功能试验

1. 深静脉通畅试验（Perthes 试验） 站立时，用止血带结扎大腿中段以阻断大隐静脉回流，此时嘱患者快速踢腿 10 余次，若深静脉通畅，由于小腿肌肉运动而使静脉血经深静脉回流，此时曲张之浅静脉空虚而萎陷。否则会出现肢体沉重、曲张静脉更突出等。

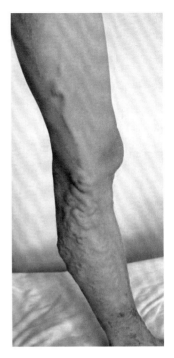

图 21-1 下肢静脉曲张

2. 大隐静脉瓣膜功能试验（Trendelenburg 试验） 仰卧，抬高下肢，将曲张静脉内血液排空，用止血带缠缚于腹股沟下方（阻断浅在的大隐静脉隐股静脉瓣膜），以拇指压迫腘窝小隐静脉入口处（阻断小隐静脉），嘱患者站立，放开止血带（不松拇指）时，曲张静脉顿时充盈，则表示大隐静脉瓣膜关闭不全；如只放开拇指（不松止血带）时，曲张静脉顿时充盈，说明小隐静脉瓣膜功能不全；如两者都不松，此时曲张静脉顿时充盈，说明深浅静脉交通支瓣膜功能不全。

3. 交通静脉瓣功能试验（Pratt 试验） 患者仰卧，抬高患肢，在大腿根部缠缚止血带以阻断大隐静脉，先从足趾向上至腘窝逐次缠缚第一根弹力绷带，再自大腿根部止血带向下缠缚第二根弹力绷带，此时患者应站立，一边自止血带向下缠第二根弹力绷带，一边向下放开第一根弹力绷带，两根弹力绷带间任何一处出现曲张静脉，即意味着此处有功能不全的交通支静脉。

（四）辅助检查

1. 超声多普勒（Doppler）检查 ①是诊断下肢静脉曲张最常用的检查方法。②可以了解隐—股或隐—腘静脉瓣膜的情况，评价静脉反流的程度。③判断深静脉是否通畅和了解深静脉瓣膜情况，检查大小隐静脉扩张程度和反流时间。

2. 静脉造影 ①是诊断下肢静脉曲张的金标准。②对下肢静脉曲张病人，下肢静脉顺行性造影可显示隐—股静脉瓣膜关闭不全及程度。对静脉系统疾病进行全面的评价，观察深静脉瓣膜功能及通畅情况，判断下肢静脉是否正常，有无静脉畸形，各交通支静脉是否存在反流。③对复发性静脉曲张的病人进行复发原因的检查。

3. 光电容积（PPG）检查 通过记录下肢静脉容积减少和静脉再充盈时间来反映静脉血容量的变化，判别深浅静脉和穿通静脉瓣膜功能情况及反流程度。

三、诊 断 问 题

1. 根据家族史、长期站立和腹内压升高病史,结合典型的临床表现对本病的诊断比较容易。

2. 诊断中主要的问题是评价引起下肢静脉曲张的原因,即病因诊断。通过彩色超声可以进行初步判断,有疑问时结合下肢静脉造影可以确定其原因。

3. 对出现下肢色素沉着、溃疡、血栓性浅静脉炎、出血等并发症的病人要详细询问病史和进行必要的检查,以除外其他病变。

四、临 床 分 型

（一）西医分级

根据病理生理学（CEAP）分类法,对下肢静脉曲张进行了分级,把患肢的临床表现分为 C0~C6 共 7 级（表 21-1）。

表 21-1　下肢慢性静脉疾病临床分类

分类	体征	说明
C0	无可见或可触及的静脉病体征	
C1	毛细血管扩张,网状静脉,踝部发红	毛细血管扩张的定义是真皮内直径 <1mm 的微静脉扩张网状静脉的定义是直径 ≤3mm 的皮下静脉扩张,不可触及通常 >3mm 的皮下静脉扩张,可触及
C2	静脉曲张	
C3	不伴皮肤改变的水肿	
C4	静脉疾病引起的皮肤改变	
C4 A	色素沉着,静脉性湿疹,或两者并存	
C4 B	脂性硬皮病,白色萎缩症,或两者并存	
C5	皮肤改变伴溃疡愈合	
C6	皮肤改变伴活动性溃疡	

（二）中医辨证分型

1. 劳倦伤气证　证见久站久行或劳累时瘤体增大,下坠不适感加重;常伴气短乏力,脘腹坠胀,腰酸;舌淡,苔薄白,脉细缓无力。

2. 气虚血瘀证　证见久站久行或劳累时青筋暴露更重,或局部硬结患肢困重、坠胀不适,或麻木。伴气短乏力,舌质淡紫或有瘀斑、瘀点,苔白,脉弦细或沉涩。

3. 寒湿凝筋证　证见下肢青筋盘曲,轻度肿胀,伴形寒肢冷,口淡不渴,小便清长;舌淡黯,苔白腻,脉弦细。

4. 湿热瘀阻证　证见青筋迂曲,有紫红色索条或肿硬区,患肢瘀肿,色灰紫黯,漫及小腿全部;小腿前或侧方瘀肿溃烂,有渗液或附有糜苔,疮口色黯,肉腐失新;伴烦躁不安,发热口渴,尿赤,便干;舌质黯红或紫,伴瘀斑、瘀点,苔黄或白,脉滑数或弦数。

五、鉴　别　诊　断

（一）下肢深静脉血栓形成后遗综合征

病人有肢体肿胀、胀痛病史，有明确深静脉血栓形成病史；在深静脉血栓形成后期出现继发性下肢浅静脉曲张，以小腿分支静脉为主，患肢肿胀明显，伴胀痛，活动或站立后加重，卧床休息后不能完全缓解，胫前、后踝部呈凹陷性水肿。彩色多普勒示下肢深静脉瓣膜关闭不全，流速减慢或陈旧性血栓形成。

（二）原发性下肢深静脉瓣膜功能不全

该病是下肢深静脉瓣膜薄弱、松弛及发育不良而造成其关闭不全，静脉血液倒流，深静脉内压力升高，血液通过深浅静脉交通支逆流入浅静脉，进而导致下肢浅静脉曲张；患者有小腿肿胀、色素沉着及溃疡等。通过下肢静脉造影和多普勒超声检查可以明确诊断。

（三）下肢动静脉瘘

由于动脉与静脉之间血液发生短路，动脉血液直接通过血瘘口灌入静脉中，静脉内压力明显增高，使浅静脉显著的曲张。患肢皮肤温度升高，瘘口附近的曲张静脉有震颤及杂音。在青年和儿童中，出现无明显原因的肢体静脉曲张，应考虑先天性动静脉瘘，如果同时伴有患肢增长、增粗、多毛、多汗等，则更支持该病诊断。如有肢体外伤病人，则为继发性动静脉瘘。

（四）先天性静脉畸形骨肥大综合征（Klippel-Trenaunay syndrome，KTS）

肢体增长、增粗，皮肤血管瘤三联症。下肢静脉造影或多普勒超声证实下肢深静脉畸形或部分缺如。

六、治　　疗

（一）一般治疗

1. 鼓励肥胖者减轻体重；适当的活动和体育锻炼，避免久坐久站。

2. 适当按摩和冷、热水浸浴，防止腹内压增加。

3. 加穿弹力袜外部加压，以减轻对浅静脉血管的压力，同时保护浅静脉过度伸张；并促使深静脉血液回流，以减轻患肢肿胀、胀痛或沉重感。

4. 保守治疗仅能延缓浅静脉曲张的病变进程、减轻临床症状和体征，而不能根治浅静脉曲张性病变。伴发湿疹、臁疮者，积极治疗防止病情发展。

（二）药物治疗

1. 马栗树籽提取物　成分源自一种欧洲植物——马栗树，由马栗树籽中的提取的主要活性成分是七叶素（aescin）。其代表药物为德国礼达大药厂生产的迈之灵（aescuven forte）。

可降低血管通透性、增加静脉回流，减轻静脉瘀血症状，增加血管弹性，增加血管张力等作用。

2. 地奥司明　其作用为改变静脉的血液流变学，增强静脉回流，同时恢复静脉功能，并可以消除水肿。

（三）手术治疗

当患者排除深静脉不通畅、深静脉瓣膜功能不全及其他可能疾病外，除了年老体弱和手术耐受力很差者，均可考虑手术治疗。

1. 大隐静脉高位结扎剥脱术 高位结扎同时行大隐静脉剥脱仍是治疗下肢浅静脉反流的"金标准",但仍有相应的复发率。该术为传统的手术方法,将大隐静脉高位结扎加主干剥脱术,并同时切除扩张、迂曲的分支。如遇小隐静脉有曲张性病变,可做相同的处理。本术适应证:下肢静脉曲张且深静脉全程通畅的;患者有明显的临床症状和体征;能耐受手术者。传统手术方式会出现常见的并发症,如切口的出血或血肿、隐神经损伤、股静脉损伤、静脉曲张的复发。

2. 下肢静脉曲张激光、射频腔内闭合术 利用激光的热能效应与特殊组织的激光反应,准确破坏曲张静脉内膜,使静脉纤维化,达到静脉闭合,实现治疗的微创化。该方法激光纤维容易穿破血管且对周围组织热损伤明显,容易导致皮肤瘀血、瘀斑,易发生下肢深静脉血栓及肺栓塞。对于怀孕或哺乳期患者、血液高凝状态、下肢深静脉血栓形成、动脉闭塞,全身一般状况较差者则不宜使用。射频治疗原理同激光治疗,由于其治疗的各种参数由计算机控制,因此其治疗疗效不因术者而有差异。

3. 腹腔镜深筋膜下交通静脉结扎术 交通支静脉功能不全是下肢静脉曲张的常见病因,很多下肢静脉性溃疡患者有交通支静脉功能不全。内镜下的交通静脉结扎是利用腹腔镜技术完成对小腿内侧交通静脉结扎,应用该术式可以阻断小腿内侧功能不全的交通静脉,以减少足靴区静脉倒流,可使直立性静脉压降低。该方法手术时间较长,会出现结扎不完全、术后易出现筋膜下出血、皮下气肿、麻木及疼痛等并发症。

4. 硬化剂注射疗法 采用硬化剂使曲张的浅静脉管壁引起的炎症反应,互相粘连而愈合,机化后使管腔纤维化闭塞。对于毛细血管扩张症、病变局限、残留的曲张静脉,选择硬化剂治疗尤为适宜。在硬化剂注入后,局部用棉垫压迫包扎,可以压缩注射过的静脉段,使管腔尽可能缩小,防止血栓过度形成,促使管腔发生纤维化闭塞。注射结束后,可嘱患者自主活动。但在注射时,应防止硬化剂渗漏引起组织炎症、坏死,甚至流入深静脉形成血栓。

5. 其他手术方法 透光直视旋切术、静脉腔内电凝术、经皮静脉生物瓣膜置入术、经皮连续缝扎术等。

6. 合并症处理 ①血栓性浅静脉炎:可给予局部外用肝素钠乳膏或局部硫酸镁湿敷治疗,并可加用阿司匹林口服。②溃疡形成:局部清创,如面积大也可考虑清创后植皮。③曲张静脉破裂出血:抬高患肢和加压包扎后即可止血,无需特殊用药。

(四)中医治疗

1. 劳倦伤气 补中益气汤加减。

2. 气血瘀滞 柴胡疏肝散加减。疼痛加忍冬藤、地龙;扭曲块明显加三棱、莪术;患肢畏寒、麻木加附子、桂枝。

3. 寒湿凝筋 暖肝煎合当归四逆汤加减。

4. 湿热瘀阻 萆薢渗湿汤合大黄䗪虫丸加减。伴疼痛者加元胡、白芷;气血虚者加黄芪、白术。

(五)中医外治

1. 熏洗疗法 合并湿疹或溃疡时可选用本法。常用药物有蛇床子、地肤子、白鲜皮、苦参、大黄、赤芍、黄柏、苍术等。

2. 敷药疗法 血栓性浅静脉炎患者可外用青敷膏;溃疡者可应用珍珠散、白玉膏、疮灵液、生肌玉红膏等;并发湿疹者外用青黛散。

七、预　　后

1. 单纯性下肢静脉曲张的发生既有先天性静脉壁薄弱等因素,也有后天的长期站立或久坐引起静脉压的升高,因此,尽可能不要长期站立,站立时可弹力袜治疗,久坐者要适当活动。

2. 该病的手术方法很多,每一个患者的临床表现、发病的主要原因不尽相同,因此,对每一个患者都要实行个体化治疗,才能取得良好疗效。

3. 及时治疗,加强护理是治疗本病的关键所在。

第二节　原发性深静脉瓣膜功能不全

诊断要点

- 多发生于长期站立或久坐患者。
- 活动性下肢肿胀,朝轻暮重。
- 可有不同程度的下肢静脉曲张。
- 后期可出现下肢色素沉着、皮炎或慢性溃疡。
- 彩色超声显示下肢静脉瓣膜关闭不全,并排除下肢静脉血栓形成病变。

一、概　　述

原发性深静脉瓣膜功能不全是指深静脉瓣膜不能紧密关闭,引起血液逆流,但无先天性或继发性原因。原发性下肢深静脉瓣膜功能不全常与股隐静脉瓣功能不全同时存在,二者都可产生下肢静脉高压和瘀血,形成了一系列临床表现。本病除了下肢肿胀外,在足靴区皮肤可发生营养性变化,如脱屑、变薄、变硬、粗糙、色素沉着及溃疡形成等。

二、临 床 表 现

原发性深静脉瓣膜功能不全的临床表现与病史长短,瓣膜功能不全程度等密切相关。

（一）症状

1. 沉重不适感　久行久站后下肢沉重不适往往是导致病人就诊的最主要原因。其特点是活动后加重,休息后减轻。

2. 静脉性间歇性跛行　由于静脉系统造成的间歇性跛行其特点是活动、行走一段距离后,小腿酸胀疼痛,站立或抬高患肢后症状缓解。足背动脉搏动正常。

（二）体征

1. 肿胀　肿胀呈凹陷性,踝部明显,朝轻暮重。

2. 静脉曲张　长期静脉高压往往引起不同程度的下肢静脉曲张。

3. 皮肤温度　原发性下肢深静脉瓣膜功能不全病人下肢皮肤温度可稍高。

4. 色素沉着或溃疡形成　由于静脉瓣膜功能不全,静脉压升高,血液中大分子物质渗出到组织间隙,阻碍皮肤和皮下组织细胞摄取氧气和其他营养物质,致水肿、纤维化,皮下脂肪坏死和皮肤萎缩,最后因皮肤表层坏死而形成静脉性溃疡。

（三）实验室检查

1. 尿常规检查，排除肾功能不全。

2. 肝肾功能检查，免疫学功能及其他血液学检查，以除外低蛋白，免疫性疾病及血液病引起的下肢肿胀性疾病及相关的血管疾病。

（四）辅助检查

无创血管检查是筛查和诊断本病的重要手段，它可以初步判断静脉扩张的部位、程度和功能。

1. 超声多普勒（Doppler）检查　超色多普勒可以反映出静脉血管的形态变化，主要有管腔的内径、反流时间、是否有血栓形成等。原发性下肢深静脉瓣膜功能不全的彩超特点为：静脉管径增宽、瓣膜反流，静脉流速减慢，反流时间多大于 1 秒，病变多累及 2 组以上瓣膜。

2. 光电容积（PPG）检查　通过记录下肢静脉容积减少和静脉再充盈时间来反映静脉血容量的变化，判别深浅静脉和穿通静脉瓣膜功能情况及反流程度。

3. 血管造影检查

顺行造影：下肢静脉顺行造影显示下列特点：深静脉全程通畅，明显扩张，瓣膜影模糊或消失，失去正常的竹节状形态而呈直筒状；Valsalva 屏气试验时，可见含有造影剂的静脉血自瓣膜近心端向瓣膜远侧逆流。

逆性造影：在下肢静脉逆行造影中，根据造影剂向远侧逆流的范围，分为如下五级：0级，无造影剂向远侧泄漏；Ⅰ级，有造影剂逆流，不超过大腿近端；Ⅱ级，造影剂逆流不超过膝关节平面；Ⅲ级，造影剂逆流超过膝关节平面；Ⅳ级，造影剂向远侧逆流至小腿深静脉，甚至达踝部。0级，示瓣膜关闭功能正常；Ⅰ~Ⅱ级逆流，应结合临床表现加以判断；Ⅲ~Ⅳ级，表示瓣膜关闭功能明显损害。

4. MRI 在本病诊断中的特点　MRI 检查像 DSA 一样只显示有血流的血管，成像不如 DSA 直接，但对血管的损伤较小。

三、诊 断 问 题

1. 原发性深静脉瓣膜功能不全诊断首先排除心源性、肝肾功能不全。药物性等全身性疾病。

2. 根据病史及临床表现诊断静脉功能不全比较容易，关键是要排除其他静脉疾病所引起的继发性静脉功能不全。如静脉血栓形成后综合征等症状和体征。

四、鉴 别 诊 断

原发性深静脉瓣膜功能不全症的病人在诊断时要注意与布—加综合征、髂静脉压迫综合征、神经性水肿、低蛋白血症、肾功能不全神经源性跛行、药物性水肿等疾病相鉴别。

（一）髂静脉压迫综合征

可无长期站立病史，年轻时就可发病，明确诊断需结合深静脉顺行造影检查。

（二）布—加综合征

可无长期站立病史，年轻时就可发病，可有腹壁静脉曲张，明确诊断需结合下腔静脉彩超或下腔静脉造影检查。

（三）神经源性跛行

神经源性跛行多因椎管狭窄，压迫时间长所致。其间歇性跛行的特点是：①疼痛缓解方式不同。②疼痛和体位密切相关。下肢无肿胀，腰椎 MRI 检查及下肢深静脉彩超检查可鉴别。

五、并　发　症

下肢肿胀伴发深静脉血栓形成、静脉炎、皮下色素沉着及硬化，溃疡形成。

六、治　　疗

原发性深静脉瓣膜功能不全的治疗目的是缓解临床症状、防止并发症的发生，必要时进行各种不同方法的静脉瓣膜修复。

（一）一般治疗

1. 压力疗法　压力疗法是原发性深静脉瓣膜功能不全非手术治疗的重要措施。其原理主要是通过对小腿施加的压力达到减少静脉反流、促进回流、增加腓肠肌泵功能以及减轻瘀血和水肿。

2. 治疗方法　主要有弹力袜、弹力绷带和间歇性气压治疗。

（二）药物治疗

目前报道许多药物对下肢原发性深静脉瓣膜功能不全有促进作用，它们中有的通过口服、肌注或静脉注射作用于全身，有的直接作用于溃疡局部。

1. 全身用药　减轻血管内膜炎，减少通透性的静脉活性药物地奥司明等。

2. 局部用药　疮灵液，喜疗妥等。

（三）中医治疗

1. 气虚血瘀证

证见：下肢肿胀，静脉扭曲成团，或局部硬结；小腿下部皮肤颜色紫褐灰暗；可伴烦躁易怒或神情抑郁，叹息脘闷，舌质淡紫或有瘀斑、瘀点，苔白，脉弦细或沉涩。

药用：补阳还五汤加减。

加减：疼痛加忍冬藤、地龙；扭曲块明显加三棱、莪术；患肢畏寒、麻木加附子、桂枝。

2. 脾虚湿盛证

证见：局部肿胀，创面色黯，纳少，脘腹胀满，病程迁延，舌淡、苔薄白。

药用：参苓白术散加减。

3. 湿热瘀阻证

证见：患肢瘀肿，色灰紫黯，漫及小腿全部，青筋隐现，有紫红色索条或肿硬区；小腿有渗液或附有脓苔，小腿前或侧方瘀肿溃烂，疮口色黯；伴烦躁不安，发热口渴，尿赤，便干；舌质黯红或紫，伴瘀斑、瘀点，苔黄或白，脉滑数或弦数。

药用：萆薢渗湿汤加减。

加减：伴疼痛者加元胡、白芷；气血虚者加黄芪、白术。

4. 气血亏虚证

证见：患者久病虚弱无力，面色萎黄，下肢肿胀，按之凹陷，舌质淡，苔薄白，脉沉细无力。

药用：八珍汤加减。

（四）中成药

目前可供临床应用的中药制剂很多,但多为活血化瘀类药物,应根据病人的不同阶段及相应的辨证适当选用中药注射液或中成药。

1. 常用的静脉输液药物　脉络宁注射液、丹参注射液、三七总苷注射液和川芎嗪注射液等。

2. 常用的中成药物　活血通脉胶囊、通塞脉片、脉络疏通颗粒等。

3. 注意事项　中药的治疗时间一般较长,通常 1 个月为一个疗程,故治疗时应充分考虑患者的依从性。另外,有些中药对胃肠道有刺激作用,长期服用还要考虑到病人的耐受性等。

（五）手术治疗

1. 适应证　明确诊断的病例,凡属于中度或重度倒流,即下肢深静脉逆行造影中,证实造影剂倒流超过腘静脉平面者,都适应手术治疗。

2. 手术方法

股浅静脉腔内瓣膜成形术:适用于较狭窄、瓣膜破坏不严重者。通过缝线,将松弛的瓣膜游离缘予以缩短,恢复其正常的单向开放功能。

股浅静脉腔外瓣膜成形术:通过静脉壁的缝线,将两个瓣叶附着线形成的夹角,由钝角恢复至正常的锐角,恢复闭合功能。

股静脉壁环形缩窄术:在正常情况下,瓣窦宽径大于非瓣窦部位静脉的宽径,因而利用缝线、组织片或人工织物包绕于静脉外,缩小其管径,恢复瓣窦与静脉的管径比例,瓣膜关闭功能随之恢复。

半腱肌—股二头肌祥腘静脉瓣膜代替术:用于治疗原发性深静脉瓣膜功能不全及血栓形成后遗症完全再通后瓣膜遭破坏者。手术适应证广,血管外操作,损伤小。手术原理是构建半腱肌—股二头肌 U 形腱祥,置于腘动静脉之间,利用肌祥间歇收缩与放松,使腘静脉获得瓣膜样功能。由于深静脉瓣膜关闭不全同时伴有静脉曲张,因此需要同时做大隐静脉高位结扎、曲张静脉剥脱,已有足靴色素沉着或溃疡者,尚需做交通静脉结扎术。

七、预　后

（一）护理

原发性下肢深静脉瓣膜功能不全大部分和长期站立或久坐密切相关,因此尽可能不要长期站立,站立时可弹力袜治疗;久坐者要适当活动。

（二）就诊时间

本病是慢性发病,一旦发现下肢肿胀或色素沉着,就应及时就诊,尽可能早的缓解静脉高压的进展。

（三）专科诊治

原发性下肢深静脉瓣膜功能不全主要临床表现牵涉到很多疾病,如肝肾疾病、心源性、神经性等,应该及时到血管科就诊,首先排除血管疾病。

（四）坚持治疗

原发性下肢深静脉瓣膜功能不全症是一个慢性发展性疾病,就应该坚持长期的治疗,避免久站和久坐。

（五）正确指导

如能在病变早期就能得到及时有效的专科治疗和指导，坚持少站立、少久坐，本病应该有一个良好的预后。

第三节　小腿静脉性溃疡

诊断要点

- 多见于下肢静脉曲张和下肢静脉功能不全的病人。
- 发生在小腿内侧或外侧的溃疡，可伴有皮炎、湿疹、色素沉着等。
- 可有下肢水肿，朝轻暮重。
- 小腿溃疡愈合困难，呈慢性过程。
- 静脉超声或血管造影显示下肢不同程度的静脉功能不全。

一、概　　述

小腿静脉性溃疡又称淤积性溃疡，是下肢静脉反流性疾病的晚期并发症状。该病的发生是由于先天性血管壁薄弱或其他各种原因引起的静脉异常反流，导致静脉压升高。主要可分为原发性深静脉瓣膜功能不全、深静脉血栓形成后遗症、交通静脉功能不全、小腿肌泵功能不全等。静脉压过高逐渐破坏静脉瓣膜，导致组织水肿，代谢产物堆积、组织营养不良和皮肤营养改变。本病中医称为"臁疮"，臁疮之名首见于宋代《疮疡经验全书》，明代《外科启玄》称为"裤口毒""裙边疮"等，又因其每易复发，而俗称"老烂脚"。

二、临　床　表　现

（一）症状与体征

1. 溃疡（图 21-2）　好发于小腿中下 1/3 交界处（踝骨上 9cm）之内外侧，内侧多于外侧。溃疡发生前患部有长期色素沉着并发黑，溃疡发生后创面经久不愈。

2. 溃疡分期表现　①溃疡前期：初起出现下肢肿胀，朝轻暮重。局部静脉隆起，行走或站立加重，皮肤色素沉着及苔藓样变，局部可有瘙痒感。②溃疡期：局部持续肿胀，苔藓样变的皮肤渐出现裂隙，有糜烂渗出，形成溃疡。若合并感染，溃疡面出现脓液，组织坏死，周围皮肤红肿，溃疡面初期

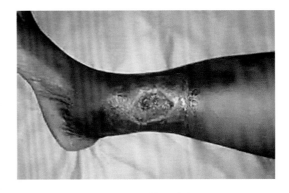

图 21-2　静脉溃疡

坏死组织及脓液不断增多，有恶臭味，伴有疼痛，待坏死组织脱落，脓性分泌物可减少，出现浆液性分泌物，溃疡面可呈灰白色、淡红色、鲜红不等。③溃疡愈合期：溃疡周围皮肤黑褐，大量色素沉着，溃疡面脓水干净，溃疡可渐愈合形成瘢痕。

（二）实验室检查

1. 血液学检查　肝肾功能,免疫学功能及其他血液学检查,可除外低蛋白,免疫性疾病及血液病引起的下肢肿胀性疾病及相关的血管疾病。

2. 细菌学检查　创面分泌物培养和药敏试验以确定感染细菌并指导抗生素的临床应用。

（三）辅助检查

1. 超声多普勒（Doppler）检查　静脉多普勒检查可提供实时的静脉血流情况,可记录肌肉收缩的效果和瓣膜功能;可清楚地识别功能不全的隐静脉和交通静脉;评估所有节段的深静脉,包括股总、股深、股浅、腘静脉以及胫静脉。

2. 体积描记仪（PPG）　通过记录下肢静脉容积减少和静脉再充盈时间来反映静脉血容量的变化,判别深浅静脉和穿通静脉瓣膜功能情况及反流程度。

3. 静脉造影检查　顺行性和逆行性静脉造影可以观察静脉是否通畅,静脉瓣膜反流情况,以及是否可以通过深静脉重建术来纠正阻塞或深静脉反流十分重要。

三、诊 断 问 题

1. 根据临床表现诊断下肢慢性溃疡不难。

2. 要确定是否因静脉原因引起必须有超声或影像学诊断支持。

3. 诊断时要注意排除动脉性溃疡,创伤性溃疡,糖尿病性溃疡,恶性溃疡,风湿性溃疡,神经性、感染性以及药物反应性溃疡,结核性溃疡,癌性溃疡等。

四、治 疗

（一）溃疡的治疗

1. 减压疗法　静脉高压是造成下肢静脉性溃疡的主要原因,治疗时首先考虑的是如何降低创面局部的静脉压力,改善局部的微环境。①弹力绷带:无论如何处理局部创面,换药后一定要用弹力绷带进行包扎,以减轻局部的静脉压力。②循序减压袜(静脉曲张袜):注意及时穿戴静脉曲张袜,以改善局部的微环境。③循环驱动治疗仪:有下肢水肿的病人可以配合循环驱动治疗仪的治疗,以减轻局部的水肿,改善局部的压力。

2. 创面的用药原则　①尽量减少使用对皮肤有刺激的药物,避免对局部创面造成进一步的损害,影响创面的愈合。②充分引流:对创面的渗液要进行充分的引流,不能留有死腔或引流不畅,清除局部的异物,保持创面的清洁。

（二）药物治疗

目前报道许多药物对下肢静脉性溃疡的愈合有促进作用,它们中有的通过口服、肌注或静脉注射作用于全身,有的直接作用于溃疡局部。

1. 全身用药　静脉活性药物地奥司明、迈之灵、消脱止等。

2. 局部用药　各种生长因子辅料、疮灵液、泡沫敷料、银离子敷料等。

（三）中药治疗

1. 湿热蕴结证

证见:下肢不慎碰伤,或虫蚁叮咬,感受毒邪,毒邪化热,湿热蕴结,气血瘀滞,热盛腐溃,肌肤溃烂,脓水浸淫。

治则：清热利湿散结。

方药：三妙丸和五神汤加减。

2. 脾虚湿盛证

证见：病程日久，脾气耗伤，脾虚湿盛，湿邪阻络，气血运行不畅，致局部肿胀，创面色黯，黄水淋漓，病程迁延。

治则：健脾利湿。

方剂：参苓白术散合三妙丸加减。

（四）中药注射液和中成药的应用

目前可供临床应用的中药制剂很多，但多为活血化瘀类药物，应根据病人的不同阶段及相应的辨证适当选用中药注射液或中成药。

常用的静脉输液药物：脉络宁注射液、丹参注射液、红花注射液和三七总苷注射液等。

常用的中成药物有：四妙丸、通塞脉片、脉络疏通颗粒等。

（五）手术治疗

手术治疗的目的是改善下肢静脉高压和创面处理以促进创面愈合、防止复发。

1. 硬化剂治疗　主要针对浅静脉曲张的治疗。下肢静脉性溃疡和局部静脉曲张密切相关；静脉血管内注射硬化剂后可损伤血管内皮，由于化学作用，使静脉血管及周围黏膜组织产生无菌性炎症，然后形成肉芽组织，最终形成致密的纤维组织，闭塞静脉腔，减少大分子物质渗出，促进溃疡愈合。硬化剂种类、浓度以及使用量由静脉的类型和大小决定，常见的聚多卡醇等。

2. 大隐静脉高位结扎剥脱术　手术是治疗静脉性溃疡最基本的和不可少的手段。常用方法有：隐静脉结扎剥脱、电凝法、激光或射频腔内闭塞等。

3. 穿支静脉结扎手术　是针对穿支静脉瓣膜功能不全的手术，目的是阻断穿支静脉内的异常反流。常见的有腔镜筋膜下交通静脉结扎术（SEPS），电凝以及B超定位后手术结扎等。

4. 深静脉瓣膜重建手术　是针对深静脉反流的手术，目的是降低因下肢深静脉瓣膜功能不全引起的静脉高压。近年来多种深静脉瓣膜重建手术应用于临床。主要包括静脉内和静脉外瓣膜成形术，自体带瓣静脉段移植术或移位术，静脉外瓣膜包裹缩窄以及腘静脉外肌袢成形术等。

5. 皮肤移植　当溃疡较大时，可同时或延迟行皮肤移植术，以加快溃疡的愈合。无论哪种方法，均应在植皮前彻底清创，切除溃疡，待创面清洁，新鲜肉芽组织生长良好时，再进行皮肤移植覆盖创面。对于复发和较大的静脉性溃疡，游离皮瓣移植则具有较好的效果。

五、预　后

静脉性下肢溃疡的形成主要责之于长期站立或负重，治疗上首先抬高患肢，减轻静脉压，有利于溃疡愈合。其次是解除引起静脉高压的原因，病因去除后溃疡才能渐愈合，因此，通过合适的手术方式，加压治疗的护理，以及创面的清创等，疗效会明显。

本病的预后取决于以下几个方面：

（一）护理

静脉曲张性溃疡大部分和长期站立或久坐密切相关，因此，尽可能不要长期站立，站立时可弹力袜治疗;久坐者要适当活动。

（二）就诊时间

本病是慢性发病,一旦发现静脉曲张或色素沉着,就应及时就诊。如果肢体溃疡已经形成,即使再进行手术,往往静脉高压难以缓解,溃疡易复发。

（三）专科诊治

下肢溃疡疾病牵涉到许多科室,应该及时到血管科就诊,首先排除血管疾病。

（四）坚持治疗

下肢静脉性溃疡既然是一个慢性发展性疾病,就应该坚持长期的治疗,不能由于疾病的暂时缓解而忽视治疗。

如能在病变早期就得到及时有效的专科治疗和指导,坚持少站立、少久坐,本病预后良好。

参考文献

1. 杨博华,李海松,贺晓芳,等.大隐静脉高位结扎加电灼术治疗下肢静脉曲张的临床研究,外科理论与实践,2001,6(5):335-336.

2. 任师颜,刘鹏.激光闭塞联合旋切术治疗下肢静脉曲张的并发症防治,中国激光医学杂志,2007,16(1):35-38.

3. 曹德生,刘鹏.激光加透光法静脉旋切术治疗下肢表浅静脉曲张,中日友好医院学报,2004,18(1):23-24.

4. 严金,郭绍红,储修峰,等.腔内射频消融闭合术治疗下肢浅静脉曲张12例报告,微创医学,2006,10,(4):252-254.

5. 叶志东,刘鹏,阎正明,等.腔内射频消融静脉闭合联合透光直视旋切术微创治疗下肢静脉曲张.中日友好医院学报,2004,18(4):204-206.

6. Luebke T,Brunkwall J.Systematic review and meta-analysis of endovenous radio frenquency obliteration, endouvenous laser therapy,and foam sclerotherapy for primary varcsis.J Cardio VascSurg,2008,49(2):213-233.

7. 张智辉,林少芒,姚燕丹,等.腔内射频闭合术联合刨吸术治疗下肢静脉功能不全:附75例报告.微创医学,2008,3(2):88-90.

8. 汪涛,何旭,顾建平,等.腔内射频闭合治疗下肢静脉曲张的应用.中国医学影像技术,2008,24(2):267-269.

9. 何旭,顾建平,楼文胜,等.介入法腔内射频闭合术治疗大隐静脉曲张.介入放射学杂志,2008,17(1):33-36.

10. 张宝丽,孙燕,张根印.中药熏洗配合高压氧治疗下肢慢性溃疡86例临床观察.四川中医,2008,26(8):109-110.

11. 王玉琦,叶建荣.血管外科治疗学.上海:上海科学技术出版社,2003.

12. 杨博华.下肢静脉性溃疡中西医结合临床治疗.中国中西医结合外科杂志,2008,14(6):525-527.

13. 时德,赵渝.下肢慢性静脉功能不全治疗的再认识.中国普外基础与临床杂志,2009,16(6):421-423.

14. 杨敏,陶茂灿,曹毅.下肢溃疡的中医外治法研究进展.中医外治杂志,2010,19(3):48-49.

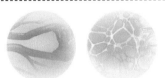

第二十二章 静脉回流障碍性疾病

下肢静脉系统的病变,按照血流动力学的改变可以分为血液回流障碍和血液反流性疾病两大类。下肢静脉回流障碍性疾病,顾名思义是因各种原因导致的下肢静脉回流障碍,从而引起一系列临床改变的疾病。主要的疾病包括静脉血栓形成、血栓性静脉炎、髂静脉压迫综合征、布—加综合征等疾病。近十余年来,由于电子技术的发展和 X 线血管造影设备的不断更新,对下肢静脉病变的认识有了巨大的进展。据资料统计,静脉疾病的发病率高出动脉疾病 10 倍,而静脉病变又多发生于下肢,因此下肢静脉的病变日益受到重视。

第一节 深静脉血栓形成

诊断要点

- 好发于成年人,男女均可患病。多见于产后、术后及长期卧床的病人。
- 疼痛,以患肢胀痛为主,多见于股三角区或小腿。
- 患肢凹陷性水肿。
- 伴有程度不同的浅静脉扩张或曲张。
- D- 二聚体检测阳性。

一、概　　述

下肢深静脉血栓形成是常见病。此病可后遗下肢水肿、继发性静脉曲张、皮炎、色素沉着和瘀滞性溃疡等,严重损害人们的健康。美国每年约有 50 万人患本病,我国尚无统计数字,但并不少见。深静脉血栓形成的部位以下肢髂股静脉段较多见。血管壁损伤,血流异常和血液成分改变是引起静脉血栓的 3 个主要因素,至今仍为各国学者所公认。

静脉血栓是在多因素作用下形成的,而血液成分的改变是血栓形成的最重要因素,体内凝血—抗凝—纤溶 3 个系统在正常情况下处于平衡状态,任何使凝血功能增强,抗凝—纤溶作用抑制的因素都将促使血栓形成。

深静脉血栓可见于任何年龄,但统计显示,随年龄增大,发病率逐步增高,80 岁人群的发病率是 30 岁人群的 30 余倍。长期卧床、手术、创伤、产后、口服避孕药、恶性肿瘤均是下肢深静脉血栓的易发因素。

本病属于中医"股肿"范畴,中医学认为下肢深静脉血栓形成是由气血瘀滞所致。如唐代孙思邈著《备急千金要方》载:"气血淤滞则痛,脉道阻塞则肿,久淤而生热。"

二、临 床 表 现

(一) 症状和体征

1. 肿胀　最常见的主要临床表现是一侧肢体的突然肿胀。患下肢深静脉血栓形成患者,局部感疼痛,行走时加剧。轻者局部仅感沉重,站立时症状加重。

2. 疼痛　疼痛部位依血栓的部位而定,髂股静脉血栓疼痛的部位常在大腿和腹股沟部位,小腿静脉血栓疼痛部位在小腿肌肉。静脉血栓部位常有压痛。因此,下肢应检查小腿肌肉、腘窝、内收肌管及腹股沟下方股静脉。

3. 浅静脉曲张　深静脉阻塞可引起浅静脉压升高,发病1~2周后可使浅静脉扩张或曲张。

(二) 临床分型

根据血栓形成的部位下肢深静脉血栓有3种类型,即周围型、中心型和混合型(图22-1)。

1. 周围型　也称小腿肌肉静脉丛血栓形成,血栓形成后,因血栓局限,多数症状较轻,经治疗多数可消融或机化,也可自溶,少数未治疗或治疗不当,可向大腿扩展而成为混合型,小栓子脱落可引起轻度肺动脉栓塞,临床上常被忽视。

临床上主要表现为小腿疼痛和轻度肿胀,活动受限,症状与血栓形成时间一致,主要体征为足背屈时牵拉腓肠肌引起疼痛(Homan 征阳性)及腓肠肌压痛(Neuhof 征阳性)。

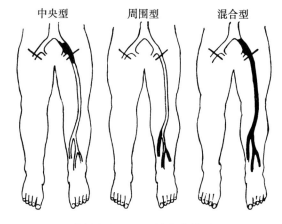

图 22-1　DVT 的临床分型

2. 中央型　也称髂股静脉血栓形成,左侧多见,表现为臀部以下肿胀,下肢,腹股沟及患侧腹壁浅静脉怒张,皮肤温度升高,深静脉走向压痛,血栓可向上延伸至下腔静脉,向下可累及整个下肢深静脉,成为混合型,血栓脱落可导致肺动脉栓塞,威胁病人生命。

3. 混合型　即全下肢深静脉及肌肉静脉丛内均有血栓形成,可以由周围型扩展而来,开始症状较轻未引起注意,以后肿胀平面逐渐上升,直至全下肢水肿始被发现,因此,出现临床表现与血栓形成的时间不一致,也可以由中央型向下扩展所致,其临床表现不易与中央型鉴别。

本病发病急骤,数小时内整个患肢出现疼痛、压痛及明显肿胀。股上部及同侧下腹壁浅静脉曲张。沿股三角区及股内收肌管部位有明显压痛。在股静脉部位可摸到索条物,并压痛。严重者,患肢皮色呈青紫,称"股青肿",提示患肢深浅静脉广泛性血栓形成,伴有动脉痉挛,有时可导致肢体静脉型坏疽。全身症状一般不明显,体温上升不超过39℃,可有轻度心动过速和疲倦不适等症状,"股青肿"较罕见。

（三）临床检查

1. 足背伸试验，Homans 征　将足向背侧急剧弯曲时，可引起小腿肌肉深部疼痛。小腿深静脉血栓时，Homans 征常为阳性。这是由于腓肠肌及比目鱼肌被动伸长时，刺激小腿深静脉而引起。

2. 腓肠肌压痛试验，Neuhof 征　让患者仰卧，自然屈膝，放松下肢，检查者用手指压迫患者小腿腓肠肌，如有饱满紧韧感和压痛时，为阳性。

（四）实验室检查

1. 血液学检查　①由于血液高凝是下肢深静脉血栓形成的发病因素，血液学检查是重要的检查手段，可以监测血液黏稠度、血液凝固性、纤溶活性等。②在急性期，常有白细胞总数和中性粒细胞轻度增加，血液生化学检查可有乳酸脱氢酶等的增高，在应用抗栓疗法过程中，也需要监测出凝血时间、凝血酶原时间等变化。③在易栓症病人的检查中可有嗜酸性粒细胞增多、血小板异常等。

2. 血液 D- 二聚体（D-dimer）浓度测定　D- 二聚体是纤维蛋白复合物溶解时产生的降解产物，下肢静脉血栓形成同时纤溶系统也被激活，血液中 D- 二聚体浓度上升。如果 D- 二聚体浓度正常时，其阴性价值更可靠，基本可排除急性血栓形成的可能，准确率达 97%~99%。

3. 蛋白 S 和蛋白 C 检测　①蛋白 S：是一种维生素 K 依赖性酶原。可协同活化蛋白 C（APC），消除凝血因子 Xα 对凝血因子 Vα、凝血因子 IXα 对凝血因子 VIIIα 的保护作用，使之被水解。其含量降低常伴严重的深静脉血栓。②蛋白 C：一种维生素 K 依赖性酶原，其主要作用是活化后可灭活凝血因子 VIIIα 与凝血因子 Vα，抑制血液凝固。减低：先天性或后天获得性蛋白 C 缺陷，先天性缺陷者常常有反复血栓形成史。

（五）辅助检查

1. 超声波检查　超声检查目前在临床上应用最广，有相当高的检出率，其优点是：①无损伤；②能反复检查；③对有症状或无症状的病人都有很高的准确率；④能区别静脉阻塞是来自外来压迫或静脉内血栓形成；⑤对小腿静脉丛及静脉血栓再通的病人也有满意的检出率。

2. 顺行性静脉造影　可了解血栓的部位和范围。患者仰卧，取半直立位，头端高 30°~45°；先在踝部扎一橡皮管止血带压迫浅静脉。用 12 号穿刺针直接经皮穿刺入足背浅静脉，在 1 分钟内注入 40% 泛影葡胺 80~100ml，在电视屏幕引导下，先摄小腿部 X 线片，再摄大腿及骨盆部 X 线片。注射造影剂后，再快速注入生理盐水，以冲洗静脉管腔，减少造影剂刺激，防止浅静脉炎发生。

三、诊 断 问 题

1. 多见于产后、盆腔术后、外伤、晚期癌肿、昏迷或长期卧床的患者。

2. 起病较急，患肢肿胀发硬、疼痛，活动后加重，常伴有发热、脉快。

3. 血栓部位压痛，沿血管可扪及索状物，血栓远侧肢体或全肢体肿胀，皮肤呈青紫色，皮温降低，足背、胫后动脉搏动减弱或消失，或出现静脉性坏疽。血栓伸延至下腔静脉时，则两下肢、臀部、下腹和外生殖器均明显水肿。血栓发生在小腿肌肉静脉丛时，Homans 征和 Neuhof 征阳性。

4. 后期血栓吸收机化,常遗留静脉功能不全,出生浅静脉曲张、色素沉着、溃疡、肿胀等,称为深静脉血栓形成后综合征。分为:①周围型:以血液倒灌为主;②中央型:以血液回流障碍为主;③混合型:既有血液倒灌,又有回流障碍。

5. 血栓脱落可致肺栓塞。

6. 放射性纤维蛋白原试验、D-二聚体、多普勒超声及静脉血流图检查,有助于诊断。静脉造影可确定诊断。

四、鉴 别 诊 断

(一)急性动脉栓塞

本病也常表现为单侧下肢的突发疼痛,与下肢静脉血栓有相似之处,但急性动脉栓塞时肢体无肿胀,主要表现为足及小腿皮温厥冷、剧痛、麻木、自主运动及皮肤感觉丧失,足背动脉、胫后动脉搏动消失,有时股腘动脉搏动也消失,根据以上特点,鉴别较易。

(二)急性下肢淋巴管炎

本病发病也较快,肢体肿胀,常伴有寒战、高热、皮肤发红,皮温升高,浅静脉不曲张,根据以上特点,可与下肢深静脉血栓相鉴别。

(三)淋巴水肿

本病与下肢深静脉血栓慢性期有相似之处。

(四)其他疾病

凡因术后、产后、严重创伤或全身性疾病卧床患者,突然觉小腿深部疼痛,有压痛,Homans 征阳性首先应考虑小腿深静脉血栓形成。但需与下列疾病作鉴别:急性小腿肌炎、急性小腿纤维组织炎、小腿肌劳损、小腿深静脉破裂出血及跟腱断裂。后者均有外伤史,起病急骤,局部疼痛剧烈,伴小腿尤其踝部皮肤瘀血斑,可资鉴别。

五、并 发 症

(一)肺栓塞

肺栓塞是指肺动脉或其分支被栓子阻塞所引起的一个病理过程,其诊断率低,误诊率和病死率高,据文献报道美国每年发生肺栓塞65万人,死于肺栓塞者达24万人,英国统计每年发生非致命肺栓塞4万人,因肺栓塞致死的住院患者2万人左右,有学者认为80%~90%的肺栓塞栓子来源于下肢深静脉血栓,尤其是在溶栓治疗过程中栓子脱落的概率更高,大的栓子可导致患者在几分钟内死亡,有报道称髂股静脉血栓引起肺栓塞的死亡率高达20%~30%。

肺栓塞典型症状为呼吸困难、胸痛、咳嗽咯血三大体征。因此,临床上肺栓塞的预防比治疗更重要,目前临床上预防肺栓塞多采用腔静脉滤器置入,下腔静脉滤器是一种金属丝制成的器械,通过特殊的输送装置放入下腔静脉,以拦截血流中较大血栓,避免随血流进入肺动脉,造成致死性肺栓塞,但安置滤器可发生滤器移位,阻塞,出血等并发症,且费用较高,故临床上要严格掌握其适应证。

(二)出血

溶栓治疗中最主要的并发症是出血,特别应警惕胃肠道,颅内出血。因此溶栓治疗前应检查血型、血红蛋白、血小板及凝血功能,药量的调整通常将凝血酶原时间(PT)和部分凝血酶原时间（APTT）维持在正常值的 2~2.5 倍为宜。溶栓过程及溶栓后应密切观察病人有无出血倾向，如血管穿刺点、皮肤、牙龈等部位，观察有无肉眼血尿及镜下血尿、有无腹痛、黑便等情况。如有穿刺部位出血，可压迫止血，严重的大出血应终止溶栓，并输血或血浆对症治疗。

（三）血栓形成后综合征

是最常见最重要的并发症。在血栓的机化过程中静脉瓣膜遭受破坏，甚至消失或者黏附于管壁，导致继发性深静脉瓣膜功能不全，即静脉血栓形成后综合征。

血栓形成后综合征是发生在下肢深静脉血栓形成后数月至数年，主要表现为下肢慢性水肿、疼痛、肌肉疲劳（静脉性跛行）、静脉曲张、色素沉着、皮下组织纤维变化等。重者可形成局部溃疡，影响患者生活质量。

对于已发生血栓形成后综合征的患者，若有瓣膜关闭不全的可采用瓣膜修补术，手术时操作应轻巧，避免损伤静脉，术中用脉冲电极刺激小腿肌肉增加收缩促进回流，术后鼓励病人足和趾经常主动活动。

六、治　疗

（一）一般治疗

1. 卧床休息　急性深静脉血栓患者，需卧床休息 1~2 周，使血栓紧黏附于静脉内膜，减轻局部疼痛，促使炎症反应消退。在此期间，避免用力排便以防血栓脱落导致肺栓塞。

2. 抬高患肢　患肢抬高需高于心脏水平，离床 20~30cm，膝关节处安置于稍屈曲位。如抬高适宜，就不需用弹力绷带或穿弹力袜。

3. 压力治疗　开始起床活动时，需穿弹力袜或用弹力绷带，适度地压迫浅静脉，以增加静脉血回流量，以及维持最低限度的静脉压，阻止下肢水肿发展。

（二）药物治疗

1. 抗凝疗法　这是深静脉血栓形成最主要的治疗方法。正确地使用抗凝剂可降低肺栓塞并发率和深静脉血栓形成的后遗症。其作用在于防止已形成的血栓继续滋长和其他部位新血栓的形成，并促使血栓静脉较迅速地再管化。

适应证：①静脉血栓形成后 1 个月内；②静脉血栓形成后有肺栓塞可能时；③血栓取除术后。

禁忌证：①易出血体质；②流产后；③亚急性心内膜炎；④溃疡病；⑤凡肝肾功能不全及有出血倾向者，禁用抗凝血疗法。

2. 抗凝药物

肝素：是一种有效抗凝剂，药效迅速，静脉注射 10 分钟后，就能有效地控制血液凝结。其作用时间短，在体内迅速被破坏，大部被酶破坏，小部经肾排泄。静脉注射 3~6 小时后，血液凝固时间即能恢复正常。肝素水溶剂有 12 500U 和 5000U 两种针剂，每 100U 相当于 1mg。给药途径可经皮下脂肪层、肌内、静脉注射。

低分子肝素（low molecular weight heparin，LMWH）：低分子肝素是一种肝素降解产物，分子量为 4000~7000D，平均分子量为 6500D，比肝素分子量低得多，所以称为低分子肝素。LMWH 保留了肝素抗Xa 的活性，是产生抗凝效果的基础，而抑制凝血酶的作用却很弱，这是出血副作用减少的关键。LMWH 的特点是抗栓作用较强，给药方便，出血副作用少。

香豆素类衍化物：是一种凝血酶原抑制剂。其作用诱导期长，一般需在用药后 24~48 小时才开始起作用。作用消失时间也长，并有药物累积作用，要停药后往往要经过 4~10 天作用才完全消失。香豆素类衍化物均用口服法。凝血酶原值应维持在 20%~30%（浓度 %）。现国内常用香豆素类衍化物有：双香豆素、新抗凝和华法林钠。

其他抗凝药物（利伐沙班片）：本品主要成分为利伐沙班，其化学名称：5- 氯 - 氮 -(5S)-2-氧 -3- ［ -4-(3- 氧 -4- 吗啉基) 苯基]-1,3- 唑烷 -5- 基 -2- 噻吩 - 羧酰胺。利伐沙班直接抑制因子 Xa 的口服药物。通过抑制因子 Xa 可以中断凝血瀑布的内源性和外源性途径，抑制凝血酶的产生和血栓形成。利伐沙班并不抑制凝血酶（活化因子 Ⅱ），也并未证明其对于血小板有影响。

3. 溶栓治疗　急性深静脉血栓形成或并发肺栓塞，在发病 1 周内的患者可应用纤维蛋白溶解剂包括链激酶及尿激酶治疗。链激酶是从溶血性链球菌培养液提制，尿激酶则由人尿提制，两者均是有效的活化剂，能激活血液中纤维量白酶原使之转变为纤维蛋白酶。此酶可水解纤维蛋白成为小分子多肽，达到溶解血栓的目的。

（1）溶栓治疗的适应证：①主要用于治疗血栓形成和栓塞性疾病，不能作为预防疗法。②一般主张早期应用，最好在发病后 3 天以内应用，超过 3 天后应用，效果较差。③也有报道发病 6~7 天以后的陈旧血栓也有溶栓效果。

（2）溶栓治疗的禁忌证：①有变态反应性疾病者；②有出血性疾病者；③有严重的消化道溃疡、肺结核空洞者；④外科手术和分娩后 5 天之内者；⑤70 岁以上高龄者慎用。对于妊娠、细菌性心内膜炎、二尖瓣病变并有房颤怀疑左心腔有血栓者；糖尿病合并视网膜病变者；严重肝、肾功能障碍者不宜应用。

（3）常用溶栓药物：目前临床中常用的溶栓药物有链激酶、尿激酶、人体组织型纤溶酶原激活物（t-PA）等。

（三）中医治疗

1. 湿热下注证

证见：患肢明显肿胀，胀痛、压痛明显，皮色黯红而热，浅静脉扩张，按之凹陷。伴发热，口渴不欲饮，小便短赤，大便秘结。舌质红，苔黄腻，脉滑数。

治则：清热利湿活血。

方药：四妙散合四妙勇安汤加减。

药用：黄柏、银花、玄参、当归、蒲公英、车前草、紫草、苍术、川牛膝、熟大黄、生苡仁、丹参等。

2. 脉络湿瘀证

证见：患肢肿胀疼痛较重，皮色黯红，浅静脉扩张，活动后症状加重。舌质黯红，有瘀斑、瘀点，苔白腻，脉沉细或沉涩。

治则：活血化瘀、利湿通络。

方药：茵陈赤小豆汤加减。

药用：茵陈、赤小豆、苍术、黄柏、川牛膝、薏苡仁、泽泻、防己、佩兰、白豆蔻、甘草等。

3. 脾虚湿阻证

证见：患肢肿胀，沉重胀痛，朝轻暮重。伴疲乏无力，不欲饮食。舌质淡胖，苔薄白，脉沉细。

治则:宜健脾渗湿、活血通络。

方药:用参苓白术散加减。

药用:黄芪、生苡仁、赤小豆、党参、白扁豆、车前草、茯苓、鸡血藤、当归、丹参、白术、川牛膝等。

（四）中成药

临床中常用的中成药有脉络疏通颗粒、活血通脉胶囊、脉血康片等。

（五）手术治疗

1. 切开取栓术　下肢深静脉血栓形成,一般不做手术取栓。但对于广泛性髂股静脉血栓形成伴动脉血供障碍而肢体趋于坏疽者(股青肿),则常需手术取栓。髂股静脉血栓取除术的手术时间,一般在发病 72 小时内,尤以 48 小时内效果最好。

2. 导管内溶栓　近年来采用经静脉插管至局部血栓部位灌注溶栓药物,对于急性下肢静脉血栓形成显示了较好的临床疗效。

适应证:①无溶栓治疗或抗凝治疗的禁忌证。②10 天以内急性的有症状的深静脉血栓形成。③在开始溶栓之前,用肝素或华法林的全身抗凝应当正常。

禁忌证:①急性内脏出血。②2~3 个月内发生过脑血管意外者,或 2 个月以内曾做过神经外科介入手术者。③颅内肿瘤、严重高血压、凝血功能障碍、糖尿病性出血性视网膜病变、亚急性细菌性心内膜炎等疾病。④对溶栓药物过敏者。

3. 下腔静脉滤器置入术　下肢深静脉血栓形成是血管外科的常见疾病,由于其可能导致致命性肺栓塞,患者可能会出现猝死等严重后果,所以一直为临床医师所重视。关于 DVT 的治疗,目前重点已经由预防肺栓塞逐步进展为对血栓本身同样重视。预防肺栓塞首选的治疗方案是下腔静脉滤器置入,其目的是阻拦和捕捉源于下肢的游离血栓,预防 PE。然而我们在考虑置入滤器时,必须切记滤器不能预防下肢 DVT,也不能提高药物治疗 DVT 的疗效。

适应证:①有抗凝治疗禁忌的下肢深静脉血栓病人。②抗凝治疗过程中出现较严重出血的下肢深静脉血栓病人。③正规抗凝治疗过程中仍发生肺栓塞的下肢深静脉血栓病人。④多次发生肺栓塞的病人。⑤行手术切开取栓或导管内溶栓的病人。⑥检查发现血栓近心端有漂浮的大的血栓团块的病人。

禁忌证:①局限于膝关节以下的 DVT 不需要置入滤器。②对于年轻病人最好不置入滤器,至少不用永久性滤器。③腔静脉滤器置入技术几乎没有绝对的禁忌证,检查病人出凝血功能是应用前的主要指标。如果采用颈静脉途径,术后病人半卧位,减低静脉中心压以帮助止血。④需要做磁共振成像检查者,应选择非磁铁性滤器。

七、预　　防

1. 在邻近四肢或盆腔静脉周围的操作应轻巧,避免内膜损伤。

2. 避免术后在小腿下垫枕以影响小腿深静脉回流。鼓励患者的足和趾经常主动活动,并嘱多做深呼吸及咳嗽动作。

3. 尽可能早期下床活动。特别对年老、癌症或心脏病患者在胸腔、腹腔或盆腔大于手术后,股骨骨折后,以及产后妇女更为重视。

4. 弹力袜的应用。

5. 机械预防方法　国外采取跳板装置或充气长筒靴,或电刺激化使静脉血流加速,降低术后下肢深静脉血栓发病率。

6. 药物预防法　主要是对抗血液高凝状态。目前普遍应用的是低分子肝素钙 5000U皮下注射每日 1~2 次。

第二节　髂静脉受压综合征

诊断要点

- 下肢肿胀。
- 浅静脉曲张。
- 小腿溃疡、髂股静脉继发血栓形成。
- 血管造影证实髂静脉受压狭窄。

一、概　　述

髂静脉压迫综合征(iliac vein compression syndrome,IVCS)系因髂静脉受压,致下肢静脉压持续增高而致的一系列疾病。于 1965 年,由 Cockett 医师和 Thomas 医师详细描述了髂静脉压迫的病理基础及临床表现,所以又把髂静脉受压引起的一系列症状称为 Cockett 综合征。临床主要表现为下肢肿胀,浅静脉曲张,严重的可继发下肢深静脉血栓。IVCS 的发生机制为左髂静脉被横跨于前方的右髂动脉压迫,长期的接触和动脉搏动引起的摩擦,导致左髂静脉壁的炎性组织增生,造成静脉管腔的狭窄,引起下肢静脉压的增加,从而导致相应的临床表现,如肿胀、浅静脉曲张、色素沉着、溃疡等,当髂静脉狭窄程度大于 50% 时可导致静脉血栓。左侧髂—股静脉血栓形成的患者中有 1/2~2/3 的比例存在髂静脉的解剖结构异常,而且在左下肢深静脉慢性功能不全的患者中有 2%~5% 存在 IVCS(图 14-10,图 14-11)。

二、临　床　表　现

根据髂总静脉受压综合征的临床表现,主要决定于下肢静脉回流障碍的程度。

（一）症状与体征

1. 肿胀　下肢肿胀为最常见的症状。患肢仅有轻度的水肿,尤其长期站立和久坐时出现。女性腰骶生理性前突明显,左侧下肢会出现经期酷似“青春性淋巴水肿”。

2. 沉重不适感　患肢出现程度不同的沉重、酸胀、乏力等不适感。朝轻暮重,活动后明显,休息后减轻。

3. 下肢静脉曲张　患肢有不同程度是的浅静脉曲张,后期可出现小腿色素沉着、皮炎、溃疡等并发症状。

4. 继发性血栓形成　继发血栓形成在髂静脉受压和腔内异常结构存在的基础上,一旦合并外伤、手术、分娩、恶性肿瘤或长期卧床,使静脉回流缓慢或血液凝固性增高等情况,即可继发髂—股静脉血栓形成。

（二）辅助检查

1. 彩色超声多普勒

优势：彩超是最常用的检查方法，在识别髂总动脉与髂总静脉的关系上对诊断有可靠的帮助，比二维超声检查更为方便。

原发性髂总静脉受压综合征的彩超特点：①髂静脉受压处狭窄区域呈"五彩镶嵌"持续性高速血流。受压完全闭塞时彩色血流中断，彩色血流中断处恰好与右髂总动脉骑跨压迫的部位一致。②左髂总静脉侧支循环较多，而髂外静脉侧支静脉形成甚少。③盆腔内有多个圆形及带状液性暗区，其内可显示高速血流。

2. 静脉造影

优势：下肢顺行和（或）股静脉插管造影是目前唯一特异性诊断方法，被称为髂总静脉受压综合征诊断的金标准。

影像学特点：①影像所见有受压静脉横径增宽，上粗下细喇叭状形态。②限局性充盈残缺，纤维索条和粘连结构阴影。③不同程度的狭窄，如髂外静脉受压则有嵌压阴影，静脉闭塞或受压移位等影像。④出现不同程度的盆腔侧支静脉。⑤可见侧支静脉内造影剂排空延迟现象，提示髂静脉回流不畅。

3. 磁共振和 CT 静脉造影　在显示病变血管的同时，还可以显示腔外结构（动脉、侧支血管、腰骶椎等），有助于该症的诊断。

（三）临床分期

根据其血流动力学变化的轻重，将临床表现分为 3 期。

1. 初期　下肢肿胀和乏力为最常见的早期症状。患肢仅有轻度的水肿，尤其长期站立和久坐时出现。

中老年左下肢水肿常与髂总动脉压迫左髂总静脉和伴行的淋巴管有关。因而对没有其他原因的下肢水肿，应该想到有此征的可能。

女性患者可有月经期延长和月经量增多，以及因月经期盆腔内脏充血、静脉内压升高而使下肢肿胀明显。

2. 中期　随着静脉回流障碍加重和静脉压持续升高，就会导致深静脉瓣膜关闭不全。

小腿和交通支静脉瓣膜关闭不全症状。表现为下肢静脉曲张、下肢水肿、色素沉着、精索静脉曲张等。

3. 晚期　出现小腿溃疡、髂股静脉继发血栓形成等病变。

三、诊 断 问 题

1. 本病的诊断绝大多数都是在治疗血栓形成时被发现的，所以临床中应对于下肢深静脉血栓形成的病人注意对本病的筛查。尤其对于非血栓性静脉阻塞现象和症状性静脉阻塞的病人尤应提高警惕。

2. 由于髂静脉严重狭窄和阻塞病变局限，而且侧支静脉较好，所以出现相似但又不同于静脉血栓的临床表现。

3. 由于髂总静脉的原有狭窄，下肢深静脉的血栓并不容易发生脱落而发生肺栓塞。

4. 一旦血栓形成，髂静脉压迫及粘连段即进一步发生炎症和纤维化，使髂静脉由部分阻塞发展为完全阻塞。由于压迫和腔内异常结构的存在，髂静脉血栓形成后很难再通，使左髂总静脉长期处于闭塞状态而难以治愈。

四、治　疗

越来越多的学者认为,髂静脉压迫综合征易诱发静脉血栓,一旦静脉血栓形成将产生各种严重的并发症。因此,解除静脉压迫和保持静脉回流通畅是治疗的根本目的。

（一）一般治疗

1. 压力治疗　对有症状的病人需要穿循序减压袜,减轻局部压力,缓解临床症状,减少并发症的发生。

2. 尽量抬高患肢、减轻压力和局部水肿。

（二）药物治疗

药物治疗的目的就是防止血栓形成,保持静脉通畅。

1. 抗凝治疗　口服阿司匹林、双嘧达莫等抗血小板药和华法林等抗凝药,以预防髂—股静脉血栓形成。

2. 静脉活血药物　可口服迈之灵、地奥司明(爱脉朗)、消脱止等药物。

（三）手术治疗

手术治疗是解决髂静脉受压最有效的方法。

1. 筋膜悬吊术　用缝线、筋膜或人造血管将髂总动脉移位固定(悬吊)到腰大肌,借以保护左髂总静脉,免受压迫。

2. 静脉成形术　局限的髂总静脉阻塞可以行静脉切开、异常结构组织切除。通常关闭切口时,加一块自体的血管补片以避免管腔狭窄。这一类型手术的缺点是不能解除压迫,不能消除急性静脉血栓形成的危险因素。

3. 髂静脉松解和衬垫减压术　左髂总静脉受压而腔内正常的患者可以将骶骨磨平或在第4腰椎和远端腹主动脉之间垫入骨片等组织,也可以在动、静脉之间嵌入衬垫物,或者在病变段静脉周围包裹一圈膨体聚四氟乙烯血管片,以防止静脉再度受压。

4. 其他静脉重建术　还可施行静脉狭窄扩张术、髂静脉闭塞段切除间植入造血管术、髂腔静脉吻合术等。

（四）血管腔内介入治疗

随着腔内技术的提高和应用的普及,腔内治疗 IVCS 已经逐渐成为首选方法。治疗方法包括导管接触性溶栓、超声消融、PTA 及支架置入术。其中导管内溶栓已在下肢静脉血栓形成中予以介绍,在此不赘述。

1. 血管腔内治疗优势　①术中直接血管造影可以直接评价静脉阻塞和侧支循环的程度。②经导管小剂量接触性溶栓术、经颈静脉髂—股静脉血栓清除术清除血栓,可以最大限度地保留瓣膜功能。③静脉内的粘连结构可以在清除血栓的同时经 PTA 和(或)Stent 加以解除。④保留受压静脉的完整性,对髂动脉几乎无不良影响,近、中期疗效确切。

2. 静脉支架置入术　①适用于静脉狭窄的病人,操作简单,效果良好。②在确定狭窄位置后先用球囊扩张(PTA),然后植入选定的支架。③对于继发血栓形成病人,在溶栓或手术取栓术后再植入支架。

3. 超声消融　方法:在介入技术引导下,经皮穿刺后将超声探头置于血栓的远端,通过释放低频、高能的超声能量,选择性地作用于血栓,通过超声波的机械振动作用和空穴化效应,最终使其碎解为直径小于 7μm 碎片,从而达到血管再通,血流恢复的治疗目的。

特点:手术创伤小、无痛苦,并且对血管壁无任何损害,具有疗效快、安全可靠、可重复进行等优点。为临床治疗 IVCS 并发血栓形成提供了另一种选择方法。

（五）中医治疗

中医治疗主要是对并发症的治疗。尤其对于发生了瘀滞性皮炎、色素沉着、湿疹、溃疡等改变时,是中医治疗的优势。

具体治疗方法参见相关章节。

五、治 疗 问 题

本病的治疗方法分为两大部分,即继发血栓的清除和原发狭窄的解除。

传统治疗方法仅针对继发的血栓采用溶栓抗凝祛聚,抬高患肢等治疗方法,但由于静脉内粘连结构的存在以及静脉解剖上的狭窄、闭塞未得到有效的治疗,IVCS 所致髂股静脉的急性血栓形成往往疗效较差,肿胀严重病例可影响动脉血供,出现股青肿症状导致严重缺血。

对于溶栓失败和错过急性期的患者,往往采用保守治疗,等待血栓机化侧支循环建立,但由于侧支循环建立缓慢,及侧支循环不能满足静脉回流需要,会导致程度不同的深静脉血栓形成后综合征(post-thrombotic syndrome,PTS),严重影响患者的生活质量。

所以在临床中发现上述特点的病人应及时检查是否有髂静脉受压的情况,一旦发现有 IVCS 病变时应及时进行治疗。由于 IVCS 是继发血栓的主要原因,因此如何治疗髂静脉压迫也成为彻底治疗血栓的关键。

第三节　布—加综合征

诊断要点

- 本病男女比为 1.2∶1~2∶1,以 20~40 岁最为多见。
- 腹痛。
- 肝脏肿大。
- 浅静脉曲张。
- 顽固性腹水。
- 肝功能异常。

一、概　　述

布—加综合征(Budd-Chiai syndrome,B-CS),系肝静脉和(或)下腔静脉肝段血流受阻引起的常伴有下腔静脉高压症的肝后型门静脉高压症。1845 年英国内科医师 George Budd 在他的专著《肝脏疾病》一书中描述了肝静脉血栓形成。奥地利的病理学家 Han's Chiari 于 1899 年报道了 3 例由肝静脉阻塞引起的门静脉高压症。因此发生在肝静脉主干的血栓形成称为 B-CS。目前,医学界将发生在下腔静脉肝段的膜性阻塞或节段狭窄、血栓或肿瘤引起的综合病症均归入广义的 B-CS 范围之内。出此,广义的 B-CS 系指肝小叶下静脉以上,右心房入口部以下肝静脉主干和(或)肝段下腔静脉任何性质的狭窄或者闭塞导致的窦后性门静脉高压和(或)下腔静脉高压的临床综合征。

二、临 床 表 现

临床表现依血管受累多少、受累程度、阻塞的病理性质而不同。根据发病时间、临床表现等,又可分为急性型、亚急性型和慢性型。

(一) 分型表现

1. 急性型 ①多为肝静脉完全阻塞而引起,阻塞病变多为血栓形成,多始于肝静脉出口部,血栓可急剧蔓延到下腔静脉。②起病急骤,突发上腹部胀痛,伴恶心、呕吐、腹胀、腹泻,暴发型肝炎。肝脏进行性肿大,压痛,多数有黄疸,脾肿大少见,腹水迅速增长,同时可有胸腔积液。③暴发性者,可迅速出现肝性脑病,黄疸进行性加重,出现少尿或者无尿,可并发DIC、MOSF、SBF 等,多数迅速死亡。腹水与肝肿大和迅速出现的 MOSF 是本病的突出表现。

2. 亚急性型 ①多为肝静脉和下腔静脉同时或者相继受累。②顽固性腹水、肝脏肿大和下肢水肿多同时存在,继而出现腹壁、腰背部及胸部浅表静脉曲张,其血流方向朝上,为布—加综合征区别于其他疾病的重要特征。③黄疸和肝脾肿大见于 1/3 的病人,且多为轻或中度。不少病例腹水形成急剧而持久,腹压升高,膈肌上抬。④重者可出现腹腔间隔室综合征,引起全身生理紊乱,少尿或无尿、胸腔容积和肺顺应性下降,出现低氧血症和酸中毒。

3. 慢性型(图 22-2) ①病程在 1 年以上,多见于隔膜型阻塞的病人。②虽然病情较轻,但常常有显著体征,例如胸腹壁粗大的蜿蜒的怒张静脉,足靴区色素沉着和溃疡,腹水量相对稳定。③颈静脉怒张,精索静脉曲张,巨大的腹股沟疝、脐疝以及痔等也相当常见。④突发呕血、黑便或者脾脏肿大、食管静脉曲张也较常见。⑤此型病人肝肿大多不如亚急性者明显,且多为左半肝肿大,但硬化程度有所增加,脾肿大多为中等程度,很少出现像肝内型门脉高压症时的巨脾。⑥晚期病人由于蛋白质丢失、腹水增多、营养不良而消瘦,呈典型的"蜘蛛人"体态。

(二) 实验室检查

血液学检查 ①急性期病例可有血细胞比容和血红蛋白增高等多血征表现,血常规检查可有白细胞计数增高,但不具特征性。②慢性型上消化道出血或者脾功能亢进的晚期病例可有贫血、血小板和白细胞减少。③急性型者可有血清胆红素增加,ALT、AST、

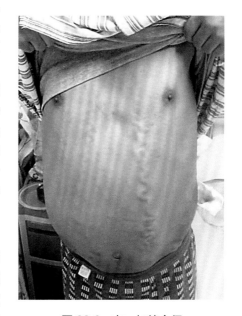

图 22-2 布—加综合征

ALP 升高,凝血酶原时间延长和血清白蛋白减少。④慢性型病例,肝功能检查多有明显变化。⑤腹水检查,如果不合并原发性细菌性腹膜炎,蛋白浓度常低于 30g/L,细胞数亦不增加。⑥血清 IgA、IgM、IgG、IgE 和 C3 等无明显变化。

(三) 超声检查

腹部超声检查应是本病首选的、有价值的无损伤性检查。

1. 腹部超声可对多数病例做出初步正确诊断,其符合率可达 95% 以上。

2. 在膈面顶部、第二肝门处探测肝静脉及下腔静脉阻塞的部位和长度以确定是否隔膜型。

3. 急性布—加综合征时肝脏肿大和腹腔积液多是突出的表现。

4. 肝静脉阻塞时,可见静脉壁增厚、狭窄或有血栓形成的回声。

5. 若仅为肝静脉出口部阻塞,可见肝内静脉扩张及肝内、外侧支循环出现。

6. 慢性型者可多见尾叶增大,这常是 B-CS 的特征性表现。

（四）血管造影检查

血管造影检查是确定 B-CS 诊断的最有价值的方法,常用的造影有以下几种:①下腔静脉造影及测压。②经皮肝穿肝静脉造影。③经皮脾穿刺门静脉造影。④动脉造影。

血管造影检查可清楚的显示血管腔内的本病情况,血栓阻塞的部位、程度,以及侧支循环形成的状态,为治疗提供可靠的依据。

（五）CT 扫描

在布—加综合征急性期,CT 平扫可见肝脏呈弥漫性低密度肿大且伴有大量腹水。CT 扫描的特异性表现是下腔静脉肝后段及主肝静脉内出现高度衰退的充盈缺损(60~70Hu)。增强扫描对 Budd-Chiari 综合征的诊断具有重要意义。

（六）磁共振检查（MRI）

布—加综合征时,MRI 可显示肝实质的低强度信号,提示肝脏淤血,组织内自由水增加。MRI 可清晰显示肝静脉和下腔静脉的开放状态,甚至可将血管内的新鲜血栓与机化血栓或瘤栓区分开来。MRI 还可显示肝内侧支循环呈现的蛛网样变化,同时对肝外侧支循环亦可显示。

（七）内镜检查

虽然胃镜对 B-CS 的诊断帮助不大,但在慢性病例,特别是对有消化道出血病史者,可进一步了解出血部位和原因。了解食管—胃底静脉曲张的程度、范围及相伴的食管、胃贲门部炎症和糜烂等情况,有助于预测出血或者再发出血。适宜的病例,可同时在内镜下注射硬化剂和套扎曲张静脉团。

腹腔镜下活检有更安全、可靠的优点。

三、诊 断 问 题

1. 急性 B-CS 多以右上腹痛、大量腹水和肝脏肿大为突出症状。慢性病例多以肝脏肿大,门体侧支循环形成和持续存在的腹水为特征。

2. 实时超声和多普勒超声及 CT 扫描可对 95% 以上的病例提示 B-CS 的临床诊断。

3. 必须认真分析病史和系统体格检查,但 B-CS 的诊断还有赖于下腔静脉和肝静脉造影以及肝组织活检。

四、治　　疗

（一）治疗原则

1. 急性期 B-CS 时肝静脉出口部多受阻或者与下腔静脉同时发生节段性阻塞,症状出现急骤,危及病人生命,需要紧急减压,以免发生肝功能衰竭。

2. 慢性期伴有消化道出血的病例,亦应尽快纠正全身情况,控制出血。待生命体征稳定后,争取择期手术。若反复出血,内科治疗不能奏效时,应立即手术治疗。

3. 病情稳定的慢性病例,应做细致、系统的全面检查与准备,尽量达到最佳状态,拟定周密的治疗计划,稳妥、从容地手术。

（二）一般治疗

1. 支持治疗　支持治疗的目的是尽最大限度地稳定病情,明确诊断,拟定全面的治疗计划,争取最佳的治疗效果。比如维持急性期病人有效循环血量、水和电解质平衡、酸碱平衡以及处理顽固性腹水等。

2. 抗血小板、抗凝和溶栓治疗　具体方法详见相关章节。

3. 对症治疗　①对出血病人要嘱病人安静、卧床、禁食,严密监测生命体征,烦躁病人可给予地西泮注射。②如有感染应尽快控制感染,选用有效抗生素治疗。③腹水严重者可考虑适当应用利尿剂。

（三）中医治疗

中医治疗适用于稳定期慢性型病人,根据病人的临床表现进行辨证施治。主要目的是纠正病人的身体状态、缓解病情,增强病人的抗病能力。

1. 肝脾血瘀证

证见:腹大坚满、肋下胀痛、纳食减少,胸腹几双下肢青筋显露,面色黯黑,皮肤红点赤缕,舌紫黯或有瘀斑,脉细涩。

治疗:化瘀汤加三棱、莪术。

2. 湿热蕴结证

证见:腹大坚满、脘腹胀痛拒按,下肢肿胀、足踝红肿溃疡,烦渴、黄疸,大便秘结,小便短赤。舌红苔黄腻脉弦滑数。

治疗:中满分消丸、茵陈蒿汤、舟车丸加减。

3. 脾肾阳虚证

证见:腹大,入暮较甚,面色苍黄、脘闷纳呆、神疲怯冷、肢体浮肿,小便短少,舌淡、舌体胖嫩有齿痕、脉沉细。

治疗:附子理中汤、五苓散、济生肾气丸加减。

4. 肝肾阴虚证

证见:腹大坚满、青筋暴露,形体消瘦、面色黧黑。唇紫口燥,五心烦热、齿鼻衄血,舌瘦红绛、少津、脉弦细数。

治疗:一贯煎合消瘀汤加白茅根、茜草、仙鹤草;地骨皮、银柴胡。

（四）腔内介入治疗

布—加综合征首选介入手术治疗,创伤小,效果好。下腔静脉或肝静脉合并血栓者,可先插管溶栓治疗,待血栓完全溶解后可行球囊扩张治疗,将狭窄段血管扩开。球囊扩张效果差者可行肝静脉和(或)下腔静脉支架置入治疗。

1. 适应证　①隔膜型或者短节段型（Ⅰ型或Ⅲa型）B-CS,主肝静脉至少有一支通畅。②隔膜型下腔静脉闭塞伴有肝静脉出口膜性阻塞。③某些已做门—体分流手术后仍伴有下腔静脉膜性阻塞。④Kimura术后复发的隔膜性阻塞。⑤腔内治疗复发的隔膜病例。

2. 禁忌证　①病变远侧有血栓生成或继发血栓形成。②长节段下腔静脉阻塞或者狭窄。③长节段 IVC 狭窄伴有肝静脉闭锁。

（五）外科手术治疗

手术治疗是治疗 B-CS 的主要和有效的方法，尤其对于不能腔内介入治疗的病人，最终治疗仍需手术处理。

常见的手术方法包括：①隔膜撕裂术；②下腔静脉—右心房分流术；③肠系膜上静脉—右心房分流术；④姑息性手术等。

具体方法见相关章节。

参考文献

1. 杨春明．外科学原理与实践．第 2 版．北京：人民卫生出版社，2003.

2. Nazir SA.Ganeshan A, Nazir S, et al. Endovascular treatment options in the management of lower limb deep venous thrombosis.Cardiovasc Intervent Radiol, 2009, 32(5):861-876.

3. 张伯根．下肢深静脉血栓形成治疗和预后的几个问题．中华普通外科杂志，2006，21(2):81-83.

4. Kew MC, Hodkinson HJ. Membranous obstruction of the inferior vena cava and its causal relation to hepatocellular carcinoma.Liver Int, 2006, 26(1):1-7.

5. 舒畅，罗明尧，姜晓华，等．介入和外科手术治疗布—加综合征 39 例诊治体会．中国现代手术学杂志，2011，15(1):47-50.

6. 赵文星，李秀丽，杨书环．介入治疗布—加综合征远期疗效观察．中国现代医生，2008，46(14):65-66.

7. 王茂华，金星．布—加综合征的介入与手术治疗．中国普通外科杂志，2008，17(6):602-604.

8. 孙尚峰，黄宏伟，曹峰，等．布—加综合征治疗的研究进展．中国现代普通外科进展，2011，14(1):52-54.

9. 李春民，卞策，汪忠镐．布—加综合征的个体化手术治疗．中国普外基础与临床杂志，2010，17(12):1306-1307.

10. 李震，汪忠镐，霍小森，等．腹水静脉回输在重症布—加综合征治疗中的作用．中国普外基础与临床杂志，2010，17(8):828-831，836.

11. 韩冰，黄英俊，张宏光，等．超声引导腔内治疗联合分流术治疗布—加综合征的疗效观察．中国普外基础与临床杂志，2012，19(1):72-76.

12. 陈淑长．实用中医周围血管病学．北京：人民卫生出版社，2005.

13. Shbbel ND, Whalen CC.Diagnosis and management of iliac vein compression syndrome. J Vase Nurs, 2005, 23:10-17.

14. 何运良，蒋米尔．髂静脉压迫综合征的诊治进展．临床外科杂志，2007，3(15):208.

15. 郑卫华，度艳红，代芬，等．经腘静脉介入治疗左侧髂静脉压迫综合征伴血栓形成的临床应用．医学综述，2014，21(20):4023.

16. 王荃，陈敬杰，卢简言．下肢深静脉顺行造影中侧支循环对髂静脉压迫综合征的诊断意义．中国临床医学影响杂志，2014，12(25):903.

第二十三章

浅 静 脉 炎

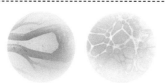

　　浅静脉炎是位于人体体表可视静脉发生的炎症。临床表现为沿静脉走行部位红、肿、热、痛,可伴有条索状物或硬结节,触痛明显,是临床常见病。男女均可发病,以青壮年多见。可发生于身体的各个部位,通常多发于四肢,其次是胸腹壁,少数呈游走性发作。因其特殊的病因、发病部位及临床表现,浅静脉炎可分为血栓性浅静脉炎、化学性浅静脉炎、胸腹部浅静脉炎、游走性浅静脉炎。

　　浅静脉炎表现的临床症候与中医学中的"脉痹""恶脉""青蛇便""赤脉"等关系密切。《黄帝内经·素问》"……在于脉而血凝不流……"。《肘后备急方》"恶脉者,身中忽有赤络脉起,如蚯状"。《医宗金鉴·外科心法要诀》"青蛇便,生于小腿肚之下,形长二、三寸,结肿、紫块,僵硬"。

　　近些年国内外对于血栓性浅静脉炎的研究较多。血栓闭塞血管,引起局部组织血运不畅,营养供给不足,易于引发炎症反应;炎症因子破坏血管壁,造成管壁不光滑,易于血中大分子聚集,引起血栓形成。因此浅静脉炎血栓与炎症常常同时出现,二者互为因果,临床上也将浅静脉炎称之为血栓性浅静脉炎。此为广义的血栓性浅静脉炎。狭义的血栓性浅静脉炎主要以浅静脉血栓、伴有条索状物或硬结节,可有触痛为主要临床表现的一类浅静脉炎。

第一节　血栓性浅静脉炎

诊断要点

- 患肢出现沿浅静脉走行的条索样肿块。
- 肿块及周围有红、肿、热、痛。
- 肢体活动受限,全身反应常较轻。
- 有下肢静脉曲张病史。
- 彩超检查可见患肢浅静脉有血栓形成。

一、概　　述

　　血栓性浅静脉炎是浅静脉炎的一种。临床表现为沿静脉走行部位有条索状物或硬结节,触痛明显及炎症反应。男女均可发病,以青壮年多见。西医学认为,血栓性浅静脉炎的发生,常是静脉管壁的损伤,而后发生血栓与炎症。且血栓与炎症的发生,又与该部位血管内血流动力学变化及机体对自身血管功能调节能力有密切关系。本病属于中医"青蛇毒"范畴。

血栓性浅静脉炎是深静脉血栓、肺栓塞发生的重要危险因素,国外研究报道:近几年,引起深静脉血栓形成的概率及引发肺栓塞的概率也在增高。临床应给予足够重视。

二、临 床 表 现

(一)症状与体征

1. 肿块 患肢突然出现沿浅静脉走行的索条状、柱状、网状肿胀、硬结或肿块。肿块质地较硬,一般长 5~10cm,沿静脉周围扩展。

2. 红肿、疼痛 肿块有明显的红肿、疼痛,触痛明显。病变静脉组织红肿或水肿,局部皮温升高,扪及热感,严重者肢体活动受限。

3. 其他 经休息或治疗,红热肿胀逐渐消退,遗有黯红色或暗褐色色素沉着,表浅静脉条索、硬结或串珠样改变明显,通常 2~3 周触痛可完全消失。

既往有浅静脉曲张的病人下肢有静脉曲张表现。

(二)实验室检查

1. 血液学检查 血常规检查,血凝检查:血浆 D- 二聚体的检测有助于早期诊断血栓性浅静脉炎。

2. 超声多普勒检查 可准确检测出血栓的部位和血栓大小。

三、诊 断 问 题

1. 血栓性浅静脉炎一般发生在既往有下肢静脉曲张的病人。好发部位为小腿,常常发生在小腿成团曲张的静脉内。

2. 沿静脉走行方向突然出现红、肿、热、痛,条索状物或结节。发生于上肢者,多在疼痛部位可触及条索状硬物。

3. 全身可有轻度发热,白细胞可有轻度升高。

四、鉴 别 诊 断

(一)结节性红斑

多见于青年女性,与结核和风湿有关。结节多发于小腿,呈圆形、片状或斑块状,可伴有疼痛、发热、乏力、关节痛及小腿水肿等,血沉加快。易反复发作。

(二)硬性红斑

为皮肤结核的一种类型,多见于青年女性。结节多发于小腿,呈圆形或斑块状,呈黯红色或紫红色,可发生破溃甚至溃疡。可找到结核病灶,结核菌素试验呈阳性,血沉加快。

(三)结节性动脉周围炎

多见于中年男性,皮损为多形性,有红斑、瘀斑、紫斑、网状青斑等。以皮下结节多见,沿小动脉分布。皮肤发红、疼痛,可发生溃疡,反复发作,此起彼伏。常有发热、关节痛、多汗等。

(四)结节性多动脉炎

多见于中年男性,主要累及中小动、静脉及淋巴管。皮损为多形性结节,多发于小腿沿血管走行排列,皮色正常或呈红玫瑰色或绛紫色,有明显触痛或压痛,可发生溃疡。

（五）结节性血管炎

常见于中年女性,多发于小腿后侧,结节呈圆形,呈红色或紫红色,可破溃,但无索条状改变。

（六）下肢丹毒

肢体皮肤红斑处,色如涂丹,压之退色,边缘皮肤略隆起,与正常皮肤有明显界限,腹股沟淋巴结可有肿痛。

（七）血栓闭塞性脉管炎

游走性血栓性浅静脉炎病变始终局限于静脉,若为血栓闭塞性脉管炎早期表现,则迟早会发生动脉病变,出现肢体缺血和营养障碍的表现,两者鉴别有时十分困难。

（八）恶性肿瘤和感染引起的表浅静脉血栓形成

两者很相似,但恶性肿瘤中以胰腺体尾癌最常合并游走性血栓性浅静脉炎,此外还有肝、胃、胆、肺的恶性肿瘤。

鉴别主要依据原发器官的表现以及癌肿的一般表现,如体重迅速下降、食欲减退、乏力等。年老患者在肢体上一再出现血栓性浅静脉炎的发作,而无明显病因可解释者,应推测癌肿存在。另外,癌肿病人血栓形成很快复发,自发病至死亡时间也很短。感染合并的游走性血栓性浅静脉炎,多见于结核,可根据两者的特殊临床表现和实验室检查加以鉴别。

五、治　　疗

（一）一般治疗

1. 病情轻者可自行消退,不必卧床休息。

2. 为减少疼痛,在肢体活动时可穿弹力袜或缠扎弹力绷带。病情较重,炎症反应明显者,可适当卧床休息几天,抬高患肢。

3. 局部湿热敷或理疗。

（二）药物治疗

治疗目的旨在缓解局部症状,阻止血栓延长进入深静脉,复发以及引起静脉栓塞等更严重事件。

1. 非甾体类抗炎药　为减轻局部的炎性反应可口服阿司匹林、对乙酰氨基酚等。

2. 抗凝药物　有学者认为可以应用抗凝药物治疗。如低分子肝素、磺达肝癸钠等预防用量。

3. 止痛药　疼痛较重者,可应用消炎镇痛类药物,如乙酰水杨酸、吲哚美辛等。

（三）中医治疗

本病的中医治疗具有比较好的临床疗效,可以单独应用中药治疗,也可以联合其他西药进行治疗。

1. 湿热蕴结证

证见:患部浅静脉疼痛、发红、肿胀、灼热,有硬索条状物,压痛明显,严重者有肢体肿胀,伴发热,口渴,不欲饮,舌红,苔滑腻,脉滑数。

治则:清热利湿,活血化瘀。

方药:四妙勇安汤加减或解毒消疮饮加减。

药用①：双花、元参、当归、甘草、赤芍、牛膝、黄柏、苍术、防己、红花、白芷。药用②：炙穿山甲、天花粉、甘草节、乳香、没药、赤芍、皂角刺、白芷、贝母、防风、金银花、连翘、牛膝、苍术、茯苓、白术。

2. 血脉瘀阻证

证见：局部遗留有硬结节或索条状物，皮肤有色素沉着，不红不热，针刺样疼痛。舌质黯红，或有瘀点、瘀斑，苔薄白，脉沉细涩。

治则：活血化瘀，散结通脉。

方药：桃红四物汤加减或复元活血汤加减。药用①：生地、当归、赤芍、川芎、桃仁、红花、地丁、紫草、黄柏、牛膝、鸡血藤、水蛭、甘草。药用②：天花粉、当归、红花、牛膝、山甲、大黄、桃仁、黄柏、丹参、鸡血藤、甘草。

（四）外治疗法

1. 多磺酸黏多糖乳膏（喜疗妥） 对于局部疼痛或者局部硬结者可外敷多磺酸黏多糖乳膏乳膏，一日 1~2 次适量外涂。

2. 中药熏洗 鲜马齿苋，煎汤趁热熏洗患处。或活血止痛散，煎汤趁热熏洗患处，每日 2 次。

3. 涂敷疗法 在炎症红肿处，外涂马黄酊（马钱子、黄连各 30g，用 75% 酒精 300ml 浸泡 3~5 天，密封备用），每日 3 次。具有消炎镇痛作用，有显著效果。

（五）手术治疗

1. 手术方法 本病的手术治疗以切除病变的血管为主，手术方法仍以大隐静脉高位结扎，局部曲张静脉剥脱术。

2. 手术原则 如上述方法之后，血栓仍有侵犯深静脉的趋势，应及时施行手术，高位结扎受累静脉，予以局部病变部位切除或者做剥脱。Detakats 认为：在这种情况下，应先做高位结扎术，其优点是：①可以防止深静脉受累；②解决缺乏瓣膜的大隐静脉的逆向压力，能迅速消除直立性疼痛；③可以简化其他辅助治疗的方法，缩短疗程。如果病变发生后，原有曲张的大隐静脉经过一定时间，病变进入静止阶段，此时可再施行剥脱术。

如受累静脉延伸、扩展，可能累及深静脉时，应施行受累静脉高位结扎切除术。经治疗炎症消退 3 个月以后，仍遗留痛性硬索状物，不易消退时，可施行硬索状物切除术治疗。

第二节　化学性浅静脉炎

诊断要点

• 常与静脉穿刺注射药物有关。

• 穿刺部位血管出现沿输液所在静脉出现红、肿、热、痛，或仅有弥漫性肿胀区，或形成条索样硬结。

一、概　述

化学性浅静脉炎由于其独特的病因（静脉注射刺激性溶液、静脉置管以及长期持续性输液等），而作为一种特殊的浅静脉炎。化学因素引起的血栓性浅静脉通常在发病初期病变范围广泛,可累及受损的整条浅静脉。轻者可自行消退或吸收,严重者可并发局部感染形成化脓性浅静脉炎而出现全身症状。本病属于中医"恶脉"范畴。

目前我国因为疾病进行静脉穿刺输液的现象非常普遍,由此引起的化学性浅静脉炎也有较高的发病率。随着常见的引起化学性浅静脉炎药物在被人们广泛认识的同时,对其的研究与防护也在不断地进展。

二、临 床 表 现

（一）症状和体征

1. 若因静脉输液引起,病人起初多轻微发热,由进针口处向近心方向沿输液所在静脉出现红、肿、热、痛或仅有弥漫性肿胀区,在停止输液后,一般可自行缓解;如未及时控制,将累及静脉周围组织,并有渗出液。

2. 若因肢体静脉留置管道引起,病人常先有寒战、发热(体温 38~40℃),进而置导管静脉红、肿、热、痛或仅有弥漫性肿胀区,拔出导管时,常引带出脓汁或脓血,此型病人临床全身症状较局部为重。

3. 患肢活动受限,病变局部以隆起条索状、粒状或结节状静脉为中心的皮肤肿胀、红热、触痛和触到质地硬韧的条索状、柱状、结节状静脉肿区。

（二）实验室检查

1. 血常规检查　化脓性血栓性浅静脉炎,白细胞计数可达 20×10^9/L,一般不必做其他检查,结合病史及查体,即可确诊。

2. 超声检查　对诊断有怀疑的病人,可行超声多普勒检查明确诊断。

三、诊 断 问 题

本病的诊断比较容易,只要具备了下述两点即可诊断。

1. 近期有静脉输注药物史。肢体表浅静脉,沿静脉走行方向突然出现红、肿、热、痛,条索状物或结节。

2. 多在疼痛部位可触及条索状硬物。全身可有轻度发热,白细胞可有轻度升高。

四、治　　疗

（一）一般治疗

1. 更换穿刺部位　发生静脉炎,应立即更换穿刺部位,避免再度穿刺已发炎的血管,发炎血管须等到症状完全消失,弹性恢复方可使用。

2. 照射疗法　采用红外线灯照射疗法,每天 2 次,每次 20~30 分钟。

3. 冷敷法　冷敷可使血管收缩,减少药物吸收,可促进某些药物局部的灭活作用,局限损伤部位,常用于 20% 甘露醇、4% 碳酸氢钠、化疗药物等静注渗漏的早期。

（二）药物治疗

1. 硫酸镁湿热敷　应用硫酸镁湿热敷病部位,每天更换 1 次。

2. 药物封闭　如发生药物外渗,要立即进行药物封闭并外敷药物。常用 1% 普鲁卡因加地塞米松 5mg 或酚妥拉明 10mg 在外肿皮肤的边缘呈点状封闭,隔日 1 次,同时用山莨菪碱针剂外敷。

（三）中医治疗

本病的病因主要是湿热与血瘀两种原因。治则以清热利湿，活血化瘀为主。

1. 热毒入营证

证见：患部浅静脉疼痛、发红、肿胀、灼热，有硬索条状物，压痛明显，严重者有肢体肿胀，伴发热，口渴，不欲饮，舌红，苔滑腻，脉滑数。

治则：清营解毒，活血化瘀。

方药：解毒消疮饮加减。

药用：炙穿山甲、天花粉、甘草节、乳香、没药、赤芍、皂角刺、白芷、贝母、防风、金银花、连翘、牛膝、苍术、茯苓、白术。

2. 脉络瘀结证

证见：局部有硬结节或索条状物，皮肤有色素沉着，不红不热，针刺样疼痛。舌质黯红，或有瘀点、瘀斑，苔薄白，脉沉细涩。

治则：活血化瘀，散结通脉。

方药：桃红四物汤加减。

药用：生地、当归、赤芍、川芎、桃仁、红花、地丁、紫草、黄柏、牛膝、鸡血藤、水蛭、甘草。

（四）中医外治

1. 镇痛消炎膏外敷　镇痛消炎膏具有活血化瘀、清热解毒、消肿镇痛作用。对于 β- 七叶皂苷钠所致静脉损伤，可将其涂在纱布上敷于患处，在覆盖纱布后固定，12 小时更换 1 次，冬天将药膏调匀温热软化后涂于患处。

2. 云南白药的应用　将适量云南白药粉末先洒在无菌纱布上，将该纱布放于 50% 酒精内浸透后置于静脉炎血管处，并及时喷洒酒精保持纱布湿润，每天更换 1 次。

3. 红归酊外敷　在炎症的血管外用红归酊湿敷 1 小时，4 次 / 天或定期涂擦，每 2~4 小时 1 次，4~7 天可治愈。上法适用于治疗各种静脉炎，尤其是化疗药物引起的静脉炎疗效更好。

五、诊疗体会

1. 对于静脉点滴或静脉推注病人，一是要注意穿刺准确，避免药液外渗。

2. 二是药物的浓度要适宜，从而避免因此而发生的医源性浅静脉炎。因为此类静脉炎常常可以避免，又常常因此而引起不必要的医疗纠纷。

3. 对于静脉置管的病人，间断冲洗用肝素与生理盐水的维护对于减少引起浅静脉炎的概率是有意义的，同时尽量减少留置时间。

第三节　胸腹壁浅静脉炎

诊断要点

- 多为单侧发病，一般为 1~2 条浅静脉受累。
- 有外伤，牵拉损伤，或密集的体力活动史。
- 沿胸腹部表浅静脉走行方向突然出现红、肿、热、痛，条索状物或结节。

- 在疼痛部位可触及条索状硬物。
- 全身可有轻度发热,白细胞可有轻度升高。
- 彩超检查可见病变静脉血管管壁增厚、管腔闭塞,无血流信号。

一、概　　述

胸腹壁血栓性浅静脉炎是指前胸壁、乳房、肋缘和上腹部浅静脉发生的血栓形成性炎症。Mondor 在 1939 年首先详细报道了这种原因和机制不明的"胸腹壁条状静脉炎",故以后常称为 Mondor 病或 Mondor 综合征。本病属于中医"脉痹"范畴。

胸腹壁血栓性浅静脉炎多发生于肥胖而又缺乏劳动锻炼的妇女,病因曾一度归因于口服避孕药,但无充分证据。鉴于上肢骤然用力而受牵拉常诱发本病,因此认为发病与前胸壁和上腹部受应力时,静脉牵拉损伤有关。静脉管内膜损伤,便会继发血栓形成,并引起血管壁炎症反应。

胸腹壁血栓性浅静脉炎多累及单侧,常侵犯胸、上腹壁静脉,侧胸静脉和腹壁上静脉。临床上病理检查证实本病为闭塞性静脉内膜炎,是一种特殊的血栓性静脉炎。

二、临床表现

（一）症状

1. 牵扯痛　抬举、活动上肢时,突然感到一侧胸腹壁疼痛,下垂时疼痛减轻或消失。

2. 条索状物　上臂外展或高举时可见覆盖病变浅静脉的皮肤凹陷形如浅沟,索状物更加明显,呈弓弦状。

3. 红肿、疼痛　受累静脉及周围可有红肿、疼痛、血管变韧等,直径 3~5mm。根据受累静脉可与皮肤轻度粘连。

（二）体征

1. 条索状凹陷　牵拉或压迫受累静脉远端可见条索状凹陷。

2. 压痛　受累静脉部位压痛明显。

3. 肿胀、发热　病变局部以隆起条索状、粒状或结节状静脉为中心的皮肤肿胀、红热,明显触痛和触到质地硬韧的条索状、柱状、结节状静脉肿区。

（三）实验室检查

1. 血常规检查　白细胞计数可轻度升高,一般不必做其他检查。

2. 彩超检查　对可疑病人可行彩色超声多普勒检查确定诊断。

三、诊　　断

1. 根据病人典型的临床表现本病不难诊断。

2. 诊断时注意条索状物的鉴别。

3. 本病红肿症状出现较少,疼痛较为明显。

四、治　　疗

（一）药物治疗

药物治疗的目的治疗旨在缓解局部症状,无明显优势。

1. 非甾体类抗炎药 如阿司匹林、对乙酰氨基酚、吲哚美辛等。

2. 外敷 应用多磺酸黏多糖乳膏（喜疗妥），外敷。每日 1~2 次适量外涂患处。

（二）中医治疗

本病的病因主要与肝瘀气滞，血脉瘀阻有关。治则以疏肝解瘀、活血止痛为主。

1. 中医辨证

肝气瘀结证

证见：上臂外展或高举时胸腹壁可见皮肤凹陷形如浅沟，索状物或呈弓弦状。受累静脉及周围可有红肿、疼痛、血管变韧等，直径 3~5mm。根据受累静脉可与皮肤轻度粘连。两肋胀满，口苦咽干，舌者淡、苔白，脉弦。

治则：疏肝解瘀，活血止痛。

方药：柴胡疏肝散加减。

药用：柴胡、陈皮、川芎、芍药、枳壳、甘草、香附、土茯苓、鸡血藤、元胡、郁金、当归等。

2. 中医外治 鲜马齿苋，捣烂，外敷患处，每日 2 次。外敷大青膏、茅菇膏或金黄膏，每日 1~2 次。

五、评 价

胸腹壁浅静脉炎是临床比较特殊的一种类型，本病的中医治疗效果良好，有很好的镇痛、缓解症状的作用。其疗效较单纯药物治疗优势明显。

第四节 游走性浅静脉炎

诊断要点

- 好发于肢体，以下肢小腿和足踝部多见。
- 沿血管走行的条索状硬结，伴有红肿热痛。
- 有自愈性、游走性，反复在不同的部位发生。
- 愈后出现色素沉着。
- 可有内脏癌肿、血栓闭塞性脉管炎、结缔组织病史。

一、概 述

游走性血栓性浅静脉炎以小腿和足部浅静脉炎为多见，发生于大腿和上肢者较少见。由于受病变累及的都是中小浅静脉，管腔内虽有血栓形成和堵塞，但也不会引起静脉血流障碍。游走性血栓性浅静脉炎又称跳跃性血栓性浅静脉炎，具有复发性，常是某种疾病的体表表现，是机体免疫反应性损害的结果，也是血栓性浅静脉炎一种常见的类型。游走性血栓性浅静脉炎与三种疾病密切相关。

（一）肿瘤

游走性浅静脉炎往往是内脏癌肿在体表的表现。原发癌涉及胃、胰、胆囊、前列腺等器官，特别和胰体尾部的癌变有密切的关系。

（二）血栓闭塞性脉管炎

与血栓闭塞性脉管炎关系密切，从目前临床报道看，血栓闭塞性脉管炎早期出现游走性血栓性浅静脉炎者占 30%~50%，且鉴于本病大多数是青壮年男性，开始时呈现游走性血栓性浅静脉炎的患者，随后常发生血栓闭塞性脉管炎，因而认为本病是血栓闭塞性脉管炎整个病程中病变活动阶段的一种临床表现，可能与自身免疫有关。

（三）结缔组织病

游走性血栓性浅静脉炎也可为结缔组织病的一种表现。血栓性浅静脉炎是系统性红斑狼疮病例可能出现的并发症，引起肢体水肿、发凉、表面有扩张的毛细血管或出血点，自觉肢体发麻，重坠无力，这可能是系统性红斑狼疮本身的血凝功能亢进，引起的静脉内血栓形成，进一步闭塞管腔所致。此外也可能与激素的副作用有关。

二、临 床 表 现

（一）症状与体征

1. 皮损　①在肢体或躯干浅静脉附近的一个区域内，骤然出现多数散在红色结节，有疼痛和触痛并与周围皮肤粘连。②病变外形呈线状，一般较短，偶尔有病变的静脉段可长达 30cm 左右，病变静脉触之呈一条坚硬索状物。③可分批出现，因此有些部位病变刚出现而其他部位则已消退。

2. 皮损特点　①结节很快消退，大多数仅持续 7~18 天，以后索状物逐渐不明显，最终消失，留下局部棕色色素沉着。②结节不化脓，不坏死，受累肢体也无水肿形成。③每次结节消退后间歇数周或数年，身体其他部位的浅静脉又可同样反应，屡次反复发作，长期患病后，遗留的色素沉着和索状物可布满全身。

（二）实验室检查

血常规检查及物理检查对于本病无明显意义，但是对于引起本病的其他疾病有一定帮助。如肿瘤筛查对于癌肿、血管超声对于血栓闭塞性脉管炎的诊断等。

三、诊　　断

（一）病史

患者有内脏癌肿、血栓闭塞性脉管炎、结缔组织病史。

（二）特征性表现

肢体表浅静脉，沿静脉走行方向突然出现红、肿、热、痛，条索状物或结节。多在疼痛部位可触及条索状硬物。发无定时，止无定时。有长期复发史。愈后遗留有色素沉着。

四、鉴 别 诊 断

与血栓性浅静脉炎鉴别相同。通过其特殊的致病原因，不难与其他疾病相鉴别。

五、治　　疗

（一）药物治疗

本病的治疗主要是针对原发疾病的治疗。根据出现静脉炎的具体特点可在治疗原发病基础上予以对症治疗。

1. 镇痛 多采用非甾体类抗炎药：如阿司匹林、如乙酰水杨酸、吲哚美辛等。

2. 外敷 可用磺酸黏多糖乳膏（喜疗妥），每日 1~2 次适量外涂。

（二）中医治疗

1. 脉络瘀结证

证见：局部有硬结节或索条状物，皮肤有色素沉着，不红不热，针刺样疼痛。舌质黯红，或有瘀点、瘀斑，苔薄白，脉沉细涩。

治则：活血化瘀，散结通脉。

方药：桃红四物汤加减。

药用：生地、当归、赤芍、川芎、桃仁、红花、地丁、紫草、黄柏、牛膝、鸡血藤、水蛭、甘草。

2. 中医外治

熏洗疗法：鲜马齿苋，煎汤趁热熏洗患处，每日 2 次。解毒洗药，用法同上。硝矾洗药（朴硝、明矾、月石各 10g），用开水冲化后，趁热熏洗患处，每日 2 次。以上熏洗适用于急性炎症期。活血止痛散，煎汤趁热熏洗患处，每日 2 次，适用于慢性炎症期。

贴敷疗法：鲜马齿苋，捣烂，外敷患处，每日 2 次。或外敷大青膏、金黄膏，每日 1~2 次。

六、诊 疗 体 会

游走性浅静脉炎是血栓闭塞性脉管炎在浅静脉的表现。多发生在下肢的踝关节处，但临床更应注意的是游走性浅静脉炎又常常是肝硬化等肝脏疾病或者恶性肿瘤在全身的表现，多发生在胸腹壁，所以对此更应注意，以免误诊或漏诊。

参考文献

1. 杨本迅，沈荣基. 原发性下肢静脉曲张伴血栓性浅静脉炎的早期手术治疗. 中国普通外科杂志，2010，19（6）：666-668.

2. 康煜冬，吕培文. 辨证治疗下肢静脉曲张合并血栓性浅静脉炎 60 例. 北京中医药，2010，29（5）：371-372.

3. 刘拥军. 自拟化瘀消肿汤治疗血栓性浅静脉炎 54 例. 四川中医，2012，30（1）：104.

4. 侯玉芬，刘政，宋福晨. 花栀通脉片治疗血栓性浅静脉炎 200 例. 中国中西医结合外科杂志，2011，17（6）：605-606.

5. 李建鹏，王大伟. 清脉通络汤治疗血栓性浅静脉炎临床研究. 辽宁中医杂志，2010，37（5）：872-873.

6. 郑义. 清瘀汤泡洗治疗脉络湿热型血栓性浅静脉炎 21 例临床观察. 中医药信息，2012，29（2）：72-73.

7. 杜丽苹，温志国，李彦州，等. 手术配合中药治疗下肢血栓性浅静脉炎 267 例. 山东中医杂志，2010，29（9）：618-619.

8. 刘小宾，郭金利，裴俊清. 消肿洗液湿热敷治疗血栓性浅静脉炎临床观察. 河北中医，2011，33（8）：1162-1163.

9. 张玉冬. 从肝脾论治下肢血栓性浅静脉炎的理论探讨. 辽宁中医杂志，2010，37（9）：1693-1695.

10. 郭生明. 门氏活化汤治疗血栓性静脉炎 42 例. 河南中医，2011，31（7）：803.

11. 谢莉玲. 不同冲管溶液对预防 PICC 置管期间血栓性静脉炎的效果研究. 激光杂志，2010，31（2）：69-70.

12. 陈岩. 曲直汤加味治疗血栓性静脉炎 28 例疗效观察. 新中医，2011，43（9）：49-50.

13. 朱建华，韩江，王炜，等. 复方七叶皂苷钠凝胶治疗下肢浅静脉曲张腔内激光术后血栓性静脉炎. 临床荟萃，2011，26，（7）582-583，590.

14. Gillet JL，Ffrench P，Hanss M，et al. Predictive value of d-dimer assay in superficial thrombophlebitis of the

lower limbs.J Mal Vasc,2007,32(2):90-95.

15. Di Nisio M,Wichers IM,Middeldorp S.treatment for superficial thrombophlebitis of the leg.Cochrane Database Syst Rev,2007(2):CD004982.

16. van Weert H,Dolan G,Wichers I,et al. spontaneous superficial venous thrombophlebitis:does it increase risk for thromboembolism? a historic follow-up study in primary care.J Fam Pract,2006,55(1):52-57.

17. Muller R. Treatment of superficial thrombophlebitis. Journal of the American Geriatrics Society,1956,93(8): 921.

18. Lofgren E P,Lofgren K A. The surgical treatment of superficial thrombophlebitis.. Surgery,1981,90(1):49-54.

第二十四章 淋巴系统疾病

　　淋巴系统是脉管系统的一个组成部分,主要由一套密闭的淋巴管道和淋巴器官组成。淋巴管是输送淋巴液进入血液循环的管道,包括毛细淋巴管、淋巴管、淋巴干和淋巴导管。淋巴器官主要由淋巴组织构成,除淋巴结外,还包括肠壁淋巴小结、扁桃体、胸腺及脾脏。淋巴系统属于体循环的终末端,临床上受重程度不高,但随着近些年对人体循环系统研究的深入及临床病例的积累,淋巴系统疾病逐渐受到人们的关注。常见的淋巴系统疾病有急性淋巴管炎、丹毒、下肢淋巴水肿、淋巴管瘤等。

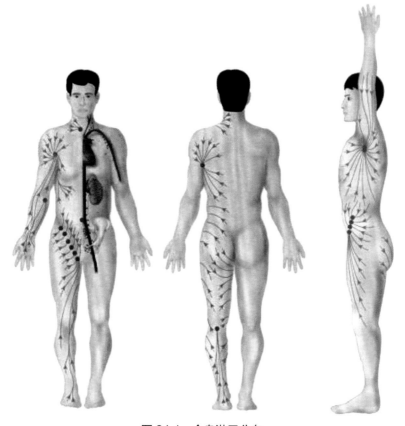

图 24-1　全身淋巴分布

447

淋巴组织的基本功能是:①协助静脉输送体液、组织液进入毛细淋巴管内成为淋巴液,淋巴液经淋巴管道进入血液循环。因而可认为淋巴系是静脉系的补充装置,一旦某一局部淋巴管阻塞,就能引起其远侧部位的组织液瘀积,产生局部组织水肿。②小肠的淋巴系统还承担着吸收和运输脂肪的任务。这里的淋巴液呈乳白色,并非无色透明,故名乳糜液。因此在淋巴导管中的淋巴液也呈乳糜状。③淋巴结及其他淋巴器官可以产生淋巴细胞,这些细胞可以直接经淋巴管进入淋巴系统。④淋巴结能清除进入机体的异物及细菌,与脾、胸腺等一起参与机体的免疫功能,构成身体重要的防御系统。全身淋巴分布见图24-1。

第一节　急性淋巴管炎

诊断要点

- 多见于四肢,在手或足部常见有外伤感染或化脓病灶。
- 肢体的一侧出现红线,由远心端向近心端蔓延。
- 红线表面及附近皮温可升高,局部发硬,有压痛,患肢的淋巴结肿大、压痛。
- 可出现全身症状,如全身不适、发热、畏寒、头痛、食欲不振等。
- 实验室检查可有白细胞总数及中性多核细胞比率升高。

一、概　　述

急性淋巴管炎是临床常见的疾病,由于细菌从皮肤的破损处或黏膜侵入,或化脓性感染灶进入淋巴管内引起淋巴管及其周围的急性炎症。本病多发生在四肢,尤以下肢多见。因在肢体有一条或数条红线向肢体近端蔓延,故中医称之为"红丝疔"。

中医认为本病属"红丝疔"范畴,多因外有手足部疔疮、足癣糜烂或皮肤破损、感染毒邪;内有湿热火毒凝聚,以致邪毒窜流经脉,向上走窜而继发。故《外科正宗·疔疮论》说:"红丝疔起于手掌节间,初起形似水疱,渐发红丝上攻手膊,令人多作寒热,甚则恶心呕吐。"指出了红丝疔的发病机制,肌肤生疮,火毒凝滞是其病因;而走注经络,气血凝滞为其病机。

二、临 床 表 现

(一)症状和体征

1. 红线　在肢体的一侧出现 1~3 条红线,由远心端向近心端蔓延。红线表面及附近皮温可升高,局部发硬。

2. 疼痛与压痛　沿红线走行部位有红肿、疼痛,触之疼痛明显。

3. 局部淋巴结肿大　患肢腘窝处或腹股沟处淋巴结肿大、伴有明显压痛。

4. 全身症状　严重时可有全身不适、发热、畏寒、头痛、食欲不振等症状。

(二)实验室检查

病变早期血常规检查可有白细胞总数及中性粒细胞比率升高。

三、诊 断 问 题

本病根据典型的临床表现诊断并不困难。深部淋巴管炎因无红线可见,患肢有肿胀、疼痛,应注意与下肢深静脉血栓形成相鉴别。

四、治　疗

（一）一般治疗

1. 有全身症状时注意卧床休息,给予高热量饮食。

2. 抬高患肢,限制肢体活动。

（二）药物治疗

1. 抗生素治疗　①青霉素:因淋巴管炎多为球菌感染,故应首选青霉素。②头孢类抗生素:如果应用青霉素效果不好,或者病人全身表现比较严重可以选择头孢类抗生素。

2. 支持疗法　根据病情需要纠正酸碱平衡紊乱及补液等。

（三）中医治疗

1. 火毒入络证

证见:患肢红丝较细,红肿疼痛。全身症状较轻,苔薄黄,脉濡数。

治法:清热解毒。

方药:五味消毒饮加减。

药用:当归尾、双花、穿山甲、皂刺、赤芍、乳香、没药、天花粉、陈皮、公英、甘草等。

2. 火毒入营证

证见:患肢红丝粗肿明显,迅速向近端蔓延,并伴淋巴结肿大及疼痛。寒战高热、头痛、口渴。苔黄腻,脉洪数。

治法:凉血清营,解毒散结。

方药:犀角地黄汤、黄连解毒汤、五味消毒饮加减。

药用:黄芩、黄连、山栀、双花、公英、地丁、黄芪、麦冬、甘草等。

3. 中医外治　砭镰挑刺疗法:局部皮肤消毒后,以刀针沿红丝走行途径,1 寸寸挑断,并用拇指和食指轻捏针孔周围皮肤,微令出血,或在红丝尽头挑断,挑破处均盖贴太乙膏掺红灵丹。

初期可外敷金黄膏、玉露散。若结块成脓,则宜切开排脓,外敷红油膏。脓尽改用生肌散、白玉膏收口。

（四）手术治疗

针对不同的手足部疾病对症治疗,需切开的要及时切开引流。但要注意淋巴管本身一般不需要切开,否则可加重病情。

第二节　丹　　毒

诊断要点

- 多见于小腿、颜面部。发病前多有皮肤或黏膜破损史。
- 全身症状明显,头痛、全身不适、寒战、发热,体温可高达 39~40℃。
- 病变部位疼痛不明显,灼热感较重。
- 病变部位皮肤色如丹涂脂染般,指压退色,松指复红,边界清楚。

• 实验室检查可有白细胞总数及中性粒细胞比率升高。

一、概　述

丹毒是由链球菌引起的皮肤网状淋巴管及浅层蜂窝组织的急性炎症。好发于小腿,其次是头面部。不分性别、年龄、季节,均可发病。病原菌为乙型溶血性链球菌,有时亦可由金黄色葡萄球菌引起。往往经足部轻微皮肤伤口侵入,在小腿部发病,或因口、鼻、眼结合膜等处急性化脓性感染病灶扩散,在面部发生丹毒。病变区的淋巴管和毛细血管明显扩张,周围有水肿,一般不化脓,没有明显的组织坏死。

中医将本病亦称为"丹毒",认为是火邪侵犯、血分有热,郁于肌肤而发病。《圣济总录》说:"热毒之气,暴发于皮肤间,不得外泄,则蓄热为丹毒。"或由于皮肤黏膜损伤(如鼻腔黏膜破裂、皮肤擦破、脚气糜烂、毒虫咬伤或臁疮等),毒邪乘机侵入而成。发于头面者夹有风热,发于下肢者夹有湿热。特别提出,新生儿丹毒为内热火毒所致。

二、临床表现

(一) 症状和体征

1. 发热　首先以全身症状为表现,头痛、全身不适、寒战、发热、恶心、呕吐等。体温一般在一天左右可高达 39~40℃,严重者出现烦躁、谵语等。

2. 红肿、疼痛　病变部位疼痛不明显,灼热感较重,皮肤色如丹涂脂染般,指压退色,松指复红,边界清楚,略高出皮肤,可迅速向四周蔓延,蔓延的同时,中心位变暗并伴脱屑,约1周左右缓解。

颜面部丹毒常疼痛清楚,可出现蝴蝶状红斑等,下肢严重时可出现淋巴水肿。

(二) 实验室检查

血常规检查　白细胞总数可增加至 20×10^9/L 以上,中性粒细胞可达 80%~90%。

三、诊　断

丹毒的诊断并不困难,根据病史、典型临床表现、必要的辅助检查即可诊断本病。

四、鉴别诊断

(一) 急性蜂窝织炎

早期表现为红肿色紫红或黯红,以中央显著并隆起,周边较轻而边界不清,稍发硬而坚实,疼痛呈持续性胀痛。中期成脓,有明显的波动感,化脓时呈跳痛,后期溃破。

(二) 接触性皮炎

有接触过敏物质,皮损以肿胀、水疱、丘疹为主,焮热、瘙痒,一般无明显全身症状。

(三) 类丹毒

多发生于手部,与职业有关,来势慢,范围小,症状轻,无明显全身症状。

五、治　疗

(一) 一般治疗

1. 卧床休息、多饮水,床边隔离病人,防止感染。

2. 下肢丹毒患者应抬高患肢 30°~40°。

3. 有皮肤破损者,应及时治疗,以免因感染而发病。因脚湿气导致下肢复发性丹毒患者,应彻底治愈脚湿气,可减少复发。

（二）药物治疗

1. 抗生素应用　首选青霉素,予肌内注射或静脉点滴,如过敏也可适当选用其他抗生素。

2. 其他　必要时补液,纠正酸碱平衡。

（三）中医药治疗

1. 风热毒蕴证

证见:发于头面部,皮肤焮红灼热,肿胀疼痛,甚则发生水疱,眼胞肿胀难睁;伴恶寒,发热,头痛;舌质红,苔薄黄,脉浮数。

治法:疏风清热解毒。

方药:普济消毒饮加减。大便干结者,加生大黄、芒硝;咽痛者,加生地、玄参。

2. 肝脾湿火证

证见:发于胸腹腰胯部,皮肤红肿蔓延,摸之灼手,肿胀疼痛;伴口干且苦;舌红,苔腻,脉弦滑数。

治法:清肝泻火利湿。

方药:柴胡清肝汤、龙胆泻肝汤或化斑解毒汤加减。

3. 湿热毒蕴证

证见:发于下肢,局部红赤肿胀、灼热疼痛,或见水疱、紫斑,甚至结毒化脓或皮肤坏死,或反复发作,可形成大脚风;伴发热,胃纳不香;舌红,苔黄腻,脉滑数。

治法:利湿清热解毒。

方药:五神汤合草薢渗湿汤加减。肿胀甚者,或形成大脚风者,加防己、赤小豆、丝瓜、鸡血藤等。

4. 胎火蕴毒证

证见:发生于新生儿,多见于臀部,局部红肿灼热,常呈游走性;或伴壮热烦躁,甚则神昏谵语、恶心呕吐。

治法:凉血清热解毒。

方药:犀角地黄汤合黄连解毒汤加减。壮热烦躁,甚则神昏谵语者,加服安宫牛黄丸或紫雪丹;舌绛苔光者,加玄参、麦冬、石斛等。

（四）中医外治

1. 外敷法　用玉露散或金黄散,以冷开水或鲜丝瓜叶捣汁或金银花露调敷。或鲜荷花叶、鲜蒲公英、鲜地丁全草、鲜马齿苋、鲜冬青树叶等捣烂湿敷。干后调换,或以冷开水时时湿润。

2. 砭镰法　患处消毒后,用七星针或三棱针叩刺患部皮肤,放血泄毒。此法只适用于下肢复发性丹毒,禁用于赤游丹毒、抱头火丹患者。

3. 若流火结毒成脓者,可在坏死部位作小切口引流,掺九一丹,外敷红油膏。

（五）其他疗法

清开灵注射液 40ml,稀释后静脉滴注,每日 1 次。苦碟子注射液 45ml,稀释后静脉滴注,每日 1 次。

第三节 淋 巴 水 肿

诊断要点

多发于肢体,尤以下肢多见。

- 淋巴管造影显示淋巴回流障碍。
- 肢体明显肿胀、增粗,皮肤增厚。红线表面及附近皮温可升高,局部发硬,有压痛,患肢的淋巴结肿大、压痛。

一、概　　述

淋巴水肿是由于先天性淋巴管发育不全或后天病因,致使淋巴液回流受阻、反流所引起的肢体浅层软组织内体液集聚、继发纤维结缔组织增生、脂肪硬化、筋膜增厚及整个患肢变粗的病理状态。因皮肤增厚、表皮过度角化、皮下组织增生,其中包括大量增生的纤维成分,使晚期的肢体病变组织坚硬如象皮,因此也称为象皮肿病。病情严重者,除肢体增粗外,还常伴有丹毒发作、皮肤赘疣样增生及溃疡等,甚至致残,丧失劳动能力。淋巴水肿一般多发生于四肢,以下肢为常见,故本章仅就下肢淋巴水肿做以下介绍。

其主要是由于淋巴管阻塞和发育异常,可分为原发性淋巴水肿和继发性淋巴水肿两大类。先天性淋巴系统发育异常,欧美人较中国人多见。可分为三种型,即出生后即罹患者为先天性淋巴水肿,或又称 Meige 氏病;至青春期始产生水肿者为青春期型,发病多在 35 岁前;发病于 35 岁后的称为迟延型。继发性淋巴水肿中以手术损伤最为常见,多半为腹股沟淋巴结清除术。放射性淋巴水肿皆有放射治疗病史。丝虫病性淋巴水肿,常见于我国山东以南沿海及长江两岸,其发病率与流行度及丝虫类别有关。斑氏丝虫病象皮肿发生于阴囊及下肢者较多。马来丝虫象皮肿发生于上下肢。丝虫象皮肿以小腿最多。

本病属于中医"大脚风"的范畴。其主要病因病机为脾阳虚损、运化无力,水湿停留于脉中,脉络滞塞不通,水津外溢,聚而为湿,流注于下肢或气滞湿郁而成。

二、临 床 表 现

(一) 分期表现

根据其局部病变程度与进展状态,可从如下五个分期来表现。

1. 第一期(图 24-2)　患肢呈程度均匀肿胀,自觉稍有沉重感,无其他不适,皮肤稍有增厚。此期为单纯性淋巴水肿,适于非手术治疗。

2. 第二期　病变继续发展,局部肿胀明显,沉重感增加,皮肤粗糙变厚,皮下脂肪及结缔组织增加。

3. 第三期　肥厚及增生的组织向外突起,在经常屈伸的关节伸面,如膝关节后面、踝关节前面及趾关节的跖面均呈现深沟,沟内的皮肤及组织近于正常,而突出部的皮肤增厚、粗糙、发干。一旦损伤后,形成溃疡经久不愈,并可并发淋巴管炎及蜂窝织炎,形成脓肿,引起败血症。

4. 第四期 病变呈疣状或桑子状,出现于足背或小腿下部,称疣状象皮肿。

5. 第五期 病变部皮肤极度增厚、变干,如皮革样。皮肤有皱褶,凹凸不等,皮下组织亦显著增厚,尤其在踝关节附近最为严重,有的大腿部也受累,全部下肢呈现巨大的畸形物,严重影响病人的活动。同时部分病人尚可并发淋巴管炎及淋巴结炎表现。

（二）辅助检查

1. X线淋巴管造影 X线淋巴管造影是诊断本病的重要检查手段之一。①原发性淋巴水肿特点:可见淋巴管数的减少及其形态异常（即为无发育型、发育不良型或巨大淋巴管型）,还可见到淋巴管中断、受阻或扩张、扭曲,淋巴管侧支通路形成及淋巴管外渗等征象。②继发性淋巴水肿特点:可见淋巴管中断、阻塞、扩张、扭曲,淋巴管侧支通路形成及淋巴管外渗等征象。如是癌肿转移至淋巴结,致使淋巴管阻塞者,还可见到淋巴结增大、增多,形态不规则,呈虫蚀样边缘缺损。

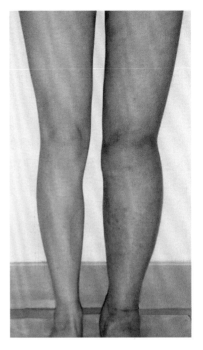

图 24-2 左下肢淋巴水肿

2. 放射性检查淋巴造影

特点:①放射性核素淋巴显像能清楚显示下肢淋巴干的解剖和局部淋巴结。确定淋巴结的位置,可以示踪剂的转运作为衡量淋巴回流的指标,这是放射性核素淋巴显像的最大价值。②检查方法安全、简便易行、重复性好,患者无痛苦,比直接淋巴管造影更为患者所乐于接受。

临床意义:可见到淋巴影迹增深、增粗、外渗、阻断及侧支形成等征象,淋巴结转移者,还可见到淋巴结影迹增大。

三、诊 断 问 题

1. 淋巴水肿的患者均有下肢肿胀,这种肿胀均有既往反复发作的病史,如先天性淋巴管异常、反复感染病史、创伤或手术后。

2. 早期肿胀常因体位不同而有变化,肿胀的皮肤柔软、光滑。早期淋巴水肿应与黏液水肿、心力衰竭、肾病综合征、营养不良相鉴别。

3. 后期淋巴水肿皮肤粗糙,似橘皮,皮肤坚韧形成"象皮肿"。

4. 淋巴水肿的患者,应排除各种肿瘤疾患。

四、鉴 别 诊 断

（一）下肢深静脉血栓形成

早期淋巴水肿与深静脉血栓形成因都具有凹陷性和抬高患肢后水肿程度可以明显减轻的特点,有时可能混淆。但下肢深静脉血栓形成发病急,数小时后水肿迅速发展为整个肢体,有明显的疼痛和压痛,伴有浅静脉扩张和曲张。而淋巴水肿绝少是急性的,一般无痛苦,没有浅静脉扩张。

对不能排除静脉堵塞致水肿时,可行顺行性静脉造影检查以明确诊断。

（二）下肢深静脉瓣膜功能不全

不论原发性还是继发性下肢深静脉瓣膜功能不全,由于静脉血液倒流,都可产生下肢水肿,晚期病例,皮肤亦发生纤维硬化,弹力减低。但水肿只限于小腿,同时伴有明显下肢静脉曲张,严重时常并发色素沉着、湿疹样皮炎和顽固性溃疡等。

（三）Klippel-Trenaunay 综合征

是一种发生在肢体静脉的先天性畸形性病变,临床表现除肢体粗肿与淋巴水肿相仿外,还有明显的静脉曲张,下肢骨骼增长,患肢皮肤有葡萄酒样红色血管瘤或斑痣等,可进行鉴别。

（四）神经纤维瘤

下肢的巨大型神经纤维瘤,可有皮肤增厚、粗糙坚硬,有赘瘤形成等,应结合病史和其他检查予以鉴别。

（五）全身疾病性水肿

营养不良、肾病、心力衰竭、肝病及黏液性水肿等均可发生双下肢水肿。当下肢淋巴水肿呈双侧性时,应注意予以鉴别。通常经过详细询问病史,体格检查和必要的其他检查后,亦不难鉴别。

五、治　疗

本病的治疗目的是:①排出淤积的淋巴液,促进肿胀的减轻与消失。②疏通淋巴管,防止淋巴液的再积聚。③切除已不能康复的纤维硬化组织。

（一）一般治疗

1. 压力治疗　①穿弹力袜或绑扎弹性绷带。注意保护患肢,防止外伤和感染。②下肢淋巴水肿时宜经常抬高患肢,以利于淋巴回流。

2. 驱动治疗　可作肢体向心性按摩。或用特制的一种循环驱动治疗仪,将患肢伸入气囊套内,然后从肢体远端到近端定时有节律的施加压力,促使组织间积液的回流,起到消肿之功效。

（二）药物治疗

1. 利尿剂　适当使用利尿剂,可以减少体内水分,对肢体淋巴水肿能起到一定消肿之作用。常用药物有螺内酯、呋塞米等。

2. 静脉活性药物　适当应用静脉活性药物可以帮助静脉回流和淋巴液的回流,有利于组织水肿的减轻或消退。常用药物有迈之灵、消脱止、爱脉朗等。

3. 抗生素　当肢体有感染或者丹毒发作时,需行抗生素治疗,可根据细菌培养及药敏试验结果选用有效抗生素,一般以青霉素为多用。

（三）中医药治疗

1. 寒湿阻络证

证见:肢体明显肿胀,皮色不变,按之凹陷,走路时有沉重感觉,伴形寒肢冷,苔白腻,脉沉濡。

治法:温阳行水,活血通络。

方药:真武汤加减。

药用：茯苓、生桑叶、益母草、白术、白芍、赤小豆、制附子、穿山甲、王不留行、肉桂、甘草等。

2. 痰凝血瘀证

证见：肢体肿胀，皮肤厚硬，按之不凹陷，或发生慢性溃疡，久不愈合。可伴有胸胁胀或面色少华，乏力。舌质淡黯或有瘀斑，苔薄白，脉弦涩或沉涩。

治法：活血化瘀，化痰软坚。

方药：桃红四物汤加减。

药用：丹参、赤芍、牡蛎、桃仁、红花、泽兰、车前子、茯苓皮、海藻、槟榔、牛膝、防己、通草、甘草等。

（四）中医外治

1. 熏洗疗法

药物组成：伸筋草、艾叶、桑枝、透骨草、刘寄奴、肉桂、穿山甲、苏木、红花。

用法：将上药碾碎，装纱布袋内，用桑枝架水锅上蒸后热敷，或煮水浸泡，隔日 1 次。

2. 贴敷疗法药

药物组成：紫荆皮、乳香、没药、白芷各适量。

用法：诸药共研为末，凡士林调膏外敷，敷药范围较患处宽出 1cm，再用纱布覆盖、包扎，每 2~3 天换药 1 次。用于急性淋巴水肿。

（五）辐射热疗法

1. 烘绑疗法　烘绑疗法是我国民间传统的治疗方法。①其治疗机制是通过反复热效应刺激，使组织温度升高，代谢活动加强，促进淋巴管的再生与淋巴液回流。②应用方法：患肢伸入辐射热烘疗机，温度调控至 70℃左右，每日 1 次，每次 1 小时，20 天为 1 个疗程，休息期间用弹力绷带包扎。③不足：疗程长，且烘烤时患者出汗多，体力消耗大。

2. 微波烘疗法　是烘绑疗法法的新发展。①治疗机制：微波是一种具有较强穿透力的高频辐射波，组织吸收后迅速产生热效应而使温度升高，促进淋巴液回流与淋巴管的再生。②应用方法：每日治疗一次，每次 45 分钟，20 天为 1 疗程。休息 1 个月后再进行第 2 个疗程治疗。休息期间以弹力绷带包扎，夜间可松开。③优点：经临床使用疗效高、恢复快，且无烘绑疗法的缺点。

（六）手术治疗

1. 淋巴管静脉吻合术　淋巴管静脉吻合本主要是解决淋巴管阻塞问题，在患肢远端或阻塞部位以下做淋巴管静脉吻合术，重新建立淋巴液回流的通路。通过"短路"使潴留的淋巴液得以直接进入血液循环，消除水肿，达到治愈目的。

由于长期淋巴水肿所引起的局部病理改变，如皮下纤维结缔组织增生，淋巴管扩张，瓣膜失效等，则难以解决。因此，这种手术只适用于轻度淋巴水肿伴有反复炎症发作的病人，或者中度淋巴水肿皮肤松软者。对严重象皮肿，皮肤增厚、硬化，皮下纤维结缔组织增生明显者不可应用。

2. 病变组织切除植皮术　主要用于严重象皮肿病例，患肢明显增粗，周径超过健侧 10cm 以上，皮肤角化粗糙，甚至有疣状增生或团块状增生物，皮下纤维结缔组织增生明显、变硬，用其他疗法无效者。

手术时，将患肢病变皮肤、皮下组织，连同深筋膜一起完全切除，创面彻底止血后，再取健康自体皮或从患肢切下的标本上取皮来覆盖创面。这种手术虽然创伤较大,术后留有广泛的植皮后瘢痕,但术后肢体水肿改善较好,病人感到满意。对严重肢体淋巴水肿来说,仍不失为一种比较合乎理想的手术。

六、预　　后

本病的预后主要取决于淋巴管阻塞的部位,治疗方法是否得当等因素。淋巴水肿在临床中属于难治性疾病,因此需要多种治疗措施与治疗手段的综合应用,需要中西医结合学者的共同努力才可获得比较满意的疗效。

第四节　淋 巴 管 瘤

诊断要点

- 本病多发生于皮下、黏膜、筋膜等部位,少数发生在肌肉、骨关节。
- 柔软、囊性、水疱状包块。
- 淋巴管造影有瘤样改变。

一、概　　述

淋巴管瘤为由异常淋巴组织所形成的先天性肿瘤,分良性和恶性,良性多见。多发于面部、颈部,其次为四肢手足部位。淋巴管瘤较血管瘤少见,由原始淋巴管发育形成。其病理改变为淋巴管内皮增殖扩张,构成形式多样,内含淋巴液,淋巴细胞和混有血液的腔隙,形成各种形态和不同病理性质的肿瘤。

淋巴管瘤分为5种。包括单纯性淋巴管瘤、局限性淋巴管瘤、海绵状淋巴管瘤、囊状淋巴管瘤、淋巴管肉瘤。

二、临 床 表 现

（一）症状与体征

1. 单纯性淋巴管瘤　又称毛细淋巴管瘤,是由多数细小的淋巴囊肿密结成球的先天性良性肿瘤。病变多位于股部、上臂、腋窝和口腔黏膜,是针头至豌豆大的水疱状,色淡黄或微红,水疱间皮肤正常、有压缩性,挤破时有浆液性液体流出。

2. 海绵状淋巴管瘤　是由于真皮、皮下组织及肌肉间隙淋巴管异常增长、扩张、堆积所形成的大小不等的囊腔,腔内充满淋巴液,周围有增厚的结缔组织包围的一种良性淋巴管肿瘤。常见于颈部和腋部,可摸到较软的包块有时呈分叶状,并有颗粒感,一般不与皮肤粘连,易活动,挤压时体积可缩小;可为局限性,也可呈弥漫性。

3. 囊状淋巴管瘤　又称囊状水瘤。是由淋巴管囊状扩张呈圆形或椭圆形、单囊或由于纤维分开的分叶状囊,副囊构成的良性肿瘤,囊壁光滑,囊内含有透明稀薄淋巴液。多发生于幼儿,多见于颈外侧和颈后三角,尤以锁骨上窝处最多见,波动感明显、透光试验强阳性。穿刺可抽出淡黄色稀薄的浆液性液体。如肿物较大,可产生压迫症状,如呼吸或吞咽困难等。合并感染时则出现局部和全身症状。

4. 弥漫性淋巴管瘤　多是由于胚胎早期的肢芽生长而成。出生时即有,多发于四肢,以下肢多见。临床表现为整个肢体不规则肿大增粗,故又称淋巴管性巨肢症。病变范围广泛,几乎占据肢体的所有组织,包括皮肤、皮下组织、肌肉、骨关节,患肢极为粗大,功能明显障碍。

5. 淋巴管肉瘤　是一种由淋巴管异常增生、扩张或多发性及弥漫性淋巴组织构成的淋巴管恶性肿瘤。临床表现为患淋巴水肿肢体肿胀加重,皮肤出现红色或深紫色结节,有时发生类丹毒感染症状。患者皮肤随之过度角化或萎缩,有时部分区域发生渗血,甚至经常疼痛。严重者患者肢体功能完全丧失,晚期一般发生血行性肺转移。

（二）辅助检查

1. B超检查　能明确淋巴管瘤的部位、大小、与周围组织的关系、质地等情况。

2. 淋巴管造影　可以明确诊断。

三、诊断与鉴别诊断

（一）诊断

本病多发生于皮下、黏膜、筋膜等部位,少数发生在肌肉、骨关节。依据柔软、囊性、水疱状包块,结合前述所谈及各种淋巴瘤具体临床表现,诊断不困难。诊断疑难时,可行淋巴管造影。

（二）鉴别诊断

1. 海绵状血管瘤　外观为青蓝色或黯紫色,穿刺可抽出血液。

2. 腮裂囊肿　易与颈部囊状淋巴管瘤相混。它多位于胸锁乳突肌前缘,形态呈梭形,囊内液体浑浊,并含有胆固醇结晶。

3. 甲状舌管囊肿　肿物位于颈前正中线喉结上方,手持肿物令患者伸舌时,肿物可随舌体外伸而向上移位。

四、治　疗

（一）西医学治疗

1. 手术治疗　手术将病变组织切除是最好的治疗方法,手术时应力求仔细、完整、彻底、以免复发。如果不能一期手术切除,应分期进行。本病手术可以治愈,但必须注意将瘤体全部清除否则容易复发。

2. 化疗　淋巴管瘤也可用化疗,有报道用平阳霉素等治疗颌面部淋巴管瘤,取得了疗效,局部应用要注意平阳霉素的浓度和注射量。

3. 硬化剂治疗　对于某些囊状淋巴管瘤,用注射针插入囊内,将液体抽出后,再注入氨基乙醇油酸盐 1~2ml,对较小的囊状淋巴管瘤都有较好的疗效。但在肿瘤与淋巴管相连通时,则不能用硬化剂做囊内注射。近年来有人用尿素溶液做淋巴管瘤内注射,取得较满意的疗效。

4. 冷冻疗法　范围小的淋巴管瘤,可用液氮冷冻治疗。作镭锭外照射,一般用 5mg,5~10 分钟即可。

（二）中医治疗

淋巴管瘤同中医"气瘤"的范畴,因痰湿内聚,营卫失和,脉络壅滞,气机郁结,痰气交阻,凝结成块,治宜利痰化湿,活血通络,可选用阳和汤合二陈汤加减治疗。

（三）治疗问题

文献报道,长期持续性上、下肢淋巴水肿有并发淋巴肉瘤的危险,慢性淋巴水肿并发恶性淋巴管瘤的报道有之,也有报道有多发性血管肉瘤的发生者。从临床经验和许多报道来看,这是一种恶性程度很高的肿瘤,可以很快转移到肺和身体其他较远的部位。放射疗法和外科手术切除可以减慢肿瘤的生长,但很少有治愈的希望,患者仍然会死亡。

参考文献

1. 何洪岳.中西医结合治疗急性淋巴结炎 230 例.中西医结合实用临床急救,1999,6(6):23-25.

2. 伍松合,唐乾利,黄小明等.中西药分组治疗下肢丹毒 182 例疗效观察.中国中西医结合杂志,1999,19(9):516-516.

3. 史宗俊,谢瑾灼.丝虫与细菌感染对马莱丝虫病急性淋巴管、淋巴结炎反复作用.中国寄生虫学与寄生虫病杂志,2000,18(2):79-83.

4. 乔艾乐.应用针刺疗法治疗急性淋巴结炎 40 例.中国针灸,1996(8):20-21.

5. 蔡仁祥,李圣利.设计淋巴结复合皮瓣治疗试验性肢体淋巴水肿.中华整形外科杂志,2000,16(2):94-95.

6. 张飞云.中西药结合治疗由复发性丹毒引起的下肢淋巴水肿 8 例.河北中西医结合杂志,1997,6(2):23-24.

7. 薛奇,汪良骏,张德超,等.纵隔囊性淋巴管瘤的外科治疗.肿瘤防治杂志,2002,9(4):419-420.

8. 贾丽梅,张英怀,蒋崇槟,等.CO_2 激光治疗淋巴管瘤的体会.中国激光医学杂志,2002,11(3):198-199

9. Mason JM,Thomas KS,Crook AM,et al. Prophylactic antibiotics to prevent cellulitis of the leg:economic analysis of the PATCH Ⅰ & Ⅱ trials.PLoS One,2014,9(2):e82694.

10. Cranendonk DR,Opmeer BC,Prins JM,et al. Comparing short to standard duration of antibiotic therapy for patients hospitalized with cellulitis(DANCE):study protocol for a randomized controlled trial.BMC Infect Dis,2014,14(1):235.

11. Notohamiprodjo M,Weiss M,Baumeister RG,et al. mr lymphangiography at 3.0 t:correlation with lymphoscintigraphy.Radiology,2012,264(1):78-87.

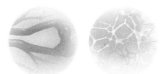

第二十五章 血 管 损 伤

第一节 概 论

血管损伤不仅战时常见,由于工农业和交通事业迅速发展,以及医源性血管插管、造影等检查的增多,发生亦不少见。以四肢血管损伤较多,其次为颈部、骨盆部、胸部和腹部,动脉损伤多于静脉损伤。

四肢血管损伤在战时四肢主要动脉损伤占全部伤员的 1%~3%,平时也常有发生。动脉损伤后,能立即引起大出血而危及生命,特别是较大的动脉,如股动脉、腘动脉、肱动脉等,即使出血停止,也可因肢体远侧供血不足而发生坏死或功能障碍。

第一、二次世界大战时期,对四肢血管伤多采用结扎为主的方法处理,截肢率高达 49%。近 40 年来,对四肢血管伤多采用修复法,使截肢率降为 0~13.5%。在四肢主要血管损伤的同时,其附近组织,如骨、关节、肌肉和神经等常同时受伤。四肢血管损伤,有动脉和静脉之分,多数火器伤是二者同时受伤。其中动脉损伤常为主要矛盾,应该积极修复。但在有广泛的软组织损伤时,修复静脉也是必需的。

一、病因与分类

四肢动脉损伤的原因较复杂,分类也不一致。

(一) 按作用力情况而言,可分为直接损伤和间接损伤。

(二) 按致伤因素可分为锐性损伤和钝性损伤。

(三) 按血管损伤的程度可分为轻、中、重型损伤。

(四) 根据血管的连续性,血管损伤又可简单分为 3 类

1. 未断裂型 受损后动脉未断裂,因血小板黏附、聚集和形成血栓导致其远端组织缺血。

2. 部分断裂型 由于动脉壁部分断裂,断端不易发生痉挛和回缩,破口开放,导致持续、反复出血,为临床最常见的类型,另外部分断裂的动脉损伤常伴有较高的假性动脉瘤或动静脉瘘的发生。

3. 完全断裂型 血管断端回缩至受损组织内,局部组织压力增高和血肿形成,使出血停止,损伤处远端发生缺血,其严重程度取决于损害血管的大小、侧支循环的情况以及供血

组织对缺血的耐受和需血量。

四肢的火器伤、切割伤、骨折、脱位及挫伤等，均应警惕血管伤的可能性。高速子弹或弹片伤如伤道邻近主要血管，清创时应探查血管，有时子弹虽未穿过血管，但冲击波可造成血管严重挫伤，导致栓塞或破裂。

二、周围血管损伤的诊断

(一) 临床表现

1. 出血特点 ①肢体主要血管断裂或破裂均有较大量出血。开放性动脉伤出血呈鲜红色，多为喷射性或搏动性出血；如损伤的血管位置较深，可见大量鲜红色血液从创口涌出。若从伤口处流出黯红色血液则提示静脉损伤。②值得注意的是，高速子弹或高速金属碎片撞击在骨骼上，尽管体表处的伤口很小，但其内部的损伤广泛，出血严重。③还应该注意的是虽然伤口出血可以自行停止，但多数情况下中等血管的损伤出血有间歇性。④闭合性主要血管损伤时，损伤部位肢体常因内出血而显著肿胀，时间稍长者有广泛皮下瘀血，有时形成张力性或搏动性大血肿。⑤钝性闭合性损伤，其血管损伤处血液可流至胸腹腔等体腔内，受伤者表现出严重的失血性休克，病死率更高。

2. 休克 出血较多者因血容量减少，可出现低血压并导致休克。四肢动脉损伤休克发生率为35%~38%。创伤和疼痛都可以加重休克，但最基本的原因仍然是出血造成的失血性休克。开放性损伤可以粗略估计失血量，闭合性损伤则很难估计其失血量。

3. 血肿 血管损伤后出血除流向体表或体腔外，还可以流向组织间隙形成血肿。如果出血流向纵隔则表现为纵隔的增宽、呼吸困难、胸痛等；如果流向后腹膜，则可出现腹痛、腹胀等。血肿与血管裂孔相沟通形成交通性血肿，该血肿具有膨胀性和搏动性。这是诊断钝性血管外伤的局部重要体征。

4. 组织缺血表现 肢体动脉断裂或内膜损伤所致的血栓可使肢体远端发生明显的缺血现象，即所谓的"5P"表现：①动脉搏动减弱或消失；②远端肢体缺血疼痛；③皮肤血流减少，皮肤苍白，皮温降低；④肢体感觉神经缺血而出现感觉麻木；⑤肢体运动神经失去功能出现肌肉麻痹。

但应注意，肢体远端动脉搏动弱不一定是动脉伤，而搏动正常也不能完全排除动脉伤的可能，例如有的动脉部分断裂或动静脉部分断裂伤，仍可触及远端动脉搏动；而肢体暴露受外界寒冷气候的影响或伤员处于休克状态时，远端脉搏可变弱或摸不清，应注意两侧对比。皮肤苍白、皮肤温度下降、毛细血管充盈时间延长及静脉充盈差均是血供障碍表现。肢体疼痛、肢体呈套式感觉障碍和肌肉主动收缩差均为肢体缺血表现，应与肢体缺血的其他表现一并考虑，并应排除周围神经损伤，如经上述观察和检查仍不能确定肢体有无血循环，可在伤肢末端(手指或足趾)消毒后用粗针或小尖刀刺一小创口，观察有无活动性出血和出血的颜色。

5. 震颤和杂音 当受伤部位出现交通性血肿以及动脉损伤部位有狭窄者，听诊可闻及收缩期杂音，触诊时感到震颤。在外伤性动静脉瘘时可闻及血流来回性连续性杂音。

6. 合并脏器或神经组织损伤的症状 血管损伤合并其他脏器或神经组织损伤，出现的症状是多种多样的，肢体神经的损伤和缺血所引起的感觉障碍分布有所不同，前者是按神经所支配的区域分布，后者神经麻木感觉范围则呈袜套式分布。

（二）辅助检查

1. 超声检查　超声检查对血管伤的诊断近年来使用较多,为一种无创诊断法,准确性较高。超声检查在急性血管损伤中可了解动脉及末梢血管是否存在血流,以测量血流压力,判断肢体缺血程度具有一定价值。

彩色多普勒血流显示部分阻塞时动脉管腔内可见颜色较亮、变细的血流信号,狭窄段血流速度增快,远端收缩期峰值血流速度减慢,呈单相低速低阻的阻塞样频谱改变。完全阻塞时动脉内彩色血流信号突然中断。外周血管创伤性动脉瘤可清晰显示搏动性的无回声囊腔及内部云雾状的点状回声,并且清楚显示破裂血管与创伤性动脉瘤的解剖关系、破裂口的直径及内部血流动力学的改变。当相邻动脉和静脉同时损伤则可发生损伤性动静脉瘘,彩色多普勒亦可清晰显示动静脉瘘瘘口的直径,以及相应血管的血流动力学改变。

优点:彩色多普勒血流显像检测具有费用低、操作简单且迅速、创伤小、设备易普及等优点。其敏感性和特异性分别可达 95.1% 和 98.7%。

不足:超声诊断可出现误诊漏诊,主要原因可能有 3 个方面:①损伤血管位置过深;②部分或完全断裂伤、动脉内膜挫伤并血栓形成均因管腔不同程度狭窄或断裂导致血流缓慢,从而使彩色多普勒超声难以显像;③探测声束和血流夹角 H 角过大。

2. CT 检查　随着 CT 技术不断发展应用,多层螺旋 CT 血管造影(MSCTA)在诊断四肢动脉损伤具有重要价值。

优点:研究显示 MSCTA 后处理图像结合原始轴位图像对于诊断下肢动脉损伤具有准确、无创、直观及经济等优势。

不足:但 MSCTA 诊断四肢血管损伤尚存在一定限度,对于断续显影和不显影的血管,不能判断其是否断裂或血栓形成,对血管内膜及血管壁的破损尚不能准确判断。

3. 磁共振检查　磁共振成像诊断动脉损伤主要包括常规磁共振血管造影(MRA)和三维增强 MRA 血管造影(3D CE-MRA)。可显示肢体血管破裂、中断、血栓形成等病变。

优点:①MRA 具有无创,无射线辐射,对比剂更为安全,多角度成像等优点。②能清晰直观地显示血管小分支及侧支循环血管,对血管周围软组织具有良好的分辨率。③并能多方位显示病变与邻近关节的关系。

不足:①MRA 利用血液的流动与周围静止组织的自然对比特点,使血流中的质子群相位散失,导致血液信号丢失成像,但常出现假阳性或病变高估现象。②MRA 扫描范围短,扫描时间长,不能一次扫描获取下肢动脉全程影像。③对于进行过下肢动脉支架植入或安装起搏器的患者则属禁忌。

4. 数字减影血管造影(DSA)　数字减影血管造影对动脉损伤诊断具有重要的价值。早期血管伤如诊断定位明确,在战时或平时一般均可不作动脉造影。对诊断、定位困难的病例,有条件时可作动脉造影术,借此有时尚可发现动脉多处伤。

对晚期血管伤、假性动脉瘤或动静脉瘘,应作动脉造影,以明确损伤部位、范围和侧支循环情况。

优点:①DSA 能对动脉损伤部位进行准确地定位和定性诊断。②对血栓形成、血肿的压迫等检测准确。③对动静脉瘘、假性动脉瘤,DSA 较明确的血管影像。

不足:①DSA 具有创伤性,需要动脉插管。②有 X 线辐射。③碘对比剂具有肾毒性。

④无法观察到肌肉损伤的情况。

（三）并发症

1. 血栓形成　动脉血栓与血管断裂一样可造成远端供血障碍导致坏疽。静脉血栓可引起回流障碍形成后遗症。

2. 感染　由于开放损伤可合并细菌感染,亦可发生破伤风及气性坏疽。

3. 伤后水肿　组织损伤并遗留有静脉及淋巴回流受阻。

4. 假性动脉瘤　动脉部分断裂后,裂口周围血肿,血肿外层机化形成腔,动脉血与血肿腔相通并逐渐增大形成外伤性假性动脉瘤。

5. 外伤性动静脉瘘　动静脉同时损伤,高压动脉血流向低压静脉腔内形成外伤性动静脉瘘,如不及时处理会造成循环障碍、心功能衰竭。

三、周围血管损伤的处理原则

（一）治疗目的

1. 周围血管损伤的治疗目的,首先是通过及时止血,纠正休克,挽救伤员的生命。

2. 同时力争恢复肢体血循环,完善处理好血管伤及其合并伤,以保全肢体,减少残疾。

（二）急救止血

1. 包扎止血　四肢血管伤大多可用加压包扎止血。对股动脉、腘动脉和肱动脉引起的大出血,不能用加压包扎止血时,应立即使用止血带。

2. 手术止血　动脉损伤传统的外科手术主要包括:①破裂单纯修补术。②血管端端吻合术。③静脉移植修复术。④人工血管移植修复术。⑤深筋膜切开术:是处理四肢主要动脉伤的重要辅助治疗措施,切开肿胀的小腿和前臂深筋膜减压,可减少肢体坏死率。

非重要动脉损伤可考虑结扎。

严重损伤、全身条件差,为挽救生命可行截肢术。

（三）血管损伤的清创术

及时完善的清创术,是预防感染和成功地修复组织的基础。应争取 6~8 小时内尽快地做好清创术,去除污染、异物、失活及坏死组织,以防感染。

（四）腔内治疗

近年来,越来越多的外科医生应用血管腔内技术处理创伤性血管病变。血管影最初被严格应用于病变诊断,然而随着新的腔内器材的出现,其在血管损伤领域迅速发展,应用范围涵盖了支架植入重建血管及钢圈栓塞控制出血等。

（五）其他

1. 补液扩容、抗休克治疗。

2. 血管痉挛的处理　血管创伤后,血管会发生痉挛、挛缩。应注意预防,如用温热盐水湿纱布敷盖创面,减少创伤、寒冷、干燥及暴露的刺激,及时清除骨折及弹片压迫等。如已有血管痉挛,在开放伤血管已显露时,最常用的有效方法是血管内液压扩张法,即用皮下针头将生理盐水或肝素生理盐水行血管内注入加压扩张,对血管末端痉挛用液压扩张或用蚊式钳伸入管腔,细心地扩张血管口。

在没有伤口而疑有动脉痉挛者可试行奴夫卡因交感神经节阻滞;盐酸罂粟碱(0.03~0.1g)口服或肌内注射,此法往往效果不大,如无效应及早探查动脉。

四、术 后 处 理

手术成功只是完成了工作的一部分,如果不注意术后的恰当处理,还可能失败。术后除了对修复的动脉进行监测外,还应及时处理相关并发症。

(一)一般处理

1. 石膏固定　应用石膏固定肢体关节于半屈曲位 4~5 周,防止缝合处紧张。以后逐渐伸直关节,但不可操之过急,以免缝线崩开造成出血和动脉瘤等合并症。

2. 体位　术后肢体放置在心脏平面,不可过高或过低,以免肢体供血不足或静脉回流不畅。

3. 术后要注意防治感染　如有伤口感染,只要及时正确处理,如充分引流,使用适当抗菌药物等,仍有可能保持血管修复的效果。

4. 注意术后出血　如血管修复不够完善或感染坏死,可发生继发出血,甚至大出血,必须严密观察,及时处理,以免发生危险。

5. 密切注意肢体循环情况　如脉搏,皮肤颜色和温度等,如有突然变化,肢体循环不良,多系血栓形成或局部血肿压迫,应立即手术探查,恢复肢体血流。

6. 抗凝药物的使用　血管修复的成功与否,主要是认真细致的操作和处理上的正确无误,而不在于术后使用全身抗凝剂,一般情况下,不宜使用全身抗凝剂,用之反而增加出血危险,在进行血管吻合操作时,为了防止吻合血管发生凝血块,局部使用抗凝剂。

(二)合并伤的处理

四肢血管伤约有 1/3 合并骨折,合并骨折及神经伤的约有 1/6,这些合并伤可增加截肢率和处理上的困难,骨折端可挫断或压迫血管,引起血管断裂、栓塞或痉挛。对骨折及神经等合并伤,应在修复血管的同时,作相应的处理。

彻底清创后,先用内固定固定骨折,再处理血管伤,但对战伤伤员,不论用髓内针或钢板固定骨折均易发生感染。且骨折端骨膜剥离,循环受到严重影响,骨折处长期感染不愈,后果严重。因此,战时火器性血管伤合并骨折时,在处理血管伤后大多采用石膏外固定或小重量平衡牵引保持骨折对位,适当屈曲关节,保持血管吻合处无张力。伤愈后如骨折处尚有较大畸形,可按闭合性骨折处理,不难纠正。

四肢主要动脉伤,尤其是腘动脉伤合并闭合性骨折时,应在手术探查动脉时给予复位骨折,不可盲目对骨折进行闭合复位石膏固定,以免加重血管损伤和延误处理。

(三)晚期动脉伤及动脉伤后遗症的处理

晚期血管伤的后果为肢体缺血、假性动脉瘤及动静脉瘘。如对急性血管伤采取积极修复措施,则可以避免发生上述问题。

1. 肢体缺血　急性四肢主要动脉伤未经修复或修复失败,肢体未坏死但有缺血症状,原断裂动脉回缩,末端栓塞机化闭合。经一段时间由于侧支循环建立,肢体循环可能有所好转。动脉侧支循环建立一般较差,静脉侧支循环建立较快,晚期动脉伤肢体无缺血症状者,可不处理;如肢体有严重缺血症状,应考虑作静脉移植修复或作架桥术。术中应严密注意不可损伤侧支循环,以免加剧症状,甚至引起肢体坏死。

2. 肌病肾病性代谢综合征　对于缺血时间长、软组织损伤范围广的肢体,重建动脉血流后,缺血性横纹肌溶解,大量毒性代谢产物被吸收入血,导致肌红蛋白尿、高钾血症、代谢性酸中毒、急性肾衰竭等临床表现的肌病肾病性代谢综合征的发生,常导致高病死率和截肢率。

早期补液扩容、尽早恢复血流、减少缺血时间、碱化尿液、血液净化治疗是降低肌病肾病性代谢综合征的发病率、病死率、截肢率的关键之一。

3. 骨筋膜间隔综合征　前臂和小腿主干动脉损伤术后可能会出现骨筋膜间隔综合征。对于术前存在肢体张力高、缺血性神经损伤以及术后存在静脉回流障碍的患者应重视,早期预防性骨筋膜室切开减压是挽救肢体的关键。

第二节　上肢动脉损伤

诊断要点

- 锁骨下至手指动脉的外伤史。
- 损伤部位远端的缺血征象。
- 出血或皮下瘀血,进行性增大的血肿,尤其是搏动性血肿。
- 彩超或血管造影证实有上肢动脉血管的损伤。

一、概　　述

上肢动脉损伤包括起自主动脉弓的锁骨下动脉直至指动脉。除动脉径路的直接创伤外,钝性创伤、上肢的强力活动、用手操作工具(如冲击钻)的剧烈震动,以及上肢动脉的创伤性检查或监护,都可能造成上肢动脉损伤。上肢有良好的侧支循环,熟悉上肢动脉的解剖,尤其是重要侧支的识别,有助于对上肢动脉损伤的诊断、处理和预后的准确判断。例如:①肱动脉是否损伤,关系到伤侧上肢的缺血的严重程度和是否可以存活,以及能不能修复或修复失败时截肢可能性的估计。②上臂严重创伤而远端动脉仍有搏动时,提示肱动脉仍然通畅,需行血管超声检查或动脉造影确定有否动脉损伤及损伤部位。③上肢动脉与臂丛及其属支毗邻,两者同时损伤的发生率甚高,即使修复了损伤动脉,仍可有上肢功能丧失的严重后果。

二、锁骨下动脉损伤

邻近锁骨下动脉的穿通伤或钝性损伤,都应疑及动脉损伤的可能。如果有严重的上肢急性缺血表现,临床诊断即可确立。

(一)损伤类型

1. 由于前有胸骨锁骨的保护,锁骨下动脉损伤并不多见。但肩部及锁骨上、下区的锐器伤,都可能损伤位于其下的锁骨下动脉。

2. 侧壁裂伤或横形断裂是最常见的类型,至于迟发性假性动脉瘤较少见,且易被忽视,需损伤早期行动脉造影或直至出现明显的临床表现时才被发现。

3. 锁骨骨折时骨折断端可直接刺伤动脉,下陷的骨折断端未予复位则可慢性间歇性的损伤动脉,日后造成损伤性锁骨下动脉瘤。

4. 动脉瘤内尚可继发血栓形成,血栓的蔓延或栓子脱落最终导致边远端动脉栓塞而出现上肢严重缺血征象。

5. 此外,锁骨下动、静脉同时损伤可有动静脉瘘形成,如果不予处理,可引起高排性充血性心力衰竭。

（二）诊断问题

1. 邻近锁骨下动脉的穿通伤或钝性损伤,都应怀疑动脉损伤的可能。如果有严重的上肢急性缺血表现,临床诊断即可确立。

2. 由于上肢有丰富的侧支循环,锁骨下动脉损伤病人,仅19%~24%出现远端动脉无搏动或搏动减弱。因此,对于锁骨下动脉邻近组织严重创伤,尤其是胸片显示第一肋骨骨折向后移位或血胸时,即使远端动脉搏动存在,应做超声或动脉造影甚至静脉造影检查。

3. 血管造影除了明确诊断外,还可准确定位,了解血管损伤范围,有助于选择手术切口。

（三）手术治疗

1. 手术切口　骨膜下切除锁骨中段可以显露锁骨下动脉,右侧锁骨下动脉近端损伤,则以胸骨正中劈开联合锁骨下切口,可获良好的显露及控制近端动脉。左侧锁骨下动脉近端损伤,则经第3~4肋间剖胸途径为宜。

2. 修复方法　应根据锁骨下动脉损伤的范围而定。①侧壁裂伤,一般均可直接缝合予以修复,或切除损伤段动脉后作端—端吻合。如修剪后缺损较长,可作自体静脉或人造血管移植。②大隐静脉是最常选用的自体静脉移植材料,如大隐静脉口径与其不匹配,如无严重伤口污染,宁可选用口径匹配的人造血管。③在病人情况不允许作锁骨下动脉重建术时,结扎损伤动脉是简便尚属妥善的措施。由于上肢在肩周有丰富的侧支循环,锁骨下动脉结扎后大多数不致造成上肢坏死。④对损伤的锁骨下静脉处理,如病人情况允许,以修补缝合或大隐静脉移植术。

（四）预后

锁骨下动脉损伤修复后一般均能获得良好效果,然而下述因素可影响上肢功能康复。

1. 臂丛神经直接损伤所致的部分或完全横断,造成持久性上肢功能丧失,难以完全康复。

2. 由创伤引起的进行性血肿压迫臂丛神经造成的功能障碍,或迟发性进行性增大的假性动脉瘤压迫臂丛神经引起的臂丛神经麻痹。如能早期处理血肿或动脉瘤,解除压迫,可望改善神经功能障碍。锁骨下动脉损伤伴有进行性神经损伤时,也应及早探查。

3. 伴有锁骨下静脉损伤时应同时修复,以降低外周阻力,有利于锁骨下动脉修复后通畅。锁骨下静脉的结扎,可引起上肢水肿,应予注意。

三、腋动脉损伤

（一）损伤类型

1. 腋动脉是锁骨下动脉的延续,自第一肋外缘延续至大圆肌外侧缘。腋动脉损伤较锁骨下动脉损伤更为常见(后者前方有骨骼肌和肌肉保护),多见于穿刺伤。

2. 肩关节前脱位或肱骨颈骨折也可导致腋动脉损伤。由于其周围组织结构众多,常合并较大范围的肌肉、骨骼、神经和静脉损伤。该区域术野的暴露往往较为困难,尤其是活动性出血时。

3. 不正当地应用拐杖,可以造成腋动脉慢性损伤,最终引起假性动脉瘤和瘤内继发血栓形成,远端动脉栓塞。

（二）诊断问题

1. 腋动脉损伤很少会引起上肢的严重缺血,这是由于肩部有丰富的侧支循环。研究表明,仅有 20% 的腋动脉损伤患者出现脉搏减弱或消失。

2. 因此高度怀疑腋动脉损伤的患者,必须仔细进行脉搏检查、多普勒动脉血压指数检测及动脉造影以明确诊断。

（三）腔内治疗

1. 对于某些患者,腔内治疗锁骨下—腋动脉钝性伤和穿刺伤的技术成功率很高。血流动力学稳定,或者诊断合并有创伤性动静脉瘘和假性动脉瘤的患者是腔内治疗的理想方式。

2. 对于椎动脉或右颈总动脉开口附近的动脉损伤可考虑使用腔内覆膜支架。腔内手术与开放手术有相似的通畅率,但前者手术时间明显缩短,出血量明显减少。

（四）手术治疗

1. 手术沿锁骨下水平切口可显露腋动脉,但胸廓出口处动脉的损伤需要于锁骨近端上、下同时控制。极少数情况下需要截断锁骨中 1/3 段,但对于腋—锁骨下动脉交界区的损伤可采用此方法。

2. 为满足血管重建的需要,可在胸部做多处切口以便彻底控制近端血管和充分暴露视野。

四、肱 动 脉

（一）损伤类型

1. 肱动脉损伤多见于穿刺伤,且多为医源性腔内操作所致。

2. 肱动脉钝性损伤多见于肱骨髁上骨折。

3. 肱动脉损伤节段不同,其临床表现也不尽相同。肱深动脉周围有粗大的侧支循环网,因此开口以远的损伤可能不会引起肢体缺血。

（二）诊断问题

1. 毗邻肱动脉径路的创伤,伴有明显的上肢远端缺血症状,是肱动脉损伤的临床诊断依据。

2. 上臂内侧或肘窝血肿,即使仅有轻微的上肢远端缺血症状,或日后出现活动时上肢无力现象,均应疑及肱动脉损伤,行超声检查或经股动脉插管作选择性锁骨下动脉造影可以明确诊断。

（三）手术治疗

1. 肱动脉损伤一般均可进行侧壁缝合,或端—端吻合修复。

2. 肱动脉缺损较大时,由于肱动脉口径较小,自体大隐静脉或上肢头静脉是理想的移植材料,应尽可能选用。

3. 人造血管移植于肱动脉通畅率甚低,但在上肢严重创伤,软组织广泛缺损,伴有明显的创面污染,清创后又无足够的软组织覆盖的情况下,则可选用。

4. 肱静脉损伤可以结扎处理,术后不致引起手臂肿胀。

（四）预后

1. 肱动脉损伤，单纯结扎或肱动脉重建术失败，上肢远端仅能依靠前臂动脉的侧支供血，肢体虽可存活，但处于无力病废状态。

2. 如观察或治疗不当，造成缺血性挛缩，则可造成上肢永久性病废。

五、桡动脉和尺动脉损伤

（一）损伤类型

1. 最常见的是锐器穿通伤引起的血管裂伤或横形断裂伤。尖锐异物的刺伤，或金属异物刺入，往往仅有轻微的皮肤损害，却可造成假性动脉瘤或动静脉瘘。

2. 长期使用震动性劳动工具，如枪锤或冲击钻，可以引起尺、桡动脉慢性损伤，继发血栓形成或损伤性动脉瘤。

（二）诊断问题

1. 根据损伤性质、手部缺血临床表现，以及尺、桡动脉局部脉搏的消失，或创伤后出现搏动性肿块，一般不难做出临床诊断。

2. 通常并无必要做肱动脉造影或其他特殊检查。

（三）手术治疗

1. 尺、桡动脉的单一损伤，鉴于20%病人的掌动脉弓吻合并不完全，因此在病人条件允许的前提下，应尽可能修复损伤的动脉。当尺、桡动脉两者同时损伤时，必须予以修复。

2. 尺动脉的修复通常都能采用端—端吻合术，很少需要植入自体静脉。

对由慢性震动性机械造成的尺、桡动脉远端损伤，常难以手术修复，可行胸交感神经切除术舒张血管，改善血供。

3. 当前臂动脉损伤伴有严重的骨、软组织损伤，肿胀明显时，屈侧肌间隔彻底切开减压是挽救肢体、恢复手部功能的重要措施。

（四）预后

1. 虽然尺、桡动脉口径较细，在远端动脉通畅的前提下，重建术后可以获得良好的效果。

2. 掌动脉弓因慢性震动性机械造成的损伤，应在症状轻微时即停止操作，以中断病程发展。

第三节 下肢动脉损伤

诊断要点

- 腹股沟以下至足部动脉的外伤史。
- 损伤部位远端的缺血征象。
- 损伤部位出血。
- 损伤处搏动性肿物。
- 失血性休克及相关全身症状。
- 超声检查相应部位动脉破损。

一、股动脉损伤

动脉全长与同名静脉伴行,近端与股神经毗邻。因此股动脉损伤时,可伴有股神经或股静脉损伤。

(一)损伤类型

1. 股动脉损伤中以股浅动脉最常见,股总动脉及股深动脉损伤较少见,贯穿伤、股骨骨折断端刺伤均可造成股动脉裂伤或横断,引起大出血及远端肢体缺血。

2. 当皮肤创伤较小,股动脉损伤未被觉察,皮肤伤口缝合封闭后,可形成假性动脉瘤。

3. 锐器伤及金属异物可同时刺破股动、静脉,形成动静脉瘘与假动脉瘘和(或)假性静脉瘤同时存在的特殊类型。

4. 股部钝性创伤可以造成股总动脉或股浅动脉内膜损伤,日后继发血栓形成并使损伤动脉闭塞。

(二)诊断问题

1. 股动脉的开放性损伤出现可搏动性出血,闭合性损伤如伴有进行性增大的搏动性血肿,创伤远端动脉搏动消失,伴有肢体缺血征象即可诊断。

2. 诊断应注意的问题 局部血肿或肿胀与已知的创伤不相称时,尤其是闭合性股骨骨折伴有严重的肢体肿胀和远端动脉搏动减弱或消失,均需明确是股动脉损伤还是血肿或单纯肢体肿胀。

邻近股动脉的创伤,休克的严重程度与已知的创伤不相符合时应注意检查、鉴别。

近侧大腿创伤,局部有搏动性或张力高的血肿,难以辨别是股动脉或股深动脉损伤时应用超声或血管造影明确诊断。

在处理假性动脉瘤或股动静脉瘘时,术前作动脉造影定位,有助于选择手术方法。术前动脉造影可经对侧股动脉穿刺插管至腹主动脉注射造影剂,或在术中自伤侧股动脉直视下穿刺造影,远端动脉可以获得良好显影效果。

(三)手术治疗

因股动脉阻塞后,肢体坏死率高,因此要求尽早采取有效措施,积极恢复股动脉的正常血供。

1. 将股动脉再通恢复血液循环列为治疗的首要目的。

2. 一旦确定或无法除外动脉损伤时,必须在处理骨折或其他损伤之同时将探查股动脉列为首要任务,并在有利于股动脉修复前提下采取综合措施。

3. 充分准备下进行探查术 尤其是高位股动脉损伤,由于动脉口径大,出血量大,在探查前应在人力、血源及手术步骤安排上作好充分准备,原则上应首先控制股动脉上端血供来源。如病情需要,包括髂外动脉应酌情予以阻断,而后再逐层切开由浅(股动脉上端较浅)及深(下端股动脉深在)进行检查。

4. 无张力下修复血管 股动脉走行较为松弛,一般性损伤多可行端一端吻合,如血管壁挫伤或内膜撕裂面积较大,需将其切除时则应以自体静脉移植修复。

5. 妥善处理骨折 因大腿肌肉丰富,对股骨骨折在复位后,必须予以内固定,多选用髓内钉以防因骨折复位而影响血管吻合口的通畅和正常愈合。

6. 切勿随意结扎股动脉 由于股动脉阻塞后的高截肢率,即便是股动脉全长受阻也仍应以静脉移植重建为主,除非在战争或大型灾害情况下,为挽救生命采取的措施(也仍应先选择临时阻断处理)。

7. 对伴行的股静脉损伤 应同时予以修复,其对减轻外周血流阻力及保证动脉通畅具有重要作用,尤其是中老年患者。

8. 股动脉走行于股动脉鞘中,股总静脉位于其内侧,股神经位于其后内侧。分离时应谨慎,避免股深动脉的医源性损伤。

（四）预后

1. 如远端动脉保持通畅,股动脉修复后的效果良好。

2. 对伴有的股静脉损伤应同期修复,忽视股静脉重建,将使外周阻力增加,致使股动脉重建后难以保持通畅,并可引起静脉回流障碍造成下肢肿胀。

3. 创伤后搏动性高张力血肿,对主干动脉压迫引起的血流缓慢和肢体远端缺血,可以导致主干动脉继发血栓形成及缺血性神经麻痹,应尽早处理。

二、腘动脉及小腿动脉损伤

（一）损伤特点

1. 远端股骨或近端胫骨骨折的断端移位可直接损伤腘动脉,或使腘动脉受到强力牵拉而损伤。胫骨中、下段骨折则易损伤紧贴骨后缘的胫后动脉。

2. 膝部和踝部仅有两支主干动脉,不如小腿中部有 3 支主干动脉,因此紧靠膝下和踝上创伤常可使动脉血流完全阻断。虽然在膝和踝部有丰富的动脉网,但易受周围软组织肿胀压迫而有血栓形成。

3. 膝和小腿的钝性创伤或多发性创伤,不仅可能损伤多支血管,并可引起肌间隔高压,导致侧支动脉闭塞,其后果比锐器伤更为严重。

（二）损伤类型

1. 在和平时期钝性创伤是常见的致伤因素,占 25%~60%。锐器伤多数为 1 支动脉损伤。

2. 腘动脉或胫腓动脉干的损伤可以导致小腿急性缺血,单支小腿动脉损伤,则缺血隐匿,常在出现假性动脉瘤或动—静脉瘘后才引起注意。

3. 钝性创伤的致伤原因有膝关节脱位、股骨下段或胫骨上段骨折、胫腓骨骨折以及小腿挤压伤。

4. 骨折断端或骨折片可以直接损伤血管,膝关节脱位及骨折移位的强力牵拉使邻近的动脉受损。

5. 小腿软组织的严重挤压可引起肌间隔压力增高,致使小腿主干动脉闭塞及继发血栓形成,下肢远端处于严重缺血状态。

（三）诊断问题

1. 邻近或位于腘动脉及小腿动脉行程的贯穿伤或钝性伤均应怀疑是否有动脉损伤的可能。

2. 下肢伤口如有动脉性出血和进行性血肿,这是动脉损伤的特有体征。检测动脉搏动是否消失是最简易的诊断方法,但在腘动脉或 1 支小腿动脉损伤时,约有 15% 的病例仍可扪及远端动脉搏动。

3. 动脉搏动消失伴有肢体急性缺血,触及血管震颤或闻及血管杂音,动脉损伤的诊断可以确定。

4. 出现恒定的、较小的血肿或伴有神经损伤症状,已确定的创伤不能解释的休克,或者为腘及小腿动脉近端的肢体创伤等,应做超声或动脉造影检查。

5. 小腿远端的单支动脉损伤,并无常规做特殊检查的必要。对于小腿中段深达筋膜下的穿透伤,尤其是小腿近侧或远侧 1/3 移位或粉碎性胫骨骨折,则应做超声检查尤其是动脉造影,以明确有否动脉损伤。

（四）手术治疗

1. 腘和小腿动脉损伤后初期处理是否适当,关系到治疗效果及预后。患侧及健侧全下肢均需消毒,后者为采取大隐静脉备用。

2. 如出血影响探查,可在腿部用压力袖控制出血,直至损伤段血管显露后改用无创伤止血钳。

3. 锐器造成的动脉侧壁裂伤可直接缝合或用补片缝补。经清创处理后,如血管缺损段较短,仍可做端—端吻合术。

4. 腘动脉损伤中,约 80% 的病例需作血管移植,自体大隐静脉仍是最佳移植材料。聚四氟乙烯等人造血管由于远期通畅不高,除因伤面污染行转流外,一般不宜选用。

5. 在患侧深静脉系统完好的病例,可取用同侧大隐静脉。如果同侧深静脉存在回流障碍,可取用对侧大隐静脉,保留同侧浅静脉的完整,以改善静脉回流。

6. 广泛的静脉创伤亦需静脉移植。静脉切开摘除血栓很有必要。至于切开筋膜间隙以保障适当的远端血流亦常需施行。

7. 胫腓动脉干损伤必须予以修复重建。3 支小腿动脉均损伤时,力求修复其中 2 支。单支胫动脉损伤,虽然结扎后不至于影响肢体生存,如病情许可,又较易显露动脉,也应尽量修复。

（五）预后

1. 下肢膝部附近伴有腘动脉损伤的钝性创伤预后甚差,其截肢率远高于其他部位。

2. 腘动脉损伤截肢率约为 12.7%,小腿 3 支动脉损伤的截肢率为 60%,胫腓动脉损伤时为 50%。

3. 影响肢体存活的主要因素 ①延误治疗时间在 6 小时以上,致损伤组织已发生不可逆的病理改变。②皮肤、肌肉、骨骼的广泛创伤后肌间隔压力升高。③膝上下及小腿远侧的撞击伤或挤压伤,造成主干动脉严重损伤且伴有粉碎性、开放性骨折。

因此,迅速诊断和血管重建攸关肢体的存活和功能的保存,力求在 6~8 小时内重建血流,正确处理软组织损伤,及早作深筋膜切开减压,是降低截肢率的重要措施。

第四节　肢体静脉损伤

诊断要点

- 外伤或手术病史。
- 伤口持续渗血。
- 缓慢进展的血肿。

- 肢体肿胀。
- 超声检查有助于诊断,静脉造影可确定诊断。

一、概　　述

肢体静脉损伤引起的临床征象,不如动脉损伤明显,往往在处理动脉损伤或其他创伤时才被发现。因此在肢体创伤处理时,如疑有血管损伤,应同时探查动脉和静脉,以免遗留对损伤静脉的处理。

肢体主干静脉损伤的治疗,在 20 世纪 50 年代及其以前,结扎损伤静脉是主要方法。60年代起,逐渐重视对损伤静脉的修复。至 70 年代,较大口径的静脉损伤,尤其是对下肢主干静脉损伤多主张积极地行修复术。80 年代以来,通过既往战争或和平时期血管损伤处理的经验回顾总结,以及实验研究的结果,各学者对损伤静脉采取结扎或者修复处理的意见,渐趋于一致,认为修复损伤的主干静脉是保存肢体及其功能不可忽视的治疗措施。

静脉损伤的又一特点是损伤及修补术后易继发血栓形成。因此,损伤静脉做清创处理的同时,必须探查、摘除血栓,术后早期采用抗凝疗,以保证静脉重建术的成功。

二、损 伤 类 型

1. 在血管损伤中,静脉损伤的发生率占 22%~38%,下肢股静脉系统损伤约占静脉损伤的 1/3,股浅静脉又略多于股总静脉。肢体静脉损伤常与动脉损伤同时存在。如:腘动脉损伤病例的 1/2 伴有腘静脉损伤,在小腿主干动脉损伤时约 1/5 有伴行静脉损伤。

2. 静脉损伤大多数属开放性创伤,由枪弹伤、刺伤、骨折断端刺伤及钝性损伤等引起。近年来,随着股静脉导管术在临床上应用的日趋广泛,医源性静脉损伤也随之增加。

3. 与动脉损伤相同,静脉损伤可有静脉侧壁裂伤、断裂伤、撕裂伤、管壁挫伤或内膜撕裂伤等不同类型。

三、诊 断 问 题

(一) 临床特点

1. 四肢主要静脉损伤中,最常见的是股浅静脉,其次为腘静脉和股总静脉。

2. 肢体静脉损伤的临床表现往往不很明显,有时仅有持续的黯红色血液自伤口流出,或表现为缓慢进展的血肿。

3. 较大的静脉损伤,因大量出血常伴有休克。

(二) 诊断问题

1. 在肢体创伤部位做清创处理时,如果有黯红血液自伤口深部持续流出且与肌层损伤不相称时,应探查断裂肌层深面的静脉,以确定有无静脉主干损伤。

2. 如开放性创伤的伤口出血,闭合性损伤局部血肿、肿胀与已明确的创伤不相符合时,尤其无动脉损伤征象、无骨折或严重软组织损伤,都应疑及静脉损伤。

3. 肢体主干静脉损伤后,除了引起静脉性出血外,还可因静脉撕裂或血栓形成造成静脉回流障碍,导致急性静脉高压。这种急性静脉高压使外周血流阻力随之升高,动脉血流下降,由此引起损伤动脉修复后失败,最终导致截肢的结局。即使肢体存活,也难免创伤肢体处于长期慢性静脉功能不全后遗症。

4. 在长期静脉高压下,深静脉及交通静脉瓣膜关闭功能破坏,致使深静脉及交通静脉产生逆流,因而出现水肿,浅静脉曲张,色素沉着以及慢性复发性溃疡等表现。

5. 腘静脉及其近侧静脉完全断裂或阻塞时,应用超声多普勒及阻抗血流图检测,有很高的诊断正确率(85%~90%)。遗憾的是肢体严重创伤时,难以实施上述检查。只要患肢足背浅静脉允许穿刺,就能顺利施行下肢静脉造影。这更可于术前确定静脉损伤部位、范围和是否伴有血栓形成。

四、治 疗

(一) 压迫与包扎

血管损伤处理的各项基本原则均适用于静脉损伤的处理。

急救时,局部压迫(手指压迫或绷带加压包扎)通常都能达到暂时止血的目的。

对较小静脉的损伤可以单纯进行压迫或包扎治疗。

(二) 手术治疗

1. 血管结扎 在大出血病情危重,或静脉广泛毁损已无法修补等情况下,迫不得已只能作损伤静脉结扎。对于前臂或膝远侧的静脉损伤,尤其是单支静脉损伤,可行单纯结扎静脉。

2. 裂口修补缝合术 侧壁裂口,一般均可用较细的(5-0 或 6-0)无创伤缝针线直接缝合,或用自体静脉补片修补裂口,以扩大血管腔。

3. 静脉血管移植术 对口径较大的损伤静脉,为使移植静脉口径匹配,可将移植静脉段纵行切开,再沿横轴重新缝合以扩大口径,或沿斜轴螺旋形缝合,或将移植段静脉断端斜形剪除等方法,均可增大吻合口径。

4. 取栓术 在做静脉修复前,必须检查是否已有血栓形成,并经静脉裂口清除血栓,远处的血栓,可应用 Fogarty 导管取栓。

五、术 后 处 理

(一) 抗凝

见相关章节。

(二) 功能锻炼

术后,在伤肢可能活动的前提下主动活动,或肌肉的自主收缩活动,以促进静脉回流,是防止继发血栓形成的最有效措施。

参考文献

1. Williams DO, Holubkov R, Yeh W, et al. Percutaneous coronary intervention in the current era compared with 1985-1986: The National Heart, Lung, and Blood Institute Registries. Circulation, 2000, 102 (24): 2910-2914.

2. 栾荣华, 贾国良, 李伟, 等. cmyc 基因 mRNA 核酶对血管平滑肌细胞增殖的抑制作用. 第四军医大学学报, 2003, 24 (6): 517-521.

3. Luan RH, Jia GL, Li W, et al. Inhibition of vascular smooth muscle cell proliferation by specific cmyc mRNA cleaving hammerhead ribozyme. J Fourth Mil Med Univ, 2003, 24 (6): 517-521.

4. Schwartz RS, Henry TD. Pathophysiology of coronary artery restenosis. Rev Cardiovasc Med, 2002, 3 (Suppl 5):

S4-S9.

5. 汪忠镐. 汪忠镐血管外科学. 杭州:浙江科学技术出版社,2010.

6. 张十一,辛绍伟. 新编实用血管外科学. 天津:天津科学技术出版社,2010

7. 蒋米尔,张培华. 血管外科学. 第 3 版. 北京,科学出版社,2011.

8. 黄岚,黄德嘉. 血管损伤性疾病. 北京:人民卫生出版社,2008.

9. 张军平,李明,李良军,等. 四妙勇安汤调控核因子 -κB 活性及抑制相关炎症因子的实验研究. 中华中医药杂志,2010,25(3):374-375.

第
二
十
六
章

肺 栓 塞

诊断要点

- 有静脉血栓的病史。
- 突然发生的呼吸困难、胸痛、咳嗽、咳血等。
- 严重可发生晕厥、休克。
- 血浆 D- 二聚体升高,CTA 检查或核素检查可显示肺动脉栓塞改变。

一、概　　述

肺栓塞主要是指肺动脉血栓栓塞(pulmonary thromboembolism,PTE),由静脉系统游离出来的血栓经过右心而进入肺动脉或其分支,阻塞血流,使肺血管的血流阻力增加,右心负荷加重,引起肺部血流灌注和换气功能障碍的临床和病理生理综合征。发生肺栓塞后受阻塞的血管远端肺组织发生缺血坏死时称为肺梗死(pulmonary infarction),肺栓塞与肺梗死在临床上有时难于区别。

肺栓塞临床表现复杂多变,以呼吸困难、胸痛、咳嗽、咯血甚则晕厥、休克为主要特点,栓塞绝大多数是由深静脉血栓脱落所致,是深静脉血栓的严重并发症,也是临床上猝死的常见和重要原因。只有极少数动脉系统血栓通过房间隔缺损进入右心,从而进入肺动脉或分支,形成肺栓塞,此种情况称反常栓塞。临床上肺栓塞诊断困难,漏诊率及病死率均较高,故应引起临床医生的重视。本病可参照中医"胸痹""咳嗽""咳血""厥证""脱证"等辨证论治(图 26-1,图 26-2)。

二、临 床 表 现

(一)症状

1. 呼吸困难　呼吸困难是肺栓塞最常见的症状,尤以活动后明显,呼吸频率增快,呼吸困难的程度和持续时间与肺栓塞的范围和以往肺功能状态有关。呼吸困难严重且持久者往往栓塞较大。

2. 胸痛　常突然发生,多与呼吸运动有关,咳嗽时加重。有时疼痛为压榨性,并向肩部、心前区放射,酷似心绞痛发作。

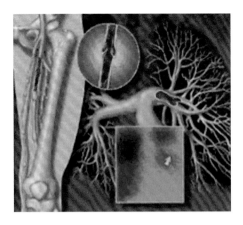

图26-1　肺栓塞模式图

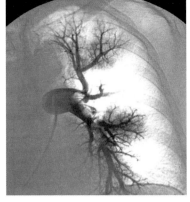

图26-2　肺栓塞血管造影

3. 咳嗽　多为干咳,或有少量白痰,也可伴有喘息。

4. 咯血　是提示肺梗死的常见症状,多在梗死后24小时内发生,量不多,鲜红色,数日后可变成黯红色。

5. 其他症状　①由于胸痛和低氧血症,部分患者可有极度焦虑、惊恐或有濒死感。②肺栓塞有时有腹痛,或有恶心、呕吐,可能与膈肌受刺激或肠缺血有关。③少数大块或巨大肺栓塞可引起晕厥、休克甚或死亡。

（二）体征

1. 一般体征　①呼吸急促:是最早和最常见的体征。②发热:体温大多在37.5~38.5℃,可持续1周左右。发热可因肺梗死、血管炎症、肺不张或继发感染所致。③发绀:部分患者发生发绀,多由低氧血症引起。④休克:大块肺栓塞引起休克时,可见面色苍白、大汗淋漓、四肢厥冷、血压下降等。

2. 心血管系统体征　①主要是急、慢性肺动脉高压和右心功能不全的一些表现。如心底部肺动脉段浊音区宽,并有局部的明显搏动和胸骨抬举感。②肺动脉瓣区第二心音亢进伴分裂,并有响亮粗糙的收缩期喷射性吹风样杂音。右心衰竭时,心浊音界可扩大,三尖瓣区可闻及收缩期吹风样杂音。

3. 肺部体征　①肺部可有干、湿性啰音,与肺水肿、左心衰竭、肺不张及肺部毛细血管通透性改变有关。②肺栓塞后小支气管反射性痉挛、间质水肿、肺不张可导致哮鸣音。胸膜受累可导致胸膜摩擦音或胸腔积液。③一侧肺叶或全肺栓塞可使纵隔、气管移向患侧,膈肌上移。

4. 其他系统体征　当肺栓塞引起右心衰竭时可见颈静脉怒张、肝肿大、压痛、下肢水肿,偶有黄疸和脾肿大。也可有血栓性静脉炎或下肢静脉曲张等体征。

三、临床分型

（一）根据阻塞部位区分

可分为单发性和多发性肺动脉栓塞两种类型。

（二）根据血栓栓子大小区分

可分为:①微栓塞;②小栓塞;③大栓塞;④巨大栓塞四种类型。

（三）根据病程过程区分

可分为：①急性；②亚急性；③慢性；④复发性肺动脉栓塞四种类型。

（四）根据栓塞范围区分

可分为广泛性肺栓塞和非广泛性肺栓塞两种类型。

（五）根据临床表现轻重区分

可分为重型和轻型两种类型。

四、辅助检查

（一）实验室检查

1. 肺栓塞尚无敏感的特异性实验室诊断指标，常见的有白细胞正常或轻度升高，血沉增快，血清胆红素增高等。

2. D-二聚体检查　D-二聚体是交联纤维蛋白在纤溶系统作用下产生的可溶性降解产物，为一个特异性的纤溶过程标志物，在血栓栓塞时因血栓纤维蛋白溶解而使其血浓度升高。D-二聚体对急性肺动脉栓塞诊断的敏感性达 92%~100%，但特异性较差，当 D-二聚体低于 500μg 时，可以排除肺动脉栓塞。

3. 动脉血气分析　很多病人的血气可以不发生变化，当有较大块栓塞时，可表现为低氧血症、低碳酸血症、肺泡—动脉氧分压 P(A-a)Q 增大。

（二）胸部 X 线检查

胸部 X 线检查可以有各种不同的表现形式，如：区域性肺血管纹理变细、稀疏或消失，右下肺动脉干增宽或伴截断征，肺野透亮度增加，胸腔积液等。胸部 X 线检查无特异性，只能为诊断提供参考。

（三）心电图

大多数病理表现为非特异性的心电图异常。较为多见的表现包括 V_1~V_4 的 T 波改变和 ST 段异常。部分病例可出现 I 导 S 波加深，Ⅲ 导出现 Q/q 波及 T 波倒置等。

（四）超声心动图

1. 超声心动图在提示诊断和排除其他心血管疾病上有重要价值。对于严重的肺栓塞的患者，可出右室壁局部运动幅度减低，右心室和（或）右心房扩大，室间隔左移和运动异常，近端肺动脉扩张，下腔静脉扩张等。

2. 这些征象说明肺动脉高压、右室高负荷和肺源性心脏病，提示高度怀疑肺栓塞。

（五）CTA 或 MRI

1. CTA 能发现段以上肺动脉内的栓子，是肺栓塞的诊断手段之一。肺栓塞的直接征象为肺动脉内的低密度充盈缺损，部分或完全包围在小透光的血流之间。

2. MRI 对段以上肺动脉内栓子诊断的敏感性和特异性均较高。

3. 尽管肺动脉造影被称为诊断肺动脉栓塞的"金标准"，但在实际工作中由于各种原因，真正被应用者是少数，相比之下，无创检查的 CTA 和 MRT 显示了更强的优越性和重要性。

（六）放射性核素肺显像

1. 此项检查是一种安全、无创、有价值的诊断方法，但单纯肺灌注显像的假阳性率较高。为了增加准确性，减少假阳性，现通常采取肺灌注和通气显像同时进行的方法进行检测。

2. 临床意义　①肺通气正常,而灌注呈典型缺损,高度怀疑肺动脉栓塞。②病变部位既无通气也无血灌注或通气异常而无灌注缺损提示肺实质性病变。③通气和灌注均正常可以除外肺动脉栓塞。

（七）肺动脉造影

是诊断肺栓塞最可靠的方法。有价值的征象为:①肺动脉内充盈缺损;②肺动脉分支完全阻塞;③肺野内无血流灌注;④肺动脉分支充盈和排空延迟。

肺动脉造影为有创检查,有一定的风险,在造影前应权衡利弊,慎重考虑。

五、诊 断 问 题

1. 肺栓塞是一种具有多种临床表现的潜在性致死性疾病,其症状或体征均缺乏特异性,且不敏感,如不仔细观察、分析,极易误诊为其他心肺疾病。临床医师应熟悉肺栓塞的临床表现,在缺乏合适的诊断方法时,根据临床表现评估患者肺栓塞的可能性是极其重要的。

2. 对于既往有下肢静脉曲张、下肢深静脉血栓形成和血栓性浅静脉炎病史,有长期卧床、手术、骨折、分娩等病史者在出现咳嗽、呼吸困难时应首先考虑本病。

3. 对于疑似肺栓塞的病人应尽早可选取上述辅助检查方法,以尽快确诊。

4. 如有典型的病史和症状,即使辅助检查无异常发现,亦应高度怀疑肺栓塞,应立即采取相应治疗措施。

六、鉴 别 诊 断

（一）冠状动脉供血不足

1. 在年龄较大的急性肺栓塞或复发性肺栓塞患者心电图可能出现Ⅱ、Ⅲ、aVF 导联 ST 段、T 波改变,甚至 $V_1 \sim V_4$ 导联呈现"冠状 T",如同时伴有胸痛、气短等症状,容易误诊为冠状动脉供血不足。

2. 一般肺栓塞的心电图除 ST-T 改变外,常出现电轴右偏、肺性 P 波,并且在 1~2 周内心电图改变明显好转或消失。而冠心病者心电图改变长期存在。

（二）急性心肌梗死

本病的基本症状为胸痛、心力衰竭、休克,酷似肺栓塞。若能详细地询问病史,并结合心电图动态观察,以及心肌酶谱检查分析,则可进行鉴别。

（三）肺炎、胸膜炎、气胸

上述三病皆有胸痛。但肺炎临床可见明显发热、咳嗽、咳铁锈色痰,血白细胞显著增高,胸部 X 线可见到肺部炎性浸润阴影。胸膜炎临床多有盗汗、低热、胸腔积液、胸膜粘连,结核菌素试验阳性等。气胸的 X 线可见肺脏被压缩阴影,患侧呼吸音减弱等胸部的特殊体征。

（四）胸主动脉夹层动脉瘤

胸主动脉夹层动脉瘤可有胸痛,也可突然发生,但患者常有高血压疾病史。X 线可见到上纵隔阴影增宽,主动脉变宽而延长,常由于高血压而心电图表现为左室面高电压及左室劳损,偶见继发性 ST-T 改变。超声心动图检查亦有助于鉴别。

七、治　疗

（一）治疗原则

1. 急性肺栓塞如不能得到有效治疗，可因休克、组织缺氧和急性右心衰竭而死亡。慢性肺栓塞虽为亚急性或慢性过程，但如治疗不彻底则常因反复再栓塞引起栓塞性肺动脉高压，导致慢性右心功能不全。

2. 肺栓塞的治疗目的是使患者度过危险期，解除栓塞和防止再发。

3. 对大块肺栓塞或急性肺心病患者的治疗包括及时吸氧，缓解肺血管痉挛，抗休克，抗心律失常，溶栓、抗凝及外科手术取栓等治疗。

4. 对慢性栓塞性肺动脉高压和慢性肺心病患者，治疗主要包括阻断栓子来源防止再栓塞，降低肺动脉压和改善心功能等方面。

（二）一般治疗

1. 一般处理　①对高度怀疑或确诊的肺栓塞患者，重症患者应安置在 ICU 病房，进行严密的监护，包括呼吸、心率、血压、静脉压、心电图及血气分析变化。②为了防止栓子再次脱落，病人要绝对卧床休息，保持大便通畅，避免用力。同时给予镇静、止咳、镇痛治疗。

2. 呼吸与循环支持　良好、有效的呼吸、循环支持是保证抢救成功和有效治疗的关键。这其中包括：吸氧、机械通气、降低肺动脉压、纠正右心衰。

3. 急救措施　①临床表现提示肺动脉高压和急性肺源性心脏病，合并低血压或休克的患者，应补液同时进行中心静脉压监测。②使用具有肺血管扩张、缓解冠状动脉痉挛的药物以维持组织灌注。同时应用升压药和强心药，维持血压和心脏功能。③并发心律失常者，应积极应用抗律失常药，恢复窦性心律有助于改善右心功能，纠正休克。对于呼吸、心跳骤停者，应立即进行复苏抢救，行辅助呼吸和胸外心脏按压。

（三）药物治疗

1. 溶栓治疗

目的：一旦确诊为肺栓塞，在保证生命指征的同时，应立即开始溶栓治疗，积极的溶栓治疗可以迅速溶解部分或全部血栓，恢复肺组织再灌注，减小肺动脉阻力，改善血流动力学和气体交换功能，从而改善右心功能，降低致死性肺动脉栓塞的死亡率、复发率和慢性肺动脉高压的发生率。溶栓的时间越早效果越好。溶栓治疗应严格掌握绝对禁忌证和相对禁忌证。

绝对禁忌证：①活动性或近期内有内脏出血；②出血性脑卒中；③颅内或脊髓内疾病（如肿瘤）；④近期有过颅脑手术或头外伤。

相对禁忌证：①创伤或大手术后。②活检或创伤性检查后，其部位不便于压迫止血。③非出血性脑卒中。④未得到控制的严重高血压。⑤妊娠。⑥严重的凝血功能障碍及肝肾功能不良者。

方法：详见本书相关章节。

并发症：溶栓疗法的并发症主要是出血，其发生率为 18%~27%，用药前和治疗期应监测血小板、凝血酶原时间、凝血时间、部分凝血活酶时间等。血浆纤维蛋白原应保持在 0.5~1g/L，以免发生出血。

2. 抗凝治疗　首选抗凝药物是肝素,它虽不能溶解已形成的血栓,但可预防肺栓塞的复发,因此多在药物溶栓后或手术取栓术后使用。

低分子量肝素由于抗栓效果更好,出血发生率较低,应用方便,不需监测,目前已广泛应用于临床。

栓塞危险因素消失,临床症状好转后,或有反复发作血栓的倾向时,则需应用口服抗凝剂治疗,当口服抗凝剂起效时就可停用肝素。

口服抗凝剂常用药物是华法林,首次剂量为 15~20mg,次日 5~10mg,以后每日 2.5~5mg 维持。因口服抗凝剂发挥治疗作用需 3~5 天,故需与肝素联合应用数天后,始能停用肝素。口服抗凝剂的疗程一般为 3~6 个月,以后视具体情况考虑是否继续使用。停用抗凝剂宜逐渐减量,以免引起反跳。

并发症:主要为出血,常发生于皮肤及插管处,次为腹膜后间隙或颅内。因此,用药前和用药期间应监测血小板、凝血时间、部分凝血活酶时间(APTT)、凝血酶原时间以及血浆肝素水平。应用肝素引起的出血可用等量的鱼精蛋白对抗之,应用口服抗凝剂引起的出血可用维生素 K 拮抗。

3. 降纤治疗　①由于肺栓塞常继发于下肢深静脉血栓形成,患者血液处于高黏、高纤状态,应用药物降纤治疗可以预防肺栓塞的发生和作为肺栓塞的辅助疗法。②常用药物主要包括:蝮抗栓酶、巴曲酶、蕲蛇酶、降纤酶、前列地尔、低分子右旋糖酐等。

（四）中医治疗

由于肺栓塞的临床表现复杂而凶险,急性者往往表现为厥证、脱证。慢性者可表现为气滞血瘀、脏腑功能失调等证。辨证论治应从整体观念出发,本着"急则治其标,缓则治其本"的原则进行治疗。

1. 阳气欲脱证

证见:面色苍白,四肢厥冷,冷汗淋漓;心悸、气短,胸痛,气促,烦躁不安,唇指发绀,脉微欲绝。

治法:温经散寒,回阳救逆。

方药:参附汤加味。

药用:黄芪、太子参(或红参)、当归、熟附片(先煎 30 分钟)、干姜、炙甘草。水煎服。

2. 虚热内炽证

证见:胸痛,咳嗽痰少或咳痰带血,心悸、气短,五心烦热,口干,颧红。舌红少津,脉细数。

治法:养阴清热,凉血活血。

方药:百合固金汤加减。

药用:百合、北沙参、黄芩、生地黄、麦门冬、黄芪、当归、赤芍、熟地黄、栀子、桑白皮、地骨皮、桔梗、仙鹤草、白及等。水煎服。

3. 脾虚痰阻证

证见:喘促不能平卧,咳嗽有痰,心悸气短,乏力、纳呆,甚则面浮足肿。舌质淡,苔白,脉沉弦或弦数。

治法:益气健脾,化痰平喘。

方药:六君子汤加减。

药用:党参、紫菀、炒白术、苏子、杏仁、陈皮、胆南星、前胡、款冬花、半夏、茯苓、麻黄等。

水煎服。

4. 气滞血瘀型

证见：胸痛、胸闷、心悸、气短、乏力。舌质略红，或有瘀斑、瘀点，脉结代。

治法：益气通阳，活血化瘀。

方药：通阳宣痹汤加减。

药用：黄芪、瓜蒌、川芎、赤芍、当归、延胡索、薤白、半夏、桃仁、红花等。水煎服。

（五）中成药治疗

1. 肺栓塞的急性期　在常规治疗的同时，可应用参脉注射液、生脉注射液、清开灵注射液、血塞通注射液等药物静滴，可起到活血化瘀之效，并兼有提高机体免疫功能，改善病灶周围组织局部血液循环障碍，减轻病灶周围炎症的功能。

2. 肺栓塞的慢性期　可选用灯盏花注射液、刺五加注射液、丹参注射液、川芎嗪注射液等药物静滴，其主要作用是扩张血管和改善血液循环，抑制血小板和红细胞聚集，提高纤溶活性，抑制血栓的形成。

（六）手术治疗

1. 肺动脉血栓摘除术　急性肺动脉血栓栓塞者病情急重，可在体外循环下行肺动脉切开取栓。此种方法临床上应用较少，原因是手术时机、手术条件、病人对手术打击的耐受等通常不能达到理想要求。

2. 肺动脉血栓内膜剥脱术　慢性栓塞性肺动脉高压是反复肺动脉栓塞所致，内科治疗无效，肺动脉血栓内膜剥脱术可有效地治疗本病。术后血流动力学有明显改善，但手术后存活率有待进一步提高。

（七）介入治疗

1. 随着导管技术的不断改进，新的经导管去栓装置和技术应用于临床，具有简便、易行、比手术安全、创伤小等优势，通过导管去除血栓（或联合局部药物溶栓）可以快速恢复肺血，改善血流动力学状态，增加心输出量，对挽救患者生命至关重要，从而确立了介入治疗在急性大块肺栓塞患者治疗中的作用及价值，成为治疗急危重肺栓塞患者最有希望的方法之一，弥补了药物及手术的不足。

2. 主要介入治疗方法　①经导管肺动脉内溶栓术。②经静脉导管肺动脉吸栓术。③经导管机械性碎栓术。④肺动脉血栓消融术。⑤肺动脉内支架置入术。

（八）肺动脉栓塞的预防

肺动脉栓塞是一种继发性疾病，原因多数来自于肢体静脉血栓形成后的脱落，这一观点目前已达成共识，因此预防肺动脉栓塞的发生是完全可能的，也是非常重要的。

预防的具体方法为主动预防与被动预防两种。

1. 主动预防　主动预防是指预防肢体静脉血栓形成，预防肢体静脉血栓形成在多方面的认识已得到确认。

药物预防：对于长期卧床、肥胖、高龄、外伤、口服避孕药等病人应该积极进行抗凝治疗。而对某些手术病例，特别是骨盆手术是否需要常规进行抗凝治疗，尚需进一步讨论。

物理方法：主要是改善血流循环状态，防止静脉血栓形成。如鼓励手术病人术后进行下肢活动，穿长筒弹力袜或采用长筒靴间歇压迫法及腓肠肌电针刺激法等。

2. 被动预防　被动预防是指对已形成肢体静脉血栓并已导致或可能导致肺动脉栓塞

病例的进行腔静脉栓子脱落拦截。

下腔静脉结扎术、下腔静脉内球囊阻断或下腔静脉缝合,此种手术因影响静脉回流,故目前已不采用。

下腔静脉滤器置入术:此种方法既能防止大的栓子脱落引起致命性肺栓塞,又不影响静脉回流,并发症较少,目前广泛采用。

（九）肺栓塞的护理

肺栓塞是一种严重的疾病,严重威胁人类的健康,予以正确的诊断和早期治疗极为关键。治疗肺栓塞的同时应配合及时、正确的护理措施,才能最有效地挽救患者生命,改善预后。

1. 急救护理 ①急性肺栓塞患者进入 ICU 病房后,连续监测血压、心率、呼吸、心电图、中心静脉压、血气以及水电解质等情况。②休克的患者应取休克卧位。要保持呼吸道通畅,必要时行气管插管或气管切开,通过适当的方式给氧。③对大剂量应用溶栓、抗凝药物治疗的患者,应监测凝血机制。④若患者度过危险期,病情稳定后可以转入普通病房。

2. 一般护理 ①监测心肺功能,定期查心电图等。②患者感觉胸痛而不敢用力呼吸和咳嗽,容易发生肺部感染,应注意预防。③如有下肢静脉回流障碍,肢体水肿时,应平卧抬高下肢。④应用外敷药物治疗时,应定期更换,避免副作用发生。⑤对手术治疗的患者,应注意围术期的护理,手术后加强监护,防止并发症的发生。⑥因手术后有可能再次发生肺栓塞,应监测血液凝血情况,观察抗凝、抗栓用药后的副作用,便于及时调整治疗方案。

参考文献

1. 韩冰,葛长青,张宏光,等.下肢深静脉血栓形成致肺栓塞发生及其应用腔静脉滤器预防的临床研究.中国普外基础与临床杂志,2012,19(11):1156-1161.

2. 韩冰,葛长青,张宏光,等.应用下腔静脉滤器预防肺栓塞的临床分析.中华普通外科杂志,2012,27(6):505-507.

3. 李博,余朝文.下腔静脉滤器预防下肢 DVT 并发肺栓塞的现状.中华全科医学,2012,10(1):91-93.

4. 罗华,梁瑛.肺血栓栓塞症的诊疗现状及展望.中华现代内科学杂志,2008,4(5):45-46.

5. Stsanidis D,PatonBL,Jacobs DG,et al. Extended interval for retraval of vena cava filters is safe and may maximize protection against pulmonary embolism.Am J Surg,2006,192(6):789-794.

6. Sing RF,Camp SM,Heniford BT,et al. Timing of pulmonary emboli after trauma:implications for retrievable vena cave filters.J Trauma,2006,60:732-735.

7. Isoda K,Satomura K,Hamabe A,et al.A case of acute massive pulmonary thromboembolism treated by mechanical clot fragmentation using a percutaneous transluminal angio plasty balloon.Jpn Circ J,1997,61:531-535.

8. 吉金荣,郭丹杰,张静,等.老年肺栓塞患者临床特征及危险分层的分析与探讨.中国医药导报,2011,8(27):31-33.

9. 曹治,黄裕存,林锦仕,等.多层螺旋 CT 对肺动脉栓塞和深静脉血栓诊断的临床研究.实用心脑肺血管病杂志,2013,21(1):35-36.

10. 刘锦铭,宫素岗.肺血栓栓塞症溶栓治疗时间窗的探讨与商榷.中华结核和呼吸杂志,2009,32(11):852-853.

11. 张竹,翟振国.肺血栓栓塞症溶栓治疗关注的几个焦点问题.中华医学杂志,2013,93(24):1930-1933.

12. Sharifi M,Bay C,Skrocki L,et al. Moderate pulmonary embolism treated with thrombolysis (from the "MOPETT" Trial). Am JCardiol,2013,111(2):273-277.

第二十七章 其他血管疾病

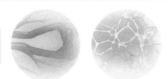

第一节 先天性动静脉瘘

诊断要点

- 肢体增长、增粗，皮肤温度升高。
- 沿血管走行的震颤和杂音。
- 血管瘤。
- 静脉瓣膜功能不全。
- 瘘口远端动脉供血不足。
- 彩超或血管造影可显示动脉血液分流现象。

一、概　述

动静脉瘘是指动静脉之间存在异常通道。此动静脉之间的异常通道称为动静脉的瘘口。这种病变由于动静脉之间的联系未经过末梢毛细血管网络而发生短路,使局部和全身产生一系列临床症状。动静脉瘘可发生于身体的各个部位,以四肢血管发生为多见。按其发生原因可分为先天性和后天性两种:先天性动静脉瘘早在 1757 年,William Hunter 即有过描述,多是因先天性胚胎发育不良造成的血管畸形,常涉及许多细小的动静脉分支,瘘口呈多发性,病变呈弥漫性的特点。先天性动静脉瘘虽然出生时既已存在病变,但部分病变在青春期发育迅速时出现症状。先天性动静脉瘘大部分病情较复杂,多难以根治(图 27-1)。

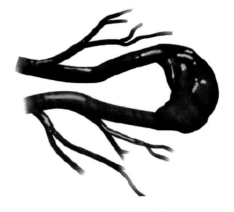

图 27-1　动静脉瘘

二、临床表现

先天性动静脉瘘在婴幼儿时期,一般隐伏或低度活动,常无任何临床症状。到学龄时或青春发育期,往往由于某些诱发因素包括外伤、过度劳累和内分泌的影响而发作。一些因素的刺激可使动静脉瘘部位充血和细胞生长,激发动静脉瘘病变的迅速生长,逐渐发展和活动,因而出现明显的临床症状。

（一）症状与体征

1. 肢体增长、增粗 青少年骨骺端尚未闭合前,动静脉瘘已存在,由于骨骺周围存在广泛的动静脉吻合支,局部血流量丰富、血氧增高,促使患肢增粗、增长。病人肢体增粗增长现象随年龄而渐趋明显,增粗增长的程度也与动静脉瘘的瘘口部位、大小及数目不同而异。

2. 血管瘤（胎痣,图 27-2） 天性动静脉瘘常和先天性血管瘤并存同一部位。血管瘤为紫蓝色,有时平坦或高于皮肤表面,大小不同。有的病变环绕整个肢体。个别病例,动静脉瘘部位有毛细血管瘤和海绵状血管瘤同时存在。

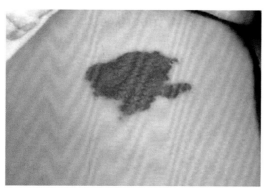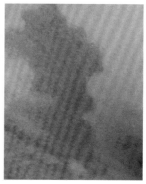

图 27-2 不同类型胎痣

3. 皮肤温度增高 由于动静脉短路存在,肢体血液丰富和静脉充血,使局部温度增高,一般比健侧高 3~5℃。

4. 静脉瓣膜功能不全 动脉内高压血流经瘘口流向静脉,使静脉内压力升高,管腔增大,静脉瓣膜损伤,静脉血流反流。因此,常在动静脉瘘部位表现为局部静脉显著曲张,瘘口大时曲张静脉有搏动。由于静脉瓣膜功能不复存在,可引起肢体表浅静脉迂曲、淤滞、皮炎、色素沉着、顽固性溃疡、出血等。

5. 杂音和震颤 沿患肢血管走行可有散在震颤和连续性血管杂音。如瘘口细小,震颤和杂音不明显。

6. 动脉供血不足 少数病人肢端发凉、色素沉着甚至出现溃疡和坏疽。这是由于患肢动脉血经过瘘口流向静脉,瘘口远端动脉血流量减少,使肢端血液窃血或短路,造成组织供血不足现象。

7. 心力衰竭 少数因瘘口大而病程长的患者,由于动静脉之间短路,周围血管阻力明显下降,使心每搏输出量明显增加。此外,尚通过肾上腺素 - 血管紧张素 - 醛固酮系统兴奋引起钠、水潴留和组织蛋白的动用,血容量增加,心脏负担加重,发生心力衰竭。多数先天性动静脉瘘病人心脏检查正常。

（二）辅助检查

1. 彩色多普勒超声检查 彩色多普勒超声检查可发现动脉血液分流情况,鉴别杂音属于收缩期或舒张期。术中可探及残余的动静脉瘘病变。

2. 周围静脉测压及血氧测定　动静脉瘘时可有静脉压力升高和静脉血氧含量升高。

3. 动脉造影　高浓度造影剂 40~60ml 作选择性动脉造影,采用快速连续摄片或数字减影才能显示比较大的瘘口。造影可确定病变范围,瘘口位置及病变深度。微瘘性动静脉瘘时可见到丛堆状血管影和静脉早期回流。

三、诊 断 问 题

1. 典型的先天性动静脉瘘常具有被称为动脉瘤三联症的搏动性肿物、震颤和杂音表现,再根据病史和体格检查可以诊断。

2. 患者属先天性发病又无致动静脉外伤因素。

3. 无三联症的病人在青年或儿童时期,当发现静脉曲张并无明显原因时,尤其是单侧或不常见部位,应首先考虑先天性动静脉瘘的可能。

4. 如同时有肢体增长、增粗,局部组织肿胀,伴有海绵状血管瘤,局部皮温高,多毛,多汗症状,有搏动及震颤、可闻及血管杂音者更能明确诊断。

四、治 　 疗

本病的治疗以手术治疗为主,手术治疗包括传统手术和血管腔内介入治疗两种。

1. 传统手术方法　①先天性动静脉瘘手术治疗包括分支结扎、病灶切除,当病变累及范围较广必要时需行同主干供血血管一并切除后行重建治疗。②截肢或截指(趾)术等:如果病变广泛,活动性动静脉瘘涉及整个肢体或肢体末端,同时伴有严重的并发症,如感染、溃疡、出血、坏死或心衰时应采用截肢或截指(趾)手术。

2. 血管腔内介入治疗　腔内治疗多以栓塞为主,栓塞治疗前需行全面血管造影,了解栓塞部位异常动静脉瘘的解剖情况,选择性或超选择性插管,推送栓塞材料至病变区域。目前多用的栓塞材料为弹簧圈、PVC 颗粒等。不论采用何种栓塞材料,推送过程应全程于 X 线透视下进行,防止误栓正常组织可能。

五、治 疗 评 述

1. 经动脉造影明确诊断后应立即考虑手术治疗问题,最好在患者骨骺闭合前或形成心血管并发症前进行治疗。早期治疗局限性先天性动静脉瘘可施根治性手术,效果良好。

2. 大多数先天性动静脉瘘由于动静脉之间的交通支众多细小,病变范围广泛或累及整个肢体,此病变在治疗上缺乏良策。若手术切除不彻底不仅病变复发,或者更激发病变进一步发展,是否采取手术治疗应慎重考虑。

3. 动静脉瘘是由于血流动力学改变而导致肢体畸形、功能异常、出血、溃疡,治疗需求多较迫切,但多数先天性动静脉瘘不能完全切除,只有部分局限性病灶有可能切除,手术效果与动静脉瘘性质、侵犯程度密切相关。

4. 既往所行动静脉瘘开放切除手术创伤较大,并难以根治,随着腔内血管技术的发展,其安全、有效、可重复性的优势逐渐地得到体现。目前大部分动静脉瘘均可通过腔内介入治疗得以缓解症状或治愈。辅助的硬化剂、激光、射频等治疗方法,在某些特定情况下可以得到良好的效果。

第二节　后天性动静脉瘘

诊断要点

- 有外伤史(贯通伤)。
- 出血、血肿和搏动性肿块。
- 血管杂音和震颤。
- 静脉瓣膜功能不全。
- 病变部位皮肤温度升高。
- 彩超可见血管分流情况和瘘口的存在。

一、概　　述

后天性动静脉瘘多为外伤、炎症、医源性因素等引起,不同解剖部位及不同原因引起的动静脉瘘多有不同特点。外伤是后天性动静脉瘘的主要原因,尤其是贯通伤,如刀刺伤、枪弹伤、钢铁和玻璃碎片飞击伤等最为常见。外伤性动静脉瘘多发生在四肢,以下肢较常见,Vollmar 报道 200 例外伤性动静脉瘘,其中 50% 在下肢。其次在肱动脉、颈总动脉和锁骨下动脉。动静脉瘘一旦形成,将产生局部和全身循环系统血流动力学的改变。后天性动静脉瘘,及时发现病因处理,预后多较好。

二、临　床　表　现

(一) 症状

1. 急性期症状　在创伤后,损伤局部多有血肿,常伴有喷射状出血,以后可出现搏动性肿块。

2. 慢性期症状　慢性后天性动静脉瘘其症状是逐渐发展的。这些症状轻重决定于瘘口的大小和距心脏的远近。

患肢表现肿胀、疼痛、麻木、乏力。颈部静脉瘘可出现头痛、头昏、记忆力及视力减退等脑供血不足的症状。有时伴有胸闷、心悸、气急,甚至表现心力衰竭。

(二) 体征

1. 杂音和震颤　在瘘口局部,可以扪及明显连续性震颤。听诊可闻粗糙而持续的"机器"样杂音。杂音在收缩期增强,并沿着血管近侧和远侧传播,舒张期杂音减弱,但并不消失,瘘口越大杂音就愈强。

2. 患肢静脉瓣膜功能不全　由于动、静脉的交通导致静脉高压,静脉瓣膜被破坏,多数病人动静脉瘘附近或远端浅表静脉显著扩张和弯曲,静脉回流受阻,肢体远端出现水肿、淤滞性皮炎、色素沉着和溃疡等。

3. 动脉缺血　动静脉瘘因为大部分动脉血不经过毛细血管床,引起远端组织供血不足,皮肤和肌肉营养障碍,组织愈合不良,手或足远端因缺血造成肢端坏死。

4. 皮肤温度升高　病变肢体动静脉瘘部位表面皮肤温度与对侧相同部位比较,有不同程度升高,瘘口远端肢体皮肤温度可能正常或低于正常。

5. 心脏扩大和心力衰竭 心力衰竭是一种常见的并发症。由于大量的动脉血经瘘口进入静脉,静脉压力升高,心脏回流血量增多,负荷过重而致心脏扩大,导致心力衰竭。

心脏扩大和心力衰竭的程度与瘘口的大小、部位以及发病时间的长短有关。瘘口距心脏越近,出现心力衰竭越早越严重。肢体的动静脉瘘出现心力衰竭较晚。年轻、心脏扩大不明显及心力衰竭期限短的病人,动静脉瘘切除手术后心力衰竭能迅速治愈。反之可成为不可逆的,造成死亡。

（三）辅助检查

1. 指压瘘口试验（Branham 征） 1890 年 Branham 描述了用手指紧压瘘口以阻断血液分流,测量阻断分流前后的心率及血压,加以比较。在阻断血液分流后,心率显著减慢,同时血压升高,而松开压迫后血压、脉搏又恢复者为阳性。

2. 静脉血氧测定 动静脉瘘口近端静脉或病变处静脉抽血,与对侧肢体同部位的静脉血比较,比健侧肢体静脉血液色红,且血氧浓度增高,甚至相当于动脉血。

3. 静脉压的测定 抽血同时测定静脉压。由于动脉血直接进入静脉,故患肢静脉压增高,在瘘口附近的静脉压增高更明显。

4. 彩色多普勒超声检查 可观察动脉血分流情况,明确瘘口部位,还可以鉴别是否有收缩期或舒张期的杂音。

5. 动脉造影术 可明确瘘口的部位、大小及其附近血管扩张和侧支循环情况。同时可鉴别是否伴有动脉瘤等疾患。瘘口大时,需快速连续摄片,或 DSA 持续采集影才能显示动脉以及瘘口影像,瘘附近静脉扩张,瘘口远端静脉数目增多、扩张迂曲。瘘口小的动静脉瘘,动静脉可显影但不易发现瘘,瘘口远端静脉很少显影。

三、诊 断 问 题

1. 根据外伤史,受伤部位有搏动性肿块,伴有连续性震颤及杂音等先天性动静脉瘘诊断一般并无困难。

2. 外伤后患侧肢体肿胀,静脉曲张和静脉瓣膜功能不全或慢性溃疡,受损伤部皮温比对侧肢体增高,心脏可能扩大的症状和体征,应考虑动静脉瘘的诊断。

3. Branham 征阳性、静脉压、静脉血氧测定、彩色多普勒超声检查、动脉造影有助于动静脉瘘的诊断。

4. 急性动静脉瘘病人常伴有严重的多发性创伤或有多肢体、多处贯通伤。此时应全面检查,以免延误动静脉瘘的诊断和处理。

四、治 疗

后天性动静脉瘘的治疗方法仍是以手术治疗为主。手术治疗包括传统手术和血管腔内介入治疗两种。

（一）传统手术治疗

后天性动静脉瘘治疗方法较多。开放手术包括瘘口定位、近远端动静脉结扎,瘘口切除,动静脉血管重建等,依据不同的动静脉瘘选择合适的切除方法,如远端细小动静脉瘘可依情况行动脉结扎,对于主要供血血管动静脉瘘应在结扎后行血管重建。

（二）血管腔内介入治疗

腔内治疗在后天性动静脉瘘的应用中亦越来越广泛，覆膜支架植入，弹簧圈、PVC 颗粒栓塞逐渐作为一线治疗手段应用，但应注意在有感染可能存在时，应避免腔内异物植入。

五、治 疗 评 述

1. 后天性动静脉瘘一旦形成，由于动静脉之间压差大难以闭合，应早期采用有效方法治疗。

2. 以往均采用手术治疗方法，而今随着腔内血管外科技术的发展，对某些大或较大的血管动静脉瘘已可用腔内支架移植物进行治疗。

3. 外科手术治疗动静脉瘘方法很多，必须根据不同部位及不同病例类型制订相应的手术方案。

4. 术中注意控制出血，未控制近远端血管强行显露瘘口十分危险，在肢体动静脉瘘切除术中，驱血带应作为常规应用。

第三节　门脉高压症

诊断要点

- 多发于 30~50 岁男性。
- 病因多为各种原因导致的肝炎后肝硬化。
- 主要表现为脾大、脾功能亢进、呕血或黑便、腹水。
- 门静脉压力超过 11mmHg 或肝静脉压力梯度超过 5mmHg。

一、概　　述

门静脉高压症(portal hypertension，PHT)是指门静脉系统血流受阻和(或)血流量增加，导致门静脉及其属支血管内静水压持续升高，Gilbert 于 1962 年首次命名 PHT。正常门静脉压力一般为 5~10mmHg，若门静脉压力超过 11mmHg 或肝静脉压力梯度(hepatic venous pressure gradient，HVPG)大于 5mmHg 就可诊断为门静脉高压症。引起门静脉高压症的原因有很多，在我国，引起门脉高压症的主要原因是各种原因所致的肝炎后肝硬化，而在美国等西方国家，则主要原因是酒精性肝硬化。我国乙肝病毒携带者众多，并且每年仍然以一定数目在增加。随着肝炎病情的进展，肝硬化的病人将会越来越多，越来越多的人会面临门脉高压症的困扰，因此，如何找到一种经济，简单，高效的治疗方法显得尤为重要。

二、临 床 表 现

门脉高压多见于 30~50 岁的男性，病情发展缓慢，症状因不同病因而有所差异，但主要是门脉高压症引起的侧支循环开放、脾肿大和脾功能亢进以及腹水三大临床表现，其他尚有蜘蛛痣、肝掌和肝功能减退的表现。

（一）症状与体征

1. 侧支循环的开放的表现

（1）侧支循环的开放是门脉高压症的独特表现，是诊断门脉高压症的重要依据，侧支循环的主要部位在：①贲门食管邻接处，引起食管 - 胃底静脉曲张；②直肠周围静脉，引起痔静脉曲张；③肝镰状韧带周围静脉，出现脐周或腹壁静脉曲张；④腹膜后间隙静脉。

（2）食管静脉下端和胃底部静脉曲张破裂，可发生呕血和便血，出血量常常较大，可伴发休克并危及生命。

2. 脾脏肿大与脾功能亢进　①脾脏肿大是门脉高压症的必备条件。门脉性肝硬化病人的肝脏愈缩小脾大就愈明显。②脾功能亢进。病人表现有白细胞减少、血小板减少和增生性贫血，肝硬化病人约有 1/4 伴有脾功能亢进。

3. 腹水和肝病体征　①腹水是许多疾病的临床表现之一，但主要是各种肝脏疾病引起门脉高压后所产生的。②通过原发病的表现及化验检查，常可将肝硬化腹水与其他系统疾病区分开来。③晚期肝硬化患者常有腹水并有肝病面容、肝掌、蜘蛛痣、黄疸等体征，肝可扪及结节，晚期肝脏则可缩小。

（二）辅助检查

1. 血液学检查　脾功能亢进时，白细胞、血小板或者红细胞数减少。

肝炎后肝硬化病人 HBV 或 HCV 常为阳性。

肝功能检验并进行分级，可评价肝硬化的程度和肝储备功能。

2. 胃镜检查　胃镜检查是诊断食管胃静脉曲张的有效方法，能在直视下清楚显示静脉曲张的程度、范围，以及是否有胃黏膜病变或者溃疡等。但胃镜只能观察黏膜表面，无法确定黏膜下是否存在曲张静脉及是否存在侧支循环，有些病人无法耐受胃镜检查，且有时诊断受操作者技术影响较大，故应用受到限制。

3. 多普勒超声检查　多普勒超声检查能够清楚地观察门静脉及其属支及下腔静脉血流情况，测定门静脉血流量、是向肝血流还是逆肝血流，对于确定手术方案有重要参考价值，而且操作简便，费用低廉，是门脉高压症的首选检查。

4. 超声内镜检查　是一种结合了超声及胃镜两项检查的优点，既可以在直视下观察食管壁曲张静脉的程度及范围，又可以看到壁内曲张静脉的检查。然而超声内镜需要特殊的设备，对于操作人员的技术水平要求很高。

5. 上消化道造影　简单实用，价格相对便宜，用于评价食管静脉曲张的程度，阳性发现率为 70%~80%。但 X 线分辨率较低，一些早期食管静脉曲张阳性改变不明显，易于漏诊。不能显示胃静脉及其侧支的曲张。由于新技术的发展及普及，该项检查已经逐渐淡出了门脉高压症的诊断。

6. 门静脉造影检查（portal angiography）　能够确切了解门静脉及其分支的情况，动态观察血流动力学变化，为评价门脉高压症及其侧支循环情况的"金标准"（图 27-3）。

7. CT 血管造影检查（CTA）　CTA 具有强大的后处理技术，对原始数据进行三维重建后，可更直观、全面地显示血管分支及走行情况，在临床得到广泛的应用。CT 门静脉血管成像（MSCTP）可以清晰显示门脉系统血管管径，走行，分支，以及侧支循环开放情况，是一种无创、快捷、高效的检查方法，是目前临床上广泛应用于了解、评价门体分流重要方法之一。

8. 磁共振血管造影检查（MRA） 是一种近年来发展起来的一种无损伤血管成像技术,能够重建门静脉,清晰显示血管的走行及分支,也能够准确测定门脉血液流向、流量。

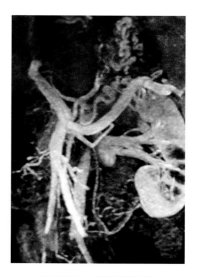

图 27-3　门静脉造影

三、临 床 分 型

引起门静脉高压症的原因有很多,主要可以分为三类:肝前型、肝内型和肝后型。

（一）肝前型

主要由门静脉或脾静脉血栓形成,造成管腔阻塞,门静脉血流阻力增加,压力升高。

（二）肝内型

又可分为肝窦前、肝窦和肝窦后,肝窦前主要由血吸虫引起,肝窦和肝窦后主要由肝炎后肝硬化引起。

（三）肝后型

主要由肝静脉及下腔静脉阻塞所致。

在我国,引起门脉高压症的主要原因是各种原因所致的肝炎后肝硬化,而在美国等西方国家,则主要原因是酒精性肝硬化。

四、诊 断 问 题

1. 如何早期诊断门脉高压,评估食管—胃底静脉曲张程度及破裂出血的风险,一直是人们倍加关注的焦点。

2. 随着技术的不断发展,门脉高压症的诊断方式也日益增多,特异性也逐渐增强。

3. 门脉高压症可根据临床表现,例如脾大和脾功能亢进、呕血和黑便、腹水等表现,做出临床诊断。

4. 但多数病人上述临床表现并不一定同时出现,因此还需要许多的辅助检查来帮助诊断。

五、鉴 别 要 点

（一）以呕血为主要症状病人的鉴别

首先要除外消化道溃疡和胃癌的出血,并需考虑胆道出血的可能。

1. 消化性溃疡患者多有腹痛、反酸等典型的溃疡病史。

2. 胃癌患者肿瘤破裂时也会呕血。但胃癌患者大出血前常有明显的黑便史,并时有反复呕吐咖啡样食物史。

3. 胃镜及 X 线检查能进一步确定诊断。

（二）继发性脾肿大的鉴别

1. 继发性脾肿大亦可能并有脾功能亢进现象,有时与门静脉高压症颇难鉴别。患者多有疟疾、黑热病、血吸虫病等可能引起脾脏肿大的原发病史。

2. 除脾脏肿大外肝脏多无明显病变,肝功能正常,也无食管静脉曲张或腹水等其他肝硬化的症状。

（三）腹水的鉴别

1. 心脏病，如二尖瓣狭窄或缩窄性心包炎等已有心力衰竭现象者，往往有明显的腹水生成，且可能有腹壁静脉曲张及肝脏肿大等，有时可能误诊为肝硬化及门静脉高压症。

2. 二尖瓣狭窄或缩窄性心包炎等病人，多有风湿热、心包炎、高血压或心绞痛等病史，有长期气促的症状，且在腹水出现前往往先有下肢水肿，体检常可发现心肺明显异常，肝脏肿大且有压痛，而脾脏肿大多不明显。

六、并　发　症

（一）出血

胃底—食管曲张静脉破裂出血是门静脉高压最常见也是最凶险的并发症。

（二）肝性脑病

肝硬化病人发生上消化道出血后不论是曲张的静脉破裂出血，还是胃黏膜或溃疡出血，肝性脑病是易发生亦是最严重的并发症。

（三）肝肾综合征

门脉性肝硬化病人上消化道出血后，导致肝功能及全身衰竭易引起肝肾综合征。

七、治　疗

近年来，随着内科学的不断发展，门脉高压症由单纯的外科治疗逐渐转变为内外科治疗相结合的局面，并且取得了良好的疗效。

（一）药物治疗

药物治疗主要针对门静脉高压进行，门脉高压症内科药物治疗主要用于降低门脉压力，控制及预防曲张静脉破裂出血。

1. 控制出血　控制出血的药物主要有生长抑素及其类似物、血管加压素等，预防出血。

2. 降低门静脉高压　降低门脉压力的药物主要有单硝酸异山梨酯、β-肾上腺素能受体阻滞剂、血管紧张素受体阻断剂等。

（二）内镜治疗

内镜下治疗门脉高压症食管—胃底曲张静脉破裂出血已经有 50 余年的历史，目前比较常用的有三种方法：①内镜下硬化剂治疗（EIS）。②内镜下套扎治疗（EVL）。③内镜下注射组织胶治疗。

1. 内镜下注射硬化剂治疗（EIS）　内镜下注射硬化剂治疗广泛应用于 20 世纪 80 年代，主要的硬化剂有 5% 鱼肝油酸钠、5% 油酸氨基乙醇、1.0%~1.5% 十四烷硫酸钠、无水酒精等。硬化剂作用于局部区域，使得局部区域发生硬化水肿，止血，进而形成血栓阻塞血管，一般要完全阻塞曲张静脉，需要多次注射硬化剂治疗。

2. 内镜下套扎治疗（EVL）　内镜下套扎治疗是由美国伊利诺思大学医学院美国科罗拉多健康中心外科 Stiegmann 等于 1986 年首先提出并研发出首个食管曲张静脉套扎装置用于食管静脉曲张的治疗，临床疗效值得肯定。随着套扎装置的不断更新和发展，EVL 的安全性和疗效不断提高，逐渐成为内镜下食管静脉曲张破裂出血的首选治疗方法。但是套扎治疗仅能使食管黏膜表面以及黏膜下的曲张血管发生闭塞、坏死，不能影响到固有肌层及其以外的静脉瘘,因此治疗上很难彻底,复发出血率较高。

3. 内镜下注射组织胶治疗 内镜下注射组织胶治疗静脉曲张破裂出血是利用组织胶遇到血液立即凝固的原理,使得破裂出血的静脉迅速阻塞,形成血栓,进而使得曲张静脉发生阻塞、坏死。由于其遇到血液迅速凝固,可以短时间内阻塞血管,达到止血目的,疗效较为显著,但远期疗效尚有待于进一步观察研究。

（三）介入治疗

门脉高压症的介入治疗主要有两种,一是经颈静脉肝内门体分流术(transjugular intrahepatic portosystemic stent shunt,TIPS),一是脾动脉部分栓塞术。

1. TIPS TIPS能够显著地降低门静脉压,控制出血,特别对顽固性腹水的消失有较好的效果适用于肝功能较差的病人,或断流术、分流术等治疗失败者。但因其肝性脑病发病率高,分流通道阻塞发生率高,影响了其广泛应用,目前主要用于肝移植前的预防出血。

2. 脾动脉部分栓塞术 脾动脉部分栓塞术能够缓解脾功能亢进,降低脾功能亢进引起的白细胞及血小板的减少,改善患者肝功能。有学者认为脾动脉部分栓塞适用于脾脏容积小于700ml的患者,这类患者行脾动脉部分栓塞后血小板有明显提高,反之,则效果不佳。

（四）手术治疗

外科手术是最早治疗门脉高压症的方法,至今已经有将近60年历史,随着肝移植技术的不断发展和成熟,外科手术已经能够从根本上治疗门脉高压症,但由于供肝严重不足,以及手术费用过于昂贵,使得肝移植无法成为门脉高压的主要外科治疗手段。目前,门脉高压的外科治疗仍然以断流术和分流术为主。

1. 分流术 分流术最早主要是非选择性门腔分流术,该方法能够明显降低门脉压力,但因为其肝功能衰竭、肝性脑病的发生率高,已经逐渐被废弃;往后逐渐发展为部分门体分流和选择性门体分流,比较常见的如:门腔侧静脉分流术、肠腔静脉分流术、脾腔静脉分流术、脾肾静脉分流术等。

2. 断流术 断流术又称门奇静脉断流术,主要包括食管下段横断术、胃底横断术,国内以贲门周围血管离断术为主,总病死率和再出血率约为6%,肝性脑病发生率约为2.5%。

3. 分流加断流联合手术 分流加断流联合手术顾名思义,就是同时行分流及断流手术,常见的术式有贲门周围血管离断加脾肾分流、贲门周围血管离断加肠腔分流术等,从理论上来说,分流加断流联合手术综合了两种术式的优点,降低术后再出血率,减少术后并发症的发生率。

4. 肝移植手术 目前,肝移植作为唯一能够从根本上治疗门脉高压症的手术,是较为理想的手术方式。但是,由于供肝稀缺,以及移植费用昂贵,该术式很难广泛开展。仅适用于那些反复发作的食管胃底静脉曲张破裂大出血、严重的难治性腹水、肝性脑病或急性肝性脑病、肝癌、肝功能不全、肝肾综合征等终末期状态。

八、预　后

治疗门脉高压症,肝移植的作用是显著的,这一治疗方法极大地改变了这类患者的结果,20世纪80年代,这类患者的5年存活机会仅有20%。而这类患者如选择移植,就有75%~80%的5年生存机会,至今还没有其他方法能达到这种效果。

第四节 腘血管陷迫综合征

诊断要点

- 多发于 40 岁以下的年轻男性。
- 患者多肌肉发达、爱好运动。
- 单侧患肢间歇性跛行、发凉畏寒、麻木等。
- 伸膝、足背屈或跖屈时足背及胫后动脉搏动减弱或消失。
- 下肢缺血与伸膝、足背屈跖屈等体位相关。

一、概 述

腘血管陷迫综合征（popliteal vessels entrapment syndrome，PVES）是由于腘窝处的异常肌肉、纤维束带等压迫动脉或静脉，从而引起相应的临床表现和病理改变，有时累及神经，但以腘动脉受累最常见。临床症状通常为进行性加重的间歇性跛行，患者多为 40 岁以下的年轻人，爱好运动，肌肉发达。在 PVES 病程中腘动脉在发病早期仅受肌肉活动的挤压而表现为远端肢体缺血，动脉壁结构还未发生变化。但经长期反复挤压动脉壁就会出现损伤性炎性反应，如动脉壁增厚、动脉周围炎性粘连、内膜破坏、结缔组织增生、血栓形成或闭塞。腘血管陷迫综合征 1897 年由 AudevsonStuaa 首先报道，但较为少见，故临床医生对其认识不足，所以 PVES 早期确诊及合理治疗为重要（图 27-4）。

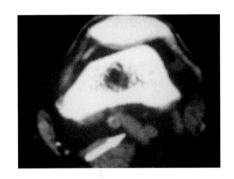

图 27-4 腘动脉受压

二、临 床 表 现

腘血管陷迫综合征患者临床表现与血管受累的程度有关。

（一）症状

1. 间歇性跛行 间歇性跛行是患者最常见症状，疼痛主要表现在小腿和足部。患者常诉有行走时小腿和足部痉挛痛，休息后缓解。根据缺血程度不同间歇跛行的距离也不同。血管阻塞越严重，跛行距离越短。

2. 皮肤颜色 小腿或足部皮肤苍白或紫黯。早期苍白，后期呈紫黯色。

3. 感觉异常 病人可有不同程度的麻木、发冷和感觉异常。与缺血程度呈正相关。

4. 静息痛 严重者出现静息痛，以夜间疼痛尤甚。

（二）体征

1. 动脉触诊 可有足背动脉和胫后动脉搏动减弱或消失，如患者有典型临床症状而腘动脉和足背、胫后动脉搏动可触及者，腘动脉可能只在特定体位时受压迫而尚未完全闭塞。

2. 坏死、溃疡 病变后期可因严重缺血，使肢体远端破溃，形成溃疡或坏死。

（三）临床试验

应力试验 即足被动背屈和主动跖屈,此时腓肠肌的收缩可压迫动脉使足背动脉搏动减弱或消失。

（四）辅助检查

1. 彩色多普勒超声 ①多普勒超声检测患肢静止放松时,足背动脉的血流波形应为典型的三相波形,当患肢在伸膝背屈或跖屈的过程中,足背动脉血流图波形大幅度改变,由典型的三相波变为异常的二相波或单相波,具有诊断意义。②超声检查在部分病人中还可发现腘动脉静脉处存在的异常肌性组织,该肌性组织在患肢伸膝背屈或跖屈时压迫腘动脉和静脉而失去正常的血管影像。

2. 踝肱指数（ankle branchial index,ABI） 可以判断患肢的缺血程度和大致部位。

3. CTA 检查 CTA 是显示下肢动脉血管安全有效的成像技术,CTA 横断图像可以清晰地显示腘血管和周围的软组织以及它们的异常关系。同时 CTA 轴位图像可以很好地提示腘动脉的狭窄程度、闭塞范围、是否有瘤样扩张以及有无动脉瘤内血栓形成等信息。

4. MRI 及 MRA 检查 ①MRI 及 MRA 检查除了无放射线辐射、无碘对比剂的肾毒性、无创性检查等固有优势外,其软组织分辨率高,能发现异常的肌肉和纤维束带和血管间的解剖关系,对本病的诊断有着独到的优势。②MRI 可以很容易地区分肌肉、血管、脂肪及骨骼。与 CT 比较,MRI 具有更高的软组织分辨率,所以在显示腘窝的肌肉组织时更加清晰。MRI 可以多方位对病变部位进行扫描,像横断面、冠状面及矢状面等,可清晰发现异常走行肌肉的起点,行程及其与腘血管间的关系,对明确患者的分型及指导手术治疗有着重要的意义。

5. DSA 血管造影 动脉造影检查对于本征诊断十分重要,造影可以发现腘动脉走行,可见腘动脉管腔狭窄、闭塞,周围有侧支形成。少数情况下可见狭窄近端扩张,形成动脉瘤。

下肢 DSA 检查能反映血管形态的动态信息,被视为诊断 PVES 的金标准。在中立位非压迫情况下,发现以下 3 条中的 2 条则可诊为 PVES:①近段腘动脉向内侧移位,为本病最典型的放射学特征;②中段腘动脉节段性闭塞(需与腘动脉囊肿及血栓形成相鉴别);③腘动脉狭窄后扩张,可见于 12%PAES 患者。另外需行患肢在伸膝背屈或跖屈时的腘动脉造影,以显示中立位未能发现的压迫。

三、临床分型

（一）解剖学分型

最早将腘血管陷迫综合征进行解剖学分类的是 Insua 于 1970 年提出的,根据腘动脉的走行与腓肠肌内侧头的解剖关系,将本征分为两型和两个亚型。

Ⅰ型:腘动脉始行于腓肠肌内侧头的后方,然后经腓肠肌深面,向外侧至比目鱼肌深层,再与腘静脉伴行。

Ⅰa 型:是Ⅰ型的亚型,仅是腘动脉受压的程度不同而已。

Ⅱ型:腘动脉走行正常,但有异常肌肉压迫,主要是在腓肠肌内侧头的外侧方有一异常肌头,或者是腘肌偏向内侧,一部分肌索与腓肠肌内侧头相连接,压迫腘动脉。

Ⅱa 型:是Ⅱ型的亚型,即异常肌纤维由股骨外侧髁与腓肠肌内侧头的中线部连接,而不是与腓肠肌的内侧头相连。

（二）血管与周围组织关系分型

Love 和 Whelan 提出并由 Rich 等修订的依据腘动静脉与其周围结构的异常关系，是目前最常用的分型方法。是将本病分为五种类型及一种附加类型。

Ⅰ型，腓肠肌内侧头起点正常，腘动脉移位绕行于内侧头的内侧后自其下方穿过。

Ⅱ型，腓肠肌内侧头起点较正常略偏外侧。腘动脉相对直线下行仍从内侧头的内侧和下方穿过。

Ⅲ型，腓肠肌内侧头的附属肌束压迫腘动脉，此肌束起点较内侧头偏外侧。类似Ⅱ型，腘动脉相对直线下行。

Ⅳ型，腘动脉的压迫是由于深部腘肌或出现在同一位置的纤维束，腘动脉可自腓肠肌内侧头内侧绕过，也可向外走行。

Ⅴ型，在以上四型基础上出现腘静脉的伴随受压。

Ⅵ型，即功能性腘血管陷迫综合征，患者腘动脉在足跖曲时受压闭塞，而无解剖畸形。

（三）临床分期

有学者将此病分为两个时期，即早期和进展期。

1. 早期 早期的临床症状主要表现为从无症状到重体力劳动后出现小腿疼痛，感觉异常及发凉等症状。

2. 进展期 在进展期腘动脉受累比较严重，出现腘动脉血栓形成，管腔狭窄、闭塞、动脉瘤样扩张，症状主要表现为间歇性跛行或静息痛甚至足部坏死出现。

四、诊 断 问 题

1. 由于腘血管陷迫综合征是一种进展性疾病，早期准确的诊断和治疗至关重要。由于患者多为年轻患者，无明显血管病变的危险因素，容易误诊。

2. 患者具有典型的间歇性跛行，小腿疼痛，皮肤苍白和皮温下降，尤其是肌肉发达、爱好运动的年轻人就要高度怀疑本病。

3. 可有足背动脉和胫后动脉搏动减弱或消失，如患者有典型临床症状而腘动脉和足背、胫后动脉搏动可触及者，腘动脉可能只在特定体位时受压迫而尚未完全闭塞。应力试验可以对此进行判断。

4. 必要的辅助检查对本病的诊断有重要的帮助。

五、鉴 别 诊 断

需要与本病鉴别诊断疾病有动脉粥样硬化、血栓闭塞性脉管炎、腘动脉瘤、腘动脉外膜囊性变、腘动脉外肿块压迫、神经系统疾病等。

（一）动脉粥样硬化闭塞症

多见于 50 岁以上的老年人，往往同时伴有高血压、高血脂及其他动脉硬化病史，病变主要累及大、中动脉，如腹主动脉、髂动脉及股动脉等，CTA 检查可见多发不规则钙化，血管造影显示有动脉狭窄、闭塞，伴扭曲，成角或虫蚀样改变。

（二）血栓闭塞性脉管炎

患者可出现间歇性跛行，足背动脉搏动减弱或者消失，有时不易与腘血管陷迫综合征鉴别，但血栓闭塞性脉管炎多发于寒冷地区，嗜烟男性多见，以下肢发病为主，可伴有游走性静脉炎,足趾持续性变冷,皮肤苍白或青紫,甚至出现肢端溃疡或干性坏疽。

（三）腘动脉瘤

腘血管陷迫综合征患者常伴有腘动脉瘤的产生,腘动脉瘤均发生在狭窄处远端。与单纯的腘动脉瘤鉴别在于腘血管陷迫综合征患者可发现肌肉软组织与腘血管的解剖关系异常。

（四）腘动脉外膜囊性变

本病好发于青壮年,容易导致患者间歇性跛行,单纯从临床上难以与腘血管陷迫综合征相鉴别。腘动脉外膜囊性变主要是是由于腘动脉外壁囊性退变致使腘动脉狭窄或者闭塞,在超声上可发现腘动脉外壁液性回声,CT 呈囊性低密度灶,通常边界清晰,可以与腘血管陷迫综合征相鉴别。

（五）腘动脉外肿块

在腘窝内有占位性病变往往会压迫腘动脉导致出现临床症状,超声、CT 及 MRI 检查在腘窝发现占位性病变有助于鉴别。

六、治　疗

（一）药物治疗

1. 腘动脉远端广泛血栓形成时,可采用药物溶栓。具体溶栓方法见本书相关章节。

2. 对于急性腘动静脉血栓形成病人,在解除压迫因素同时,可采用 Fogarty 导管取栓术,亦能恢复腘血管血运,取得良好效果。

（二）中医治疗

如果在动脉闭塞以后,远端动脉因广泛性血栓形成没有满意流出道,就无法施行血管转流术。可用 PGE$_1$、精制蝮蛇抗栓酶、活血化瘀中药,以及其他活血抗栓药物治疗,来改善肢体的血液循环。

（三）手术治疗

1. 治疗原则　①有解剖变异的腘血管陷迫综合征患者及有典型症状的Ⅵ型患者一经发现即应手术治疗。②常用手术方式为切除相应压迫结构,松解腘动脉以及行腘动脉重建术。③对于无症状Ⅵ型患者,目前尚无其发生血管并发症危险性升高的明确证据,不宜行手术治疗。注意临床观察即可。

2. 手术方法　①松解术:手术中可以剪断异常的腓肠肌内侧头及其附属头,移位后使腘血管行走在这些肌肉的浅面,单纯切断异常的肌肉亦可达到目的,而不会影响膝关节的稳定性。若属膜性粘连压迫,则需沿腘血管彻底分离,使腘血管游离即可。②血管移植术:对于伴有腘血管闭塞病人的处理较为复杂,观察血管闭塞的长度、流入道和流出道的通畅程度以及有无动脉瘤和继发血栓形成。术中彻底暴露腘窝,首先剪断异常的肌肉和纤维束,游离腘动脉,切除闭塞的腘动脉直至正常平面,然后行血管移植。移植物首选大、小隐静脉,部分病人因移植物较长,自体隐静脉取材受限时,还可选用人工血管移植。

七、评　述

1. 1959 年,Hamming 首次报道腘血管压迫综合征,此后随着病例逐渐增多,人们对它的研究逐渐增多,人们认识到 PVES 的病因是肌肉和腘血管解剖关系上的异常所致。

2. 腘血管压迫综合征的治疗依赖于外科手术,强调早期诊断。一般来说,发现越早,病变越轻,预后亦越好。早期病人不伴有血管病变,手术仅需解除异常肌肉和纤维束带对腘血管的压迫就可取得良好效果。

3. 血管腔内介入治疗并不适用于腘血管压迫综合征患者,在未解除压迫因素的情况下任何腔内治疗均是徒劳。

八、预　　后

未见大规模病例远期随访结果报道。腘动脉病变需行动脉重建或旁路搭桥术的患者,手术治疗后症状可立即缓解,其远期预后与手术方式有关。"功能性"或其他腘动脉尚无病变的患者,行动脉松解术后多可获得良好的远期疗效。

第五节　胸廓出口综合征

诊断要点

- 多发年轻女性,右侧上肢发病多于左侧。
- 多见于上肢单调固定姿势工作、运动人群。
- 主诉通常为上肢疼痛、无力、沉重、麻木、胀痛以及肌肉萎缩等。
- 上肢外展外旋时桡动脉搏动减弱或消失。
- 上肢过度外旋外展时,彩超锁骨下动脉受压处峰速度增快或血流完全中止。

一、概　　述

胸廓出口综合征(thoracic outlet syndrome,TOS)是锁骨下动、静脉和臂丛神经在胸廓上口受压迫而产生的以颈肩痛、手麻木、肌肉萎缩为主要表现的综合征。胸廓上口上界为锁骨,下界为第1肋骨,前方为肋锁韧带,后方为中斜角肌。肋锁间隙又被前斜角肌分为前、后2个部分。锁骨下静脉位于前斜角肌的前方与锁骨下肌之间;锁骨下动脉及臂丛神经则位于前斜角肌后方与中斜角肌之间。胸廓出口综合征多是由于胸廓出口部的解剖学异常,如第1肋抬高,前斜角肌肥大,前中斜角肌表面的腱性组织形成,颈部的异常束带组织的存在等形成对血管、神经的压迫并导致相应的症状(图27-5)。

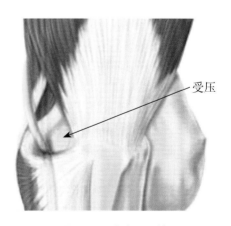

受压

图27-5　胸出口压迫

二、临床表现

胸廓出口综合征的临床表现各异,有神经或血管受压所表现出的症状,或血管神经症状兼而有之。

（一）症状

1. 疼痛　①因神经受压疼痛多为突然剧烈的痉挛性疼痛，也可只是疼痛部位不明确的微痛。②血管症状根据锁骨下动脉受压的程度而不同：前期可为间歇性痉挛性疼痛，上臂活动时血管受压产生疼痛，活动停止疼痛会慢慢消除。后期若锁骨下动脉闭塞则为持续性疼痛。

2. 感觉障碍　神经症状有疼痛、感觉障碍、麻木、肢体软弱无力等。血管症状为上肢发凉、麻木、无力等。

3. 肿胀　锁骨下静脉栓塞患者常感患侧上臂肿胀、胀痛、青紫、浅静脉怒张等，偶尔有同侧前胸壁肿胀感，如侧支循环形成，则水肿可减轻。

（二）体征

1. 动脉搏动　当锁骨下动脉受压时，患肢桡动脉搏动减弱或消失。在患肢过度外旋外展时，桡动脉搏动减弱。

2. 血管杂音　在患肢过度外旋外展时，锁骨下动脉区可闻及收缩期血管杂音，上肢恢复下垂位后杂音消失。

（三）临床检查

该病较为少见，临床上容易被误诊为其他疾病。其诊断主要根据病史、体格检查等，下列各方法有助于诊断。

1. 举臂运动试验　患者坐位，前臂外展90°，肘部屈曲90°，双手快速做握拳和张开动作3分钟，正常人无任何症状，如果前臂因出现疼痛和麻刺感觉而自动下垂，则为阳性。它是胸廓出口综合征比较可靠的依据。

2. 上肢外展试验　患者直立，抬头挺胸，上肢外展90°、135°和180°，手外旋，使锁骨下神经血管束压在胸小肌止点下方和锁骨与第1肋骨间隙处，颈肩部和上肢感到疼痛或疼痛加剧，桡动脉搏动减弱或消失，锁骨下动脉区听到收缩期杂音即为外展试验阳性。

3. Adson 试验　又称斜角肌压迫试验，患者双臂水平外展，抬头颈部伸直做深吸气，头部转向检查侧，如果此时检查侧桡动脉搏动减弱或消失，为 Adson 试验阳性。

4. Allen 试验　也称斜角肌压迫试验，患者双臂水平外展，抬头颈部伸直做深吸气，头部转向检查对侧，如果此时检查侧桡动脉搏动减弱或消失，为 Allen 试验阳性。

5. 军事姿势试验　也称肋锁压迫试验，把患者直立，挺胸抬头双手下垂，肩部向下、向后拉，如果桡动脉搏动减弱或消失，即表示军事姿势试验阳性。

（四）辅助检查

1. X 线检查　颈部正侧位 X 线平片检查颈部及肋骨、锁骨有无骨质异常，如颈肋或第1肋骨的异常、横突过长、骨疣和锁骨异常等。

2. 多普勒血管超声　患者取坐立位，自然放松，探头自颈根部沿锁骨下动脉走行方向移动至锁骨外下方显示锁骨下动脉的中段和远段。观察锁骨下动脉管腔内径、彩色充盈度，并用脉冲多普勒记录频谱形态及峰速度。然后进行上肢外展试验，患肢逐渐外展至135°~180°。观察上肢外展试验时的彩色血流、频谱形态和峰速度的变化。

静脉与动脉相伴行，以同样方法检查锁骨下静脉。TOS 超声诊断标准：在上肢过度外展的情况下，锁骨下动脉受压处峰速度≥中立位2倍或血流完全中止；锁骨下静脉血流中止或血流波形不受心跳呼吸的影响。彩色多普勒超声对血管受压型胸廓出口症状具有较高的敏感性,可为临床提供重要的参考。

3. 尺神经传导速度测定　行肌电图检查,采用针状电极测定神经传导,分别测定胸廓出口,肘部,前臂处尺神经传导速度。正常胸廓出口为72m/s,肘部55m/s,前臂59m/s。若臂丛神经受压,则传导速度减慢,胸廓出口综合征病人胸廓出口尺神经传导速度减少至32~65m/s,据此也可判断臂丛神经受压的程度。

Urschel利用肌电图测定尺神经传导速度将臂丛神经受压迫程度分级如下:①微度压迫,66~69m/s;②轻度压迫,60~65m/s;③中度压迫,55~59m/s;④重度压迫,小于54m/s。

（五）血管造影检查

锁骨下动脉造影可以显示血管受压的部位和范围,亦可明确有无动脉瘤或血栓形成等。患者取仰卧位,常规消毒铺无菌巾,用1%的利多卡因局麻成功后,经右侧股动脉穿刺,置入导管鞘,引入椎管,超选锁骨下动脉,首先行上肢功能体位造影,再行上肢外展试验,观察患侧上肢外展90°、135°、180°时锁骨下动脉的通畅情况以及狭窄的位置及程度。

动脉造影对胸廓出口综合征的诊断及鉴别诊断,具有较高的科学性、准确性和可靠性。

三、临 床 分 型

（一）西医分型

根据神经血管受压后产生的主要临床症状,胸廓出口综合征分为神经型、动脉型、静脉型及混合型。

1. 神经型　以疼痛、感觉障碍、麻木等神经症状为主要临床表现者,为神经型。
2. 动脉型　以发凉、无力、疼痛等缺血表现为主要临床表现者为动脉型。
3. 静脉型　以上肢肿胀、胀痛青紫、浅静脉怒张等症状为主的临床表现者为静脉型。
4. 混合型　混合型则表现为动静脉及神经症状兼而有之。通常TOS动脉型占多数,近年来随着对神经症状的重视,神经型的比例在增加。也有研究显示混合型的比例最高,其中又以动脉神经混合型最多。

（二）中医辨证分型

根据病人的发病特点并结合多种辨证方法,我们将其归纳为三种证型。

1. 气滞血瘀证　肢体疼痛发绀,肢冷无力。肢体远端水肿,青筋暴露,舌质紫黯,有瘀斑,脉坚涩。
2. 肝血亏虚证　肢体软弱无力,动则疲劳,肤色苍白无力,肉消萎缩,麻木不仁,时有疼痛,舌质淡,脉细弦。
3. 风邪侵筋　上肢疼痛酸楚,恶风发热,疼痛游走不定,颈肩臂部如蚁行,筋脉迟缓或痉挛,麻木不仁,舌苔薄白,脉弦紧。

四、诊 断 问 题

1. 该病较为少见,临床上容易被误诊为其他疾病。当有一侧或双侧上肢神经或(和)动、静脉受压的临床表现时应高度怀疑本病。
2. 根据本病特点设计了许多临床检查方法,应根据病人具体情况选择应用。以区分是否因压迫或狭窄引起。
3. 必要时可采用血管造影的方法以确定诊断。

五、鉴 别 诊 断

（一）雷诺病

1. 胸廓出口综合征并发的末梢血管痉挛是由于异常组织的直接刺激和交感神经功能亢进所致。雷诺病没有颈—臂—手的神经受压表现，没有胸出口区解剖异常，上述检查阴性，没有动脉阻塞症状等。

2. 雷诺病为双侧手病变，冷诱发试验阳性，皮色间歇性变化比较典型。但需要指出的是，血管痉挛在胸廓出口综合征中并不少见，而真正雷诺现象也不是胸廓出口综合征所应有，所以有人提出二者可能有并存的观点。

（二）无名静脉或上腔静脉阻塞综合征

此种疾病比较少见，多有急性或进行性发病的历史，患侧头、颈，尤其上肢明显水肿，静脉回流症状比较恒定。而胸廓出口综合征锁骨下静脉受压症状为间歇性，血栓形成后可用静脉造影来确诊。胸出口区解剖异常是诊断胸廓出口综合征的主要依据。

（三）其他疾病

临床上可引起上肢发凉、疼痛、麻木及感觉障碍等症状的疾病包括颈椎病、脊髓空洞症、颈部椎间盘突出、颈椎脱位以及大动脉炎等，此外还须与冠心病及下运动神经元病变导致的肌肉萎缩相鉴别。

六、治 　 疗

（一）非手术治疗

非手术治疗包括颈部牵引、理疗、神经封闭、消炎镇痛、应用肌肉松弛剂及运动疗法等。这些疗法可使症状得到暂时缓解，对于轻症患者的治疗有一定的帮助，但症状较重者疗效不佳，多需手术治疗。

（二）手术治疗

常用的手术方法有以下几种：

1. 斜角肌及异常纤维索带切除术　适用于斜角肌异常肥大、挛缩或有其他病损以及肌肉骨组织间异常纤维索带形成，使前、中斜角肌间隙狭小而压迫臂丛神经和锁骨下动脉者。

2. 第1肋骨、颈肋骨切除术　第1肋骨、颈肋骨切除术是治疗胸腔出口综合征的主要手术方法。一般认为第1肋骨是构成夹压锁骨下动脉和臂丛神经的重要因素，多主张切除第1肋骨以解除压迫。如检查证实颈肋存在，并且为导致临床症状的主要原因，则要行颈肋切除术。

（三）中医治疗

1. 气滞血瘀证

治则：活血化瘀，益气通痹。

方药：桃仁饮加味。

2. 肝血亏虚证

治则：滋补肝肾，活络舒筋。

方药：补肾壮筋汤加味。

3. 风邪侵筋

治则：祛风，通络，舒筋。

方药：防风汤加味。

(四) 综合治疗

针灸治疗可以缓解肌肉痉挛，减轻对血管神经的压迫，达到镇痛的目的。此外推拿疗法也可以取得一定的疗效。

七、预 后

本病预后良好，如果术前诊断明确，手术治疗方法正确，术后很少出现复发的情况。

参考文献

1. Lin PH，Bush RL，Nguyen L，et al.Anastomotic strategies to improve hemodialysis access patency：a review.Vasic Endovascular Surg，2005，39（2）：135-142.

2. 张凡，王涛，郭东阳，等 . 血液透析患者动静脉内瘘早期血栓形成的原因 . 实用医学杂志，2007，23（5）：698-699.

3. Konner K.Vascular access for dialysis in diabetic patients.EdtnaEaca J，2004，30（3）：148-150.

4. 陈昕丽，于明忠 . 标准动静脉内瘘术早期吻合口血栓形成原因分析 . 华北煤炭医学院学报，2007，9（6）：815-816.

5. RietMV，Burger JWA，Muiswinkel JMV，et a1. Diagnosis and treatment of portal vein thrombosis following splenectomy. Br J Surg，2000，87：1229-1233.

6. Harris W，Marcaccio M. PVT after splenectomy. Can J Surg，2006，49（2）：138-139.

7. 李绍森，赵会民 . 肝硬化门静脉高压症大鼠脾切除术后高凝状态与血小板数量和功能的变化 . 中华医学杂志，2001，25（3）：233-234.

8. Stamou KM，ToutouzasKG，Kekis PB，et al. Prospective study of the incidence and risk factors of postsplenectomy thrombosis of the portal，mesenteric，and splenic veins. Arch Surg，2006，141（7）：663-669.

9. 吕强声，徐美荣，方庆安 . 门静脉高压症脾切除术后门静脉血栓成因分析 . 南通大学学报（医学版），2005，2（3）：204-205.

10. 王嘉桔，张静菊，赵文光 . 腘动脉挤压综合征 8 例诊治分析 . 中国实用外科杂志，1998，9（18）：538-540.

11. 毕伟，王涛，张峰，等 . 腘动脉挤压综合征诊治体会 . 河北医科大学学报，2006，4（27）：287-288.

12. 林浩东，方有生，陈德松 . 胸出口综合征的诊治进展 . 中华中西医杂志，2003，12（4）：231-232.

13. 汪忠镐 . 汪忠镐血管外科学 . 杭州：浙江科学技术出版社，2010.

14. 张十一，辛绍伟 . 新编实用血管外科 . 天津：天津科学技术出版社，2010.

15. 蒋米尔，张培华 . 血管外科学 . 第 3 版 . 北京，科学出版社，2011.

16. 尚俊德，王嘉桔，张柏根 . 中西医结合周围血管疾病学 . 北京：人民卫生出版社，2004.

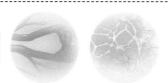

第二十八章 周围血管疾病的临床护理

周围血管外科是外科学的一个分支学科,主要针对除脑血管、心脏血管以外的外周血管疾病的预防、诊断和治疗。人体除了毛发、指甲、角膜等以外,血管遍布全身。因此,血管外科涵盖的范围很广。

周围血管疾病的护理有很强的专业特点,本章就周围血管疾病中的护理特点做一介绍,力求对从事周围血管科医生、护士有所帮助。

第一节　动脉疾病护理

在周围血管疾病领域内,动脉疾病主要包括因动脉硬化、动脉炎症、动脉损伤、血管畸形等造成的外周动脉急、慢性缺血病变。其中动脉硬化最为多见,是一类严重威胁人类健康的一组疾病。动脉病变一般具有病程长、疼痛明显、后期趾节坏死脱落,黑腐溃烂,疮口经久等特点不愈。严重地影响了患者的生活质量,甚至会造成截肢等身体损害。

一、一般护理

（一）健康护理

1. 居住环境干爽、阳光充足。

2. 注意卫生,保持清洁,修剪指甲,但当注意勿损伤皮肤。

（二）观察病情,做好记录

1. 注意患趾(指)皮肤色泽、冷热变化和局部毛发干枯脱落情况。

2. 观察患肢肌肉有无萎缩,末梢动脉是否通畅(可比较两侧肢体和动脉搏动)等情况。

3. 观察创面的变化,记录引流量、渗出量及渗出液的颜色。

（三）饮食调护

以低盐、低脂、清淡饮食为主。糖尿病病人要给予糖尿病饮食。避免生冷、禁忌肥甘厚味、辛辣的食物。

（四）情志护理

动脉疾病病程长、痛苦大,且有截肢可能,护理人员应多与患者沟通、交流,给予经常安慰与鼓励,缓解其恐惧、悲观的心理,稳定患者情绪,树立战胜疾病的信心。

（五）患肢护理

1. 尽量避免交叉腿、盘腿、跷二郎腿、膝下垫枕、抬高患肢、长时间坐位等。

2. 注意防止肢体碰伤、刺伤、压伤或擦伤，鞋袜大小合适、舒适为度。

3. 保持患肢清洁，患肢避免过冷过热刺激，每晚用温开水或中药液洗涤后轻轻擦干。

4. 有足癣者及时治疗。

（六）健康指导

1. 注意休息，生活起居有规律，适量运动。避免情志刺激，注意饮食结构，终身严格戒烟。

2. 保护患肢，防止外伤或挤压，严禁自行修剪或掏挖趾（指）甲。鞋袜穿着宜宽大、舒适，不宜太紧。

3. 寒冷季节注意四肢防寒保暖，穿棉鞋、戴手套，鞋袜轻便、柔软，被褥要暖和，坚持每晚用温水泡脚、洗手，以促进气血畅行。

4. 皮肤干燥时不可抓挠，可用润滑剂，不可使用酒精，以免皮肤更加干燥。

5. 指导患者进行患肢锻炼。方法是先将患肢从水平位抬高45°以上，维持1~2分钟，然后下垂1~2分钟，再放置水平位2分钟，继而做患肢的旋内旋外以及屈曲伸展活动。如此反复约20分钟，可根据患者的不同情况，每日练习3~5次，但已有溃疡形成者禁用。

6. 加强全身性肢体保健运动，如打太极拳、练气功等，以增强体质，以护人体正气，提高抗病能力。

7. 皮肤发生破溃时，及时到医院就诊。

二、手术治疗前后护理

动脉疾病的手术很多，主要可分为两大类。一是各种血管转流术，二是腔内介入治疗手术。本章将其术前术后护理一并讨论。

（一）术前护理

1. 心理护理　由于肢端疼痛坏死，使病人产生抑郁心理，术前存在不同程度的紧张、恐惧、焦虑等负面心理，从而影响睡眠，易造成食欲下降等。医护人员应关心体贴病人，主动了解患者的心理变化，讲解疾病有关知识，改变病人认知，使其情绪稳定，积极主动配合治疗。

2. 饮食护理　指导患者进低盐低脂低胆固醇、优质蛋白饮食。增强体质，利于术后恢复。

3. 患肢护理　各种手术的主要原则是改善下肢血液循环，故术前要注意患肢保暖，但避免使用热水袋、热水直接给患肢加热，以免造成肢体损伤。

取合适体位，睡觉或休息时取头高脚低位，使血液容易灌流至下肢。每日用39~40℃温水洗脚，用柔软、吸水性强的毛巾彻底擦干，再涂上防护油以防止皮肤干裂。

嘱咐患者要穿柔软而宽松的袜子，袜口不能过紧，如有皮肤破溃，加强创面换药。

4. 完善各项术前检查　血常规、生化、肝功能、肾功能、凝血四项、血气、尿便常规、肺功能、心电图、多普勒超声、动脉造影、CTA或MRA及其手术区域备皮。

5. 术前准备　①完善术前准备，指导患者进行床上排尿、排便及功能锻炼，以适应术后床上生活。②对于下肢缺血患者要指导其进行有规律的下肢功能锻炼，以改善下肢的血液循环。③促进并教育患者戒烟，并指导正确有效的卧位咳嗽、咳痰方法。④帮助患者掌握肌肉收缩运动训练方法，以防术后出现肺部感染及深静脉血栓形成。

（二）术后护理

1. 麻醉护理　根据麻醉给予术后常规护理。

2. 体位　①指导患者及家属穿刺的患肢 24 小时内不能弯曲，尽量保持伸直位，指导患者家属正确挤压腓肠肌，每小时挤压 10 分钟，防止血栓形成。②给予患者垫高脚踝，防止压红、压破，协助家属帮助患者翻身。

3. 病情观察　严密监测血压、脉搏及血氧饱和度，中心静脉压，记录每小时尿量，维持体液平衡。

4. 肢体肿胀情况　慢性缺血的肢体在血运重建后，常出现肢体肿胀，主要原因是组织间液增多以及淋巴回流受阻，术后可抬高患肢，一般在几周内消失。

5. 药物护理　合理应用抗凝药物直接关系到血管通畅率，术后 12 小时 ~3 天给予腹壁皮下注射低分子肝素，同时口服抗血小板聚集药物并终生服用，如波立维、噻氯匹定或阿司匹林。

在用药期间应注意患者有无切口渗血、牙龈和皮下出血、黑便或血尿等症状。

同时监测凝血酶原时间及纤维蛋白原定量，根据实验室检查结果调节抗凝药的剂量。

6. 功能锻炼　卧床制动病人，指导其在床上做上肢运动、深呼吸及足背伸屈运动。

（三）健康指导

1. 功能锻炼　腿部运动提脚跟：将脚跟提起放下，每次运动连续做 20 次，做时试以单脚承受全身力量。每日行数次足背伸屈运动，养成活动踝关节及屈伸膝关节的习惯，避免长时间维持同一姿势，逐渐增加活动量，增加行走距离。

2. 行为指导　鞋、袜要求宽松、柔软、保温和舒适，防止对足部的挤压使缺血加重和损伤，避免寒冷刺激，注意患肢保暖，教会患者观察患肢皮温、皮色、足背动脉搏动情况，如有皮肤发凉、皮色红、动脉搏动变弱，及时到医院就诊。出院 6 个月内避免吻合口附近关节过曲、过伸或扭伤，防止在闭塞或吻合口撕裂。

3. 复查指导　术后病人出院后 3~6 个月到门诊复查，以了解血管通畅情况，必要时查 CTA 或 MRA，不适随诊。

三、用 药 护 理

动脉疾病的治疗因其以阻塞性病变为主，故临床中最常用的是抗凝或溶栓制剂。

（一）抗凝药物治疗的护理

1. 掌握各项实验室监测指标　①实验室监测是调节抗凝药物剂量的重要措施。通过血液监控，维持血中稳定有效的浓度，减少因剂量小而抗凝不足或剂量大而导致出血。②目前 APTT 是世界范围内应用最广泛的检测指标，用肝素后以延长 1.5~2.5 倍为宜。PT 不应超过正常值的 1.3~1.5 倍，相当于 INR 2.0~3.0。③监测时间一般要求每周监测一次，并以此为调整剂量标准，稳定后 1~2 周检查一次。

2. 并发症的观察及预防　①出血：是抗凝剂的主要并发症，特别是大、中剂量肝素治疗时发生率比较高，肝素多数发生在开始治疗的前 5 天。注意观察患者的牙龈出血、鼻出血、伤口渗血或血肿，泌尿道或消化道出血等，也要注意在腹膜后或重要脏器（如脑或肾上腺）。

②肝素的过敏反应:近来认为肝素有一定的抗原性,或者由于制剂纯度不够,也可引起超敏反应。主要表现为寒战、高热、阵咳、哮喘、鼻涕和荨麻疹等,严重者可出现过敏性休克,但罕见。③华法林诱导的皮肤出血性坏死:是一种特殊的并发症,虽不多见,但应引起注意。女性较为多见,通常发生在用药期间的 2~7 天内,表现为臀部、乳腺、足趾和大腿皮肤的紫绿色损害,受损区和周围组织存在着清楚的界限,几天后损伤部位组织坏死,周围组织呈现红斑和肿胀。④其他不良反应:肝素可引起轻度肝功能损害,长期使用肝素还可引起骨质疏松。

3. 了解禁忌证 ①凡有出血性或有出血倾向的疾病(如活动性肺结核和伴有结核空洞者,活动性消化道溃疡、视网膜血管出血和近期脑出血等)均不宜应用抗凝剂。②近期内有外伤和手术者如恶性高血压、严重心、肝肾功能障碍者和孕妇产前、产后,及肝素过敏者均属禁忌。③妊娠中期可以用肝素制剂,但不能用双香豆类制剂,因为双香豆类制剂可通过胎盘致胎儿颅内出血和胎盘内出血,而致胎儿死亡。

（二）溶栓药物治疗的护理

1. 掌握各项实验室监测指标 实验室监测结果可以作为溶栓程度参照,为预防出血并发症提供信息。但溶栓药物存在着个体差异,如何根据监测的结果调节用药剂量,减少或避免严重并发症,还应结合临床。监测指标参考值参见抗凝药物治疗的护理。

2. 并发症的观察及预防 ①出血:是溶栓治疗的主要并发症。这是溶栓药物在血浆中纤溶过强,纤维蛋白原及其他凝血因子降低所致的主要不良反应。据报道链激酶的出血率最高。临床上表现为单纯局部渗血、皮下片状出血,甚至颅内出血。处理方法首先应立即停药。②药物反应:主要发生在链激酶及其制剂的溶栓治疗中。表现为发热,系由异型蛋白过敏所致。用链激酶及其制剂溶栓的病人,宜同时加用激素防止异性蛋白引起的发热和过敏反应。通常在首次应用链激酶后 9~12 个月内避免重复使用。

3. 了解禁忌证 ①有凝血功能障碍及出血倾向疾病的病人(如血液系统疾病、出血性疾、活动性消化道溃疡和肺结核咯血等)。②近期内有手术或外伤者。③严重高压>200/120mmHg 者。④近期内有链球菌感染者及 9 个月 ~1 年以内应用过 SK 者,不能再用 SK 和 SK 同类制剂。因为体内 SK 抗体值高,会产生严重变态反应,溶栓效果也不佳。⑤妊娠晚期(有使胎盘早剥可能),产后 5 天以内,严重肝、肾疾病体质不佳的 70 岁以上病人慎用。

（三）中药治疗的护理

1. 中药汤剂的护理 中药汤剂是最为常用的一种制剂形式,汤剂质量的优劣直接关系到临床的治疗效果,因此我们必须掌握中药汤剂的正确煎煮方法,从而最大限度发挥其治疗效果。在家庭煎煮中药过程中必须注意以下几个方面的问题。

煎煮器具:①煎药最好的器具是砂锅。砂锅属于陶器,陶器具有导热均匀,化学性质稳定,不易与药物成分发生化学变化,并有保暖的特点,是煎煮中药的最佳选择。②若无陶器,可用白色的搪瓷器皿和铝锅代替。③切忌用铜、铁、锡等制成的器具。这是因为铁、铜、锡本身也是中药类,用之恐与病情不合。

煎前浸泡:①煎前用清水浸泡,有利于有效成分的煎出。这是因为草木药干燥时,水分被蒸发,细胞壁及导管皱缩,细胞液干枯,其中的物质以结晶或无定形沉淀存在于细胞内。②煎前浸泡,可以使细胞重新胀满,当水分进一步浸入时,细胞可膨胀破裂,使大量有效成分释放出来。煎前浸泡时间以 30~60 分钟为宜,以种子、果实、根为主的药浸泡时间 60 分钟。③浸泡用水,以常温或温水(25~50℃)为宜,切忌用沸水。

煎煮入药方法：一般药物可以同时入煎，但部分药物因其性质、性能及临床用途不同，所需煎煮时间不同。有的还需作特殊处理，甚至同一药物因煎煮时间不同，其性能与临床应用也存在差异。所以，煎制汤剂还应讲究入药方法。①先煎：先煎的目的是为了增加药物的溶解度，降低药物的毒性，充分发挥疗效。矿石类药物、有毒的药物、某些植物药（如：如天竺黄、火麻仁、石斛）需要先煎，只有先煎才有效。②后下：花、叶类以及部分根茎类等药因其有效成分煎煮时容易挥散或破坏而不耐煎煮者宜后下，目的是为了减少挥发油的损耗，有效成分免于分解破坏。③包煎：将某种药用纱布包起来，再和其他药一起煎。需要包煎的主要有三类药物，一是细小种子类药物，如车前子、葶苈子、青葙子等，煎药时特别黏腻，如不包煎，容易黏锅，药汁也不容易滤出；二是有些药物如蒲黄、青黛、海金沙、灶心土等，煎时容易溢出或沉淀，需要包起来煎煮；三是有些有绒毛的药物，如旋覆花、枇杷叶等，如不包煎，煎煮后不易滤出，服后会刺激咽喉，引起咳嗽、呕吐等副作用。④另煎：一些名贵中药如人参、西洋参、虫草、鹿茸等宜单煎或研细冲服，否则易造成浪费。⑤烊化：胶质药物如鹿角胶、阿胶等，不宜与其他一般药共煎，需要另放入容器内隔水炖化，或以少量水煮化，再兑入其他药物同服。⑥溶化：如芒硝、玄明粉等亦可溶化冲入汤剂中应用。⑦生汁兑入：如鲜生地汁、生藕节、梨汁、韭菜汁、姜汁、白茅根汁、竹沥等，不宜入煎，可兑入煮好的汤剂中服用。⑧合药冲服：某些贵重的药物有效成分不在水中溶解的或加热后某些有效成分易分解的药物，如人参粉、牛黄粉、羚羊角粉、三七粉、麝香粉、全蝎粉、肉桂粉、甘遂粉等，将药末合于已煎好的煎剂中搅拌后服。

煎煮时间：①一般在未沸时用大火（武火），沸后用小火保持微沸状态（文火），以免药汁溢出或过快熬干。②煎煮时间应根据药物性质而定，解表药第一煎煮沸后 10~15 分钟，第二煎煮沸后 5~10 分钟。滋补药第一煎煮沸后 40~60 分钟，第二煎煮沸后 30~40 分钟。其他类药物，第一煎煮沸后 20~30 分钟，第二煎煮沸后 15~25 分钟。有先煎药需先煎 10~30 分钟，后下药应在最后 5~10 分钟入锅。

煎煮次数：①一般来说，一剂药可煎三次，最少应煎两次。因为煎药时药物有效成分首先会溶解在进入药材组织的水液中，然后再扩散到药材外部的水液中。②到药材内外溶液的浓度达到平衡时，因渗透压平衡，有效成分就不再溶出了。这时，只有将药液滤出，重新加水煎煮，有效成分才能继续溶出。③为了充分利用药材，避免浪费，一剂药最好煎煮两次或三次。

服用方法：①临床一般均为每日 1 剂，每剂分 2 或 3 次服。②病情急重的，可隔 4 小时左右服 1 次，昼夜不停，使药力持续。③一般情况下，汤药多温服。④对呕吐者宜小量频服。对丸、散等中药制剂，一般都用温开水吞服。⑤对于胃肠道疾病，宜饭前服药。因为饭前胃中空虚，药物能较快进入小肠以保持较高浓度，这样可使药物不为食物所阻而充分、及时发挥药效。滋补药亦宜饭前服，以利消化吸收。⑥对胃肠道有刺激的药物宜饭后服，饭后胃中存有较多食物，可减少药物的刺激。⑦消食健胃药，宜食后及时服，以使药物与食物得以充分混合，最大地发挥药效。⑧对于驱虫或泻下的中药，如番泻叶等宜空腹服。⑨安神、镇静类中药，宜于睡前 30 分钟 ~1 小时服用。

2. 中药外洗（足浴）

足浴桶的使用方法：①先将足浴器内加入 1/2 的清水，然后放入盛有中药汤剂的足浴袋，接通电源，打开开关，调节水温，水温应控制在至 35~37℃之间。②给中药及清水预热，水温达到调节温度后,仪器自动处于保温状态开始外洗、浸泡。③为了保持疗效,泡洗时将药袋尽量拉伸,使药液与下肢充分接触,把药袋口压在腿下,使药袋更加严实,达到蒸汽熏蒸的目的,还可使保温时间延长,这样药物的有效成分通过足部及腿部皮肤、孔窍、腧穴等部位直接被吸收,进入血液循环直达病所,使药物最大限度地能被人体吸收发挥疗效。④操作前要检查足浴桶是否在功能状态。⑤泡洗过程中要注意水温恒定在 35~37℃之间,不宜过高。⑥注意环境的干燥整洁。防止漏电。

中药泡洗的作用:控制下肢疾病进展,促进血液循环,改善肢体缺血症状,促进侧支循环的建立,加速代谢产物的排出,促进创口愈合,一定程度能降低截肢平面。

适应证:周围血管科疾病基本都可以泡洗。①未溃期主要起到改善微循环,促进侧支循环建立的作用。已溃期主要起到炎症的吸收和脓液的引流作用。要注意防止烫伤。②下肢静脉功能不全引起的淤积性皮炎及各种静脉性溃疡,均可泡洗。泡洗后可以改善循环,减轻色素沉着,促进代谢产物的吸收,促进创面愈合。③糖尿病足湿性坏疽可以泡洗,通过泡洗可以控制感染,促进湿性坏疽转为干性坏疽。④糖尿病周围神经病变为主的下肢麻木感的患者通过泡洗可促进神经功能修复。

禁忌证:①患有严重出血病的人。②妊娠期及月经期中的妇女。③肾衰竭、心力衰竭、心肌梗死、肝坏死等各种危重病人。④精神状态不稳定:正处于大悲、大怒、大喜之中或精神紧张、身体过度疲劳的人。⑤较重的静脉曲张。⑥饭后 1 小时内。

注意事项:①患严重心力衰竭、心肌梗死者不宜足浴。任何外来刺激都可能加重病情。②饭前、饭后 30 分钟不宜进行足浴。足浴时足部血管扩张、血容量增加,造成胃肠及内脏血液减少,影响胃肠的消化功能。③有出血倾向或有血液病的患者,不宜足浴。④足浴后,应立即擦干脚部的水,注意保暖,避免受凉感冒。⑤足浴的时候,由于足部血管受热扩张,使头部血液供应量减少,患者可能会出现头晕的症状。这时候应暂停足浴,让患者平卧片刻后,症状就可以消失。⑥如果足浴中使用的药物引起了皮肤的过敏,应该立即停止足浴。⑦水温不宜过高,因严格控制在 35~37℃,水温过热,造成局部耗氧量增加,泡洗后会使症状加重。

四、自体骨髓干细胞移植术护理

(一)概述

自体骨髓干细胞移植术是近年来治疗下肢慢性缺血病人的一种新的治疗方法,对于一些无法行动脉转流手术和介入治疗手术的病人,药物治疗效果不佳的病人是一个新的选择。由于开展的时间不长,自体骨髓干细胞移植术还有许多尚需要解决的问题,所以本章将其单独列出进行论述。

干细胞移植具有操作简单、创伤小,对于合并心脑血管疾病的无法接受手术治疗或介入的高龄病人可适用。其次,自体骨髓干细胞移植,不存在排异问题。骨髓干细胞移植后,多数病人的缺血症状都有不同程度的改善,表现为静息痛减轻或消失,足背静脉充盈时间缩短,皮肤温度升高,无痛行走距离延长。

(二)适应证

1. 自体骨髓干细胞移植治疗下肢缺血是一种简单安全有效的方法,尤其对于下肢远端动脉流出道差无法进行搭桥,或者由于年老体弱和伴发其他疾病不能耐受手术的下肢缺血病人。

2. 适用于糖尿病足、下肢动脉硬化闭塞症、血栓性闭塞性脉管炎。

（三）禁忌证

1. 控制不好的糖尿病病人（HbA1c>6.5%和增生性视网膜病变）。

2. 过去5年内明确有恶性肿瘤的病人。

3. 有严重心、肝、肾、肺功能衰竭，下肢严重感染及全身极度衰竭者不宜手术。

（四）护理

1. 术前护理

心理护理：讲解有关手术知识，并向病人及家属介绍成功病例，增强手术信心。

饮食护理：鼓励病人进营养丰富，低糖、低脂、低盐、富含维生素、纤维素饮食。糖尿病者进食糖尿病饮食，控制血糖。

疼痛护理：做好解释工作，分散对疼痛的注意力，必要时使用镇痛、镇静药物。

药物护理：为了增加干细胞的含量，提高干细胞移植的疗效，术前使用粒细胞集落刺激因子（G-CSF）皮下注射，同时应用抗炎、祛聚、扩管、活血化瘀、溶栓治疗，观察药物不良反应。

术前准备：按血管外科术前常规护理。

2. 术后护理　执行硬膜外麻醉术后护理常规。

体位：生命体征平稳后取半卧位，避免患肢碰撞，注意保暖。

病情观察：观察注射部位有无渗液、渗血及局部红、肿、热、痛等征象，观察患肢皮肤的颜色、温度、感觉以及足背动脉搏动情况。

疼痛护理：术后疼痛时可遵医嘱给予镇痛药物。

药物护理：应用抗生素预防感染，应用降糖药物控制血糖，同时改善微循环、扩管、活血化瘀等药物治疗。

功能锻炼：术后2天指导病人功能锻炼，患肢适量活动，避免过多活动增加肢体耗氧量。

（五）健康教育

1. 行为指导　告诫病人绝对禁烟，注意患肢保暖，穿棉质袜子。

适当运动，劳逸结合保持心情愉快，注意休息。

Buerger运动：病人平卧，先抬高患肢45°，1~2分钟后再下垂2分钟，并做伸屈或旋转运动10次，如此重复5次，每天数次，循序渐进，逐步增加活动次数和力度。

2. 饮食指导　宜食用低脂、低胆固醇、易消化的食物，糖尿病者继续进食糖尿病饮食，控制血糖。

3. 复查指导　告知病人每3~6个月到医院复查侧支循环建立及患肢血运情况。

五、截肢病人的护理

周围血管疾病的晚期，尤其是患肢严重缺血造成的不可挽救的溃疡、坏疽和因糖尿病足造成的溃疡、坏疽，常常需要截肢来挽救生命和改善生活质量。与此同时也给病人造成严重的心理创伤。所以能否顺利度过手术期和接受身体致残的现实，护理工作就显得尤为重要。

（一）护理评估

1. 术前评估

健康史：①了解病人所患疾病情况，并有针对性的详细询问疾病的病因、症状、治疗经过及病情发展过程,做到心中有数。②询问病人的手术史、心血管疾病、外伤史及出血性疾病等,为医生制定手术方案提供依据。③了解病人有无过敏史、吸烟史。

身体状况:①观察病人全身状况如神志、面色、发热、消瘦、乏力等,皮肤上有无水疱、疖肿、手足癣等。②评估心、肺、肾等器官功能,判断病人手术耐受力和是否具有重要器官功能障碍的潜在危险。③评估病人肢体状况:病人足部有无伤口、畸形、鸡眼、胼胝等,有无肢端缺血、周围神经病变及坏疽的症状,如肢体颜色苍白或发绀,皮肤干燥无汗,皮温低、怕冷,痛温觉迟钝或消失,双足麻木呈袜套式,肌肉萎缩,足背动脉搏动减弱或消失,间歇性跛行和静息痛,以及足部有无感染、溃疡、坏疽等。评估坏疽的性质及程度。

心理及社会支持状况:评估病人的心理反应、病人对疾病知识的了解程度和对截肢的态度,了解病人的家庭及社会支持系统对病人的支持帮助能力。

2. 术后评估

手术情况:手术方式、范围和麻醉方式。

局部伤口情况:有无局部切口渗血、渗液情况。

患肢血液循环:患肢残端皮肤的温度、色泽、感觉的变化。

（二）术前护理

1. 心理护理　由于截肢的严重后果,病人多有不同程度的焦虑、恐惧,难以接受截肢,表现出悲哀、焦虑、情绪低落、悲观失望,甚至绝望和产生轻生念头。

应加倍关心、理解病人,通过治疗性沟通,鼓励病人表达内心感受,对病人提出的问题积极解答并给予安慰,耐心讲解截肢的必要性,说明通过装配假肢,能最大限度地代替肢体的外形和功能。

同时,还要做好家属的心理疏导,调动病人社会关系,给予病人精神支持,使病人心态稳定,配合治疗。

2. 患肢护理　对坏疽肢体应加强换药,清除分泌物,用无菌敷料包扎。

健侧肢体的足部护理也非常重要,每日检查足部有无异常或伤口,每日用温水泡脚,注意水温、时间要适宜,不要用力擦洗,不能使用刺激性的洗涤用品,指导病人选择合适、松软的鞋袜。

糖尿病病人应适当进行健侧肢体的运动,以促进血液循环,防止健侧糖尿病足坏死的发生。

3. 控制血糖及相关疾病　①术前必须控制伴随疾病,如糖尿病、高血压、严重感染、水电解质失衡等。②糖尿病病人须严密监测血糖,通过合理的饮食控制,合理的降糖药物及胰岛素的使用,将血糖控制在最佳水平(空腹血糖 <8mmol/L,餐后血糖 <11.1mmol/L)。③遵医嘱应用有效的抗生素控制全身和局部坏疽的感染。抗生素的运用,应根据溃疡或坏疽分泌物的细菌培养或药敏试验而定。

4. 营养支持　①周围血管疾病病人多因长期慢性消耗疾病而全身状况不佳,且老年人多见。②术前必须给予病人充分高热量、高蛋白、高维生素食物,纠正病人贫血或低蛋白血症、脱水及电解质失衡,必要时给予输血或血制品,以增加机体抵抗力,提高手术耐受力,促进术后伤口愈合。

5. 术前准备　按血管外科术前常规护理。

（三）术后护理

1. 麻醉护理　根据手术麻醉情况进行全麻或硬膜外麻醉术后常规护理。

2. 体位与活动　截肢术后,因手术创伤和肌肉收缩力不足,静脉回流障碍,会引起残肢肿胀,一般 3~6 个月后肿胀消退。

抬高患肢,以促进静脉淋巴回流,减轻肿胀,但 2 天后应将肢体放平或固定于功能位置,如髋、膝关节伸展,患侧在上方的侧卧位,防止不良姿势导致关节屈曲畸形。

如大腿截肢后的残端翘起、外展位,以及小腿截肢后膝关节屈曲挛缩。病情稳定后应及早离床活动,进行全范围关节活动和肌力训练。

3. 病情观察　①监测生命体征变化,观察残端伤口情况,有无肿胀、发红、水疱、皮肤坏死及并发感染的征象。②为预防残端血管结扎线脱落导致大出血而危及生命,床边常规备粗止血带和血管钳。

4. 患肢护理　①应用弹性绷带包扎残肢,小腿残肢采用 10cm 宽、大腿 12~15cm 宽的弹性绷带,先顺沿残肢长轴方向缠绕 2~3 次,然后再尽可能斜向绕成螺旋状。膝上截肢应绕至骨盆部,膝下截肢需缠绕至大腿部。②包扎弹性绷带时应注意由残肢远端斜行向近端缠绕,越往残肢末端应越缠紧,不能影响近端关节的活动,注意残肢血液循环。

5. 引流管护理　①手术后常放置引流管,引流伤口内的渗血、渗液,以减少组织反应。此时应注意观察引流是否通畅,并观察引流液的量、颜色、性质等。②引流管一般术后 2~3 日拔除。

6. 药物护理　①遵医嘱给予改善微循环、营养神经、抗感染的药物,以减轻肢端缺血、周围神经病变或坏疽症状,使疼痛症状减轻。②糖尿病病人术后继续监测血糖,及时调整饮食和胰岛素摄入量,以利于有效地控制血糖。

7. 疼痛护理　截肢术后病人的疼痛分为残端痛和幻肢痛,应观察并记录疼痛性质、程度,分析疼痛原因,给予相应护理措施。具体参见相关章节。

8. 康复护理

（1）早期鼓励病人练习呼吸运动、健肢的运动、残肢近侧部分肌肉运动。

（2）拆线后立即进行残肢肌肉的主动运动、抗阻运动、残肢关节活动,可给予理疗等辅助措施。

（3）教会病人使用拐杖的知识:①拐杖的高度应与使用者的身高相适应,一般标准是病人竖立时拐顶距离腋窝 5~10cm,与肩同宽。②使用过程中不能仅靠腋窝支持身体,要上肢臂力支撑与腋下拐顶端支撑同时起作用,否则容易造成臂丛神经麻痹。③使用单拐时,应置于健侧位,以促进患肢部分负重的训练。④使用拐杖时所采用的步态,如四点步态,行走的顺序是:左杖→右脚→右拐→左脚。三点步态:行走的方法是先将患和两拐杖同时伸出,再将健侧肢体伸出。⑤病人初次下床扶拐行走时注意保护,防止因步幅过大、重心后移而摔倒。

9. 安全护理　①由于截肢后活动不便,病人的平衡能力下降,身体一侧失去支撑力,可能发生意外。②护士加强安全防护意识,安置护栏,指导床上翻身方法,夜间加强照护,防止病人坠床、摔伤。

10. 心理护理　①由于截肢术后病人自理能力降低,家庭社会角色改变和自我价值降低而产生焦虑、抑郁、自卑等不良情绪。②应理解病人的感受,尊重病人的人格,疏导病人的情绪,并指导家属调动社会支持系统,解除病人心理压力。③及时引导病人进行功能锻炼,最大限度地发挥残肢的功能,及时提供假肢的宣传材料,协助病人重新设计自我形象。

（四）并发症的观察及护理

1. 出血　观察残端伤口出血情况,渗血较多者可用棉垫加弹性绷带加压包扎,一旦发生大出血,在局部止血的同时,遵医嘱迅速应用止血药物、扩容等防治休克的措施。

2. 感染　①截肢一旦感染,伤口就会延迟愈合,甚至需要进行更高平面的截肢,加重人的身心痛苦。②术后要加强全身营养,纠正贫血、低蛋白血症,积极治疗糖尿病,以消除引起伤口感染的危险因素;遵医嘱手术前后使用有效抗生素。

3. 关节挛缩　①由于残端后部分肌肉被切断,可引起肌力不平衡,容易发生下肢截断部位以上的关节屈曲、外展畸形。②残肢畸形会严重影响安装假肢。因此,术后可用支具、石膏托、皮肤牵引等方法将残肢维持于伸展位或固定于功能位置。③为了防止出血和肿胀抬高残端,2天以后也要尽快放平。④膝上截肢术后髋关节应伸直且不要外展,不能将枕头放于两腿之间。膝下截肢后膝关节应伸直位,在躺或坐时不要使残肢下垂。⑤一旦出现挛缩,应进行皮肤牵引,刺激其对抗肌以引起交互抑制,同时强化肌肉运动,增加关节的伸屈和平衡运动,当无法纠正时则需手术治疗。

（五）健康教育

1. 心理指导　帮助病人设计切实可行的生活方式,对病人的优点和积极的处世态度给予肯定和赞扬,使病人增强自信心,保持乐观、自强的心理状态。

2. 行为指导　单侧下肢截肢后肢体失去平衡,可引起骨盆倾斜和脊柱侧弯。应指导病人在镜前矫正站立或行走姿势,并采用早期安装临时假肢的方法保持正确的姿势。

第二节　静脉疾病护理

外周静脉疾病主要包括静脉反流性疾病和静脉回流障碍性疾病两大类。静脉反流性疾病最常见的是下肢静脉曲张和静脉瓣膜功能不全。回流障碍性疾病最常见的是下肢深静脉血栓形成。在治疗中有手术治疗、药物治疗和功能治疗等。

一、一　般　护　理

1. 常规护理　①按外科一般护理常规。②病室保持安静,光线柔和,避免不良刺激。

2. 患肢护理　①水肿病人注意卧床休息,休息时最好抬高患肢30°。②保护患肢,防止外伤。③对酸胀疼痛病人,要注意检查下肢静脉功能,早期诊断、早期治疗。④做好基础护理,对长期卧床病人预防压疮。病情允许起床活动时使用弹力袜。

3. 观察病情,做好记录　①观察病人下肢静脉曲张的部位、程度,肢体是否肿胀及程度,疼痛的性质和对疼痛的耐受力及皮肤温度色泽。②有无胸痛,呼吸困难,发绀,咯血,发热等肺栓塞表现。

4. 饮食护理　多食利湿消肿通便之品。禁忌肥甘厚味、辛辣的食物。

5. 情志护理　向病人解释深静脉病变的病因、病机,发展及转归,使病人对病情有所了解,减轻病人对病情变化的焦虑和恐惧感。

6. 健康指导　静脉疾病急性期禁止肢体功能锻炼,恢复期自我进行肢体功能锻炼,鼓励足背屈伸活动,以使小腿肌肉收缩可使股静脉血流量增加。

中药泡洗时注意水温不可过高(不可使用40℃以上的高温水),伴有心脏疾患的患者泡洗时间不宜过长。

循序减压治疗时注意早晨起床前穿循环减压袜、晚上卧床后脱下,必须从足趾、足跟开始顺序并轻柔地穿袜。循环减压袜压力下降后应及时更新,以保证充分的弹力压迫作用。

应养成每日穿弹力袜运动腿部1小时之习惯,如散步、快走、骑脚踏车、跑步或跑步机等,适量的运动可以促进下肢静脉血回流。

应养成一日数次躺下将腿抬高高过心脏的姿势,如此可促进腿部静脉循环。

保持正常体重不能超重,因过重会使腿部静脉负担增加。

保持脚及腿部清洁,并避免受外伤造成皮肤破溃。

如您腿部皮肤已呈干燥情形,请遵照医师嘱咐涂药。

每晚自我检查小腿是否有肿胀情形。每晚睡时,将腿垫高约30°,并保持最舒适之姿势即可,千万不要因此而让腿部僵直,适得其反。

二、手术前后护理

(一) 术前护理

1. 完善术前检查　配合医生指导患者完善术前常规检查,陪伴患者做患肢彩色B超或静脉造影,以了解深静脉通畅情况。

2. 心理护理　不论手术大小,绝大多数病人均会产生不同程度的心理障碍,术前患者焦虑及紧张心理将影响神经内分泌系统正常的生理功能,降低机体免疫力及对手术的耐受力。

应向病人用通俗易懂的语言介绍手术的先进性、安全性,讲明手术方法,术后效果及手术的优点,治疗措施的大致过程。

强调术中术后的配合,大致费用及可预见的效果,并将此法治愈的范例向患者予以展示,减少病人紧张情绪,消除患者心中疑虑,提高患者的自信心,使其积极配合治疗。

3. 改善全身症状　①对于高血压患者应控制血压,血压改善后方能手术。糖尿病患者以监测血糖,血糖平稳后方能手术。②有皮肤慢性炎症或皮炎者,应使用止痒消炎的外用药物,直至炎症消退后再安排手术。③有患肢水肿者,应嘱病人卧床,抬高患肢,消除水肿后安排手术。④有创面的患者按时换药,保持创面清洁,用半导体激光治疗仪照射创面,每天两次,每次十分钟,促进创面愈合。同时行创面细菌培养及抗生素敏感试验,术晨将溃疡创面再次换药。

4. 术前皮肤准备　①手术前皮肤准备主要是清除手术区皮肤的污垢及毛发,为手术时彻底消毒皮肤提供有利条件,是预防术后感染的重要措施之一。②一般手术于术前一日下午备皮。

5. 术前沐浴　①术前病人备皮后应沐浴,沐浴时应注意。②禁止回家洗澡,老年人必须由家属陪同,洗澡不宜过久,水不宜过热。③对久未洗澡者应在手术前数日连续清洁皮肤,洗澡时避免受凉。④按手术和麻醉部位做好皮肤准备。

6. 术前准备　①术晨禁食水并测量T、P、R、BP。②更换干净病服,取下眼镜、义齿及贵重物品。③术前患者站立或行走十分钟后,于患者站立体位标记手术部位,静脉曲张病人用龙胆紫做曲张静脉团的体表标记,标记时力求线条位置准确、均匀,以提高穿刺成功率。

7. 术前用药　术前做皮肤过敏试验。术前半小时输入相应抗生素。

（二）术后护理

1. 术后体位　①腰硬联合麻醉后去枕平卧禁食水 6 小时即可垫枕或坐起与进普通饮食。②给予支腿架,将患肢抬高 30°（高于心脏水平),以促进静脉血液回流。③术后两天若患肢无水肿,可取下支腿架,若有水肿应继续适用。

2. 病情观察　①观察患者生命体征的变化,伤口疼痛及渗血情况,观察患肢远端皮肤的颜色、温度是否有麻木感及水肿,以了解末梢循环情况。②观察自粘绷带松紧度是否适宜,包扎过松可出现血肿、再通等并发症。包扎过紧易引起患肢末梢血液循环障碍。以患者感觉有些紧迫但不影响患肢末梢血液循环为佳。患者活动时要及时调整弹力绷带的松紧度。弹力绷带绑扎 1 周后,可改穿尺码合适的循序减压袜 3 个月。③如出现患肢肿胀疼痛感加重,要及时松开弹力绷带检查,必要时行彩色 B 超了解深静脉情况,观察有无深静脉血栓形成。

3. 术后活动指导　①术后嘱患者活动脚趾,做足背的屈伸及屈踝运动,以借助腓肠肌群收缩挤压的"肌泵"作用,促进小腿深静脉回流,防止血栓形成。②术后鼓励病人适当锻炼,一般术后第一天嘱病人下地活动,促进肢体循环和防止深静脉血栓形成。③活动程度以短距离、短时间为宜,一般 2 小时 1 次,每次 5~15 分钟,逐渐加大活动量,避免静立或静坐不动及过度活动。④术后勿长时间持重物,防止腹腔内压长期增高。⑤术后两月内避免剧烈体育活动。1 周内避免洗热水澡。

4. 饮食　术后饮食宜进食高蛋白、富有营养、粗纤维且具有利湿作用的食物,以利伤口愈合。如冬瓜、山药、薏米。忌食生冷、辛辣、肥腻、腥发之品。忌烟酒。

5. 术后用药　术后患肢的血液循环相对较差,常规应用活血化瘀及抗凝治疗,防止深静脉血栓形成。

6. 并发症的观察及护理　①激光治疗后的皮肤灼伤:与手术时过度压迫激光光纤,造成光纤与皮肤紧贴有关。皮肤可出现水疱或溃破,可外涂喜疗妥膏。②血栓性静脉炎:沿静脉走行出现条索样肿胀、疼痛,可外用金黄膏涂抹患处以清热解毒软坚散结。③手术局部出现瘀血、渗血:观察创面渗血情况,创口周围是否有皮下瘀血。少量瘀血可用激光治疗仪局部照射,每天一次,每次 10 分钟。大约 1 周瘀血慢慢消退。④肢体感觉异常、麻木:术后部分神经受损所致。可给甲钴胺 1.5mg 肌注,1 次／日,注意肢端保暖,症状大多在 3~6 个月内消失。

三、药物治疗护理

静脉疾病的药物治疗与动脉疾病相似,多以抗凝、溶栓等治疗为主。对于静脉反流性疾病的药物治疗常常应用静脉活性药物。

（一）溶栓疗法

常用药物有尿激酶、链激酶和纤维蛋白溶酶。用药期间,监测凝血酶时间和纤维蛋白原含量（见动脉疾病药物护理部分）。

（二）抗凝疗法

常作为溶栓疗法与手术取栓术的后续治疗,常用的抗凝药物有肝素和香豆素类衍生物。维持抗凝治疗时间,应按照病情和血栓形成的部位而定（见动脉疾病药物护理部分）。

（三）祛聚疗法

临床常用的有低分子右旋糖酐、阿司匹林和双嘧达莫等（见动脉疾病药物护理部分）。

（四）中药

可用消栓通脉汤（丹参、川芎、当归、三棱、牛膝、水蛭、地鳖虫、穿山甲）加味（见动脉疾病药物护理部分）。

1. 服药期间凡生冷，黏腻，腥臭不易消化的食物应避免食用。

2. 中药宜温服，一般在饭后 1 小时或空腹时服用效果最佳。

3. 服药后观察病情变化，以协助医生随时调整剂量。

4. 注意观察用药后反应，做好记录，有出血倾向及时通知医生。

（五）静脉活性药物

能够改善静脉功能的药物统称为"静脉活性药物"，它们主要作用是提高静脉张力，降低毛细管通透性，减轻肢体的水肿和疼痛，对改善因静脉疾病引起的临床症状有较好的治疗作用。

1. 常用药物　马栗树籽提取物（迈之灵）、地奥司明、草木犀流浸液片等。

2. 主要作用　①减轻各种原因造成的毛细血管壁通透性增高，改善末梢循环，增加血液流量。②抑制炎症介质合成和释放，缓解炎症反应程度，有明显的镇痛、抗炎作用。③通过赋活单核—巨噬细胞系统和改善末梢循环的作用，增加新生肉芽组织的生成，促进创面修复。④抑制肾小管钠和氯的重吸收，发挥利尿消肿作用。⑤改善动、静脉血流，使毛细血管内压恢复正常。

四、循序减压袜护理

（一）应用原理

医用循序减压弹力袜在脚踝部建立最高支撑压力，顺着腿部向上逐渐递减，在小腿肚减到最大压力值的 70%~90%，在大腿处减到最大压力值的 25%~45%。压力的这种递减变化可使下肢静脉血回流，有效地缓解或改善下肢静脉和静脉瓣膜所承受压力。弹力袜最好是在清晨尚未起床时穿着，一直到夜间上床后再脱掉。

（二）适用人群

1. 长时间站立者　如教师、交警、导购、美容师、医生、护士等。

2. 长时间静坐者　如 IT 人士、白领、公务员等办公室工作人员，长时间站立或静坐：因肌肉疲劳和地心引力的原因，致使腿部血液回流不畅，血液黏度增加导致下肢静脉疾病。

3. 孕妇、长期服用避孕药的人群　怀孕时体内激素改变，血液量增长 20% 以上；胎儿和增大的子宫压迫盆腔静脉和髂静脉、妊娠期体重增加，腿部静脉压增大，造成血液回流不畅，导致下肢静脉疾病。

4. 经常出差，乘坐飞机、长途车的人群　通常所说的经济舱综合征，由于高空失重，造成腿部血液回流不畅，导致下肢静脉疾病，严重时易发生肺栓塞。

5. 肥胖人群　由于血液内胆固醇和血脂高，血液黏度增加，加之体重过高使静脉血难以回流心脏，导致下肢静脉疾病。

6. 已患下肢静脉疾病的人群　由于静脉已经处于疾病状态，必须通过治疗才能改善，否则病情会继续发展。

7. 下肢深静脉血栓高发人群　大手术后病人、恶性肿瘤病人、偏瘫病人、妊娠晚期的妇女和产妇、下肢骨折的病人、严重感染的病人、老年人等。

（三）医用循序减压弹力袜的穿着、保养方法

穿循序减压弹力袜的最佳时间是在早上起床之时,因为此时腿部血管系统处于启动最大功能的状态,肿胀还没有发生。

1. 一手伸进袜筒,捏住袜头内 2 寸的部位,另一手把袜筒翻至袜跟。

2. 把绝大部分袜筒翻过来、展顺,以便脚能轻松地伸进袜头。

3. 两手拇指撑在袜内侧,四指抓住袜身,把脚伸入袜内,两手拇指向外撑紧袜子,四指与拇指协调把袜子拉向踝部,并把袜跟置于正确的位置。

4. 把袜子腿部循序往回翻并向上拉,穿好后将袜子贴身抚平。特别注意在穿或脱弹力袜时、不要让饰物或长指甲刮伤弹力袜。

五、循环驱动治疗仪使用方法

（一）适应证

1. 预防深静脉血栓（DVT）、静脉曲张。

2. 预防糖尿病引起的神经末梢炎。

3. 动脉硬化所致的缺血性疾病。

4. 神经损伤、长期卧床及老年患者的康复。

5. 淋巴水肿,静脉水肿,妊娠水肿等各种原发、继发、混合型水肿。

（二）禁忌证

1. 急性深静脉血栓。

2. 心功能不全。

3. 肺水肿。

4. 急性炎症性皮肤病。

5. 腿部严重畸形。

（三）注意事项

1. 治疗前检查设备是否完好。

2. 治疗前检查患肢,是否有尚未结痂的溃疡,如有应加以隔离保护后再进行治疗,若有出血伤口则应暂缓治疗。

3. 治疗过程中应注意观察患肢的肤色变化情况,并询问患者的感觉,根据情况及时调整压力和时间。

4. 对老年、血管弹性差的患者,压力值和时间从小开始,逐步增加、到耐受为止。

第三节　创　面　护　理

在与血管疾病有关的溃疡创面中主要包括动脉缺血性溃疡和静脉瘀滞性溃疡两大类,而临床中还常可见到神经性溃疡和压迫性溃疡创面,后两者均与局部受压,末梢循环受阻有关。

一、动脉缺血性溃疡创面的护理

动脉缺血性溃疡创面顾名思义是由于局部组织缺血,无法满足组织的代谢需要而发生的溃疡。此类溃疡病变时间长、疼痛明显、愈合困难,严重时需要截肢。

（一）心理护理

1. 患者由于病程较长,长期足部疼痛、伤口不愈合,容易造成焦虑、消极心理。

2. 有些患者因足部感染坏疽,伴有恶臭,常有自卑心理。

3. 也有一些患者因不能下地运动,社会活动减少,社会角色改变,易使其产生孤独感、失落感。

4. 根据患者这种心理活动特点,医护人员应耐心细致地讲述该病的病程规律,鼓励患者参与治疗方案,及时将病情好转的信息告知患者,多给予心理支持,使患者保持乐观情绪。以便能安心配合治疗。

（二）饮食护理

指导患者根据饮食习惯制订相应的糖尿病饮食。

1. 规律饮食　一日三餐做到定时定量,不过分饥饿、不暴饮暴食,禁止饱餐。这样有利于肠道消化平衡。

2. 饮食以清淡、易消化为基本原则　忌甜食、辛辣刺激、油腻的食物及戒烟、限酒。鼓励患者进食含高蛋白、高维生素食物。大量维生素 C 的补充能促进创面愈合。

3. 宜食健脾食品　如山药、扁豆、莲心、百合、红枣。少食冷饮,少食易胀气的食物,如牛奶和乳制品、韭菜、洋葱、大蒜、油炸食品、咖啡、碳酸饮料等。

（三）创面护理

1. 协助医生做好换药工作,严格无菌操作。

2. 病情观察　密切观察患者的生命体征变化患肢皮肤色泽、温度、足背动脉的搏动及溃疡坏疽程度,如搏动减弱、皮温降低、趾端发凉,提示局部缺血缺氧,应及时通知医生处理并做好记录。

3. 严格药物配伍禁忌,密切观察不良反应,做到药物现配现用,严格按药物的半衰期准时用药。

4. 保持创面清洁　换药 1 次 / 天,创面有脓液或分泌物较多者,取创面分泌物行细菌培养和药物敏感试验。换药时动作轻柔,尽量避免增加患者痛苦。

5. 激光治疗　同时局部用冷光源的半导体激光仪照射,每日 2 次,每次 10 分钟以促进血液循环和肉芽生长。

6. 预防感染　患者足部皮肤溃烂,失去屏障,极易发生感染,要严格执行消毒隔离制度,进行保护性隔离,限制家属探视,尽量安排单人病房,保持室内空气新鲜,注意通风,用含氯消毒液擦拭地面和家具,集中护理操作时间,以减少进出病房次数。防止医源性感染,同时保持床单清洁干燥。

（四）控制原发病

1. 密切观察血压、血脂、血糖的变化,按时服用相关药物及抗血小板药物,严格控制血糖。

2. 根据治疗需要尽快恢复患肢的血压循环,改善组织缺血、缺氧。

3. 根据患者体重、年龄、活动及个人的饮食要求，制订患者饮食方案。

（五）健康宣教

1. 选择宽大、透气性好、吸湿性强、柔软的棉袜和软底鞋，不暴露脚趾、脚跟。

2. 冬季做好防寒保暖，但由于患肢感觉减退，不能使用热水袋、电热毯取暖。

3. 保护患肢，防止外伤或挤压，严禁自行修剪或掏挖趾（指）甲。平时生活中，若发现足部有小的创口、足癣或下肢出现水疱、割伤、发红、变硬、破溃、局部发热、局部发凉等症状，应尽快就诊。

4. 保持足部清洁，要用温水洗脚，泡洗前要让家属用手试好水温，一般以 35~38℃ 为宜，温度不可过高，防止烫伤。泡脚时间也不宜过长，一般 20 分钟为宜。

5. 皮肤干燥时不可抓挠，可用润滑剂，不可使用酒精，以免皮肤更加干燥。

6. 严格戒烟　因烟草中含尼古丁，可引起周围血管痉挛而加重肢端缺血，因此要严格戒烟。

7. 注意加强足部保健　经常按摩足部，从趾尖开始向上按摩，足部按摩每日早、中、晚各 1 次，每次 30 分钟，动作要轻柔，以促进足部血液循环。每日进行小腿和足部运动，观察足背动脉搏动、弹性及皮肤温度。

8. 指导患者进行患肢锻炼　方法是先将患肢从水平位抬高 45° 以上，维持 1~2 分钟，然后下垂 1~2 分钟，再放置水平位 2 分钟，继而做患肢的旋内旋外以及屈曲伸展活动。如此反复约 20 分钟，可根据患者的不同情况，每日练习 3~5 次，但已有溃疡形成者禁用。

9. 加强全身性肢体保健运动，如打太极拳、练气功等，以增强体质，以护人体正气，提高抗病能力。

二、静脉性溃疡创面的护理

静脉性溃疡常常发生在小腿的部位，故也称之为"小腿慢性溃疡"。本病常发生于小腿下 1/3 胫骨嵴两旁（臁部）、踝都皮肤和肌肉之间的慢性溃疡。多见于中老年人。且患者多数伴有下肢静脉曲张、湿疹、糖尿病等慢性病，使治疗和康复有一定的难度。因创面逐渐扩大变深、大量渗出、一般病程较长且迁延不愈。

（一）心理护理

1. 静脉性溃疡患者常因病程漫长，病情反复，经济负担大，易产生焦虑心理、情绪低落、悲观绝望，失去治疗信心。

2. 经常关心患者，积极与患者交流沟通，多做心理疏导，多给予鼓励和安慰，多倾听患者的叙述，解答患者治疗中的疑虑，告知康复过程及健康教育，并督促实施，鼓励患者培养多方面的兴趣爱好，转移注意力，增强康复信心，使患者树立战胜疾病的信心。

（二）饮食护理

1. 饮食应清淡，多食新鲜果蔬。忌腥发、油炸、辛辣、助火之品，戒烟酒。便秘患者可多食香蕉、蜂蜜、芝麻等润肠通便之品，养成定时排便的习惯。

2. 创面渗出多的病人可给予新鲜马齿苋、绿豆煎汤服用，以减少创面渗液、防治感染。

3. 对病久身体虚弱的病人宜进食高营养、高蛋白、高维生素的食材，如瘦肉、山楂、大枣、莲子、新鲜蔬菜、水果等，以增强机体抵抗力。

（三）创面护理

1. 观察患肢情况　观察患肢远端皮肤的温度、颜色；是否有肿胀、渗出；局部有无红、肿、压痛等感染征象。

2. 保持创周皮肤清洁干燥，敷料渗出较多者应及时更换，以免引起创周皮肤湿疹。

3. 加强下肢皮肤护理，预防下肢创面继发感染，做好皮肤湿疹和溃疡的治疗和换药，促进创面愈合。

4. 创面换药必须无菌操作，根据不同证型辨证换药。

5. 应用红光照射等物理治疗，促进创面生长。

（四）患肢护理

1. 保持合适体位，采取良好坐姿，坐时双膝勿交叉过久，以免压迫腘窝、影响静脉回流。休息或卧床时抬高患肢 30°~40°，以利静脉回流。适当抬高患肢，每天 3~5 次，每次半小时为度。鼓励患者每日散步，以改善血液循环，促进患肢血液回流。

2. 同时要避免引起腹内压和静脉压增高的因素；保持大便通畅，避免长时间站立，减少走动，使之充分得到休息。

3. 下肢或局部保温，尤其在冬季及时穿保暖衣服。洗浴时，注意水温不要超过 40℃，避免烫伤。可自行做局部轻微按摩，破溃处禁忌，每次 15~20 分钟，每天 3 次。睡眠及休息时，双下肢分开略抬高，以促进血液回流减轻淤滞。

（五）健康宣教

1. 指导患者多卧床休息，减少走动，避免负重站立，卧床时注意抬高患肢，以略高于心脏为宜，促进血液回流，减轻溃疡周围水肿，以利创面愈合。创面愈合后也应尽量避免过度负重、赤足涉水。指导患者在床上多侧身翻身，避免因长期卧床而导致局部出现压疮。

2. 创面愈合初期新生皮肤比较脆弱，加之血液循环不良，容易碰伤和复发。因此指导患者即使愈合后患肢也应穿弹力袜保护，这样不仅有助于臁疮愈合，而且可以避免外来损伤而引起复发。避免负重或长距离行走。

3. 平时易穿着柔软、舒适、宽大的鞋袜衣裤，保持足部血流通畅。

4. 注意患肢保暖，尤其在冬季，要及时添加衣物。

5. 注意患肢的运动锻炼，促进血液循环。方法是患者平卧，抬高患肢 45℃，维持 2 分钟，并做膝、踝关节的屈伸活动 4 次。休息 2 分钟后重复进行，每日 5~6 次。站立时做踮脚运动，或做小腿的踢腿运动；指导患者进行坐式八段锦、简化太极拳锻炼。

6. 勤剪指甲，避免搔抓，注意保护患肢避免外伤、冻伤或虫兽咬伤，有皮损及感染时及时治疗。

7. 指导患者正确使用弹力绷带。晨起时抬高患肢，排空浅静脉内血液；平时避免久行、久立、跷二郎腿，教会患者腿部按摩，双手分别放在小腿两侧，由踝部向膝关节揉搓小腿肌肉。

三、负压吸引术后护理常规

负压吸引技术用于创面的治疗是近几年发展起来的较新的治疗方法，经过清创的创面，应用负压吸引技术对创面进行保护与治疗，如果适应证选择得当的话可以起到事半功倍的效果，是临床医生目前选择比较多的治疗方法之一。对应用负压治疗后的护理应做到以下几点。

（一）生活起居

1. 病室保持安静、舒适，空气新鲜，光线不宜过强。

2. 妥善安置患者，术后将患肢至于功能位，术后 24 小时严禁下床活动。

3. 年纪较大的患者，可以使用气垫床，防止压疮形成。

4. 勤修剪指甲，避免搔抓贴膜及创周皮肤。

5. 指导患者戒烟限酒。

（二）创面护理

1. 注意观察创面情况，观察创面周围皮肤的颜色、温度，询问患者是否有肿胀、麻木现象，如果出现红肿、瘙痒等过敏现象，应立即停止治疗。

2. 观察负压源压力是否切实可靠，是否在规定的压力范围。

3. 保持创面的清洁干燥，从而加速血液循环，促进创面肉芽组织快速生长。

（三）管路护理

1. 将引流管妥善固定，避免引流管发生挤压、扭曲、堵塞等，保证引流管通畅。

2. 观察负压吸引是否有效　如果敷料塌陷，引流管中液体流动通畅，机器未报警处于正常状态，则说明创面封闭良好，负压引流有效。如果敷料隆起，引流管中出现血凝块聚集，液体流动不通畅，则说明创面封闭欠佳，或有漏气现象，立即通知医生进行处理。

3. 注意观察引流液的量、颜色及性质，如果术后引流液量过多、颜色过于鲜红，则提示可能是由于创面过大、负压过大或出血等情况存在，应及时停止吸引，通知医生。

4. 及时倾倒引流液　当引流瓶内引流液 2/3 时应及时倾倒，倾倒时，夹闭引流管，关闭负压源。

5. 患者如外出检查，需夹闭引流管，妥善固定后再行检查。

6. 引流瓶使用完毕用含氯消毒液清洁消毒处理。

（四）饮食指导

1. 引流期间，患者多卧床休息，易便秘，故指导患者进食高蛋白质、高维生素饮食，鼓励多饮水，多食粗纤维食物及水果，及时补充机体丢失的营养物质。有利于创面组织的修复和再生，并保持大便通畅。

2. 糖尿病患者应注意监控血糖，指导患者减少糖类、淀粉类食物摄入，增加膳食纤维食物摄入，及时告知主治医师患者血糖变化，以便随时调节胰岛素和降糖药物用量。

（五）情志护理

1. 因治疗周期长，又因对负压吸引技术的不了解而产生恐惧、焦虑等不良情绪，因此及时与患者进行沟通，了解其心理状态，进行有效指导，使其树立战胜疾病的信心，密切配合治疗及护理工作。

2. 多与患者介绍有关疾病知识及治疗成功经验，增强患者信心，鼓励患者积极面对疾病。

（六）功能锻炼

1. 指导患者及家属给予主动及被动患肢功能锻炼，以主动锻炼为主，防止患肢因长时间制动所引起的关节僵直，肌肉萎缩等并发症。

2. 讲解患肢功能锻炼的重要性，以取得患者及家属的配合。做到既不影响吸引，又不耽误肢体的恢复。

四、半导体激光治疗仪使用方法

（一）功能选择

选择穿透力：8~12cm；作用面积：3~5cm。

（二）作用

深层消炎，促进代谢，组织修复，促进神经再生，抗感染，镇痛。

（三）适应证

急慢性疾病，神经性疼痛及功能障碍，急性损伤、风湿病、感染及非感染性炎症，皮肤病的辅助治疗。

（四）注意事项

1. 生物化学反应 该光对黑色敏感，尽量避免照射区域覆盖黑色用物。

2. 治疗机输出的光为近红外光，绝对避免激光直射眼睛。

3. 对眼睛防护的详细说明 绝对禁止激光直射眼睛，必须将激光探头放置治疗部位后再启动激光，以免误伤眼睛。需照射眼睛周围部位时，要求患者紧闭双眼，并在眼睛前加遮挡物。

4. 有针刺感及不适感及时发现，通知医生及时处理。

参考文献

1. 陈淑长. 实用中医周围血管病学. 北京：人民卫生出版社，2005.

2. 李仕明. 糖尿病足与相关并发症的诊治. 北京：人民卫生出版社，2002.

3. 汪忠镐. 汪忠镐血管外科学. 杭州：浙江科学技术出版社，2010.

4. 张十一，辛绍伟. 新编实用血管外科学. 天津：天津科学技术出版社，2010.

5. 蒋米尔，张培华. 血管外科学. 第3版. 北京：科学出版社，2011.

6. 尚俊德，王嘉桔，张柏根. 中西医结合周围血管疾病学. 北京：人民卫生出版社，2004.

7. 胡德英，田莳. 血管外科护理学. 北京：中国协和医科大学出版社，2008.

附录

下肢动脉硬化闭塞症诊断及疗效标准

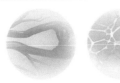

中国中西医学会周围血管病专业委员会 2016 年修订

下肢动脉硬化性闭塞症(arteriosclerosis obliterans，ASO)多发于 40 岁以上人群。主要累及大、中动脉，好发于腹主动脉分叉、髂总动脉及股总动脉等处。受累动脉因硬化造成内膜增厚、管腔狭窄或闭塞，病变肢体血液供应不足，引起下肢间歇性跛行、皮温降低、疼痛、甚至发生溃疡或坏死等临床表现。本病为全身性动脉硬化的一部分。属于中医"脱疽""脱痈"等范畴。

1. 诊断标准

(1) 发病年龄一般在 40 岁以上。

(2) 有慢性肢体动脉缺血表现：怕冷、发凉、麻木、间歇性跛行、疼痛，皮肤苍白、紫黯、营养障碍、溃疡或坏疽，肢体动脉搏动减弱或消失。

(3) 常伴有高血压、冠心病、高脂血症等疾病。

(4) ABI≤0.9。

(5) 彩色超声多普勒、CTA、MRA、DSA、光电容积血流、经皮氧分压等检查有肢体动脉内膜斑块形成、狭窄或闭塞。

排除血栓闭塞性脉管炎、糖尿病性周围血管病变、大动脉炎、雷诺病等疾病。

2. 临床分期标准

(1) 一期(局部缺血期)：以间歇性跛行为主要表现，伴有慢性肢体缺血症状：发凉、怕冷、疼痛、麻木，皮肤苍白、患肢足背、胫后动脉搏动减弱或消失，相关检查提示为动脉狭窄。ABI 小于 0.9。相当于 Fontaine Ⅱ 期。

(2) 二期(营养障碍期)：以静息痛为主要表现，缺血症状加重：患肢肌肉明显萎缩、皮肤干燥、苍白、潮红或紫黯、汗毛脱落，患肢足背、胫后动脉搏动消失，ABI 小于 0.7。相当于 Fontaine Ⅲ 期。

(3) 三期(坏死期)：以坏疽为主要表现，缺血症状进一步加重：肢端溃疡或坏疽。多伴有剧烈疼痛、合并感染可出现发热等全身症状，患肢足背、胫后动脉搏动消失，ABI 小于 0.4。相当于 Fontaine Ⅳ 期。

根据坏死范围，分为 3 级：

Ⅰ级:坏死(坏疽)局限于足趾或手指。

Ⅱ级:坏死(坏疽)扩延至足背及足底,超过趾跖或指掌关节。

Ⅲ级:坏死(坏疽)扩散至踝关节及小腿、手部及腕关节者。

3. 症状量化评分标准

(1) 皮肤温度感:①正常,0分;②偶尔觉凉,2分;③持续性发凉或比正常穿得多时缓解,4分;④冰凉,局部保暖后仍有寒凉感,6分。

(2) 皮肤色泽:①皮肤色泽正常,0分;②皮肤苍白,2分;③皮肤发绀或瘀斑,4分;④皮肤呈紫黑色或紫褐色者,6分。

(3) 疼痛:①正常 0分;②运动后或劳累后出现疼痛,2分;③静息状态下,间断出现疼痛,4分;④持续性静息痛,尚能忍受,6分;⑤持续性静息痛,不能忍受,口服止痛药物可控制,8分;⑥持续性静息痛,不能忍受,口服止痛药物无法控制,10分。

(4) 间歇性跛行距离(步行速度 60~80 步 / 分):0分≥1000m;2分≥800m;4分≥500m;6分≥200m;8分≥100m;10分 <100m。

(5) 间歇性跛行缓解时间:0分 <1分钟;2分≥1分钟;4分≥2分钟;6分≥3分钟;8分≥4分钟;10分≥5分钟。

(6) 踝 / 肱 比 测 定(ABI):0分≥1.0;2分≥0.8;4分≥0.6;6分≥0.4;8分≥0.2;10分 <0.2。

溃疡情况评分

面积:①愈合,0分;②0~2cm²,2分;③2~4cm²,4分;④4~6cm²,6分;⑤6~8cm²,8分;⑥大于 8cm²,10分。

深度:①愈合,0分;②表皮,2分;③真皮,4分;④皮下,6分;⑤肌肉,8分;⑥骨骼,10分。

肉芽:①愈合,0分;②红活,无水肿,2分;③红活,伴水肿,4分;④苍白,6分;⑤晦黯,8分;⑥无肉芽,10分。

脓液:①无脓液,0分;②血清样分泌物量少,2分;③血清样分泌物量多,4分;④脓性分泌物量少,6分;⑤脓性分泌物量多,8分;⑥脓性分泌物量多污秽,伴异味,10分。

护场距离创缘:①无,0分;②0~2cm,2分;③2cm< 创缘≤3cm,4分;④3cm< 创缘≤4cm,6分;⑤4cm< 创缘≤5cm,8分;⑥>5cm,10分。

辨证分型:

(1) 寒湿阻络证:证候:患趾(指)喜暖怕冷,麻木,疫胀疼痛,间歇性跛行,皮肤苍白,触之发凉,趺阳脉搏动减弱;舌淡,苔白腻,脉沉细。

(2) 血脉瘀阻证:证候:患趾(指)疫胀疼痛加重,夜难入寐,步履艰难,患趾(指)皮色黯红或紫黯,下垂更甚,皮肤发凉干燥,肌肉萎缩,趺阳脉搏动消失;舌黯红或有瘀斑,苔薄白,脉弦涩。

(3) 湿热毒盛证:证候:患肢剧痛,日轻夜重,局部肿胀,皮肤紫黯,浸淫蔓延,溃破腐烂,肉色不鲜;身热口干,便秘溲赤;舌红,苔黄腻,脉弦数。

(4) 热毒伤阴证:证候:皮肤干燥,毫毛脱落,趾(指)甲增厚变形,肌肉萎缩,趾(指)呈干性坏疽;口干欲饮,便秘溲赤;舌红,苔黄,脉弦细数。

(5) 气阴两虚证:证候:病程日久,坏死组织脱落后创面久不愈合,肉芽黯红或淡而不鲜;倦怠乏力,口渴不欲饮,面色无华,形体消瘦,五心烦热;舌淡尖红,少苔,脉细无力。

4. 疗效判定

(1) 中医证候疗效评价标准

痊愈:临床症状、体征消失或基本消失,证候积分减少≥90%;

显效:临床症状、体征明显改善,证候积分减少≥70%,<90%;

有效:临床症状、体征均有好转,证候＝积分减少≥30%,<70%;

无效:临床症状、体征无明显改善,甚或加重,证候积分减少不足30%。

注:参照尼莫地平法

[(疗前总积分－疗后总积分)/疗前总积分]×100%。

(2) 溃疡面积疗效判定标准

临床痊愈:创面完全愈合;

显效:溃疡面积缩小50%以上;

有效:溃疡面积缩小20%~50%;

无效:溃疡面积缩小20%以内。

也可采用相应的统计学方法,对治疗前后患者的溃疡面积变化进行统计分析。

(3) 单项症状疗效判定标准

临床痊愈:症状消失,积分降至0分;

显效:症状明显改善,积分降低2个等级;

有效:症状有所改善,积分降低1个等级;

无效:症状无改善或加重,积分未减少或有所增加。

(4) 间歇性跛行疗效判定标准

临床痊愈:步行速度60~80步/分,能持续步行≥1000米。

显效:步行速度60~80步/分,持续步行距离提高50%以上。

有效:步行速度60~80步/分,持续步行距离提高25%以上。

无效:步行速度60~80步/分,持续步行距离无改善或提高小于25%。

(5) 踝肱比值测定疗效判定标准

临床痊愈:踝肱比值测定提高≥0.1;

显效:踝肱比值测定提高>0.05,<0.1;

有效:踝肱比值测定提高0.01~0.05;

无效:治疗1个疗程后无改善或继续加重者。